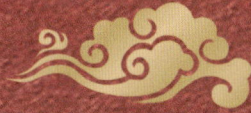

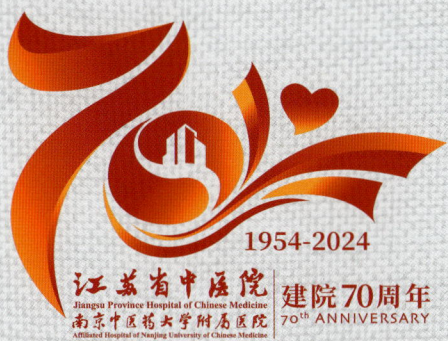

江苏省中医院

名医经验集

方祝元　吴文忠　主编

人民卫生出版社
·北京·

图书在版编目（CIP）数据

江苏省中医院名医经验集 / 方祝元，吴文忠主编 .
北京 ：人民卫生出版社，2024. 9. -- ISBN 978-7-117
-36976-3

Ⅰ. R249.7

中国国家版本馆 CIP 数据核字第 2024B8R806 号

人卫智网	**www.ipmph.com**	医学教育、学术、考试、健康， 购书智慧智能综合服务平台
人卫官网	**www.pmph.com**	人卫官方资讯发布平台

江苏省中医院名医经验集
Jiangsusheng Zhongyiyuan Mingyi Jingyanji

主　　编：方祝元　吴文忠
出版发行：人民卫生出版社（中继线 010-59780011）
地　　址：北京市朝阳区潘家园南里 19 号
邮　　编：100021
E - mail：pmph @ pmph.com
购书热线：010-59787592　010-59787584　010-65264830
印　　刷：三河市宏达印刷有限公司
经　　销：新华书店
开　　本：889×1194　1/16　印张：35　彩插：4
字　　数：1008 千字
版　　次：2024 年 9 月第 1 版
印　　次：2024 年 10 月第 1 次印刷
标准书号：ISBN 978-7-117-36976-3
定　　价：198.00 元

打击盗版举报电话：010-59787491　E-mail：WQ @ pmph.com
质量问题联系电话：010-59787234　E-mail：zhiliang @ pmph.com
数字融合服务电话：4001118166　E-mail：zengzhi @ pmph.com

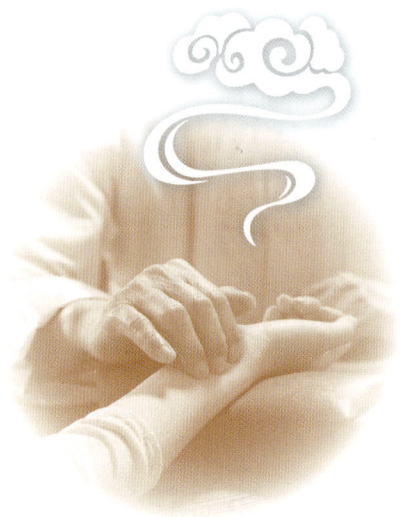

建院名家

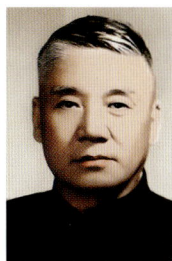 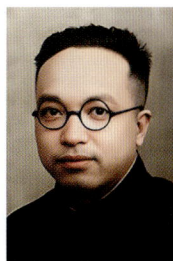 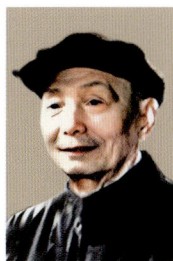 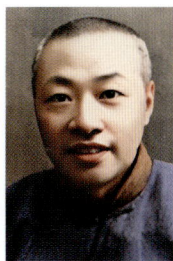 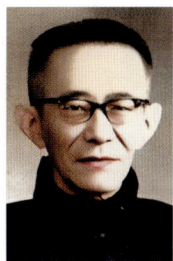 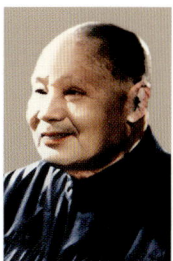 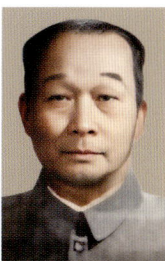

| 叶橘泉 | 承淡安 | 邹云翔 | 马泽人 | 曹鸣皋 | 张泽生 | 邱茂良 |

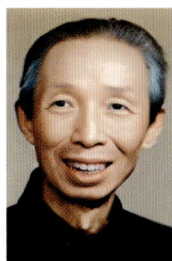 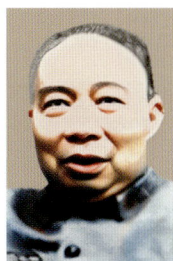 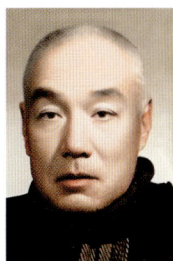 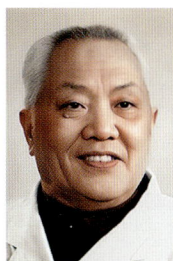 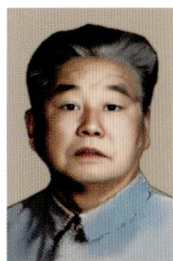

| 许履和 | 邹良材 | 童葆麟 | 施和生 | 江育仁 |

国医大师

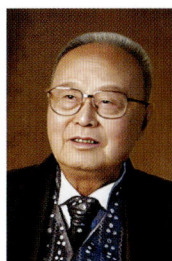 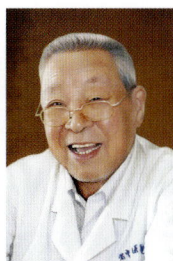 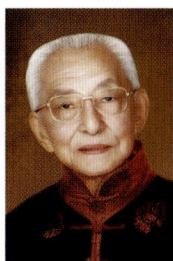 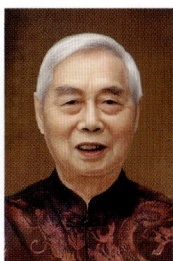 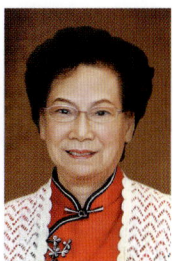

| 周仲瑛 | 徐景藩 | 干祖望 | 夏桂成 | 邹燕勤 |

全国名中医

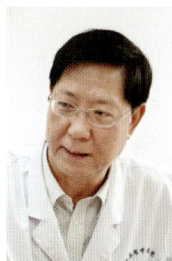 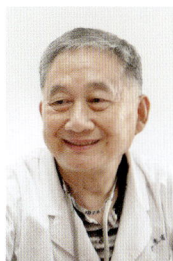 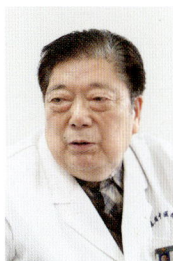 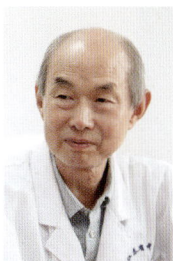 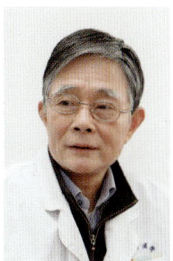 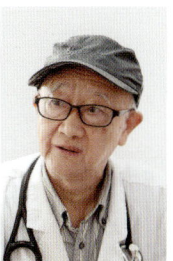 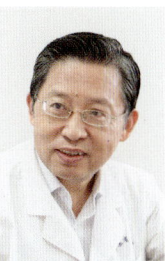

| 刘沈林 | 汪受传 | 单兆伟 | 徐福松 | 吴勉华 | 唐蜀华 | 黄　煌 |

岐黄学者 回

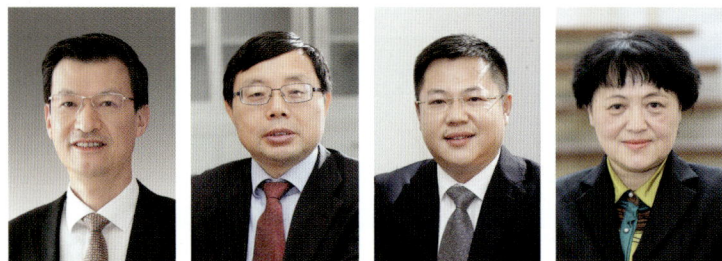

方祝元　　沈　洪　　程海波　　谈　勇

全国老中医药专家学术经验继承工作指导老师 回

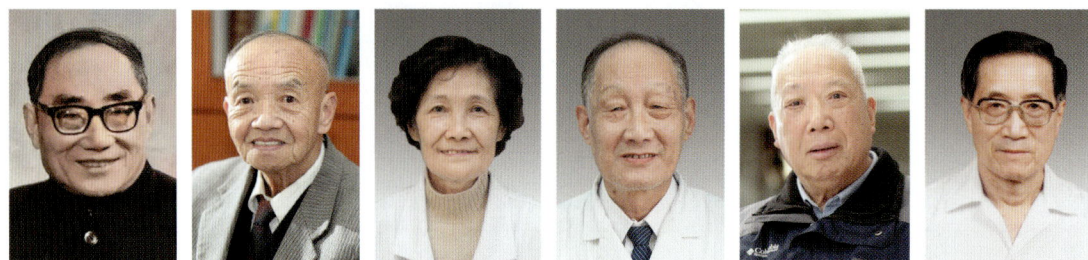

汪履秋　　诸方受　　陆绵绵　　刘再朋　　盛灿若　　俞荣青

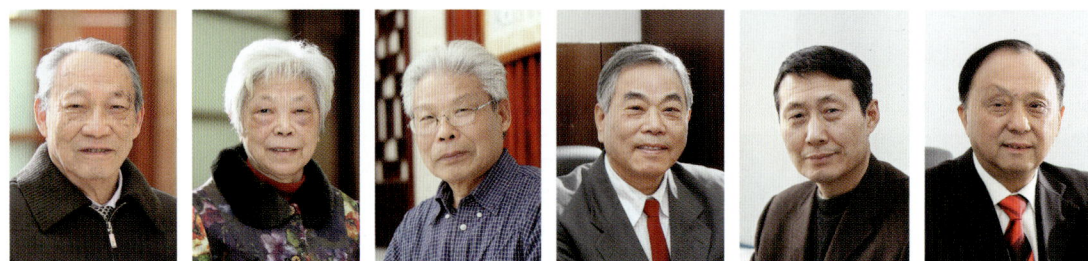

朱秉宜　　龚丽娟　　吴　旭　　许芝银　　李七一　　符为民

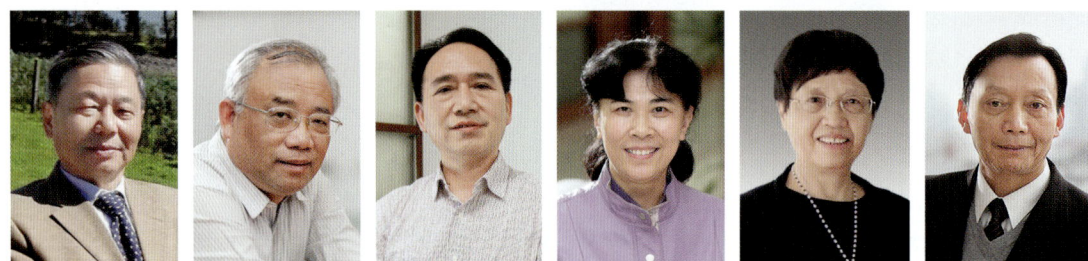

金　实　　潘立群　　黄桂成　　周　珉　　吴承玉　　朱永康

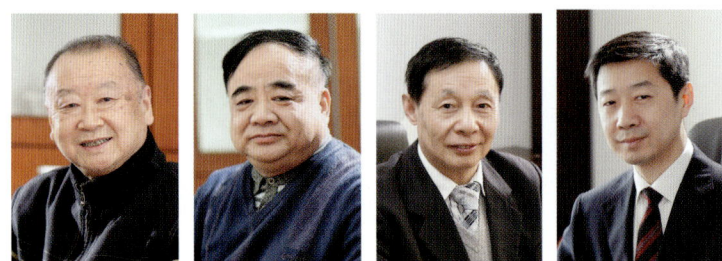

周福贻　　王育良　　奚肇庆　　朱　佳

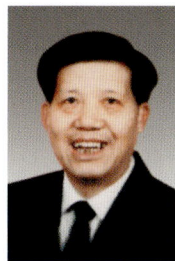 邵铭熙   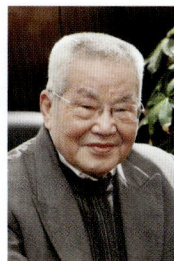 张继泽   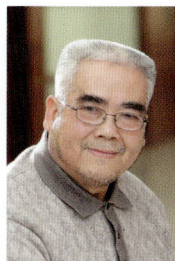 胡铁城   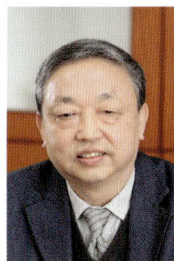 许建安   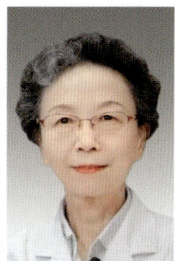 殷　明   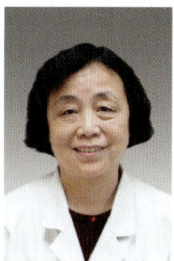 汤昆华   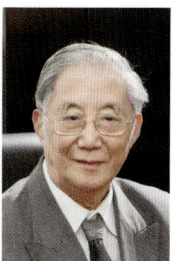 韩树人

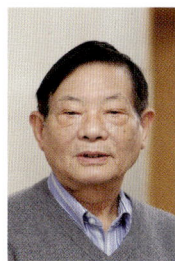 曹济航   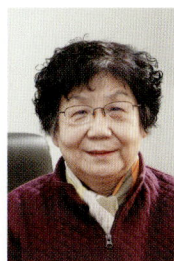 马永桢   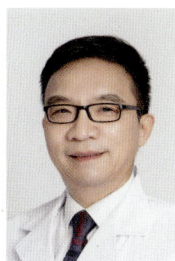 王　钢   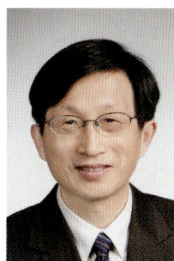 熊宁宁   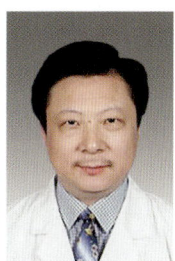 马朝群   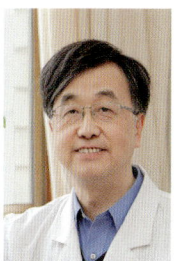 王培民   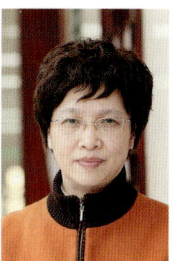 王瑞平

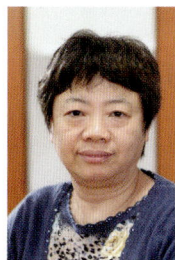 卞卫和   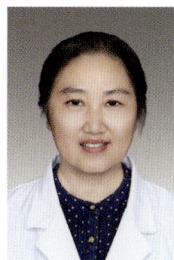 卢　苏   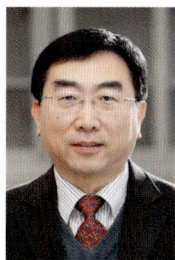 叶　柏   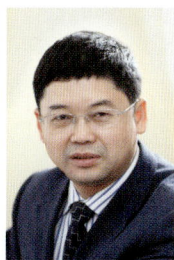 史仁杰   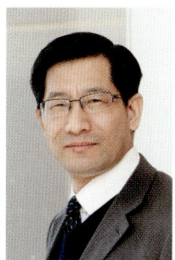 史锁芳   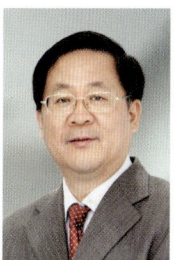 孙伟   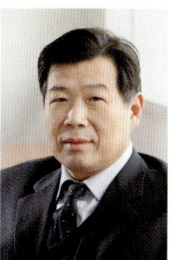 孙轶秋

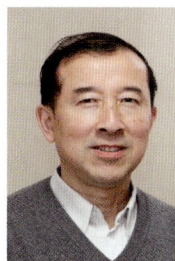 严道南   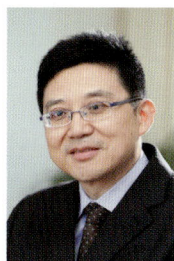 余江毅   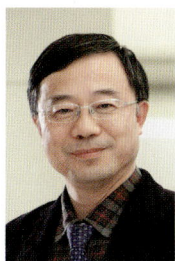 谷云飞   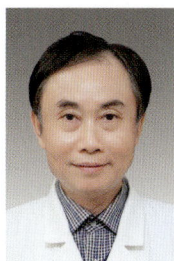 汪悦   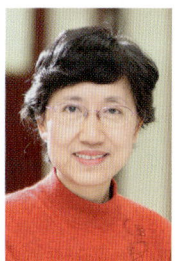 陆启滨   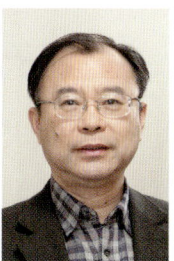 陈小宁   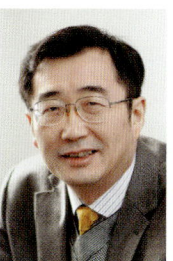 陈晓虎

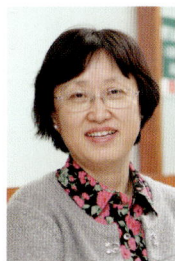 周晓虹   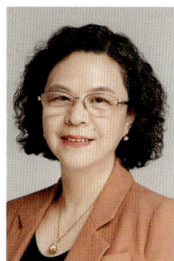 周惠芳   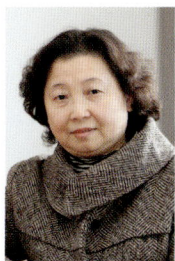 郭宏敏   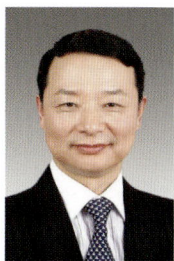 黄亚博   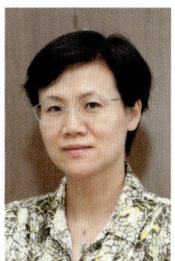 盛梅笑

江苏省名中西医结合专家

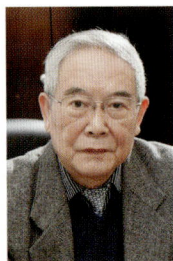
曹世宏

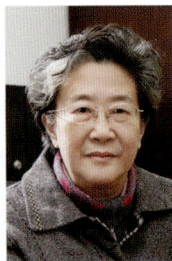
曹蓓蓓

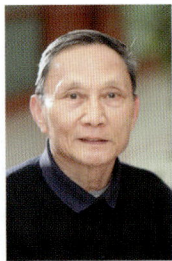
余承惠

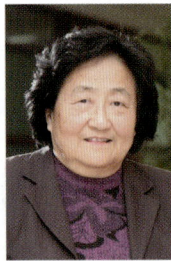
傅友丰

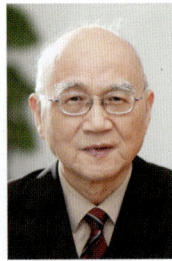
黄树纲

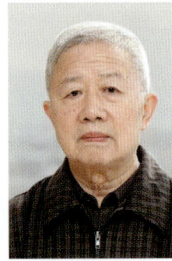
张永健

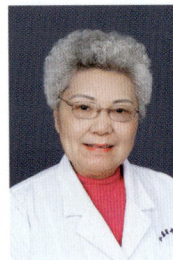
汤粉英

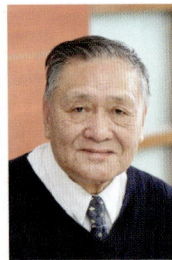
汪兴中

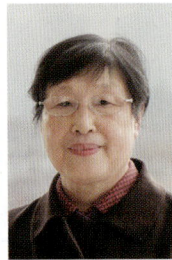
张梅涧

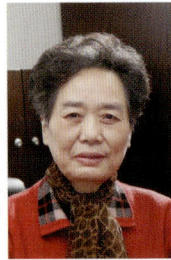
贺慧琴

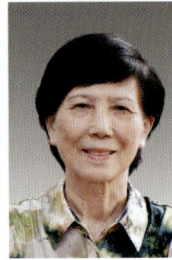
吴　淞

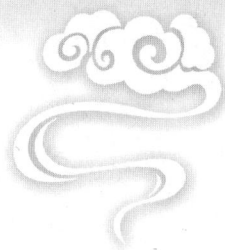

序

习近平总书记指出：中医药学是中国古代科学的瑰宝，也是打开中华文明宝库的钥匙。中医药越来越成为文化自信的精神源泉，迎来天时、地利、人和的大好时机。春风化雨，江苏省中医院自1954年建院至今，历经70载风雨兼程，汇集一代代名医大家，不忘初心，矢志岐黄，为中医药传承创新发展和人民健康作出了卓越贡献。值此建院70周年之际，为传承精华，守正创新，医院组织精心编纂了《江苏省中医院名医经验集》，旨在传承中医精髓，启迪后学思维。

"为天地立心，为生民立命，为往圣继绝学，为万世开太平。"文以载道，道以育人。本书汇名医之心悟，集群贤之经验，博采广纳，探赜索隐，系统整理包括建院名家12名、国医大师5名、全国名中医7名等在内的94位名家的从医经历、学术经验和验案精华，具有极高的学术价值和实用价值，是医院中医学术成果的集中展示，也是传承大医精诚风范的努力实践，有助于年轻医生学习前辈皓首穷经、德术并济的治学方法，借鉴大师临床诊治的丰富经验，感悟群贤大医精诚的崇高医德，努力练就过硬本领，担负时代责任。

在本书的编撰过程中，名医大师本人、家人及弟子们给予了大力支持，提供了许多珍贵的文献资料，在此表示诚挚的谢意！

方祝元

2024 年 7 月

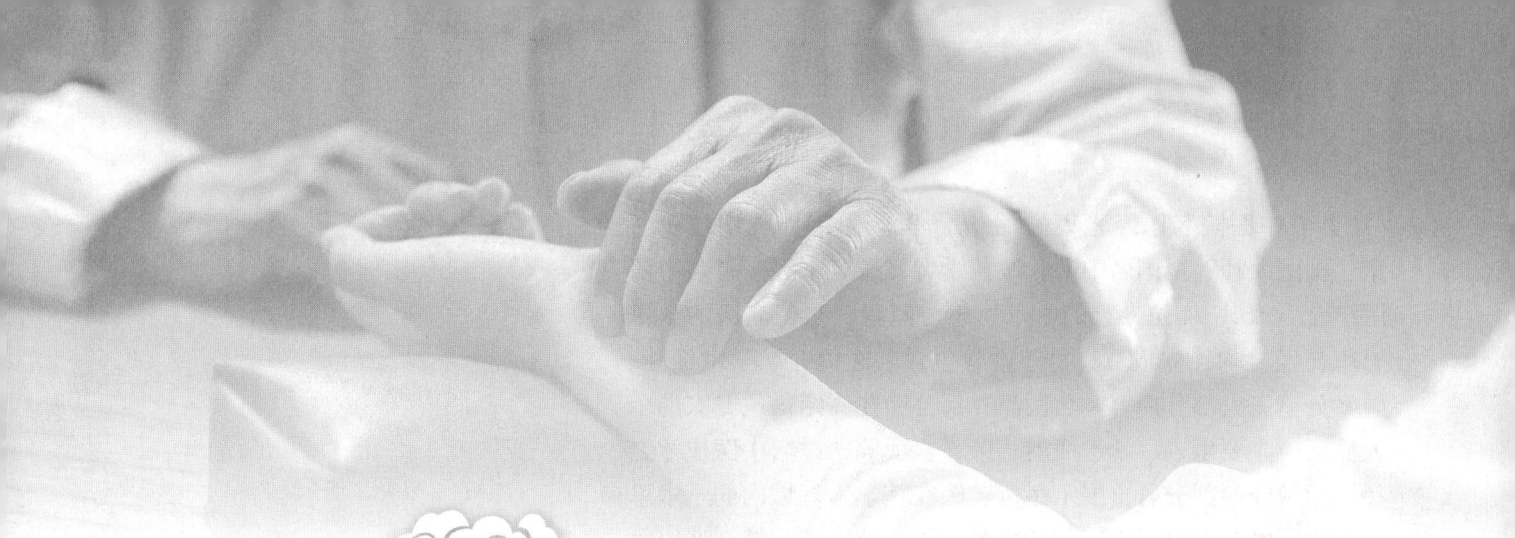

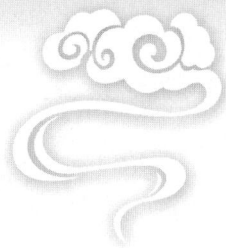

前言

习近平总书记指出：中医药学凝聚着深邃的哲学智慧和中华民族几千年的健康养生理念及其实践经验，是中国古代科学的瑰宝，也是打开中华文明宝库的钥匙。深入研究和科学总结中医药学理论、方法和规律对丰富世界医学事业、推进生命科学研究具有积极意义。希望广大中医药工作者增强民族自信，勇攀医学高峰，深入发掘中医药宝库中的精华，充分发挥中医药的独特优势，推进中医药现代化，推动中医药走向世界，切实把中医药这一祖先留给我们的宝贵财富继承好、发展好、利用好。

七十年薪火传，吴门孟河奠根基。 1954 年 10 月，新中国百废待兴，在党和国家中医药政策指引下，以中国科学院学部委员叶橘泉为代表的一批名医大家秉持悬壶济世、振兴中医的情怀汇聚南京，新中国第一批省级中医院之一的江苏省中医院应运而生。钟灵毓秀金陵地，莫愁湖畔荟名医。建院之初，以吴门、孟河医派为代表的苏派名医大家群英荟萃，星光灿烂，奠定了江苏省中医院厚重扎实的学术根基。七十年栉风沐雨，几代人薪火传承，一批又一批享誉海内外的名医名家不断涌现，他们的临床经验和学术积淀是江苏省中医院最宝贵的财富。

继往圣开来学，传承发展续新篇。 新时代，中医药事业迎来了前所未有的发展机遇，传承精华、守正创新，发展好中医药事业，彰显好中医药特色优势，解决好临床实际问题，说明白、讲清楚中医药疗效，成为当代中医药人舍我其谁的时代担当和不可推卸的历史责任。为此，我们精心组织编写了这部

《江苏省中医院名医经验集》，汇集了医院发展历程中建院名家、国医大师、全国名中医、岐黄学者、省名中医、省名中西医结合专家共 94 位专家的学术思想与经验，每位名医的学术思想与经验均独立成节，每节内容包含名医简介、学术经验、验案分享三大部分内容。名医简介部分简要介绍每位专家的个人简历、主要事迹、学术成就、荣誉奖项等，以启中医成才之径；学术经验部分着重展示每位名医在其学术领域内的学术思想和临证经验，以示中医创新之范；验案分享部分精心选取每位名医代表性的实战病案并附按语点评，以展中医辨治之慧。

采众长多临床，提升能力有阶梯。临床疗效是中医药安身立命之根本，勤求古训博采众方是中医药传承创新之真谛，熟读王叔和更要临证多是中医临床能力提升之阶梯。名医名家的临证思维犹如指路明灯将引领后学少走弯路，循捷径而登堂入室祖国医学圣殿，名医名家们严谨的治学态度、扎实的理论功底、独到的临证经验和独特的遣方用药心法值得后学者学习传承，名医名家们大医精诚、仁爱为怀的高尚医德更值得中医人践行弘扬。本书的编辑出版，是对江苏省中医院建院七十年来名医名家学术思想和临证经验的一次阶段性的集中总结与展示。我们期待更多的中医药工作者能够从中受到启迪并汲取力量，切实继承好、发展好、利用好中医药这一祖先留给我们的宝贵财富，福泽人民健康，为中国式现代化建设提供高质量的中医药健康保障。

编者

2024 年 8 月

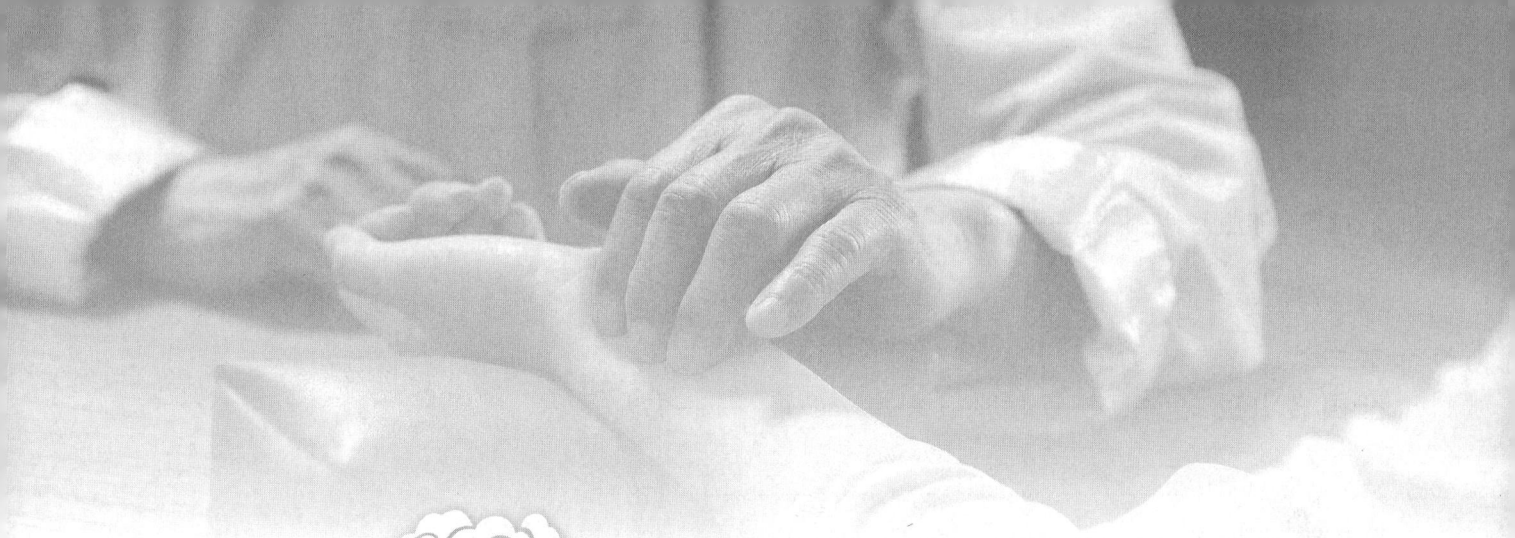

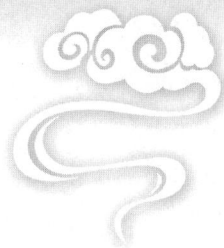

目录

第一章

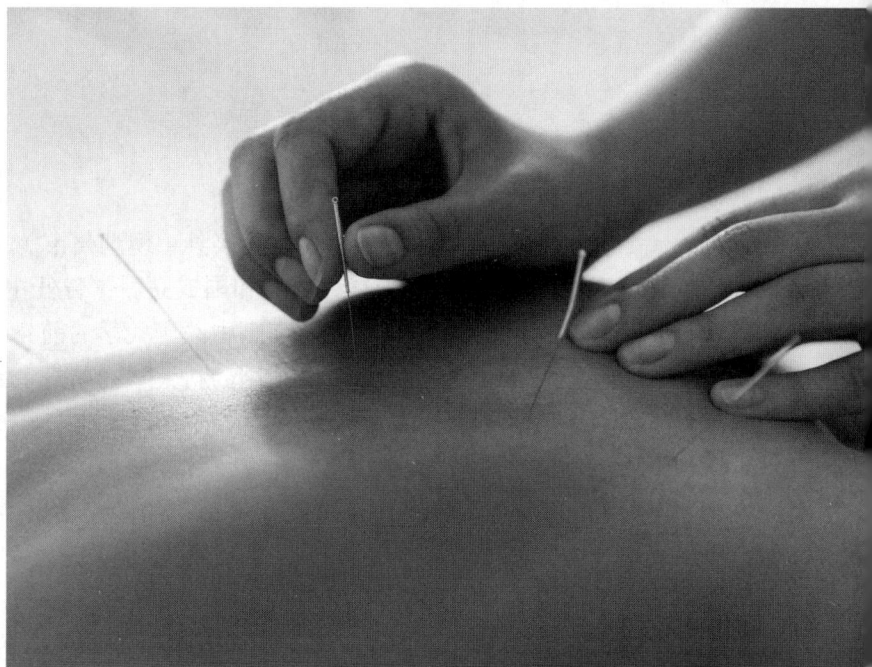

建院名家

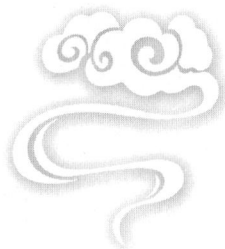

第一节 叶橘泉

叶橘泉（1896—1989），男，浙江吴兴县（现湖州市）人。幼年从师学医，早年在苏州行医，同时从事中医药学的教学工作。中华人民共和国成立后，曾任中国科学院学部委员（院士）、江苏省中医院第一任院长、江苏省中医进修学校（南京中医药大学的前身）副校长、原江苏省中医研究所所长、原江苏省卫生厅副厅长、原南京药学院（中国药科大学的前身）副院长等职，被评为一级教授。此外，他还曾担任中国农工民主党中央委员会副主席、全国政协常务委员。

叶橘泉教授从医执教七十余载，在继承和发展中医药学的长期实践中，颇有心得和感悟，形成了自己独特的学术思想和风格。他在自己七十多年的医疗实践中悟出了一个真理：中医药学确实是一个宝库，但其发展应像其他一切学科领域一样，必须依靠现代科学技术。因此，为促进中医药学的发展，他在以下几个方面做了大量的工作，并取得显著成就。一是腹证的研究；二是方证辨证的运用；三是精简处方的组合；四是中药剂型的改革；五是中药的科学分类与临床应用；六是小剂量定型方剂的临床研究；七是冷门中草药的资源开发；八是中药保健品的研究开发等。他先后编著出版了中医药著作 28 种，共 36 册，为中医药事业的发展作出了贡献。原卫生部部长钱信忠称他为"中医药学一代宗师"。

一、医事传略

（一）严师教诲，刻苦学习

1896 年 8 月 28 日，叶橘泉出生于浙江省吴兴县（现湖州市）双林镇鹧泊乡的一个农民家庭。他自幼勤奋好学，7 岁时私塾先生张天源看他求知欲强，便对他严格教育，他也深知学习的机会来之不易，更加发奋努力。

17 岁时，张天源介绍他拜吴兴县的名医张克明为师，张克明先生是一位三代祖传名医，学宗仲景，擅长经方，临证处方，药简效宏，往往一二剂立起沉疴，众人无不称颂。他对于贫苦患者，不计报酬，常常施诊赠药，时人称之为"医而侠者"。张克明对叶橘泉要求甚严，且十分关怀，谆谆教导其学业要靠自己的努力，命叶橘泉多读书多写字。当时乡里缺乏医书，张克明把家藏医籍借给叶橘泉抄写，并说："抄书一遍，胜于读书十遍。"还要叶橘泉把《伤寒论》的 397 法、113 方熟读背诵。叶橘泉遵循师教，每日除随师临证录方外，还起早带晚抄录了《伤寒论》《金匮要略》《黄帝内经》等大批医书。在随师临证时，他尤其密切注意积累老师的临证经验。老师临证，目光炯炯，胆大心细，合参望、闻、问、切，熟练地捕捉主证，立即施用其经验处方（大都用的是经方）。

学然后知不足。叶橘泉在老师的指导下，阅读了许多中医经典，可是越读越感到自己知识不足，问题越来越多。除了请教老师以外，叶橘泉常常自己翻阅医书，或证之于实践，以求得解答。这位严师语重心长地告诉叶橘泉："中医古典医学是非常深奥的，有些问题我也讲不清楚。古人曾说'此事难知'。只能多读多记，还要多用，熟能生巧，一旦豁然贯通。这不仅学中国医学，学中国古代的一般文学大都如此。"叶橘泉牢记恩师教诲，把老师运用的得心应手的常用验方，一一记录下来，这对他后来诊治患者很有帮助。

（二）结合实际，加强认识

经过 4 年的发奋学习和老师的悉心教导，在 1917 年秋天，叶橘泉回到故乡独立开业，行医济世。按照老师的经验处方用药，治疗取得不错的效果。后来，他诊治的患者越多，越觉得自己所学的知识太少，于是他白天看病，晚上查对医书，对照一天看病处方的得失，温书补课，多方面吸取先辈的经验，联系实际，把读过的经书，加以思考，求得认识的深化，再灵活地应用于具体病例中。

一次出诊，一妇人与人争吵而投河，被救起后嚎哭擗踊，突然僵仆，挺卧如死者半日余。诊之四肢冰冷，牙关紧闭，脉尚未绝，知为尸厥。此时药不能进，为之束手。忽然想到扁鹊医虢太子，有"砺针砥石，八减之汤，五分之熨"之说，因即用汤沐热熨其四肢，适见围观者一妇人手中持有扎鞋底之针，即借以强刺涌泉穴，患者抽缩其脚，即哭叫而醒，病虽得救，其理何在，仍不得解。事后查阅医书，原来早有记载："血之与气，并走于上，则为大厥……气复返则生，不返则死。"恍然予针刺热熨，促使其气血复返耳。犹忆老师曾经教其要多读、多记、多用，所谓熟能生巧，这是理论联系实际，在实践中求得解答的一种认识方法。

（三）不断学习，悉研中药

青年时代的叶橘泉不满足于在老师那里学到的知识。在 1917—1932 年的 15 年中，他在开业行医的同时，还参加了上海恽铁樵中医函授（1918—1920 年）学习，并潜心研读了大量的医药著作和文献资料，其中包括相当数量的日本汉方医药中译本，如《化学实验新本草》等。为了能看懂原著，他还自学并掌握了日语和英语。大量的阅读，开阔了眼界，在此基础上，他揣摩得失，以求创新，设计了不少独特的处方，治愈了许多疑难杂症，以精湛的医道，闻名乡里。

在医疗实践中，他体会到中医药治病确有其独到之处，但未全然明了其中道理何在。于是他积极开展中医药的科学研究，并率先在上海《大众医学》副刊上陆续发表了研究成果——《合理的民间单方一百例》，在同行和广大读者中引起反响，受到广泛欢迎，并在此后由上海大众医学社出版单行本，方便更多读者学习交流。与此同时，他还提出了"整理中国医药必须开设有病房的正规医院，进行科学实验"的主张，积极倡导临床实践。20 世纪 30 年代，他发表了《整理中国医药须设医院实验说》（1935 年《明日医药》第二卷第二期），并在文中提出：建立设备完善的医院，集中中西两方的医师，采用中医辨证论治结合西医诊断，根据临床观察和病历记载统计治疗成绩，希望能总结出一套全新的经验和研究方法教授给青年医师。此文章受到国内外医药界的重视和称赞。日本著名汉方医学家大塚敬节（后任日本东洋医学会会长）撰文称道："叶橘泉氏之《整理中国医药须设医院实验说》一文，虽为短文，余对之表示无条件赞意，余切望叶氏之言，从早实现，也希望我国（指日本）能建设如此医院，以使汉方医学之研究得以加深。"同年，在章太炎先生的支持下，叶橘泉在苏州参与创办了国医研究院，并任方剂学和药物学教授。

中华人民共和国成立前，我国农村极端贫困，农民往往"贫病相连"。有一年，叶橘泉去乡里出诊。一中年妇女，黄疸病后转变为臌胀，呻吟病床数年，因长期负担医药费用，家中已典卖一空，叶橘泉对其免费诊治，病情有所好转。于是教她十多岁的儿子，自挖蒲公英全草（当地农民叫"奶汁草"），每天大量（三四两或更多）煮汤服用，服药数月后，这迁延了数年的慢性肝胆病竟然治愈了。叶橘泉对此次诊治经历触动很大。过去叶橘泉也常用蒲公英，而这次鲜草大量单独用，未料竟有如此的威力，可见鲜草药单方对症使用，其力专，其效确。这增加了叶橘泉对中药的用法、剂量与疗效关系的新认识：使用单味药，剂量应增加，而复方则不然。根据叶橘泉以往的经验，成人复方每日一剂药的总重量，二三两已足够，经此之后（20世纪60年代初）他对中药的剂量问题专门做了临床研究。

有一个病例，一位30岁左右的男性患者，鼻旁生了一个"小疖"，一夜之间，肿胀蔓延至面颧，口唇坚硬紧张，疼痛高热，神志恍惚，叶橘泉认为这是患有疔疮，并即将发展为走黄（败血症）。这时，叶橘泉急命人采一大把（约半斤）野菊花煎汤，让患者一日内连续服用数大碗，当夜患者即呈现安静状态，第二日患者退热，疼痛大减，不过一个星期便痊愈。还有一个20多岁的女性患者，患慢性肾盂肾炎、膀胱炎，带浊淋漓，痛苦不堪，半年多来，服用不少抗生素治疗，症状时轻时重。叶橘泉嘱其自采新鲜车前草10~20棵煎水，每日多次饮服，连服一个月后见效，未再复发。

以上这些案例不是偶然一次、两次有效，而是能够重复验证的。除此之外，野菊花还可用于湿疹的感染化脓，煎汤作洗剂，往往脓液一扫而光；蒲公英亦可治乳痈；车前草并能治泻痢等，此类病例很多，不胜枚举。这更使叶橘泉感到：中国医药学这一宝库中，有效的治疗方法众多。作为一个医生来说，无论什么治疗方法，只要效果可靠，都应该兼收并蓄，为人民健康服务。

（四）兼收并蓄，取长补短

中医过去有经方派、时方派以及温补派、寒凉派、滋阴派、攻下派等，百家争鸣虽是好事，但囿于门户之见，往往束缚住自己思路。叶橘泉对历代中医药界的门户之见一直持批评态度。他认为中医中药以防病治病为唯一目标，不管经方、时方，复方、单方，哪家、哪派，只要行之有效，能够经过重复验证，就应学习和效法。

早在20世纪30年代初，他就极力主张中医各家之间相互交流，取长补短，以促进中医药学的发展。1933年，他创办"单方实验研究社"，编写经验单方，按期出版，收集临床治疗效果，互相交流。不仅如此，他还积极开展国际学术交流，以促进中医药的推陈出新。1934年，他的《近世内科国药处方集》第一集出版后传到日本，许多著名汉方医药学家纷纷来信并寄书要求交换作品。大塚敬节医师为此在《东亚医学》杂志上撰写题为《读叶橘泉氏之近世内科国药处方集》的书评，详细地介绍了该书的内容，并在结论中称"这是一册划时代的佳作"。此著作之后共出六集，为国内外医家提供了宝贵的诊疗经验。与此同时，叶橘泉也密切注视着日本等国的汉方医药研究动向，并及时地将其引入中国。早在1939年，他就翻译出版了《动植物民间药》《腹诊考》《方证论》等日本医药名著。

在20世纪初期，叶橘泉的这些思想、主张和实践是难能可贵的，在当时是新颖和具有开创性的，对于继承和发展祖国的传统医药学，推动中医药事业的发展产生了积极的影响。这是他为我国医药学事业发展作出的重要贡献的组成部分，也是他在国内外医药学界享有崇高地位和声望的关键所在。

（五）创建医院，发奋工作

1949年，中华人民共和国成立后，叶橘泉以极大的热情积极投身临床工作和医药研究中，他在繁忙的诊疗和教学之余，仍念念不忘中医现代化发展的问题。1949年、1953年与1954年，他编写出版了《临症直觉诊断学》《中西病名对照表》和《近世妇科中药处方集》。当时广大农村缺医少药的情况相当严重，有许多常见病和多发病患者由于得不到及时治疗而丧生的惨景令他感到不安。为了改变当时的状况，他主张把常见病和多发病的防治作为医疗的重点，特别在农村，要着力培养医药人才，逐步改变缺医少药的现状，最大限度地为群众的防病治病服务。他联络志同道合的医师在苏州创办农村医疗进修社，编印农村医疗丛书等大量的讲义和教材，培养了大批优秀的医药人员，同时为数以千计的患者解除了病痛。鉴于他在医药方面的建树和取得的突出成绩，1954年他受邀出席了江苏省中医代表大会，同年参加了江苏省中医院的筹建工作，被任命为该院第一任院长，并兼任江苏省中医进修学校（南京中医药大学前身）副校长。从此，中医有了自己的正规医院和正规学校，这为中医中药的发展和科学研究提供了重要条件。叶橘泉为此撰写了《数十年来的愿望实现了》一文，发表在《新华日报》上，并全力地投身中医药事业。不久，他又被任命为原江苏省卫生厅副厅长。从1955年起，他被选聘为中国科学院学部委员。此后，他兼任过江苏省中医研究所所长、南京中医学院副院长。

叶橘泉积极组织有关同志开展调查研究江苏省医药文献工作，领导原江苏省中医研究所的同志编辑江苏省现存中医药书籍联合目录，并撰写了《江苏中药名实考》一书。与此同时，他还组织收集了江苏省各县市"地方志"中有关中医的历史人物资料。1960年，鉴于中药材供应紧张，他撰写了《本草推陈》正、续篇二册。从1959年起，他兼任江苏省血吸虫病防治研究委员会副主任，原卫生部医学科学委员会血吸虫病专题委员会委员。在任期间，他经常去吴县（已撤销，现归属江苏省苏州市）、昆山等地开展中医中药防治血吸虫病的研究工作，并参加中国医学科学院寄生虫研究所毛守白教授主编的《血吸虫病学》一书中有关中医治疗部分的编写工作，为血吸虫病的防治工作作出了重要贡献。20世纪50年代后期至1966年，他还兼做（南京）江苏医院中医科临床工作，组织该科同志进行固定方剂小剂量疗效的临床观察，取得了实质性的进展，并将研究结果总结成论文刊登在中医杂志上。

在下乡防治血吸虫病期间，为了帮助农村人民运用中医药防治传染病，提高他们的医疗水平，叶橘泉撰写了《传染病提要》《伤寒与副伤寒》《疟疾与痢疾》《麻疹》《肺炎》《钩虫病》《医学问答汇编》等书籍和教材，先后函授培训了300多名农村医疗骨干。

1956年，北京召开全国科学规划会议，其间周恩来总理等中央领导同志接见了到会代表。当周总理走到叶橘泉面前时，范长江同志介绍说："他是江苏省卫生厅副厅长……"总理接过话说："我知道，你叫叶橘泉，是很有名的中医吧！"几日后，周总理又亲自接见了叶橘泉，向他询问了中医药研究、中西医结合、江苏省血吸虫病防治方面的情况。他向周总理汇报了中医治疗晚期血吸虫病腹水症和中草药灭钉螺所取得的初步成果，周总理听了以后，高兴地说："中草药很有希望，你们要好好研究。"总理对中医药发展的关怀，使他备受鼓舞，他便以更大的热情投身中医药学的临床和科研工作。

（六）身处逆境，信念不灭

"文化大革命"期间，他受批斗，下农村，干重活，并两次受伤，身处逆境，但他始终没有放弃自己的事业，他总是说："不管干什么，都要为群众健康服务。"最使他痛心的是那几十年积累下来的书稿、笔记、资料都因抄家而荡然无存。尽管在这样的逆境之中，他白天挨批斗、干农活，晚上回到住处坐着砖头伏在简易木板床上，又专心写作。1973年，28万字的《食物中药与便方》就是在这种艰难困苦的情况下写成出版的。由于该书深受国内外读者的欢迎，几次再版，还被香港商务印书馆翻印，向海外发行。香港大公报发表了消息和书评，认为"这是值得家备一册的好书"。日本东京"中国汉方"株式会社获得授权，1997年4月将其译成日文在日本出版发行。

1969年他再一次被下放到江苏省句容县桥头镇的省"五七"干校。5年里，他在"五七"干校中心医务室为下放干部、周围的农民和当地驻军官兵看病，给"西医学习中医班"的学员讲课。他还协助校部创建了一所中药厂（现在的镇江第三制药厂前身），担任顾问，并在该药厂进行中药剂型改革的研究。他先后为药厂设计和生产了几十个品种，如"感冒冲剂""肝炎冲剂""气管炎冲剂""冻疮防治冲剂""复方刺五加片""珠光层粉胶囊""溃疡丸"等，有些品种直到现在还在继续生产使用。

自1973年起，叶橘泉任原南京药学院（中国药科大学前身）副院长及院学术委员会副主任，此外，他还兼任社会上许多学术组织的领导职务。在任职期间，他除了进行日常的临床诊疗工作，还曾多次向政府和有关方面提出建议，要重视发展中医中药，集中力量研究中药，改进中药剂型，开发中草药资源。

他多次提醒人们：我国古代医书记载的中药大约有五千多种，另外没有发现、没有记载的就更多了，需要认真地进行资源开发。

叶橘泉发现，被人们称为"五加皮"的药材，实际上是萝藦科的"杠柳"，也叫"北五加"，而真正五加科的"五加皮"，在药店中早已绝迹了。他考证了许多资料，并结合采药进行调查，终于得出了东北满山野生的"刺五加"才是真正"五加皮"的结论，并发表了论文。结合自己的临床观察，他证明所谓"北五加"的"杠柳"虽也能治风痛，但有小毒，"真五加"即"刺五加"则是与人参同科的亲缘植物，有和人参类似的功效，也有一部分功效比人参更佳。此后，在他的带动下，各种剂型的"刺五加"大量投产，既满足了国内市场的需要，又大量出口换回了外汇。从此，野生野长的"刺五加"一时身价倍增，成了"俏货"。

与此同时，叶橘泉发掘出来的不仅仅是一个"刺五加"，花粉也是一例。20世纪80年代初，欧美各国出现了"花粉热"。他感慨地说，外国人把花粉作为营养品用于食疗，并应用于抗衰老和生产强力美容剂，这不是新招。我国早在《神农本草经》中，就有香蒲、蜜源花粉、松花花粉、白莲花蕊须以及梅、桃、梨等花蕊供食疗的记载。花粉能够用来"驻颜耐老"，有着久服"轻身延年"之说。所以，我国也应当开发花粉资源。于是，我国首届花粉学习班就此创办，叶橘泉出席开班典礼并为学员们授课。他曾发表文章说："据统计，全国有650万群蜜蜂，每群蜂一个月就能生产3公斤花粉，这是多大的一笔财富啊！"他的建议在国内引起强烈反响。目前，我国已有数十种花粉食品和药物投放市场，有的已经打入国际市场。

罗布麻和罗布麻产品的问世，也倾注着他的心血。罗布麻植物不仅能够在我国大西北风沙肆虐、水土流失的荒野上生长，也能在东南沿海大片盐碱地上扎根。罗布麻虽属野生，但浑身是宝，不仅是治疗高血压、心脏病和神经衰弱的良药，还可以代茶、卷烟、纺织，根茎能用来造纸。罗布麻这个宝沉睡了千百年，直到20世纪70年代末80年代初，其价值才逐渐被人们所认识。这都归功于叶橘泉在孜孜不倦地研究它，呼吁重视开发它，以及综合利用它。为了使罗布麻的经济价值得到尽快体现，叶橘泉一次次地向有关部门反映，一次又一次地向全国政协提交提案，直到1984年，国家终于批准成立了全国性的罗布麻研究会，拨出专款用于罗布麻的研究开发。

在原南京药学院任职期间，叶橘泉完成了《临床经验医案》《本草钩沉》《古方今用》《本草推陈》（三、四、五辑）等著作的撰写工作，还应各地医药杂志和有关刊物之约，撰写了大量科普文章和有关稿件。他在从事中医药研究工作的同时，仍不忘为群众诊治各种疑难杂症。他高尚的医德医风和为发展中医药事业的忘我精神，深受人们的崇敬。

（七）存心济世，一代宗师

叶橘泉不仅医德高尚，他的无私奉献精神同样值得歌颂。他把出版著作的稿酬几乎全部捐献给了医药研究机构，就在他逝世前的两个月，还把新出版的一部专著的稿酬捐给了中国药科大学。他甚至把自己的私房捐给了政府。

1987年12月8日，91岁的叶橘泉挥毫给苏州市人民政府，写下捐房文书。

"我是浙江吴兴人，为了行医执教，旅苏20余年。当时自以为医生应当存心济世，因把自己的诊所命名为"存济医庐"，在苏州西美巷九号自置的一所房子墙上刻有'存济医庐'四字。我对苏州人民有着深厚感情，现在我年老矣，不打算回苏州居住，决定把此房屋前后共十三间，全部捐献给苏州市人民政府。"

叶橘泉在晚年身体仍十分强健，他曾经对其子女说："我已九十多岁了，还在看病、写书、练书法，如果再给我十年时间，我也想像你们那样，去攻读博士学位呢……"九十多岁的叶橘泉还念念不忘对中医药事业的热爱和追求。

1989年7月7日，叶橘泉走完了他93年的人生旅程，安卧于鲜花、松柏丛中。原卫生部部长钱信忠于1991年为《中医药大师叶橘泉传》一书题词，对叶橘泉的一生作了一个精确的概括："博大精深，道全德备，堪为中医药学一代宗师。"

二、学术经验

（一）把握辨证论治规律

叶橘泉认为，中医辨证主要是捕捉"主证"，同时要找到"主方"。什么是主方？《伤寒论》中"某某证，某某方主之"或"宜某某方"是也。"某某方主之"是绝对的，"宜某方"则是相对的。仲景反复指导，以方剂辨证，主证用主方，即以方名其证，如柴胡汤证、桂枝汤证等。临床上我们许多中医师习惯于在辨证论治后自由处方。辨证施治当然是重要的，但临时组合的处方，用药变化大，即使疗效显著，但总结、学习起来也大为不易。因此，把握中医的辨证论治规律，是确保中医治效、继承发展中医的重要课题。

叶橘泉遵循中医经典《伤寒论》的六经辨证，依照特定之证，使用特定之方，通过临床实践，总结主证主方。方与证相适应，即以方名其证。例如，"胸胁苦满"为柴胡汤的主证，"胃家实"为承气汤的主证。证有六经八纲，方有大小复合。叶橘泉强调，张仲景的《伤寒论》不是教条，重要的是学习其观点和方法，不拘古方、时方。

叶橘泉认为"方剂辨证"是"执简驭繁"的办法。以方测证，可知小柴胡汤病位仅在胸胁，大柴胡或柴胡加芒硝汤证病位波及胃肠；小陷胸汤证胃部炎症有黏液渗出，大陷胸汤证则夹痰实等有形之滞；栀子柏皮汤证及茵陈蒿汤证则属胆囊炎或急性黄疸性肝炎之类。以此类推，泻心汤类则治胃部诸证，承气汤则治各种急腹症。近年来，中西医结合创制的胆道排石汤、清胰汤等，几乎都是在柴胡汤基础上发展起来的，也进一步阐明了"古方治今病"的理论根据。

"勤求古训，博采众方"，方证学（方与证结合研究）是仲景学说之核心，《伤寒论》是公认的临床医学经典著作，我们所要继承的，首先是仲景经方，其次是局方、金元诸家和清代温病学家的时方。不拘何方，都要反复实践，核定其适应证，把方与证相对地稳定下来。"辨证论治"要克服繁琐化，要求简明具体，例如，桃仁承气汤证之"少腹急结"，柴胡加龙牡汤证之"胸满烦惊"，承气汤证之"胃家实"，四逆汤证之"手足厥冷"等，这样不仅有利于学习，也便于自己反复实践和总结。

（二）坚持辨证与辨病相结合

叶橘泉认为，在"中医辨证，西医辨病"相结合的方式中，辨证应在中医基本理论的指导下进行，应保持中医的特色。西医辨的病，如肝炎、肝硬化、肝癌等是客观存在的疾病实体。通过现代分析检测手段，西医可以比较确切地诊断出若干疾病实体，这是西医之长，中医之短。但是，临床实践证明，同一疾病在不同个体或同一个体在不同阶段，其表现可以完全不同。中医的辨证论治是通过整体规律起作用，而不完全像西医只针对某一疾病实体、某一已知的局部规律起作用。因此，"辨证与辨病相结合"的做法，可以发挥"辨证论治"这一中医理论体系精华的优势。临床上，常见的发热、胸痛、腹痛等症状，结合辨病，也就是现代医学的鉴别诊断，可以大大提高中医中药的疗效，这就是辨证必须与辨病相结合的道理。

腹诊方法及治疗举例。

中医腹诊，与"脉诊"一样，都属于四诊之一的"切诊"。脉诊，就是"按脉"的诊法；腹诊，就是"按腹"的诊法。除《黄帝内经》《难经》等记述了一些腹诊外，张仲景在《伤寒论》的六经辨证中对于腹诊有具体的论述。四川宝顶石窟里，尚有雕刻的"仲景诊腹图"。不知何故，唐、宋以后的医书绝少腹诊的记述，其可能为礼教束缚所致。

腹诊的临床意义，主要在于鉴别体征的虚实，诊查瘀血、痰饮、水气等病证，《伤寒论》载有"胸胁苦满""心下痞硬""痞坚""腹满""腹部悸动""小腹急结""少腹不仁""奔豚上冲"等"腹证"，这些腹部的证候是看得到、摸得着的，足以说明腹诊的客观性和可靠性，但是要取得完整的诊断，需结合脉诊。急性、热性疾患，以脉证为主；慢性、无热性疾患，腹诊较之脉诊更重要。要取得完善的诊断，四诊不能缺少其一。

腹诊的方法，先让患者仰卧于诊察台上，放松四肢（下肢伸直，必要时屈膝），宽解衣服。医生立于患者一侧，以右手四指或拇指，掌心向下，贴近患者腹壁，轻轻按抚，自胸至腹，自左而右。先按表面，以候腹壁之松紧；次略重，以候胸胁之有无苦满，腹肌有无拘挛、紧张，或擦过性疼痛；最后重压，以候肋弓下及腹部（深部）有无抵抗、压痛、硬结肿块等。医生在诊前手部温度要适宜，避免冷手突然触及患者腹部，引起患者腹肌挛缩，甚至腹肌反应性抵抗而变硬。现摘录叶橘泉临诊时应用腹诊的经验三例，以展示腹诊在临床实践中的确切帮助。

1. **脏躁**　王某，女，21岁。体形肥胖，性情抑郁，屡次发病，突然全身痉挛，四肢抽搐，不省人事，数分钟后渐苏醒，不吐白沫，精神病专科诊断，否认癫痫。诊之，脉沉细不畅，面容苍白，微呈贫血状。据述发病前必失眠、悲伤欲哭，独处房中，怕见外人。腹诊，"胸胁苦满"明显，腹部左侧悸动亢进，腹直肌拘挛紧张。此属"脏躁"，与柴胡加龙牡汤，药后虽见效，发病次数减少，但仍反复发作。复诊时，腹部挛急动悸甚，而神情异常急迫紧张，乃加入"甘以缓急"之法，即以前方中加用甘麦大枣汤，服药7剂。效果明显。前后服药20余剂，基本治愈。

2. **寒实结胸**　周某，3岁。急性肺炎，高热悸搐，经某医院抢救，注射抗生素，并用冰帽退热，热退后出院，喑哑不言，不啼不哭，不咳不喘，不食不眠，给予饮料，略能咽下，如此已数日。诊时，面色苍白，脉沉细而滑，舌苔薄白，鼻根露青脉，神志清醒，眼珠转动，偶有太息呻吟，欲吐不吐之状，按之心下痞硬，上腹肌紧张，稍加压，即呈蹙眉欲哭样，腹直肌挛急如筋，指、趾尖凉，此属"寒实结胸"。《伤寒论·辨太阳病脉证并治法》篇云："病在阳，宜以汗解之，反以冷水潠之，若灌之，其热被劫不得出，……寒实结胸，无热证者，与三物小陷胸汤，白散亦可服。"因与桔梗白散六分，先以一分末汤调，少少灌之，不知，稍增量，以得吐或下为度。药后，先吐黏痰，继即泻下，旋即高声哭叫，而疲惫欲眠。

3. **热实结胸**　徐某，女，41岁。有胃病史。时值夏季，不慎口腹，复感外邪，热多寒少，类似疟疾，旋即但热不寒，烦闷呕吐；诊时，自言胸闷欲死，烦乱叫喊，大便已五六日未下，因怀孕三月，医生投鼠忌器，不敢用药。诊脉沉弦而实，舌苔白厚而腻，罩黄苔湿润，口渴不欲饮，发热不高，自谓腹痛，按之，痛在胃脘，胸胁间胀满，膈内剧痛，短气烦躁，上腹部硬满而痛，此属"热实结胸"。经文有"有故无殒"之训，径与大陷胸汤合当归芍药散〔制甘遂末（分冲）1g，生大黄（后下）10g，风化硝（分冲）12g，当归、白芍、泽泻各6g，白术、茯苓各8g，川芎5g〕。服后呕吐痰涎，大便畅下，痛苦顿释；继以小陷胸汤加味调治，逐渐而愈。

（三）重视研究中药与方剂

叶橘泉认为，中医治病应该准确地应用中药与方剂，深入研究复方方剂。一般来说，认识单味药的药性，如寒热温凉、四气五味、归经等，还比较容易，但要全面认识它的医疗功能，就比较困难。因为中药含有多种成分，一味药相当于一个"复方"。而目前人们对大部分中药的认识停留在还在感性阶段，需要再实践，再认识，不断深化。譬如柴胡，过去仅知是升散药，能够疏解少阳；五味子过去只作酸性敛肺药；丹参功同四物汤等。近年来，通过临床再实践，再认识，始知柴胡有解热、消炎、镇静等功能；五味子有滋养、强壮、镇咳作用，并能恢复异常的肝功能；丹参具有活血化瘀、调经、消肿、镇痛作用，广泛应用于心血管疾病等。诸如此类的中药，经临床验证及现代药理、化学的研究，医家才得以对其有进一步认识。对于方剂的研究，更为艰巨，也更加重要。众所周知，一个复方的作用，并不等于各药的总和。从仲景经方中可以看到，药物配伍后能使其作用方向转变。例如，麻黄配桂枝为发汗剂，麻黄配石膏变为平喘剂，麻黄配附子则为镇痛剂。

叶橘泉认为，药物配伍后可能产生"协力"或"拮抗"（缓冲）作用，如大黄配芒硝，泻下作用更可靠。显然硝黄、姜附、归芎、苓术等"对药"是协力作用。芒硝、大黄与枳实、厚朴配合的大承气汤，除去芒硝，其导泻作用就小，则为小承气汤。大小承气汤都用枳实、厚朴，其意义深远。厚朴宽中，枳实对肠管有兴奋作用，单用枳实，对于脱肛、子宫脱垂有效。大黄配甘草，可起拮抗（缓冲）作用。调胃承气汤不用枳实、厚朴，主要用于清泻胃热。芒硝、大黄、甘草配桃仁、桂枝则为桃仁承气汤，主治"蓄血似狂""小腹急结"，这是瘀血的主证，本方是代表性的祛瘀血剂，运用得当有很好的疗效，可治多种疾病，如闭经、精神分裂症、高血压、脑血管意外、头痛、急性结膜炎、眼底出血、牙周炎、牙槽脓肿、月经不调、子宫内膜炎、输卵管卵巢炎、盆腔炎、痔疮、肛周炎症、急性前列腺炎及跌打损伤等伴有瘀血证者。根据辨证论治，辨证与辨病相结合，治疗往往有奇迹般的效果。

又如柴胡桂枝汤，即小柴胡汤与桂枝汤合方，对癫痫有疗效。当归四逆加吴茱萸生姜汤，防治习惯性冻疮、脱疽（血栓闭塞性脉管炎）等有效。柴胡加龙骨牡蛎汤，主证为"胸满烦惊"，用于癔症性惊厥、更年期综合征、癫痫、精神分裂症、白塞综合征、心律不齐、高血压、动脉硬化及便秘等，具有多方面的疗效。其他如桂枝茯苓丸、当归芍药散用于妇科病，半夏厚朴汤治神经症、芍药甘草汤治痉挛性腹痛、小腿腓肠肌痉挛，炙甘草汤用于期前收缩等，疗效均佳。金匮肾气丸是"虚劳腰痛"，"少腹拘急"，即"挛急"或"不仁"，小便不利或反多，以及老年肾气虚弱的主方，对夜尿、尿频、老年性前列腺肥大、前列腺炎、慢性肾炎等有效的验方。后世的济生肾气丸、杞菊地黄丸、六味地黄丸等，都是在该方的基础上加减而成的。可见经方是众方之祖，此不诬也。时方中同样有许多好的验方，如五积散治寒冷性关节炎、腰痛，防风通圣丸治高脂血症和肥胖症，瓜蒌枳实汤治胃热积结，苏子降气汤治上实下虚、剧咳、面热足冷，辨证得当，常有不可思议的功效。

（四）精简处方的方法与实践

叶橘泉说，中医习惯上的开处方，提起笔来就是十来味，这当中不但有浪费的嫌疑，并且模糊了对药效的认识。即使一张方子，把病很快地治好了，也弄不明白是哪些药发生的效力。于是，他建议要"精简处方"，明确药效，尽量选用主药，减去辅药，做到每一个处方，少则一二味，多则四五味，不拘形式，只求把病治好。

叶橘泉曾经用二三味药，试治伤寒（传染性肠热病），减轻症状，缩短疗程，效果不错。

黄连 3g、乌梅肉（去核）9g，黄芩 6g。成人 1 日量，作煎剂，3 次分服，小儿依照年龄或体重递减，有的时候专用黄连、乌梅两味，功效也好。

黄连，据文献报告为植物性抗菌药，对伤寒杆菌有抑制作用，古代经验亦知其能"坚肠胃""健胃解热消肠炎"。

乌梅，为酸味清凉药，能抑制肠道中细菌的繁殖，其机制是一般细菌都怕酸性，细菌从口入，大部分可被胃酸杀灭，肠液是碱性，适宜细菌的繁殖，大量乌梅的酸味，能使肠液变成酸性，可以抑制其繁殖（乌梅能驱蛔虫，也是这个机制，因蛔虫常居于碱性的肠中，一旦窜入酸性的胃中，易被呕出，服用乌梅，也易驱出蛔虫。"乌梅能驱蛔"，但并不能杀蛔虫）。不只是伤寒，对其他细菌传染性肠疾患引起的发热，均有疗效。

黄芩的煎剂，在人体外试验中，发现其对细菌的具有很强的抗菌作用，且经动物实验证明其具有解热作用。

比较显著的病例，是叶橘泉于临床上遇到的伤寒病例，尤其是一部分患者为经济条件所限，不能用氯霉素治疗的时候，常用以上两种或三种药物治疗，总计不下数十例，每获良效。遗憾于条件限制，不能完全观察和记录，其中有 2 例得以观察其经过，记录如下。

回 **案 1**：尚某，女，6 岁，住苏州市。1952 年 4 月 11 日初诊，发热已 8 天，咳嗽，腹泻，体温 39.5℃，嘴唇干焦，烦躁，夜眠不安，白细胞 5 000/mm³。肥达反应呈正伤寒强阳性。限于病家经济，给予免费诊疗，并给予黄连乌梅流浸膏丸剂（黄连与乌梅之比 1∶3，浓缩至 1/10 的流浸膏与成丸剂）1g，为 2 日量，每日 3 次分服，2 日后，下痢止，夜眠安静，全身症状如烦躁、唇焦等均退，体温略降，38.9℃，再给予该药（量同上），并嘱多饮水，不另服他药，专服此丸（小孩不会吞丸，另用糖水将药丸溶化灌下），连服 1 个星期，患儿已无自觉症状，精神佳，能嬉戏，似知饿而欲索食，病家以为已痊愈，但肛门测温仍有 38.2℃，再给药，5 日后，降至常温，此后继续观察，体温不复再升。

回 **案 2**：黄姓女，托儿所干部，20 岁，住苏州市。1952 年 8 月 7 日初诊，主诉头昏，胸闷，便秘，发热已 5 天，腹胀，体温 38.5℃，脉搏 72 次/min，舌苔白腻，不思食，处以小承气汤（大黄 4.5g，厚朴 3g，枳实 6g），加玄明粉 9g，开水泡浸，1 日 2 次分服，得溏泄 2 次，头昏腹胀闷等症状均减，但体温反而升高至 39℃，因患者在半个月前曾注射伤寒霍乱混合疫苗 1 次，0.5ml，第 7 天验血，肥达反应呈阳性，白细胞减少，尤其是中性多核细胞减至 40%。自服了 5 颗氯霉素，体温从 39℃降至 38.5℃。其后服用芩连乌梅汤，到第 3 天，患者自己感到好转，夜间睡眠安稳，胸闷痞胀亦改善。连服 10 天，体温降到 37.5℃，食欲增进。至 23 天，体温完全平复，继续观察 10 天，此后不复再升，完全恢复正常。

虽是经济简单的中药，疗效不及氯霉素，但在该病案中能够减轻患者症状，缩短病程。对于伤寒的治疗，可惜缺少案例证实其疗效，如果能够明确它功效可靠的话，不与氯霉素比较，就是和一般的中药处方来比较，也可节省病家大量的医药费负担。

附注：叶橘泉的用法如下。

用真川黄连与乌梅肉按 1∶3 的比例，嘱药房煎成 1/10 的浓流浸膏，略加滑石粉做成小丸，成人每日量 1~1.5g（滑石粉是赋形药，不计算在内），3 次分服（小儿递减，因味苦，小儿用糖水溶化）。有时，即用生药作煎剂，对不怕苦的成人（患者），加黄芩或黄柏均可，若遇下痢患者，加地榆 6g。

又：该方，不单用于伤寒，凡细菌性传染性肠炎等肠疾患均可应用，尤其对小儿胃肠病突然高热者，只要用单纯的乌梅浓流浸膏就能很快解热。在胃肠病流行期间，饭后服还可以作预防用，这些价廉效宏的国产妙药，希望中药店和医务工作者，随时制备，用以方便病家。

急性气管炎，大都是感冒引起，若急性重症者往往有头痛鼻塞，胸闷，高热，咳嗽，或有胸胁痛，咳痰不爽等症状。用桔梗（祛痰）9g，甘草（缓和镇咳）3g，黄芩（解热）9g，杏仁（镇咳）9g。以上 4 味，对于祛痰镇咳，解热，足以应付有余。如果没有发热，可去黄芩，剧咳时，加浙贝母（镇咳）9g，若体温高而兼胸闷气急者加麻黄（平气）3g，生石膏（解热）15g（以上均是成人用量）。此方，照当时市价，不过两三千元（注：即现在的两三角钱）。根据叶橘泉的经验，凡感冒性急性气管炎无并发症者，大部分患者两三剂药即可以治愈。经济困难者患此病，往往一拖再拖，可能继发支气管肺炎，或咳血，继发肺结核。即使没有并发症，咳嗽拖得太久，也可能变成慢性气管炎，古时称它为"痰饮咳嗽"，或者"久咳嗽""老咳嗽"等，此症不易治愈。

医生要开动脑筋，为群众减轻负担。好在中药的镇咳祛痰消炎药甚多，不限于上面的几味，其他同类物俯拾皆是。例如，远志（祛痰）、马兜铃（镇咳祛痰）、木蝴蝶（缓和镇咳）、车前子（镇咳祛痰）、桑白皮（镇咳利尿）等，医生在开处方时应该多替患者着想，尽量做到"单方化""汤头化""简洁化"。讲到效力上，"精简的"一定要比"杂滥的"好。中医要科学化，需要大家努力去做。

（五）胆囊炎、胆石症辨治经验

胆囊炎、胆石症以湿热型占多数，按照"六腑以通为用"的原则，叶橘泉常用的基本方有大柴胡汤、茵陈蒿汤、大承气汤、郁金姜黄猪胆丸等，常用药物有四川大金钱草（报春花科的过路黄）、郁金、蒲公英、熊胆、猪胆等。

在治法上要着眼于"通"，但患者并非都是实证，有些患者病情缠绵不愈，以致正气虚弱，在这种情况下也要注意"调补"。特别是要以保护脾胃，以健脾和胃为基础，在适当的时候佐以疏肝利胆，脾胃运化得力，气机调畅，湿热得以清化，则肝胆得以通利，便于结石排出。基于这个理论，临证时叶橘泉常选用六君子汤、丹栀逍遥散、保和丸等方。

一般来说对于泥沙样结石或直径小于1cm的结石，服用中药后比较容易排出，对于胆囊结石的直径大于2cm者，无论有无临床症状，均建议行手术切除。若长期放置下去，有演变成胆囊癌的可能。从结石的分布位置看，胆总管处的结石，以中药排石为最佳。对于肝内毛细胆管结石的治疗比较复杂，若患者的体质不加以改变，治疗也不易彻底。患者应改良长期的饮食习惯，减少动物性脂肪摄取量，增加含植物纤维的食品，例如，尽可能多食蔬菜，解除便秘，改变酸性体质等，这样可逐渐减少肝内结石的形成。

（六）哮喘辨治经验

哮喘病是一种表现为发作性或非发作性喘息、哮鸣的疾患。其由于机体素质、阴阳失调，再受外感、不合理饮食及病后体弱等因素的影响，导致体内水液代谢与运行受阻，停积体内，形成痰饮内蕴，进一步引起哮喘发作。

哮喘发病时，临床上主要表现为咳嗽气喘，咳吐痰涎，呼吸困难，尤其是呼气性困难，增加肺内余气，进而发展为肺气肿。本病初发时，主要是痰气阻肺，以邪实为主，病情反复发作，必致肺脏气阴受损，久必累及脾、肾。如果病程迁延日久，则肺虚不能主气、肾虚不能纳气。再者，宿痰内蕴者易导致肺脾气虚，甚则及阳，发展为脾肾阳虚，故在间歇期多见虚象，发作期则出现邪实正虚的错杂现象。

临床辨证论治时，当应从寒、热、虚、实区分。病初多为实证，日久则见虚实夹杂。发作时以邪实为主，平时以正虚为重，治法应灵活掌握，发作期患者，当先从实、从标论治，以化痰平喘为先，再有寒饮壅肺，则追以温肺化饮之法，以达预期之效。

叶橘泉常用的基本方为小青龙汤、神秘汤、柴胡鳖甲汤、苏子降气汤、柴朴汤等。另外，还常用曼陀罗花/子、山梗菜、玉芙蓉、兔耳风、抱石莲等草药。

（七）腰腿痛（坐骨神经痛）辨治经验

坐骨神经痛的常见原因是腰椎间盘突出，或腰椎软骨形成，压迫坐骨神经引起腰部疼痛，严重时一直放射到下肢和足背。

临床上，腰椎间盘突出症的主要症状为一侧，偶有两侧腰腿痛。发病之初，大多因腰部扭伤，或因前伏久坐的工作体位导致腰椎间盘的移位，压迫坐骨神经引起腰腿痛。

腰椎软骨形成则属于一种退行性病变，随着年龄的增加，脊椎骨的周围逐渐出现软骨增生，因此可能接触或压迫到坐骨神经，这种腰腿痛往往病程较长，而且经常反复发作。

腰部处于人体中央的特殊部位，其承担着人体上半身的全部重量，而且上半身的俯仰转侧均依赖腰的支持。如有不慎，腰部略有损伤，就有可能导致腰椎间盘的脱位，压迫坐骨神经，引起腰腿痛。

腰为肾之府，腰部损伤，可内及于肾而致肾虚，或肝肾素虚，易因外伤而致腰痛，日久且易兼感寒湿外邪，以致气血瘀滞，脉络失调而迁延反复，甚则疼痛麻木，下肢痿弱，坐卧不安。

临床辨证当从临床证候及病理本质入手，论治必须考虑到肾虚、寒湿及血瘀三个辨证要点，相应采取益肾、祛寒湿、活血三种基本论治方法，再结合个体的差异，进行辨证论治，以达满意疗效，有条件时也可同时接受牵引治疗。

叶橘泉常用的基本方是五积散、金匮肾气丸、舒筋活血汤、苓姜术甘汤、桂枝加术附汤等。如果摄片诊断为腰椎软骨形成所致的腰腿痛，处方里一定要加入能"软化骨刺"的威灵仙。另外，叶橘泉还爱用草药，如土当归、八角莲、钻地风、铁线莲、丁公藤等。

（八）尿路结石辨治经验

尿路结石，包括肾盂结石、输尿管结石和膀胱结石。结石有大有小，或大如石，或细如沙。当结石在肾盂或输尿管中移动时，可造成平滑肌收缩或痉挛而引起刺痛或绞痛，同时可出现尿血。在中医学中，证属"石淋""砂淋""血淋"，病由肾和膀胱气化功能不利所致，相关病因为肥甘辛辣之饮食习惯。本病多基于下焦湿热蕴结、湿热煎熬尿液，导致尿中浊质逐渐凝结而成砂石。因砂石阻塞尿路的排泄通道，气滞不能宣通，不通则痛，临床则见突然腰部刺痛或绞痛，或见排尿频急、困难、涩痛、尿线中断等症状；或结石擦伤尿路，或湿热灼伤血络，症见尿血。病延日久，有时也可引起尿路梗阻，尿液内停，形成肾积水。

叶橘泉认为，临床上证情多样，要辨证制定主方，并适当进行加减，叶橘泉常用的基本方有猪苓汤、五苓散、八正散、清心莲子饮、五淋散、芍药甘草汤、桃仁承气汤等。

为了解除尿路炎症并加强排石效果，叶橘泉多在处方中加入冬葵子与连钱草（唇形科植物金钱草）。有时也加入草药，例如，锦鸡儿、苜蓿、菝葜、抱石莲等。

（九）消化道癌症辨治经验

叶橘泉认为，癌症的临床辨证治疗，就是针对气滞、火郁、痰滞、血瘀的病理过程，予以相应对策，即用理气、降火、化痰、行瘀四法。疾病后期，患者以正虚为主，重在治本，应予以滋阴润燥或补气温阳之品。但必须注意邪实与正虚之间的相互转化关系，采用攻补兼施之法，分别主次，适当处理。同时，还应适当采用必要的辨病抗癌中药或草药。总之，叶橘泉诊治癌症经验告诉我们，治癌必须从三方面入手。其一，本着患者在不同时期出现的各种不同症状，针对性采用准确的辨证论治原则进行投药，以减轻症状，提高患者的生活质量；其二，本着癌症患者病程长、体质弱、正气虚的特性，针对性采用适当的扶正固本措施，以增强免疫功能及生理功能，以减少癌细胞的毒害作用及耐受放（化）疗的副作用，安全地度过放（化）疗期；其三，本着直接或间接杀死癌细胞，达到彻底治疗患者的目的，有针对性地选择特异性抗癌中（草）药，以提高临床疗效。叶橘泉常用的基本方是补中益气汤、六君子汤、麦门冬汤、半夏泻心汤、十全大补汤等。另外，WTTC（即紫藤瘤、诃子、菱角、薏苡仁的配方）

是治疗消化道癌症极有希望的中药方剂。叶橘泉还常用其他药包括山豆根（豆科植物广豆根）、桑黄、竹荪、箬竹等。

（十）乌头、附子应用经验

乌头、附子虽有毒，用之得当则疗效显著。其有毒成分为乌头碱，而有效成分也是乌头碱。据日本矢数道明博士研究发现，乌头、附子含有六种乌头碱，其1~4种是有毒成分，第5、第6种是有效成分。前4种在高温下可以被破坏，后2种则不被破坏。矢数博士为了研究乌头与附子，当时从我国四川省购去各种规格的加工炮制品（炮附子、盐附子、胆汁水泡附子等），经研究后他认为，各种炮制法都能减去有毒成分，这也说明了中国人民自古以来在与疾病作斗争中，积累了非常丰富的经验。日本大阪大学高桥真太郎教授又通过大量实践，创制了"无毒附子"，后经日本厚生劳动省批准，将其作为普通汉方药推广使用，其主要功效为强心、镇痛、温肾、散寒。日本加工无毒附子的方法简便，即用高压锅加热到120℃，持续2小时，可以全部去除有毒成分。这些例子也说明通过中日科技交流，能够加快中医药研究的发展。

（十一）应用巴豆剂经验

巴豆是一味具有峻烈作用的中药，远在数千年前已被人们用来治疗疾病，《神农本草经》载："巴豆味辛，温。主伤寒，温疟，寒热，破癥瘕结聚，坚积，留饮，痰癖，大腹水胀。荡练五脏六腑，开通闭塞，利水谷道。去恶内，除鬼毒、蛊疰邪物。杀虫鱼，一名巴椒。"后人称之为斩关夺门之将，有戡乱劫病之功。

虽然巴豆的毒性极其猛烈，但我国的医药学家通过长期临床实践，总结临床经验，掌握了巴豆的特性，巧妙地将其制成巴豆霜，或与他药配伍成丸剂或散剂，应用时往往可获得显著疗效。张仲景《伤寒论》中的桔梗白散，是典型的巴豆剂（巴豆霜一分，桔梗、贝母各三分组成），原方主治"寒实结胸，无热证者"。叶橘泉曾用其治疗痰食胶结、昏迷不语的老年患者，及小儿肺炎患者，疗效显著，病案记录如下。

案1：郑姓老人年七十余，素嗜酒，并有慢性支气管炎，咳嗽痰多，其人痰湿恒盛，时在初春，其家有喜庆事，此老饕餮酒热饮食后，即入床睡眠，翌日不起，家人在忙碌中初不知，至晚始发觉患者迷糊，询之瞠目不知答，木然如痴呆，因其不气急，不发热，第3天始邀叶橘泉诊，两手脉象滑大有力，检视口腔，满口痰涎黏连，舌苔则厚腻垢浊，呼之不应，问之不答，两目呆瞪直视，瞳孔反应正常，按压其胸腹部，患者蹙眉似有痛闷，拒按状，于揭被时发觉有尿臭，始知其遗尿在床。然大便不行，当考虑其脉象舌苔是实证，不发热，不咳嗽，不气急，病不在脑而在胃，因作寒实结胸论治。用桔梗白散五分，嘱分三次以温开水调和缓缓灌服。两次灌药后，咳出黏腻胶痰样物甚多，旋即发出太息呻吟声，三次药后，腹中鸣响，得泻下两次，患者始觉胸痛发热口渴，欲索饮，继以小陷胸汤两剂而愈。

案2：5岁小儿，患肺炎，于发病后第8天往诊，据其家属称某权威西医诊断为急性肺炎，予青霉素治疗，每4小时注射1次，连续注射数日后，体温正常，呼吸平稳，但患儿旋即呈无欲状态，不饮不食，注射时不哭不叫，不闹不眠，测得肛门体温36.7℃，脉沉弦而滑，舌苔满布白腻，时有恶心干呕，但眼及四肢神经反射尚正常，大便虽不行，腹部按压亦无抵触物，惟按及胸脘时，患者颜貌呈苦闷状。投以玉枢丹，灌药后悉呕出，病情不动不变，筹思无策。时在夏季，患儿裸卧于床上，任令触诊，注视其呼吸，有时闻以太息，胸胃部有窒闷感，胃部叩诊有鼓音，乃作结胸治，以桔梗白散小量（每回一分）频频灌服，吐出则再灌，药后呕出黏痰甚多，继而大便泻下黏涎，旋即出声哭闹。翌日复诊时患儿体温升至 38.5℃，咳嗽，乃以小青龙汤加减治疗而愈。

另有一则巴豆剂处方为紫丸，叶橘泉亦常用，他认为该方对小儿食积发热引起的惊、搐、烦、啼诸症最有疗效，且服用便利，导滞去积不腹痛，无副作用，安全有效，实为儿科之常备要药。对于小儿即使是乳儿，由于乳积、食积、痰积、虫积等胃肠道异常而起的变蒸发热，夜啼不安，惊搐等症，随其体质、年龄、病情，而投以适当剂量时，往往排出黏液如痰样物而迅速奏效。

紫丸见于《备急千金要方》，由代赭石、赤石脂各一两，巴豆三十枚，杏仁五十枚，四味组成，丸如萝卜子大，3 岁小儿每次服 0.5~1 分，以轻泻为度，如未泻再稍稍增量。经验证明，紫丸为儿科之妙药，后人以此发展制成的儿科名药如保赤散、万应锭、万应丹等，均是巴豆剂在儿科方面的应用。

中华人民共和国成立以后，各地中医创制出很多新方剂，在血吸虫病治疗中，湖南用含巴绛矾丸（巴豆霜合煅制皂矾）、江苏常熟用麝香木香丸（巴豆霜、木香、麝香等）、广东用巴豆红糖丸（含巴豆、红糖）等来治腹水，江苏的巴豆朱砂膏外贴治白喉，南京地区的利喉散用来治气管白喉，均有良好的效用。可以说，巴豆制剂已获得广泛的运用和发展。

巴豆峻烈，毒性在巴豆油，制成巴豆霜，系压榨去油，除油越净，使用时则患者越不会出现腹痛、呕吐等副作用。如新制巴豆霜，去油未净，则内服的剂量要减少，否则其副作用较难掌握。巴豆内服取其攻坚之力，巴豆油并非不可用，不过定量的问题有待进一步研究。利喉散用于治疗白喉，主要通过巴豆的作用来去除伪膜，体现了巴豆在清除气管阻塞方面的作用。曾有文献报道，在治疗濒临窒息的小儿白喉时，用一粒生巴豆加水研磨成白色乳剂，再用注射器吸取少许乳液注射入患儿喉头，伪膜随即被呕出，从而使患儿脱险得救。这种在无条件地区仓促中抢救的实例，足体现巴豆斩关夺门的作用。外贴用的巴豆朱砂膏应用不去油之巴豆，紫丸、桔梗白散等则必须去净其油。此外，配伍以绛矾、赤石脂等矿物性粉末，内服时似有保护性，可以减轻副作用；配桔梗等则用于寒实结胸。可见临床上药物的配伍、剂量、用法，对治疗效果均有重要影响。

三、验案分享

（一）大柴胡汤治疗胆石症案

陈某，男，32 岁，教师。

1952 年 9 月 2 日初诊，昨日午饭后，患者突然高热，右上腹剧痛，恶心呕吐，起初呕吐物为胃内食物，后为黄绿色胆汁。腹痛时患者呈惊怖貌，甚至用手指压自己的舌根，欲促其呕吐。患者身体强壮，皮肤及眼结膜黄疸鲜明，便秘，脉弦滑数。诊断为阳明腑实证，治以通腑泄热排石。拟方为大柴胡汤加芒硝。处方：柴胡 3g，黄芩 6g，枳实 6g，半夏 6g，芍药 6g，生姜 6g，大枣 9g，生大黄 12g，玄明粉 12g。15 剂，每日 1 剂，水煎，早晚分服。

另以熊胆 1g，1 日分 2 次吞服。时值夏令，嘱多吃西瓜，便于利水。上方服 15 剂后，大便逐渐通畅，黄疸亦有减退，一日服中药后泻下稀便，因来不及赶到厕所，便下于搪瓷痰盂内，忽听到一阵撒石声，便后得结石 20 余粒，大者如黄豆，小者如绿豆，圆形、菱形不等，结石的表面呈黑褐或兼有灰白色，此后逐渐以原方加减，服药 2 个月。该患者系叶橘泉的同乡，一直保持联系，据称此后胆石症未再复发。

（二）哮喘验案

季某，男，72 岁，商人。

1940 年 4 月 12 日初诊，患者咳嗽气喘，痰涎稀薄，起经多年。早晚咳嗽较甚，腰部沉重，畏寒，脉迟。此属脾肾阳虚，拟予麻附细辛汤加味，用炙麻黄、细辛各 2.4g，淡附片 4.5g，姜半夏、陈皮各 6g，生甘草 3g，杏仁、浙贝母、川贝母、桔梗、前胡、款冬花各 9g。2 剂，每日 1 剂，水煎，早、晚分服。

1940 年 4 月 14 日二诊，患者咳嗽稍减，咳痰较浓，唯气息短促，尺脉独弱，肾气不纳，心悸怔忡，再以温肺纳肾，予黑锡丹加减，用黑锡丹、光杏仁、怀山药、茯苓各 12g，淡附片 4.5g，小茴香 1.8g，炙甘草 3g，白芍 6g，款冬花、盐水炒牛膝各 9g，煅龙骨、煅牡蛎各 20g。2 剂，每日 1 剂，水煎，早、晚分服。

1940 年 4 月 16 日三诊，患者气息喘促，痰浓不松，咳嗽形寒，四肢清冷，此属肺肾两虚，再以温纳法，用蛤蚧尾 1 对（研粉分 3 次吞服），桑白皮、款冬花、咸附子（温水洗）各 9g，灵磁石、光杏仁各 12g，桔梗、旋覆花各 6g，五味子（淡干姜 1.2g 拌）3g，官桂 3g，枇杷叶（去毛）3 片，煅龙骨、煅牡蛎各 20g。2 剂，每日 1 剂，水煎，早、晚分服。

1940 年 4 月 18 日四诊，前方出入再进。

1940 年 4 月 24 日五诊，投龙牡镇逆、姜附温阳之剂后，畏寒已退，喘息咳逆较减，唯晨起动则喘息，脉虚弱，再以温摄法，用大茴香（后下）2.4g，胡芦巴、巴戟天、川桂尖各 9g，黄附块、五味子各 3g，怀山药、茯苓、灵磁石（研包）各 12g，黑锡丹 15g，陈萸肉 6g。2 剂，每日 1 剂，水煎，早、晚分服。

后来，六诊、七诊，续以温肺纳肾法治之。

1940 年 5 月 3 日八诊，屡投温肺纳肾法，畏寒疲怠等衰弱症状皆减轻，而咳逆症状仅出现于晨起，咳痰较松，脉较振，再以六君子汤加减，用潞党参、茯苓、苏子、桑白皮各 9g，白术、当归各 6g，沉香（后下）、木香各 1.2g，陈皮 4.5g，炙甘草 3g，砂仁（后下）、川朴丝各 2.4g。2 剂，每日 1 剂，水煎，早、晚分服。

按语：咳嗽喘息，动则为实，其病在肺，其本在肾。初用麻黄、附子、细辛不中，因非寒邪痰饮在肺，二诊开始以黑锡丹、龙骨、牡蛎温肾摄纳定喘之剂而收效。

（三）神经性皮炎验案

马某，男，70 岁，美术工作者。

1970 年 8 月 2 日初诊，患者皮肤瘙痒已半年多，工作繁忙或烦恼时瘙痒更甚。颈项、胸部、两肘部内侧、两侧腹股沟等处的皮肤变粗变厚如树皮，尤其是颈项部症状最为严重。患部色红微紫，奇痒难耐，夜间更甚，导致睡眠不宁。其家属说，患者在睡眠中两手不停地搔抓，几经就医确诊为神经性皮炎，经药物治疗，效果不明显，幸而患者体格尚健，且意志坚强，虽半年多瘙痒烦忧，饮食、睡眠尚好，大便干结，两日一行，小便色黄。据患者诉，除皮肤瘙痒以外，他无所苦。患者体形瘦长，筋骨型体质，无烟酒嗜好。诊其脉细数，舌红苔白微带黄腻。证属心火内炽，血热生风。治疗从清热凉血、祛风止痒着手，故以茵陈苦参汤加减。处方：绵茵陈 15g，山栀子 9g，苦参 9g，地肤子 15g，牡丹皮 9g，赤芍 9g，白鲜皮 9g，蝉蜕 6g，僵蚕 9g。嘱先服 7 剂，一剂药中加 2 升水煎煮，尽可能大量服用，以利热毒从便中排出。半个月后，患者喜形于色地来复诊，称痒感已减去十分之五。现虽痒亦自能控制，不必搔抓，并称药汤喝得很多，每剂药煎 3 次，每次饮 3~4 大碗，因此小便清长而量多，大便已调整为 1

日 1 次，不再干结。仍以原方加炒麦芽 9g，山楂肉 9g，续服 1 个月。患者再来就诊时称皮肤的瘙痒已大有减轻，患部增粗变厚的皮肤也较前变薄，唯肘部及腹股沟内侧的皮肤仍粗厚，嘱其隔日或隔 2 日服药 1 剂，以肃清残余，巩固疗效。约 3 个月后，患者肘部与腹股沟的皮肤也恢复正常，全功告成。

按语：经云"诸痛痒疮，皆属于心"，叶橘泉认为皮肤病的发生与心烦思虑引起心火进而产生血热的关系很大。叶橘泉认为本例患者属心火内炽、血热生风，而以茵陈苦参汤加减治疗意在清热凉血，祛风止痒。方中绵茵陈、山栀子、苦参、白鲜皮、地肤子以清热利湿；牡丹皮、赤芍凉血活血，加入蝉蜕、僵蚕以增祛风之力。因患者颈项、胸部等处的皮肤变粗增厚，为了加强疗效，嘱患者多加水煎服。因本方中苦寒药较多，久服易伤脾胃，故叶橘泉在最后 3 个月内巩固治疗的处方中加入炒麦芽与山楂肉。本例虽为顽固的神经性皮炎，因辨证用药适当，且患者耐心坚持服药，经 4 个多月的治疗而痊愈。

（四）精神分裂症案

施某，女，19 岁，苏州人。

患者精神错乱，狂妄不宁，歌哭无常，通宵不寐，已 20 余日。既往就诊时见患者怒目相向，眼结膜满布赤丝，颜面污垢，头发散乱。乘机摸得其脉，弦硬而数。患者不愿张口伸舌，舌苔不详，只见其鼻孔有血渍，其家人称疑似撞伤，查问其经事及大便，其母亲述其多日未进饮食，因此大便也多日不下，月经则 3 个月未见来潮，按其小腹，患者蹙眉挥臂以拒之。叶橘泉认为，此属阳明病里实证、瘀血、血热上冲证，乃桃仁承气汤证，故以大剂量桃仁承气汤治疗。处方：桃仁（研如泥）15g，桂枝 4.5g，大黄（后下）12g，玄明粉（冲入）12g，甘草 3g。浓煎灌服，2 剂后大便始下，病势稍减，夜间略能入寐。后于原方中加抵当丸 9g，续服 3 剂，月经始来潮，神志渐清，去抵当丸及硝黄，加桂枝茯苓丸方，调治而愈。

（五）腰腿寒湿痹痛（坐骨神经痛）案

苏某，女，42 岁，农民。

1972 年 3 月 27 日初诊，患者右侧腰腿痛已 4~5 年，开始为涉水受寒所引起，疼痛时轻时重，劳累或受寒后疼痛更甚，阴雨天或气候、季节变化时疼痛也易发作。疼痛时难卧难伸，患部厥冷，曾用西药和针灸治疗，但效果不显，乃求治。见患者盖厚被静卧，沉默寡言，形体消瘦，面色少华，呈轻度贫血貌，睡眠、饮食、大小便均无异状，脉象沉细，舌淡苔薄。

其丈夫告之，一个多月前，在镇江市某医院做 X 线摄片，确认第 3、4、5 腰椎有软骨形成。现右侧腰腿痛，可能是右侧坐骨神经被压迫所致，按中医辨证，右侧腰腿疼痛的原因是寒湿所致，治法应从祛寒化湿着手，西医的诊断亦很有参考价值。腰椎有软骨形成乃退行性病变，是老化的一种表现，肾主骨，处方中加补肾药。拟《太平惠民和剂局方》五积散去厚朴、半夏、陈皮，加怀牛膝、威灵仙，嘱先服 7 剂，患者服了 15 剂竟告痊愈，以后的三四年未见复发。

按语：受湿又感寒，成为寒湿，常见于虚寒及阳气不足之人，或生活环境潮湿，季节变化或寒冷季节。本例患者原有右侧慢性腰腿痛，其原因是涉水受寒而起，以后每逢季节变化或劳累受寒而疼痛加剧。观患者呈现一片阳虚体寒之症状，加之现代医学的检查，确认腰椎有软骨形成，不能排除右侧坐骨神经被压迫的可能性，X 线的检查结果使我们处方用药有了新的依据，于是在祛寒化湿、补肾壮骨的处方中加入了能"软化骨刺"的威灵仙。由于辨证与辨病相结合得当，15 剂而愈。

（六）尿路结石症案

王某，女，13 岁，中学生。

1970年9月8日初诊，患者腰腹绞痛反复发作，排尿不畅6个月。患者自1970年3月始，间断地出现小便艰涩，有时下腹疼痛、腰痛，严重时伴有汗出，恶心呕吐，食欲不振，尿频，尿液有时浑浊，有沉淀物，大便两日1次，偏干结。在南京市某医院外科接受诊治，尿检查红细胞（+++）（未做腹部X线检查），诊断为尿路结石。来诊时患者面容憔悴，体格瘦小，语声低弱，苔薄黄，质偏红，诊其脉弦数。此属湿热下注膀胱，治则清利湿热、利水通淋。予八正散去山栀子加粉草薢，大黄改用青宁丸（为熟大黄制剂）。处方：车前子9g，木通9g，瞿麦9g，萹蓄9g，飞滑石9g，甘草梢6g，粉草薢9g，灯心草9g。每日1剂，水煎服，另吞青宁丸。嘱服7剂，如觉合适，可再服7剂。2周后复诊。大便已顺调，每日1次，小便的沉淀物略减少，排尿时下腹部仍有痛感，患者诉最近常感手心发热，心烦口渴，夜眠不安，改予清心莲子饮加冬葵子、连钱草。处方为：党参6g，茯苓6g，麦门冬6g，莲子9g，车前子9g，黄芩6g，黄芪6g，地骨皮6g，甘草梢3g，冬葵子6g，连钱草15g。嘱服7剂，如合适可再服7剂。2周后，患者面带笑容地来到叶橘泉面前，同时带来一个旧报纸包，包内有尿中排出的结石七八粒，颜色褐黑，似煤渣，形状不规则，最大的一块约1cm×0.3cm，患者称结石排出以后，小便已通畅，腹痛亦消失，但食欲仍不佳。遂再以原方加陈皮9g，嘱再服7剂，可隔日服1剂。以后患者的小便异常及腹痛的症状未再出现。患者尿液澄清，精神状况亦转佳，食欲与睡眠均有改善，面色亦渐渐转红润，尿中的红细胞消失，乃予建中汤合茯苓泽泻汤调理半个月。为防止尿路结石的再发，嘱患者每次饭后尽可能多喝1~2杯温开水，多吃蔬菜，少吃动物脂肪食品，平时适当参加运动。1年以后患者的母亲来信称，患者已恢复健康，还能参加学校的支农劳动。

按语：石淋的证型有多种，湿热蕴结型是其中多见的一种证型，由于湿热下注膀胱，导致尿频、尿急、小便艰涩、腹痛、尿中有沉淀物、尿液浑浊等症状，体内湿热蕴结而易形成结石、血尿等。临床上也常见腰痛，舌苔黄，脉数等症。服八正散2周后，患者诸症稍有缓解，但病症仍处于不进不退的状态，结石亦未见排出，再次辨证，观察到患者最近有手心发热，心烦口渴，夜眠不安的症状。考虑到患者得病已半年之久，换方以清心莲子饮加冬葵子、连钱草治疗。此方源自《太平惠民和剂局方》，常用于平时体力和胃肠功能较弱，比较怕冷，过敏体质者；疲倦乏力，五心烦热，口干舌燥者；排尿困难，尿不尽，或排尿时疼痛者。

《神农本草经》记载，冬葵子有利尿作用。《名医别录》也记载冬葵子有排石功效。叶橘泉在治疗泌尿道炎症和尿路结石患者时常将冬葵子与连钱草合用，本例中所用连钱草是唇形科植物活血丹［*Glechoma longituba*（Nakai）Kupr.］的干燥地上部分。叶橘泉认为，连钱草对尿路结石效果最佳，其利尿作用强，可以增加尿流量，促进输尿管和膀胱的运动，加快结石的排出，特别对输尿管的下段结石和膀胱结石效果较好，但临床上常常与金钱草混淆在一起。容易与连钱草混淆的有以下四种：①报春花科过路黄（*Lysimachia christinae* Hance）；②旋花科马蹄金（*Herba dichondrae* Repentis）；③伞形科白毛天胡荽［*Hydrocotyle sibt norpioides Lam.var.batrachium*（Hance）Hand.Mazz.］；④豆科龙鳞草［*Desmodium styracifolium*（Osbeck）Merr.］。

（七）肠风（直肠癌）案

张某，男，67岁，教师。

患者从1964年6月开始出现大便不规则，便秘与腹泻等症状交替出现，有时大便表面带少量鲜血，因患者原有痔疮（内痔），所以并未在意。两三个月后，便秘与腹泻频繁发作，大便中除带血以外有时还有黏液。在南京市某医院外科行肛门指诊检查示：肛门以上约4cm的部位触及一肿块，质硬，表面略有高低不平，肿瘤组织的细胞学检查发现癌细胞。诊断为直肠癌。

因肿瘤距离肛门仅4cm，手术切除后需装人工肛门，因此患者拒绝手术，要求用化学药物治疗，但是化疗的副作用很大，疗程中患者出现剧烈呕吐，食欲很差，全身疲倦，脱发，白细胞数目下降，内科无法再进行第 2 疗程的化疗，转该院中医科就诊于叶橘泉。

诊时，患者面色萎黄，全身倦怠，腹痛，腹泻（1 日 10 次左右），毛发稀少，脉细濡，苔白质微红。此乃气血两虚，余毒未尽。治以补气养血，佐以解毒抗癌。方拟八珍汤合 WTTC 方。处方：白人参 15g，炒白术 9g，云茯苓 9g，生甘草 9g，生地黄 9g，炒白芍 9g，全当归 9g，炒川芎 6g，薏苡仁 15g，紫藤瘤 9g，炙诃子 9g，干野菱 9g，水煎服。

服上方后，患者一般情况有好转，1 个月后配合做第 2 个疗程的化疗，但每次化疗中，患者伴发胃脘胀满，食欲不振，恶心呕吐，腹胀便秘，全身乏力，头晕目眩，心悸胸闷，动则汗出等症状。

上方加刺五加 9g，继续服用 3 个月后，外科肛门指诊检查发现，肿瘤的大小基本上无变化。患者的症状有不同程度的改善，化疗中或化疗后，胃脘虽有饱满感，但可勉强进食，恶心呕吐、便秘、疲倦感均有缓解。血液检查结果示白细胞和血小板的数量虽偏低，仍符合化疗指标。

服上药共 3 年多，配合化疗 9 个疗程，其间患者直肠癌组织体积几乎没有变化。1967 年 11 月 5 日发现直肠癌向肝脏转移，患者于 1968 年 2 月 27 日去世。患者自直肠癌被诊断以后，存活 3 年 8 个月。

按语：本例患者被诊断为直肠癌时，癌细胞尚未转移到肝脏，因患者拒绝手术，故无法了解直肠的癌组织的浸润程度。叶橘泉说，直肠癌是腺癌，错过手术机会，极为遗憾，一般来说腺癌对化疗不敏感，本例患者依靠中医中药配合化疗，存活 3 年余。在治疗过程中，癌组织的大小与质地几乎没有变化，是中药的效果，还是化疗的效果，或者是两者共同的效果，无法分清。总之，人体与癌组织在相当一个阶段里处于"和平共处"的状态。

叶橘泉采用八珍汤来补气养血，用 WTTC 方来解毒抗癌。他说，服了 WTTC 方后，患者普遍反映食欲有所增进，大便的状况得到改善，有腹水的患者也能得到缓解，多数患者在服用 3 个月以上就能看出效果。WTTC 方这张处方原是日本千叶大学中山恒明教授的经验方，据中山教授的研究认为，WTTC 方不仅能抑制癌细胞的发育，还可增强人体的免疫力。此方对消化道癌有一定治疗效果，其中消化道癌术后，以及晚期癌患者均可以使用。

（八）肠风（结肠癌）案

刘某，男，51 岁，干部。

1975 年 7 月 4 日初诊，患者从 1974 年底开始，经常出现腹痛，交替性出现腹泻与便秘，有时便中带血和黏液，体重逐渐减轻，全身乏力，1975 年 4 月 6 日在原北京日坛医院（中国医学科学院肿瘤学院的前身）做 X 线钡剂灌肠检查，诊断为降结肠肿瘤，于 1975 年 4 月 15 日行腹部探查手术，发现降结肠的上部有 3cm×2.5cm 大小的肿瘤，并已浸润至邻近部分网膜。冷冻切片的病理报告示："恶性肿瘤"。术中当即将肿瘤及肉眼所见转移淋巴结切除。术后病理报告示："结肠腺癌，周围组织与淋巴结转移"。

手术后用 5-氟尿嘧啶等化疗，同时用东北红参煎汤服用，不久腹痛、腹泻、便秘等症状也渐渐消失。但 2 个多月后，上述症状又重复出现，且逐渐加重。日坛医院认为是"结肠癌复发，可能是广泛转移所致"。因为结肠癌是腺癌，化疗和放疗的效果均不理想，加上患者的体力又不佳，只好回江苏用中药治疗。

诊察患者面色少华，体弱少言，食欲不振，口苦且腻，左侧腹部隐隐作痛，每日大便 5~6 次，不成形，有时大便带血或黏液，大便时有里急后重感。诊其脉滑数，苔黄舌红。证属湿热蕴结肠腑，手术与化疗所致气血两虚。治以清热利湿，益气和血。用芍药汤合归芪汤。处方：全当归 5g，赤芍药 5g，炒大黄 5g，炒黄芩 5g，川黄连 5g，薄肉桂 1g，炒槟榔 5g，广木香 5g，生甘草 3g，绵黄芪 5g。连续服药 3 个月，并嘱暂停服用东北红参。患者体重增加 3 公斤，上述症状逐渐好转，不仅面色和精神改善，腹痛也减轻，大便次数减少，但便中血和黏液仍时常出现。

以上处方加山豆根 6g（因山豆根味苦，研细后装胶囊口服）。患者坚持服用上方 3 年余，各方面症状均有缓解，基本达到临床治愈。

按语：本例患者因错过早期诊断，造成癌细胞扩散。剖腹手术后行化疗，因癌细胞有转移，当时患者一般情况较差，叶橘泉辨证后采用芍药汤以清热利湿，用归芪汤以益气和血，方中以当归、赤芍和血，大黄、黄芩、黄连清热利湿，肉桂、槟榔、木香理气消导，甘草缓中，黄芪补气。看上去方药很普通，因当初患者的一般情况不好，所以未用大量清热解毒的中药，只用此合方来调整机体内的平衡。连服 3 个月后各症状有所改善后，再于上方中加山豆根 6g，这里使用的是广西产的豆科植物广豆根（越南槐）（*Sophora tonkinensis* Gagnep.）。叶橘泉认为这种山豆根所含的有效成分之一苦参碱对于消化道癌有效，但是临床治疗中曾有中毒病例的报道，主要症状有恶心、呕吐、头晕、大量出汗、行走不稳等。从药理学的角度来分析，有效成分苦参碱和金雀花碱有类似烟碱的药理作用，能使自主神经系统发生异常，而出现上述症状，严重者会发生痉挛、呼吸困难而造成死亡。这都是由于超量所致，叶橘泉教授认为每一次安全用量不能大于 9g。

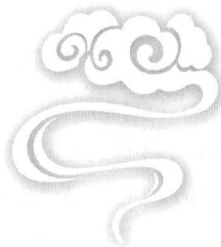

第二节 承淡安

承淡安（1899—1957），江苏江阴人。中华人民共和国成立以后，曾任中国科学院学部委员（院士）、江苏省中医学校校长、江苏省中医进修学校校长、中华医学会副会长、中国人民政治协商会议第二届全国委员会委员。

承淡安从事针灸医疗、教学和科研工作，前后30余年。创办了中国最早的针灸专业杂志《针灸杂志》、中国最早的针灸学研究社、中国针灸医学专科学校，设立了中国最早的针灸专科医院。他以发扬祖国古代针灸绝学为急务，为针灸医学的复兴而呐喊。先生继承明、清针灸名家的学术思想和技艺，借鉴西医疗法和日本针灸疗法，结合自己的临床经验，努力完成针灸学整理改进之任务，主要著作有《中国针灸治疗学》《中国针灸学》《针灸精华》《校注十四经发挥》《经穴图解》等，另译述日本医学著作《针灸真髓》《经络治疗讲话》《经络之研究》等，对普及和促进针灸学的发展和培育中医人才，为近代针灸学的复兴作出卓越贡献，是中国针灸的一代宗师，是我国近现代最为著名针灸学家和中医教育家。

一、医事传略

（一）家庭出身

承淡安出生在江苏省江阴华士镇，祖父及父亲都是医生，其幼年接受了较系统的中国传统文化教育。1914年至1917年，承淡安在当地学校当教师。1917年至1919年，承淡安弃教学医，彼时，西医医术开始在我国流行，他先后通过各种类型西医班的学习，得以逐步探窥西医门径。1921年初冬，承淡安回到家乡。用自己学到的中西医知识自行行医。行医之初的承淡安，在一场大病久治不愈，接受父亲的针灸治疗病痛全消后，开始绝对信服针灸治疗，并逐步把研究针灸、复兴针灸确立为自己的毕生奋斗目标。

（二）步入社会

1923年秋，承淡安在父亲的指导下，学习《针灸大成》，开始了自己的针灸事业。1927年，他在苏州开设诊所，中西药物与针灸并举。1927年至1929年，承淡安主要做了三件事：一是大量研读中外医学书籍，努力充实自己的中西医学理论知识；二是参加了吴县中医公会，扩大了自己在苏州中医界的交往范围；三是在1928年开办了苏州中医学校，并编写了他的第一本针灸学讲义。1929年，他在苏州望亭开设分诊所。

有感于针灸医术独特的临床价值和国内针灸人才缺少的现状，承淡安萌发了公开秘法，广纳贤徒，努力推进针灸绝学再度复兴的想法。他反复修改针灸学讲义，并取名为《中国针灸治疗学》。1930年夏，承淡安发起成立中国针灸学研究社。1933年8月，承淡安开始在中国针灸学研究社下设通函科，以函授形式培养针灸人才，同年10月，他创办了我国最早的针灸专业杂志《针灸杂志》。

中国针灸学研究社的创立、《中国针灸治疗学》的出版、《针灸杂志》的创刊，这一系列工作，标志着我国近代针灸学发展已经从师徒相授的传统模式向现代教育模式的转变，从个人经验积累模式向科学研究模式的转变，也标志着承淡安复兴针灸学术的理想的基本实现。

（三）赴日学习

鉴于当时针灸在日本比较普及，承淡安于1935年1月至5月，参加了东京高等针灸学院的学习。与针灸同道进行直接交流，是承淡安考察日本针灸发展现状的重要方法，同时，对于日本针灸器具和日本针灸教育情况，承淡安也作了细心系统地考察。

（四）创办针灸学校和针灸疗养院

1935年6月中旬，承淡安重新回到了这片他热恋的故土，开始了针灸复兴事业的新征程。针灸研究社决定设立"中国针灸学讲习所"，讲习所开设了3个月的针灸速成班和6个月的普通学习班。1937年1月，承淡安将针灸讲习所更名为"中国针灸医学专门学校"。此外，研究社还设立了针灸医院，承淡安把针灸医院取名为针灸疗养院，并创办了针灸病房，它标志着针灸医疗模式已经从传统的个人行医模式转变为现代医疗的医院模式。

（五）抗战时期及苏州复社

抗战爆发后，承淡安携家人西行避难，其间仍不忘开诊行医和开班讲学。在四川的9年间，承淡安共培训针灸学员三四百名。抗战胜利后，承淡安回到无锡，各地社员纷纷来函请求承淡安复社。1950年，承淡安重构了中国针灸学研究社的组织机构，1951年1月《针灸杂志》正式复刊出版。一年后，承淡安将《针灸杂志》更名为《针灸医学》，以此昭示针灸已被正式接纳入神圣的医学殿堂。1953年，承淡安将《增订中国针灸治疗学》重新修订，更名为《中国针灸学讲义（新编本）》，于1954年7月出版发行。

（六）光荣任务

1954年7月，江苏省着手筹办中医实验医院和中医进修学校，同时成立江苏省中医学术研究筹备委员会，承淡安被推选为副主任委员。1954年9月，承淡安着手筹建江苏省中医院，负责具体落实医院针灸科筹建方案。同年10月4日，江苏省中医院门诊正式对外开诊。当月，江苏省人民政府正式任命承淡安为江苏省中医进修学校校长。1954年冬，承淡安当选为中国人民政治协商会议第二届全国委员会委员，在参加会议期间，他荣幸地和毛泽东同志握手谈话。1955年5月31日，承淡安获准聘为中国科学院学部委员（院士），1955年7月15日，他参加中华医学会并应邀担任副会长。

（七）医德高尚，生活朴素

承淡安对患者态度和蔼，诊疗细心，一针一灸均亲自操作，诊费极少，贫病免费，生平所得，悉已兴办中医事业。他生平撰写论文数十篇，医著12种，译作4种，多达200余万言，均先后发行，为弘扬中国针灸提供了大量有价值的文献资料。他在中医事业上的功绩及其医德、作风，在医界广为传颂。

承淡安为振兴中医，艰苦奋斗数十年，积劳成疾，不幸于1957年7月10日病逝。为了纪念承淡安的光辉业绩，1989 年 8 月在他诞辰 90 周年之际，由国家中医药管理管局主持，在江阴故居召开了全国性纪念会和承淡安学术思想研讨会，中国针灸学会称承淡安所创立的针灸学派为"澄江针灸学派"。

二、学术经验

承淡安在长期的针灸教学、临床过程中，就针灸的价值、科学性，针灸器具，中西医结合，以及针灸理论的问题，形成了一整套带有鲜明时代特征的独特思想，为古老的针灸学由传统向现代转变奠定了重要基础。

（一）针灸是一种具有民族特色的简、便、廉、验的医疗技术

承淡安认为，针灸可治疗的疾病范围广、疗效迅速，并且简便易行。针灸器具便于携带，针灸的施行又较少受时间、场所、设备等外在因素的影响，因此针灸医家可随时为患者施治。针灸更是一种具有民族特色的疗法。承淡安不仅立足中医看针灸，而且还能把针灸的兴衰与国家命运与民族前途有机联系起来，他认为针灸的振兴也有助于民族的振兴、国家的强盛。

（二）针灸是科学的

民国时期，中国医界分为两大阵营。部分西医人士抨击中医不科学，企图全面否定中医理论。承淡安深知，一味孤芳自赏是无济于事的，只有积极参与论争，引导社会舆论正确认识中医、针灸的科学性，才能争取到更多支持的力量，形成复兴针灸的强大合力。

1. **科学不等于西学**　承淡安认为，中、西医学是两种完全异质的医学体系，不能以其中任何一种医学体系的标准来衡量另一种医学体系的科学性，而应该站在超越两种医学体系之上的高度来拟定科学的定义，客观、公正地评判两种医学的科学性。

2. **针灸理论需借用现代语境重新阐释**　为了将晦涩难明的针灸理论与术语转换成易为当代人接受的理论和文字，承淡安着重做了如下工作：①将西医解剖知识引入到针灸理论中来，对各腧穴重新考证、定位，并详细描述了各腧穴的局部解剖特征；②用中、西两种医学病名注解针灸治疗病种；③结合对经络实质的思考，借用西医的知识理论解释针灸原理。

3. **确凿的临床疗效是针灸科学性的重要基础**　承淡安一直十分关注对针灸临床疗效的研究和把握，并做了大量工作：①将运用针灸开展临床的情况作为学员毕业的考核内容；②编印《针灸治疗实验集》，帮助学员交换临床心得；③教学内容和方法都特别注重临床适用性；④开设针灸医院，定期汇总病案资料；⑤对腧穴主治、针刺深度及各病证的针灸处方开展研究，并搜集民间特效经验。

4. **对针灸科学性的论证需借助现代科学的实验研究**　承淡安遵循针灸传统理论，借助现代研究资料，对针灸学尝试开展实验室研究，预示着中国针灸学研究及发展踏上了一个全新的起点。

5. **针灸科学化的立足点在于中医及针灸自身**　对于针灸治病机制的认识，承淡安共提出 10 个需要解决的问题：①考证经穴的部位；②确定每穴主治病证；③确定全身有效腧穴；④针术在生理和病理上的作用；⑤灸术在生理和病理上的作用；⑥针灸操作在生理和病理上的作用；⑦各穴的感应线与反射点；⑧针灸在治疗上的新发现；⑨各穴的处方决定；⑩培养针灸技术人员。这些问题实质上就是推进针灸科学化的基础工作。

（三）腧穴是有特定定位和内容的针灸治疗部位

对于腧穴，承淡安一直是把学习腧穴看作是学习针灸的第一课，并做了大量开创性的工作。

　　1. 腧穴有具体内容　承淡安在他的著作中，对每个腧穴的定位、局部解剖位置、主治、操作等逐一论述。考察每个腧穴的部位和解剖位置，承淡安是国内第一人。他在《中国针灸治疗学》中，增列了人体骨骼图、人体肌肉图、人体血管分布图、人体神经分布图，并按照解剖部位标记各腧穴所处位置。自此以后，腧穴部位的局部解剖情况已成为叙述每个腧穴时的必备内容。承淡安对于腧穴精确化研究的工作，是继王惟一厘定铜人图经后中国针灸发展史上的又一个里程碑。

　　2. 腧穴需要精确定位　承淡安特别关注对腧穴定位的准确文字表述与图绘示意。他不仅借用了精确的西医解剖知识，而且努力保持传统的针灸取穴经验。经穴图谱是树立对腧穴位置的直观感性认识，正确掌握腧穴定位必不可少的指导工具。运用纪实的写真照片，显示和表达腧穴的位置，承淡安当为国内第一人。

　　3. 经外奇穴是腧穴学的重要组成部分　承淡安对经外奇穴极为重视，在1954年出版的《中国针灸学讲义（新编本）》及1955年8月出版的《中国针灸学》中，都收载了132个经外奇穴，且分别记述了它们的穴名、位置、针灸法和主治病证。

（四）经络是有待阐明本质的指导针灸临床实践的理论

　　1. 经络的客观真实性　在经过了长期的思考和探索之后，承淡安坚信人体的经络是客观存在的，并从五个方面对此进行阐述：①现代医学科学知识，还没有得到正确理解的东西很多；②经络在《黄帝内经》里已经有很详细完备的记载阐述；③针灸疗法所使用的穴位的分布，一直是和经络分不开的；④历代针灸疗法的治疗法则，也一直以十二经脉的循行分布为基础；⑤进行针灸治疗时，患者体内所发生的针刺感，其传播的路径范围常被发现与经络循行的路径范围较为吻合。

　　2. 经络是针灸的理论基础、临床指南

　　（1）经络不仅是中医学中的生理基础，在病理表现与治疗上，也体现它的重要性。

　　（2）经络理论是针灸理论的基石。

　　（3）经络是临床诊断的重要依据。

　　（4）经络理论是针灸治疗的重要指导理论。

　　承淡安认为应对经络理论给予高度重视，虽然实质未能阐明，但经络的客观存在却是不争的事实，所以要学习和使用针灸，首先要系统学习和理解经络理论，而不能随意谈论废弃。

（五）针刺必讲手法，手法决定针效

　　1. 针刺手法是针刺疗效的基础　承淡安认为，针灸医家练习针刺手法，首先要练习指力；其次要练习提插捻转。这是针灸医家的必备基本功，也是针刺时降低患者痛感甚至达到无痛的基础。

　　2. 减轻进针时的痛感是针灸医家必备基本功　承淡安在行医之初，就将降低进针时患者的疼痛感作为推广针灸的重要条件。他的方法是：对于一寸半以下的针，进针时以左手大拇指指甲轻轻按在穴位一侧，同时以右手拇指、食指持针，中指旁扶针身，使之依附于左手拇指指甲，针尖轻轻点在穴位皮肤表面，然后左手拇指甲稍稍用力下掐，右手用力使针尖同时穿透皮肤表层，再将针柄作30°左右的单向捻转，使针进一步深入，直至预定针刺深度，完成进针后，稍停几秒，再视病情行针，或提插，或捻转；对于一寸半以上的长针，进针时先以左手拇指、食指扶持针尖，右手拇、食、中三指扶住针柄，两手同时用力下插，使之迅速穿透表皮，然后继续以右手扶持针柄，左手二指上移0.5~1寸，双手再次同时用力将针进一步深刺，接着再由右手将针直接刺向拟针深度，整个进针过程不作任何捻转。

　　3. 进针后的手法　承淡安进针后手法共四种，具体如下。

　　（1）兴奋作用之针法：进针后作轻缓之刺激，约数秒或半分钟之捻运，患者略感酸胀，即予出针。

（2）抑制作用之针法：进针后作持久之强刺激，行 1~2 分钟之强力捻运，并作 5~30 分钟之留针。

（3）反射作用之针法：如需使之兴奋，可予以短时间之中刺激；如需使之抑制，以减低其亢奋作用时，可作稍长时间之中刺激。

（4）诱导作用之针法：进针后作较长时间之强刺激 1~2 分钟，并留针。

另外，承淡安还参考日本新针法，将我国古代的传统针法进行改进，共有 8 种针法。

（1）单刺术：即针刺达肌层间，立即将针拔出，是属极轻微之刺激。

（2）旋捻术：在针刺入过程中，或刺入后，或拔出之际，用右手之拇指、食指将针左右捻旋，属于一种稍强刺激手法。

（3）雀啄术：在针尖到达其一定深度后，将针体提上插下，如雀之啄食，频频急速上下运动。

（4）屋漏术：即针体之 1/3 刺入，微行雀啄术，再进 1/3，仍行雀啄术，更以所剩之 1/3 进之，又行雀啄术。在退针之际，亦如刺入时，每退 1/3，行雀啄术出针。

（5）置针术：将针刺入身体各穴，留置不动，放置 5~10 分钟，然后拔针的一种手法。

（6）间歇术：在针刺入一定深度之后，捻动提插数次，复留置片刻，再提插捻动数次，再留置之，往复数回。

（7）震颤术：在针刺后，行一种轻微上下震颤手法，或于针柄上以指甲搔拨数回，或以食指频频轻叩，摇动针柄之上端。

（8）乱针术：在针刺入一定深度后，立即拔针至皮下，再行刺入，或快或迟，或向前向后，向左向右，随意深进。

4. 出针的技巧 承淡安认为，出针时都用一种操作，即将针作轻缓之捻动，徐徐退出，而在针孔处以消毒棉花盖上，略揉数转。不许将针一抽而出，否则易有后遗感觉发生，或者出血。

5. 关于针刺补泻的认识 承淡安认为，针刺无补泻之别，而只有刺激强弱的不同。体质较为强壮或新病之人，可用相对强刺激；体质较弱或久病之人，可用相对弱刺激。如果弱刺激不能使患者获得得气感，则可以通过加大提插捻转的幅度以增加刺激量。

（六）规范毫针制作，发明揿针，推广"念盈药艾条"

1. 制定规范，统一毫针制作的标准 20 世纪 30 年代，承淡安就对针具质量提出了明确鉴定标准。

（1）毫针的针尖作松针形状，不尖不钝，不扁不缺，匀净滑利，方为合格。

（2）针体全部呈圆柱形，上下粗细一致，光滑坚韧，富有弹性，无锈斑，无蚀痕。

（3）针柄至少长 1.2~1.5 寸。如果太短，则在使用上不合度。

承淡安关于毫针的质量和规格的制定，为统一毫针的生产和制作标准奠定了基础，也为以后制定针灸针质量控制标准提供了重要依据。

2. 改革针灸针的制作材料 承淡安认为，古人称针灸针为"金针"是取其材质为金属之意也，铁也是金属之一，也可作为制作针灸针的首选材料。但是铁质易生锈、易折断等缺点却难以克服。1951 年，他建议尝试用不锈钢制作针灸针，并试用于临床，得到了全国各地针灸医生的一致赞许。1952 年开始，不锈钢针灸针正式投入生产。现在，不锈钢制作的针灸针已广泛应用于临床中。

3. 引进皮内针，发明揿针 1955 年 11 月，承淡安研究并仿制皮内针，经证实确有疗效，从而皮内针成为一种新型针灸器具。在应用皮内针的启发下，承淡安创制了揿针。揿针的使用比皮内针更加方便简单，而且疗效无明显差别，并可以运用于耳针疗法。目前，皮内针和揿针都已经成为针灸临床的常用针具。

4. 制作推广"念盈药艾条" 灸法是针灸临床的重要治疗方法之一。1930 年，承淡安在父亲承乃盈制作药艾条的基础上对艾条的配药处方进行改良，成功研制用于灸疗的念盈药条，并开始生产。念盈药条药性平和，疗效显著，深受国内外针灸医生的欢迎。

承淡安是一个不断追求进步的人。几十年没有间断过对针灸器具的革新和创造，除了上述的革新内容，他还对温灸器、皮肤针、针灸经穴模型等进行了改进和创新，为后人学习和运用针灸带来了极大的便利。

（七）规范灸法治疗

承淡安对于灸法相当重视，他在理论和临床两个方面都对前人的认识有一定的继承和发展。

1. 常用灸治种类　承淡安推介的灸法主要有以下几种。

直接灸：以艾绒作炷，直接燃灼皮肤。

隔姜灸：以姜切片，约三分厚，针刺数孔，置于应灸之穴，上燃灸炷，患者感觉灼痛时则将姜片稍稍提起，待痛觉稍减放下再灸，或直接往复移动姜片，至皮肤潮红，按之灼热，即可止灸。

隔蒜灸：与隔姜灸操作方法相似，只是在患者觉得灼痛时不可移动。

豉饼灸：用豆豉和椒、姜、葱捣烂做成饼，约三分厚，置于疮上，上燃艾炷，当患者感觉灼痛时则将豉饼稍稍提起，待患者痛觉稍减再复置于上，直至疮内部觉热，皮肤红润为止。

附子灸：将附子研成细粉，微加白及粉，用水调和成饼，厚约三分，置于瘘孔上，上燃艾炷，使热气入内。药饼干后可另换一饼，直至内部觉热为止。

温针灸：针刺得气后，将针身露出皮肤一分至一分半，以薄纸板剪一寸见方，内留一小孔，沿针柄套下按于皮肤上，再将艾绒捻成枣核大，包于针柄上，针柄之下端留出分许，与皮肤距离二三分。点燃艾绒，至患者感觉皮肤灼痛时更换略小之艾炷，灸至内部觉热为止。

温灸器灸：用金属制作一只小圆筒，外接木柄，其内部放置一只盛放艾绒药物的小筒，四周布以通气孔。操作时，点燃艾绒，手持木柄，将温灸器在拟灸部位，或固定，或来回熨烫，至局部发红生热为止。

药条灸法：古时有雷火针及太乙神针灸法，即以艾绒铺纸上，绒内和好药末，卷成烛形，越紧越好。使用时，点燃一端，对准施灸部位熏灸。药条与皮肤距离以患者局部有温热感而无灼痛为宜。每穴灸至皮肤红晕为度。

2. 施灸部位的选择　承淡安认为选择施灸部位的办法有如下三种。

（1）患部灸：即直接在病苦疼痛部位施灸，促进血流畅行，加速肌体对渗出物的吸收。

（2）诱导灸：对于患部充血或瘀血引起的炎症、疼痛等，从与患部相关的远隔部位施灸，疏通经脉，调节血行。

（3）反射灸：当病在内脏诸器官时，可通过循经取穴间接施灸，利用人体的生理反射功能起到疗效。

3. 灸治需掌握适度的量　燃烧艾炷一枚，称为一壮。施灸时应针对不同情况，给予强弱不同的刺激。承淡安制定了一个初步的临床应用标准，将灸治按刺激量分为强、中、弱三种。

（1）强刺激：艾炷如绿豆大，捻为硬丸，灸数 12~15 壮。

（2）中刺激：艾炷如鼠粪大，捻成中等硬丸，灸数 7~10 壮。

（3）弱刺激：艾炷如麦粒大，宜松软而不宜紧结。

为了方便初学者掌握灸治量，承淡安还针对受灸者各不相同的具体情况，制定了临床施灸的参考原则和标准。

（1）小儿与身体虚弱者：10 岁前后之小儿，炷如雀粪，以 5~10 壮为度。身体虚弱之成人，灸炷如米，以 5~10 壮为度。灸穴当以 5~7 穴为适当。

（2）男女之分别：男子灸炷之壮数，可以稍多，而女子则可相对减少。

（3）肥瘦之不同：肥人脂肪较多，热量不易传输，灸少则感艾气不足，艾炷应较瘦者为多，炷大如米粒。

（4）受灸经验之有无：对初次受灸患者，灸炷宜小，壮数宜少，以后再逐日增加。

（5）症状表现：凡是属于亢进性疾患（如疼痛、痉挛等），艾炷宜稍大，壮数宜多；若证候虚弱、功能减退、麻木不仁、痿弛无力者，宜小炷而多壮。

（6）工作性质：体力劳动者比脑力劳动者，其艾炷宜大，壮数亦多。

（7）营养状况：营养不良者，灸炷宜小而壮数适中，并绝对禁忌大炷。

承淡安根据自己的研究及临床心得，提出下列情况皆宜避免施灸：法定传染病者；癌肿患者；急性炎症患者，如肺炎、腹膜炎；肠闭塞症者；酗酒醉后；大病衰弱甚者；天高热时；血压过高时；孕妇腹部及禁灸穴处；经期之腹部；饱食后。

（撰稿人：孙建华）

第三节 邹云翔

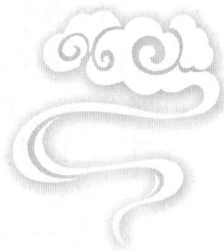

邹云翔（1898—1988），男，江苏无锡人。著名中医学家，老年病、肾病专家。一级教授，主任中医师，国家第一批博士研究生导师。曾任南京中医学院（现南京中医药大学）副院长、学术委员会主席，任江苏省中医院院长28年，1956年入党后任第一届中央保健委员会会诊专家30余年，出诊次频。曾任江苏省第一至四届人民代表大会代表，第二、三、四届全国人民代表大会代表，中共江苏省委第六届候补委员，原国家科学技术委员会中医组成员，原卫生部医学科学委员会委员，中华全国中医学会第一届副会长，江苏省中医学会第一、二、三届副会长，第四届名誉会长，南京市中医学会第一届会长。

1916年，邹老从江苏省第三师范学校甲等讲习科毕业，于乡里任小学、中学教师、校长约10年。1934年，他出任国医馆无锡支馆秘书。1935年，他担任上海《光华医学杂志》社副总编辑，兼丁氏施诊局中医师。1937年后在沪积极参加抗日活动，受邀任南京中医救护医院内科主任，并由南京辗转武汉、宜昌、万县、重庆等地。1942年，他在重庆受王昆仑先生、郭沫若先生之邀担任中苏文化协会义务会医。1946年起，邹老在南京、无锡行医。1949年，他与无锡名医共同创办"医师进修学习班"，并亲自执教。1954年，他受邀参加江苏省中医座谈会，率先参与筹建江苏省中医院，任江苏省中医院副院长。1956年，他参与创办江苏省中医学校，任诊断学教师，并主编及主讲《中医诊断学讲义》。1958年9月11日，中共江苏省委任命其为南京中医学院副院长兼附属医院（江苏省中医院）院长。1959年，他担任南京中医学院科研筹备委员会副主任委员。1960年，他任附属医院（江苏省中医院）党总支委员。1962年，他任南京中医学院院务委员会委员。1982年，他被评为首批博士研究生导师。

邹云翔教授从事医、教、研七十余载，博学精钻，广育英才，医术高超，被誉为"一代名医，肾病宗师"。1954年，邹老成立了我国第一个中医肾病研究小组，并在1955年出版了我国首部中医肾病专著——《中医肾病疗法》，开启中医肾脏病学科、专科建设与研究的先河，是我国中医肾病学的奠基人和开拓者。

邹老文、史、哲功底深厚，曾拜著名教育家、经学大师唐文治先生为师，博学多才，触类旁通。他由儒而医，先师从于孟河名医费伯雄先生的高足刘莲荪先生，在《光华医学杂志》社工作期间，又师从丁甘仁先生次子丁仲瑛先生，是孟河医派第三代名医。他精研医籍，吸取多流派之长，悉心钻研，开阔思路。他勇于实践，总结经验，不断吸收先进科学技术，古为今用，洋为中用。他医术精湛，经验丰富，精于内、妇、儿科，擅治疑难杂症和温热病，尤专肾病、老年病，临床疗效卓著，活人无数，有"仲景功臣"之称。邹云翔教授培养了三位我国第一批中医肾病博士，他的高徒中有二名国医大师，诸多弟子成为学界栋梁。邹云翔教授的论著有200多万字，主要有《中医肾病疗法》《中医验方交流集》《邹云翔医案选》《中国百年百名中医临床家丛书·邹云翔》《中国现代医学家丛书·邹云翔》《困学斋医案》《杂病医案》《医药研究》等，另有30多万字的国学、诗词论著与发表报刊的文字；留有500余页，

10余万字的书法作品。他还曾主持《邹云翔教授急慢性肾炎诊疗与教学经验应用软件》《邹云翔教授肾系疾病诊疗与教学经验应用软件》《中医肾系疾病门诊咨询系统》的研究，在全国开此类课题研究之先河。1986年，"邹云翔教授中医肾系疾病计算机诊疗、教学、辨证施护和门诊咨询系统"获江苏省科技进步三等奖。此外，其珍藏的手抄金陵名医张简斋孤本医案，助力了金陵医派传承发扬。

邹云翔教授为我国中医药事业作出杰出贡献，被载入《中国近现代名人大辞典》，世界中医药学会联合会为其立"一代名医肾病宗师邹云翔"铜像，国医大师、广州中医药大学邓铁涛教授题："先生医德高尚，医术精湛，活人无数，为中医药事业作出了卓越的贡献。"

一、学术经验

（一）辨证论治，整体调摄

邹老治病以辨证论治为主导思想，常谓治病如量体裁衣，必须辨证论治。辨证得当，寒热温凉，当用则用，虽承气不嫌其猛，附、桂不嫌其温，参、芪不嫌其补，知、柏不嫌寒。用之得当，乌头可以活人；不得其当，人参反而误人。故医者应以辨证为准则，切不要喜凉弃温，喜清忌补。邹老曾说，暴病多实，久病多虚，肾炎也是如此。但多实不是皆实，实中常夹有虚象；多虚不是均虚，虚中常夹有实候。因此，急性肾炎和慢性肾炎的治疗，是从实治、从虚治，还是攻补兼施，不是从急、慢性来区分，而是依据辨证来决定的。

邹老辨证论治，很强调整体调摄，在审察病情，分析病机时非常注重脏腑之间的内在联系和外界环境、情志因素对机体的影响，以此来确定治疗法则。他曾说："肾脏有病，非特肾脏有损害，即内脏各部分都不健全，抵抗力薄弱才发生肾脏病"。又说："五脏中肺与肾最为娇嫩与柔脆，凡是气候上的变化，物理上的刺激，情绪上的波动，外因与内因各方面，都能影响到肺脏与肾脏。"而肾病症状往往涉及各个脏腑，所以邹老治疗肾病不拘泥于肾而强调要整体调摄，根据临床所见不同情况而辨证施治，注意治肺、治脾、治心、治肝，以及多脏器同治，如肺肾同治、脾肾同治、心肾同治、肝肾同治、肺脾肾同治、肺脾肾肝同治、肺脾肾肝心同治等；气分、血分同治；补气行气与利水消肿药同治等法。临床上往往病情万变，医亦善变，不失时机地辨证论治，所以疗效很高。例如，对于水肿患者，邹老根据前人"其本在肾，其制在脾，其末在肺"的理论，不独从脾、肾着眼，亦重视肺之功能。尝谓肺主呼气，肾主纳气，若肺气虚弱不能下交于肾，即不能助膀胱气化作用，而致小便不利，临床用清宣肺气之剂每可使小便量增多，水肿消退。此法不仅适用于急性水肿而有肺卫症状者，慢性水肿亦用之获效。治肺法则除宣肺利水法外，邹老常用清肺解毒行水法、降肺理气法、养肺滋肾法等。又如在治疗心脏病时，邹老常用开宣肺气的药物，认为心主血而肺主气，气为血帅，气行则血行，因此治心病同时治肺，能获良效。肾病治脾法则运用较多，而也用治肝法则，如慢性肾病水肿患者，经治面、肢水肿逐渐消退，唯独腹大不减者，邹老常考虑为病已累及肝经，从肝络瘀阻证候辨治，用养肝运脾，温肾化瘀法治疗，多获良效。邹老也用五脏调摄法，使危重患者长期稳定。如邹老在20世纪70年代治一王姓患者，其患慢性肾炎、尿毒症晚期，严重贫血，极度衰竭，阴阳气血虚损，五脏功能伤败，以补益气血，调摄阴阳治疗，培增五脏功能而病情长期稳定，延寿8年，逝于急性感染。

（二）肾炎发病创内因肾气学说

邹老对于肾病，特别是肾炎发病，他认为虽有先天不足、后天失养、六淫侵袭、药物损害、七情所伤、劳倦过度、房室不节以及素体肾虚或年老肾气自衰等方面的影响，但其病因总不越内、外因两方面。邹老认为，外因是外感六淫、疮毒之邪，以及肾毒药物，内因就是肾气。所谓"肾气"，即肾精化生之气，泛指肾脏的功能，包括肾阴、肾阳。《素问·上古天真论》论述："女子七岁，肾气盛，齿更发长……三七肾气平均（充满），……男子八岁肾气实，发长齿更。二八肾气盛，天癸至，三八肾气平均……五八肾气衰……"人的生、长、老、衰都是以肾气描述，所以邹老根据内经理论提出，所谓肾气就是肾之元阴、元阳，包括肾的功能，影响人体的整体功能。肾气充足的人，即使外感六淫或疮毒之邪入侵，也不会发生肾炎。这种认识也符合《素问·百病始生》中说的"风雨寒热，不得虚，邪不能独伤人"以及《素问·刺法论》中所述"正气存内，邪不可干"等论述。而肾气不足之体，在外感六淫与疮毒等侵袭下，病邪乘虚而入，从而导致肾炎的发生，这也符合《素问·热病论》中所说"邪之所凑，其气必虚"等论述。

内、外因理论在临床上的实例是很易理解的，如一些感冒、发热、扁桃体炎或肠道感染、皮肤感染的患者中，有的高热 39℃、40℃都不引发肾炎，而有的咽部稍有炎症就引发了肾炎，其关键就在于内因。邹老内因肾气学说的提出，对预防肾炎的发生很有意义。

（三）维护肾气，治病求本

基于对以上肾病发病原因，主要是内因——肾气不足为主的认识，邹老在治疗上，常以维护肾气，加强肾的气化功能为治疗肾病的根本原则。邹老不仅在肾脏病的治疗中注意维护肾的功能，在老年患者的保健、抗衰老的辨证治疗中，也很注意保护肾的气化功能。

邹老维护肾气的措施，一方面是在辨证用药中常配伍益肾之品，如川续断、桑寄生、厚杜仲、怀牛膝、地黄、山萸肉、枸杞子、黑玄参、制首乌、菟丝子等，根据患者某些体虚正亏的具体症状注意扶正，如容易感冒的要注意补气固卫，用玉屏风散进治等；另一方面是主张忌用伤害肾气的药物，防止克伐肾气的方剂，也避免过用苦寒、辛凉之品，必须运用时，时间宜短，剂量要小，同时注意适当的配伍，如大黄与附子相配，黄柏与肉桂相配，川黄连与吴茱萸相配等，从不用苦寒伤胃、伤肾的木通。

（四）遣方用药，灵活化裁

邹老在立方用药方面，善于运用以补配消，以温配清，以降配升，以涩配通，以敛配散，以润配燥等法。例如，治耳鸣患者，用磁石配柴胡，乃遵《内经》中"将欲降之，必先升之"之理；如治心脏病胸闷而痛，邹老喜将枳壳与桔梗同用，以畅利通达胸膈之气机；又如黄芪能补中益气，但用大剂量常有中脘塞滞不适之感，邹老常伍以防风，认为黄芪得防风不仅补而不滞，行而不泄，且可使黄芪之力达于肌表，而奏消退水肿之功。寒温并用，古有成法，黄连配肉桂，名曰交泰，为交通心肾治失眠之方，邹老以其能引火归原，常用于治疗口糜舌碎，颇奏奇功。此外，还用苍术配黑芝麻，取其润燥相兼之功，用于治疗脾胃有湿而又大便干结者，既可燥湿又无伤津之弊。通涩兼施之法，常用于妇女月经病，月经过多，理宜固涩，但若有腹痛者，必有瘀，必须兼以通瘀，邹老常以生、熟五灵脂与生、熟蒲黄同用。

（五）调理脾胃，补养先天

邹老一向重视对脾胃功能的保护，常说病者有胃气则生，无胃气则死。对慢性复杂性疾病，邹老特别重视脾胃，盖脾胃为后天之本，气血生化之源，脾胃不健，纳少不足以营养周身，且药物的作用需借胃气敷布，才能充分发挥作用，所以非常强调调理脾胃的功能，以强后天而养先天。邹老喜用甘缓和络之品，注意药味调剂，谓医生如司厨，用药配伍必须注意调味，以适合患者且能被接受为好，慎用苦寒、伤败胃气、肾气方药，临床不用木通。如香燥药常有伤气耗津之弊，除舌苔白厚难化者外，少用厚朴、木香等药；湿浊中阻，气机不畅者，每以藿梗、陈皮、佛手等芳化之品取效。邹老调理脾胃常用药物有薏苡仁、茯苓、山药、扁豆、芡实、苍术、白术、党参、黄芪、半夏、陈皮、枳壳、佛手、谷芽、麦芽、生姜、红枣等。

临床治疗，当需辨证施治。脾胃气虚者常补气健脾，选参苓白术散、资生健脾丸等方加减治疗；中虚气滞者需补气理气，常用香砂六君丸加减；中虚胃寒者用温中祛寒法，六君子汤加干姜、官桂、炙黄芪、大枣；胃中蕴热，口臭、嘈杂，或牙龈肿痛，渴喜冷饮者，可以左金丸加黄芩、山栀、石膏、石斛等清泄胃热；胃气上逆呕恶之症明显者，和胃降逆治之，常用旋覆代赭汤加减治疗；胃中饮食停积，嗳腐吞酸，宜消导积滞，以保和丸加减治疗；肝胃不和，脘胁胀痛，嗳气嘈杂，宜疏肝和胃，用左金丸加川楝子、郁金、延胡索、制香附、杭白芍、炙甘草等治疗；脾虚湿蕴，宜运脾化湿，胃苓汤加减治疗；肝脾失调，腹痛肠鸣，便溏泄泻者，用痛泻要方加茯苓、山药、木香、甘草等品治疗。

（六）创用冬虫夏草治疗尿毒症及肾结核

《中医肾病疗法》对冬虫夏草的应用体会介绍得较详。邹老认为冬虫夏草系受冬、夏二令之气化生而成，感阴阳二气而生，能补肺阴、纳肾阳。虫补下焦之阳，草益上焦之阴，实为补阳益阴之品，可用于治疗肾结核、肺结核有效。

书中首次介绍用冬虫夏草可以用来治疗尿毒症，提出尿毒症是慢性肾炎最危险的证候。书中叙述症状为"头痛、神志昏迷、鼻衄、恶心、呕吐、小溲特少，或竟全无，口有尿味上喷。肾功能极度减退，氮质潴留，未能排泄之故，伴有高血压症"。书中还介绍了以冬虫夏草为主治疗尿毒症处方，其疗效显著，并介绍验方，书中说："中医处方用冬虫夏草三钱，人参三钱，双钩藤四钱，枸杞子五钱，白蒺藜四钱，生黄芪一两，炙甘草二钱，茯苓、神各二钱，怀牛膝三钱，活磁石五钱，金匮肾气丸包煎四钱，煎浓汤频频与之，待其神清吐止，胃气不足，酌加莱菔子、炙内金，兼服紫河车。若嫌味腥难食，焙干研细粉，装入糯米胶囊服之，一天约十多个，危险现象可以挽救。"

邹老运用冬虫夏草治疗尿毒症的经验，为我国冬虫夏草治疗尿毒症的研究和人工虫草菌丝的开发打下了基础。有专家运用冬虫夏草在临床和实验研究方面获得了很大成就。

冬虫夏草现代科学的研究阐明其作用机制主要有：①改善肾功能；②减少蛋白尿；③调节免疫；④纠正蛋白质、氨基酸代谢紊乱等；⑤特别对急性肾衰竭、药物肾毒性损害及肾小管间质病变患者，具有较好的防治作用，可加快损伤的肾小管上皮细胞修复与再生，减轻病变，缩短病程，在慢性肾衰竭治疗中疗效亦高；⑥有抑制结核分枝杆菌的作用，有人实验在虫草酒精浸剂 1∶100 000 浓度下仍有抑制结核分枝杆菌的作用。

（七）创用温肾活血法治疗肾病

《中医肾病疗法》中，邹老提出用温肾活血法治疗肾病，如"各种慢性肾炎，中医治法都用补气养血化瘀温肾整体的根本治疗，增强抵抗力"；"温肾行血宣瘀，必佐通阳行气的药物，肾脏血流才不发生障碍"；并介绍了补虚化瘀药，指出鲍鱼可治疗萎缩性瘀血性肾脏病。

1956 年邹老在《中医杂志》第 12 期中介绍了对慢性肾炎肾病型患者严重水肿、蛋白尿的多种治法，包括活血化瘀法。1979 年在《中华内科杂志》中邹老提出活血利水法治疗肾病水肿，为活血化瘀法在肾病中的广泛运用开了先河。邹老运用活血化瘀法的特点是在辨证的基础上运用，常应用药物有桃仁、红花、当归、赤芍、泽兰、川芎、怀牛膝、参三七、干鲍鱼，以及虫类药全蝎、僵蚕、蜈蚣、䗪虫、水蛭等，常用方剂如血府逐瘀汤、桃红四物汤、大黄䗪虫丸等。

邹老活血化瘀，运行血气的治法，使用范围很广，对于急、慢性肾炎，肾性高血压，多囊肾，肾功能不全等疾病，以及老年病都较常运用此法。通过活血和络，以运行血气，达增强肾气的治疗目的。

邹老认为，人体的经络，是上下内外运行血气的通路，脉之直者为经，支而横者属络，络之别者为孙络，经即大地之江河，络犹原野之百川，经络相贯，如环无端，经络血气运行通畅，则百病不生。一有怫郁，诸病皆生，而老年人及肾病患者皆有血气瘀滞，运行不畅的病理，运用活血和络法常能提高疗效，对慢性肾病久病入络，从血分求治，疗效更为显著。如《邹云翔医案选》中的血分水肿唐姓验案，从气分治疗效果差，从血分治疗能使高度水肿及大量蛋白尿的患者临床治愈，且恢复健康。其他病例也因常伍一二味活血和络之品而提高了疗效。在此之后，中、西医皆用活血化瘀之品治疗肾病并进行了大量的临床与实验研究，获得了丰硕的科研成果。

（八）在国内最先提出"药物伤肾"学说

邹老在长期的临床实践中发现一部分肾病是由药物损伤肾气引起的，有的患者本身肾气不足，加上药物损伤导致其不能恢复，故提出"药物伤肾"的病因学说。在《邹云翔医案选》中记录了邹老在20世纪70年代提出的观点及治疗验案，这比在国际上提出此观点早了10余年。

（九）创用大黄抢救尿毒症患者

1959年，邹老带领的肾脏病研究组运用中医中药抢救危重尿毒症患者有所成效，并在1959年12月，江苏人民出版社根据他们临床治疗的经验出版了《严重尿中毒中医治疗一得》一书。书中总结了治疗九法：①清热解毒法；②镇肝息风法；③涤痰开窍法；④益气回阳法；⑤通腑解毒法；⑥去秽化湿法；⑦清利湿热法；⑧醒胃助纳法；⑨健脾温肾法。其中，以大黄为主药的"通腑解毒法"在书中认为"用此法而获效"。

此外，肾脏病研究组又在《中医杂志》1961年第2期上发表了"抢救12例尿毒症的初步体会"的文章，对大黄治疗尿毒症的作用给予进一步肯定。在临床实践中，不失时机而适度地运用大黄，在辨证方中加入大黄口服及大黄组方进行灌肠治疗尿毒症，往往可以获得良好的疗效。

在20世纪80年代，很多学者对大黄治疗尿毒症进行了临床研究，实验研究证实了其治疗尿毒症的疗效、有效机制与有效成分。

现在大黄用于治疗急、慢性肾衰已成为国内、外的热门课题，治疗慢性肾衰的以大黄为有效成分及大黄的复方中成药正在不断地开发之中。大黄的作用机制主要有以下几方面：①改善氮质代谢；②抑制肾代偿性肥大，缓解高代谢状态；③抑制肾系膜细胞增殖；④改善脂质代谢，清除氧自由基；⑤调节免疫；⑥有泻下、消炎、抗菌、抗病毒、镇痛、改善微循环、抗凝、止血等功效。

（十）创用疏滞泄浊法治疗肾脏病（库欣综合征）

疏滞泄浊法适应于肾病综合征应用激素无效且因副作用明显而停药者。症状有浑身疲乏无力，胃纳减少，有药物性库欣综合征，皮里膜外水钠潴留，妇女还有经闭等症状，为激素性气血痰湿郁滞证。邹老创用疏滞泄浊法，取《丹溪心法》越鞠丸加减，用香附、苍术、薏苡仁、神曲、郁金、合欢皮、法半夏、广陈皮、当归、红花、川芎、桃仁、茯苓、山栀、芦根等。汗出较多加糯根须、碧桃干，痰多加橘络、冬瓜子，腹胀加枳壳、佛手、香橼皮等，口干加石斛、沙参、麦冬，气虚加党参、黄芪、大枣等，腰痛加川断、桑寄生、功劳叶等。

《黄帝内经》指出："出入废则神机化灭，升降息则气立孤危……升降出入……四者之有，而贵常守，反常则灾害至矣"（《素问·五常政大论》）。四者分之为升、降、出、入，合之则一气字而已，夫百病皆生于气。《丹溪心法》云："气血冲和，万病不生；一有怫郁，诸病生焉。"郁则气滞，气滞则升降出入之机失度，当升者不升，当降者不降，当出者不出，当入者不入，清者化为浊，行者阻而不通，表失护卫而不和，里失营运而不顺。激素引起的库欣综合征，即表现为人体的升降出入功能紊乱，初伤气分，久延血分，变气血精微为湿浊痰瘀，阻于脏腑络脉肌腠。《素问·六元正经大论》说："木郁达之，火郁发之，土郁夺之，金郁泄之，水郁折之。"邹老根据《黄帝内经》之理论，对肾病综合征、药物性库欣综合征即激素性气血痰湿郁滞证的治疗，创立了疏滞泄浊法，取《丹溪心法》越鞠丸加减。方中香附行气解郁以治气郁；苍术燥湿健脾以治湿郁；川芎活血化瘀以治血郁；山栀清热泻火，以治火郁；神曲消食导滞，以治食郁；半夏、陈皮燥湿化痰，行气消痞，以治痰郁；薏苡仁、茯苓健脾渗湿利水，增强苍术的祛湿作用，也增半夏、陈皮的祛痰作用；桃仁、红花活血通络，当归养血活血，增川芎行瘀作用；合欢皮安神解郁，郁金疏气解郁，助香附行气解郁之意，芦根清热生津，助山栀清火之意。运用该方疏其气血，泄其湿浊痰瘀，能够使失常之升降出入功能得以恢复，以取得满意的疗效。在临床上，运用此法能够提高激素治疗肾病综合征的疗效，并减轻激素治疗肾病综合征的副作用。此法的机制，尚待进一步的研究与探讨。

（十一）开发邹氏肾病诊治与教学电脑软件

为了更好地整理研究邹云翔治肾病的学术思想，继承学习他的临床经验，江苏省中医院于 1981 年起，运用当时尖端的计算机技术，贮存邹云翔的经验。遂与南京工学院计算机系合作，苦战一年，研制成《邹云翔教授急、慢性肾炎诊疗与教学经验应用软件》。1981 年 10 月，该软件用于临床诊疗，并于同年 12 月，通过江苏省科学技术委的鉴定。又续战二年，成功研制"邹云翔教授肾系疾病诊疗及教学经验应用软件"，并获江苏省科技进步二等奖。该应用软件收集了 828 个症状信息，记录使用 739 个基本方剂和 360 味中药；总结了肾系疾病 316 个主要证候和 50 个兼夹证候；能为肾脏系统的 30 种疾病作辨证治疗。80 多岁的邹云翔教授对此项研究非常支持，为了指导学生工作，他将家中的一个房间设立为研究室，在学生总结时他随时给予指导与修改。软件设计完成后，通过开设电脑门诊，对 1 万人次的肾病患者进行诊治，其有效率达 90% 以上。该软件获江苏省计算机应用一等奖，全国微机应用一等奖等。1985 年，该软件由原卫生部选送至日本筑波，参加国际科技博览会演示展出半年。1986 年，在澳大利亚举行的科技博览会上展览演示，此软件获国际行家好评。1987 年，分别在美国华盛顿世界医药信息会议、加拿大举行的医药科技会议，以及 1988 年在前苏联召开的医药科技会议上，关于邹云翔肾病软件的医理设计、计算机程序设计及用于临床治疗的论文与国际会议演讲，引起国际医药界的极大重视，反应热烈。邹云翔治肾病软件在国内转让 20 余家医院，开设电脑门诊，如同邹老在当地诊治肾病一样，疗效显著。并经国家中医药管理局批准该软件向国外医疗机构转让。邹云翔治疗肾病的应用软件，在当时比较完整先进，创中国中医软件之先河，使名中医治病从个人诊病的狭窄地带走向广阔天地，能够为更多的人群服务，富有重大的社会意义。

（十二）出版手抄珍藏金陵名医张简斋孤本医案，助力金陵医派传承发扬

《邹云翔手录孤本张简斋医案》是邹老传给其女邹燕勤收藏的最完整孤本医案。邹老当时已是名医大家，但他仍孜孜以求，研习历代几十位名家医案，并亲自抄录简斋先生的医案学习研究。正如邹老所说："医无宗派之分，术无流派之囿。中医要像蜜蜂一样，采集百花之精英，为临床实践服务。"他以尊师好学的精神抄录这份珍贵的医案，对于张氏医术的研究功不可没。民国时期，邹老的诊所和简斋先生的诊所相邻，两人也曾在重庆的"中央国医馆"共事。因为简斋先生医术精湛，且长邹老 17 岁，邹老常向他请教医术，两人关系亲近，亦师亦友。此医案是张简斋先生晚年在南京行医时所留的临证实录。是时，简斋先生的医术已臻化境，炉火纯青。简斋先生一生奉献于临床诊疗，无暇整理自己的医案，原有珍贵的医案也未保留下来，所以邹老所抄的医案便成了孤本。当年，邹老曾要求后辈们抄录研习此医

案，并交于邹燕勤收藏，嘱咐邹燕勤要勤学研究，还亲自指点分析案中精要，并专门嘱咐邹燕勤适时将他抄录的张简斋孤本医案整理出版。邹燕勤遵照邹老遗愿，在她当选上第三届国医大师后，将父亲传给她亲手抄录的全部 12 册 625 个医案贡献出来，予以出版存世。这 12 册医案不仅是对张简斋先生一生行医的经验和心得的记录，对广大的中医工作者来说更是一笔宝贵的财富。中医工作者在书中可以窥见金陵医派奠基人张简斋先生临床是如何运用四诊分析患者的症情、病因、病机，诊疗时如何精准辨证、应用原汁原味的中医治病大法和独特的经方、温病方、时方、经验方等交相组合方药，以及配合渐已失传的"煎药代水""丸药包煎""膏丹另吞"等特殊用药方法，从而提高自身的中医辨证论治水平，解决广大患者的痛苦，保障人民群众的健康幸福。此外，该书的出版对金陵中医学派的传承与发展也起到促进作用。

以上是邹云翔教授的学术思想与创新成果。正如原卫生部部长崔月犁题词："总结临床经验，丰富中医理论，继承优良传统，提高学术水平。"

二、验案分享

（一）肾病治肺验案

风水相搏（急性肾炎）

张某，女，12 岁，1962 年 11 月 5 日初诊。

患者全身水肿，尿量减少已十余天。水肿先见于眼睑，继则遍及全身。低热微咳，大便不实。脉浮大，苔薄黄。尿检：蛋白（+++），红细胞 0~1 个，白细胞少许。体温 38℃，血压 146/100mmHg。此乃风邪袭于肺卫与水相搏所致。疏风宣肺以散其上，渗湿利尿以消其下，俾得上下分消，水势孤矣。处方：净麻黄 1.2g，光杏仁 5g，苏子 5g，苏叶 1.5g，青防风 3g，生黄芪 15g，莱菔子 5g，云茯苓 15g，生薏苡仁 12g，陈橘皮 3g，生姜皮 3g，炙内金 3g，厚杜仲 9g，川续断 5g，车前子（包）9g，生甘草 1g。5 剂，水煎服。

11 月 9 日二诊，患者水肿已退，低热亦除，大便调实。唯纳谷不振。尿检结果仅蛋白（+），血压 138/96mmHg。风水已去，当责在脾肾，拟扶脾益肾为治。处方：黑芝麻 5g，拌炒苍术 2.4g，法半夏 5g，炒陈皮 3g，生炒薏苡仁各 3g，川断肉 4.5g，云茯苓 9g，焦白芍 9g，炙内金 3g，焦六曲 3g，炒杞子 12g，潞党参 9g，香橼皮 4.5g，厚杜仲 9g，焦麦芽 3g，焦谷芽 3g。

以上方加减服 20 余剂，血压降为正常，尿检蛋白阴性。随访 2 年，未见复发。

按语：肺主一身之气，开窍于鼻，外合皮毛，为水之上源，如壶之盖，可通调水道，下输膀胱。今风邪袭于肺卫，一则皮毛腠理闭塞，再则肺失宣肃，治节之令失司，三焦气化不利，水道失于通调，汗既不得宣泄于外，水液又不能畅输于膀胱，遂致风遏水阻，风水相搏，发为水肿。病初邪盛为实，故先以疏风宣肺法兼以渗湿利尿之品，上下分消，祛邪为主，水肿很快消退。方中苏叶、防风疏风祛邪；三拗汤宣通肺气，以收提壶揭盖之益；苏子、莱菔子降肺利水；黄芪补气利水；云茯苓、薏苡仁、内金、陈皮、姜皮、车前子健脾渗湿，利尿消肿，然脾肾两虚是本病之本，故于肿消之后即转以健脾补肾调治而收全功，因其血压较高，故选用杜仲、续断益肾降压之品，消中寓补，一举而两得。

（二）肾病治肝验案

肝络瘀阻（慢性肾炎）

许某，男，24 岁，1964 年 5 月 8 日查房。

患者水肿一年，经治反复消长，于 1963 年 10 月 12 日入院。初起患者面部浮肿，逐渐波及全身，且有腹水，检查见肝脏略大，肝功能尚正常，曾经服用激素，一度水肿消退，不久因劳累又发，嗣后水肿不时消长，乃来本院求治。入院检查诊断为水肿（慢性肾炎）。曾用胃苓汤、五皮饮、麻黄加术汤等方治疗，虽见效果，但仍反复。

1964 年 5 月 8 日邹老查房，症见口干不多饮，脘腹嘈杂不适，时泛黏液，腹胀，有时便溏，小便量少（出 650ml），面浮，下肢按之凹陷，腹部膨大（腹围 93cm），苔白腻，脉弦滑。邹老根据脉证，认为该患者水肿除与肺、脾、肾有关外，其腹大经久不消，肝络亦有瘀阻，拟以温肾运脾，养肺利水，佐以化瘀通络。处方：白蒺藜 9g，北沙参 12g，生黄芪 15g，防风 4.5g，党参 12g，炒白术 15g，茯苓皮 24g，陈皮 3g，炒赤芍 9g，单桃仁 9g，红花 4.5g，姜皮 3g，制附子 0.9g，当归 9g，红枣 7 枚，金匮肾气丸（包煎）12g。水煎服。

5 月 13 日复诊，患者药后小便增多（经常在 2 000ml 左右），腹胀减轻（腹围 90cm）。之前患者曾有低热，予以加服土霉素后体温已正常。患者现感头昏微痛，精神疲乏，右胁略痛。原法既合，再扩大其制。予上方潞党参用 15g，茯苓皮用 30g，陈皮用 4.5g，当归用 12g，红花用 9g，姜皮用 4.5g，制附子用 1.5g；加生、炒薏苡仁各 4.5g，白芍 9g，去红枣。水煎服。

上方共服 15 剂，患者尿量经常在 2 000ml 以上，水肿全部消退，腹围减为 66.5cm，胃纳增加，精神渐振，已能下床活动，继以健脾化湿、柔肝养肺法善后调理。随访 3 个月余，患者病情稳定。

按语：水肿一般与肺、脾、肾三脏关系密切，如经常反复，且伴有明显腹水者，邹老每多考虑累及肝脏。本例从肺、脾、肾治疗半年余，水肿反复消长，腹大经久不消，结果加用化瘀通络药后，小便即骤然增多，水肿亦迅速消退，说明辨证准确，可获得良好效果。水肿历久，五脏皆可累及，特别是有肝炎病史或有肝脾肿大体征者，更需考虑配合使用化瘀通络之法，以疏通络脉，使水湿得以畅行。

（三）维护肾气，治病求本验案

肝肾同病（慢性肾炎）

童某，男，50 岁，1966 年 12 月 21 日初诊。

患者于 1965 年诊断为慢性肾炎，经中、西医治疗，未能获效。1966 年 12 月 21 日至邹老门诊。头昏而晕，腰痛乏力，精神不振，面肢水肿，脉沉细，苔薄白。尿检：蛋白（+++）~（++++），颗粒管型（++），红细胞（+）。血压 180/110mmHg。邹老认为本例患者病属虚损，肾之阴阳失调，乙癸同源，肝肾同病。治病求本，当调肾之阴阳。处方：制首乌 9g，甘杞子 12g，全当归 9g，制豨莶 12g，沙苑子 9g，白蒺藜 9g，炒牛膝 9g，川续断 9g，炒巴戟 9g，杜红花 3g，净芡实 12g，河车片（吞）6 片。水煎服。

专以上方调治至次年 5 月，患者精神好转，体质渐复，血压降为 142/94mmHg。7 月尿检：蛋白（+），红细胞 0~1 个，即恢复工作。1975 年来人告知，患者身体健康，病未反复。

按语：本例系肾阳虚损，渐及真阴，故有所述证候。方拟填补真阴，补阴以配阳，养阳以消阴，其有深意。张景岳《类经》引启玄子说："益火之源，以消阴翳，壮水之主，以制阳光。"又说："脏腑之原，有寒热温凉之主，取心者，不必齐以热，取肾者，不必齐以寒。但益心之阳，寒亦通行，强肾之阴，热之犹可。"（《类经·论治类》）本例论治的理论根据概出于此。

（四）遣方用药，灵活反佐验案

心肾不交（口糜）

赵某，男，32 岁，1960 年 3 月 17 日初诊。

　　患者于 5 年前开始，因工作疲劳，夜深不寐，以致口干，舌尖碎痛，咽喉干疼，妨碍饮食。其后口颊牙龈亦作痛，唇舌糜碎，大便干结不畅，工作疲劳之后，口舌糜碎灼痛更甚。舌尖绛，脉象沉细。西医诊谓维生素缺乏，予服多种维生素，效不著。邹老认为，舌为心之苗，证系心营耗亏，肾阴不足，无以上承。足少阴之络，起自足小趾，贯脊属肾；其直者，上肝贯膈，入肺中，循喉咙，挟舌本；其支者，从肺出络心，注胸中。肾阴虚于下，阳无所附，而浮越于上，故有所述症状。法拟壮水滋肾，泻南补北，引火归原。处方：生蒲黄（包煎）15g，大生地 12g，黑玄参 12g，麦门冬 9g，炙远志 9g，炙龟甲 9g，大潞党参 12g，盐水炒知母 9g，盐水炒川连 0.9g，云茯苓 9g，生甘草 2.4g，肉桂粉（另吞）0.9g。水煎服。

　　3 月 20 日复诊，药颇合病机，舌尖灼痛止，口唇糜烂亦愈，便解通畅。再拟前制而小其剂。处方：生蒲黄（包煎）9g，大生地 9g，黑玄参 9g，麦门冬 4.5g，炙远志 4.5g，盐水炒知母 5g，炙龟甲 6g，大潞党参 9g，盐水炒川连 0.45g，云茯苓 9g，肉桂粉（另包吞服）0.45g，生甘草 1.5g。水煎服。

　　服完后续服金匮肾气丸 2 周，每日 2 次，每次 5g，5 年之口糜，由此而愈。

　　按语：邹老谓本证是由心营耗亏，肾阴不足，无以上承所致。方拟轻灵之反佐法，于壮水之药中，稍佐助阳之品，引火归原。地黄滋肾阴而生血；龟甲咸寒而入肾；玄参入肾滋阴降火；蒲黄、黄连泻心火；生甘草助泻心火；知母滋阴清肠；茯苓宁心渗湿和中；麦冬清心肺之热；远志开展心气；党参补气助阳。其妙在肉桂借咸寒滋肾之力，引入肾宅，而安肾阳，以此真阳归原，而口舌糜碎得愈。邹老尝云，王孟英最善此法，世徒以王氏为清凉派者，失其旨矣。

（五）脾肾同治验案

肾虚脾弱（慢性肾炎）

范某，男，34 岁，1975 年 9 月 25 日初诊。

　　1975 年 3 月，患者因轻度水肿，腰酸乏力而就诊，尿检：蛋白（++），红细胞（+++），颗粒管型少许，某医院诊断为慢性肾炎，经治半年未愈。患者于 9 月 25 日至邹老处诊治。症见腰痛耳鸣，精神不振，肢体懈怠，大便稀溏，颜面、四肢轻度水肿，脉细，苔白，舌质淡。血压正常，尿检：尿蛋白（++），红细胞 1~4 个，颗粒管型少。证属肾虚脾弱，用补肾健脾，和络渗利法治疗。处方：酒炒杜仲 18g，功劳叶 24g，制苍术 9g，生薏苡仁 15g，炒潞党参 12g，干荷叶 9g，炒防风 9g，杜红花 9g，血余炭（包）9g，白茅根 60g。

　　10 月 6 日二诊，患者精神好转，体力增加，耳鸣已止，腰酸痛减轻，唯大便仍不成形，脉细，苔白，乃火不生土。尿检：蛋白微量，红细胞少，脓细胞少，上皮细胞少，宗原法加温阳益肾之品。处方：补骨脂 5g，全鹿丸（包）9g，酒炒杜仲 18g，功劳叶 24g，制苍术 9g，生薏苡仁 15g，炒潞党参 12g，干荷叶 9g，炒防风 9g，杜红花 9g，血余炭（包）9g，白茅根 60g。

　　10 月 14 日三诊，药合病机，患者腰酸痛已不著，体力转佳，大便尚未完全调实，晨起或午睡后眼睑微肿，尿检见蛋白极微。原法再进。处方：补骨脂 5g，全鹿丸（包）9g，酒炒杜仲 18g，功劳叶 24g，制苍术 9g，生薏苡仁 15g，炒潞党参 12g，干荷叶 9g，炒防风 9g，血余炭（包）9g，杜红花 9g，白茅根 60g。

　　上方服至 11 月 6 日，患者病情稳定，无自觉症状。尿蛋白一直巩固在痕迹极微而停止服药。

　　按语：此例系慢性肾炎隐匿型，病情虽轻，然治不辨证，执死方而治活病，终难获效。赵彦晖于《存存斋医话稿》中说："执死方以治活病，强题就我，人命其何堪哉，故先哲有言曰，'检谱对弈弈必败，拘方治病病必殆。'"这段话是颇有道理的。本例慢性肾炎，腰痛耳鸣，乃属肾虚；便溏乏力，乃属脾虚；颜面四肢水肿，乃因脾虚不能制水而反克，肾虚水无所主而妄行。病属肾虚脾弱，昭然若揭。故投以温养脾肾，佐以渗利和络之剂，病情始得稳定。

（六）活血化瘀治肾病验案

水气重症（肾病综合征）

黄某，男，10岁，1957年3月29日初诊。

患者为慢性肾炎见全身水肿，有腹水，尿少，每天约100ml，呼吸不利，喘息不已，已吸氧，胃纳甚差，脉细数，舌质绛，苔中黄厚。腹围71.5cm，血压140/110mmHg，酚红排泄试验33%（2小时）。尿检：尿蛋白（+++），红细胞（+），脓细胞（++）。病情危重，图治颇为棘手。邹老认为病属水气重症，泛滥其御，肺气不足，吸不归肾，肾虚膀胱排泄无权，肺主一身之气，方拟补肾气，降肺气，开鬼门，洁净府，上下分消，以冀风消水通，消退其肿为第一要事。用麻杏石甘汤、葶苈大枣泻肺汤、三子养亲汤和防己黄芪汤加减，服药3剂。

4月2日复诊，患者面肿虽退，溲量仍少，余状如前，效不理想。久病多在血，血不利则为水。拟于原法中酌加活血化瘀之品。处方：单桃仁9g，杜红花9g，光杏仁9g，葶苈子9g，白苏子9g，净麻黄3g，潞党参18g，黄芪皮24g，茯苓皮30g，制苍术5g，车前子30g，生甘草3g。

4月7日三诊，患者称服3剂后病情好转，小便通畅，日解1500ml以上，续服9剂，水肿（包括腹水）基本消退，腹围缩小到57cm，血压降至90/60mmHg，后续予调理药而巩固之。

按语：慢性肾炎水肿长期不退，历代医家多责之脾肾阳虚。根据张景岳治水者必先治气之说，用温养行气利水法。但实践证明，有些病例从气分治疗往往无效。多年来，邹老在临床上碰到不少这样的慢性肾炎患者，他通过实践从正、反面经验总结，根据《内经·调经论》所述的"病在脉，调之血"和关于从气分治疗无效当于血分求之的文献，认为从气分治疗无效之水肿，乃由久病瘀血内阻所致，治拟活血化瘀法，不少水肿患者由此取得了良好的效果。

（七）"药物伤肾"验案

肾虚络瘀（药物伤肾）

郭某，男，46岁，1977年6月20日初诊。

患者腰痛乏力2年。两年前患者因头部受伤致昏迷，清醒后常觉头痛，某医院诊断为脑震荡，给服安乃近2片。2小时后，全身发过敏性荨麻疹，高热39℃~40.4℃，继则面目、四肢水肿，尿检：蛋白（+++），并有红细胞、颗粒管型，某医院诊断为过敏性肾炎，经中西医治疗未愈。1977年6月20日至邹老处治疗，症见腰痛乏力，头昏耳鸣，心慌寐差，脉细数，苔白厚。测血压正常，尿检：蛋白（+~+++），红细胞2~4个，颗粒管型少许，脓细胞少许。证属药毒伤肾，肾虚络瘀，脾虚湿困。治以益肾和络，运脾化湿。处方：制苍术4.5g，生薏苡仁9g，云茯苓9g，炒山药12g，潞党参15g，十大功劳叶30g，熟附片4.5g，炒桃仁9g，杜红花9g，半枝莲15g。水煎服。

8月10日二诊，患者仍觉腰痛，胃纳不馨，脉细，苔白腻，舌质淡。尿检：蛋白（+++），红细胞3~5个，白细胞0~3个，颗粒管型0~1。原方加川断肉9g，继服。

8月25日三诊，患者腰痛头昏诸症渐减，气短耳鸣，苔色白厚，脉细。8月中旬尿检：蛋白（++），红细胞0~1个。今尿检：蛋白（+），脓细胞少，上皮细胞少，颗粒管型0~1个。苔白厚。仍守原意。处方：制苍术9g，炒独活3g，生薏苡仁9g，炒党参18g，炒山药12g，云茯苓9g，杜红花9g，炒桃仁9g，熟附片5g，十大功劳叶30g，春砂仁（后下）3g。水煎服。

药后病情稳定，以原法出入，巩固疗效。

按语：本例虽为药物伤肾之肾炎，但主要症状表现为肾虚络脉瘀阻，脾虚湿蕴不化，故以益肾和络，运脾化湿治疗，取得较好疗效。此种肾炎辨证论治规律如何，病例尚少，本案特表出以备一格。

（八）疏滞泄浊法验案

湿郁络阻（肾病综合征、药物性库欣综合征）

孙某，男，7岁，1971年4月29日初诊。

患儿于1971年2月19日起，两下肢发现瘀点和紫癜，且轻度水肿。尿检：蛋白（+），红细胞0~1个，脓细胞极少，颗粒管型0~1个。血小板计数16万/mm³，出、凝血时间均为1分钟，诊断为过敏性紫癜肾炎型，于2月22日住入某医院治疗。入院后经用氢化可的松、青霉素、中草药等治疗，效果不佳，紫癜反复出现，阵阵腹痛。尿检：蛋白（+++）~（++++），红细胞（-+）~（+++），有颗粒管型。激素治疗副作用已出现，尿蛋白未减少，认为预后不好，4月29日至邹老处诊治。

患者水肿面圆，腹大如鼓，腹壁静脉怒张，小溲量少，紫癜已隐，脉细数，苔白。尿检：蛋白（+++）~（++++），红细胞（++），脓细胞（+），颗粒管型（++），血胆固醇400mg/dL。痰湿郁滞，气血不畅，从疏泄通络法治疗。处方：越鞠丸9g，全当归6g，白芍药9g，单桃仁9g，杜红花9g，云茯苓9g，南沙参6g，冬瓜子12g，川芎3g，法半夏6g，广陈皮6g，佛手片9g。水煎服。

后因患者咳嗽，原方加三拗汤治疗，患者咳止痰少。经治2个月，患者病情好转，水肿消退，面色红润，腹部平软，形体正常，自觉无不适。尿检结果示蛋白微量，血压90/70mmHg，血胆固醇180mg/dL，血非蛋白氮24mg%。血清总蛋白6.4g/dL 白蛋白4.23g/dL，球蛋白2.21g/dL。之后间断服药至9月，患者病情稳定，尿检正常而完全停药，入学读书。

按语：近年来，西药治疗肾炎多用激素制剂，部分肾炎患者因长期使用激素，肾炎未愈，而致出现严重副作用。此患者应用激素而发生药物性库欣综合征，经用疏滞泄浊法致病情长期稳定。

（撰稿人：易 岚）

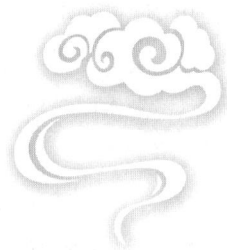

第四节 马泽人

马泽人（1894—1969），字肇庆，男，江苏武进孟河镇人，著名中医内科学家。马泽人出身于世代祖传中医家庭，为清末御医马培之的曾孙。1912 年开始，马泽人先后在武进孟河、无锡、南京、上海等地行医，1913 年定居江阴，行医于澄江。1919 年以后，马泽人曾任江阴国医第一、二届执委，第三届常委。1929 年，国民党中央卫生委员会悍然宣布废止中医的政策，马泽人被江阴中医界公推为赴宁抗争代表。1954 年，马泽人积极响应党和政府的号召，走集体化道路，不计个人得失，带头组织江阴县城中联合诊所（澄江医院，现江阴市中医院前身），并任首届联合诊所主任。1956 年，他受江苏省卫生厅之邀，至江苏省中医院工作，历任内科副主任、主任、副院长。1957 年，马泽人出席全国先进生产者代表会议，列为主席团代表，受到毛泽东主席的亲切接见。曾任南京市人民代表，江苏省政协委员，江苏省中医学会副理事长。

一、学术经验

马泽人幼承庭训，家学渊源，酷爱读书，对经典著作和各家学说，无不刻苦钻研，他在 16 岁开始学习中医且记忆力极强，是以精通医学理论。他辨证论治，灵活处方，医术精湛，学验俱丰，业精内伤、外感两科，既擅治温热时症，同时对内伤杂病也有丰富经验，尤其对肝、胆、脾、胃等消化系统疾病的治疗更有独到之处，往往能出奇制胜，屡起沉疴。他治学严谨，深究博采，辨证精细，师古不泥，立方用药，皆要谨慎，务求精确，并提出学无止境，既要深究经典要义，同时又需博览群书，汲取众家之长，深求前贤之精髓。

马泽人一生忙于诊务，惜无著作，很多验案均已散佚殆尽，尤为惋惜。

（一）重视整体辨证

马泽人在学术上非常重视整体观念。他认为天时有寒暑，地气有燥湿，而人之禀赋亦有清浊之分，且南北之异、嗜好之殊，又各有偏胜，或偏于阳，或偏于阴，阴胜则阳微，阳胜则阴损。阴损则风阳易袭，阳微则寒邪易入。风阳动，寒邪入，又每触于天时之不正，土地之不宜，饮食之不节，嗜欲之不戒而致病，因此，为之诊治者，当一一详审其平素体质之强弱，病起何时，受于何地，发于何因，在气在血，入经入络，属脏属腑，舌苔可辨，脉理可参，仔细推敲，认真剖析，方不致误。

治疗外证，马泽人强调亦应处处顾及整体。盖疮疡之生，六淫伤于外，七情扰于中，以致气血阻滞经脉，隧道为之壅塞，有随感随发者，亦有积久而发者。无论恶证阴候，疮疥小恙，无一不由内而达于外，因而在治疗上，外治固然重要，内治也不可缺，尤其对发背、痈疽等大症，事实证明，癥瘕可以内消，痈疽可以内散，即使破溃之后，亦可促使早日内收。

综上所述，马泽人重视整体辨证，对后人用之于临床颇多启发。

（二）治疗温热病经验

治疗时感温热病，马泽人经验丰富。他认为，温热病来势快，传变速，医者必须掌握病机，争取主动，强调用药如用兵，胆欲大而心欲细，来不得半点犹豫，一旦辨证明确，就该当机立断，如迟疑不决或病重药轻，均可贻误病情。临证之时，他认为，大凡要点有二：一是必须处处顾护阴液。因为温易化燥，热易伤津，前人早有"留得一分津液，便多一分生机"之训，当邪势鸱张，壮热无汗，则可迅即灼伤阴液，出现口干唇裂，齿焦面垢，舌绛苔干，进出现而神识昏糊，谵语妄言，此时呈表证未解，里热炽盛，津液枯涸之危局，如似釜底无水，不能产生蒸气，故汗无由出，其热不从外解，反而内传入营，涉及心包，而进入动风惊厥之险境。此时，马泽人擅用"三鲜汤"（鲜生地、鲜石斛、鲜沙参）以救阴液，合黑膏汤（以豆豉打鲜生地、桑叶打鲜沙参）以透表，佐以山栀、黄芩、连翘清热，配鲜菖蒲、鲜薄荷打汁，化服牛黄清心丸宣窍，往往一剂而津回汗出热减神清，数剂而起。若仅予解表疏散，不施补救阴液，将如火上浇油，更助燎原之势。对于"三鲜"之用，在于育阴生津，滋养阴液，而无增液汤之属有腻滞之弊，配合黑膏汤以作发汗之源，导邪外出，投以大剂，故能屡起大证。二是，治其表必须时时顾其里。里者，便结腑实也。马泽人认为，若对高热患者施以表散而热不减者，往往由于腑气闭结所致，此时宜通其里，腑气得通，汗亦随出，热势即衰，此乃里气通则表气和之机理。此外，地道通畅，可以杜绝其腑气转为燥实，从而孤立其燎原之势，前人谓"温病下不嫌早"，其意在此。至于选方用药，马泽人认为治疗时感温热病不一定用承气、硝黄。承气之用，宜于腑气燥结阳明，形盛脉实之候，其热炽盛，大有吸尽西江之凶焰，非此莫属。如燥实未到极点，或苔腻夹湿，或邪盛正虚之体，则舍硝黄而选用枳实、槟榔、莱菔子等用之，可以取其效而去其弊。尤其地处江南，卑下多湿，湿属阴邪，其性黏滞，且南方多膏粱之体，硝黄非所宜也。如不效，可加用番泻叶，其功能颇可靠，个别病例，曾用至八钱而效。

（三）温病用下经验

再论温病之用下法，马泽人认为温病有外感、伏气之分，外感首先犯肺，如邪不能外解，势必内传于里，由卫分传至气分，温邪夹滞内结于肠胃，气分先燥，舌苔必有变化，欲用下法，必须验之于舌，舌苔发黄，或如沉香色、老黄色，或中有裂纹，均为可下之证。伏气则由内而发，营分先燥。《黄帝内经》云："脾胃者，仓廪之本，营之居也，其华在唇四白。"营分有积热，其唇必干焦，亦为可下之证。如矢气频传，关脉弦实，说明结粪已成，急下无疑，邪热既成燥结，脉象应见弦实，然而正虚湿胜之人，脉象往往转为细涩，且身热不扬，究其因，乃湿浊外蒙，闭遏其热势，或由正气内虚，无力鼓托其邪，此时用下，尤当格外慎重，必须下证确具，方可缓缓导之，若鲁莽妄下，其祸立至。

前人有"脉弦者生，脉涩者死"之训，有的患者经过导下之后，脉象可转弦滑，亦有患者病退之后，脉仍不畅，此乃天生六阴脉，临床不可不知。

至于大便性状，亦应辨别，其中热结旁流和协热下利，最易混淆，但又不可混治。所谓热结旁流，乃热与垢结，水从旁流，其下必不爽快，而多转矢气，所下之物，多为污水，或夹有如胶似漆之物，腹部按之，必有硬满之感，据此则用下无疑，但不用芒硝，恐润下太过，而助其下趋之势也。所谓协热下利，乃热与湿混，协垢而下，其下必畅出，所下之物，既有稀秽之水，又夹溏薄之粪，并无矢气，可有肠鸣之声，腹部按之，但无硬满之感，因此不可用下，方用葛根芩连汤。盖热结旁流为有形之邪，协热下利为无形之邪，两不相同。若将攻有形之法施于无形，譬如引寇入室，而致引邪入里，反之，若将治无形之法施于有形，好比以石投水，无济于事也，其辨证要点当望其口唇之干焦燥裂，方不致误。

回忆马泽人治验两例，均见高热不退，神志不清，烦躁谵妄，并有惊厥动风之兆，其一例，形盛脉实，声音洪亮，治用大承气汤，抽薪于釜底，硝黄均用一两，其中大黄另冲，再以药渣入煎，连进二剂，大便畅行，病即转机，热退神清，调理数剂而安。另一例，口唇干焦，语怯声低，脉见细涩，右关微弦，按其腹有硬满之感，且双眉紧锁，此乃气阴两伤，正虚邪实，攻则正气不支，补则邪留难去，颇为棘手，乃选用"五汁饮"（甘蔗汁、梨汁、荸荠汁、藕汁、芦根汁）添水行舟，并化服玄明粉，咸润软坚，五钱（旧制 1 钱 =3.125g）为一份，频频灌服，服完再进第二份，夜以继日，连进四份，下燥屎十数枚，神志转清，病势转机。此二例同是腑气燥实，热结阳明之证，由于体质各异，而下法亦不同，均收到满意效果。

综上所述，可以看出马泽人对温热病的治疗确有独到之处，其辨证之精细，剖析之透彻，尤其运用下法之机动灵活，都是通过临床实践总结出来的宝贵经验，足为后学取法。

（四）内伤杂病治疗经验

对内伤杂病的调理，马泽人首先重视脾肾，他说，人之有肾，乃树之有根也。肾为先天之本，脾为生化之源而为后天之本，慢性病多系日积月累而成，病久必虚，虚实互见，病机复杂，而诊治者必须抓住先天、后天两个根本，脾与胃互为表里，胃主受纳，脾主运化。前人有"百病以胃气为本""有胃则生，无胃则死"的说法。因此用补药不能一味蛮补，盖滞补黏腻，必然有碍脾胃，不利冲和之气，用泻药亦不能急于求成，滥施攻伐，若胃气一败，则百药难施矣。此外，调理慢性病要有耐心，最忌朝秦暮楚，贸然更方，若步法自乱，必生它变，影响治效，此乃王道无近功，药到功自成也。

试举一例，孙某，年近花甲，形体羸弱，畏风怕冷，异于常人，时过中秋，已棉袄上身，内加毛线衣二件，而四肢仍欠温暖，大便干结难解，数日一行，粪如羊屎，舌光无苔，脉沉细，病经半载，久治少效，一诊即予温补脾肾，方选右归丸加味，附子、肉桂、鹿角均用三钱，另以当归、肉苁蓉温润通便，服药五剂，效果平平，但颇能安受。二诊，原方加大剂量，各用五钱，再加桂枝、干姜，守方连服二十余剂，诸恙向平，患者再三道谢。是症，舌光无苔，大便燥结，一派阴虚肠燥之象，何以投大剂温药，竟获全功。马泽人解曰，其关键在于脉象沉细、口不渴饮二点，症由脾肾虚寒所致，大便干结，乃属阴结，盖胃主受纳，脾主运化，全赖肾阳之温煦，方能发挥作用，而舌光无苔，乃胃无生气之象。是症临床少见，如此辨证准确，不为假象所惑，投以大剂温补脾肾，若非学识与经验俱丰，是不易做到的。

（五）论治肝病经验

肝炎之疾，临床常见，然治不得法，易转化迁延，变为慢性，甚至发展为肝硬化，严重危害人民的健康。马泽人对该病的治疗，也积累了丰富经验。

马泽人认为，肝炎的病因为湿热，病位在肝、脾两经，肝主疏泄，脾主运化，由于湿热内蕴，阻滞中焦，致使肝气郁结，肝病及脾，木横侮土，影响脾之运化功能，故见脘胀胁痛，食欲不振，恶心欲吐，尿黄，苔腻等一系列消化道症状。肝胆互为表里，湿遏热蒸，胆汁外溢，则出现黄疸，色鲜者为阳黄，热重于湿；色暗者为阴黄，湿重于热，不论有疸、无疸，致病之邪均为湿热之邪。

急性肝炎大多热重于湿，治疗大法，总以清热解毒，分利湿热为主，常用茵陈四苓汤为基本方，热盛者，可加用黄连、板蓝根、蒲公英等以助清热解毒之力；湿重者，可加苍术、厚朴、薏苡仁等健脾化湿；肝郁者可加柴胡、郁金、延胡索、川楝子等疏调肝气。总之，治肝在于疏调，治脾在于运化，孰轻孰重，孰急孰缓，必须仔细权衡，用药方能丝丝入扣，达到治疗效果。马泽人认为这点在临床上至关重要。

关于重症肝炎，中医称为"急黄"，发病急，传变快，黄疸迅速加深，热毒炽盛，高热神昏，烦躁谵妄，鼻出血或便血，或身发斑疹，或出现腹水，此乃热毒内犯营血，涉及心包，治疗需用清热解毒大剂，并加用生地、牡丹皮、地榆等凉营止血，神烦谵妄，可加安宫牛黄丸或至宝丹泄浊开窍，此症预后极差。

慢性肝炎，由于湿热缠绵不清，病程迁延，导致正气耗伤，渐成正虚邪实、虚实夹杂之候，但主要病位仍在肝、脾两经，在肝则疏泄无权，气机不畅，血瘀内阻，在脾则运化失常，生化乏源，气虚血少，则木失滋荣，肝脾两伤，互为因果，故治疗慢性肝炎，必须扶正祛邪，标本兼顾，治本则健脾养肝，常用归芍六君加味；治标则清化湿热，疏肝运脾。兼瘀者，又当酌加丹参、郁金等活血化瘀之品；如素体阳虚，或用药过于寒凉，每易导致湿从寒化，而见面色晦暗，脘闷腹胀，食少便溏，苔腻脉濡，此时，当加白术、附子等温化寒湿；如湿热伤阴，阴虚夹湿，用药尤需谨慎，盖滋阴则碍湿，化湿则伤阴，故化湿当尽量避免香燥，养阴又需少用滋腻，马泽人常用太子参、薏苡仁、芡实、扁豆、莲肉、炒山药等健脾药，俾脾健则湿邪自化，养阴药常用白芍、首乌、女贞子、石斛等；病久由脾及肾，又可酌加山萸肉、黑料豆、菟丝子、枸杞子、桑寄生、淫羊藿等补肾药，往往对症状的改善和肝功能的恢复有一定效果。

治疗腹水，用攻邪逐水之法，尤需特别谨慎。肝硬化由肝及脾，由脾及肾，由气及血，少量腹水，可在健脾益肾的基础上酌加葫芦瓢、马鞭草、车前草等利水之品；若见腹大似鼓，脐突筋露，正气未损，可暂用攻下逐水，或攻补兼施，或先攻后补，但必须严密观察病情，中病即止。切忌滥施攻伐，徒耗正气，即使腹水减退，未几又会卷土重来。只有在脏腑功能好转的情况下，腹水消退，才能巩固。

（六）呕吐治疗经验

呕吐之症，最宜用苦、辛、酸之味，肝有郁火，胃有停痰，肝强犯胃，胃失和降，于是呕吐作矣，此症临床多见。治疗之法，需用苦以降火，辛以开痰，酸以泻肝，药如黄连、黄芩、半夏、生姜、吴茱萸、白芍之属，待痰化火清，肝平胃降，何虑呕吐不止？吐有酸味，口苦，舌苔黄腻是其辨证要点。

左金丸为治肝火呕逆之圣剂，肝郁化火犯胃则呕，用黄连之苦寒，直折其火逆，反佐吴茱萸之辛热以解其郁结，火降而郁结随化，则呕逆自止，并无旁窜下陷之弊。

半夏、生姜为治痰饮呕吐之妙品，痰饮停留于胃，使胃气不得和降，则呕吐遂作。半夏、生姜味辛气温，可以开停痰、和胃气，胃和则气降，呕吐自止。若呕吐伴有胃痛，此木气必定横逆，所谓厥气不和乃痛，方内可加白芍制其肝横，以平厥气，厥气一平，则痛、呕俱止，其效如神。

（七）逍遥散运用体会

逍遥散为肝郁血虚之证而设，肝为风木之脏，将军之官，体阴用阳，若情志不遂，肝木失于条达，肝体失于柔和，易于横侮脾土。治疗方法，必先顺其条达之性，发其郁遏之气，此方之妙，全在柴胡、薄荷两味，盖此两者皆为升散之品，肝郁气滞，脉道为之失畅而见涩滞者最为合拍。若肝郁化火，变为亢阳，脉转弦大，其营阴必虚，当此之时，养阴和营，尚恐不及，岂可再用柴、薄助其升散之势乎？或有证情郁结，不得不用者，必配合养阴和营之药以驾驭之，方为妥切。

二、验案分享

（一）湿温案

湿温二月余，患者发热不退，白㾦层出，昏昏欲睡，语音低微，不饮不食，舌苔厚腻，脉细若伏。

前医处方，皆清热化湿，理气扶正，方法对证，何以病邪不退？马泽人说，热处湿中，湿不化则热不退，湿乃有形有质，黏腻之邪，最伤脾胃，湿邪久困，其气必虚，脾虚又生湿，脾越虚，湿越重，虚邪实邪，同流合污，缠绵因循，正气日衰。今邪势鸱张，正气稀微，破舟重载，论治之法，湿邪固可药以化之，但实邪由虚邪而来，欲化虚邪，必振脾气，脾气赖谷气以健，今胃受湿困，又因每日服药，药味败胃，食欲全无，脾气何以得振。为今之计，只有醒胃，其他方法都是隔履抓痒也，立方当择胃所喜者而投之。处方用鲜佩兰、鲜佛手、代代花、甘草、炒麦芽、生薏苡仁、醋小半匙（分冲），嘱每煎药作三次分服，宁少勿多。归途中，学生问，湿忌酸涩，用醋何意？师答，药有性味，此方重在取味，胃畏苦臭，而喜芳甘，微酸之味，可以开胃，如空间湿雾弥漫，必须风吹，方得舒爽，风属木，在味为酸，取其意也。三日后复诊，患者热退痦收，苔转薄腻，已坐靠床头吃粥。众皆说，此奇方也。师说，用药得当，四两可拨千斤，但必须详究端末，方可变法运用，否则还当以常法治疗为是。

（二）血压降低案

1958 年，某医院一病员，原患高血压，经治血压逐渐正常。三日前，突然血压下降（收缩压60mmHg），但神志清楚，唯感头昏无神，马泽人用别直参、附片，服三分之一，即不能进，乃邀请各医院会诊。有说是脑出血，有说是心肌梗死。马泽人认为，此乃气虚不足，中有痰浊，用原方加胆星、二陈，服后病情好转，血压上升。

（撰稿人：陆为民）

第五节　曹鸣皋

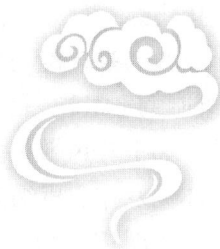

曹鸣皋（1907—1985），男，汉族，江苏苏州人，南京中医药大学中医内科学教授，硕士研究生导师，江苏省中医院主任医师。

曹鸣皋教授从医执教 60 多年，学术造诣深厚，临床经验丰富，临诊治病，慎思详察，辨证精当，遣方凝练，用药严谨，擅治肺系疾病及调理脾胃，善用变法治疗心血管疾病、神经系统疾病、自身免疫性疾病等诸多疑难杂症。

曹鸣皋出生于中医世家，他的祖父曹沧州为清代名医，于光绪丁未年（1907 年）应召入京任御医，父亲曹甫候、伯父曹南笙及叔父曹融甫亦均名盛苏吴。14 岁起，曹鸣皋正式开始学医生涯，他先后随祖父曹沧州、父亲曹甫候、伯父曹南笙等临证习医，尽得吴门曹氏医学的真谛，17 岁时即悬壶应诊，行医于苏州一带。

中华人民共和国成立后，他积极响应原苏州市卫生局创建苏州市中医门诊部的决定，主持筹办事宜并出任所长，被委任苏州市中医工作者协会主任，先后当选为苏州市人民代表、苏南地区人民代表。1954 年，他调至南京，为江苏省中医院创始人之一。历任江苏省中医院内科副主任、江苏省中医进修学校兼职讲师，在南京中医学院创建时任内科教研室主任。1963 年，他担任全国统编教材编审委员会委员，参加全国中医学院 2 版教材的审编工作。1964 年，他担任国家科学技术委员会中医中药专业组成员。曹鸣皋为中医事业培养了大批高级人才，不少中医名家、西学中专家，如周仲瑛、徐景藩、陈泽霖、陈梅芳、俞荣青教授及吕维柏、周霭祥研究员等都曾接受过曹鸣皋的指导。

一、学术经验

（一）哮喘之治，重在培本

曹鸣皋教授认为哮喘若发于秋冬季节，多因外感风寒，内停积饮，症见恶寒无汗，头痛，肢冷，痰多稀白，口不渴，舌苔白，脉浮弦或浮滑。治宜辛温散寒以蠲饮，以小青龙汤为主方。如表证不甚，喉间紧塞，痰多难咯，饮邪上逆，里重于表者，宜射干麻黄汤加减。若痰热内蕴，风寒外束，热为寒包，以定喘汤为其主方。若痰热交蒸，息高气粗，咳呛阵作，痰浊黄浓，或泡沫，或如粉条，不易咯吐，面赤自汗，烦躁渴饮，舌红苔黄，治宜宣畅肺气、涤痰清热，用麻杏石甘汤加射干、葶苈、白前。便闭者，加枳实、莱菔子、礞石。更有发作之前，饮食突旺，发时脘痞腹胀便闭，此系痰火交结，胃失通降，宜苦寒荡涤，通降阳明，如承气汤、滚痰丸以釜底抽薪，导之下行。若痰湿痹阻，清阳失旷，阴邪窃踞阳位，临床则以胸脘痞闷为主症，甚则伴见胸痛彻背，纳呆，苔白垢腻，脉沉弦，治宜通阳泄浊，疏化痰湿，方如桂枝加厚朴杏子汤、枳实薤白桂枝汤加减。

曹鸣皋教授认为，治本是防止复发，亦是本病治疗的关键所在。若平素怯寒，自汗，容易感冒，发作前频频喷嚏，目痒流泪，是肺气薄弱，卫外之阳不能充实腠理、捍御外邪，宜以补肺气、固卫阳为主，如玉屏风散、黄芪建中汤、生脉散之类。若平素消化不良，大便不实或食后疲倦，或食油易便溏，偶亦见发作前胃纳突旺、胸闷，是脾阳不振，气虚运迟或脾弱胃强，精微不能四布，积湿蒸痰，宜以理脾胃、温中阳为主，如六君子汤、理中汤或补中益气汤之类。若平素遗精，早泄，腰酸肢冷，脑转耳鸣，记忆力减退，动则心悸喘息，或食油腹泻，是由肾虚精亏，摄纳无权，命门火衰，不克蒸化，水泛为痰，宜以填补精髓、温养下元为主，并根据其阴虚、阳虚，分别选用六味地黄丸、八味地黄丸配合紫河车、龟鹿二仙膏、青娥丸之类。

（二）活血通脉，圆机活变

曹鸣皋教授运用活血通脉治疗心血管系统疾病、肠粘连、血栓闭塞性脉管炎、慢性肾炎、肝病，以及一些疑难杂症，均取得较为满意的疗效。如许某因阑尾术后肠粘连，经常腹痛，痛如刀割，似有包块隆起，喜温，舌苔正常，脉弦细。治以温经理气、活血通脉法，以当归、红花、五灵脂活血和络，小茴香、川楝子、青陈皮理气通络，熟附片、上肉桂温经通阳，白芍、炙甘草缓急止痛。药后腹痛大减，继以调理病愈。又如解某老妪，患脊髓亚急性联合变性，四肢麻木，足冷如蚁行，下肢痿软，步履艰难，胸、腰、腕、踝等处紧束难受，犹如绳捆索缚，苔薄腻，舌暗红，脉细。从阳虚血瘀、风毒入络进治，用当归、桃仁、红花、丹参、鸡血藤活血通脉，乌梢蛇、土鳖虫、山甲片搜风剔络，川桂枝、浮萍、秦艽、木瓜通阳祛风。服药 5 剂，病情减轻。原法随症加减，调治一年半，基本告愈。

（三）运用经方，知常达变

曹鸣皋教授以外饮治脾，内饮治肾，常用苓桂术甘汤、肾气丸分别治之。支饮咳喘因外寒引发者，用小青龙汤，肺有伏热加石膏，喘息不得卧合葶苈大枣泻肺汤。饮邪外溢，上凌于心，真武汤合苓桂术甘汤治之。治血痹的黄芪桂枝五物汤配当归四逆汤治疗气虚寒凝血瘀的雷诺病和结节性多动脉炎；合参三七、桃仁、红花治虚寒性的胸痹心痛；桂枝易肉桂合桃红四物汤治肠粘连；桂枝加龙骨牡蛎汤、小建中汤、黄芪建中汤治虚劳。以桂枝加龙骨牡蛎汤治疗神经症，如阵发性心动过速者，心悸频发不已，眩晕不寐，卧则惊惕而醒，口苦，舌红苔黄，本方加入黄连、胆星、远志、枣仁等。若合甘麦大枣汤可治脏躁重证；合泽泻汤、小半夏汤治眩晕症。至于小建中汤、黄芪建中汤用于虚寒性胃痛、腹痛，亦为曹鸣皋喜用之法。

（四）调理脾胃，贵在升降

曹鸣皋教授调理脾胃，重在调理阴阳升降之机。尝宗仲景治胃肠燥实用急下存阴之三承气法；治湿热蕴中用苦降辛通之三泻心法，其他如建中、理中，及东垣益气升阳、叶天士甘寒濡润、生津养胃法等。幽门梗阻，食入即吐，原是大黄甘草汤之适应证，若伴畏寒、口不渴、喜热饮等胃热脾寒错杂情况，必须苦降与辛温同用，大黄、黄连配附子、干姜于镇逆药中配以散痞通结，升清降浊，安中止呕。再如非特异性溃疡性结肠炎，既有脾阳不振之虚寒证，又有胃肠湿热之实热证，曹鸣皋常用乌梅丸集补泻温清之用而治之，多获良效。

若因其他慢性疾病，如心、肺、肝、肾等的病变，伴有脾胃功能减退者，曹鸣皋紧扣脾胃进行调理，少佐本病治疗，甚者先治脾胃，待运化功能改善后再治本病。此外，在判断疾病的预后方面，曹鸣皋非常重视胃气，尤其是对危重患者，若饮食尚能进，脾能运，病情虽重犹有转机，若不欲食或食后泛吐，腹胀，大便溏泄，乃脾胃败绝，预后较差。此即"有胃气则生，无胃气则死"之理，在临床具有实际意义。

（五）注重温阳，擅用附子

曹鸣皋教授以温阳方药治疗寒疝、腹痛、阳虚便秘、心脏病、肝硬化腹水等多种病证，出奇制胜，每获良效。

曹鸣皋教授认为，临床运用温阳的药物甚多，但附子实为诸阳药之冠。古代医家善用附子者，当首推汉之张仲景，真武、四逆、白通诸方，皆以附子为君：真武配苓、术、生姜，温肾阳以行水；四逆伍干姜、炙甘草，回中阳以复脉；白通佐干姜、葱白以救厥逆脉伏之阴盛格阳证。验之临床，在阳微欲绝的紧急关头，适时用之，常获转危为安之功。而治阳虚湿盛之风湿相搏证，以附子助阳祛湿者有桂枝附子汤、白术附子汤、甘草附子汤三方；治肾水，脉沉小用麻黄附子汤；治大寒实痛，温阳通下，用大黄附子汤；治肠痈有薏苡附子败酱散。余如黄土汤用附子振脾阳以复统血之权，薏苡附子散通胸阳以治胸痹缓急等。

（六）化痰活血，细分八法

1. 滋补肺阴，化痰活血法

凡肺阴亏损，痰瘀互结，阻滞脉络而致之咳喘，曹鸣皋教授则用滋补肺阴，化痰活血法。如治疗邢某因久咳肺阴不足，痰气交滞，肺络瘀阻而致之肺结节病，以沙参、麦冬、玄参养阴润肺；百部、远志化痰止咳，牡蛎、海藻、昆布软坚化痰；黄药子、蛇舌草清热解毒，化痰散瘀；三棱、莪术、丹参活血化瘀，消坚散结。治疗支气管扩张而引起的咯血，则以北沙参、京玄参、麦门冬、墨旱莲滋补肺阴，马兜铃、百部、甜葶苈子、炒黄芩、海浮石等清化热痰；制大黄、广郁金、丝瓜络活血祛瘀；茜草炭、白茅根宁络止血。

2. 滋补心阴，化痰活血法

曹鸣皋教授对心阴虚衰，痰瘀互结，阻滞心脉而致之惊悸，则用滋补心阴，化痰活血法。以玉竹、麦冬、南沙参、太子参、北五味滋补心阴；炒黄芩、海浮石、炙远志、干菖蒲清化热痰；丹参、郁金、鹿衔草活血顺气。心病日久及肾，阴损及阳，痰浊内蕴，瘀血内停，痰瘀互结，阻滞心脉而致之风湿性心脏病、慢性充血性心力衰竭，症见怔忡，喘促，心前区闷痛，两颧暗紫，口唇发绀，小溲极少，腰以下肿胀，按之没指。舌质红，苔光剥且碎，脉沉细，至数不匀。则用生地、炙龟甲、麦冬、石斛滋补心肾之真阴，附子配炙甘草，振奋心阳，且与滋阴药配伍，助阳以生阴；茯苓、炙远志、菖蒲化痰泄浊；红花、郁金活血祛瘀。

3. 温补心阳，化痰活血法

曹鸣皋教授用温补心阳，化痰活血法，治疗因浊阴凝滞，痹阻胸阳，阳微阴盛，心失温养，鼓动无力，气血运行迟缓，表现为胸闷，宛如石压，阵发性心前区绞痛，呼吸困难，昏睡推之方醒，脉细软迟，至数不匀，苔白垢腻。以参附汤加桂枝、炙甘草温补心阳；瓜蒌、薤白、杏仁、菖蒲、郁金宽胸化痰，泄浊开窍；桃仁、红花、三七活血祛瘀，以通心脉。

曹老对心气亏损，痰瘀互结，阻滞心脉而致之高血压性心脏病、冠状动脉粥样硬化性心脏病、心绞痛、Ⅲ度房室传导阻滞等，每用人参、黄芪、炙甘草补养心气；桂枝辛温通阳，俾阳气旺盛则血行痰化，更以瓜蒌薤白半夏汤加菖蒲、远志、陈皮等宽胸化痰，宣痹泄浊；丹参、郁金、红花、当归、三七、五灵脂等活血祛瘀。

4. 滋补肾阴，化痰活血法

曹鸣皋教授用滋补肾阴，化痰活血法，治疗刘某因高年精血衰耗，水不涵木，肝阳化风，鼓动阳明痰浊，上扰清空，横阻脉络，气血瘀滞，而引起脑动脉硬化、脑血栓形成后遗症，表现为下肢瘫痪，动则眩晕欲吐，故不能起坐，性躁易怒，饮食二便正常。诊之脉弦滑，重按无力，舌苔黄腻。乃以生地、玄参、枸杞子、制首乌滋补肾阴，炙远志、竹沥、半夏、石菖蒲、陈皮化痰泄浊，红花、川芎、丹参、生山楂活血祛瘀，俾痰化瘀散，则脑脉畅通，更以生牡蛎、珍珠母、夏枯草、钩藤平肝潜阳。

5. 健脾补气，化痰活血法

曹鸣皋教授用健脾补气，化痰活血法，治疗朱某因气虚痰瘀而致之桥本甲状腺炎，症见先恶寒，后发热，体温39℃，汗出热降，继之又发热，已2个月余，伴心慌，乏力，关节刺痛，呛咳，苔白垢腻，脉细数。先以调肝脾，和营卫，佐以化湿泄浊治之，5剂寒热止。即用炒党参、生黄芪、炒白术健脾补气；陈皮、法半夏、炙远志、制川朴燥化湿痰；丹参、赤芍、川断、桂枝活血祛瘀，温通血脉，炒白芍、朱茯神和营安神。

6. 疏肝理气，化痰活血法

曹鸣皋教授用疏肝理气，化痰活血法，治疗因痰湿痹阻，心阳失展，气血运行不利，而致心悸且慌，当脘胀满，多食或劳累则益甚，纳谷不香，舌苔薄白，脉细弦，至数不匀等症。以柴胡、青皮、广木香、川楝子、香橼皮、制川朴疏肝理气；瓜蒌实、薤白、半夏、远志宽胸化痰泄浊，丹参、郁金、红花活血通脉；党参、黄芪健脾补气，以杜生痰之源。若肝郁气滞，痰瘀互结，阻塞食管胃口之噎膈（食管上、下段粘连），表现为吞咽困难，哽噎不畅，胸胁痞闷疼痛，进流质饮食亦感不爽，时泛清水，喜热饮，舌苔黄，质偏红，脉细弦等，亦用疏肝理气，化痰活血法治之，并用蜣螂虫破瘀开结，通便攻毒。

7. 平肝息风，化痰活血法

曹鸣皋教授用平肝息风，化痰活血法，治疗陈某因肝风痰火，上扰心神，横窜脉络，蒙闭灵机而引起的癫痫，症见突然大叫一声，随即全身抽搐，口吐白沫，喉间痰鸣，口唇青紫，小便失禁，呼之不应，移时方醒，梦多，寐中常起身行步、做事而不自知，多则一夜数次，舌苔黄，脉细弦。则以煅龙齿、煅磁石、蜈蚣、杭菊花平肝潜阳，息风镇痉；礞石滚痰丸去沉香，加川连、法半夏、陈胆星、朱茯苓等降火逐痰，川芎、郁金活血通络，仅服12剂，癫痫、梦游均获控制。后改用定痫丸早晚各服5g，睡前服礞石滚痰丸3g，经用半年，癫痫、梦游均未发作。

8. 祛风解表，化痰活血法

曹鸣皋教授对痰浊内蕴，瘀血内停，因风夹痰瘀阻滞脉络而引起的面神经麻痹，症见左耳疼痛，继则发现口眼歪斜，偏向右侧，左口角流涎，颈项强硬不适，肩背酸痛，头晕而重，耳内疼痛，夜寐多梦，左侧鼻唇沟消失，鼓腮漏气，左目不能闭合，苔薄白，脉细弦。则用祛风解表，化痰活血法治疗，以防风、葛根、川芎祛太阳、阳明、少阳之风，且载诸药上行，直达病所；钩藤、制半夏、矾郁金息风化痰；炙全蝎、炙僵蚕、炙蜈蚣窜通经络，搜风解痉；酒制大黄引入血分，与川芎配伍，活血祛瘀。对风热痰瘀痹阻营络，脉道不利之皮肌炎，则用祛风清热，化痰活血法。常用威灵仙、秦艽、制僵蚕、乌梢蛇、豨莶草祛风清热；凌霄花配漏芦疏风通络，清热解毒，凉血祛瘀；海藻、白芥子、制南星、昆布燥湿化痰，软坚散结；虎杖根、鸡血藤、赤芍、生地、丹参、红花活血祛瘀。

（七）清营止血和络法治疗上消化道出血经验

曹鸣皋教授认为上消化道出血总属营分郁热，络脉损伤，宜用大生地、地榆炭、白芍、炙甘草、淡芩炭、阿胶珠、煅乌贼骨、槐花炭、白及，以清营、止血和络为常法。呕血时，若血色鲜紫或深红，气粗口渴，喜冷饮，脉数实，舌苔黄则属火盛气逆，血热妄行，宜凉血止血，顺气降火，并以止血为当务之急。可用犀角（现用水牛角代）、生地、生石膏、牛膝炭、知母、牡丹皮、紫降香、茜草炭、醋制大黄等。若失血过多，见头眩心悸，肢冷气短，汗出，脉细数，则急煎人参、麦冬、五味子、熟附片、淡干姜、桂枝、白芍、炙甘草、煅龙骨、煅牡蛎、紫降香、黛蛤散等，以回阳救逆，敛阴止汗，预防厥脱。又若呕血色紫，中夹血块，脘胁刺痛，胸膈痞闷，烦躁不安，饮水不欲咽，为内有蓄血，慎勿妄用大凉或补涩之剂，以防瘀蓄于胃，心下胀满，食不得入，延成虚损，宜用生地、黄芩、制大黄、桃仁泥、紫降香、茜草炭、参三七、焦丝瓜络、红花、丹参、郁金等，以活血化瘀，祛瘀生新。若吐血不止，血色淡红，咽干口燥，虚烦不寐，舌质红，少苔，脉细弦数，属阴虚火旺，血随气逆，治宜滋阴顺气，如生地、麦冬、玄参、阿胶、白芍、生甘草、白及、墨旱莲、牡丹皮、仙鹤草、甘杞子等。昔人曾谓"气有余便是火"，补水则火自降，顺气则血不逆。

单方，如童便，咸寒，能引血归原，导血下行，有止血之功，无留瘀之弊，可以试用，用时宜取中段，温服为宜，或入煎剂亦可；陈菜油单服，也可止血，用量为60g，生服。

二、验案分享

（一）顽固性哮喘案

王某某，男，41岁。患哮喘病已25年，逢冬便发，愈发愈剧，并合并浸润性肺结核。经各地中西医治疗，效均不著，于1955年12月来院门诊治疗。患者每次发病有一定规律，开始稍有干呛，随即齁齁鸣响，痰白黏难咯，越四五天即发热，有时先见寒战，热势逐渐上升，体温最高可达40℃左右。两胁胀痛，背痛，腰疼，痰黄而浓，量多，每日可达400~500ml，随排痰爽利而哮喘减轻。发热昼轻，入夜为甚，持续10~11天，逐步下降至正常，哮喘渐告消失。如此情况每月1次，呈周期性发作。平时每夜4时左右，亦必咳喘一次，白天疲乏头晕。苔白垢腻，脉来细软。发作前食欲颇旺，发作时如忍饥不食，对哮喘亦可减轻。

细审证情，当系胃强脾弱，能纳不运，水谷之精微，悉化痰浊，聚而成囊，满而发作。久病根深，脾病及肾，阳微不运，脾失输化，液聚成痰，肾失蒸化，水泛为饮。正如《金匮要略》所载："膈上病痰，满喘咳吐，发则寒热，背痛腰疼，目泣自出，其人振振身瞤剧，必有伏饮"。《医宗金鉴》认为此即今吼喘病也。按哮喘发作剧烈者，确具有目泣自出，振振身瞤动等症状，但不多见耳。喻嘉言说："至于窠囊之痰，如蜂子之穴于房中，如莲实之嵌于蓬内，生长则易，剥落则难。由其外窄中宽，任行驱导涤涌之药，徒伤他脏，此实闭拒而不纳耳"。本案所以发时纳旺，饥能减喘，苔白垢腻，发作呈周期性，必吐尽积痰方止，诚如喻氏所云，内有"窠囊"也；其所以伴有高热者，良由发时动其浊气，随火上升，壅塞升降之道路，转使肝胆清阳，郁而不伸，故发热而胁痛胀满，此与《金匮要略》记载的伏饮颇相符合。

当其初发时，用射干麻黄汤以宣肺达邪，或用半夏厚朴汤合三子养亲汤以涤痰化浊，或用枳桔汤合葶苈大枣泻肺汤以利气道而泻肺。在发热时则用小柴胡汤以和解郁热（两剂即热退喘减）。平时用附子理中汤、二陈汤合健运之药，温运中阳，调理脾胃以治本。历经5个月，控制其寒热，使发作时间缩短，吼喘大减，痰亦渐少，精神体力亦转佳，连平时每夜发作一次的咳喘情况亦已消失。

按语：本案顽固性哮喘合并浸润性肺结核，曹鸣皋教授细审证情，按《金匮要论》中的"伏饮"进行论治，犹如喻氏所云"窠囊"也。伏饮者即痰饮之伏而不觉者，发则始见也。初用射干麻黄汤、半夏厚朴汤、三子养亲汤、枳桔汤、葶苈大枣泻肺汤等径捣窠囊治其标，后用附子理中汤、二陈汤等温阳健脾化饮治其本，着重在振奋中焦脾胃之气，历时5个月，控制病情，坚持治疗，难能可贵。

（二）肺结节案

邢某，女，47岁，1979年4月19日初诊。

患者于 1977 年 8 月起，全身关节疼痛，伴不规则发热，咳嗽。1978 年 3 月，经某医院 X 线检查发现两肺中、下满布结节，颈淋巴结活检诊断为"肺结节病"。经激素治疗，关节疼痛、发热，得以控制。激素减量后，肺部结节病灶又复如前，乃请中医治疗。患者当时胸闷且痛，咳嗽，痰少质黏，头痛，寐差，饮食尚可，二便正常。舌苔薄白，脉细弦。久咳肺阴不足，痰气交滞，肺络瘀阻。治拟养肺化痰，活血祛瘀，软坚散结。处方：

南沙参 12g，京玄参 10g，生牡蛎 30g，炙百部 10g，昆布 12g，海藻 12g，紫丹参 10g，杜红花 6g，炒三棱 5g，炒莪术 5g，黄药子 10g，白花蛇舌草 30g。14 剂，每日 1 剂，水煎，早、晚分服。

5 月 3 日二诊，药后患者胸闷胸痛得减，咳痰亦少。唯寐差，纳不香。药尚合机。仍宜养肺化痰，活血软坚。处方：南沙参 15g，大麦冬 10g，生甘草 6g，海藻 12g，黄药子 10g，生牡蛎 30g，昆布 12g，炒三棱 6g，炒莪术 5g，紫丹参 15g，炙远志 5g，白花蛇舌草 30g。14 剂，每日 1 剂，水煎，早、晚分服。

7 月 3 日三诊，经养肺化痰，活血软坚调治以来，目前患者症状不显。5 月 10 日 X 线复查见肺结节病灶明显吸收（2/3）。近又患病毒性肺炎，经治已好转，但仍咳嗽、痰黏，舌苔薄白，脉细弦。宜再养阴清肺，化痰散结。处方：南沙参 15g，大麦冬 10g，生牡蛎 30g，昆布 10g，海藻 10g，炙百部 10g，紫丹参 15g，炙远志 5g，炒三棱 6g，炒莪术 5g，黄药子 10g，白花蛇舌草 30g。14 剂，每日 1 剂，水煎，早、晚分服。

患者常服上方，病情稳定。1979 年 11 月 8 日 X 线检查见病灶较前明显好转。1980 年 7 月 3 日 X 线复查见除右下肺有少许结节外，余肺正常。

按语：本例以胸闷、胸痛、咳嗽、痰黏为主症。其病位主要在肺，肺为华盖，主气而朝百脉。其性娇嫩，为清虚之脏，不耐邪侵。外邪客之，或他脏之病累及，均可引起咳嗽、胸痛。根据本例临床表现，结合现代医学对本病的认识，曹鸣皋教授认为由于久咳肺阴耗损，胸膈复有顽痰胶结，气因痰阻，久则肺络瘀滞。故以沙参、麦冬、玄参等养阴润肺；百合、远志化痰止咳；牡蛎、海藻、昆布软坚化痰；黄药子、白花蛇舌草清热解毒，化痰散瘀；配三棱、莪术、丹参活血化瘀，消坚散结。共奏养阴清热，化痰散结之功，取得了较好疗效。

（三）寒热夹杂呕吐案

赵某，男，40 岁，1964 年 2 月 14 日初诊。

患者食后呕吐已近 6 年，西医诊断无明显器质性病变，经多方治疗未效。观以前所服中药，多为疏肝理气，和胃降逆之品。2 个月来发作较剧，食已即吐，势如喷射，倾筐倒箧，吐出而安。禀弱形瘦，舌苔薄黄，脉细弦。胃失和降，气机上逆，治宜和胃镇逆。处方：姜半夏 9g，旋覆花（包煎）6g，代赭石 15g，降香片 3g，炒枳实 4.5g，陈皮 4.5g，炙甘草 3g，高良姜 3g，淡吴茱萸 1.5g，乌梅肉 3g，制香附 9g，白芥子 3g。14 剂，每日 1 剂，水煎，早、晚分服。

2 月 28 日二诊，患者食已即吐，药后未止，腹胀便燥。舌苔黄，脉细弦。下既不通，势必上逆而为吐，法当通幽降浊。但患者怯寒食少，形弱神倦，脾虚脏寒，宜兼温通。处方：生大黄 6g，生甘草 3g，生枳实 4.5g，降香片 4.5g，熟附片 3g，淡吴茱萸 1.5g，生姜渣 3g，乌梅肉 3g，旋覆花（包煎）6g，代赭石 15g，姜半夏 9g。7 剂，每日 1 剂，水煎，早、晚分服。

3 月 4 日三诊，进通降阳明，温运太阴法，患者食入呕吐已止，偶有小发。大便日行，经常脘腹作胀，周身困倦。舌苔淡黄，脉细弦。再予温通兼施，和胃降逆。处方：生大黄 6g，生甘草 2g，生枳实 4.5g，姜半夏 9g，旋覆花（包煎）6g，代赭石 15g，淡吴茱萸 1.5g，高良姜 3g，降香片 3g，春砂壳 3g，乌梅肉 3g。14 剂，每日 1 剂，水煎，早、晚分服。

3 月 22 日四诊，患者药后呕吐未作，纳佳，苔白罩黄，宗原意续进。上方去砂壳，加熟附片 3g，甘草、乌梅改为 4.5g。14 剂，每日 1 剂，水煎，早、晚分服。

按语：患者呕吐反复发作已 6 年，食顷即吐持续 2 个月，胃气有升无降，冲逆莫制，故先以旋覆、代赭下气镇逆，合苦辛酸甘以温通缓中，药后呕吐未止。曹鸣皋教授细审病机，认为主要是便燥舌黄，必兼有热，胃气不降则逆，欲止其呕，需开其结。《金匮要略》："食已即吐者，大黄甘草汤主之。"王冰所说："食不得入，是有火也"，均与是症相符，故苦寒通降之法在所必用。但久呕体弱，食少怯寒，神倦脉细，脾虚脏寒显著，非温不通。虚实寒热错杂，用药亦需温凉缓急配伍，乃仿许叔微温脾汤法，通降阳明，温运太阴。方中大黄、枳实，通腑降浊以开幽门；姜、附、吴茱萸，辛温通阳以复脾运。配以降逆止呕，酸甘缓中之品，六年痼疾，遂获痊愈。后经随访，十余年来病未复发。

（撰稿人：孙子凯）

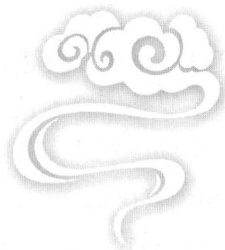

第六节 张泽生

张泽生（1896—1985），男，江苏丹阳人，主任医师，一级教授。曾兼任江苏省中医药学会常务委员、江苏省政协常务委员等职。

张泽生自 1912 年起跟随当地世医张伯卿学习 3 年，1915 年，拜孟河医派马培之嫡传弟子贺季衡为师，继续学习 5 年，尽得其真传。1919 年，悬壶丹阳，屡起沉疴，声誉卓著。1956 年，受江苏省卫生厅之邀调至江苏省中医院内科工作，任内科副主任、主任医师，南京中医药大学（原南京中医学院）教授。1982 年，国务院公布其为首批中医博士研究生导师，为江苏省中医院脾胃病专科的创始人。

张泽生从事临床近 70 年，学识渊博，治学严谨，医术精湛，擅长温热时病及脾胃病，亦擅长妇儿科及内科疑难病症。其辨证细腻，方药轻灵，尤其重视脾胃，主张外感病祛邪亦应处处照顾胃气，内伤诸病更着重调理脾胃，反对滥施攻伐或呆滞壅补，以免损伤胃气。1975 年以来，张泽生专注于脾胃病诊疗，提出萎缩性胃炎分中虚气滞、肝胃不和、胃阴不足、血瘀气滞四个证型，研制胃炎灵一、二、三、四号冲剂。1981 年，张泽生主持江苏省卫生厅课题——胃炎灵冲剂治疗中虚气滞型萎缩性胃炎。他发表萎缩性胃炎的辨证论治（中医杂志 1981 年）、脾胃学说及其临床运用、温病分证辨治、胃痛治验、噎膈治验、升降学说在脾胃病的应用等论文 24 篇，并在 1981 年出版《张泽生医案医话集》。张泽生承担原南京中医学院本科生、中医进修生、继承班和研究生带教工作，传承人有继承班学生单兆伟、邵荣世及其次子张继泽 3 人，毕业硕士研究生江扬清（由徐景藩以协助为主带教）。1983 年，"张泽生教授脾胃病诊治与教学应用软件"获得江苏省重点科技成果。

一、学术经验

张泽生主张学习中医"学要勤、书要博、功要深"，重视精读四部经典，泛读博览，认为由博返约，临证方有定见。其一生推崇《张氏医通》，取精于宏，提出中医之精华实在于临床，读书临证当以提高疗效为本，绝不理论浮夸，并告诫学生医学博大精深，绝无止境，要活到老学到老。张泽生前期治疗温热时病，参酌明清诸家及老师学识经验，治疗重症、险症声名大振，用药胆大心细，反对中医只治慢病，临证首重识证、辨证，组方用药轻灵。20 世纪 70 年代以来，张泽生在国内较早地开展了对萎缩性胃炎的临床观察与研究，首次提出了该病核心病机并非多属阴虚，而在"中虚气滞"观点，治以甘温补中为主，少佐辛香行滞，不仅症状改善，且可使病理改变逆转。

（一）治病重在识证，谨守病机

张泽生提出临证先要认病识证，察其病机，然后随证立法，选方用药。其中，识证乃属关键所在，即所谓"谨守病机，各司其属"。识证比认病、立法、遣药更重要，于错综复杂处细细推究，认证才有把握，治法才能切中要害，若见症开药往往药证不符。张泽生还重视品读医案医话，反复琢磨老师诊病识证的功夫，细细体会前人对医案的批语，重视医案辨证关键之处。

（二）机圆法活，活用经方时方

经方、时方是历史上形成的两大用药派别。张泽生认为一定要根据临床实际，或用经方加减，或用时方增损，或经方、时方配合，变古方之制为我所用，或参酌数方之意融为一方，或参以单方、验方，随病机、层次组成新的处方，做到机圆法活，更为实用。

张泽生提出用药不在药多，而在精，主次、轻重得当，不在量大而在轻灵对证，虽似平淡，实则轻可去实。辨证虽明，用药还要根据病情的轻重、缓急，反复权衡斟酌，制方用药，才能恰到好处。如温病若不问邪之轻重概用黄连、石膏，凉药太过反伤真火，以致汗出肢冷，烦躁不寐，真阳浮越虚脱。如治温病，邪在气分不解有逆传心包之势时，需审察邪在肺卫、心包络之间各占几分。如肺卫七分，当以肺卫为主，稍加入心包之品，常以薄荷或豆豉与鲜石斛、鲜生地同用；如肺卫三分，心包七分，当以心包为主，稍加肺卫之品。如稍有谵语、烦躁即骤用犀角地黄汤及紫雪丹、至宝丹、牛黄丸等入心之品及菖蒲、郁金之类，往往反致昏沉不语，乃病轻药重，自开心窍，使邪入内室所致也。

（三）慢性调理，着眼于脾胃后天之本

培土可以生金，扶土可以抑木，健脾可以助肾，振衰起弱，通过调治脾胃而获效机，有时还能起沉疴大疾。用药要照顾醒脾和胃，勿使胃纳呆滞或衰败，慎用燥烈或腥臭苦涩之品。张泽生最喜用香砂六君、香砂二陈汤和枳术丸，常配用一些轻淡之品。如脾虚泄泻或清气不升者，配荷叶以芳香醒脾，引胃中清气上升；中气不醒，或兼痰湿者，加冬瓜子、糯稻根，以和中化痰，悦脾醒胃。治疗无效时，应细推其因，是药不胜病，还是不切病机，不要随意加量，药不得法，弊在量大，轻可去实，守方治疗，往往取效。

（四）揣摩医案医话，博采众长

医案齐备理法方药，是先贤治验的原始记载，犹如大匠之绳墨，能示人以规矩。一边临床一边经常翻阅医案，对辨证施治大有裨益。按语有作者的见解、批评、讨论，发前人之未发者，很有启发作用。遇到疑难杂症或久治不效的病例，往往从前人的医案中得到启示或借鉴。张泽生常说，"非详究古人治验，不能识治法之奥。"如张泽生从《辨证奇闻》中摘录一治不寐方：茯神9g，麦冬、熟地各30g，丹参9g，黄连6g，生枣仁12g。后遇一患者，失眠十余年，每夜必服安眠药三四种才能入寐，中药常法少效，张泽生即用此方加用朱珀散吞服，服30剂即能安卧。后治多例，均取显效。

（五）萎缩性胃炎分证论治

张泽生认为，阳明为十二经脉之长、水谷之海，引起胃痛的原因甚多，或因情志不遂，忧思郁怒，导致肝郁气滞，横逆犯胃，影响脾胃受纳运化之功能，或因饮食失节，嗜饮无度，或喜辛辣炙煿，以致脾胃蕴热，胃津受灼，而致胃阴不足，而日久缠绵不愈，叶天士有"久病入络"之论，终致胃络血瘀之证。张泽生总结提出萎缩性胃炎主要分中虚气滞证、肝胃不和、胃阴不足、气滞血瘀四型。其中，中虚气滞证最为多见，肝胃不和证次之，胃阴不足证再次之，气滞血瘀之萎缩性胃炎则较少。诸证可错杂互见，虚中有实，寒热夹杂，有气滞、有阴虚、有夹痰、有夹瘀。辨证时需主次分明，先后有序，若一概以前人养阴法治疗，反不见效，应多从中虚气滞调治。

1. 慎思明辨，知常达变 张泽生强调，脾胃病寒热虚实，要仔细辨证，宜补宜泻，宜清宜和，必须慎思明辨，知常达变，既遵原则，又要灵活，切莫执一不化。张泽生对于升、降二字，尤为重视，胃主受纳，宜降则和；脾主运化，宜升则健。脾气下陷固病，即使不陷，气滞不运，已属有病；胃气上逆固病，即使不逆，但不通降，亦需调治。在诊治时，他还需重视舌诊，因胃病与舌苔关系密切，"苔乃胃气之熏蒸也"。萎缩性胃炎，尤其是症状不典型时，舌诊益显重要。舌苔是客观体征，能够反映疾病本质，若舌苔由黄转白，由厚转薄，则说明病邪渐退，病情好转；如舌苔黄腻不化，由薄转厚，症状不见减轻，说明病情加重。

2. 气阴两虚，忌刚用柔

因萎缩性胃炎病程多数较长，气阴均伤，胃体阳而用阴，喜润而恶燥，张泽生强调治疗时应顺应胃的生理特性，忌刚用柔，应用理气药宜慎重选择。气虚阴伤者，用之弊多益少。因理气药多数属辛燥香窜，耗散气血之品，应用不当则助热伤阴。若合并溃疡病，久久服之，有导致出血的可能。理气药中，张泽生喜用木香，认为此药药性比较平稳，能调诸经之气，亦常选用陈皮、佛手、郁金。

3. 疼痛辨治 疼痛喜按者为虚，拒按者为实，久痛多虚，暴痛多实。得食稍安者为中虚，胀满畏食者属实滞。此外，还要辨其性质，属寒属热，是痰是瘀。寒者温之，热者清之，有痰宜化，有瘀宜行。胃痛发作，在止痛药中，以乳香、没药最能定痛，但药味较难服用。寒痛气滞者，多用桂附、干姜；痰湿中阻者，用二陈、苍术、厚朴；肝热犯胃者，用黄连、白芍、淡吴茱萸、瓦楞子；血瘀阻滞者，用桃仁、红花、九香虫、醋炙五灵脂。如胃中嘈杂如灼而无酸水，表明胃阴已伤，宜酸甘化阴主之，用生地、麦冬、石斛、白芍、炙甘草；气虚宜加党参、黄芪；痛甚加枳壳、木香；食滞加炙鸡内金、建曲。

（六）痢疾治疗经验

痢疾为夏、秋常见之病，尤以雨湿较多之年更易流行。多由感受暑湿疫毒而起。痢疾以恶心为忌，脉大为忌，高热为忌，噤口厌食为忌。痢初夹表证者，治应表里双解，当辨其暑、湿、寒孰轻孰重。暑邪重选用黄连香薷饮；湿重以藿香正气丸；寒重以荆芥、防风、豆豉解其表，另配合木香槟榔丸、香连丸、枳实导滞丸加减。解表不可大汗，否则正虚邪炽。夹表之痢，宜先解其表，而痢得止，或表里双解。若表不解，而痢先止，病邪入里，有转成疟疾或湿温之可能，致病程缠绵。痢初忌止涩，否则关门留寇。病邪初退，张泽生每以扁豆、建曲、薏苡仁、冬瓜子等运中调理，继予人参、白术健脾。热毒壅盛，大便脓血胶滞，口渴引饮，宜白头翁汤清热解毒，凉血止痢。然此方苦寒，用药应中病即止，并佐木香、槟榔、楂曲、枳壳等行气导滞之品，取"行气则后重自除"之意，否则胶滞之积未去，中土必受其戕。若下痢白色黏冻，寒湿偏盛者，可以不换金正气散加减。脾胃素弱者，选用六和汤，若用苦寒，每伤脾阳。痢无补法仅适用于暴痢。若病程迁延，正虚邪恋或脾肾两虚，延成久痢、休息痢，甚至滑脱不禁，此时应根据阴阳虚损之情，阳虚者可与桃花汤、禹余粮丸、真人养脏汤温补固涩；伤及阴血，以驻车丸、阿胶连梅汤清润养阴；病邪未尽，时发时止，佐以化滞和中之味，如焦山楂、炮姜、枳壳之属；兼有腹部虚胀、气坠脱肛之症，常于药中加入升麻一味，盖脾以升为健，益气升清，冀其脾复正位，运化得常，而痢自止。

（七）泄泻治疗经验

脾为中土，职司健运，饮食所伤，外邪乘袭，脾不健运，清浊混淆，分利失职，遂致下泻。若兼外感表证，寒热头痛，舌苔薄白者，宜以藿香正气散加减。表证重者加荆防或豆豉；暴泻稀水，便时肛门迫响有声，腹鸣作胀，宜加煨葛根、煨防风之属，取祛风胜湿之意；啖生冷瓜果过多而引起者，宜增砂仁、肉豆蔻。腹鸣不痛，溲清，水泻如注，苔白厚腻者，湿盛也，以胃苓汤治之。肛门灼热，便溏如酱，口干且苦，舌苔黄腻，脉濡数者，属热盛，宜葛根芩连汤合六一散、车前子，兼小便不利者，合五苓散。嗳腐如败卵，腹部绞痛，便后痛减，脉滑舌苔浊腻者，多由食滞，宜消积和胃，神曲、山楂、麦芽、鸡内金为常用之味，伤于酒者，加葛花、砂仁佐之。

久泻不愈，因劳倦而复发，纳减腹胀，宜健运和中，多以六君子汤加减。若脾虚气陷，水谷并趋大肠，而兼虚胀，腹部下坠，脱肛者，常可益以升、柴，鼓舞脾气，升腾清阳，脾复健运，泄注自已。肾为封藏之本，主司二便，肾阳不足，火不生土，完谷不化，兼腰酸畏寒，脉沉细者，宜四神丸如减治之。滑脱不禁，加赤石脂、禹余粮、煨诃子。腹鸣攻痛，恼怒辄发，嗳气泛酸，属肝脾不和，宜痛泻要方抑木扶土，或加乌梅、木瓜、生山楂等柔肝酸敛之味。

二、验案分享

（一）萎缩性胃炎（中虚气滞证）案

蔡某，男，45岁。

胃痛已历二十余年，常服溴丙胺太林等，近一年来胃痛加重。1976年5月6日作胃镜检查，诊断为慢性萎缩性胃炎（中度）。南京鼓楼医院病理科报告示：胃窦小弯、胃体小弯、胃底小弯中度萎缩性胃炎。

1976年5月31日初诊，患者胃痛二十余年，开始未予重视，之后病情逐渐加重，能食易饥，不泛酸，大便干结。近来食后则脘腹胀痛，频频嗳气，厌食油腻，脉弦细，舌质偏紫，苔薄白。证属中虚气滞，胃失和降，拟建中和胃，理气止痛。处方：潞党参9g，炒白术9g，炒当归9g，杭白芍9g，川桂枝6g，广木香5g，广陈皮6g，法半夏9g，老苏梗5g，佛手片5g。水煎服。

二诊：服药7剂，患者胃痛已止，嗳气亦少，胃脘仍作胀，精神差，面部赤脉如缕，脉弦细，苔薄白，质紫。证属中虚气滞，夹有痰瘀。原方去佛手，加红花9g。连服25剂后，患者症状续有改善。继予丸方缓图。处方：潞党参50g，炒当归50g，炒白术50g，川桂枝24g，杭白芍50g，广木香30g，法半夏50g，广陈皮24g，炒建曲60g，云茯苓50g，炙甘草15g，佛手片15g，炒枳壳，炙鸡金50g。上药共研细末，另用玉竹120g，红枣240g煎汤泛丸，如梧桐子大，每次服5g，每日2次。

上方共服4个月，患者胃痛未再作，腹胀消失，嗳气亦止，大便通畅，情况良好。1977年5月8日去南京鼓楼医院行胃镜复查，诊断为慢性浅表性胃炎。病理报告示：胃窦小弯，黏膜组织慢性炎变，胃体小弯为浅表性胃炎。

患者于1977年6月8日因过食冰棒，自觉胃脘复作胀，嗳气不舒，脉弦细，舌质暗红。证属中虚气滞，运化不力。再用理气建中之剂调治，症状消失。

按语：本例胃痛二十余年，腹胀嗳气，久痛多虚，中虚气滞，胃失通降，故以建中理气为主。通过中药治疗，患者病情明显好转。在服中药汤剂有效的基础上，张泽生改用丸方益气建中，理气和胃以巩固疗效。服药以后，临床症状消失，复查胃镜及病理报告证实萎缩性胃炎已于近期治愈。胃病初愈，尤需注意饮食调养。由于患者平时饮食不慎，且过食冰棒，致使胃病又发，见食欲不振，频频嗳气，胃脘作胀，仍属中虚气滞，故仍用建中理气之剂而告痊愈。

（二）泄泻（肝脾不和夹湿证）案

许某，女，41岁。

1976 年 3 月 8 日初诊，患者原有肺结核病史，近来经常头晕，甚至出现昏倒，胃脘隐痛，嗳气、吞酸。患者清晨腹痛、腹泻，大便一日四五次，呈水样便，腰酸，睡眠差。舌苔薄黄，脉濡细。证属脾虚夹湿，清浊混淆，拟健脾利湿。处方：炒白术 9g，青防风 5g，白扁豆 9g，粉葛根 9g，云茯苓 9g，炒薏苡仁 15g，福泽泻 9g，干荷叶 1 角。水煎服。

1976 年 3 月 18 日二诊，服药期间，患者每晨水泻已好转，但停药后，今晨水泻又如前，头昏脘痞，嗳气。舌苔薄净，脉濡细。脾虚夹湿，木乘土位，再予原方出入。处方：太子参 15g，炒白术 9g，广陈皮 6g，乌梅炭 5g，宣木瓜 9g，炒建曲 12g，云茯苓 9g，福泽泻 9g。水煎服。

1976 年 4 月 1 日三诊，患者腹泻已止，大便仍不实，腹痛腹鸣，小便少，夜寐多梦，舌净少苔，脉濡细。脾土虚弱，运化不力，再以补脾运中，佐以抑肝。处方：太子参 15g，炒白术 9g，怀山药 12g，煨木香 5g，炒薏苡仁 15g，白扁豆 12g，大白芍 9g，乌梅炭 5g，广陈皮 6g。水煎服。

1976 年 4 月 29 日四诊，患者腹泻止后，大便仍未成形，腹鸣辘辘，小便不多，午餐后脘痞嗳噫。证属肝郁气滞，脾胃未和，予原方出入。处方：醋柴胡 5g，连皮苓 9g，香橼皮 9g，太子参 15g，炒白术 9g，煨木香 5g，炒建曲 12g，大白芍 9g，云茯苓 9g。水煎服。

1976 年 5 月 6 日五诊，治疗后，患者大便已正常。但最近 2 日因不慎受凉，患者出现大便每日 2 次，频频嗳气，小便不多。证属脾虚夹湿，清浊混淆，当为分利。处方：炒白术 9g，大白芍 9g，煨木香 5g，炒薏苡仁 15g，白扁豆 12g，广陈皮 6g，整滑石 15g，福泽泻 9g，云茯苓 9g。水煎服。

1976 年 5 月 17 日六诊，大便已成形，食后胃脘隐痛，频频嗳气，脉沉细，苔薄黄。证属脾气初夏，肝胃未和。处方：太子参 15g，炒白术 9g，法半夏 9g，广陈皮 6g，煨木香 5g，炒建曲 12g，炒薏苡仁 15g，扁豆衣 9g，云茯苓 9g。水煎服。

1977 年 9 月 17 日七诊，去年经治疗，先后服中药 45 剂，患者腹痛腹泻均愈。最近因感冒，患者宿患腹泻又发作，大便水分多，一日 2 次，两腿乏力。脉濡细，舌苔薄黄腻。证属脾虚夹湿，健运失常。处方：炒白术 9g，煨木香 5g，广陈皮 6g，炒建曲 12g，炒薏苡仁 15g，车前子 9g，福泽泻 12g。水煎服。服 5 剂后，患者腹泻即止，大便正常。

1978 年 10 月患者因胃病前来门诊，自诉一年多来腹泻一直未复发。

按语：脾性敦厚，不运则壅，脾虚湿停，清浊相混，水谷并趋大肠，泄泻乃作。该患者病位主要在脾，正如经云，"脾病者，虚则腹满肠鸣，飧泄食不化。"初诊时，以湿浊困脾证为主，故用药偏重健脾分利，这是张泽生治疗水泻的常法，所谓"治湿不利小便，非其治也"。故临床上，在健脾药中加一二味利小便药，如泽泻、茯苓等。复诊时，因考虑患者还兼夹肝气郁滞，土为木侮，又当加入疏肝抑木之品。对这类证候，张泽生常喜佐乌梅炭、木瓜、白芍等，最后仍以参苓白术散加减治之。患者治愈后一年余，又因感冒而宿疾复发，再用健脾分利，5 剂后即恢复正常。

（撰稿人：徐陆周）

第七节　邱茂良

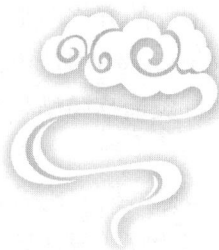

　　邱茂良（1913—2002），男，汉族，浙江龙游人，南京中医药大学教授、江苏省中医院主任医师。我国著名中医临床学家和中医针灸学家，现代针灸学科的创建人，1990 年被遴选为 500 名首批全国老中医药专家学术经验继承工作指导老师之一。曾任中国针灸学会副主席，中国针灸学会江苏省分会主任委员，原卫生部医学科学委员会委员，国家科学技术委员会中医组成员，原卫生部针麻专题委员会委员，第六、第七届全国政协委员，全国高等医药院校中医教材编审委员会副主任委员，中国国际针灸考试委员会委员，世界针灸学会联合会顾问，香港中医针灸学会顾问，阿根廷、加拿大中医针灸学会顾问，南京中医药大学国际针灸培训中心名誉主任、针灸系主任、名誉主任等职。精通中医内、外、妇、儿各科，对针灸学造诣尤深，在针灸医、教、研各方面成绩卓著。学术上最突出的成在于对针灸治疗急性病、传染病的开拓性研究，先后编著相关书籍 8 本，发表相关论文 17 篇。

一、学术经验

　　邱茂良教授内科习于张山雷，针灸师于承淡安。不但尽得其技艺，而且更重要的是继承了他们中西医结合的学术观点，并在 60 多年的医疗、教学、科研实践中加以丰富和发展，终于成为善于应用多学科知识的中西医结合大家。邱茂良教授认同先贤"勤求古训，博采众长"的观点，并认为在现代尤应广取西医学及现代科学相关研究之长，邱茂良教授将之称为"新学"的应用。"他山之石，可以攻玉"，采用中西汇通方式，更有利于研究中医、发展中医。

（一）"新学"汇通是针灸科学研究的必要途径

　　邱茂良教授认为，随着科学技术的迅猛发展和对生命科学的认识深化，针灸学科面临新的机遇和挑战，要使针灸事业发展，就必须紧跟时代步伐，采用现代医学和相关技术手段来研究针灸，阐明针灸的治病机制，使朴素主观的理论和防治经验客观化、现代化，以使我国针灸水平始终处于世界领先地位。因此，他大力推举采用中西医结合方法进行针灸的科学研究。

　　1. 传染病、疑难病是针灸科研的主攻方向　针灸科研的主攻方向在何处？邱茂良教授根据古代医学文献记载、几十年临证经验总结及社会的实际需求，提出将传染病、疑难病作为针灸科学研究的主要方向，进行突破。正因为从古至今针灸临床方面传染病、疑难病均未有大的进展，于是邱茂良教授从50 年前即开始致力于这方面的研究。20 世纪 50 年代初，他在全国首先开展针灸治疗肺结核之研究。古代虽有针灸治疗"瘰疬"的记载，但其确切疗效如何，不得而知，特别是近代明确肺结核是因结核分枝杆菌感染所致以后，人们对针灸能否治疗肺结核病产生了怀疑，加之该病又具有严重的传染性，故用针灸治疗的方式已很少。邱茂良教授从针灸治疗入手，开展了对传染病、疑难病的中西医结合科学研究，取得了单纯用针灸治疗肺结核 81.1% 的有效率的卓越成就，且与一系列西医临床指标对比，疗效显著。在针灸治疗肺结核之慢性传染病的研究基础上，邱茂良教授又把目光瞄准了针灸治疗急性传染病的研究上。

这些研究成果有力地证明了邱茂良教授把传染病作为研究方向之一的思想是正确的，它不仅说明针灸能治疗一般常见病，而且能够治疗急、慢性传染病，更重要的是拓展人们针灸科学研究思路。在疑难病的研究方面，邱茂良教授对诸如中风、食管癌、胆结石、肾结石、小儿麻痹后遗症等诸多疾病进行了广泛、深入的研究，成果累累。邱茂良教授用现代医学手段，积极大胆地开展科研，选择急性病、传染病、疑难病为突破口，逐步扩大研究范围，邱茂良教授不囿于前人之说，不循守门户之见，接受新知，开拓进取的学术思想，对我国乃至世界针灸科研领域产生了很大影响，其研究方向迄今乃至今后很长一段时间内都有实践意义。

2. 多指标、高水平是深层次针灸科研的基本要求 邱茂良教授在采用现代科学手段进行针灸科学研究的过程中，强调多指标、高水平、深层次的研究是其基本要求。他在每个阶段的针灸课题研究中，均充分采用当时最先进的诊疗技术和实验手段，保证研究成果在当时和其后较长时间内的领先水平及其较高的学术价值。所有课题都开展了大量的临床研究和动物实验，实验室指标涉及生理、病理，生化、免疫等各个方面，对探求疗效机制、阐明针刺原理、提高理论水平进行了系统、深入、有益的尝试。其多指标、高水平、深层次的研究，充分说明针灸不但能治疗慢性病，而且能治疗急性病、传染病、疑难病，为针灸临床治疗和科学研究开拓了广阔的前景。

3. 明确病证，保持特色是针灸科研的指导思想 邱茂良教授反复强调，开展针灸科学研究，要以辨证为核心、辨病为基础，始终保持和发扬中医、针灸的特色。以此为指导思想，将针灸科研作出思路、作出成果，才能西为中用，促进针灸、科研、学科的发展。过分强调辨病，本末倒置，丢弃中医、针灸特色，有碍针灸科研的深入开展和学科的发展。因此，他注意在针灸科研工作中辨证结合辨病，把保持和发扬中医、针灸特色放在首位。同时提出新的创见，即赋予本病中医针灸临床研究的新特色。

（二）"新学"应用是针灸临床治疗与发展的重要手段

邱茂良教授在"怎样研究针灸治疗"一文中明确指出："首先要搜集古人的经验疗法。因为针灸疗法，是由古代劳动人民数千年来的经验积累而成的，……大多有其真实的价值，值得我们效法。……其次是吸取现代的新知识。"邱茂良教授认为，中西医诊病各有所长，只有互相取长补短，才能提高疗效。他诊治疾病，施药用针，在强调整体观念的前提下，十分重视西医检查诊断方法的应用，提倡辨证与辨病相结合。

1. 巧合证病——辨病为前提，辨证为纲目 邱茂良教授临床一般先以西医诊断确定病名，然后再对西医的各病种按照中医理论进行分型，列出不同疾病在发展过程中证型变化之纲目。如病毒性肝炎，邱茂良教授将之分为湿热郁蒸、肝气郁滞、寒湿阻滞、热毒内炽、肝肾阴虚、气滞血瘀等，针对不同证型再分别采取不同治疗措施。他的西医辨病、中医辨证的思想，在内容、技巧、时间上，均开创了辨证辨病之先河。在治疗方法方面，邱茂良教授在以中医药、针灸为主的同时，善辅以西医学治疗方法，如对颈淋巴结核重症酌配抗结核药；肺炎重症酌配青霉素小剂量穴位注射；抢救垂体危象、心力衰竭等患者，皆针灸、中药、西药并用。

2. 精于诊查——理化寻指标，四诊共合参 邱茂良教授临证，重视西医理化检查。认为其有助于诊断的及时性、准确性，有助于补充中医诊察方法之不足，并且借用西医学诊查手段作为中医传统方法之外延、丰富，更是中医诊查方法现代化之必需。邱茂良教授还在诸多理化指标结果中进行分析、提炼，归纳出其与病、证之间的关联性，为中医的定性、定量的科学诊断服务。邱茂良教授同样精于中医的望、闻、问、切四诊，主张针刺前必先进行诊脉、辨气、睹色、察目、观态等诊查，在定位、明性、分型之后，才予下针用药。这与《灵枢·九针十二原》《灵枢·终始》《灵枢·本神》等篇所论述的诊查过程及要求是一致的。邱茂良教授认为，病有虚实，治分补泻，中医各科，莫不如此，针灸也不例外。"如没有详细的检查、正确的诊断，而盲目进行治疗，其后果是不堪设想的。……不仅要善于运用中医的四诊检查分析，进行辨证论治，而且要配合必要的西医学检查方法帮助诊断，使辨证与辨病结合起来，既可为针灸治疗提供依据，又可启发思路，为针灸治疗创出新路。"

3. 慎判疗效——检验分伪真，疗效是标准 对于临床疗效的判定，邱茂良教授一贯主张以客观指标衡量针灸疗效。不少疾病通过针灸等治疗，虽然症状悉平，体征已失，其差似瘥，但疾病并非痊愈，尚需参考西医学的检验指标。如针刺治疗急性细菌性痢疾，多数患者经过3~5天的针灸，均能很快消除症状，恢复体力，但部分患者大便细菌培养仍有可能为阳性，尚需继续治疗，必待大便连续3次培养均为阴性方可出院。

二、验案分享

（一）调和中气，活血化瘀法治疗十二指肠球部溃疡案

高某，男，40岁，驾驶员，1991年6月8日初诊。

患者以胃痛反复发作3年多来诊。据称3年前出差，患者因劳累太过，饮食失调而引起胃痛，由于条件限制，只服简便成药，临时减轻症状，后经医院上消化道钡剂造影检查，诊断为十二指肠球部溃疡，目前症状为胃脘痛，一般在饮食后2小时左右发作，进食后可暂时缓解，疼痛性质为胀痛或刺痛，局部拒按，嗳气泛酸，饮食减少，大便隐血检查为阳性，夜寐欠佳，形体消瘦，精神倦怠，面色少华，脉象细弦。据此分析，患者以劳倦伤脾，饮食失常伤胃，脾胃受损，中运无权，气机失调，故见脘痛、嗳气、饮食减少；由于中气虚惫，故得食少安；胃痛久延，气机久郁，气滞则血行失畅，引起瘀阻，伤及络脉，故见黑便，刺痛夜甚，局部拒按。病者反复发作3年，中气久虚，自不待言，治当补中，亦是常理，但目前大便隐血阳性，瘀阻于中为当务之急，急则治标，先宜调和中气，活血化瘀法。乃取膈俞、血海、三阴交等穴，用轻泻法以祛瘀宁络；取胃俞、中脘、足三里用平针法，缓缓行针，以调和中气，每日1次，连续10次，胃脘刺痛明显减轻，黑便已除，经复查，隐血试验阴性，可见瘀血渐化，病情缓解。刻下胃脘空腹时仍作痛，有时连及两胁，嗳气较多，泛酸仍作，大便转干，舌质淡，尖边微红，脉仍细弦。此瘀血虽化，而中气虚弱，肝气乘之，故见胁痛、嗳气等症，治当调补中气为主，疏调肝气佐之。取胃俞、脾俞、中脘、足三里为一组，以调补脾胃。另取肝俞、期门、行间为一组，以疏调肝气。上述两组交替使用，每日1次。连续2周后，胃痛显著减轻，胁痛、嗳气等症亦除，肝胃之气已见调和，唯不时仍有痛，温按较舒，饮食知味，量不多，舌淡，脉细弱，精神不振，四肢乏力，中气久虚，尚未恢复，治当调补，取脾俞、中脘、梁门、气海、关元、足三里、三阴交等穴，加减出入，针用补法，背腹部各穴，针后加灸，间日1次，连续1个月，临床症状消失，饮食增加，精神好转，经钡剂造影复查，龛影已消失。

按语：邱茂良教授单用针灸治疗胃及十二指肠溃疡百余例，对其疗效作了较全面的观察。经过分析，邱茂良教授认为，胃脘痛（包括溃疡病，下同）病位虽在胃，而与肝、脾关系密切。肝属木，为刚脏，喜条达，主疏泄。如肝气郁结，横逆犯胃，或中土壅滞，木失条达而乘脾犯胃，或肝郁化火而灼胃，或肝血瘀阻，胃失滋荣等，均可导致胃痛，故《黄帝内经》"木郁之发"和"厥阴司天，风气所胜"

等，皆为胃脘当心而痛之说。至于与脾关系，则因脾与胃互为表里，胃主受纳，腐熟水谷，以和降为顺，脾主饮食精微之运化与转输，以上升为常，两者在生理上相互配合，在病理上相互影响，如劳倦内伤、饮食失节、饥饱无常，每多脾胃同病，故胃病者兼见消化运输失常证候，因此治疗胃脘痛，必须从肝、脾、胃三者分别主次，辨证论治。

邱茂良教授从对较多病例的分析中认为，胃及十二指肠溃疡患者，往往由长期的精神、饮食、劳倦因素所引起，且多反复发作，脾胃受损，因此中气不足，脾胃虚弱，往往是其根本原因，故古人有胃痛多虚之说。由于中气虚弱，健运失常，气机失调，或土虚木贼而成胃脘胀痛，连及两胁，嗳气泛酸之证，气机久郁，气滞则血滞，久则留着为瘀，而见胃脘刺痛，入夜为甚，大便色黑等瘀阻之证；中气虚弱，中阳不振，阴寒内盛而成胃脘冷痛，得温则舒，口泛清涎，口淡无味，面色泛白等中寒之证；气机久郁化热，或灼伤胃阴而成为胃脘嘈杂作痛，有烧灼感，口干欲饮，大便秘结等胃热之证。故气滞、寒凝、瘀阻、胃热等均为实证。因此，治疗时必须掌握中气虚弱这个基本点，在调补脾、胃的基础上，根据证型分别论治，或治标或治本或标本兼顾，因证制宜。

针灸的处方配穴，调脾胃以各经之俞、募、原、合等穴为主，如胃俞、中脘、足三里、脾俞、章门、阴陵泉等穴；气滞者配期门、膻中、内关等；中虚者以中脘、关元施以灸法，以补火生土；血瘀者取膈俞、血海、三阴交等穴；痰湿者取阴陵泉、丰隆等穴，根据病情，加减出入，常能获得较好疗效。

（二）疏通肝胆气机，清湿热法治疗胆石症案

周某，男，28岁，林场工人。

患者以右上腹剧痛，向肩胛放射，呕吐、黄疸、高热2天而来治疗，自称右上腹阵发性剧烈绞痛，发则扰动不宁，呕吐不食，高热，巩膜与全身黄疸，小便短赤，口干欲饮。检查：上腹部压痛，无反跳痛，体温39.5℃。血象：白细胞高达12 000/mm³，中性80%。据称2年来，多次在医院检查，确诊为胆石症。舌红，苔黄腻。证属肝胆湿热内蕴，久则结而成石，肝胆气机郁结，故作剧痛，热邪鸱张，故见高热，胆汁外泄，故成黄疸。治当疏通肝胆气机，清湿热。目前先宜缓解剧痛，取穴为巨阙、不容、阳陵泉、太冲、曲池、合谷等穴，行提插泻法，反复行针30分钟，剧痛较为缓和，加用电针续治。连续2小时后，剧痛缓和，高热亦减。每日针治2次，次日体温38.8℃，剧痛转轻，不呕吐，能进流汁。续予原法针治，第3天淘洗大便中见有黄豆大结石数块，黄疸减退，诸症渐见好转。第5天又出现高热、黄疸、呕吐、胁痛等症状，一如初诊。仍用原法针刺，又排黄豆大结石多枚，症状又渐减轻。如此反复发作多次，最后一次，症状更为严重，患者胁痛更为剧烈，高热达40.0℃，上腹压痛。仍坚持以针刺治疗，一日3次，次日排石较多、较大，腹痛顿然消失，身热黄疸等亦相继退去，饮食渐见好转。此案前后反复腹痛、呕吐、黄疸等7次，共排出结石74块，经X线检查，胆囊与胆管均未见有结石，而告治愈。随访多年，未曾复发。

按语：对于胆石症绞痛发作者，必须使用提插捻转泻法，每日针治2~3次，多能控制疼痛，排石率达60%左右。临床上，针刺后如再次出现腹痛、发热、脉速、黄疸等，常提示结石已排出，应密切注意观察，如腹痛明显可适当使用镇静剂。

胆石症的治疗方法，近年来有所发展，除中西药物、碎石疗法等外，各地也有较多针灸治疗的报道。邱茂良教授临床治疗观察数十例，均取得一定的疗效，认为其作用主要有下列几个方面。

1. 止痛作用 所有患者，都以上腹部或胁部疼痛为主症，急性发作时常绞痛难忍，拒按。慢性者，则胁肋隐痛与胀感。应用针灸，对疼痛有控制或缓解作用，针刺穴位以巨阙、不容、期门、日月、足三里、阳陵泉、太冲等穴为主，进针后，捻转行针，要求快而有力，下肢穴位要深刺，行提插捻转泻法，反复行针后，一般疼痛可以缓解，应再留针观察，可留30~60分钟或更长。或用电针持续行疏密波，以

维持针感；慢性胁肋胀痛者，可先针太冲穴，行提插法，加强针感，反复行针，一般可以好转，如无效，再取不容、巨阙、阳陵泉等穴，针刺得法，见效较快。

2. 改善消化道症状 一般患者，急性发作时，多见恶心、呕吐，不能进食，黄疸等，呕吐者加内关，黄疸甚者加阳纲，皆用泻法，大便不整者，可加天枢。

3. 排石作用 据观察，针刺排石有一定的适应证。

（1）无严重梗阻，胆管内结石或肝管、胆囊泥沙样结石。

（2）症状较轻，无严重并发症的胆管内较大结石。

（3）胆囊内结石，直径在 1cm 以下，胆囊收缩功能良好。

（4）肝内广泛小结石，手术难以取尽者，或手术后胆管结石复发者。据观察，泥沙样结石易于排出，但不易排尽，病程短，无严重并发症，在急性发作时，因势利导，效果较好。

（三）疏解表邪，清宣肺热，化痰定喘法治疗哮喘案

周某，男，36 岁，1992 年 4 月 12 日入院。

患者有哮喘病史，不时发作。5 天前哮喘又作，入院时患者恶寒发热，体温 38.5℃，微有汗出，浑身酸痛，哮喘夜甚，倚息不能平卧，喉有痰声，痰白稠，咳吐不畅，口干欲饮，溲黄，苔白腻，舌红，脉浮滑而数。听诊肺呼吸音粗糙，可闻哮鸣音。理化检查：白细胞 4 000/mm^3，中性 79%，淋巴 21%；胸部 X 线检查（－）。证属哮喘宿恙，感受风寒而引发。病经 5 天，虽有小汗，表仍未解，痰浊内蕴化热。治当疏解表邪，清宣肺热，化痰定喘。

针灸处方：外关、合谷、风门、天突、尺泽、丰隆。

操作方法：先针外关、合谷两穴，用提插泻法，反复行针，增强针感，以发汗解表；再针风门，针尖向脊柱斜刺；针天突，针尖向下斜刺，使针感向胸部扩散。尺泽亦用紧提慢按手法，以清泄肺中痰热；最后针丰隆，反复提插，使针感下达足背，行留针法，每日 1 次。

上方连针 2 天，寒热退去，喘逆渐平，咳痰较畅，胸闷较舒，唯咳嗽频频，痰稠且多，舌苔转薄。此乃表邪已去，痰热未清，再拟清宣肺气，泄化痰热。

针灸处方：肺俞、中府、尺泽、天突、足三里。

操作方法：肺俞、中府浅刺，行捻转手法，针向右转，加快频率；尺泽、足三里均行紧提慢按法，针天突如前，留针反复行针，每日 1 次。1 周后喘平咳止，痰浊亦少，全身症状改善，苔、脉均转正常。听诊两肺呼吸音清晰，乃取肺俞、脾俞、气海、足三里等穴调补肺脾以善后。

按语：本证为风寒束于表，痰热蕴于肺，故先取外关、合谷以发汗解表；取风门既能祛风，又能宣展肺气；再取天突以平喘降逆。《素问·骨空论》谓："其上气有音者治其喉中央，在缺盆中者"，此处即指天突，可见本穴自古即用于降逆平喘；再取肺经合穴以泻肺热，取丰隆以祛痰热，表里兼顾。俟表证一除，继取肺俞、中府、俞募同用，行泻法以宣肺顾气，取尺泽清泄痰热，足三里理脾祛痰，天突止咳降逆。

（撰稿人：连晓阳）

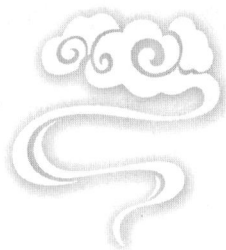

第八节　许履和

许履和（1913—1990），男，汉族，江苏江阴人，中医外科主任，主任医师，教授，硕士生导师。他曾兼任江苏省中医学会常务理事、顾问，《江苏中医杂志》编委、顾问等职。

许履和临证五十余载，善治一般感染、全身感染、乳房病、男子前阴病、急腹症、耳鼻咽喉病、皮肤病、外周血管病等，以精于辨证论治，内外并投、外病内消见长。他曾公开发表的主要学术论文66篇，其中，"许履和乳房病诊治和教学经验计算机应用软件"及"中医治疗慢性前列腺炎的临床研究"均为江苏省重点科研项目。

1913年10月27日，许履和出生于江苏省江阴县北渚镇。入小学和私塾学习，他天资颖悟，少小即露头角。15岁时，他家道中落，弃学经商，游于沪上，越二载，工厂倒闭，遂返回桑梓，从父学医。其父锦昌公，精于外科，名震乡里。许履和自幼耳濡目染，尽得其传。他学习刻苦，治学严谨，曾立下誓言："学医不精，不若不学医。"许履和在读书时要求自己做到"三到"——眼到、口到、心到，他熟读的医籍不下百余种，读书既多，求理亦深。

许履和将清代名医曹仁伯先生之遗训："医者存心，需视天下无不可治之病，其不治者，皆我之心未尽尔"作为座右铭，一生中对中医学术精研不止，先跟随其父学医，后又至上海，拜江阴名医朱少鸿先生学习内科，及至后来悬壶乡里，果然德术超群，屡起沉疴，活人无数。其对患者有割股之心，治病不论贫富，详审精密，检阅方书，几废寝食，大症、危症及奇难杂症，一经诊治，悉能应手取效，声名卓著。

中华人民共和国成立后，他先后至江阴县中医进修班及江苏省中医进修学校进修学习，每年都被评为"优秀学生"。1956年结业后，他留在南京中医学院，负责创建南京中医学院外科教研组，任外科教研组副组长。

在教学中他建树良多，主编出版中华人民共和国成立后最早的中医外科教材——《简明中医外科学》。1960年和1963年，两度出席全国中医学院统编教材编审会，其中病因病机、辨证论治等内容，均由许履和主笔。1987年，指导其学生徐福松撰写的"中医外科论证报告"，获得"全国普通高等院校医药本科中医类专业目录修订论证会"一致通过，为南京中医学院设立中医外科专业作出了不可磨灭的贡献。

20世纪60年代初，许履和治脱疽（血栓闭塞性脉管炎）的验方"顾步汤"，后由顾亚夫、杨秀冰等进一步研制成新药"通塞脉"片、"脉络宁"针剂，获全国科学大会奖，近年已被国家列为急诊必备中成药。1988年"许履和乳房病诊疗系统"获江苏省科委优秀软件奖。

为了培养后学，他不遗余力，倾囊相授，在他的精心培养之下，他的外甥、师带徒学生——徐福松主任医师，在学习和继承许履和学术经验基础上，致力于男性病学术研究，创建和发展了中医男科学，是江苏省中医院中医男科的创始人，并创立了系统的中医男科学诊治理论，概括出"腺、性、精、育"四大主症作为男科疾病病谱的纲领，堪称别树一帜，成为我国著名的中医男科学家。

一、学术经验

许履和强调外科实从内出，尝谓："外科必本于内，外病与内病，每每同时并存或互为因果。"他推崇高秉钧《疡科心得集》中风性上行，湿性下趋，气火俱发于中的理论，首次提出中医外科病的发病机制为"上风、下湿、中气火"，"审部求因"是外科辨证的一般规律。他非常重视经络学说，认为治病必先明辨经络，审经求治，按经用药，是外科治疗的基本法则，力主将温病学说应用于外科临床，尤其是"毒攻五脏"治法，可以开后人无数法门。许履和遇初诊患者，追本穷源，不厌其烦，力求得出真谛。他对妇女患者及疑难杂病，多从气血论治，兼症、夹症，面面顾及。在药物治疗的同时，他也不放松精神治疗，"畅怀于服药之先"，以收相得益彰之效。许履和处方用药，轻清灵动，平中见奇。外用药则量体裁衣，恰到好处。他选择剂型及给药途径、方法等，亦颇具巧思。

许履和指出，走黄是疔疮的变证、逆证，属现代医学的全身感染，不能以传统的局部"护场"破坏与否诊断疔疮走黄与否，而当以全身症状作为主要依据。并揭示判断预后三要点为：①观察局部与全身症状，以全身症状为主；②观察发热与神志情况，以神志情况为主；③脉症合参，以脉象变化为主。许履和治疗走黄四大法为：①大剂清解；②芳香开窍；③导热泄毒；④拔疔消肿。

许履和率先论述了腺体疾病与中医肝、脾、肾三经关系最为密切。他认为，"气"是腺体肿块之根；"火"是腺体肿块之源；"痰"是气火之果，治疗着重掌握理（理气）、清（清火）、化（化痰）三法，喜用海藻、昆布等软坚化痰之品，并投以"十八反"中有关相反药，如海藻与甘草同用，以增强其化痰消肿作用。

许履和提出梗阻性疾病以"痛、胀、吐、闭"为四大主症，病变症结在胃者亦复不少。盖胃居中州，为三焦之枢纽，升降之通道，凡湿热中阻，胃气上逆者，均可使用苦辛通降法，常用方剂如左金丸、半夏泻心汤、温胆汤加减。中州郁聚之湿热得解，上下壅遏之气机得畅，则吐者能止，痛者能定，胀者能松，闭者能通，不投通里攻下之剂而梗阻症状自解。

历年来，许履和开展诸多临床研究。如早年主持以骨痨汤为主治疗骨与关节结核的研究，突破了传统名方阳和汤温经通络法则，其对病因病机总趋势的阐述，被第四、五、六版全国中医外科统编教材所引用。他的临床研究，如半丁合剂治疗一般感染；塞鼻疗法治疗急性乳腺炎；浸泡疗法治疗指骨骨髓炎；红黄合剂治疗单纯性阑尾炎；藿黄浸剂治疗手足癣；消风合剂治疗过敏性皮炎；鼻渊合剂治疗急慢性鼻炎等，均经一定数量预试验，取得显著疗效，为尔后有关临床研究提供了借鉴。

（一）论外科扶正化毒法的应用

外科扶正化毒法，属外科"托法"的范畴。有关扶正化毒之方，大致可分为三种类型：一为补气血合化毒，方如四妙汤、加味四妙汤、透脓散、托里散、托里消毒散、托里透脓散等；二为滋阴津合化毒，方如滋阴内托散、竹叶黄芪汤等；三为温阳气合化毒，方如阳和汤、回阳三建汤、内补十宣散等。其中以第一类应用最为广泛。

扶正化毒法是扶正与化毒并施的治疗法则。许履和个人常喜以四妙汤或加味四妙汤施用于临床。盖外科临床出现的虚证，每以气血不足为多见，主要有三种转归：一为气血虚而不能托毒外出，久未成脓，或溃后不易脱腐收口；二为气血虚而毒不化，炎症久不消退，处于僵持状态；三为气血虚而毒气走窜，致部分化脓性感染（如多发性疖子、转移性脓肿等）此愈彼起，缠绵不断。全身出现四大主症，分别是发热不退；面色少华；舌质淡红；脉细弱无力。凡外科临床之疖、痈、颈淋巴结炎、乳腺炎、多发性脓肿、骨髓炎、阑尾炎、炎性包块、复杂性瘘管等，不论早、中、晚期，已溃、未溃，只要见到既有正虚，又有毒恋的病机，悉可施用本法。《外科真诠》载：加味四妙汤主治"阴证初起"之属于气虚者，"来势缓慢，清冷坚硬，皮色不变"。而从该方的药物组成来看，黄芪补气，当归、白芍补血，银花、甘草解毒，川断通络，香附理气，穿山甲甲片（现已禁用，下同）、皂角刺攻毒，以适用于气血两亏而兼有热毒的"正虚毒恋"之候。

扶正化毒法可用于疮疡初期，如患儿陈某，男，12岁，患多发性疖子3天，发热口渴，面色少华，脉细舌淡，投四妙汤3剂即消，再投5剂，未再复发。

扶正化毒法也可用于疮疡中期，如张某，女，14岁。右侧颈淋巴结肿痛半月余，伴有发热，经注射青、链霉素后，发热不退（体温38.9℃），淋巴结肿痛仍甚。诊得颈部红肿如鹅卵大，按之明显波动，周围尚硬，面色少华，脉细，舌淡苔薄，时有汗出。此属正虚毒恋，内脓已成，当予切开。因患儿畏惧，始用青敷药外敷，内服加味四妙汤加减，处方：生黄芪、当归各10g，白术芍各6g，夏枯草、连翘、赤芍、银花、皂角刺各10g，炒山甲甲片5g。服药4剂，右颈淋巴结肿痛明显好转，范围缩小如白果，按之尚有波动。原法续治3天，急性炎症基本消退，按之无波动感，质地转硬。周围余肿未消，原方加海藻、昆布各10g，服3剂后痊愈。此例用扶正化毒法，敷料也起到了消法的作用。

扶正化毒之妙，不但有化毒的一面，同时有扶正的一面，两者相辅相成，较之单一的扶正或化毒为优。扶助正气可以增强人体内在的抗病能力，达到抑菌或杀菌、控制感染、消除炎症的目的。扶正与化毒相结合，可使邪正相争朝着有利于"正"而不利于"邪"的方面转化，从而收到抗感染的预期效果。

（二）论中医抗感染的方法与实践

感染是指细菌侵入人体后引起的炎症反应。中医学受历史条件的限制，不可能认识到像细菌一类的致病因素。如喻嘉言说："疮疡之起，莫不有因。外因者，天时不正之时毒也，起居传染之秽毒也；内因者，醉酒厚味之热毒也，郁怒横决之火毒也。"许履和认为，"毒邪"是外科感染的主要致病因素，如急性感染称热毒，破伤风称风毒，烧伤称火毒，下肢感染称湿毒，蛇咬伤称蛇毒，大头瘟和疫疔称疫毒等。抗感染的范围不仅指清火（清热）解毒一法，还包括祛风毒、化湿毒、辟秽毒、化痰毒、抗癌毒等。

中医学抗感染分内治和外治两种。前者就是内服中药亦即全身治疗；后者如贴膏药、贴敷药、熏洗、浸泡等，即局部治疗。其他如针灸疗法抗感染，对急性阑尾炎、急性乳腺炎、急性菌痢等，疗效基本肯定。本院的芫花根皮塞鼻疗法，对早期急性乳腺炎的消散率达90%以上。

1. 抗感染与消托补

概括中医中药抗感染的内容和手段，主要为中医外科的"消、托、补"三法。感染早期用消法，感染中期用托法，感染后期用补法。

消法：适用于感染初期，即祛邪的治法，使早期尚未化脓的炎症局限、吸收、消散。消法包括局部治疗及内服药、针灸、塞鼻等全身治疗。

托法：适用于感染中期，是扶正、祛邪并进的方法，能够加速炎症的局限或化脓，以免邪毒内陷生变。因为疾病中期是感染发展到了极期，邪正相争激烈，一旦出现人体气血两虚，抗病能力低下，毒盛正虚，正不胜邪，不能托毒外出时，可见疮形平塌散漫、难溃难腐等症，若不及时处理，可致邪毒走散，感染扩及全身，形成走黄或内陷（败血症），频现恶逆之症，发生中毒性休克而危及生命。托法的作用，在于扶助正气，增加机体的抗病能力和免疫力，托毒外出，以便克服炎症，度过感染中期，有的正胜邪却而消散吸收，有的肿疡溃破，脓毒外泄而向愈。

补法：适用于感染后期，是用补虚扶正的药物，消除各种虚弱或衰竭现象，恢复人体正气，助养新肉生长，促进疮口早日愈合。因为人体经过感染的全身和局部消耗，常常出现阴阳的失调，尤其以阴津亏损（热灼津伤）、脾胃虚弱（痛伤胃气）、气血不足（疮耗气血）为多见，局部常见脓水清稀或渗血，肉芽苍白或红赤，疮口久不收敛等，分别给以滋阴生津、扶脾醒胃、补益气血、温阳散结等法来纠正其阴阳的偏衰，促进疮口早日愈合。其他如针灸疗法中的补法，外用药中的补法。

在运用消、托、补三法时，还必须根据患者的素质、临床症状和体征，加以选择。如感染初期已现虚象时，即应考虑托、补两法，感染后期正气不虚时，亦不是非补不可。必须审证求因、审因求治，辨证施治，灵活运用。

2. 抗感染的临床应用要点

（1）循经治疗是抗感染的基本法则：经络学说不仅是针灸疗法的理论基础，而且对中医中药抗感染亦有一定的指导意义。在感染部位进行针灸，是为了疏通经络，调和气血，加速局部血液循环，增强局部抵抗力，加快炎症的消散吸收过程。如深部脓肿，在脓肿的中心及四周针刺3~5针，强刺激，疾刺疾出，然后再贴发散膏药（或敷药），能使不少患者立减其酸痛感；急性乳腺炎，在两乳房间的膻中穴及肩背部的肩并、天宗穴针刺加烧针尾，对早期患者，消散吸收率达95%。

在感染部位的远处循经取穴，进行针刺或放血，通过经络的传导，来调整机体的抗病能力，从而达到泻热解毒，减轻症状，控制感染的目的。如牙周炎、牙关紧急，可以针刺合谷穴（左右交替取穴）；急性扁桃体炎，咽喉肿痛，可用三棱针在少商穴点刺放血；面部疔疮可在背部寻找红点挑刺，及针刺百劳、大椎、合谷穴，并在委中穴静脉处用三棱针放血；红丝疔（急性淋巴管炎）可在线条状的红色皮肤上每隔一寸针刺一针，或在红丝尽头针刺放血；胆囊炎（胆结石）、胰腺炎，可在支沟、阳陵泉、足三里等穴针刺；急性阑尾炎等，可在曲池、阑尾穴针刺，强刺激，留针时间宜长等，均有理气活血，通腑泄热的作用，可在不同程度上增加脏腑功能，促进炎症的局限和吸收。

按经选方用药。清代王旭高曾归纳"三焦火、五脏六腑火"的治法及用药，谓："上焦火黄芩、桑白皮、甘草，甚则石膏；中焦火黄连、甘草；下焦火黄柏、知母。肺火黄芩、麦冬；心火犀角（水牛角代）、川连、甘草；肝火羚羊角（山羊角代）、龙胆草、山栀、青黛；脾火川连、防风、山栀；肾火知母、黄柏；大肠火条芩、槐花；小肠火木通、鲜生地；胆经火龙胆草、苦参、猪胆汁；心包火犀角（水牛角代）、连翘、牛黄；膀胱火黄柏、车前子；三焦火山栀为主。"可以作为外科抗感染归经用药的借鉴。

（2）分部用药是抗感染的一般规律：分部用药，就是分上、中、下三部用药。古人根据"风性上行、湿性下趋、气火俱发于中"的理论，除了清火解毒抗感染以外，凡人体上部的感染，要考虑到祛风、散风；人体中部的感染，要照顾到理气、清火；人体下部的感染，要注意到化湿、利湿。这是清代名医高秉钧有价值的发现。他说："在上部者，俱属风温、风热，以风性上行故也；在下部者，俱属湿火湿热，以水性下趋故也；在中部者多属气郁火郁，以气火之俱发于中也。"这种审部求因、审因求治的方法，反映了抗感染的一般规律。

上部病（指头面、项部的急性感染）：如面部丹毒、面部蜂窝织炎、牙周炎、流行性腮腺炎、急性颈淋巴结炎等，所用的牛蒡解肌汤及普济消毒饮除有清热解毒的药物外，还有牛蒡子、薄荷、荆芥、炙僵蚕等疏风散邪之品。

下部病（下肢急性感染）：如下肢丹毒、蜂窝织炎、急性骨髓炎等，常用五神汤、萆薢渗湿汤，除了清热解毒的药物，还有萆薢、防己、赤茯苓、车前子、薏苡仁、泽泻、通草、滑石等化湿利湿之品。

中部病（胸胁部的急性感染）：如腋窝淋巴结炎，胁肋部的痛、脓肿，常用柴胡清肝汤、栀子清肝汤，都有疏肝理气清火之药；急性乳腺炎所用桔叶瓜蒌散及和乳汤，除含有清热解毒的药物外，还有青皮、香附、柴胡、山栀等清肝理气之品。

分部用药还需结合病史、局部症状及全身情况，进行综合分析，要考虑到发病部位与发病原因的关系，如下部病者有表证还需解表；中部病夹湿还需化湿，中部病无气郁火郁之征，也不一定要理气解郁。还要根据夹瘀、夹痰等兼证，分别加活血通络、化痰软坚等治法。

（3）扶正化毒是抗感染的重要环节：外科感染出现的虚证，主要是气血不足，因为"脓液为血之所化"。气血不足，有三种归宿。①气血虚而不能托毒外出，迟迟不化脓，溃后也不易脱腐收口；②气血虚则毒亦不化，炎症既不吸收，也不溃破，处于僵持状态，临床表现为僵块不消；③气血虚而毒气走窜，致部分化脓性感染（如多发性疖）此愈彼起，缠绵不断。全身表现有四大主症，分别是面色少华，精神不振，脉细弱无力（细为血虚，弱则气虚），舌质淡红。扶正化毒之妙，不但有化毒的一面，更有扶正的一面。它更注重内因的作用，较之单纯地用药物抗菌消炎有更多的优点。

扶正化毒的方剂很多，如托里消毒散、透脓散、排脓散等，不下数十余种，许履和临床习用的是"四妙汤"（生黄芪、当归、银花、甘草）。四妙汤系《医宗说约》方，组方虽简而扶正化毒之功甚佳，如初起焮痛口渴，可加天花粉，对于正虚毒恋，窜发不已的多发性疖肿，能收到良好的效果。至于其他痛、疽、流注等症，只要符合上述气血不足的主要表现，均可以"加味四妙汤"治疗。此方原出于清代邹五峰《外科真诠》（生黄芪、当归、川断、炒穿山甲甲片、皂角刺、炒白芍、银花、香附、生姜）。方中黄芪、当归、白芍补气血以托毒，皂角刺、炒甲片通络透脓，香附、川断理气消坚肿，用之得当，未化脓者能消散吸收，已化脓而难溃者能托里透脓，此愈彼起者能控制复发，僵块不消者能消坚肿。

（4）温病学说是抗感染的重大发展：高秉钧等内外科医家将内科的温病学说运用于外科的抗感染。其在《疡科心得集》中指出："疡科实从内出"，又说："向使内无郁热蕴蓄于中，外无热侵袭于内，则肌肉流畅，气血和平，痛何从生，疽何从作乎。"根据叶天士《温热论》中的"在表，初用辛凉轻剂，夹风加薄荷、牛蒡之属"，高秉钧创用牛蒡解肌汤。并且考虑到温热之邪容易耗阴伤津的特点，在抗感染中十分重视顾护阴津；对外症溃疡，不主张多用补托法，而仿温病善后意，从和营扶胃，清理余邪法调理，以免留邪之弊。

叶天士治湿病，用苦辛温治寒湿，苦辛寒治湿热，概以淡渗佐之。高秉钧对下部疮疡，以湿热论治，所订萆薢化毒汤、萆薢渗湿汤，都是由此而出；流注以往只有余毒流注和瘀血流注两种，高秉钧则将温病学说运用于临床，独创"暑湿流注"一型，丰富了中医对流注的认识。

尤其是"毒攻五脏"的治法，更是温病学说运用于外科抗感染，特别是治疗全身性化脓感染的重大发展。《疡科心得集》说："外证虽有一定之形，而毒气之流行亦无定位，故毒入于心则昏迷，入于肝则痉厥，入于脾则腹疼胀，入于肺则喘嗽，入于肾则目暗手足冷。"说明毒邪走窜的途径及侵害的部位不同，发生的症状各不相同，相当于毒血症、败血症、脓毒血症。

（三）论辨邪之轻重与经络部位治疗皮肤病

皮肤病的起因，主要为风、湿、热三邪。风胜则瘙痒，湿胜则糜烂，热胜则灼痛。若湿热之邪化燥伤津，津枯血燥生风则可出现虚证，用药当有所区别。如接触性皮炎，仅见皮肤瘙痒，可用验方保肤散（煅炉甘石、煅石膏、飞滑石各600g，煅赤石脂300g，共研细末）外敷，内服银花、绿豆衣、野菊花、连翘、生甘草轻清发散；若见周身红疹瘙痒，但皮疹无渗液糜烂，舌尖红，苔微黄，可用黄连解毒汤加减，药用黄连、黄柏、黄芩、山栀、玉泉散（包）、银花、绿豆衣、大青叶、连翘、牡丹皮、苍耳子、地肤子，以清热解毒为主；若见周身皮疹紫红，有丘疹水疱，微有渗液，可外用保肤散调敷，内用清热渗湿汤加减，药取鲜生地、淡竹叶、焦山栀、川柏皮、茯苓、冬瓜皮、五加皮、连翘、野菊花、赤芍、板蓝根、芦根、灯心草，以凉血散风祛湿。辨治合宜，均可取得较好的疗效。

许履和认为治皮肤病的要点有三：一是疮在皮肤，则当用药轻而扬之，使邪有出路；二是瘙痒明显，当属风胜，注意使用虫类和活血类药物，取搜风通络，血行风自灭之意；三是要注意局部合理用药，使药性直达病所，以助驱邪之力。

（四）论治疗男子前阴病，实则治肝，虚则治肾

男子前阴诸病之成，或因肝气郁结，湿热下注；或因肾阴不足，阴虚火旺；或因脾失健运，湿痰留滞。其中以肝、肾关系为大，许履和提出了治疗男性病"实则治肝，虚则治肾"的原则。

1. 实证多为肝经湿热下注，如囊痈（感染）、脱囊（急性感染坏疽）、子痈（急、慢性睾丸炎或附睾炎）、睾丸之系肿痛（精索炎、精索鞘膜积液合并感染），以及急性前列腺炎等。若湿热症状明显，则用龙胆泻肝汤加减；若肝经气滞，则用枸橘汤（枸橘、川楝子、青皮、陈皮、赤芍、泽泻、甘草）加减；如夹血瘀则用枸橘汤加桃仁、红花、泽兰、山甲或七厘散等。

2. 虚证多为肝肾不足、阴虚火旺所致。虚火妄动，或扰动精室，见遗精、滑精、尿浊等症，或迫血妄行，见血精、房事后血尿等；或炼液成痰，见子痰（睾丸、附睾结核）等，治疗多从滋阴降火。如血精一症，许履和每用二至地黄汤（即二至丸合六味地黄汤）加减。使用时，常改熟地黄为生地黄，重在滋阴凉血，肝火旺者，以白芍易山萸肉，取其酸寒以助凉血之力，兼见盗汗者，加糯稻根补虚敛汗，如见小腹胀，尚可加乌药入肝肾之经，行气止痛。

二、验案分享

（一）胆囊切除术后腹腔感染案

易某，女，65岁。

患者因慢性胆囊炎、胆石症急性发作，于1978年7月17日在某医院行胆囊切除、胆总管探查术，术中见胆囊内有结石2枚。术后第5天起，患者胆汁流量突然减少，巩膜黄染加深，发热，体温升高（体温39℃），血白细胞增至20 000~40 000/mm^3，脉搏加快（120次/min），同时出现呼吸困难，咳嗽，伴有多量白色黏液，不能完全平卧。术后第7天，又伴腹泻黏液，每日7~8次，腹不痛，乃转入某医院作进一步查治。经查，诊断为：①胆囊切除术后腹腔感染；②右下肺炎；③肠道感染；④心力衰竭。

入院后即予输液、输血，并用呋喃唑酮、小檗碱、卡那霉素等治疗；又经院内会诊决定，于入院当晚作剖腹探查，发现外溢胆汁性脓液约200ml，证实为局部脓肿，弥漫性胆汁性腹膜炎，作"T"管引流与腹腔引流术。

术后先后组织3次院外会诊，经支持疗法（输液、输血、输注人血白蛋白），抗感染（大剂量青霉素、卡那霉素、庆大霉素、氨苄西林及大蒜素等），激素（氢化可的松、地塞米松），纠正心衰（毒毛花苷K）及氨茶碱、糜蛋白酶等治疗，胆道、肠道、肺部感染均改善，心衰情况亦好转，先后拔除"T"管及双套引流管。但腹腔感染情况严重，高热持续不退；血象：白细胞13 000~40 000/mm^3，中性粒细胞87%~95%；创口分泌物及胆液培养，均分离出大肠杆菌、副大肠杆菌、绿脓杆菌，药敏试验显示全部抗生素耐药。于9月23日请我院外科参加大会诊，会诊决定，鉴于抗生素全部耐药，除输液外，停用一切西药，单以中药治疗，以观动静。

此病自手术以后，患者局部症状渐消，唯身热不解（体温39.7℃），恶寒后即发热，精神不振，汗多，口渴喜热饮，小溲黄热，纳谷呆钝，口中有时泛甜，舌苔薄白，舌质红而龟裂，脉数不静。据此辨证，乃由热毒未尽，而气阴渐伤，冀其热不复起，方可渐入坦境。拟用扶正化毒法，处方：生黄芪、

当归、白芍各10g，西洋参（另炖代茶）3g，细生地12g，鲜石斛、麦冬、佩兰、青蒿各10g，黄芩6g，黄连3g，银花10g，蒲公英、败酱草各15g，竹叶10g，芦根30g，茵陈10g。3剂。另保持引流管通畅。

9月28日二诊，患者近4天体温已恢复正常，精神较前转好，面色亦好转，唯纳谷不馨，闻油腻泛泛欲吐，夜寐盗汗，小便黄，舌红转淡，尚有龟裂，口甜除，口渴减。证系阴津不足，毒邪未尽，心阴亏乏。再拟扶正化毒之法，处方：西洋参（另炖代茶）2g，鲜石斛12g，黄连粉2g，生黄芪、当归各10g，白芍6g，细生地、银花、茯神各10g，煅牡蛎（先煎）20g，竹叶、蒲公英、败酱草各10g，竹茹、陈皮各5g，浮小麦10g，生谷芽（煎汤代水煎药）30g。3剂。

药后患者发热偶有小波动。再拟益胃阴、解余毒，调理1个月，患者体温、血象正常，黄疸消退，胆液与创口分泌物培养转阴。

11月12日拔除腹腔引流管，引流口闭合。观察1周，情况良好，乃于1978年11月19日痊愈出院。

按语：患者年近古稀，时值夏秋，迭经手术，壮热不退，口渴泛甜，溲黄汗多，脉数，舌红龟裂。证属气阴两虚，暑湿逗留，与薛生白《湿热病篇·湿热伤气》条"四肢困倦，精神减少，身热气高，心烦溺黄，口渴自汗，脉虚者"暗合，故以四妙汤合清暑益气汤加减，前后数剂，两月之高热竟得控制，病得痊愈，此诚扶正化毒之效验也。

（二）男子乳房发育症案

王某，男，41岁，已婚，干部，1959年7月8日初诊。

患者于1958年开始，两乳晕部结核，逐渐长大，在某医院诊断为"男性女乳"，建议手术治疗，患者未同意而来我院诊治。诊得两乳晕部结核，大如鸡卵（范围5cm×5cm），呈扁平形，凸出皮肤，如妇乳状，压之疼痛，皮色不变。先服叶氏秘方2个月，结核缩小1/3，以后再不缩小，至第3个月时，询得患者素有遗精，其右侧眼眶下黧黑，舌红少苔，辨证为肝虚血灼，肾亏精怯，痰气结聚所致，遂转以归芍地黄汤治之。处方：1.山萸肉4.5g，生地、熟地各12g，怀山药9g，粉丹皮6g，福泽泻9g，云茯苓9g，当归身6g，大白芍6g，川贝母6g，左牡蛎15g。2.小号八将膏贴两乳晕部结块上，1个星期换1次。

上法连治半年，患者两乳晕部之结核全部消散，而右目眶下之黧黑亦得退清，追访4年半，未见复发。

按语：对于男子乳房发育症，叶天士列有"秘方"一张，其药为：鲜橘叶、夏枯草、童便、制香附、青皮。从其药性来看，是从疏肝理气着手。但是，男子由肝虚血燥、肾亏精怯所致者，亦复不少。若男子性急多怒，肝火下吸肾阴，或房欲过度，肾精从之内亏，气血不和，筋脉失荣，每可形成本病。通过临床观察，叶氏秘方对肝气郁结者用之有效，而肝肾阴虚者，宜用归芍地黄汤。本例从叶氏秘方治疗3个月，始有效而后无效，缘患者平素遗泄，阴虚火旺，转用六味地黄汤以滋阴降火，加归芍以养肝血，佐川贝、牡蛎以化痰软坚，药病相符，是以有效。

（三）附骨痰案

包某，男，65岁，已婚，职工，1961年1月3日入院。

患者于1960年11月，发现左髋关节行走时疼痛，不红不肿，压之疼痛，皮色不变，并有低热，怀疑为"痹证"而来我院内科就诊，先后服用过乌头汤、阳和汤等，1个月未见效，即做X线检查，见左髋关节间隙模糊变窄，左髋臼亦有轻度骨质破坏现象。诊断为左髋关节结核，病变呈进行性，乃转来我科治疗。当时局部漫肿色白，疼痛剧烈，脉来弦数，舌质红，苔糙白，口中干，小溲黄，午后潮热，面部升火，辨证系肝肾不足，筋骨空虚，风寒外袭，邪伏既久，化而为热，腐蚀骨质，而成附骨流痰之候，先服骨痨汤、五味龙虎丸、断龟片等，连治4个月，诸症未减，乃改用地黄二至汤加减施治。处方：1.大生地 12g，山萸肉 9g，粉丹皮 9g，怀山药 9g，云茯苓 9g，福泽泻 9g，旱莲草 9g，女贞子 9g，怀牛膝 9g，川断肉 9g，当归 9g。2.五味龙虎丸，每服 3g，一日 2 次。

上方仅服 3 剂，面部升火即减，舌红转淡，舌苔转润，局部疼痛减轻；1 个半月后局部肿痛大减，全身症状消失；再服 1 个月，局部肿痛已除，能扶杖行走，全身无不适。X 线复查示：左股骨头呈明显破坏，该部已有骨质增生，部分呈骨性融合，轮廓亦较清晰，病灶稳定。再按原法巩固半月余，于 1961 年 9 月 16 日基本痊愈出院。

按语："附骨痰"一名流痰，古人常与流注、附骨疽混为一谈，今人习以骨痨名之，即现代医学所称的骨与关节结核病。其临床特征历代外科医书均有记载，为医者所熟知，故不复赘。关于它的成因，都承认是肾阴不足，风寒袭人，久之寒化为热而成。一般采用阳和汤温经通络治疗。《马培之外科医案》曾提出"肝肾虚热，阴精被耗，骨枯髓减，宜以地黄汤合二至丸"，我们宗马培之之说，用六味丸以滋养肾阴，药中病机，乃获效验。

（撰稿人：朱永康）

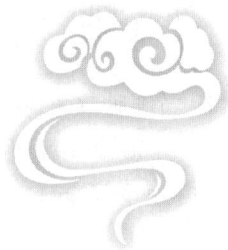

第九节 邹良材

邹良材（1910—1988），男，汉族，名家栋，江苏常熟人，主任医师，教授，硕士生导师，全国著名中医肝病专家。

邹良材就读于常熟孝友中学，毕业后即攻读英文。1927年春，邹良材拜常熟名医陆敬臣为师，立志悉心探究岐黄奥秘。1931年，他开始挂牌行医，渐名闻乡里。1956年3月，邹良材受成立不久的江苏省中医院邀请，就任内科主治医师，并于1964年升任副主任医师，1978年晋升为南京中医学院副教授，1980年又升任内科主任中医师。

邹良材临床50余年，随师时内、外、妇、儿无不研习，及行医之初却以辨治时病见长。受聘至江苏省中医院后，除具体担负内科诊疗及指导工作外，又潜心于研究肝病的中医诊治，终厚积薄发，以治疗肝病而闻名医坛，与享有盛誉的北京肝病专家关幼波齐名，业内有"南邹北关"之尊称。1958年，邹良材被评为江苏省中医院先进工作者，1959年评为南京中医学院先进工作者，1960年评为江苏省南京市文教卫生先进工作者，1963年被评为南京中医学院"五好工作者"。

一、学术经验

（一）慢性病毒性肝炎治疗"八法"

1. 化湿健脾法　慢性病毒性肝炎因湿重困遏脾阳，而致运化失职者，消化吸收功能会发生明显障碍，出现食欲不振、纳后饱胀、大便溏泄等，可使机体日趋衰弱。邹良材认为，此时当务之急，要想方设法启脾进食，以使消化吸收功能尽早得以恢复。但此法运用之时，尚需注意清、温之分，凡湿兼热者清化为宜，湿兼寒者温化是从，至于有虚实夹杂之象者，又当酌予兼顾。方选不换金正气散加减，药如藿香梗、炒苍术、厚朴、陈皮、法半夏、茵陈、茯苓、凤尾草等。

2. 疏肝运脾法　此类患者往往既有肝郁又伴见脾运失常之见症，乃肝郁气逆乘侮脾土所致。此时治疗重心应在疏肝，肝气得舒，则肝、脾间的功能关系自然转为协调，又何虑脾运不复呢？然而，如脾运受制日久，每可兼有湿邪，为此，运脾化湿之品也常需参用。更有病久而兼入络者，则又当兼通血络。方选四逆散加减，药如炒柴胡、白芍、枳实、茯苓、广郁金、香附、川楝子、延胡索等。

3. 柔肝健脾法　肝家怫郁更兼脾气不旺，宜投此法。然此处之肝郁实由阴血亏虚，肝失所养而致，如用疏肝行气之法进治，势必愈疏愈甚，只可采用柔养阴血之法，方可恢复其条达之性。但柔养阴血之药，性多润滑，尤其脾虚者，殊非相宜，故又当谨慎从事。因肝郁易于乘脾，而脾虚又易受肝制，所谓"土虚木贼"是也，故此时宜扶脾益气。辛香燥热，虽属运脾药中常用而得力之品，然无奈阴血已伤，此处即需审慎。由于既不得过凉，又不可过温，本法之具体运用就颇多讲究之处，选方遣药也往往灵活多变，有时则尚需求助于炮制得法，如当归、熟地之炒用等。方选归芍异功散加减，药如当归、白芍、炒党参、炒白术、茯苓、炙甘草、陈皮、制首乌、丹参、郁金等。

4. 泻肝和胃法　脾主运，其气宜升；胃主纳，其气宜降。如肝气犯胃，则胃气失于顺降而气机反致上逆。治疗必泻其肝，胃气始得泰和。邹良材认为，此法临证使用，多数宜苦、辛、酸三者配合，并有寒、热等差别，宜加留意。方选左金丸合金铃子散加减，药如川黄连、炒吴茱萸、炒柴胡、延胡索、川楝子、炒陈皮、生白芍等。

5. 双补脾肾法　多用于慢性病毒性肝炎迁延日久或体质素弱者，脾、肾两脏均见亏虚。脾属后天之本，肾为先天之本，病而累及根本，其势多已沉重。虽云在脾、在肾，实则诸脏腑之气血阴阳均有亏损失调。而求治之法，自宜抓住要害，径从脾、肾入手。方选右归丸、左归丸加减，药如炒党参、大熟地、山萸肉、怀山药、甘杞子、鹿角片、菟丝子、牛膝、杜仲、炙甘草等。

6. 养阴柔肝法　因于肝肾阴虚，肝之疏泄条达失常，以致肝气怫郁、横逆者，当忌用辛温香燥之疏肝理气方药，如误用，则更伤阴液，可致阴愈伤而郁滞、乖逆愈甚。当此之时，唯宜滋养肝肾之阴，或稍佐解郁之品，则阴液可充而肝木亦渐见柔顺。运用此法，如见虚火偏炽者，每可酌配清泻之品，但总以柔养为其大旨。因苦寒过剂，亦难免有伤阴之弊。方选一贯煎加减，药如炒生地、当归、生白芍、北沙参、大麦冬、甘杞子、灵磁石、旱莲草、女贞子等。

7. 清金制木法　王旭高所著《西溪书屋夜话录》中说："肝火上炎，清之不已，当制肝，乃清金以制木火之亢逆也。"实际上这是一种通过清养肺阴来达到平泻肝火目的的治疗方法。方选沙参麦冬汤加减，药如南沙参、北沙参、大麦冬、肥玉竹、川百合、芦根、生白芍、粉丹皮、生甘草等。

8. 活血化瘀法　慢性病毒性肝炎通常病情易见反复、迁延，病程较长，为此多有出现瘀血留阻者，此时即应考虑采用本法进治。然而瘀血留阻尚有轻重之分，轻者通络即可，重则每需攻逐。但其间更应注意体质之强弱，不可孟浪草率。留瘀坚着，体实者，攻之，可望短期收效并控制病情进展。但体虚者，必不耐攻伐，如强为之，则正气更伤，易生他变。因"气为血帅"，本法每配用调气疏肝之药物，可达气行则血行的目的。方选当归活血散加减，药如当归、赤芍、白芍、生地黄、桃仁、红花、三棱、莪术、郁金、土鳖虫等。

（二）急性病毒性肝炎辨治要点

1. 热重于湿证　一身面目肌肤俱黄，黄色鲜明如橘子色，发病较快，口干而苦，烦热便秘，或见腹部胀满，小便黄赤，舌苔黄腻或老黄，脉弦数或弦滑。治疗既应侧重清热，也不可忽略化湿、利湿。选用茵陈蒿汤合栀子柏皮汤加减治疗，药如茵陈、大黄、山栀子、黄柏、黄芩、广郁金、夏枯草、蒲公英、车前草等。

2. 湿重于热证　胸闷腹胀，恶心或呕吐，食欲不振，口黏，大便稀溏，或见一身面目肌肤俱黄，其色鲜明，小便深黄，舌苔白腻或淡黄腻，脉滑数或濡滑。应以运脾化湿兼以清利为法，宜用茵陈胃苓汤加减化裁，药如茵陈、苍术、川厚朴、陈皮、猪苓、茯苓、泽泻、黄芩、车前子、通草等。

3. 湿困中焦证　身困无力，胸闷腹胀，不思谷纳，厌食油腻，恶心欲吐，口中发黏，肠鸣便溏，或有轻度腹泻，舌苔白腻，脉濡缓。治疗重点在于化湿而健脾运，选用香砂平胃散加减，药如砂仁、木香、苍术、川厚朴、陈皮、茯苓、泽泻、麦芽、神曲、山楂等。

4. 气机不畅证　胁肋胀痛或隐痛，胸闷不舒，嗳气频频，纳谷欠香，常因情志刺激而发病或加剧，舌苔薄白，脉弦或弦细。治疗当用疏肝理气法，方选柴胡疏肝饮或逍遥散，药如醋炒柴胡、白芍、香附、延胡索、郁金、枳壳、青皮、陈皮、川芎、甘草等。

（三）肝硬化腹水证治要点

1. 脾虚气滞证　面色萎黄，精神食欲尚可，食后脘腹觉胀，得矢气则舒，大便通调或次多量少。舌苔见白腻或淡黄腻，舌质正常或映紫，脉细弦或细滑。宜用平胃散合五苓散进治。

2. 脾肾阳虚证　面色㿠白，神倦怕冷，纳少脘痞，下肢水肿，大便多溏且次多，尿少而清长，苔薄或白腻，质淡或映紫，脉多沉细。此证总属阳虚，侧重脾阳虚者，每以实脾饮为主。侧重肾阳虚者，则以附桂理中汤为主方进治。

3. 肝肾阴虚证　面额部、鼻准部多血缕、血痣，时有齿衄、鼻衄或低热，口干肤燥，大便干或溏，小便少而赤，苔光或花剥，质多红绛，脉多细数或弦大而空。一般可以养阴为主，投用一贯煎或六味地黄汤之类以滋养肝肾，或加入小量桂枝以通阳化气，再辅以淡渗之茅根、芦根、玉米须，佐以活血利水之路路通、泽兰等。腹水消退后，则仍需调补脾胃。如阴伤不甚显著者，则可投兰豆枫楮汤加味，对阴虚而兼腹水亦可取得一定疗效。

4. 阴虚湿热证　面色晦滞或似蒙尘，目睛发黄，颧鼻多血缕，常见齿衄、鼻衄，唇褐，下肢水肿，间或阴囊水肿，容易感邪发热，尿少味秽，苔多黄腻或灰腻而少，质多红绛或紫红，脉多弦数，治疗仍宜以清化湿热为主。偏于热重者，可以茵陈蒿汤为主方，佐以健脾利水。偏于湿重者，则以茵陈四苓汤为主方，佐以行气利水之品，务使湿热得化，水邪下行。待邪势得退而呈现阴虚或阳伤之象时，再随证施治，图本善后。

（四）重症肝炎证治要点

1. 热毒炽盛证　呈现一派热毒化火，深入营血之象，可见高热、烦躁、口渴欲饮，目睛、肌肤黄染，并迅速加深，腹胀满，大便秘结，小便黄赤，甚者神志不清或谵语，抽搐，或见便血、尿血、衄血，舌质红绛，苔黄燥或黄腻，脉来滑数或弦数等。治疗以大剂清火解毒、凉营泄热之品。常用茵陈蒿汤合三黄解毒汤加减进治，药如茵陈、川黄连、黄芩、大黄、山栀子、犀角（现用水牛角代）、生地黄、牡丹皮、赤芍、紫草等。

2. 气阴枯竭证　气息短促，面垢额红，或有身热，汗多而黏，神志不清，手足搐搦，或兼齿衄、鼻衄，甚至呕血、便血不止，舌红而干，脉来促数等。当急投益气救阴之剂，可以生脉散为主方扩充，药如西洋参、麦冬、五味子、山药、龙骨、牡蛎等。出血不止者可加阿胶珠、藕节、白茅根，或吞服参三七粉；神志不清者也可参用安宫牛黄丸开之。

3. 气阳衰脱证　气息低微，神志淡漠或昏迷不醒，肢冷汗出，或二便失禁，舌淡苔白，脉微细欲绝。可配用参附汤进治，以浓煎频频灌服为宜（昏迷者可酌情置胃管适量分次鼻饲），药如红参、制附子、白术、干姜、蛤蚧等。

二、验案分享

（一）兰豆枫楮汤治阴虚型臌胀案

杨某，男，47岁，1979年2月22日入院。

患者1975年5月因患黄疸型肝炎而住院治疗，症情好转即出院工作，后仍时感周身疲劳，纳谷不香，但亦未引起重视。曾去某医院门诊，当时诊断为"迁延性肝炎"。患者一直坚持上班，1个月前因工作劳累，发现腹部渐大，乃以肝硬化腹水而收入我院治疗。入院时患者面色萎黄，脘部胀闷，嗳气不适，纳谷欠香，口干唇暗，小便黄少，间有鼻衄，手足心热，皮肤轻度瘙痒，腹部膨隆，青筋显露，下肢浮肿。舌苔薄黄花剥，舌质暗红，脉细弦滑。查体见腹部膨隆，腹壁静脉怒张，腹水征（＋）。腹围81cm，肝上界于第6肋间，肋下刚及，剑突下2cm，质硬。脾侧位触及，质偏硬。肝功能：黄疸指数9U，麝香草酚浊度8U/L，硫酸锌浊度15U/L，谷丙转氨酶52U/L。蛋白电泳检查：白蛋白46.2%，α_1球蛋白3.7%，α_2球蛋白6.0%，β球蛋白14.1%，γ球蛋白30.1%。乙肝表面抗原（－）。甲胎蛋白（－）。病属臌胀，证属肝肾阴虚，脾不健运，水湿内停。予养肝益肾，运脾化湿，行瘀利水施治。处方：泽兰10g，泽泻10g，黑料豆10g，路路通10g，楮实子10g，当归10g，白芍10g，白茅根30g，枸杞子10g，连皮茯苓15g，车前草15g，党参10g，白术10g，广木香6g，大腹皮10g，丹参15g，炒薏苡仁15g，炒谷芽12g，生地10g，麦冬10g，石斛15g，南沙参10g，川楝子10g，佛手6g，绿梅花10g。

经用上述兰豆枫楮汤、一贯煎等方加减调理2月余，症情渐渐改善。出院时超声波复查腹水完全消失。复查肝功能：麝香草酚浊度（－），硫酸锌浊度（－），谷丙转氨酶（－），白蛋白34g/L，球蛋白22.8g/L。

按语：前贤对臌胀素有"阳虚好治，阴虚难调"之说，肝硬化发展到阴虚阶段，已难调理，如出现腹水则更为棘手。若误投大剂温阳利水或攻逐利尿之剂，可更伤其阴，会招致各种并发症的出现。若过用滋阴黏腻之品，则助湿碍胃，更益水势。邹良材自创兰豆枫楮汤（泽兰、黑料豆、路路通、楮实子）治此顽疾，灵活加减，每见效验。邹良材认为，对阴虚型肝硬化腹水，中药之强力逐水剂，如商陆、黑丑等，亦应慎重掌握，剂量以适中为宜。否则，腹水虽暂时消退，疗效却不易巩固，更可因阴虚症状日渐严重而导致出血、昏迷之变。但如于养阴方中加入白茅根、芦根、薏苡仁、冬瓜皮、冬瓜子、玉米须等利水不伤阴的中药，则用量大些亦无妨，缓缓图之，反能收功。

（二）运脾调肝法治疗慢性乙肝案

尾某，女，33岁，教师，1977年8月23日初诊。

患者于1971年患乙型病毒性肝炎，经治疗后症状消失，肝功能亦恢复正常，但乙肝表面抗原（HbsAg）一直未能阴转。最近自觉神倦嗜卧，胃纳尚可，大便略干，夜寐不熟，脉细小弦，苔薄白。复查肝功能：麝香草酚浊度20U/L，硫酸锌浊度20U/L，余均正常，HBsAg阳性。证属肝脾两虚，湿热留恋。先拟调肝运脾，佐以清化。处方：炒柴胡4.5g，炒白术9g，云茯苓12g，炒当归9g，赤白芍（各）9g，绵茵陈15g，紫草15g，败酱草15g，土茯苓15g，秦皮9g。7剂，水煎服。

8月30日二诊，患者药后尚适，但仍感神倦乏力，夜寐依然不熟，大便偏溏。脾虚偏著，守原意出入。上方去秦皮，加金钱草30g。30剂，水煎服。

10月11日三诊，患者夜寐转安，纳谷增加，唯大便仍溏，日行一次，苔薄白腻，脉细。原制尚洽，续为损益。处方：太子参15g，炒白术9g，炒当归9g，大白芍12g，制黄精12g，紫草15g，土茯苓15g，合欢皮9g，炒楂曲（各）12g，炙鸡内金6g。10剂，水煎服。

10月21日四诊，患者谷纳佳良，大便亦已成形，脉细小而弦，苔薄白，边有齿印。复查肝功能已全部正常，但HBsAg仍为阳性。运脾调肝已获效验，再守。处方：炒党参12g，炒白术9g，云茯苓12g，炒当归9g，大白芍12g，制首乌12g，制黄精12g，陈皮6g，金钱草30g。15剂，水煎服。

11月11日五诊，近数日患者停服中药，胃纳又欠佳，且大便转溏，脉细，苔薄白腻，舌质偏淡，边有齿印。还是脾虚运化失司之象，治当以健脾为要。处方：炒党参9g，炒白术9g，淮山药12g，陈皮6g，制黄精12g，大白芍12g，大腹皮9g，炒麦芽15g，炒楂曲（各）12g。30剂，水煎服。

12月13日六诊，患者胃纳已转佳，大便亦已正常，劳累则右胁仍感隐痛，脉细，苔薄白，边有齿印。复查肝功能正常。HBsAg亦转阴。仍有脾虚气弱之象，再运脾益气以巩固之。处方：炒党参9g，炙黄芪 9g，炒白术 9g，淮山药 12g，陈皮 6g，制黄精 12g，炒薏苡仁 12g，炙鸡内金 6g。10 剂，水煎服。

1979 年 5 月随访，患者已恢复正常工作，HBsAg 多次复查均为阴性。

按语：仲景云，"见肝之病，知肝传脾，当先实脾"。本案患者神疲乏力、大便溏烂、舌苔薄白、脉细，俱属脾虚之象。邹良材以健脾益气治疗为主，少佐柴胡、白芍等疏肝柔肝，并加绵茵陈、紫草、败酱草、土茯苓、秦皮等清化之品，药味不多，但由于辨证准确，用药对路，"四两亦拨千金矣"，不但肝功能好转，连 HBsAg 亦转为阴性，实属难得。

（撰稿人：陈四清）

第十节　童葆麟

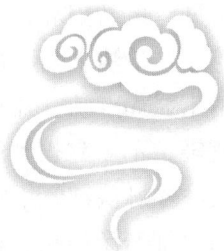

童葆麟（1904—1994），男，汉族，江苏溧阳人，江苏省中医院眼科主任、副主任医师，江苏省中医学会会员，江苏省科技协会委员。

童葆麟从事中医眼科专业60年，1921年，他随伯父学习祖传眼科。1923年，童葆麟继承童大房眼科，开业行医于溧阳，专治外眼病和流行性眼病，并制作祖传秘方眼药，如珠黄散、红眼药、白眼药等，治疗各种眼病，畅销全国及东南亚等地，受到各地群众的欢迎。1958年，他被聘到江苏省中医院，创办了中医眼科。20世纪60年代初，他成立了眼科病房，开始收治各种眼科疾病和疑难杂病患者。

一、学术经验

（一）治病必求其本，注重识病辨证

童葆麟十分重视用中医理论指导临床实践，强调治病必求其本，治病必须有整体观念，注重识病辨证。

他认为目睛在生理、病理上与全身脏腑经络及营卫、气血、津液等关系甚密。《灵枢·邪气脏腑病形》云："十二经脉，三百六十五络，其血气皆上于面而走空窍，其精阳气上走于目而为睛。"童葆麟对这些经文相当重视，并结合五轮学说来指导临床。五轮学说自唐代《眼科龙木论》首创以后，元代《世医得效方》《银海精微》，明代的《普济方》《医学入门》《审视瑶函》《证治准绳》，清代的《张氏医通》《银海指南》《异授眼科》等相继习用，作为眼科辨证施治的重要理论。童葆麟通过长期的医疗实践，体会到五轮学说在临床上确有一定的指导意义。例如，眼睑属脾，脾与胃相表里，故眼睑疾患多与脾胃有关。白睛属肺，肺与大肠相表里，故白睛疾病多与肺或大肠有关。临床上遇到白睛红赤肿胀，流泪多眵兼口渴欲饮，大便秘结，舌苔薄黄，脉浮数等症，童葆麟将之归纳为肺经风热壅盛，肠胃兼有积热。如天行赤眼，出现上述症状，即予清肺泄热法。又如黑睛疾患虽多从肝论，但在见到口苦咽干兼大便秘结时，则辨为三焦火盛，阳明腑实，治宜泻火解毒，活血通降，药用大黄、芒硝、蒲公英、银花、连翘等；若见口渴欲饮，则加石膏、知母清理肠胃实热。以此釜底抽薪一法治疗上述疾病，获效良多。五轮学说在临床上有其指导价值，然亦不可拘泥于此，它对内眼病证的诊断有一定的局限性，故需借助现代医学的检查来扩大望诊范围，再结合全身症状与局部病变，从脏腑、经络、气血功能的偏盛、偏衰进行辨证，以弥补五轮辨证的不足。

（二）治疗外眼病证，祛风散邪为主

童葆麟认为，外眼病以六淫为主病之因。就目疾而言，多常见风、火、寒、湿，其中风邪致病尤为

多见。风乃阳邪，百病之长，常为外眼疾患之先导，每每侵袭体表或皮毛，出现眼睑浮肿、流泪或作痒等，在治法上当以祛风为主，分别配用清热、散寒、燥湿、益气、养血、退翳等治疗。如白睛红赤，里睛生翳如点状、片状，全身有口渴、鼻塞、流涕、苔薄、脉浮数，辨为外感风邪，治则疏风散邪，宜早宜轻，不可骤投苦寒过甚，若全身症状较明显，头痛、周身酸痛、眉棱骨痛，发热恶寒鼻塞，流清涕，白睛赤脉淡红，里睛有灰白色星点，证属风夹寒邪侵入肌表，上攻于目，宜祛风散寒，降温解表，方用明目细辛汤加减，药如羌活、防风、荆芥、白芷、蔓荆子、川芎、细辛、麻黄等；凡睑缘赤烂，睛黄多眵者为湿甚，常用祛风燥湿法；凡素体阳虚，外感风邪上攻于目，症见白睛赤脉，抱轮微红，黑睛有星点，头晕头痛，口苦咽干等，治宜益精养血，固本祛邪。但需详辨，如有外邪遏抑，气血凝滞，宜先祛邪，滋腻之品不宜早进，若表证较明显，急则治标，暂置本于不顾，待邪祛后再进扶正之品。总之，外眼病中祛邪为主要治病手段，扶正乃必要之辅助措施，病之后期或确有虚的表现，方用扶正之品。投药应讲究轻重缓急，多寡及先后之不同，要做到病情有变，医亦随变。

（三）治疗内眼病证，侧重肝肾心脾

在治疗内眼病时，童葆麟认为要以七情为主，侧重肝、肾，兼顾心、脾。肝开窍于目，《灵枢·脉度》说："肝气通于目，肝和则目能辨五色。"说明肝与眼关系密切，肝为藏血之脏，其精气通于眼，肝血畅旺，则气血流通，目得所养而不致病。肾藏精，精生髓，眼受五脏之精而为用，肾精充沛则髓海丰满，目光敏锐。肝肾精血同源，因而肝、肾常相互影响。若肝气不足，不能条达，致使肝气郁结，血气凝滞，或暴怒伤肝，化火上炎，乃致热极生风，风火上炽，热伤营卫，血溢外络，而致暴盲；肝肾之阴不足，营卫亏损，津液耗伤，不能上荣于目，可致头昏眼花，腰酸耳鸣，视瞻昏渺等。心主血，目得血而能视，脾为后天之本，主运化水谷之精微，营血津气皆赖以生化之源，脾运健旺，目得所养则目光有神。若脾虚不运，心血不足则目失所养而视物昏暗，所以在内眼病的治疗上应侧重肝、肾，兼顾心、脾。肝肾不足的以补肝益肾，肝气郁结的疏肝理气，心脾不足的补益心脾。脾虚有湿的健脾利湿。当然，还要结合现代医学的检查来加强望诊，加以辨证。如眼底出血，再结合全身有肝气郁结、气滞血瘀的则以疏肝解郁，配以活血化瘀；如肝胆湿热，肝火上炎，血热妄行导致的眼底出血，又当清肝利湿、凉血止血；又如视物蒙昧不清，眼底有渗出、水肿，全身有口干、寐差等，证属肝肾不足、虚火上炎，则以滋阴降火，平补肝肾为法。

（四）点滴敷洗外治，敷法尤有心得

童葆麟对外治法也相当重视，其手段有点、滴、敷、洗等，其中对敷法尤有心得。如用雄黄醋调外敷治疗针眼（睑腺炎），早期可使消散；对胞生痰核（睑板腺囊肿），用樱桃核醋磨外敷，亦可达消散之功。此外，热针睛明穴治疗迎风流泪（溢泪）一法，在临床上效果明确。其他如家传点滴眼药等，均为常用的外治法。对于某些外治法难以速效的眼病，则当内外合治，以加速疾病的痊愈。

二、验案分享

（一）中心性视网膜炎案

赵某，男，40岁，初诊日期1976年9月。

患者右眼视力下降，眼前有黑影20天。问及病史，自诉在20天前突然发现右眼有黑影，视物不清，先后在几家医院检查，诊断为中心性视网膜炎，用激素、抗生素治疗，效果不显，乃转来就医。刻下右

眼视物不清，眼前有黑影，口干，寐差，大便干燥，余无不适。舌红苔薄，脉细弦数。检查：视力右0.5，左1.5，外眼无异常，右眼底黄斑部有水肿渗出，中央凹反射消失。诊断为视瞻昏渺（中心性视网膜炎），辨证为肝肾不足，虚火上炎，法取养阴清热，佐以补益肝肾，处方：川柏10g，牡丹皮10g，生地10g，柴胡6g，升麻6g，赤芍10g，车前子10g，枸杞子15g，泽泻10g，云茯苓10g，麦冬10g，火麻仁10g，全瓜蒌10g。嘱服5剂。

二诊，服上药后，患者右眼视物稍清，二便已正常，寐差。检查：视力右0.7，眼底黄斑部可见水肿渗出，中心凹反射未见。原方已有效，乃去火麻仁、全瓜蒌、升麻，加菖蒲10g、酸枣仁10g、当归10g。嘱服10剂。

三诊，患者服药后自觉视物又较前清楚，唯眼睛有疲劳感，寐差梦多，舌红苔薄，脉细。证乃肝郁脾虚，心神不宁，治以疏肝和脾，宁心安神。处方：柴胡6g，升麻6g，牡丹皮10g，茯苓12g，连翘10g，当归10g，白芍10g，生地10g，决明子10g，天麦冬各12g，车前子10g，酸枣仁10g。

末诊，服药25剂，检查：视力右1.2，左1.5，眼底黄斑部水肿消失，中心凹反射出现，后遗少量渗出物，无明显自觉症状，随访8年未复发。

（二）青盲案

周某，女，42岁，1976年10月初诊。

患者诉两目视力减退有三四个月，眼球隐痛，微觉痛楚，头昏，胸闷，胁肋不舒，寐差多梦。舌红苔薄，脉小弦。检查：视力右0.1，左0.2，眼底视神经乳头圆形，边界欠清，色泽淡。诊断为青盲（视神经炎，视神经萎缩）。辨证属肝气郁结，阴血不足，心肺两虚，治则以疏肝利气，养阴补血，益心健脾，处方：柴胡10g，当归10g，白芍10g，广郁金10g，茯苓12g，白术10g，酸枣仁10g，磁石10g，熟地10g，五味子6g，合欢皮10g，枸杞子10g。

二诊，服上药20剂，病情好转，视力右0.2，左0.3，继予原方加减，2个月后患者视力右0.4，左0.5，眼底视神经乳头色泽淡。

（三）云雾移睛案

陈某，女，26岁，工人，1976年3月初诊。

患者诉右眼抽痛，视物伴见黑影1个月，在某医院诊为视网膜中央静脉部分阻塞，给予西药治疗，效果不显。刻下感头昏、口干，胃纳尚可，二便正常。舌质偏红，苔薄黄，脉弦有力。检查：视力右0.1，左1.5，右眼外眼未见异常，眼底视神经乳头圆形，境界欠清，视网膜颞上片状出血，稍有波及黄斑部，颞侧视网膜静脉充盈、怒张，呈节段状，有少量渗出点。诊断为云雾移睛（视网膜中央静脉部分阻塞），辨证属肝经实火，气血瘀滞，法当平肝凉血，佐以化瘀治之。处方：生地10g，牡丹皮10g，云苓12g，二至丸10g，干地龙10g，槐花10g，三棱10g，莪术10g，丹参10g，枸杞子10g，生甘草3g。

二诊，连服上15剂，患者自觉视物黑影渐退，视物较前清楚，眼睛有恶风现象。检查：视力右0.5，右眼底视网膜颞上片状紫色出血部分吸收，静脉仍充盈怒张。治按原法，加防风6g。连续服药30剂，眼底出血全部吸收，黄斑部中心凹反射存在，视力恢复至0.9~1.0，眼已无抽痛感及怕风现象。

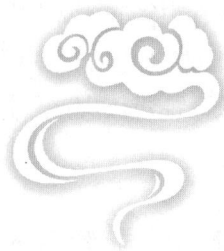

第十一节 施和生

施和生（1902—1996），男，江苏宜兴人，主任中医师，江苏省名中医，首批国务院政府特殊津贴获得者，著名中医骨伤推拿学家，"四指推"推拿流派创始人。

施和生原姓吴，幼年丧父，后被苏州人施锡堂收养，因而易姓。时年十四岁，于无锡偶识气功名师俞海川，俞海川见其喜爱武术，且意坚志诚，遂乐意收为门徒，悉心传授武术、正骨和气功推拿之术。施和生秉承俞海川"内悟重于外仿"之旨，不忘"要救死扶伤，必须身有绝技"的教诲，刻苦学练，从不间断，空暇之时，免费为穷苦民工治疗跌打损伤，声名渐起。施和生注重实践，勤勉奋发，以推拿伤科著称于苏州城乡，擅用正骨、推拿、气功治疗骨伤病症，求治者甚众。中华人民共和国成立之后，人民政府立即给予其开业执照，"运气推拿伤科"正式挂牌于苏州市桃花坞。1955年，施和生进入苏州市中市联合诊所，并任所务委员。1958年，苏州市工人医院特邀其为客座推拿伤科医师，定时临诊，同年3月15日，组织安排邵铭熙跟随施和生研习伤科推拿术。1959年3月9日，施和生因医术出众，奉调至江苏省中医院工作，创建推拿伤科，历任推拿伤科主任、推拿科主任等行政职务。曾任苏州市政协委员、南京市政协委员、江苏省中医学会推拿专业委员会顾问。

一、学术经验

施和生从事骨伤推拿临床六十余年，创立"四指推"推拿流派，倡导骨伤病症推拿应刚柔相济、筋骨并重，临证需重视整体、分期辨治。

（一）"四指推"推拿流派体系

1. 四指推法

四指推法是施和生在临床实践中创立的独特手法，历经多年完善发展，已成为江苏"四指推"推拿流派的核心技术之一。其要点是以拇指指腹或偏峰与食、中、无名三指指腹相对着力于一定穴位或部位，四指协同作往返方向的直线推动，然后相对用力提拿的一种手法。临床操作中，要求动作准确，灵活多变，正确掌握"推"和"拿"的相互关系，在人体不同部位，灵活增减"推"和"拿"的成分，真正做到因部位制宜。若适当改变四指推的力量分配和用力方向，可形成融合点、按、推、揉、拿、弹拨等众多手法于一体的多功能、复合型四指推法。该手法适用于颈、项、腰背及四肢，其延伸手法可用于头面、胸腹，具有舒筋和络、活血止痛、宽中行气、健脾和中等作用。

2. 正骨手法

施和生多以后扳拔伸法、背晃托顶法治疗腰椎关节、骶髂关节错缝。

（1）后扳拔伸法：患者取俯卧位，医者立其患侧，以一手拇指指腹或掌根部为附着点按压病变腰椎棘旁，并用力向健侧顶推，另一手前臂环抱健侧下肢，使其膝部依托于医者肘内侧，用力向后上方徐徐拔伸，缓缓振动，至一定幅度再用力向后上方做小幅度快速扳动，施术时可有关节弹响感。本法操作时动作要缓和、准确，用力要稳实、恰当，两手的配合要协调，不能硬扳，更不能施以暴力。扳动的幅度不能超过正常的生理活动范围，一般应由小到大，循序渐进，不可强求。

（2）背晃托顶法：医者与患者背向而立，医者两肘分别勾挽住患者两肘弯部，弯腰将患者缓缓背起，使其双脚离地，稍作抖动并左右晃抖腰部，以理筋整复；患者站立位，医者立于患者侧后方，一手在前环抱住患者腹部，另一手拇指指端置于错缝腰椎棘突旁，两手协同将患者托起，同时拇指用力顶推错缝腰椎。施术时可闻及椎间关节弹响或手下有关节滑动感。

（二）骨伤推拿应刚柔相济、筋骨并重

1. 施和生擅用正骨、气功推拿、芒针透刺治疗骨伤病症 施和生的骨伤推拿手法在同仁之中素有"刚柔相济"之称，每每临证设法减少患者苦楚。骨折、脱位治疗前务必仔细比摸审断，正骨手法需"稳、准、轻、巧"，骨折患者之包扎固定宜松紧得当，使骨位不致移动，气血流通，加速代谢促使骨折愈合。急性软组织损伤则循"经筋为病，以痛为腧"，先以芒针透刺解痉止痛，续以轻柔深透之推拿手法舒筋通络，从而达到"松、顺、通"，"通则不痛"。间有椎骨错缝者，务必筋骨并重，理筋为先，等软组织松解后，再施以正骨手法。

2. 推拿手法 施和生认为，推拿应因势利导，不能粗暴、生硬，要外柔内刚，使患者在不感到痛苦的情况下获得症状的缓解或痊愈。这和《医宗金鉴·正骨心法要旨》所谓"法之所施，使患者不知其苦，方称为手法"的观点不谋而合，指出了推拿手法操作的境界要求。在临床中，施和生力求"机触于外，巧生于内，手随心转，法从手出"，做到推拿手法均匀、柔和、深透。在推拿临床实践中，手法必须贯彻辨证论治的基本原则，由于操作部位和穴位选择的不同，手法的力量和操作时间都应因人、因病而宜，过之或不及都会影响疗效。同时，在整个推拿操作过程中，医者需集中精力，全神贯注，做到意到、气到、力到，才能取得良好的治疗效果。

3. 施和生临证常用气功推拿治疗伤科疾病 施术时运气于指端，意到气到，着力于患者经络、穴位，根据穴位深浅施以点颤、点按手法，或用手掌发气，导引患者肢体。治疗过程中患者局部温热舒适，其痛若失，对于阳气不足的病患，疗效尤为明显。著名画家傅抱石因肩臂疼痛，经施和生的气功推拿治疗，疼痛霍然而愈。傅抱石为了表达自己的感激之情，欣然挥毫泼墨，画了幅"镜泊飞泉"相赠，题款："和生先生精推拿，伤科前辈也。年来双臂时时酸痛，每赖神手为之霍然，无以为报，卒笔丹青，藉申忱悃，并乞教正。"

（三）推拿临证需重视整体、分期辨治

1. 骨伤病症早期以风、寒、湿、气滞、血瘀等邪实为主；中期邪实伤正，引起不同程度气血、阴阳的虚损；而后期邪实渐祛，正气未复。因此，施和生从临床实际出发，总结提出推拿临床治疗应分期辨治，早期以祛邪为主，中期祛邪兼顾扶正，后期当扶助正气。

（1）骨伤病症的发病因素主要是外感风寒湿邪、急性扭挫伤、劳伤过度等，导致机体风寒湿痹阻，气滞血瘀，经络不畅，不通则痛，从而引起局部或全身的酸楚疼痛，关节活动不利。从中医病因病机分析，骨伤病症早期以风、寒、湿、气滞、血瘀等邪实为主，治疗当驱除邪气，以祛风散寒化湿，温经通络，行气活血，祛瘀止痛为法等。如露肩当风引起的漏肩风，治疗当以祛风散寒化湿，温经通络为主，推拿手法选取四指推法、点法、按法、掌揉法、振法、擦法等，取肩髃、肩髎、肩贞、肩内陵、肩井、

天宗、臂臑、曲池等穴。

（2）骨伤病症中期，风、寒、湿、血瘀等邪实伤及机体正气，引起不同程度气血、阴阳的虚损，临床表现为局部或全身的酸楚不适，关节活动不利，腰膝酸软，恶寒怕冷等，治疗当祛邪兼顾扶正，治以祛风散寒化湿，温经通络，行气活血，祛瘀止痛，兼顾补益肝肾，温阳补血等，推拿手法多用揉法、掌推法、振法、擦法等。如腰部劳损引起的腰痛日久，治疗当活血化瘀、通络止痛，兼顾补益肝肾，养筋柔筋，推拿手法选取四指推法、点法、按法、揉法、拿法、掌推法、振法、擦法等，取肾俞、腰阳关、命门、秩边、环跳、承扶、委中、阳陵泉等穴位。

（3）骨伤病症久病入络，出现不同程度气血、阴阳的虚损，随着疾病发展，到后期邪实逐渐祛除，但正气尚未恢复，表现为局部酸楚疼痛，肢体麻木，肌萎乏力，劳累、受凉后症状明显，休息后症状缓解，关节活动欠利，腰膝酸软，恶寒怕冷等。治疗当以扶正为主，稍兼顾祛邪，治以补益肝肾，温阳补血，兼顾温经活血，疏经通络等，推拿手法多用揉法、掌推法、振法、擦法等，少用重刺激止痛类手法。如腰椎间盘突出症恢复阶段，治疗当以补益肝肾、养筋柔筋为主，兼顾温经活血，疏经通络，推拿手法选取四指推法、揉法、振法、擦法等，取肾俞、腰阳关、命门、足三里、绝骨、昆仑等穴。

2. 疾病的治疗要重视整体，内外兼治，处理好气、血的关系尤为重要，推拿、芒针、药物的使用需注意标本缓急。

（1）重视整体、内外兼治：骨伤病症的治疗不能头痛医头，脚痛医脚，应重视整体，上病下治，左病右治，如急性腰扭伤引起的腰部疼痛，治疗时应把治疗部位扩大，兼顾上腰部和臀部的治疗，穴位可取下肢的委中、承山穴。如落枕的治疗，病在上，可以取对侧下肢的阳陵泉穴。人体气血循行全身内外上下、皮肉筋骨、五脏六腑、四肢百骸，无所不至，故人体无论何处损伤，气血都会首当其冲受到影响，临床所见的内、外伤，其基本的病机都是伤后气血运行失常，而发生一系列的病变，因此不论是骨伤还是妇科病症，首重气血辨证，临床辨证明确，必能医治有效。如果认为推拿只能治骨伤病，或者说不擅长治内科病，显然是误解。崩漏服用中药后疗效不佳，运用温肾补脾的治疗原则，在患者腹部、腰骶部施术，取气海、关元、肾俞、命门、腰阳关等穴，手法由轻渐重，循序渐进，3 次便可缓解少腹疼痛，月经量明显减少，10 次而痊愈。

（2）经筋为病、以痛为腧：《灵枢·经筋》在论述经筋病时，多次指出其取穴原则为"以痛为腧"。疼痛是经筋病的主要症状，故以痛处为腧，疏通瘀滞最直接，取穴简便效优。对于各种病因导致的局部气血壅滞，经筋之气不畅，"不通则痛"所致的经筋局部痛症，治疗当取痛处为腧。如急性腰扭伤引起的腰部疼痛，在腰部、臀部找准压痛点，先予芒针透刺，快速缓解疼痛，再予手法治疗。

（3）气血为病、治法迥异：急性扭挫伤引起的骨伤病症导致气滞血瘀，阻滞经络，气血运行不畅，不通则痛。气滞为病，治疗当以行气理气为主，以芒针透刺阳陵泉、跗阳穴，待症状缓解后稍施手法，佐以提伤顺气丸内服。血瘀为病，治疗当以活血化瘀为主，以芒针透刺阿是穴，然后在局部施以轻柔缓和的四指推法，周围施以点颤法及点穴法，必要时施正骨手法以理筋整复。

（4）急则缓之、缓则重之：疾病的发展变化各有不同，在治疗时一般是急则治其标，缓则治其本。骨伤病症的推拿治疗，也有缓急的不同。急症治疗当急则治其标，快速及时缓解患者症状为第一要务，以芒针透刺阿是穴或阳陵泉、跗阳穴，行气止痛，局部手法不宜过重，当以柔克刚，治疗时间宜短，速战速决。缓症治疗当缓则治其本，治疗时推拿手法应当偏重些，刺激量稍大，选择点法、按法、掌推法、擦法等。

二、验案分享

（一）拔伸捺正法治疗锁骨骨折案

张某，男，38 岁，汽车司机，1959 年 4 月 29 日初诊。

主诉：左肩及右胸肿痛 3 日。

病史：患者于前日挂拖车时被汽车自左右两侧压来，致左肩及右胸部疼痛颇重，伤后至某医院急诊，X 线检查见左锁骨外 1/3 处粉碎性骨折，断处约长 2cm，断骨呈二小骨片，两断骨端并有约 0.6cm 之重叠。又见左肩胛冈下方一横行骨折线，直达肩胛盂。

查体：左肩峰端肿胀，压痛均颇严重，锁骨中段瘀斑成片，有碌碌音。右乳下压痛区域较为广泛，轻度肿胀，各肋骨无碌碌音。

诊断：左锁骨骨折、右胸挫伤。

治疗：使患者正坐，将左肩向后外方牵引，捺平骨折处；左肩敷三色敷药、三黄油膏，用弯形硬纸板夹于断骨上部，用绷带作 8 字形包扎；右胸贴外伤膏药加丁桂散，口服三七片，每次 5 片，每日 3 次，予 3 日量。

5 月 2 日复诊，患者左锁骨骨折处压痛减轻，左肩胛骨压痛不重，右胸部疼痛较初诊时为重。予左锁骨部敷三色敷药、三黄油膏（以下简称敷药），右胸部换贴伤膏药。处方：制草乌 3g，当归尾 12g，郁金 9g，炙地鳖 9g，炙乳没各 3g，大丹参 9g，川芎 3g，泽兰 9g，延胡索 9g，赤茯苓 12g，降香片 2g，骨碎补 9g，煅自然铜 9g，丝瓜络 6g。3 剂，每日 1 剂，水煎，早、晚分服。

5 月 5 日三诊，昨起患者左胸骨疼痛减轻，右胸部尚觉闷痛，痛以右腋下重。检查见患者锁骨压痛不重，瘀斑渐退，右季胁有轻度压痛。予局部敷药同前。原方去草乌、川芎、泽兰、自然铜、丝瓜络。加制香附 9g，苏木屑 9g，路路通 6g，接骨紫金丹（包煎）9g。3 剂，每日 1 剂，水煎，早、晚分服。

5 月 8 日四诊，患者左胸骨及右胸部疼痛均渐减退，予局部敷药同前。内服接骨紫金丹，每次 6g，每日 2 次，4 日量。

5 月 11 日起，每隔 1 天或 2 天于患者左肩及右胸部均施以推拿，疼痛逐渐减轻，至 5 月 25 日，患者左上肢运动功能见加强，可以自己穿衣、脱衣，至 5 月 29 日作透视复查，左锁骨骨折处已有小量骨痂形成，同时未见肩胛骨之骨折线。

按语：患者左锁骨及左肩胛骨同时骨折，在外敷内服之余，同时施以推拿，使患肢功能恢复，较为良好。施老注重拔伸捺正，凡断骨错位，首先用拔伸手法。经过牵引及反牵引，使断骨不相重叠，在拔伸过程中，或一人操作，或由助手帮助反牵引，当断骨已不相重叠时，即依照断骨错位之形势，予以捺正，然后敷药夹缚。在整复断骨之后，对于骨折邻近部位及远在部位之筋络，均择要加以推拿按摩，每次复诊之时，亦必重复此项操作，务使筋络舒展柔和，减轻患者痛苦。

（二）背晃托顶法治疗急性扭伤案

患者王某，男，40 岁，1964 年 5 月 8 日初诊。

主诉：腰痛伴活动受限 2 天。

病史：患者 2 天前因弯腰搬运货物时突发腰痛，卧床休息后未见缓解，遂来就诊。症见腰痛剧烈，曲腰而行，扶入诊室，腰部活动困难。

查体：腰呈倾斜强迫体位而挺腰不直，腰部肌肉僵硬痉挛，腰 4 棘突右旁压痛明显，无下肢放射痛，腰部活动度各方向均受限，舌苔薄，脉弦紧。

诊断：急性腰扭伤，证属气滞血瘀。

治疗：患者俯卧位，取 5 寸芒针，沿肌纤维走行斜刺入阿是穴，做小幅度提插动作，直至针下由紧变松。施四指推法、掌揉法于腰骶部 3 分钟。医患背向而立，医者两肘分别勾挽住患者两肘弯部，弯腰将患者缓缓背起，使其双脚离地，稍做抖动并左右晃抖腰部，以理筋整复。患者站立位，医者立于患者侧后方，一手在前环抱住患者腹部，另一手拇指指端置于腰 4 棘突右旁，两手协同将患者托起，同时拇指用力顶推患椎。患者经治 1 次，腰痛霍然而解，腰部活动自如。

按语：急性腰扭伤俗称"闪腰""岔气"，属中医学的"腰痛"范畴。是指腰部肌肉突然受到闪、扭、挫、跌仆等外力而损伤，立即出现腰部疼痛和活动受限。本病是腰痛中较常见的一种损伤，多见于青壮年，体力劳动者，男性多于女性。施老认为急性腰扭伤多因腰部猝然闪挫，致腰背部筋脉受损、气滞血壅，椎骨错缝、机关不利。治疗急性腰痛的主要原则是"通"，通则不痛。治疗此病宜针推并举，动静结合，治从理筋正骨、活血止痛，针刺、推拿手法主之。

《灵枢·九针论》曰："八风伤人，内舍于骨解腰脊节腠理之间，为深痹也，故为之治针，必长其身，锋其末，可以取深邪远痹。"采用芒针斜刺腰部阿是穴，可行气通络止痛，迅速松解紧张痉挛的肌肉，从而达到"松、顺、动"的目的；亦可避免常规推拿在治疗过程中增加患者痛苦之弊端，真正做到"法之所施，使患者不知其苦"。取穴宜精而少，进针角度多为 $10°\sim30°$，方向多为顺着经络或肌纤维走行方向由上而下。进针后，辅以小幅度的提插或快速震颤。留针需视病情而定，本病为急性痛证，一般不留针。《灵枢·九针十二原》云："徐而疾则实，疾而徐则虚"，急性痛证（多实）进针要快，直达病所，待气至后，引气往外，出针要慢，此为泻法。

推拿治疗本病时，先用四指推法、揉法舒筋通络，活血止痛，再运用背晃法和托顶法以理筋整复、滑利关节；背晃和托顶时要掌握好抖晃和顶推的时机，应乘其不意、攻其不备，瞬间施术方能取得良效。施行整复手法一般可听到弹响声，但不可强求，用力宜巧劲，不可用蛮劲暴力，以免造成新的损伤。

（撰稿人：陶　琦）

第十二节　江育仁

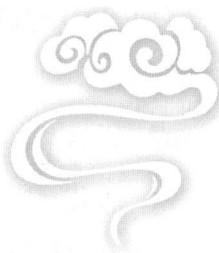

江育仁（1916—2003），男，江苏常熟人，主任中医师，教授，博士研究生导师。著名中医学家、中医儿科学专家。他是1990年国家中医药管理局确定的500名首批全国老中医药专家学术经验继承工作指导老师之一，曾任国务院学位委员会中医临床专家评议组成员、中华中医药学会理事、中华中医药学会理论整理研究委员会委员、中华中医药学会儿科学会名誉会长、高等中医院校教材编审委员会委员、普通高等教育新版规划教材顾问委员会委员，他还曾担任《中国中医药年鉴》《中国中医急症》杂志顾问。1991年起，江育仁教授享受国务院政府特殊津贴，并被英国剑桥国际传记中心收入《世界名人辞典》。

1938年，江育仁教授毕业于上海中国医学院，毕生从事中医儿科医疗、教学、科研工作，对小儿脾胃系统及急性热病深有研究，尤擅长小儿哮喘、癫痫等疾病的诊治，著有《中医儿科诊疗学》《中医儿科临床手册》，主编了《中医儿科学》《实用中医儿科学》等12部论著和教材；发表科研学术论文70多篇，曾多次出席中国科学技术协会全国代表大会，并受到党和国家领导人的亲切接见。

一、学术经验

（一）脾健不在补，贵在运

1. "脾健贵在运"的理论基础

江育仁教授于1979年提出了"脾健不在补，贵在运"的学术观点，其理论根据源于钱乙"脾主困"的学术观点。

补脾养胃和运脾开胃是小儿脾胃病的两大治疗法则。虽然历代医家一向重视脾主运化的生理功能在儿科的重要性，但在临床实践中，重补轻运却成惯例。江育仁教授以鲜明的观点提出"脾健不在补贵在运"，在全国中医儿科学术界引起了普遍的重视，得到了广泛的认同。江育仁教授认为，"运"有行、转、旋、动之义，有动而不息之特征。运与化，是脾的主要生理功能，运者运其精微，化者化其水谷，运化水谷精微以敷布全身。对于小儿来说，不仅为其维持全身生理活动所必需，而且是其正常生长发育的基本保证。

2. "脾健贵在运"的治疗法则

江育仁教授"脾健贵在运"的指导思想应用于临床，要求就脾所喜而去脾之所恶，按照脾胃病各种证候的特点，采用相应的调治方法，以达到脾运则健的目的。江育仁教授在运脾治疗中，首重苍术。本品味微苦，气芳香而性温燥，功能醒脾助运，开郁宽中，疏化水湿，正合脾之习性。江育仁教授以苍术为运脾主药，与其他药物配伍组成多个方剂，或作煎剂便于加减灵活运用，或作散剂、合剂、糖浆剂、颗粒剂便于久服，用于多种小儿脾胃病证，取得了较为满意的疗效。江育仁教授常用之运脾及补运兼施法如下。

（1）运脾化湿法：用于湿困脾土证。其证候表现为胸闷纳呆，脘痞腹胀，口腻不渴，小便短少，大便水泻，舌苔厚腻等。湿为阴邪，非温燥之品不化。湿浊化，脾运复，则脾健矣。苍术燥湿运脾，宣阳化浊，是为运脾主药。其他如佩兰、藿香、白扁豆、豆卷、白豆蔻、厚朴花、半夏、车前子等，皆属常用之品，方如《太平惠民和剂局方》不换金正气散。

（2）运脾和胃法：用于乳食积滞证。其证候表现为脘腹胀满，嗳气酸馊，泛恶厌食，腹痛泄泻，大便腐臭，夹不消化物，时时啼哭，睡眠不宁，舌苔多垢腻，起病前常有乳食不节史。乳食为有形之积，非消不去，但小儿脾胃不耐攻伐，治宜在调节饮食同时，予以运脾和胃、消食化积之品。常用苍术、山楂、鸡内金、神曲、谷芽、麦芽等，积重腹胀者加用莱菔子、槟榔、莪术之类，方如消食之保和丸、消乳之消乳丸。

（3）理气助运法：用于气机不利证。其证候表现为纳谷呆钝，脘腹胀满，叩之如鼓，嗳气腹痛，若得泄泻、矢气后胀痛减轻，舌苔薄白。气滞不行当理气导滞，开郁助运，常取香味运行之品。常用陈皮、木香、枳壳、槟榔、丁香等，方如木香槟榔丸。

（4）温运脾阳法：用于脾阳不振证。其证候表现为面色神疲，怯冷乏力，脘腹冷痛，食欲不振，食后饱胀，口泛清涎，大便清长，舌质淡，苔薄白。阳气不振，阴寒内盛，治当温运脾阳，以驱阴寒之气，温运脾阳法属补运兼施，温脾为补，但温药性行通利，与补气、养血、滋阴诸药之呆滞不同，自有温通助运之功。常用炮姜、肉豆蔻、益智仁、砂仁、草豆蔻、附子等，方如附子理中丸。

（5）益气助运法：用于脾虚失运证。其证候表现为面色少华，形体消瘦，毛发不泽，精神不振，乏力易汗，纳呆厌食，大便不化，易于食后作泻，罹患外感，舌质淡，苔薄白。益气助运法一般以四君子汤为基础，与以上运脾化湿、运脾和胃、理气助运、温运脾阳法合用。方如异功散、资生健脾丸。

（6）养胃助运法：用于胃阴不足证。其证候表现为纳谷呆钝，口干多饮，夜寐不实，大便干结，尿少色黄，手足心热，唇干不润，舌质红而少津，舌苔少或花剥。《类证治裁》说："治胃阴虚，不饥不纳，用清补，如麦冬、沙参、玉竹、杏仁、白芍、石斛、茯神、粳米、麻仁、扁豆子。"指出了清补润养之常用药物。所配伍运脾之品，亦需选不过于温燥者，如谷芽、麦芽、山楂、香橼皮、佛手片、怀山药等。

3."脾健贵在运"的实践验证

多年来，相关学者以江育仁教授提出的"脾健贵在运"为指导思想，对小儿厌食、小儿泄泻、缺铁性贫血等多种小儿脾胃病进行了临床和实验研究，验证了这一理论指导实践的价值。现就以运脾法为主治疗小儿厌食症为例介绍如下。

小儿厌食症是目前儿科临床的常见病证，有偏于功能失调和偏于脾胃虚弱的区别。对300例患儿的病情证候进行分析，脾运失健占60%，脾气不足占35%，胃阴不足占5%，所有患儿均有运化功能失健的症状，即使已有脾气、胃阴不足表现者，从全身情况看，虚象并不重。根据小儿厌食的证候特点，江育仁教授提出治疗必须以运脾法为主，即以调和脾胃，恢复转运之机为原则。脾运失健证者予以燥湿、理气、消食等以运脾开胃，用苍术、佩兰、陈皮、鸡内金、焦山楂等药物，经加工制成儿宝冲剂。

对于脾气不足证患儿，江育仁教授提出应予补益，但宜清补而不可壅补，因本已运化维艰，补益脾气之中需佐以理气助运，方能避免碍滞脾运、补而不受。故予补运兼施法，取健脾益气之党参、茯苓等，配以助运之陈皮、神曲等，加工制剂成健儿糖浆。以该方法系统治疗厌食脾气不足证患儿174例，治愈及好转率为85.6%。

厌食症中属于胃阴不足证者较少，但治疗时尤当注意养阴不可滋腻。本证若用腻补则更碍脾运，若用温燥助运之品又恐耗其胃阴。故江育仁教授提出养胃阴宜用清养，药物如沙参、麦冬、石斛、山药、玉竹、白扁豆之类，也常配合乌梅、白芍、甘草酸甘化阴。助运药物则取香橼皮、佛手片、谷芽、麦芽之类药性平和者。

（二）疳证的新分类

疳证被古代医家列为儿科四大要证之一。随着时代的进步，疳证的发病情况也在变化。如何对疳证进行分类证治，古代医籍说法不一。江育仁教授通过长期临床实践总结提出疳证可以划分为疳气、疳积、干疳三大类型，并对其分类标准、辨证论治作了系统的论述。这一分类证治方法已经写入教科书，并编入国家中医药管理局发布的《中医病证诊断疗效标准》内，为全国中医儿科学术界所应用。

1. 诸疳归为三证

对于疳证的分类及命名，历代医家提出多种不同的方法。由于分类标准不一，造成疳证证名繁多而复杂。江育仁教授在 1962 年就通过对临床诊治的 533 例小儿疳证进行分析归纳，他提出按疳证的病情和主证将其划分为三大类证：属病之初期者为疳气；肚腹膨胀，形如橄榄者，谓疳积；形体消瘦，皮包骨头者，为干疳。疳证概属虚证，但疳气证虚象较轻；疳积证虚实夹杂；干疳证虚象严重。他还提出疳气以和为主，疳积以消为主或消补兼施，干疳以补为主的治疗原则。疳气、疳积、干疳之名，古代医籍均有记载，但从无以此三证作为疳证分类方法之说。江育仁教授将诸疳归为三证，是对古代医家有关论述的创造性运用，为现代对疳证的命名分类提出了规范。

2. 疳病之初曰疳气

疳气证初期，病情尚属轻浅，临床表现为形体稍瘦，面色少华，纳谷呆钝，精神欠振，性情烦急，大便或溏或秘，或夹有不消化物，舌苔薄白或微黄。疳气证者，脾气已经受损，但病程尚短，病机仍侧重在脾胃不和，运化失健。此时若予壅补则更碍气机，若过于消导又易损脾伤正，故治法应以调脾和胃，扶助运化为主，俾使脾运复健，胃纳转佳，则生化有源，疾病可趋于康复。

治疗疳气，必须注意补运兼施。临证常苍、白二术并用。若面白、神疲、乏力、舌质淡、舌苔薄者，配党参、茯苓、山药健脾益气；纳谷不化，食后脘胀，舌苔垢腻者，配陈皮、鸡内金、焦三仙和胃消食；湿气当令，胸闷纳呆，舌苔白腻或淡黄者，伍佩兰、藿香、薏苡仁之属芳香化浊；大便溏薄者，佐小量炮姜温运脾阳；便秘难解者，加用决明子或蜂蜜水调服润肠通便。

江育仁教授曾立成方两首用于治疗疳气证，一为和脾片，由白术、薏苡仁、陈皮、山药、神曲、茯苓、麦芽、泽泻、车前子组成；一为调脾合剂，以苍术、焦山楂、陈皮、鸡内金组方。前方健脾化湿之力专，后方运脾醒胃之力强，两方各有侧重。和脾片在 20 世纪 60 年代为江苏省中医院协定方，曾治疗了数以千计的患儿，调脾合剂自 20 世纪 80 年代以来一直在江苏省中医院临床使用，治疗了数千疳气证、厌食症患儿。

3. 本虚标实谓疳积

疳积多因疳气失于调治发展而成，症见形体消瘦，肚腹膨胀，青筋显露，面色萎黄，毛发稀黄结穗，烦躁性急，揉眉挖鼻，睡眠不宁，食欲不振，或能食而不充形骸，食后脘痞腹胀。疳积为本虚标实，虚实夹杂之证，病程较长，积滞内停，壅塞气机，阻滞络脉。治疗疳积，不可过用攻坚破积峻烈之品，宜消中寓补，不伤正气。江育仁教授立疳积散方，由五谷虫、神曲、槟榔、胡黄连、麦芽、香附、苍术、肉果组成，适用于一般疳积之治法，全方以消为主，兼顾正气，立方用意周到。

4. 疳病之极为干疳

干疳为疳之重证。干疳证虚象毕露，患者极度消瘦，大肉俱脱，皮包骨头，貌如老人，毛发枯萎，口唇干燥，精神萎靡，啼哭无力，腹凹如舟，杳不思食，大便稀溏或便秘，时有低热，舌象多见淡嫩或红，舌苔光。干疳皆由疳证迁延日久，或先天禀赋怯弱、后天调养失宜，或慢性泄泻等久病不愈，拖延而成。江育仁教授指出，干疳气阴俱虚，治以补为主应属无疑。但是，此时胃气杳然，在治疗中还需顾护胃气，使胃气复苏，脾气运转，方有生机，否则，补不承受，反碍生机。他认为干疳进补，宜取平和，温阳益阴，均不能过偏，若偏于滋腻，又易碍脾阳，宜以益血之八珍汤方加减，甘温益气扶脾，甘凉养血益阴，方中可略佐神曲、炒麦芽、香橼皮之类醒脾开胃，以鼓舞精微化生气血，游溢周身。若面白舌淡，便泄腥臭，脾阳不振者，去白芍，加炮姜、淡附片暖脾温运；舌干红少苔，系胃阴耗伤，加乌梅、石斛，合白芍、甘草酸甘化阴。

干疳极易发生兼证、变证。常见者如并发泄泻，即所谓疳泻，因患儿脾胃本亏，病程中常有先伤胃阴、后损脾阳，或阴阳两伤的症状同时存在，亦有朝见阴伤，暮见阳虚者。故除一般治法外，常需顾护正气，连梅汤加附子、西洋参、石斛等养阴、护阳并施亦为常用。疳肿胀患儿，多因气阳不振所致，非淡渗利湿所能治疗，此损其不足也。应从治本入手，一般应用温阳行气之品为宜，如桂枝、姜皮、黄芪等，使阴霾之气自散；若水肿甚于下肢、足跗，小便清，夜尿频，四肢欠温，精神萎靡者，乃肾阳微，气不化水之阴证，可予大剂真武汤治疗。

（三）运用热痰风理论指导流行性乙型脑炎的证治

运用热痰风理论辨证治疗流行性乙型脑炎是江育仁教授在 20 世纪 50 年代总结出来的心得和经验。1966 年由国家科学技术委员会在《研究报告》上公开发表，推广了这一经验总结，并写入了 1995 年上海科学技术出版社出版的《实用中医儿科学》大型医学丛书中。

1. "热""痰""风"的演变机制

"热""痰""风"是中医学对小儿惊风病证的概括，江育仁教授吸取其精华，做了创造性的发挥。他认为流行性乙型脑炎以高热、昏迷、抽搐为其主要临床症状，故可归纳为"热""痰""风"三大证范畴之内。流行性乙型脑炎属于暑温范畴，是由暑温邪毒所致。暑温邪毒，伤人最速，且常兼夹风邪、湿邪侵袭人体而发病。临床上常高热、昏迷、抽搐、痰鸣等症并见。"热""痰""风"不仅是对症状证候的概括，也是对其病因病机的简述。

2. 热痰风与卫气营血的关系

流行性乙型脑炎是由暑温邪毒所致，"其邪之来也，势如奔马。其传变也，急如掣电"。一经发病，特别是急重病例，其卫、气、营、血的界线，很难严格区分。在急性期常卫气同病、气营同病、营血同病，或气营血同病。在恢复期和后遗症期，则又另立别论，缺乏连贯的理论性、系统性。江育仁教授认为热、痰、风证可贯穿流行性乙型脑炎的全过程，各个阶段都可反映出来。只不过表现的属性不同而已。流行性乙型脑炎急性期的热、痰、风证，以实证为主；恢复期和后遗症期的热、痰、风证，则以虚为主，或虚中夹实。

3. 用热痰风理论辨治流行性乙型脑炎

江育仁教授运用热痰风理论辨治流行性乙型脑炎，将其病程分为初、中、后三期。

（1）初期：此期相当于现代医学的初热期，一般约 3 天。症见突然发热，微恶风，或但热不寒，全身灼热无汗，或汗少，口渴，常伴头痛或项强，恶心，呕吐，嗜睡，或烦躁不安，舌苔薄白或微黄，舌质偏红，脉多浮数。此属暑温邪毒侵袭肌表所致的表热证。治疗的关键是解表散热，治宜清暑解表，祛邪外泄，常用新加香薷饮加减。此期的惊厥症状多数是由高热引起的一时性惊厥，乃属外风。若热退而惊不止，则是邪热入里，内陷厥阴之内风证，相当于早期脑水肿症状，则不在解表治疗之列。

（2）中期：此期为流行性乙型脑炎的极期阶段，一般 3~7 天。症见高热不退，神志昏迷，或狂躁不安，颈项强直，四肢抽搐，反复发作，或喉间痰鸣辘辘，呼吸不利，口渴引饮，大便多秘结，小便短黄，舌苔黄糙或灰黄，舌质红绛，或舌尖起刺，脉多洪数。此属暑温邪毒，化火入里，充斥阳明，内陷厥阴之危证，相当于脑实质炎症所致的脑水肿。治疗的关键是通腑泻火，引火下行，使邪有去路。临床常用调胃承气汤或凉膈散加减治疗。此外，可配合针刺人中、大椎、合谷、涌泉、百会、足三里，以针药合用，增加疗效。

（3）后期：此期相当于恢复期和后遗症期。常根据不同的临床表现，也按热证、痰证、风证分类。这类证型既可单独存在，又常兼夹并见。临床辨治时，应抓紧在发病后6个月内积极治疗，否则，可留有终身残疾的后遗症。

二、验案分享

（一）哮喘案

杨某，男，4岁。1989年4月6日就诊。

患儿襁褓之时，肌丰体胖，面部多发湿疹，8个月时因毛细支气管炎治疗不彻底，其后经常咳嗽气喘，15~30日即大发作1次，冬春之季辄发尤甚，迭经西药治疗未有根除。此次发作已历5日，症见头额有汗，胸闷气喘，动则尤甚，不能平卧，喉中有声，痰多色黄，质黏难咳，舌偏红，苔淡黄，脉滑数。诊为热哮。证属痰热蕴肺，宣降失司。治拟清热化痰，降气平喘。处方：炙麻黄5g，杏仁10g，桑白皮10g，款冬花10g，法半夏6g，苏子10g，黄芩5g，地龙10g，代赭石20g，甘草3g。5剂，每日1剂，水煎，早、晚分服。

上方连服5剂，气喘即告平稳，精神振作，唯咳有痰声，活动多汗，乃改用成药南烛丸，每次3g，每日2次，发尽余邪。其后服固本止咳片、河车片半年，患儿面色转红，体重增加，精神振作，虽经多次寒潮袭击，宿疾未发。

按语："脾为生痰之源，肺为贮痰之器"，该证素禀脾虚，痰湿内生，留伏肺俞，酿为哮喘痼疾。此因外感诱发，痰湿化热，肺虚不能降气，肾虚不能纳气，肺、脾、肾三脏同病，遵"急则治标，缓则治本"之明训，先从清肺化痰，降气平喘着手，方用定喘汤加减，加代赭石以重镇降气，以地龙解痉平喘。药后肺气降而喘平，然痰化未尽，故用南烛丸以扫残云，再服固本止咳片、河车片健脾益肺滋肾，取缓则治本之意。

（二）迁延性肺炎案

仇某，女，3岁。1986年6月23日初诊。

患儿4个月前经常发热、咳嗽住院，诊断为支气管肺炎。治疗2个月，体温仍波动于38~39℃，自动出院。在门诊又以西药及理疗治疗2个月，仍有不规则发热，X线胸片复查，炎症仍未吸收，乃延请江育仁教授治疗。

患儿精神较萎靡，面色黄白，形体消瘦，体温38℃，夜间出汗较多，肢端欠温，轻度咳嗽，喉有痰嘶，舌淡红，苔薄白。检查：两肺有散在中小水泡音。肋下3cm触及肝下缘，脾未触及。诊断为肺炎喘嗽（迁延性肺炎）。病属正虚邪恋，营卫失调。治以调和营卫，化痰止咳，方用桂枝龙骨牡蛎汤加味。处方：炙桂枝3g，生白芍10g，炙甘草5g，煅龙骨20g，煅牡蛎20g，茯苓10g，款冬花10g，半贝丸（包）10g，生姜2片，红枣5枚。5剂，每日1剂，水煎，早、晚分服。

上方连服5剂后，患儿身热已平，汗出也少，肢凉转温，肺部水泡音明显减少。予前方出入再进。

处方：炙桂枝 3g，生白芍 10g，炙甘草 5g，煅龙骨 20g，煅牡蛎 20g，款冬花 10g，桔梗 5g，白术 10g，生姜 2 片，红枣 5 枚。10 剂，每日 1 剂，水煎，早、晚分服。

上方出入调治 10 日，诸症悉除。X 线胸片复查肺部炎症病灶全部吸收。

按语：肺炎经久不愈者，多属邪势已衰，气阴耗伤，其病理机制"不在邪多，而在正虚"。此种病证多见于疳证体质患儿，卫虚不能固表，汗多又易反复外感，营虚失于内守，阴不潜阳，虚热张扬。治疗方面不能囿于"炎者，热也"，而泛用苦寒清热消炎，否则伤阳败胃，克伐正气，致生变端。桂枝汤调和营卫，温振卫阳，龙骨、牡蛎顾护营阴，营卫和调，气阳复振，正胜而邪自却，使迁延 4 月之肺炎得以痊愈。

（撰稿人：袁　斌）

第二章

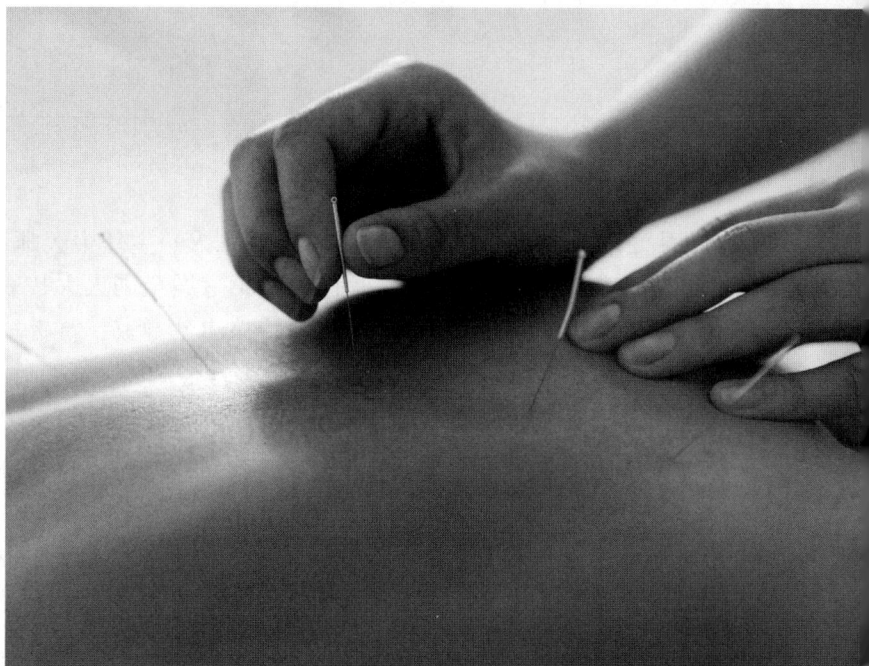

国医大师

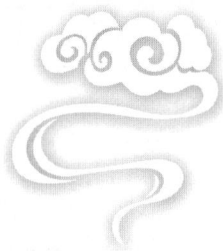

第一节 周仲瑛

周仲瑛（1928—2023），男，江苏如东人。主任中医师，教授。曾任江苏省中医院副院长、南京中医学院（南京中医药大学前身）院长、第七届全国人大代表。他是著名中医学家、教育家，中医学泰斗，首届国医大师，首批国务院政府特殊津贴专家，首批全国老中医药专家学术经验继承工作指导老师，首批国家级非物质文化遗产项目代表性传承人，首届中国中医科学院学部委员，"全国中医药杰出贡献奖"获得者，中华中医药学会终身成就奖获得者，世界中医药学会联合会中医药国际贡献奖获得者，中华中医药学会终身理事，江苏省中医药学会终身名誉会长。

周仲瑛出身于五代中医世家，自幼随父学医，1947年求学于上海新中国医学院中医师进修班，1948年悬壶行医。1955年，他成为江苏省中医进修学校首批学员，1956年毕业分配至江苏省中医院工作，1972年任江苏新医学院中医内科学教研组组长，1979年任南京中医学院中医内科学教研室主任，1982年至1983年任江苏省中医院（南京中医学院附属医院）副院长，1983年至1991年任南京中医学院院长。1979年，他担任硕士研究生导师，1983年被聘任为教授，1985年他担任南京中医学院博士生研究生导师，1987年被评为主任中医师。

周仲瑛医术精湛、德艺双馨，是中医临床大家。他从事中医内科临床工作75年，对中医内科疑难急症的辨治具有丰富的临床经验。他一生参与了20世纪70年代末流行性出血热、2003年的严重急性呼吸综合征，以及后来的"甲流"、新冠疫情等多次抗击重大传染病的战役。他审证求机，知常达变，采用中医药治疗感染性休克、中风、肿瘤等多种外感热病及内伤疑难急重症，活人无数。

周仲瑛长期担任南京中医学院院长，为党的中医药教育事业鞠躬尽瘁，开创了"南中医"发展的新局面。他重视中医薪火传承，因材施教，倾囊相授，弟子遍及海内外，他的许多弟子成为院士、名医、名师、名家。他是全国中医临床人才研修项目指导老师、学术传承师带徒项目指导老师等，他先后培养博士30名、硕士11名、博士后2名、中医临床优秀人才弟子22名、学术继承人24名、传承团队弟子26名，再传弟子众多。发表论文300余篇，先后主编、副主编《中医学概论》《中医内科学》等教材、教学参考书13种，其中《中医内科学》获国家教育委员会优秀教材特等奖，《中医内科急症学》成为新世纪创新教材。周仲瑛先后主持和带领团队承担国家"七五""八五""九五"国家科技攻关计划，"十五"、"十一五"国家科技支撑计划和国家重点基础研究发展计划（973计划）等各级课题42项；获各类科技进步奖、科学技术奖48项，其中"中医药治疗流行性出血热的临床和实验研究"获国家科技进步奖一等奖；获授权发明专利21项；出版《中医病机辨证学》《瘀热论》等学术专著共42部；获第一届中国出版政府奖图书奖、第五届中华优秀出版物奖图书奖，其主编的《从瘀热论治内科难治病》入选国家新闻出版总署第三届"三个一百"原创出版工程图书，他为中医药科技发展做出了重要贡献。

周仲瑛曾荣获全国老中医药专家学术经验传承工作优秀指导老师、全国优秀中医临床人才研修项目优秀指导老师、全国高等学校先进科技工作者、全国优秀研究生导师、江苏省优秀共产党员、江苏省名中医、江苏省先进工作者、江苏省科技先进工作者、江苏省优秀研究生导师等多项荣誉称号。

一、学术经验

（一）瘀热论

20世纪70年代后期，周仲瑛教授曾对瘀血学说及活血化瘀治则进行了较为系统的分析总结，结合临床实践，周仲瑛教授认识到必须根据中医理论，遵循辨证论治原则，针对形成瘀血的病理因素、血瘀的病变部位，采用具体的治法，才能显示中医活血化瘀这一治则的优势，提高疗效。与此同时，周仲瑛教授又在临床体会到凉血化瘀法对瘀热相搏证有其独特的应用价值，并将此法广泛应用于外感内伤多种急难病症。周仲瑛教授根据《伤寒论》的"瘀热"一词及对"蓄血"证的论述，桃仁承气汤、抵当汤等的创立，《备急千金要方》中犀角地黄汤对蓄血证、瘀血证的治疗，《瘟疫论》所言"血为热搏"，《温热论》提出的凉血散瘀法等，从中得到触悟和启发，他将"瘀热相搏证"及凉血化瘀治法的应用，从临床引入科研，以"瘀热相搏"主证为基础，根据病症、病位、病理特点，分列若干子证，进行了理论、临床、实验及新药开发等较为系统的研究。从20世纪70年代末在流行性出血热急性肾功能衰竭的防治中瘀热水结证的提出，到后来在重症肝炎治疗中瘀热发黄证的发现、出血性病症治疗中瘀热血溢证——瘀热型血证的命名、高脂血症治疗中络热血瘀证的提出，直到近年治疗出血性中风中瘀热阻窍证的确立，都显示了中医以"证候"为中心的研究特色，先后历时25年，逐渐形成了较为系统的瘀热论学术思想。

1. 出血性中风急性期治以凉血通瘀　周仲瑛教授在前人有关理论认识的基础上，结合自己长期的临床实践探索，首次在国内提出"瘀热阻窍"是出血性中风急性期的基本病机。他认为瘀热阻窍是风、火、痰、虚等多种病理因素的基础，从而平内风、外风之争，统主火、主痰、主虚诸说于一炉，使千百年来中医对中风病因病机的理论认识更臻完善。在此基础上，周仲瑛教授提出凉血通瘀法是出血性中风急性期的基本治法。该法不仅能清血分之热、散血中之瘀、折冲逆之势，还可止妄行之血、息内动之风，并寓有上病下取、釜底抽薪、顺降气血之意。此法既不同于仅从局部病理变化着眼，径予见血止血的治法；也有别于当前过分强调瘀血，主张单一活血化瘀甚或破血逐瘀的观点。此外，周仲瑛教授还研制成凉血通瘀注射液及凉血通瘀口服液配套制剂，并分别对该制剂进行了较为系统的动物实验研究及临床疗效观察。凉血通瘀制剂由大黄、水牛角、生地、赤芍、三七、地龙等药组成。临床和实验证明，该制剂有促进脑内血肿吸收、减轻脑水肿、改善瘀热阻窍证症状和神经功能缺损等多种作用。

2. 出血热急性肾衰治予泻下通瘀　周仲瑛教授经过近20年的临床实践，针对出血热急性肾衰蓄血、蓄水及易于伤阴的病理特点，提出出血热急性肾衰的治疗以泻下通瘀为主，兼以滋阴利水，从而达到泻下热毒、凉血散瘀、增液生津、通利二便的目的。周仲瑛教授认为在出血热少尿期，无论其发热与否，凡见到小便赤涩量少，欲解不得，甚至尿闭不通，血尿或尿中夹血性膜状物，大便秘，小腹胀满或拒按，心烦不寐，神志烦躁或不清，呕恶频繁，面部浮肿，舌质红绛，苔焦黄，或光红少苔，脉小数等症者皆可用之。方宗《温疫论》桃仁承气汤及《温病条辨》增液承气汤、《伤寒论》猪苓汤、《备急千金要方》犀角地黄汤等加减出入。药用大黄、芒硝各10~15g（便秘者可重用之），枳实、桃仁各10g，生地、麦冬、猪苓各15g，白茅根30g，怀牛膝10g。水邪犯肺，喘咳气促不得卧加葶苈子泻肺行水；血分瘀热壅盛加水牛角、牡丹皮、赤芍等凉血化瘀；津伤明显，舌绛干裂，口干渴，可合入玄参，取增液汤全方以滋阴生津；小便赤少不畅，可再加阿胶、泽泻、车前子等滋阴利水；瘀热阻窍，邪陷营血而神昏，可加犀角（水牛角代）、黄连清心开窍；邪陷厥阴，热动肝风而抽搐，可参镇肝熄风汤意。概言之，泻下通瘀法它包括下热毒、下瘀毒、下水毒等几个方面，通过与滋阴生津法配合，从而增液通腑、通瘀散结、滋阴利水，起到通大便、利小水，"急下存阴"、凉血止血、祛除水毒，使津液归于正化等作用。

3. 治血证创瘀热血溢理论　历来中医对血证的认识，强调气火逆乱，以血不循经，络伤血溢为其基本病机，在治疗方面，以治血、治气、治火为基本原则，创制了许多名方良剂。周仲瑛教授在总结前人经验的基础上，根据多年的临床实践，提出了瘀热血溢证这一特殊证候类别，突出了瘀热相搏、络损血溢导致出血的重要性，强调凉血散瘀为治疗瘀热型血证的基本方法。临证应用时，周仲瑛教授强调首先要明确外感内伤，其次要辨别瘀热的轻重，同时还应详察兼证、变证，从而突破仅把这一方法视为外感温病血分证治法的局限性，进一步发展血证理论，丰富血证的有效治疗方法，在实践中体会凉血与化瘀联用可以清血分之热、散血中之瘀、解血分之毒、止妄行之血的作用。周仲瑛教授据此研制的丹地合剂和地丹注射液，由水牛角、生地、牡丹皮、赤芍、制大黄、山栀、煅人中白、紫珠草组成，临证时灵活化裁，常收捷效。

4. 重症肝炎治以凉血化瘀解毒　周仲瑛教授认为，重症肝炎在湿热疫毒深入营血的极期，由于热毒化火，火热炽盛，热蕴营血，煎熬熏蒸，热与血搏，而致血液稠浊，血涩不畅，形成瘀血，血瘀又可郁酿化热，而致血热愈炽。瘀热郁于血分，常易促使黄疸迅速进一步加深，持续难退，病程超过10日~2周者，标志病情的恶化、难治。正如仲景所说："黄疸之病，当以十八日为期，治之十日以上瘥，反剧为难治。"于此可知，瘀热发黄与一般单纯的湿热发黄轻重差异极大。为此，周仲瑛教授提出应采用凉血化瘀解毒法进行治疗，并据此研制成清肝解毒静脉注射剂，经临床观察发现，其对重型病毒性肝炎有较好治疗效果，动物实验亦可证明。清肝解毒注射液由犀角地黄汤合茵陈蒿汤合方加减组成，全方组成特点为凉血而不凉遏，活血而不破血，解毒不妨正，止血不留瘀，具有清热、凉血、解毒、散瘀、止血、利胆、保肝、养阴等多方面作用，临床上取得显著疗效。

5. 络热血瘀证治以清泄络热、凉血化瘀　周仲瑛教授认为络热血瘀证每由肝肾阴虚所致，可兼夹湿浊、痰、火，是瘀热相搏证范畴内的重要子证之一，病变深在络脉，特别是微小的孙络。其病具有广泛性，外达体表四肢百骸，内至脏腑组织，可见于多种慢性久病，如心脑血管病、血液病、糖尿病等。周仲瑛教授在临床实践中发现高脂血症与络热血瘀病机病证有密切的相关性，并对其以升降散治疗。此外，通过病证结合研究，周仲瑛教授已初步明确络热血瘀证的实用价值。

（二）痰瘀相关论

痰瘀为津血失于正常输化所形成的病理产物。周仲瑛教授认为，津血本属同源，血以津液生，津以血液存，故在病理状态下，不仅可以津凝为痰，血滞为瘀，且痰与瘀常可兼夹同病。由于临床上不少病证常痰瘀相伴为患，周仲瑛教授强调在具体治疗时尚需分清两者先后及主次关系，抑或是痰瘀并重，确定化痰与祛瘀的主从或是痰瘀并治。治痰、治瘀虽然主次有别，但痰化则气机调畅，有利于活血；瘀祛则脉道通畅，而有助于痰清。若痰瘀并重则当兼顾合治，分消其势，使其不致互相狼狈为患。同时应注意不可孟浪过剂，宜"中病即止"，以免耗伤气血阴阳，变生坏病。选药以平稳有效为原则，慎用毒猛辛烈之品。又因痰瘀的生成，实缘五脏功能之失调、津血不归正化变异而成。故周仲瑛教授强调调整五脏功能，扶正补虚，则痰瘀自消，所谓"不治痰而痰化、不治瘀而瘀祛"是也。此外，痰瘀是津血停聚所成，津血赖气化以宣通，故痰瘀病变又与气滞密切有关，此即"气滞则血瘀痰结"。因"气行则痰行""气行则血行"，所以治疗痰瘀同病，故周仲瑛教授治疗一般配伍理气药，行滞开郁，畅达气机，以助化痰祛瘀药发挥效应。

由于痰瘀的生成既可因于邪实，亦可缘于正虚，病变涉及脏腑、肢体、骨节、经络、九窍。故对痰瘀的治疗不仅有轻重缓峻之分，还应审证求因，在化痰祛瘀的基础上，配合相应治法。因邪实所致的

"寒痰瘀阻"当温通祛寒,"痰热瘀阻"者当清热凉血,"风痰瘀阻"者当祛风和络,"燥痰瘀结"者当润燥滋液,"湿痰瘀阻"者当苦温燥湿,"痰气瘀阻"者当理气解郁;因正虚所致的又当据证配合益气、养血、滋阴、助阳等法。同时必须区别脏腑病位治疗,"痰瘀阻肺"者宣利肺气,"痰瘀心脉"者养心通脉,"脾胃痰瘀"当健脾和胃,"肝胆痰瘀"当疏肝利胆,"肾虚痰瘀"当补肾培元,"痰瘀阻窍"者当开窍醒脑,"痰瘀络脉"当宣痹通络,"痰瘀结聚"当软坚散结。

(三)湿热论

湿热是湿与热合邪所形成的不同于湿也不同于热的一种复合致病因素,既可从外感受,也可由内而生,常以脾胃为中心,多表现阴阳交错,寒热并见,临床涉及面广,可引起诸多病症。周仲瑛教授认为,随着全球气温的不断上升,天热下逼,地湿上蒸,气交之中湿热日盛;加之生活水平的不断提高,饮食结构的改变,大多数人已由数千年的"藜藿之体"渐转变成"膏粱之躯",酒肉炙煿及各种保健品、营养品、补品不绝于口,湿热也易从内而生。内外相合,故目前湿热为病最为多见,也最为难治。

周仲瑛教授认为,外来湿热多与急性感染性疾病有关,如伤寒、细菌性痢疾等;内生湿热多与体内非感染性炎症有关,如肾炎、类风湿性关节炎等。湿热常以脾胃为中心,上蒸下注,可致多脏受损。同时湿热致病具有二重性,易夹痰夹瘀化毒,变证百出。尽管湿热的临床表现多样,但与湿温、痰热、瘀热、郁热同中有异。

周仲瑛教授强调,治疗湿热贵在分消,"开上""宣中""导下",临床还必须辨清热偏重、湿偏重、湿热并重三类倾向,根据"湿"和"热"孰轻孰重及其消长变化,决定祛湿与清热的主次。同时也要结合湿热病证所累及的脏腑特点和兼证情况,予以相应的治法。如属肝胆湿热者配以疏肝利胆,属大肠湿热者佐以通调腑气,属膀胱湿热者伍以通淋利尿,遇痰热壅肺者清肺化痰,属痰蒙心包者当豁痰开窍;遇夹积、夹瘀、夹风、夹毒者,分别配以导滞、化瘀、疏风、解毒之法等。

(四)糖尿病"三热论"

中医传统理论历来认为,消渴(糖尿病)的病机主要为阴虚与燥热互为因果,但周仲瑛教授通过长期临床实践认为,本病亦可由过食膏粱厚味酿生湿热,进而湿热化燥,机体呈现燥热之象,久则热灼津伤,津枯血燥,络热血瘀,形成瘀热,终致湿热、燥热、瘀热合而为病。因此,周仲瑛教授对糖尿病中医病机提出"三热论"(瘀热、燥热、湿热)这一创新性见解,他认为阴虚燥热、湿热化燥,久则络热血瘀,三热交炽,进而导致阴伤气耗,是糖尿病的主要病理基础。周仲瑛教授进而提出"三热"并清,气血同治,标本兼顾应当作为"三热"病证治疗的基本原则。由于燥热宜润,湿热、瘀热需化,故有关这一治疗原则的具体运用则当清化与润燥并进、化湿祛瘀与生津凉润并举,即辛苦微寒、化湿散瘀之品与甘寒微苦、润燥凉泻之品同方共用,相辅相成。但从临床实际来看,在运用上述治疗原则时,还应根据"三热"中是以何热偏胜为主而用药有所调整,燥热为主者则清热润燥为先,湿热为主者则清热化湿重投,瘀热偏胜者则凉血化瘀首选。

关于清化润燥法的运用,在一般情况下,首先应注意清化重于润燥,清化之中,还当以清为主,以化为辅。因"三热"为患,虽有燥热、湿热、瘀热之异,而其热一也,故当以清热泻火为先,伏其所主,直折其势,热清火消,则燥、湿、瘀三者势单无依,再行剿灭不难。

其次,重化湿祛瘀之法,因湿与瘀均系有形邪实,极易郁结化热,又为新的酿热之源;加之湿浊、瘀血均为黏滞重浊之邪,邪热易附,则胶结难解;同时,湿聚易于成痰,瘀结易于滞气,痰随气而升降,无处不到,痰瘀互结,为害尤深。

至于将润燥一法置于上述二法之后,诚因火热一清,则燥热易遁,正如张子和在《儒门事亲·辨十二经水火分治法》中所说："休治风,休治燥,治得火时风燥了"。除此之外,升清可布液,流气能输津,加之津血同源,可互相资生转化。湿化津承,瘀化气畅,清升浊降,则燥热易解,阴液可生。

由上可见,有关清化润燥法的运用,还有次第侧重之说。总之,对其治疗,应祛邪重于扶正,清热重于化湿祛瘀,化湿祛瘀重于润燥。但祛邪不能伤正,补正不可滞邪,清热不可太寒,祛湿不可太燥,祛瘀不可太破,润燥不可太腻。

临床还需灵活选用下列三类药物,注意辛开苦降、清气凉营、釜底抽薪、酸甘化阴等治法的运用,则可左右逢源,灵活组方。兹列举周仲瑛教授临床上对"三热"的不同治疗药物如下,以供参考。

1. 燥热　常选生地、南沙参、北沙参、麦冬、天冬、玄参、川石斛、天花粉、炒玉竹、芦根、白茅根、桑叶、桑皮、地骨皮、川百合、知母、瓜蒌等。

2. 湿热　常选藿香、佩兰、白蔻仁、黄连、薏苡仁、黄芩、炒苍术、黄柏、栀子、竹茹、茵陈、蒲公英、凤尾草、晚蚕沙、泽泻、车前子、冬瓜皮、玉米须等。

3. 瘀热　常选水牛角、大黄、桃仁、土鳖虫、炙水蛭、鬼箭羽、泽兰、川牛膝、丹参、牡丹皮、赤芍、郁金、益母草、广地龙、茜草、生蒲黄、紫草、马鞭草、防己、大蓟、凌霄花等。

（五）癌毒论

根据癌的致病性与难治性,周仲瑛教授认为,癌病为患,必有毒伤人,从而提出"癌毒"学说。癌症病理过程,虽异常复杂,但总由癌毒留著某处为先。癌毒一旦留结,阻碍经络气机运行,津液不能正常输布则留结为痰,血气不能正常运行则停留为瘀,癌毒与痰瘀搏结,则形成肿块,或软,或硬,或坚硬如岩,附着某处,推之不移。瘤体一旦形成,则狂夺精微以自养,致使机体迅速衰弱或失调,诸症叠起。正气亏虚,更无力制约癌毒,而癌毒愈强,又愈益耗伤正气,如此反复,则癌毒与日俱增,机体愈益虚弱,终使毒猖正损,致难以回复之恶境。故对癌症之治疗,周仲瑛教授提出以抗癌解毒为基本治法。初期,正虚不显时,以抗癌解毒配合化痰软坚、逐瘀散结为主;中期,兼有脏腑功能失调时,可适当配伍调理脏腑功能之品;晚期,正虚明显者,则以补益气血阴阳为主,兼顾抗癌解毒、化痰软坚、散瘀消肿。周仲瑛教授临床常用抗癌解毒药有白花蛇舌草、白毛夏枯草、山慈菇、制南星、土茯苓、炙僵蚕、炙蜈蚣、蜂房、漏芦、炙蟾皮、马钱子等;常用化痰消瘀、软坚散结类药有石打穿、八月札、莪术、炙水蛭、制大黄、海藻、炙鳖甲、王不留行、桃仁、地龙、路路通等。在抗癌复方中,抗癌解毒药与逐瘀消痰软坚药的选用应视病情而辨证择药,如热毒甚者,当选白花蛇舌草、山慈菇、漏芦;瘀毒重者,当用炙蜈蚣;痰毒剧者,用制南星、炙僵蚕等;病以血分瘀邪为主者,可逐瘀为先,伍用炙水蛭、莪术、桃仁;兼气分者,可配用八月札、路路通;肿著者,配王不留行、海藻等。

（六）风火同气论

周仲瑛教授认为内科急证,无论是外感或内伤,其病机如何错综复杂多变,但在发病中起重要主导作用的病理因素均为风、火二邪。因风火同气,皆为阳邪。风性善行速变,"风胜则动",故致病多快,病变部位广泛不定,且为"外六淫"之首,每多兼夹他邪伤人;火为热之极,故火热为病,发病亦快,变化较多,病势较重。而外感之邪,又每可致"五气化火"。若风与火两阳相合,则为病更烈。风助火势,火动生风,风火相煽,相互转化,互为因果,加剧病情。如昏闭卒中、痉厥抽搐、动血出血、高热中暑等急重危证均直接与风火病邪有关。可见风火是急证致病因素中最为重要的病理因素,风火邪气的特性,决定了急症病机的易变、速变、多变。

风胜则见抽搐、手足蠕动、角弓反张、口眼歪斜,肢体不遂。火盛则见身热、渴饮、面红目赤、身发斑疹、狂躁妄动。若属热毒炽盛,火动风生、热极生风,则每与外感高热(疫斑热、中暑)互为因果；如风热灼津成痰，热毒痰饮瘀肺，可致暴喘；火盛气逆，或络热血瘀，可以动血出血；热毒血瘀或瘀阻气滞，可成为卒痛的病理基础；若热与湿合，湿热伤中，可致急性吐泻；湿热酿毒，每可发为急黄；热毒、瘀毒、水毒壅阻下焦，气化失司，可致癃闭（急性肾衰）。急证中瘀、痰、饮（水）、湿（浊）等病邪的形成也多与风、火有因果联系及转化关系。如邪热亢盛，血液受热煎熬，胶凝成瘀，则瘀热互结。火热炼津蒸液，则津凝成痰；痰郁化火，可致痰热互结，所谓"痰即有形之火，火即无形之痰"。风动痰升，内风夹痰，上蒙清窍，横窜经络，则见风痰征象。因此，周仲瑛教授强调对于急证的治疗，息风泻火显得特别重要。

（七）审证求机论

周仲瑛教授认为，人身百病，多有形可征、有因可寻。"审证求因"，这是辨证的基础，论治的依据。但是必须从临床实际出发，通过对临床现象的分析、总结、推演，寻求病理本质，使之能有效地指导临床实际，故其实质当为审证求"机"。

1. 内外六淫 传统理论一般将六淫病邪归属外因，认为是自然界的六种非时之气，若深入探究，虽然主要属于致病的外因，但有物理性和病原性的不同性质，而对病原性致病因素，并不能笼统地对某一疾病，简单地作相应的定性，因同一疾病，可能由于年龄、气候、季节、地域、个体之差，性质迥然不同，如流行性出血热，江苏地区多为阳热亢盛的温热性证候，而江西地区则常见湿热性证候，东北地区寒风凛冽，则多呈伤寒型表现。尤其值得注意的是，由于个体差异，机体对病邪的反应性也各不相同，凡属青壮年，阳气旺盛，易于从热化，一般见阳热亢盛表现，但也有少数患者，素体阳虚，寒疫直中，不从热化，而表现为少阴病候。

另一方面，特别要指出的是，对六淫的认识不能单纯看作是不正之气，而应从病机上着眼，应该将其理解为各种外因和内因作用于人体后在病理过程中的一组反应，应该把病因和病机、个体差异、地域时限等统一起来，这对认识内生六淫有极为重要的意义。所谓内生六淫，就是在多种因素作用下，在疾病发生发展过程中表现出来的病理属性，应用取类比象的方法确定其类别及病理演变规律。例如痹证，既属外感风、寒、湿、热所致，亦可自内而生，寒湿痹久可以化热，热痹可以生风，或热去湿留转成寒化，就此可知，治内生六淫与治外感六淫可以互通。如对中风病因病机的认识，历经了由外风到内风的过程，但否定了外风所致的中风，并不等于治外风药不可用以治疗内风，临床上治疗中风有肢体经络见症的，用治外风药如防风、秦艽、全蝎、僵蚕、地龙等，每获良效，这既表明外风、内风俱属疾病的病理反应，同时从某种意义上说，外风是指肢体经络等体表部位的一组证候，具有相对的定位性。

2. 病理因素 产生疾病的重要中间环节是病理因素，它决定疾病的性质、演变及转归，现代称之为"第二病因"。临证当灵活细审病理因素的来龙去脉，即从何而生，有何发展趋势，有何危害，如何防治，这对认识疾病性质，抓主要矛盾，控制病情发展有积极意义。病理因素大致包括痰、浊、水、饮、湿、瘀、火、毒等。其产生及致病均有一定规律可寻，临床上如特定病因的证据不足，也可依据病位、病机进行推理定性，水、饮、湿、痰、浊同为阴类，互相派生，水邪流动，易于泛溢肌肤；饮留于内，多在脏腑组织之间；湿邪黏滞，常病脘腹下肢；痰则随气上下，无处不到；浊邪氤氲，常犯脑腑清窍；至于瘀血停着，闭阻经隧，则影响机体功能；火邪攻窜，每易逼血灼阴，而毒之为病，或由外感，或从内生，多有起病急，病情重，痼结难愈，后果严重的特点，且多与他邪相兼，如火毒、湿毒、水毒、瘀毒等。流行性出血热就常为热毒、瘀毒、水毒等错杂并见，慢性乙型肝炎即常因湿热、瘀毒交结为患，故在治疗上应重视其特性，不能泛泛而论。虽曰治毒以解毒为先，但对不同病变毒邪必须治以相应的解毒方法。既往周仲瑛教授曾治一经病理活检确诊的巨骨细胞瘤女性患者，行"右小腿中段截肢"治疗，术后又见广泛转移，全身关节疼痛，两侧颈部肿块累累，大者似鸽蛋，小者如蚕豆，高热起伏，汗出热降，午后复起，持续两月，形瘦骨立，严重贫血。用清热解毒、化痰消瘀法（鳖血炒柴胡、炙鳖甲、秦艽、青蒿、生地、土茯苓、广地龙、露蜂房、僵蚕、猫爪草、漏芦、山慈菇等）治疗，服药后患者体温递降至正常，三月余肿块基本消失，随访迄今已十余年，仍健在。

临床对多种病理因素错杂同病者，必须注意抓住主要矛盾方面，痰瘀相兼者，应分析因痰致瘀，还是因瘀停痰，探求其形成原因，以确定直接治痰、治瘀的主次，或是间接地调整脏腑功能，通过治痰之本，治瘀之因而解决。

3. 脏腑病机　临证在确定病理因素后，当进而分析病理变化，从气血病机和脏腑病机联系考虑。气血病机，虚证比较单纯，实证多为气滞气逆，导致血郁血瘀，升降出入乱其常道，影响脏腑功能。常法多投疏泄，但气滞不畅，需分清原委，治有疏利、柔养、辛通的不同。同是气逆，有潜镇、降泄、酸敛、甘缓诸法。脏腑病机，是辨证的核心，必须熟练掌握，准确运用，尤其应该弄清常用脏腑病机的基本概念和类证鉴别。如肾病病机中的肾气不固与肾不纳气，肾阳不振与肾虚水泛，肾阴亏虚与肾精不足，肾阴亏虚与水亏火旺或相火偏旺等概念的鉴别，弄清了他们之间的关系，治疗也就更有针对性。认识脏腑病机一般应从生理功能和脏腑特性入手，结合脏腑相关理论，如肺主呼吸，肃肺勿忘宣肺；心主血脉，养心勿忘行血；脾为后天之本，补脾宜加运化；肝体阴而用阳，清肝勿忘柔养；肾司封藏而主水，有补还要有泻。

具体地说，治肺宜宣肃结合，如治疗呼吸系统感染，目前一般喜用清肺化痰药，但结合宣畅肺气以开壅塞，用麻黄分别配石膏、黄芩、葶苈子等，其效常优于徒事清化；如治肺炎喘咳汗少，表证未除者，单用清肃苦降药，体温不降，辨证配用麻黄或薄荷，则每见咳喘缓减，汗出热平。

心主血，赖心气以推动，以通为贵，故心病多在气、血、阴、阳亏虚的基础上，导致气滞、血瘀、停痰、留饮、生火诸变。既可诸虚互见，也可诸实并呈，且每见本虚标实错杂。治应通补兼施，或补中寓泻，或以通为补，以冀心宁神安，如益气化瘀、滋阴降火、温阳化饮等。且心为五脏六腑之大主，故尤应从内脏整体相关全面考虑，偏实者重在心肝、心肺；偏虚者重在心脾、心肾，从而为辨证、立法拓宽思路。

肝主疏泄，体阴而用阳，故治肝病忌太克伐，宜疏泄和柔养并举，一般而言，肝气郁结，气机不伸者以胁肋胀痛，胸满不舒、情怀抑郁为主，宜疏利；肝气横逆，上冒或旁走，有时又宜结合柔养或敛肝。传统的"肝无补法"乃相对于温补而言，由于肝为刚脏，甘温补气易于助火，而对真正的寒滞肝脉，或肝脏阳气虚衰者，则又宜温肝散寒，或温养肝肾，或温肝暖胃。临证若见慢性肝炎、胆囊炎患者，表现肝区冷痛，面部晦暗或色素斑沉着，腰酸腿软，脉细，舌质淡胖者，治以温肝之品如肉桂、细辛、淫羊藿、肉苁蓉、枸杞子等，每收良效。

治肾既要补还要重视泻，肾藏精而又主水，肾病既有本虚的一面，也可由于水液代谢失常导致水潴、湿停、热郁、瘀阻，因虚致实而为本虚标实，甚至在病的某一阶段或某种情况下，表现为肾实证，而需辨证分别应用清湿热、利水邪、泻相火、祛瘀血等泻肾法，或和补肾法配伍合用，同时还当注意水湿、湿浊、湿热、瘀热之间的相互影响为患。

4. 审证求因　求因论治是中医临证的常规思维模式，确切地说，实是审证求"机"。抓住了病机，就抓住了病变实质，治疗也就更有针对性。"求机"的过程，就是辨证的过程，如何求机？既应运用常规思维对待一般疾病，又要善于运用特殊思维治疗疑难杂症。常规思维包括循因法、抓主症特点法、类证对比分析法、综合判断法等。特殊思维则是在疑难杂症或疗效不显时采用诸如逆向思维法、试证法或投石问路法等。所谓逆向思维法就是在久经治疗疗效不显时，重新审察症情，反思其道，是否存在失误，采用相反或正误的治疗方法，亦即"久治不效反其治"。周仲瑛教授曾治疗一位患慢性活动性肝炎多年的男性患者，其肝功能持续异常，乙肝病毒感染血清学指标阳性，症见胁痛，尿黄，疲倦，足跟疼痛，面色晦暗而浮，舌质隐紫胖大，苔淡黄腻，曾久用清化肝经湿毒之品，症情益甚。因即将出国，求愈心切，据症分析，病属过用苦寒，阳气郁遏，湿毒瘀结，肝肾亏虚，治予温养肝肾，化瘀解毒法，用淫羊藿、仙茅、补骨脂、苁蓉、虎杖、土茯苓、贯众等，投十余剂症状大减，加减连服 3 个月，复查肝功能转好以至正常，乙肝病毒感染血清学指标转阴。此外，试证法亦可称为投石问路法，即以药（方）测证。由于不少患者病情表现错综复杂，往往难以把握病机，辨证难，施治难，获效尤难，可宗《医验录》中"治重病先须用药探之，方为小胆细心"之观点，效而行之以治难症，先以轻轻平和之小方探其病机，病情好转者可少少加量，静观药效，若方不对证，则再作推敲。对辨证不明，真假疑似者，先以缓药投之；拟用峻补者，先予平调；拟用攻剂者，可先重药轻投，如无明显不良反应，再做调整。反复辨析，有助提高疗效。

（八）知常达变论

周仲瑛教授认为，治病求本是临床医学的最高境界。求本不是针对表象，缓解痛苦，而是针对病因、病机，予以根治。这样才能准确生动地体现中医的特色，收到良好的疗效。单纯治标或治本，单纯辨证或辨病，都不够全面。

掌握中医理论，只是具备了临证的基本素质，但要获得良好的疗效，就必须通过深化理论，准确理解应用，才能开拓思路，公式化的、闭锁的思维模式是难以体现灵活的辨证论治精神的，也是收不到好效果的。中医证候规范化，是客观的需要，但应充分考虑到中医理论实践性强的特点，应在临床实际中不断总结、充实。《伤寒论》中柴胡证条有"但见一证便是，不必悉具"的论述，提示我们在临床工作中有时必须抓住个别有代表性主症，如症状、体征、舌苔、脉象等来确定疾病性质。诊病必须有法，这个法就是中医的基本理论和治病的法规，但在具体应用时，需要的是"圆机活法"，或者说"法无定法"，这样才能真正掌握中医辨证学的思想实质和灵魂。临床上，求变比知常更为重要，它要求我们善于从疾病的多变中考虑问题。首先，证候有一定的自身发生发展规律，这是常中有变，如慢性肝炎的湿热瘀毒证，可在发展过程中转为肝脾两虚，进而肝肾亏虚。其次是变中有常，如对出血患者，用祛瘀止血法治疗是变中之常，而用祛瘀破血以止血则是变中之变。了解这些变证、变治，有助于多途径寻求治法。

1. 辨证辨病　辨证是中医独特的思维方法，是对疾病临床表现及其动态变化的综合认识，具有较强的个性，体现中医证、因、脉、治、理、法、方、药的系统性，且在特殊情况下有助于处理一些诊断不明的疑难病；辨病有利于认识病的特异性，掌握病变发生发展的特殊规律，把握疾病的重点和关键，加强治疗的针对性，有助于治疗没有症状的疾病，避免单纯辨证的局限性，以及用药的浮泛。同时对辨病不能单纯理解成辨西医的病，中医的病名内容很多，有些至今仍有特殊意义。如中风，表明它有肝阳亢盛，变生内风，入中脏腑，外客肢体经络的病理变化，为使用息风潜阳、祛风和络法提供了依据，也为我们从前人论述中整理治疗中风的药物提供了线索。对现代医学病名的认识，则必须以临床表现和病机为依据，如流行性出血热具有独特的病因病机，传变规律及临床特点，应在临床实践中根据中医理论，总结辨治规律，这样才能使辨证与辨病得到有机的结合。

临证尤应掌握证之"六性"，即特异性、可变性、非典型性、交叉性、夹杂性及隐伏性。证的特异性即指证候的独特主症，特异性体征，对临床辨证有重要的意义，如见五更泄泻或下利清谷，结合有关兼证可诊为肾阳不振。证的可变性是指在疾病过程中，由于病机演变发展和治疗等因素的影响，证的相应动态变化，从而有利于把握其跨界证，提高预见性，如卫气同病，气营两燔证等。证的非典型性是说有的证候缺乏特异性，处于临界状态，这时应当通过类证鉴别，比较分析，从否定中求得相对肯定，予以相应的治疗。证的交叉性即指两类证候的复合并见，如肺肾阴虚证和肺脾气虚证，此时应辨清主次，明确前者重在肾，后者重在脾。证的夹杂性指患有数种疾病而致证候的相互夹杂，如合病、并病等，治宜抓住主要证候，兼顾次要证候。证的隐伏性即是"潜证"，指临床证据不足的某些证候，此时可按其基本病理，结合辨病及患者体质状况，综合处理。

2. 标本缓急 标本理论的应用，在临床有很大的灵活性，"急则治标，缓则治本"是普遍的原则，理应遵循。如因某一疾病并发厥脱时，原发病为本，厥脱为标，而救治厥脱就非常重要，所谓"标急从权"。又如中风，阴精亏损于下，血气并逆于上，风阳痰火升腾，属本虚标实，当先息风化痰、清火散瘀，治标缓急，继则滋肾养肝治本。但另一方面，急时治本，缓时治标也能收到好的效果。如治疗咳喘长期持续发作，用化痰、平喘、宣肺、泻肺治标诸法，喘不能平，辨证属肺阴虚，痰热内蕴者，用滋养肺肾，佐以清化痰热之品，反可控制发作，这就说明发时未必皆为治标，平时亦不尽完全治本。对肝硬化腹水臌胀患者，虽以标实为主，但用温养肝肾或滋养肝肾治本之法，每能收到利水消胀的效果，且优于逐水治标之法。由此可知，对标本的处理，宜灵活对待。

（九）药随证转论

周仲瑛教授认为，组方用药是临床治疗的重要环节，而药随证转是其基本原则。临证组方既应紧扣病机，组合严谨，又要活泼灵动，一方面强调处方大势，同时也需注重小方复合、对药配伍、经验用药等。

1. 处方大势 处方大势是针对证候需要而产生的概念。即升降浮沉，寒热温凉，消补通涩等。但临床证候错综复杂，处方常有寒热并投，升降互用，消补兼施的情况，在根据证候主流，确定处方基本原则后，以主方为基础，辨证配合相应的辅助治疗方药，解决病机的复合情况，可有助于增强疗效。如寒凉清泻的处方中配以温热药；通降下沉的处方中，配以升散药；阴柔滋补的处方中，配以香燥药；疏泄宣散的处方中，配以收敛药，这样才能适应具体的病情，切中病机及各种病理因素，兼顾到虚实寒热的错杂和体质等各种情况，避免单一治法造成药性的偏颇。如周仲瑛教授自制的治疗阴虚胃痛之验方"滋胃饮"，就是在酸甘养阴药（乌梅，炒白药，北沙参，大麦冬，金钗石斛）的基础上配丹参、玫瑰花、炙鸡内金、生麦芽，使其静中有动，补中兼消，行气活血，健胃消食。

2. 小方复合 一般小方用药仅一至四味，但其组合多很精当，经过长期的临床检验，疗效可靠，应用灵活。如治疗心悸，属心气不足而有气滞瘀阻见症者，可用生脉散合丹参饮加味；有湿热郁结，心肾失交、心神不宁者用温胆汤合交泰丸等。至于使用大方，则应将主药突出，体现方的精神，如桂枝汤之桂芍，小柴胡汤之柴芩半夏，承气汤之硝黄等。

3. 对药配伍 临床在处方大势确定以后，灵活选择对药配伍，十分重要。常用对药有性味相近，功能协同者，如桃红活血，硝黄通下，参芪益气；有性味相反，相互牵制者，如黄连配肉桂或吴茱萸，白术合枳实；还有性味功能不同，经配合使用可加强效果的，如知母配贝母清热化痰，黄芪配防己益气利水，桔梗配枳实升降调气，桂枝配芍药调和营卫等。"对药"的运用既可汲取古方，也可以从前人医案及治疗经验记录中领悟得到，或是在自身长期反复临床实践中体会。如痹证，对湿热成毒者，用漏芦、功劳叶解毒清热；阴虚血热者，用秦艽、生地、白薇养阴退热；湿滞关节者，用松节、天仙藤利水消肿。治高血压、高脂血症，对肾亏肝旺者，用首乌、白蒺藜益肾平肝；痰瘀痹阻者，用僵蚕、山楂化痰行瘀；肾虚水停者，用楮实子、天仙藤益肾利水；对虚风内动者，用牡蛎、珍珠母潜镇；内风窜络者，用天麻、豨莶草祛风和络等。

4. 组方经验 临证组方首先应针对基本病机病证，小方复合处理各个环节，对药配伍遵循七情和合，以求增强药效。同时在选药思路上，还可把现代研究知识纳入传统的辨证范畴，以实践经验为依据，将其有机地结合运用。如治疗心悸，对有热象者用黄连、苦参，就是根据其具有抗心律失常作用的报道。治肺心咳喘用苏木、葶苈子，既基于肺朝百脉，苏木治肺通络，有助肺气宣通血脉，葶苈泻肺祛痰利气的理论，又是结合了苏木能平喘、葶苈可强心的报道。如见症多端者，尤当利用一药多能的长处，充分发挥各种药物的多向效应，才能使组方配药精纯而不杂。

（十）出血热"三毒论"

周仲瑛教授曾率先在国内对流行性出血热进行系列的临床及动物实验研究，在国内首次提出该病"病理中心在气营"的论点，并创造性地提出了"三毒"（热毒、瘀毒、水毒）学说；同时针对不同病期及主症特点，制定相应的治法和系列专方，充分体现中医辨治急重症的优势。周仲瑛教授深入疫区十余载，治疗野鼠型出血热患者 1 127 例，使病死率从当时的 7.66%，降至 1.11%，特别是死亡率最高的少尿期急性肾衰，通过采用泻下通瘀、滋阴利水方药治疗，病死率仅为 4%，明显优于西医治疗对照组的 22%。"中医药治疗流行性出血热的临床与实验"于 1988 年获国家中医药管理局中医药科学技术进步一等奖，并送往苏联代表我国出血热中医治疗最高水平进行国际交流，同时被国家科学技术委员会和国家经贸部选入 1979—1989 年中华人民共和国重大科技成果项目。

周仲瑛教授认为，出血热少尿期病理变化以蓄血为基础，而蓄血与蓄水又常互为因果，阴伤与蓄水又可并见，故临床表现为"热毒""血毒""水毒"并见，瘀热互结，水热潴留，阴津耗伤。周仲瑛教授提出治疗当以泻下通瘀为主，兼以滋阴利水，以达到泻下热毒，凉血散瘀，增液生津，通利二便的目的。方宗《温疫论》桃仁承气汤及《温病条辨》增液承气汤、导赤承气汤，《伤寒论》猪苓汤等加减出入。药用大黄、芒硝、枳实、生地、麦冬、白茅根、木通、桃仁、牛膝等，每日 1~2 剂。呕恶不能进食者，可予煎剂保留灌肠，每日 2~3 次。

（十一）治疗病毒感染性高热的"到气就可气营两清"论

急性病毒感染性高热主要见于流行性出血热、流行性乙型脑炎、流行性腮腺炎、重症感冒等疾病，重者可因心、脑、肾受到严重损害而危及生命，但目前国内外尚无特效抗病毒药物。周仲瑛教授在临床实践中不断探索总结，认为病毒感染性高热虽有温病卫气营血传变的一般规律，但其病理中心在气营，故确立清气凉营为治疗大法，首创"到气就可气营两清"的治则，认为只要见到身热而面红目赤、肌肤黏膜隐有疹点，舌红、少津、口渴等症，就需在清气的同时加入凉营泄热之品，先安未受邪之地，以防止热毒进一步内陷营血，阻断病变的发展。基本方药为大青叶、银花、青蒿、野菊花、鸭跖草各 30g，知母 15g，生石膏 60g，赤芍 15g，大黄 10g，白茅根 30g。若湿热偏盛，内蕴中焦，脘痞呕恶，便溏，脉濡而数，苔腻色黄，去大黄、知母，酌加法半夏、藿香、厚朴、黄连；腑实明显，腹满、腹痛、便秘，则可配伍芒硝、枳实等加强泻下之力；阴伤较重者，可加鲜生地、鲜石斛、鲜芦根、天花粉等养阴生津；营分邪热内扰神明，症见神昏谵语或昏愦不语、舌蹇肢厥，甚至循衣摸床、撮空理线，则可酌情选用安宫牛黄丸、至宝丹、紫雪丹清心开窍；热甚动风，症见口噤肢厥、手足抽搐，甚至角弓反张，用羚羊角、钩藤、石决明、地龙、僵蚕、玳瑁等凉肝息风。

（十二）厥脱气血同治、理气活血论

厥脱是常见的危重急症，虽然厥与脱是两种不同的病证，但又互有联系，厥为脱之轻证，脱为厥之变证，两者常易并见，难以截然分开，是以由厥至脱、厥脱并见、虚实共存为特点的综合征。特别是热厥气脱证的病机关键是在全身性气滞络瘀的基础上出现宗气外脱。气与血，在生理上相互依赖，血载气，气行血；在病理上相互影响，气滞则血瘀，血瘀则气益滞。未有气病而血不病者，也没有血病而气不病者。厥脱证由于存在着全身性气滞络瘀，故需气血同治。又由于在气闭的基础上已经出现了宗气外

脱，故又需在行气活血的同时固脱，阻断病情向阴阳离决的方向发展。

周仲瑛教授根据中医理论和临床实践，提出气滞血瘀、正虚欲脱是厥脱证的基本病理特点，"气滞者宣其气机，血凝者通其络瘀，外脱者固其宗气。"因此，周仲瑛教授首创气血同治、理气活血与扶正固脱合法，方取血府逐瘀汤加减。方中寓有四逆散（白芍易赤芍）理气宣郁配伍活血化瘀之品，气血同治。常用药如柴胡、枳实、青皮、陈皮、炙草、赤芍、丹参、桃仁、牛膝等。热郁加牡丹皮、生地；寒盛配红花、川芎；阳虚加附子、干姜；阴虚加生地、麦冬、山萸肉、五味子；气虚合人参、黄芪；血虚合当归、白芍、熟地；脉伏气闭，病危势急者，可予麝香 6~9μg，研散，水调服，以理气宣郁通脉。同时，需注意对兼夹证的不同灵活论治。若热毒内陷，郁阻气血者，可用解毒活血汤（即四逆散加连翘、葛根、当归、桃仁、红花）加减；阳气虚衰，阴寒内盛，气血涩滞者，用急救回阳汤（即四逆加人参汤加桃仁、红花、白术）加减；气阴耗竭者，可选生脉散加龙牡或加减复脉汤增损；正虚阳亡者，可用四逆汤、参附龙牡汤加味。周仲瑛教授提出行气活血、扶正固脱是厥脱证的重要治疗大法，根据这一治法，结合清代医家王清任血府逐瘀汤的方义，周仲瑛教授选择行气和活血之品，伍以扶正固脱药物，共同制成静脉针剂——抗厥注射液（由枳实、牛膝等组成）。

（十三）疑难杂症十纲辨治论

为深化中医对众多疑难杂症辨治规律的探讨，构建内科疑难杂症辨治理论体系，周仲瑛教授以病机学说为核心，结合自己多年的临床体会，从疑病多郁、难病多毒、怪病多痰、久病多瘀、急为风火、湿热缠绵、多因复合、病实体虚、多脏相关及治疗策略十个方面对疑难杂症的中医辨治规律进行了系统概括，被称为疑难杂症辨治十纲，切合临床实用。

1. 疑病多郁　疑病多郁是指在患者所诉症状繁杂多端，疑似难辨之际，当着重从郁入手。从临床上看，这类疾病与精神、心理因素密切相关，患者往往自觉痛苦很多，症状繁杂多变，有多系统表现，但大多查无实质性病变，或虽疑为实质性病变，而又不能定性、定位，明确诊断。临床上常以心身疾病患者、功能性疾病患者及亚健康状态者为主，多"无形"可辨，但部分患者经失治、误治，或年深日久可发展为器质性损害。病位常以肝为主，涉及心、脾。故周仲瑛教授强调疑难杂症在疑似难辨之际，应着重从肝入手，首辨气郁，注意其化火、生风及夹痰、夹瘀的情况，从而在疑难杂症辨治中起到执简驭繁的作用，特别是对女性患者，尤应从肝论治。

对郁证的治疗，当以疏肝理气解郁为大法。在选方方面，肝脾不和者主以四逆散，肝郁脾虚者调以逍遥散，肝郁气滞者选用柴胡疏肝散，六郁杂陈者施以越鞠丸，肝气郁结者投以五磨饮子。至于气郁化火则主以丹栀逍遥散，化风则主以羚羊钩藤汤、天麻钩藤饮、镇肝熄风汤，夹痰者主以半夏厚朴汤，夹瘀者主以血府逐瘀汤，皆可随证灵活加减化裁。

2. 难病多毒　难病多毒是指难治重症多与毒邪有关。毒的含义，一是指温热病中的一些传染性、致病力强的外邪；二是指火热之极，所谓"火盛者必有毒"，"温热成毒，毒即火邪也"；三是指疾病过程中病理因素的酿毒，如热毒、水毒、瘀毒等。毒是诸多病邪的进一步发展，邪盛生毒，毒必兼邪，无论其性质为何，均可概称为"毒邪"。

毒邪既可从外感受，也可由内而生。毒邪致病具有以下证候特点。

（1）凶：致病暴戾，病势急剧，如严重急性呼吸综合征、禽流感等。

（2）顽：病情顽固，易于反复，如难治性肾病、慢性肝炎等。

（3）难：常规辨治，难以奏效，如系统性红斑狼疮、癌肿等。

（4）痼：病期冗长，病位深痼，如尿毒症、癫痫等。

（5）杂：由于毒邪每与风、火、痰、瘀等邪兼夹为患，临床见症多端，病情复杂难辨。

正因为如此，在难治性疾病的治疗中，尤应注意毒邪的特殊性。

对毒邪的治疗有解毒、化毒、攻毒等法，但解毒当求因。首先要区别毒邪的性质，其次要注意毒邪所在的脏腑部位及所兼夹的其他病邪。如热毒重在清热解毒，然热毒在肺则选鱼腥草、金荞麦根、黄芩清肺解毒，热毒上咽则用泽漆、蚤休、一枝黄花、土牛膝利咽解毒，热毒入胃则选石膏、蒲公英、甘中黄以清胃泻火解毒，热毒攻心则用牛黄、朱砂、黄连清心安神解毒，热毒动肝则用羚羊角、龙胆草、栀子凉肝解毒，热毒蕴结膀胱则用黄柏、苦参、金钱草清热利湿解毒，热毒入血则用犀角（现用水牛角代替）、生地、牡丹皮、紫草、大青叶等凉血解毒。对于风毒则常用全蝎、蜈蚣、乌梢蛇、炙僵蚕搜风解毒，寒毒则用川乌、草乌、附子、干姜散寒解毒，湿毒常用土茯苓、菝葜、石上柏、半边莲除湿解毒，痰毒常用制南星、白附子、法半夏、露蜂房、白毛夏枯草化痰解毒，瘀毒常用水蛭、土鳖虫、地龙、鬼箭羽、凌霄花等祛瘀解毒。

另外，还应重视对不同疾病"毒"的特异性治疗。对麻疹、天花用宣表透毒法；对晚期肾病当注意化浊泄毒；对多脏器衰竭，阳明气机通降失常者，当通腑下毒；对外科疮疡久不收口、正虚毒恋者当重用黄芪扶正托毒；癌毒者常用山慈菇、炙蟾皮、马钱子、红豆杉、白花蛇舌草等抗癌解毒。

3. 怪病多痰 这是古代医家的一种提法，周仲瑛教授将其引申用于疑难病的诊治，主要是因为许多疑难病的临床症状怪异奇特，属中医所说的"痰"证（包括无形之痰），采用中医化痰、祛痰等法治疗，常常能收到意想不到的疗效。

古代医家所指的怪病，从今天来看大都是精神、神经、体液之类的疾病，虽与疑病多郁以精神症状为主有相似的地方，但从临床表现上看，一者繁杂多变，一者怪异奇特；一者多无形可征，以功能性疾病为主，一者多有形可查，以实质性疾病为多。目前，从临床上来看，由痰引起的疾病远远超出了这一范围，涉及现代医学的多个系统的疾病。不论任何病变，凡表现有"痰"的特异性证候的，俱可根据异病同治的理论从痰论治。

痰之生成，涉及外感、内伤各个方面，是机体在多种致病因素的影响下所形成的病理产物。当因痰引起某一病证之后，痰已成为直接发病之因，可再与原始病因或其他同期病理产物合邪而进一步致病。故在疑难杂症辨治中，必须分别考虑痰的先后双重因素以为辨治章本。由于痰可随气上下，无处不到，既可阻于肺、蒙于心、蕴于脾、郁于肝、动于肾，亦可外流骨节经络，从而表现不同的脏腑经络见症。从痰的性质方面来看，还可进一步区分为风痰、寒痰、湿痰、热痰、燥痰及郁痰。

对痰的治疗，周仲瑛教授强调，首先应分脏腑虚实，其次应审标本缓急。凡因病生痰者，不能见痰治痰，应先治其病，病去则痰自清；若因痰而续发某些病证时，则应以治痰为先，痰去则诸证自愈。此外，脾湿是成痰的基础，理脾化湿为治痰之要。且治痰必理气，气顺则一身之津液亦随气而顺，自无停积成痰之患。同时治痰应兼治火，气火偏盛灼津成痰者，治宜清降；气火偏虚津凝为痰者，又当温补。至于治痰原则必须以化痰、祛痰为大法。化痰能使痰归正化，消散于无形，或使其稀释排出体外，其适应的范围最广，可用于实证病势不甚，或脏气不足，因虚生痰者。祛痰能荡涤祛除内壅的积痰，包括涤痰、豁痰、吐利等法，适用于邪实而正不虚，病势骤急，或病延日久，顽痰、老痰胶固不去者。

4. 久病多瘀 因疑难杂症一般病程较长，迁延不愈，往往引起人体脏腑经络气血的瘀滞，也就是古代医家所说的"久病入络"。现代血液流变学的研究也证实，久病患者血流变缓，新陈代谢减退，血液黏度增高，血循环减慢。此皆为久病多瘀之理论依据。

瘀血与痰浊一样，既是某些病因所形成的病理产物，又是导致多种病证的病理因素，在临床上涉及的范围也甚为广泛，不论任何疾病，或是在病的某一阶段，凡是反映"瘀血"这一共同的病理特征，或兼有"瘀血"症状，如"瘀痛"，则见青紫瘀斑、癥积肿块，"瘀热"，则见舌有青紫斑点，脉涩、结、沉、迟，或出血，精神神志和感觉、运动异常而有瘀象者，都可按照异病同治的原则，采用（或佐用）

"活血祛瘀"法。

在疑难杂症中，虽为同一血瘀证，由于病情有轻重缓急的不同；致病因素多端，标本邪正虚实有别；脏腑病位不一，症状特点各异；或为主证，或仅为兼夹证，并可因病的不同，而反应各自的特殊性。为此，在应用活血祛瘀这一治疗大法时，还当具体情况具体分析。如病情轻者，当予缓消，采用活血、消瘀、化瘀、散瘀之品；病情重者，当予急攻，采用破血，通瘀，逐（下）瘀之品，依此准则，选方用药自可恰到好处。对因邪实而致的血瘀，当祛邪以化瘀；对正虚而致的血瘀，则应扶正以祛瘀。同时还应强调辨别脏腑病位，掌握主症特点和病的特殊性，采取相应的各种具体祛瘀法，才能加强治疗的针对性，提高对疑难杂症治疗的疗效。

古人有"见血休治血"之说，周仲瑛教授认为，还要"见瘀休治瘀"，治瘀当求因、定位。在临床上首先应辨瘀血的成因，分虚实论治，分别采用理气祛瘀、散寒（温经）祛瘀、清热（凉血）祛瘀、补阳祛瘀、益气祛瘀、养血祛瘀及滋阴祛瘀的求因祛瘀七法。而根据病变部位，按主症特点进行论治的常用治法又有通窍祛瘀、通脉祛瘀、理肺祛瘀、消积（软坚）祛瘀、理胃祛瘀、通腑祛瘀、利水祛瘀、通经祛瘀、和络祛瘀、止血祛瘀、消痈祛瘀及疗伤祛瘀的定位祛瘀十二法。临床对活血祛瘀法的应用，虽然甚为广泛，并有一定的独特效果，但必须注意人身之气血宜和而不宜伐，宜养而不宜破。一般说来，无瘀象者，均应慎用。体弱无瘀者，则尤当倍加谨慎，原则上孕妇当禁用。在用祛瘀药时，应做到瘀去即止，不可过剂久用，以免出现耗气伤血的副作用。至于对活血祛瘀药的选择，必须符合辨证要求，尽量注意发挥各个药物的特长和归经作用。特别是虫类祛瘀药，为血肉有情之品，形胜于气，走窜善行，无处不到，如水蛭、虻虫、土鳖虫、蜣螂虫等，均属祛瘀之峻剂，性虽猛而效甚捷，必要时可权衡用之。

5. 急为风火　疑难杂症与急症有密切的关系，某些急症本身就是疑难杂症，疑难杂症亦可突变而为急症。风和火是危急难症中常见的病理表现，虽有外因、内因的不同，但都具有发病暴急、变化迅速、病势猛烈的特点。缘于风火同气，皆为阳邪。风性善行数变，"风胜则动"，故致病多快，病变部位广泛不定，且为"外六淫"之首，每多兼夹他邪伤人；火为热之极，故火热为病发病亦快，变化较多，病势较重。而外感之邪，又每致"五气化火"。若风与火两阳相合，则为病更烈。"风能化火，火能生风"，风助火势，火动生风，风火相煽，相互转化，互为因果，从而加剧病情。如昏闭卒中、痉厥抽搐、动血出血、高热中暑等危急难症均直接与风火病邪有关。可见风、火是危急难症中最为重要的病理因素，风、火邪气的特性，决定了某些疑难杂症突发为急症时易变、速变、多变的特点。风胜则见抽搐、手足蠕动、角弓反张、口眼歪斜，肢体不遂。火盛则见身热、渴饮、面红目赤、身发斑疹、狂躁妄动。若风火相煽则高热、抽搐并见。

风有内外，火分虚实。外风为病常以肢体经络见症为主，内风为病多以头目眩晕为主。对风的治疗，原则上外风宜祛，内风宜息。但在外风引动内风时，祛风与息风两法可以同时并用。临床上常用的祛散外风药有羌活、防风、秦艽、豨莶草、白芷等，祛风止痉药有全蝎、蜈蚣、僵蚕、蝉蜕等，镇肝息风药有石决明、代赭石、牡蛎、龟板（金石重坠药和介类潜阳药），凉肝息风药有羚羊角、钩藤、菊花、桑叶，滋阴息风药有生地、阿胶、白芍、鸡子黄、鳖甲等。风虽有内、外、表、里之分，但彼此之间又不能绝对分开。如对中风病因病机的认识，历经了由外风到内风的过程，但并不等于治外风药不可用以治疗内风，临床上治疗中风有肢体经络见症的，用治外风的防风、秦艽、全蝎、僵蚕、地龙等，每获良效。又如治内伤头痛，常配合运用藁本、蔓荆子等治外风药，也有很好的效果，这表明外风、内风有时俱属疾病的病理反应，而其病位表里、主次有别。

热为火之渐，火为热之极。对外感火热疾病的治疗，当根据卫、气、营、血的深浅，分别选用辛凉解表、和解清热、辛寒清气、气营两清、清营凉血等法，同时还应结合其兼邪或病机特点，兼用他法治疗，如清热祛暑、泻火解毒、清热燥湿（化湿、利湿）、清热化痰（饮）、清热理气、凉血散血（瘀）、清热开窍、清热息风、通腑泄热、清暑益气、清热生津、清热养阴、清热润燥等。对内伤火热证的治疗，当根据脏腑病位，分别治以清心火、清肝火、清胃火、清脾火（湿火）、清肺火；清心安神、清肺化痰（止咳）、清肝解郁、清肝熄风、清肝利胆、清胃生津、清肠化湿、清热止血、清热通淋、清热止带等等。如属虚热也应分辨脏腑所在给予滋阴清热，如滋肾泻火、甘寒清肺、养胃清中、滋水清肝、养肝清热等。

6. 湿热缠绵　湿热既可从外感受，也可由内而生。湿为阴邪，其性黏滞，重浊趋下，易损阳气。湿邪为病，常起病缓，病程长，难速愈；热为阳邪，其性炎上，生风动血，易伤阴液，热邪为病，多发病急，传变快，为害烈。两者阴阳相合，热蒸湿动，病涉三焦，上可达脑窍，下可至二阴、下肢；外可在肌表皮毛，内可壅五脏六腑；不但可滞气入血，而且耗阴损阳，可致多脏受损。由于湿、热二邪的阴阳属性不同，在疑难杂症中的表现也具有二重性。湿热为患既可以隐匿起病，自觉症状不多，也可以突然发作，呈急性病变状态。其临床表现从病位上讲既可以在表，又可以在里；病性上既可以似热，又可以似寒；病势上既可以似虚，又可以似实，阴阳错杂，主次轻重，疑似难决，或病情持续迁延，呈慢性进行性损害；或时起时伏，反复发作，所以在疑难杂症中因湿热致病者当予格外重视。

对湿热的治疗当以清热祛湿为主。清热药，药性多苦寒，其特点是寒可胜热，苦能燥湿，但以清热为长；祛湿的具体治法涉及多个方面，湿在上焦而有卫表证候者，当芳香化湿（浊）；湿在中焦，困遏脾运者，当苦温燥湿；湿蕴下焦，小便不利者当淡渗利湿。在临床上，清热与祛湿必须兼顾，湿祛则热孤，热清则湿化。临床必须明辨热偏重、湿偏重、湿热并重三类倾向，针对"湿"和"热"孰轻孰重及其消长变化，决定祛湿与清热的主次。

临床常用的清热燥湿药有黄芩、黄连、黄柏、山栀。若热重，还可选加大黄、龙胆草、苦参。湿重，郁遏卫表，寒热往来，四肢酸困，胸闷，苔白罩黄者，可加秦艽、豆卷、藿香、佩兰疏表祛湿，芳香化浊；湿困中焦，胸闷脘痞，恶心呕吐，腹胀，大便溏垢，口中黏腻者，可加苍术、厚朴、法半夏、陈皮、白蔻仁等苦温燥湿；舌苔厚浊，腹胀满者，配草果、槟榔疏利宣泄；湿在下焦，小便黄赤热涩，量少不利，加赤苓、猪苓、泽泻、通草、车前草、碧玉散等淡渗利湿。在药对配伍方面，湿热中阻，可选黄芩、厚朴；肠腑湿热，加凤尾草、败酱草；湿热在下，加炒苍术、黄柏；湿热发黄加茵陈、黑山栀；热毒偏重，加龙胆草、大青叶；湿浊偏重加煨草果、晚蚕沙；血分瘀热，加水牛角片、牡丹皮、紫草；食欲不振，配鸡内金、炒谷芽；泛恶配白蔻仁、橘皮；衄血，配茜草根、白茅根。在选方方面，热重于湿者，可选黄连解毒汤、茵陈蒿汤；湿重于热者，可用胃苓汤、加减藿香正气散；湿热并重者，则用甘露消毒丹、王氏连朴饮等。与此同时，还必须注意苦寒太过常易损伤脾胃，即使偏于热重，在病势获得缓解后，亦应酌情减轻药量，不宜大剂持续滥用。

7. 多因复合　在疑难杂症发病中，内、外病邪并非单独致病，而常内外合邪，因果夹杂为患。因外感邪气与内生病邪具有"同气相召"的特性，而致内外相引。如卒中每因外风引动内风；真心痛，原本存在心脉不利、气机郁滞的病理基础，可因气候寒冷，寒邪痹阻心脉，"大寒犯心"，而加重气滞血瘀，心脉闭塞，诱发心胸剧痛。

疑难杂症无论是外感或内伤，其病机如何错综复杂多变，但在发病中起重要主导作用的病理因素均为风、火（热）、痰（湿、浊、饮、水皆为同源之物）、瘀、毒，五者之间相互转化，多种病理因素之间兼夹并见。风火同气，皆为阳邪。风性善行速变，"风胜则动"，故致病多快，病变部位广泛不定，且为"六淫之首"，每多兼夹他邪伤人；火为热之极，故火热为病发病速，变化快，病势重。而外感之邪，又每可致"五气化火"。若风与火两阳相合，则为病更烈。瘀、痰、饮（水）、湿（浊）等病邪的形成也多与风、火有因果联系及转化关系。如邪热亢盛，血液受热煎熬，胶凝成瘀，则瘀热互结。火热炼津蒸液，则津凝成痰；痰郁化火，可致痰热互结，所谓"痰即有形之火，火即无形之痰"。风动痰升，内风夹痰、上蒙清窍、横窜经络，则见风痰征象。津血同源，痰瘀相关，因痰生瘀者，痰浊阻滞脉道，妨碍血行，则气阻血滞成瘀。因瘀生痰者，瘀阻脉道，水津失其输布，则聚而成痰，或瘀阻水停。湿热浊瘀互结，阻遏气机，三焦气化失司，肺、脾、肾功能失调，而使水毒内生，上逆凌心犯肺，下则肾失司化。而毒也是在疾病发展演变过程中，由风、火、痰、瘀等多种病理因素所酿生的，常见的如风毒、热毒、火毒、湿毒、水毒、痰毒、瘀毒等，其性质多端，且可交错为患，使多个脏器发生实质性损害，功能严重失调，并成为影响疾病顺逆转归的决定性因素。

8. 病机交错 疑难杂症常见多种病机交错互呈，证候兼夹多变，其病机的复杂性主要集中在寒热错杂（包括真假）、病机相反及病实体虚三个方面。

寒证与热证，多系脏腑阴阳失去平衡而产生的临床表现。各个脏腑之间的寒热表现各有差异，或一脏有寒、一脏有热，或同一脏腑既有热象又有寒象，临证时不可不详细辨别，如肝热脾寒之泄泻、痢疾；肾阳虚寒、痰热蕴肺之咳嗽、哮喘；寒热互结之痞证、胃痛等。尤其是中焦脾胃疾病，即使无明显寒热夹杂之象，但采用辛温与苦寒合法，按主次配伍，亦每能提高疗效，如半夏泻心汤合左金丸之治胃痞等。寒热的真假是指内有真寒，外现假热；或内有真热，外现假寒，也即"寒极似热""热极似寒"。对其真假的辨别，当着重于里证的推敲，"详察其因证，细审其病机"，则真相自明。

病机相反在疑难杂症中表现得尤为突出，涉及的病证更为广泛。如肺热咽痛痰黄，与肠寒腹泻冷痛交错并见的上热下寒证；上感客寒，下有湿热的上寒下热证；外邪传里化热，表寒未解，或本有内热，又感寒邪的表寒里热证；脾胃虚寒，又感风热的表热里寒证；表虚卫弱受风，肠胃热结的表虚里实证；脏气素虚，又感外邪，或外感寒邪，误用攻下的表实里虚证；肾虚肝旺上实下虚之眩晕，痰气壅于上，肾气虚于下的上盛下虚之喘证等，在临床上不胜枚举，在疑难杂症辨治中尤当注意。

病实体虚是指疑难杂症往往表现为既有邪气实，又有正气虚，多呈虚实相兼的局面。由于人是一个极其复杂的有机体，邪正虚实往往错杂相兼，初病未必就实，如虚体感冒，治当扶正解表；久病亦未必就虚，亦可伴有气滞、痰饮、水湿、瘀血等。例如，慢性肝炎既有疲劳乏力、腰酸膝软、口干便溏等肝、脾、肾俱损的征象，又有胁痛、脘痞、尿黄、纳差、目赤、口苦、口臭、舌红苔黄腻、脉弦滑等湿热瘀毒互结之表现。治疗当视其虚实程度，选用水牛角、牡丹皮、赤芍、紫草、草果、虎杖、田基黄、白花蛇舌草、半枝莲、茵陈、大黄、龙胆草、山栀等药泻其实，同时又需酌用太子参、炙鳖甲、茯苓、白术、枸杞子、桑寄生、石斛、生地、楮实子等补其虚。

9. 多脏相关 疑难杂症多非一脏一腑为病，病变往往涉及多个层次、多个脏腑。既可同时患有数病，也可见于同一疾病，如合病（起病即二经、三经病证同时出现）、并病（一经病未愈，另一经证候又起）等。由于五脏互为资生制约，脏与腑表里相合，病则互相影响，故治疗不仅要按其相生、相克关系从整体角度立法，有时还需两脏或多脏同治，把握疾病传变的规律，采取先期治疗，切忌顾此失彼，只看表象，不求本质，只看现状，忽视因果关系。

由于病的特异性，首犯部位不同，所病脏腑亦有先后主次之别。如哮喘的病变过程涉及肺、心、肾等多个脏器，但总以肺气上逆为主，病变主脏在肺，同时因肺为气之主，肾为气之根，心脉上通于肺，病则互为因果，故与心、肾亦有密切关系，后期可因肺不主气、肾不纳气、命门火衰、心阳失用导致喘脱。此外，基于脏腑之间的生克制约关系，疑难杂症极易传及相关脏腑，如表里相传（胃病传脾等）、母子相传（肾病及肝等）、乘侮相传（肝病及脾等）。或因某一脏腑功能失调所产生的病理产物再损伤其他脏腑而致病，如水邪凌心犯肺，痰瘀蒙蔽心脑神机等。

人体各个脏腑是一个统一的有机整体，在疾病过程中可以互相传变，尤其在疑难急症中表现的更为突出。因此，治疗某一系统的病，不仅要针对它的主要病变脏腑，还要根据症状表现从脏腑的相关性辨析，采取对应处理。同时，必须把握病的特异性传变规律，进行先期治疗，未病先防，既病防变。正如张仲景所说的"见肝之病，知肝传脾，当先实脾"。

10. 治疗策略　周仲瑛教授对于疑难杂症有其独特的治疗策略。第一，重视个体。重视个体，以人为本，具体情况，具体分析，具体治疗，这是中医治病的基本要求，也是疑难杂症治疗的重要指导思想之一。第二，治有主次。临床对多种病理因素错杂同病者，必须注意抓住主要矛盾方面进行治疗。如痰瘀相兼者，应分析因痰致瘀，还是因瘀停痰，探求其形成原因，以确定直接治痰或治瘀的主次，亦或是间接地调整脏腑功能，通过治痰之本，解决治瘀之因。第三，复合立法。复法合方以解决病机的兼夹复合情况，在疑难杂症的治疗中也显得格外重要。如寒凉清泻的处方中配以温热药；通降下沉的处方中，配以升散药；阴柔滋补的处方中，配以香燥药；疏泄宣散的处方中，配以收敛药，这样才能适应具体的病情，切中病机及各种病理因素，兼顾到虚实寒热的错杂和体质等各种情况，避免单一治法造成药性的偏颇。第四，投石问路。投石问路就是以药（方）测证。由于不少患者病情表现错综复杂，往往难以把握病机，辨证难，施治难，获效尤难。周仲瑛教授认为可宗《医验录》"治重病先须用药探之，方为小胆细心"之观点，效而行之以治疑难杂症，先以轻轻平和之小方探其病机，病情好转者可少少加量，静观药效，若方不对证，则再作推敲。对辨证不明，真假疑似者，先以缓药投之；拟用峻补者，先予平调；拟用攻剂者，可先重药轻投，如无明显不良反应，再做调整。第五，一药多用，一举两得，药随证转是疑难杂症组方遣药时所应遵循的基本原则。临证用药还必须把医理与药理相结合，遵循辨证用药、按法用药的基本原则，结合辨病用药补充中药新的用途，参以对症用药缓解主要痛苦。在掌握药物性味、功能、主治等基本知识的基础上，从共性中求个性，如发散风寒类药，麻黄可平喘，紫苏能和中，荆芥能止血，防风能止泻，各具殊能。同时，还应按中药归经理论重视脏腑用药。如清热燥湿、苦寒泻火类药，黄连清心火而厚肠胃，黄芩泻肺火而清肠热，黄柏泻肾火而清膀胱湿热等。第六，防传杜变。在疾病发展过程中，证并不是一成不变的，随着时间的推移，这一证可以转化或传变为另一证。证具有时相性，它比西医诊断的时相概念要强得多，在急性病中，甚者旦夕可变，故中医有"朝'白虎'暮'四逆'"之说。第七，久病治胃。脾胃属土，有长养万物之功，在人体生理功能中具有十分重要的作用，因此治病应以"胃气为本"，"得谷者昌，失谷者亡"。倘脾胃一败，则百药难施。惟有中央健，方能四旁如，因而凡遇疑难杂症久治不愈，在遍试各种治法均难以取效的情况下，应着重从调理脾胃入手，即"久病不愈从胃治，上下交损治其中"。最后，注意综合治疗。由于疑难杂症病机复杂，多脏同病，单用一法一方，难以奏效，必须采取多途径、多疗法综合治疗，集各种治疗措施之长，内服与外治相结合，药物疗法与非药物疗法相结合，心理疏导与体育锻炼、生活调摄相结合，才能进一步提高疑难杂症的临床疗效。"轻灵不能隔靴搔痒，重剂不能孟浪太过，复法必须组合有序，独行必须药证合拍"。

（十四）复法大方论

多年来，周仲瑛教授对应用复法大方颇有研究，经验丰富。周仲瑛教授认为，临床见到证候交叉复合，表里、寒热、虚实错杂，多脏传变并病，复合立法能够适应具体病情，取得较好的疗效，尤其对多病多证的患者，应按辨证做到主次有别。在针对主病、主证采用某一主法的同时，又要把握其整体情况，注意兼病、兼证，复合立法，兼顾并治。由于"复法大方"药味多、药力强、药量大等特点，适用于病有兼证，尤其是疑难杂症患者。

即使单一的证，有时也需通过复合立法，求得相互为用，以形成新的功效，如温下法，酸甘化阴法、苦辛通降法等。此外，还可借复法起到反佐、从治的作用，或缓和其副作用。实践证明，温与清合用，通与补兼施，气与血并调，升与降配伍等，确能进一步增强疗效，消除一法所致的弊端，如纯补滞气、寒热格拒等。

周仲瑛教授特别强调，应用"复法大方"不是多种治法的简单相加和多味药物的罗列堆砌，而是针对某些病理机制复杂的特殊疾病采用的一种变法，其具体治法和方药是根据该病病理变化的各个方面而有机组合起来的，它仍然遵循中医治疗思想的基本原则，如治病求本、扶正祛邪、调整阴阳、调理气血等。因此，复法大方同样是在辨证论治下进行的，临证应用要注意以下三个方面。

首先，主次分明，组合有序。复法组方必须在确立病机的基础上，以法统方。复法大方，法多药杂，但复法中有主法、有次法，大方中有主药、有辅药，而主次的确定，系根据每一个患者具体情况、具体病情而决定。如患者癌肿未能切除，或术后复发而体质尚强者，当以攻邪为主。但在攻邪之中，因各个脏腑生理病理状态的不同而治法亦有差异，若为脑部肿瘤，一般以风痰毒为主，则祛邪之治当以祛风化痰解毒为主，化瘀清热扶正为次。

第二，精选药味，一药多用。由于复法大方中每一治法下所涉及的药物均有多种，因而在药物的遴选上，周仲瑛教授常从传统中医对药物性味功用认识出发，结合现代药理研究的成果选择用药，尽可能一药多用。如鬼馒头既能抗癌又能滋补，八月札既能疏肝理气又能解毒抗癌，泽漆既能消痰利水又善抗癌止咳，生薏仁既能健脾化湿又善抗癌解毒等。

第三，顾护脾胃，以畅化源。脾胃是后天之本、气血生化之源。故古人有言，"有胃气则生，无胃气则死"。周仲瑛教授在运用复法大方时非常注意对患者胃气的保护，常于方中配以半夏、陈皮、焦六曲、谷麦芽、西砂仁等和胃之品。此外，在遣药组方上，周仲瑛教授也十分注意患者的脾胃运化情况，时刻存"顾护脾胃，畅通化源"之念于心中。周仲瑛教授强调，用法越多，用药越杂，越要顾护脾胃。

二、验案分享

（一）育阴潜阳、调气行血法治疗高血压病案

马某，女，37岁，2002年11月22日初诊。患者1997年妊娠时罹患"妊娠高血压"，当时未予药物治疗，产后血压自行恢复正常，亦无特殊不适反应。今年4月，患者在单位组织的体检时发现血压增高，排除症状性高血压可能，诊断为高血压病，先后服用美托洛尔、山绿茶、复方罗布麻片等降压药，血压仍难有效控制，血压波动在140~160/90~106mmHg。刻诊：间有头昏头痛，口干，饮水较多，手足不麻不胀，经潮正常，舌苔薄黄，舌质红，寸口脉细。患者有高血压家族史，其外祖母、母亲、姨娘、弟弟均罹患高血压病。证属肝肾阴虚，阴不涵阳，气血失调。治宜育阴潜阳，调气行血，阴阳互求。处方：牡丹皮10g，丹参15g，川芎10g，玄参10g，白蒺藜12g，淫羊藿10g，野菊花12g，炒杜仲15g，桑寄生15g，夏枯草10g，大生地12g，天麻10g，钩藤15g（后下），怀牛膝10g。7剂，常法煎服，每日1剂。

2002年11月29日二诊，患者服药以来，血压似有下降，但舒张压仍高，测血压130/104mmHg。血压高时患者自觉头昏，口干，服药首日曾有腹泻，后则肠鸣矢气，舌苔薄黄，舌质红，脉细。顽疾获效殊为不易，不可速求，当守方缓图。原方加青木香6g，大蓟20g，珍珠母30g（先煎）。7剂。

2002年12月5日三诊，患者药后血压下降至正常范围，多次测血压均在常限之下，维持在115/85mmHg左右，但有肠鸣、大便偏烂症状。上方再加生楂肉15g以降脂助运。

2002年12月10日四诊，测得患者血压为120/80mmHg，无明显不适，嘱再服上方善后。

3个月后随访，患者感觉良好，血压维持正常，已停服中药2个月。

按语：高血压病多发生于中老年人，主要临床表现为头晕头痛、性情急躁、面色潮红、耳鸣麻木。高血压病进一步发展有成中风之虞，因此，中医每从"眩晕""头痛""厥证""肝风""肝阳"等辨治高

血压病。朱丹溪云，"无痰不作眩"；张景岳言，"无虚不作眩"；《证治汇补》则指出："以肝上连目系而应于风，故眩为肝风"。周仲瑛教授认为，肝肾阴虚，阴不涵阳，阴阳失调是高血压病基本病机，阴虚于下，水不制火则肝阳化风，夹痰、夹瘀上扰清空则致头晕、头痛诸症发作，此三家观点偏执一端，验之临床，高血压患者除兼见风、火、痰、瘀、虚等多重病理因素外，每有气血失调表现，有时气血失调甚至成为主要病理因素。

周仲瑛教授进一步指出，脏腑阴阳的正常功能活动，是生化气血并主宰其运行的基础，脏腑阴阳失调也必然引起气血运行的反常，而气血运行的紊乱又加重脏腑阴阳的失调。因此，阴阳失调虽是高血压病之根本，而阴阳失调的表现方式则是脏腑气血的失调，气血失调是高血压病阴阳失调的具体表现。正如唐容川所言："人之一身，不外阴阳，而阴阳二字即是水火，水火二字即是气血"。现代医学研究证实，小动脉的痉挛、微循环的障碍，以及心、脑、肾等重要脏器的供血不足是高血压病患者的主要病理改变。因此，治疗高血压病在应用育阴潜阳法基础上，配合运用一些调气行血药物则每能出奇制胜，事半功倍。

本案患者有肝肾阴虚之本虚表现，而肝风、痰火标实不著，但血压较高，提示患者有小动脉痉挛之基本病理改变，如不加以治疗，势必会出现心、脑、肾供血不足表现，故治疗用大生地、杜仲、桑寄生滋水以涵木，白蒺藜、天麻、钩藤、珍珠母息风，野菊花、夏枯草清肝火外，以丹参、牡丹皮、川芎、玄参、大蓟凉血活血，以青木香性味辛苦寒而调气，怀牛膝补肝肾并引血下行。诸药合用，共奏育阴潜阳，调气行血之功。

另外，本案中反佐淫羊藿一药也是匠心独运之笔，在诸育阴潜阳药中反佐一味温补肾阳之品，除了有"阳中求阴"，使阴得阳助而生化运行不息，"欲夺之，先予之"，周身气血"升已而降，降已而升"，有规律地运行不息，达到"阴平阳秘"的动态平衡之意，更是叶天士温养肝肾法之巧妙应用，个中缘由，值得深思。

（二）益气聪明汤治疗气虚湿困案

李某某，男，52 岁，2001 年 8 月 14 日初诊。七八年来，患者一直头昏头重，西医检查脑血流图示有脑供血不足，心脏彩超示左心室舒张功能减退，血压、甲亢等指标正常，B 超示胆结石，诸医选予扩张血管药、谷维素、地西泮，以及中药化湿、活血、化痰、补益肝肾之剂治疗，均未见效，慕名求治周仲瑛教授。患者头昏重渐加重，行路时两目发黑，行走需人陪同搀扶，难以独立行走。心前区间有刺痛，面黄不华，疲劳乏力，两腿酸胀，心慌多梦，易汗，耳鸣不已，言语低微无力，尿黄有气味，舌苔黄厚腻，舌质紫，脉细。证属气虚湿困，清阳不升。治宜健脾益气，化湿升阳。仿益气聪明汤立方。处方：潞党参 10g，生黄芪 15g，当归 10g，柴胡 5g，葛根 15g，丹参 15g，石菖蒲 10g，炒苍术 10g，黄柏 10g，佩兰、泽兰各 10g，陈皮 10g，法半夏 10g，蔓荆子 10g，合欢皮 15g。7 剂，常法煎服，每日 1 剂。

一周后复诊，患者头昏减轻，心前区隐疼较前好转，活动量可增加。原方去合欢皮，加川芎 10g，桑寄生 15g，夜交藤 20g。患者头昏头重明显好转，病情改善，后舌苔转薄，原方去佩兰、泽兰，患者右胁背不适时加片姜黄 10g，遇舌苔薄白腻时，用羌活 6g 易柴胡升阳，共服药 8 个月，诸症消失，能正常生活及独立行走。2002 年 5 月 31 日患者来门诊告知其头目清爽，诸症消失。

按语：《素问·阴阳应象大论》中有"清阳出上窍"，《素问·玉机真藏论》曰："脾为孤脏……其不及，则令人则九窍不通"。患者脾气不健，湿困中焦，致清阳之气不能上达脑窍，脑髓失养，故而头昏头重；脾主四肢，脾虚则疲劳乏力，两腿酸胀。脾气虚不能运血，故面色萎黄；中气不足，则言语低微无力；耳鸣一般易误辨为肝肾下虚，此患者耳鸣实是清阳不能上升所致，辨耳鸣是本案辨证的关键。《医贯》说："今人饮食劳倦，脾胃之气一虚，不能上升，而下流肾肝，故阳气者闭塞，地气者冒明，邪害空窍，令人耳目不明，此阳虚耳聋，须用东垣补中益气汤主之。"可见脾胃气虚亦是耳鸣耳聋的发病原因之一，较之补中益气汤，用《东垣试效方》中益气聪明汤更切本案病机。药用潞党参、生黄芪健脾益气，以柴胡、葛根、石菖蒲、蔓荆子、羌活之类轻清之品，升提清阳之气，以达清窍；另用当归，以合生黄芪益气养血；加丹参、川芎以活血通络，兼治心前区隐疼；用佩兰、泽兰、半夏、陈皮、炒苍术以健脾化湿助运；加桑寄生以补益肝肾；加夜交藤、合欢皮以安神；取益气聪明汤中黄柏一味，下清相火，引湿从下焦而去，治尿有气味、苔黄腻诸症。由于辨证准确，选方精当，故用药即效，虽无大补大泻之药，四两亦能拨千斤，数年顽疾竟除，周仲瑛教授辨证精当于此可见。

（三）复法大方治肺癌案

朱某某，男，65岁，2001年5月7日初诊。病史：2001年3月9日患者经CT等检查，被诊断为"右下肺原发性支气管肺癌"，经手术治疗，术后病理示："非角化性鳞状细胞癌，淋巴结转移（5/5）"。术后已放疗6次。

2001年5月7日—2001年6月25日。此期患者临床症状以气喘、活动后加重为主，咳嗽间作，咳痰不多，舌苔黄薄腻中有剥苔，舌质暗，脉细滑。证属肺肾交亏，气阴两伤，热毒痰瘀互结。治予补肾纳气平喘，化痰活血消癌。处方：炒苏子10g，法半夏10g，胡桃肉15g，山萸肉10g，炙鳖甲15g（先煎），生黄芪15g，天麦冬各12g，北沙参12g，仙鹤草15g，生薏苡仁20g，山慈菇15g，泽漆15g，猫爪草20g，白花蛇舌草20g，漏芦12g，露蜂房10g，炙蜈蚣3条，海藻10g，炙僵蚕10g。另服西洋参、冬虫夏草各1g，炖服，每日1次。

2001年6月26日—2001年8月14日。此期患者气喘气急缓解，接受肺部放疗，共按计划完成放疗39次。放疗期间，患者口苦口干，食纳不香，偶有咳嗽，咳痰色白或黄，舌苔中部剥脱，脉细滑。证属放疗伤正，气阴交亏，热毒痰瘀阻肺。治予养阴益气、润燥化痰消癌。处方：炙鳖甲15g（先煎），南北沙参各12g，天麦冬各12g，天花粉12g，太子参12g，生黄芪12g，漏芦10g，白花蛇舌草25g，蜂房10g，炙僵蚕10g，山慈菇15g，猫爪草20g，鬼馒头15g，炙蜈蚣3条，泽漆15g，生薏苡仁20g，仙鹤草15g，枸杞子10g，法半夏10g，陈皮6g。

2001年8月15日—2002年9月6日。此期患者断续进行6个疗程化疗，其间患者恶心呕吐不重，疲劳明显，精神萎靡，面色浮黄，呈贫血貌，咳嗽，咳痰不多，舌苔薄黄，舌质淡紫，脉细。肺部CT及癌胚抗原（CEA）等肿瘤标志物检查均未见复发依据，证属药毒伤正，脾胃运化失健，气血亏虚。治拟健脾和胃，益气养血消癌。处方：南北沙参各10g，大麦冬10g，太子参10g，党参12g，生黄芪15g，焦白术10g，枸杞子10g，鸡血藤20g，白花蛇舌草20g，仙鹤草15g，生薏苡仁15g，猫爪草20g，山慈菇15g，炙僵蚕10g，露蜂房10g，红豆杉20g，泽漆12g，白毛夏枯草10g，炙鸡内金10g，陈皮6g，炒六曲10g，法半夏10g，砂仁3g（后下），夜交藤20g。

按语：《黄帝内经》认为，肿瘤是由"邪气居其间"而引起。华佗认为，肿瘤的发病与"蓄毒"有关，"夫痈疽疮肿之所作也，皆五脏六腑蓄毒之不流则生矣，非独营卫壅塞而发者也"（《中藏经·论痈疽疮肿》）。结合西医学对肿瘤的认识，周仲瑛教授认为，肺癌是由癌毒侵袭于肺而发生于肺部的癥积，随癌肿大小及阻滞部位等的差异，可表现出咳嗽、咳痰、气喘、胸痛、发热、咯血、消瘦、疲劳等症状。肺癌癌毒具有致病乖戾，正气难敌，病情恶化迅速；易伤正气，累及五脏，终损气血阴阳；常规辨治，难以奏效；病情顽固，容易复发；容易流窜走注，预后不良等特性。癌毒阻肺可进一步引发痰浊、血瘀、热郁、气虚、阴伤等病理演变，导致多种不同临床证候。因此，癌毒阻肺为致病之根，癌毒伤正为病变之源，癌毒走注为传变之因。治疗肺癌要重视消除癌毒药物的运用。

本案体现了周仲瑛教授治疗肺癌立足辨证，重视应用消癌药物，有机组合复法大方的学术思想。第一阶段，病理特点是上实下虚，故取苏子、半夏降气化痰，山萸肉、胡桃肉、炙鳖甲、冬虫夏草补肾纳气；第二阶段，为配合放疗，针对放疗易消灼阴津的特点，加大养阴润燥药物的运用，药用炙鳖甲、南北沙参、天麦冬、天花粉、太子参、枸杞子、知母等；第三阶段，为配合化疗对骨髓抑制反应，宗脾胃为气血生化之源，而运用健脾和胃，益气养血之药，药用太子参、党参、生黄芪、焦白术、枸杞子、仙鹤草、生薏苡仁、炒六曲、陈皮、炙鸡内金、砂仁等。整个过程，不忘癌毒阻肺为致病之源，而施以炙鳖甲、白毛夏枯草、山慈菇、炙僵蚕软坚散结消癌；猫爪草、山豆根、半夏、海藻化痰祛浊消癌；漏芦、白花蛇舌草、红豆杉清热解毒消癌；泽漆、蜈蚣以毒攻毒消癌。

（撰稿人：陈四清）

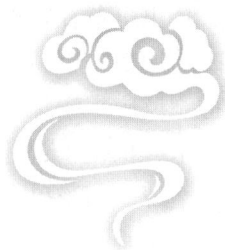

第二节　徐景藩

徐景藩（1927—2015），男，江苏吴江人，主任中医师，南京中医药大学终身教授，享受国务院政府特殊津贴，为当代吴门医派之代表，全国著名中医脾胃病学家，首批全国老中医药学术经验继承工作指导老师。他曾任江苏省中医院院长兼江苏省中医研究所所长，中华中医药学会内科分会学术委员、脾胃病学组副组长，中华中医药学会脾胃病分会顾问，中华中医药学会终身理事，江苏省中医药学会副会长、名誉会长，江苏省中医科技委员会委员，江苏省药品审评委员会中医药组组长，原江苏省高级卫技人员评审委员会主任委员，江苏"333高层次人才培养工程"人才培选专家委员会成员，《中医杂志》特约编审，《江苏中医药》杂志常务编委。

1927年12月，徐景藩出生于江苏吴江盛泽镇的中医世家。1941年起，他随父学中医，循序渐进。他曾诵读《药性赋》《汤头歌诀》《舌苔大全》《脉诀》等启蒙医书，继而诵读《内经知要》《金匮要略》《伤寒论》《温热经纬》等书。1944年，徐景藩拜师江浙名医朱春庐门下，续学三载。1947年，他行医乡里。1952年，他报考卫生部"中医研究人员"班，被录取后赴北京医学院（现北京大学医学部）学习5年。1957年，他毕业被分配至江苏省中医院（南京中医药大学附属医院）工作，在1958年，他创建南京中医学院（现南京中医药大学）内科教研组，并编写《中医内科学》教材。20世纪80年代，他创建了国内首个脾胃病研究基地。

徐景藩擅长脾胃病的诊疗工作，对食管病主张以调升降、宣通、润养等方法治疗，创藕粉糊剂卧位服药法，治胃病主张从三型论治，参用护膜法。徐景藩治疗以便泄为主症的慢性结肠炎，创立连脂清肠汤内服和菖榆煎保留灌肠法，治疗残胃炎症创残胃饮。他治疗脾胃病重视参用疏肝理气，用药注意刚柔相配、升降相须等法。徐景藩先后培养了全国名中医单兆伟、刘沈林2人，岐黄学者方祝元1人，及邵铭、周晓波、徐丹华、陆为民等学术继承人，全国中医临床优秀人才弟子11名，研究生20余名。他发表论文130余篇，获国家中医药管理局、江苏省中医药管理局、江苏省卫生厅科技进步奖4项。他著有《徐景藩脾胃病治验辑要》《徐景藩脾胃病临证经验集粹》（第一、二版）等专著。

徐景藩获首届国医大师，江苏省名中医，江苏省中医系统先进工作者，50位新中国成立以来感动江苏人物，中华中医药学会首届中医药传承特别贡献奖获得者，全国卫生系统先进个人，全国白求恩奖章获得者等多项荣誉称号。

一、学术经验

徐景藩教授在学术上倡导李东垣的脾胃学说与叶天士的养胃阴理论。他精研《脾胃论》《临证指南医案》等，兼收江南孟河学派的学术思想，深入研究丁甘仁、费伯雄、马培之、曹崇山四家医集，特别是对费伯雄的《医醇剩义》，亦兼收并蓄其他如张聿青、陈莲舫等人的学术经验，最终形成了自己以脾胃为主的学术思想体系。

（一）脾胃生理病理论

脾胃为后天之本，历代医家对脾胃相关的生理病理论述甚详，徐景藩教授在学习继承的基础上，结合多年的临床实践体会，对脾胃的生理病理又有新的认识和发展。

1. 论脾　《难经·四十二难》谓："脾重二斤三两，扁广三寸，长五寸，有散膏半斤。"所描述扁而长的形态，颇似解剖学的脾脏。明代李梴《医学入门》载："（脾）形扁似马蹄……微着左胁"，对脾的形态、位置作了明确的补充。由此可见，古今对脾的大体解剖学认识上是比较一致的。

但中医学所说的脾，也包括小肠在内。如《难经集注》杨玄操注谓："脾，俾也，在胃之下，俾助胃气，主化水谷。"描述了脾的功能，并重申脾与胃的密切关系。至于"在胃之下"，概指十二指肠和小肠，其位置均在胃之下。亦可理解为胃主纳在先、在上，脾主化水谷在后、在下。脾主运化的功能，也包括小肠的吸收功能，这是无疑义的。

脾所包括的"散膏半斤"，系指胰腺。从组织形态来看，"散膏"与胰腺亦较为相似。当然，古代记载解剖器官的重量，只能从大体上去理解，就其记述而言，仍不失其可贵之处。胰腺的功能，主要是通过多种酶的作用，参与水谷（营养物质）的进一步消化，有利于运化。所以，脾脏包括胰腺在内，古代这种概括性的认识，也是合乎客观存在的，是合理的。

（1）生理功能：关于脾的生理功能，徐景藩教授就其主要，分述如下。

1）主运化：这是脾生理功能的概括，也是脾的主要生理功能。"运化"的内容，包括精微与水湿。前者为主，后者为相应之辅。精微源于水谷（外界营养物质），输布以滋养脏腑躯体经脉百骸。水湿包括过剩的水液和水谷不归正化的湿浊（病理因素）。精微为生理所需，水湿常为致病的物质基础。由此而论，"脾虚生湿"的"生"似可理解为病理过程，"湿"乃是病理产物。湿的形成，亦必然与脾的功能失调有关。湿留于中，则为胀满，湿从下泄，则生濡泻或小溲不清；布散于外，则为浮肿。

2）关于脾统血：《难经》谓脾"主裹血"，《灵枢·本神》谓"脾藏营"。"裹血"与"藏营"可以理解为藏与统的动态平衡机制。统指统摄、统调。藏血本系肝之主司，但是脾也属裹藏血液的脏器。脾既裹藏血液，又能统摄血液，就其功能而论，又为气血生化之源。气能统血、帅血，若统血无权，可导致血离其经，血溢于外。如裹藏过多，不能正常地调配运行，则脾脏之内裹血虽多，仍可见血虚或出血之证。裹藏之血如瘀滞日久，留于络中，成为"老血"，则同样不能营其正常运行、滋养等功能。总之，脾对血液的功能应包括裹藏与统摄两个方面。

3）与抗病功能有关：《灵枢·五癃津液别》中早有"脾为之卫"的记载，《灵枢·师传》亦谓"脾者主为卫"。"卫"指人体抗御外邪的功能。脾主运化，为后天之本，气血生化之源，则自与抗病能力密切相关。征诸临床，凡脾虚之人，若不慎寒温，常易感受外邪，经补脾治疗后，病情好转，脾气健旺，抗御外邪的功能亦相应提高，从而提示我们在外感疾病的预防措施中，应重视维护和提高脾胃功能。在复杂或重症外感疾患的病程中，亦应注意勿使脾胃气阴受损并及时予以调治，俾正气充盛，邪气自祛。在热病恢复期的善后调治中，如能重视脾胃功能，有助于早日康复，避免复发或再感外邪。

4）脾与涎和意：《素问·宣明五气篇》有"五脏化液……脾为涎""五脏所藏……脾藏意"的记载，《难经·三十四难》有"脾藏意与智"。关于脾与涎和意的关系，徐景藩教授从数十年临床实践中体会到其关系确甚密切。

"意"与"智"均属于人体高级神经系统的功能活动，体现为人们的感觉、意识、意志和智力（能）等等。中医学历来重视精神神经的生理、病理。情志，从心理生理学的观点来看，它是精神活动的一部分，是人体对外界事物的一种反映。内脏功能如有所改变，反过来又可影响精神活动的变化。大脑是精神活动的物质基础。大脑的功能不但能影响人的情感、思维、意识、智力（能）等精神活动，同时也控制和调节内脏的功能活动。脑为髓之海，需气血的濡养。脾为气血生化之源，故在脾胃功能不足达到一定程度时，也自然会影响到"意"与"智"等精神活动。脾虚者常可伴有"意"和"智"的不足。例如，小儿智力障碍或"五迟"，病因与脾虚也有一定的关系，用补脾方药和饮食调治，可以使脾气健旺，意与智亦相应可以得到改善。说明脾与意和智有关，也说明健脾方药对高级神经中枢也具有一定的影响。

5）脾小则安：《灵枢·本脏》曾有关于五脏形态病理方面的论述，其中提到"脾小则脏安"，与此相应，又提到"脾高""脾下"均属异常。尤其可贵的是，古代早就指出"脾脆"的危害。"脆"则不坚，容易破裂。脾既能"裹血"，脾大者，裹血必多，裹血过多，统摄失常，可致血瘀、血虚和出血等病变。脾"脆"，一旦破裂，则所裹之血必然外溢。类似这些对内脏形态病理的认识，对防治疾病具有实践指导意义。

《灵枢》还提到从人体体表形态，观察和判断内脏是否异常，认为"黄色小理者脾小，粗理者脾大，揭唇者脾高，唇下纵者脾下……唇大而不坚者脾脆"。这些均值得认真研究，对提高体表诊断学的价值将作出有益的贡献。

关于脾主四肢、肌肉等生理功能，均源于"运化"这一主要功能，一般中医教材言之甚详，兹不赘述。

（2）病因病机：探讨关于引起脾病的原因，将有利于脾病的防治。

1）体质因素：人的体质有强弱，每常与先后天有关，而先后天又互有联系。对先天不足者，主要责之于肾，殊不知与脾亦有关联。"体素脾胃虚弱"或"脾弱之体"即包含着先天、后天的不足均由脾虚所致之意。

《灵枢·阴阳二十五人》所载"土形之人……黄色，圆面……多肉，上下相称"，似指脾胃功能健壮之体质。"瘦而无泽者，气血俱不足"，此"气"亦包括脾胃之气，脾胃虚弱，气血亦不足。这些论述，说明人的体质差异，对发病学亦有参考意义。

2）饮食因素：水谷经胃的受纳、腐熟，脾的运化，而化生气血津液。如若谷、肉、果、菜的质、量、硬度、温度，以及进食时间等等不能适合生理的需要，就有可能成为损伤脾胃的致病因素。

《黄帝内经》早有五味所伤的论述，如"味过于酸……脾气乃绝……味过于苦，脾气不濡"等（《素问·生气通天论》）。脾在味为甘，适当进些甜食，有益于脾气，但味过于甘，反有害处。所以朱丹溪曾概括地说："五味之过，疾病蜂起（《格致余论·饮食色欲箴》）。"

又如《灵枢·师传》所载："食饮者，热无灼灼，寒无沧沧"。灼灼过热，沧沧过寒，都不适合消化系统的生理所需，故应以之为座右铭，维护脾胃之正常功能。

暴饮暴食、强食、强酒、饥饱失常等等都能导致脾胃疾病。历来医家著述对此颇为重视。早在《备急千金要方·道林养性》中就有"食当熟嚼""莫强食，莫强酒""令如饱中饥，饥中饱"等养生防病之名言。此外，应严格注意食品卫生，这对防治脾胃诸疾，均十分重要。

李杲非常重视饮食调理，在《东垣十书·脾胃将理法》中告诫人们在情绪很坏时勿进食，并提倡"宜谷食多而肉食少""勿困中饮食"等等。前人还有主张"茹素"之说。素食中一般含膳食纤维多，新鲜蔬菜不仅具有营养价值，又利于保持大便通畅，且有减少胆汁酸分解成具有潜在致癌作用的复合胆固醇的可能。至于"肉食"，按我国饮食习惯，一般均少于谷食，中年以上之人，更应减少油脂类食品。以上简要所述，足见饮食因素与脾胃关系之密切。饮食所伤，可以引发湿浊、食滞等病理因素，湿与滞均可化热，食滞还可以成积，使脾胃升降失司，气机窒滞，消运无权，变生种种病证，宜不慎之乎？

3）外邪：外感六淫致病，对人体脏腑均有不同程度的伤害，脾亦不例外。尤以湿邪侵袭，易伤脾气。外湿，特别是梅雨季节或长夏之令，"土湿受邪，脾病生焉"（《素问·至真要大论》）。湿邪入侵机体，影响脾的运化功能，常由外湿而兼病内湿，至此则外内合邪，于病尤重。湿邪又常兼风、寒、暑或温热等病邪而伤人。湿邪又有随体质和脾胃功能等因素而转化，或寒化，或热化。但一般以损及脾胃之阳而呈寒湿者居多，诚如吴鞠通在《温病条辨·寒湿》中所说，"湿之入中焦……伤脾胃之阳者，十常八九"。损及脾胃之阳，则阳不足而阴有余，每呈寒湿之证。如属胃热内盛或素体阳旺者，湿邪可从热化。不论寒化、热化，多兼见胃家病症。由于脾土与肝木密切相关，湿热病邪可由脾胃而及于肝胆。湿热蕴于肝胆，可见寒热、胁痛、口苦等症；胆热液泄，可见黄疸；肝胆热毒内侵，还可内传营血，发生严重病变。

脾胃湿热，还可下趋膀胱，或流注经络。可见外感湿邪伤脾，可以转化，可以涉及其他脏腑或五体。

4）生活起居：劳逸不当，可以影响脾的功能。所谓"饮食劳倦即伤脾"（《素问·本病论》）。劳累过度，能量消耗过多，使物质基础——气血津液不足，脾的功能负荷增加，渐致脾虚。反之，体力活动过少，逸多劳少，尤以长时间的伏案久坐，思虑多，更易使脾气失运，气血不畅。若此之人，饮食量一般常较少，气血精微化源不足，脾本脏的濡养亦相应不足，互为因果，四肢肌力渐弱，此所谓"久坐伤肉"（《灵枢·九针论》）。

2. 论胃 胃为六腑之一，与脾相合，水谷（饮食）通过脾胃的腐熟、运化，生成气、血、精、津液，营养全身。

（1）生理功能和特点

1）胃主纳，能磨谷：自《灵枢·平人绝谷》载胃"受水谷三斗五升"，及《诸病源候论》提出"胃受谷而脾磨之"的论述后，各医家对胃生理功能的论述主要着眼于"纳"，故后人有"胃者，围也""汇也"之说。亦可能宗"肠胃为海""胃为水谷之海"之意，后人认为胃似百川所归，源源不绝之"海"。

胃能否磨谷？《素问·太阴阳明论》有脾主"为胃行其津液"的论述，从中可以看出，胃既纳谷，亦磨谷，才使食物腐熟、消化而下入小肠成为精微、津液而由脾"行"之。不仅如此，脾还能"助胃气，主化水谷"（《难经·四十二难》），故可知胃能磨谷，已不待言。程应旄在《医径句测》中明确提出"胃无消磨健运则不化"之说，强调了胃的消化功能，并且认为胃的消磨功能是借其"胃中所禀之性"，即"胃气"而得以实现。食物消化后成为"谷气"，"胃气"亦需"谷气以充（养）之"，指出胃的受纳、消化功能与其物质能量供应的相互关系。

"磨谷"一词，生动地概括了胃的蠕动和消化过程。因胃有此重要功能，经过腐熟、磨化，才能完成"饮入于胃，游溢精气"（《素问·经脉别论》）的作用。

此外，《难经·三十五难》提出"小肠谓赤肠……胃者谓黄肠"，意为胃与小肠相连，有色泽之异，而胃与小肠上段尚有部分功能相似之处，两者协调完成"化物"的功能。十二指肠球部紧接胃腑，可以看成是胃的下部，故临床上该球部疾患（炎症或溃疡）表现的主症，也属于胃脘痛范畴。

2）体阳用阴，多气多血：胃纳谷、磨化的功能，全赖胃中之气——阳气，故程应旄曾概述为"阳气即胃中所禀之性，犹如灶中之火"。由于胃腑体阳而主动，其动自上而下，蠕动不已，才能使已腐熟之谷气下入小肠，由小肠继续"化物"，大肠为之传导。在胃与小肠"磨""化"的基础上，由脾行其津液，津液也是胃体功能活动的物质基础。如无胃之阳气则饮食不能纳，纳而不能磨化，若无胃中之津液，水谷何能腐熟？人之所以能食能化者，全赖胃中之津液，故"胃之为腑，体阳用阴"的论述在吴瑭《温病条辨·中焦篇》一再提到。虽然体阳用阴似属六腑之生理共性，但这一生理特性对胃的病机证治显得更为突出，吴氏一再强调胃腑体阳用阴之语，亦见其对临床实践的重要性。叶天士提出"阳明阳土，得阴自安"的论述，也是对重视胃阴的理论概括。

人体各脏腑皆禀气于胃，胃不仅是"水谷之海"，也是"气血之海"（《灵枢·玉版》），人体全赖胃之气血充足，才能完成各种重要功能。胃中水谷不断，气血亦充盛不息。"水谷之海"与"气血之海"，两者功同而义同，相辅相成。《素问·血气形志篇》指出"阳明常多气多血"，此"阳明"既指经脉，亦包括胃腑。在生理上胃腑多气多血，故在病理状态下，气病多而血病亦多。

3）上清下浊，主降宜和：胃居膈下，位于中焦，与脾同为上下升降之枢纽，升其清而降其浊，这是从脾胃整个功能而言。喻嘉言《寓意草》中提到胃"分为三脘，上脘气多，下脘血多，中脘气血俱多"，并认为"上脘清阳居多"，"下脘浊阴居多"，此论甚为精辟。徐景藩教授体会，胃部容量较大，形态"迂曲屈伸"，应该分部位深入了解其解剖、生理特点，有助于临床诊断治疗。上脘是胃底为主的部位，下脘应在胃角水平线以下，上、下脘之间属于中脘。胃中气体轻而在上，故与"多气"之说相吻。水谷及胃中津液贮于下脘，即使胃中食物已排空，该部尚有胃津，在一定意义上说，称之为"浊阴"。慢性胃病噫嗳常见，其气常"清"，若呕吐（或反胃），胃中食物残渣及津液或痰涎从口吐出，其液为"浊"。又如胃本腑病变的出血，以下部为多。

胃以通降下行为顺，才能磨谷、化物，清浊分明、糟粕得下。胃气和则能食而化，气血以生，寝寐得安。"降"与"和"具有同义之意，降则和，不降则病。诚如《临证指南医案·脾胃》篇所述："胃宜降则和……胃气上逆固病，即不上逆但不通降，亦病矣。"

4）胃气为本，喜润喜燥：人体借水谷以化生精微气血，充养脏腑百骸，故有"五脏皆禀气于胃""胃者人之根本也"之说，胃气的重要性已不需赘言。至于"胃气"的含义，除胃的功能外，还体现在气血充盛，运化通畅，缓和均匀的正常脉象。由于人体气血运化与胃相关，故《素问·平人气象论》中有"胃者乎人之常气也"的论述。"脉以胃气为本"，"人无胃气曰逆"，"脉无胃气亦死"，四季平脉，均称"胃脉"，可见前人以"胃气"作为平脉的基本概括。临床如见重病之人，胃尚能纳，犹有生机；若谢谷不纳，胃气败绝，则预后严重，于此可见胃气亦可作为判断疾病预后的主要指征之一。

李东垣详于治脾，药以甘温居多，叶天士重视胃阴，补前人之不足，各有所长，互为补充。但如片面地以"脾喜刚燥，胃喜柔润"为常法，对胃家之疾一概投以滋阴柔养，势必矫枉过正，同样会犯偏执之弊。因此，徐景藩教授认为，对临床病例应具体分析，用润、用燥，根据病情。人体禀素有阴阳偏胜，所食的谷、肉、果、菜，其性不一，四时寒、温不同，情绪及劳逸有异，故胃之喜、恶亦不能一概而论。例如，病后津亏，汗多液耗，郁热伤阴，口干舌红者，胃喜柔润；若寒邪内侵，痰饮停蓄，泛吐痰涎，舌白口黏者，当用辛燥。梨汁、蔗浆，胃燥所喜，秋燥亦宜；姜、葱、韭、蒜，胃寒宜进，冬月所适。一润一燥，各有相当，俱为胃家所宜。从胃对食品、药物之属性所需而言，既喜润，亦喜燥。

（2）病因

1）先天有不足，后天易损伤：临床上往往从病史、体质形态结合征象而判断患者先天情况。当然，体质因素与后天亦不无关系。从胃的解剖形态而言，有位置、大小或厚薄的差异，这些差异与胃的功能亦密切相关。古代医家早已注意及此，认为肌肉较丰满而结实者"胃厚"，反之则"胃薄""胃下""胃不坚"，并在《灵枢》中提出"瘦而胃薄者，不胜毒"等论述。总之，凡属先天不足，胃之形态、病理有不足者，易罹胃疾。

后天易损伤，包括饮食所伤，用药不当，尚有少数服食毒物，或跌打损伤上腹等等因素。

征诸临床，"胃薄"形体瘦弱之人，不仅易罹外邪，并易因内伤而致病。胃既病而复因用力、劳累、饮食不当，气血壅滞，亦有导致胃体穿孔、出血之可能，在同样致病因素中，发病率高于"胃厚"体壮之人。

总之，后天损伤胃腑的因素多端，讨论上述诸因，对预防疾病具有重要意义。

2）口鼻受邪，必犯于胃：凡属感受外邪，口、鼻为主要途径。"鼻气通于肺，口气通于胃"。风寒外邪，亦常犯胃，如一般日常所见"寒气客于胃，为噫（呃逆或嗳气）"即是其例。寒邪犯于胃腑，还可引起胃中冷痛、呕吐等症。至于湿热病邪，经口而入者亦为常见。诸如湿温、黄疸、痢疾、吐泻等病证，多由湿热经口而入，伤于胃腑，波及他脏所致，诚如吴瑭在《温病条辨》中所说："湿热之邪，从表伤者，十之一二；由口鼻入者，十之八九。"

胃居中焦，邪乘虚入，可以外达于卫，充斥三焦，甚则因热邪炽盛而扰于心。余师愚列举了"疫邪"犯胃，可表现为壮热、斑、疹、不寐、鼻衄如泉、呃逆、干呕、吐、脘腹胀痛，甚则发狂等等征象，并认为"毒既入胃，势必敷布于十二经，戕害百骸"。

3）饮食不当，易虚易实：饮食质量不足，无以充胃气，化精血，营养全身，亦损伤脾胃，使中气虚馁。《素问·痹论》云："饮食自倍，肠胃乃伤。"指出饮食过多，超过胃的负荷功能，以致食填中焦，气血壅滞，损伤脾胃。其所说"自倍"，意即超过正常的量，小儿、老人对此尤其应加注意，虚人、病后亦必须掌握饮食的量，否则饮食过量，非徒无益，反而有害。

饮食所伤，除质、量以外，还包括饮食的温度、硬度以及进食的时间等等因素。

从病因而言，有伤食与伤饮之分。关于伤饮，历来主要着眼于饮酒所伤，各医家对此论述颇多。如《医述》所说"若醉饮过度……毒气攻心，穿肠腐胁，神昏志谬"。《医门法律》详论"饮沸酒"（黄酒）之毒害，使胃中"生气不存，窄隘有加"，"多成隔证"。对浓度较高的白酒（烧酒）之害，人皆知之。当今各种饮料日益增多，过量恣饮而损伤脾胃者已不少见，值得引起高度重视。

伤于饮食，纳而难化，食滞停积，气机窒塞，为胀为痛；胃气上逆，为哕为呕；或食而不及磨化，传化失司，清浊不分，杂而下泄。

胃易由饮食所伤，随之而易实易虚。胃虚则病，胃实亦病。实证不及时调治或反复患之，则可由实致虚。气血不充，气不化湿，血行不畅，虚中尚可夹实。磨谷无能，稍食即滞，虚证亦可转实。故概以"易虚易实"，以示治胃病之不可拘泥于一味补虚或专攻其实，亦说明饮食有节对防治疾病的重要性。

4）情志失调，胃腑易病：中医学历来重视精神致病因素，由于情志不畅而引起或加重脾胃疾病者，甚为常见。"木克土"的病机概念，即包含情志失调而导致胃病的内容。高鼓峰曾强调，"七情内伤，脾胃先病"，叶天士所谓"胃土久伤，肝木愈横"，都说明在胃家已病的情况下，情志因素尤易作祟。

（3）病机特点：上述诸因，均可引起胃病。病理性质，有虚有实。病理因素有寒有热。虚实和寒热互有关联，而气血病理是其基础。

1）气血之病

① 气病：胃气以和降为顺，气不和则滞，不降则易逆。气滞则病，气逆亦病。气滞每为气逆之基础或先导，常先滞而后逆。胃气上逆，又促使气机窒滞，故两者互为因果，互相影响。

气滞不畅，可表现为胃脘痞胀、疼痛，不知饥，食入而胀尤甚。气滞甚则窜络，还可撑胀及于两胁，或及于胸腹。嗳气、矢气可以排其滞气，故得嗳及矢气觉舒，嗳气不遂则脘胀尤甚。

气逆之状，如呃逆、恶心、呕吐，并常伴见嗳气，食后嗳逆，有时可出现食物反流。

实证常见明显的气滞、气逆病机，胃虚亦可伴见气滞。胃气既虚，磨化功能不足，气机不畅，气留而不降，亦可伴见气滞。如兼肝气横逆，乘侮胃土，则胃气虚而可伴见气逆。如脾气亦虚，阳微不升，胃气亦随脾气以陷。

概括胃之气病，大致如下。

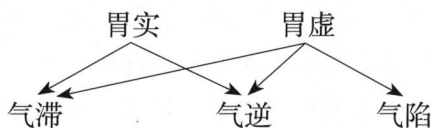

```
        胃实        胃虚
         ╲  ╳  ╱     ╲
      气滞      气逆      气陷
```

② 血病：胃热胃实，气火上亢，可以伤及胃络而致出血，胃络内伤，血从上溢为吐血，血色鲜红。胃中虚，气不摄血，亦可出血，一般呈黑便溏泄，属于便血（远血），若血出多时亦可上溢，从口而出，血色暗淡。

出血之疾，其血必虚，根据出血量之多少，而呈现相应的血虚证候。与此同时，离经之血不能尽去，常伴有不同程度的血瘀。

气滞久则血运不畅，可致血络瘀滞。气滞与血瘀又可相互影响。气滞不消，其瘀尤甚；血瘀不祛，其气尤滞。

血虚者其气亦虚，尤以原系气虚之人，因气不摄血而出血者，气血俱虚之证尤著。少数因出血暴急，血去过多，在短时间内即可出现较重的血虚，甚至出现气随血虚、气随血脱的危重征象。

综上所述，血病与气病有关，示意如下。

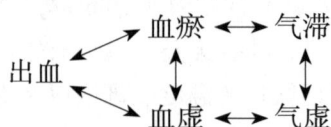

$$出血 \longleftrightarrow \begin{matrix} 血瘀 \longleftrightarrow 气滞 \\ \updownarrow \qquad \updownarrow \\ 血虚 \longleftrightarrow 气虚 \end{matrix}$$

2）胃寒胃热

① 胃寒：外感寒邪，经口入胃，或经体表肌肤通过经络而及于胃。胃气虚、胃阳虚弱者，寒自内生（胃之阳虚与脾肾之阳不足亦有关）。其寒虽有内、外之分，每常相兼，如有内寒者易感外寒，感受外寒者亦易加重内寒。

胃中寒，胃气易滞，饮食水谷不易腐熟，容易停积于胃中。胃寒而气滞，久则津液凝聚，成为痰、饮，临床表现为多唾清涎，呕吐，脘痛且胀，胃中有水声，腹鸣辘辘，头眩等症。脾阳亦虚者，则见下利，腹胀浮肿。肾阳不足，命门火衰，则可见反胃，朝食暮吐，暮食朝吐等症。

② 胃热：外感寒邪，郁而化热，或感受温热之邪，正如吴瑭所说："邪从口鼻而入，阳明为必由之路。"素体胃热；或酒食不节，胃中生热；或肝气久郁化火犯胃；或胃阴不足，阴虚生热。

胃热由于外邪所干者属实，自内而生者有虚有实，性俱属热，但病变有同有异。相同者，胃热必耗津液，故口干而渴；胃热上蒸则见口臭、口疮；胃热兼气滞气逆，碍于升降，腑气易秘，故脘腹胀满，大便干结；气逆于上，亦可为吐、为哕。所异者，外感者必有相应症状，若外感邪毒盛者，"毒既入胃，势入敷布于十二经"，征象不必赘述。

胃中热则耗伤胃津，热愈盛则津伤愈甚。外感温热病邪炽盛者，耗阴尤速，故在病后胃阴迟迟不复。

此外，胆热可以犯胃。《灵枢》中提出"邪在胆，逆在胃"之说。《素问》亦有"口苦者，胆瘅也，瘅者热也"之论。胆热逆于胃中，胃之膜络受其影响，易致气滞、郁热，若原有胃病者，尤增其疾。关于胆热犯胃之主要症状，一般表现为口苦，甚则咽际苦，呕吐苦液色黄，并常兼见心下及右胁部隐痛，嘈杂而觉热。经手术切除大部分（包括幽门）胃后，胆液容易反流至残胃之中。若胆无邪热，则不必有口苦、呕苦等症。然胆液损伤胃膜，常可加重气滞、血瘀、中虚等病理因素。

对胃大体解剖的认识，古今基本一致。胃之上口为贲门、下口为幽门，这些名称也早在《难经》中就提出过。《灵枢》所记述胃的形态"横屈受谷""迂曲屈伸"也很确切，还有对胃的形态病理如"胃下""胃薄"等记载，均有临床实践意义。

总之，胃的生理功能特点，不能局限于"受纳"之说，也不宜笼统地认为"胃喜柔润"。其主要内涵应是纳而磨化，体阳用阴，多气多血上清下浊，主降宜和；胃气为本，喜润喜燥等方面。

引起胃病的病因较多，有先天因素和后天因素。外邪、饮食所伤和情志失调等均为常见之因，至于劳倦过度，损伤脾胃，亦应予以重视。上述诸因，还可相兼为患。

关于胃病的病理，主要是气和血的异常，气血之间又常相互影响。病因除胃寒、胃热之外，尚有湿浊、痰饮、食积等等。其病理过程和临床表现，可互参本节脾病部分。脾合胃，为后天之本，故本节脾、胃两部分内容应相互参考，以免重复赘述。

（二）胃腑体用失常论

胃居中焦，体阳用阴。体用正常则水谷易腐熟，消化充分，借肝之疏泄、脾之运化，则津血得以敷布，充养全身。若胃腑体用失常，不仅可直接导致胃腑本经的疾患，还会影响肝、脾，甚至引起整体生理功能发生病变。故分析和研讨其体用间的病机和证治，具有临床实践的意义。

胃之体阳，是指胃的组织结构和生理功能具有温热、运动的特性。水谷之所以能腐熟，必需胃体充足的阳气。清代程郊倩云："胃无消磨健运则不化"，"消磨"的过程，即是胃体之阳所体现的功能。

胃之用阴，是指胃腐熟水谷的重要物质，具有液状而濡润的特性，亦即胃中之津。如吴瑭曾论述胃津的重要性，认为"十二经皆禀气于胃，胃阴复而气降得食，则十二经之阴皆可复矣"。

徐景藩教授认为，临床所见的胃体、胃用失常的主要病证及其治法有如下几点。

1. 胃体不足，胃用有余　胃体不足，胃用有余亦即胃阳不振，胃中阴盛。由于胃阳不振，水谷消磨迟缓，水可成湿，谷易成滞，胃中津液与湿相合，潴留而成痰、成饮。临床表现如胃脘痞胀，口中黏腻，不欲饮水、食少，胃中畏寒喜暖，甚则泛吐痰涎、清水。或胃中辘辘有声，头目昏眩，舌质淡或淡红，舌苔白腻或薄白而润，脉细或濡，或微弦。治法宜温胃化湿（或化饮）。常用方如苓桂术甘汤、平胃散、理中汤等。如系素体阳虚，肾火不足者，可参用附子、肉桂等温肾通阳之品；有食滞征象者，酌加消食导滞之药。

2. 胃体阳虚，胃用不足　胃体阳虚，胃用不足亦即胃阳不振，胃阴亦虚。常由于胃气久虚不复，气虚及阳，阳虚及阴所致。主要症状如胃痛久病，胃脘痞胀、隐痛，嘈杂似饥，得食稍缓，但移时症状又作。食少、口干，大便或干或溏，形瘦乏力，舌红或淡红少苔，脉细。治法当补益胃气与滋养胃阴两者兼顾，并酌配理气和胃之剂。常用药如炒白术、太子参、怀山药、白茯苓、炒白芍、炙甘草、麦门冬、百合、大枣、佛手片、炒陈皮等，偏于阳气虚者，加黄芪、桂枝、党参，去太子参。

3. 胃阳有余，胃用不足　胃阳有余，胃用不足亦即胃中有郁热内盛，热耗胃津，胃阴亏虚。常由于平素酒辛过度，饮食不当，食滞易停，气机不畅，经久而致胃热内生，郁热久则胃津暗耗。主症如胃脘痞胀，嘈杂灼痛，口干欲饮凉，易饥欲食而食量并无增加，食后又觉嘈杂不适，口臭、口疮易发，舌红苔黄或净，脉象细数或弦。治法宜清胃生津，可仿玉女煎意加减。常用药如生地、知母、麦冬、石斛、白芍、生甘草、黄芩、蒲公英、石见穿、炙鸡内金等。胃中热盛而便秘者，可据证选加大黄、瓜蒌仁、麻仁等品。

4. 胃体阳亢，胃用有余　由于胃中气滞经久，和降失司，气郁久而化热；或因肝胆郁热，疏泄失常，热扰于胃，胆液反流入胃（或再入食管），胃中津液未耗，为热所迫。此为胃用"有余"而非真正胃津过多，乃病理性液体（包括反流入胃之胆汁）有余。主要症状如胃中灼热兼隐痛，痞胀，嘈杂，胸部窒闷，口苦、泛苦或兼酸味，或泛吐酸苦液汁，舌苔薄黄，脉象稍弦。治宜清泄肝胃郁热，和中降逆。常用药如黄芩（或黄连）、制半夏、牡丹皮、山栀、青皮、陈皮、浙贝母、白芍、泽泻、柿蒂、竹茹、枳壳、瓜蒌皮、煅瓦楞等，属化肝煎及小陷胸汤意加减。

肝脏体阴用阳。若因肝体（阴）不足，病及于胃，胃用（阴）亏虚，肝胃之阴俱虚，当以一贯煎为主方，合以益胃汤加减，并可配加白芍、乌梅，酸柔肝木，亦助胃用。

按脏腑一般生理功能，脏阴属体，腑阳属用。鉴于胃与肝的体用对生理病理尤具有特征意义，故前人论胃与肝之"体""用"较多，亦可见胃与肝之体用失常之重要性。

（三）脾阴虚与胃阴虚论

五脏的虚证中都有阴虚，脾和胃也不例外，但脾和胃的阴虚有其各自的特点。

1. 脾阴虚 脾阴虚有什么特点？首先，脾阴虚的基础病机是脾气虚。当脾脏一虚，每以气虚为先，气虚为主，如经及时治疗，饮食起居调摄得宜，脾气虚弱得以逐渐恢复，疾病趋向治愈。如若脾气虚而经久不复，则脾阴可以随之而亏虚，或由脾气虚导致脾阳虚，由阳虚而发展到阴虚。所以，一旦出现脾阴虚证时，往往同时存在脾气亏虚。

其次，脾与胃相合，在生理病理上密切联系，不可分割，无论原发病位在脾，还是在胃，如出现阴虚证候，脾与胃常常相继为病，或者兼见阴虚。

再次，脾阴虚证可继发于肺阴虚、肝阴虚或肾阴虚证。反之，脾胃之阴先虚，气血生化之源不足，日久也可导致肺、肝和肾的虚证。由于人体脏腑之间相互关联、相互影响，所以单独、孤立的脾阴虚证在临床上几乎是没有的。虽可出现以脾阴虚为主的病证，但一般都兼有胃阴虚或他脏的虚证。

脾阴虚的主要症状，如食欲不振，食后脘腹胀痞不适，大便易溏或干结难解，神倦乏力，口干，舌红少苔或无苔，脉濡或细而略数，久则形体日益消瘦。兼胃阴热者，胃脘嘈热，口干欲饮水，舌红或光或剥。兼肺、肝、肾等脏之阴虚者，兼见各脏相应的症状。

慢性泄泻，脾气必虚，长期不愈或素体阴虚者，常易导致脾阴亏虚。由于脾胃的运化赖肾阳的温煦，故在脾气、脾阴俱虚的情况下，尚可兼有肾阳不足证。所以临床可见五更泻、完谷不化，畏寒喜暖，甚则面肢浮肿。此时不仅肾阳亏虚，脾阳也可受损，病机矛盾重重，病情较重。

古今方剂中单补脾阴者极少。参苓白术散（《太平惠民和剂局方》）属于补益脾气而治久泻的常用方，其中山药、扁豆既补脾阴，又补脾气；莲肉补脾阴，厚肠胃，所以此方也可列为补益脾阴之剂。然方中人参、白术、茯苓、甘草等品，仍以健脾益气为主。

《慎柔五书》中的慎柔养真汤为较合适的滋养脾阴方。山药、莲肉以外，尚有白芍、五味子、麦冬等敛阴、养阴之品。然仍有黄芪、党参、白术、茯苓、甘草等补益脾气药。

滋养脾阴以山药、扁豆、石莲子、太子参等为主，白芍、石榴皮、甘草为辅，神曲、谷芽为佐。山药甘平，健脾气，养脾阴，补而不滋腻，健脾而不燥，气轻性缓。扁豆健脾和中，清暑止泻，若腹胀较甚者，可用炒扁豆衣代之。太子参甘润，补脾气而又生津。石榴皮味酸而涩，若食少而大便干结者不用此药。

脾阴、胃阴俱虚者，应养脾益胃兼顾，相对地以养胃阴为主。选药以甘凉、甘平为宜，常用如沙参、麦门冬、石斛、太子参、怀山药、甘草等，并加味酸敛阴之白芍、乌梅。鉴于脾胃阴虚者消运不力，常兼气滞，故宜佐以理气而不耗阴之品如橘皮（或橘白）、佛手花（或佛手片）、绿萼梅等。亦可加白及以护膜，加麦芽和胃而助消化，亦兼疏肝。如阴虚有郁热者，酌加淡黄芩、蒲公英、浙贝母、石见穿等。

若证系脾肺之阴俱虚，症兼咳逆、短气，颧红，寸脉细数，宜补肺养阴，两脏兼顾。一般常用药如百合、山药、沙参、麦冬、玉竹、石斛、甘草等，肺燥郁热者酌加阿胶珠、茅根、芦根、枇杷叶之类，或用西洋参与太子参煮水代茶频饮，药治之外，以藕粉、冰糖煮糊服之，亦有裨益。如属肝脾阴虚，症见目眩头昏，或胁痛、腹胀溲少、脚弱无力，脉象细弦，治宜柔肝养阴，药如炒当归、白芍、枸杞子、石斛、怀山药、炒生地、墨旱莲、平地木等。黑大豆甘平，养肝脾之阴，亦可用黑豆衣滋阴除烦热。此外，如楮实亦可加入。

脾肾阴虚者，症兼腰膝酸软，小便灼热量少，男子阳痿遗滑，女子月经量少等。一般可用左归饮

（《景岳全书》）加减。药如山药、山茱萸、枸杞、炒当归、杜仲、茯苓、龟板、潼沙苑、甘草等。由于此类证候常兼脾肾气虚，阴虚与气虚互兼而各有所侧重，所以治疗用药当随证而议定。

上述脾阴虚又兼其他脏腑之阴虚者，有的应侧重治脾，脾旺则他脏之疾改善，如习知"培土生金"治则，即是其例。

2. 胃阴虚 胃的特性之一是"体阳用阴"。"体阳"是指胃的组织结构和生理功能具有温热、运动的特性；"用阴"是指胃腐熟水谷所赖的主要物质，具有液状而濡润的特点。胃阳与胃阴共同完成胃所特有的消化功能，并借以维持人体各脏腑间的动态平衡。

由于胃阴是消化腐熟水谷的重要物质基础，所以胃阴的存耗关系到整体的生理功能。五脏皆禀气于胃，只有胃阴充足，人体津液才有化生之源。凡外感温热疾病，处处要维护胃阴，胃津亏虚与否，直接影响到病情的预后，因而前人对热病胃津不足者提出"救阴"之法。内伤疾患也要注意维护胃阴，一旦出现胃阴不足的征象，就应及时滋养而使胃阴尽快恢复。

胃阴不足，胃中失于濡养，纳谷必然减少，饮食不易消化，中脘痞胀，甚至嘈杂、灼痛、口干欲饮，大便干结，形体逐渐消瘦，舌红少苔，甚则光剥。

治疗胃阴不足的法则，一般以甘凉为主，甘凉的治法能滋胃用而养胃体。甘能入脾、胃二经，凉能制其郁热，甘凉相合能滋养脾胃。不仅如此，甘凉也能作用于肺，养阴而清金。由于脾胃是后天之本，脾胃津液得充，精微气血才能上奉于肺。"凉"不属于寒，或者说是次于寒，故对胃病阴虚证候甚为适合，不至寒凝气滞，也不会因寒而败胃。

甘凉的方剂如益胃汤（《温病条辨》方：沙参、麦冬、冰糖、细生地、玉竹）及沙参麦冬汤（同上方，去冰糖、生地，加天花粉、桑叶、扁豆、甘草）。甘凉药物配伍酸味药物如乌梅、白芍、木瓜、五味子等，属于酸甘法，因具有化生阴液的效应，故亦属酸甘化阴法的范畴。由于酸甘相合，养阴敛气，气阴兼顾，兼能柔肝制木，能够消除或防止肝经病理因素对胃腑的影响。在上述方药中根据病情加入太子参、怀山药、白术、莲肉等品，增其甘药，符合酸甘化阴的要求，在临床上运用得当，常获良好效果。

如胃阴虚兼胃气虚证者，病久胃脘痞胀隐痛，得食可暂缓解，但移时症状又作，喜进半流质饮食，不欲啖干饭，食量减少，口干，舌质红或淡红而干，胃酸少或无酸。常见于慢性萎缩性胃炎，或伴有胃、十二指肠溃疡或胃下垂。治宜酸甘相合，和中理气。药如太子参、麦门冬、北沙参、杭白芍、乌梅、炙甘草、青皮、木蝴蝶、佛手片、石见穿、炙鸡内金、茯苓等。

肝胃阴虚、肝郁乘脾证者，症状如脘腹痞胀、隐痛，食少、形瘦、口干，大便次多量少或溏泄，便前辄腹痛隐隐，舌红、脉濡。常见于慢性胃炎兼肠炎、肠功能紊乱、小肠吸收不良综合征等。治以酸甘化阴，抑肝和胃健脾。常用的药物为焦白术、乌梅炭、五味子、怀山药、莲肉、炙甘草、炒陈皮、煨木香、炒防风、红枣、焦六曲等。

（四）脾胃病治法论

消化道始自口腔，经食管、胃、小肠（包括十二指肠）、大肠（包括直肠），最终至肛门。据《难经·四十四难》所载，整个消化道有"七冲门"，即"飞门、户门、吸门、贲门、幽门、阑门、魄门"。杨玄操注谓："冲者，通也，出也。"徐景藩教授认为，整个消化道的生理要求是：上下通畅，黏膜濡润，消运得宜，传动正常。

食管古称"胃之系"（《难经集注》）、"咽管"（《医碥》），属于胃的连带部分；十二指肠（尤以球部）进一步消化食物，从其功能而言，似亦同于胃；小肠属脾，整个消化道的功能，在广义上均与脾胃有关。总之，消化道的脏腑包括脾胃、小肠、大肠，与肝胆的疏泄功能息息相关，与上焦心、肺联系，还受肾正常功能的影响。因脾胃在生理上的重要性而历来被称作"后天之本"，为全身气机升降调节的"枢纽"。

脾胃病甚多，治法亦不少，但归纳其中主要者，徐景藩教授认为，以升降、润燥、消补、清化八字为主。其间各有特异，又互有联系，具体选用得宜与否，直接影响防治效果。

1. 升降　升降是脾胃疾病治疗学的重要理论与大法。关于升与降之间的关系，一般来说，以降为基础、为前提。

（1）降：降有下行、通降之意。水谷（外界营养物质）自口经食管至胃、肠，都属于降的过程，降也是胃肠道正常蠕动传导的功能。如若降的功能有所异常，即可导致水谷在胃肠中滞留，形成"不通"的病机。引起"不通"的病理因素较广，包括食积、湿阻、气滞、血瘀和虫积等等，而其中以气滞因素较为普遍、常见。胃中气滞则见脘腹痛、胀、痞、满或大便秘结；胃中气滞而上逆，轻则嗳嗳频多、呃逆、恶心，重则引起呕吐。

降法主要有降气与通腑两类，而以降气为基础。

降胃气，即和降胃气。由于肝主疏泄，胃中气机之调畅与否，常与肝气之疏泄功能密切相关。因此，言降气者，常兼疏肝理气。若因气郁化火、气火上逆者，降气亦兼降火。如夹湿浊、痰饮、食滞等因素时，降气与化湿、祛饮、消导等法据证而配用。

降气、理气的药物一般能增强食管、胃、肠的蠕动，使消化道平滑肌兴奋性增强，并通过自主神经的调节作用，改善消化道的分泌和吸收功能。对于胆汁反流性胃炎或反流性食管炎等疾患，也能通过"降"的治法，使反流得到纠正或改善。此外，和胃降逆的药物可以止吐、改善食物反流，促使胃肠道气体吸收或排出，使脘腹痞胀不适等症状得以缓解。降气、理气之药使胃恢复"以降则和"的功能，因而，在治疗脾胃病时常以理气、降气为主要之法。

降法的具体运用：治疗脾胃病的降气药，一般属于理气药的范畴。徐景藩教授经验，枳壳（或枳实）、青皮、陈皮、佛手片、檀香（或降香、沉香）等较为常用。降胃气之上逆者，常配以刀豆壳、柿蒂、法半夏、煅赭石、旋覆花、公丁香等。如证属胃气虚或胃阴不足者，配以益气、养胃而防滞气、滋腻之品。降肝气之亢逆失疏者，常用炙柴胡、郁金、香附、八月札、白蒺藜等。临床上肝胃气滞常常同时存在，故上列药物常可据证而配合选用。苏梗善调肝胃气滞，宽胸利膈，亦为降气之常用药。

腑行不畅，大便秘结，固然有虚、有实，但肠腑气滞也常是重要的病理因素，降气、理气药物也可据证配伍使用。慢性习惯性便秘实证有寒、有热、有气滞兼食积，虚证有气虚、阴虚，均需辨证给药，但总以通降、润养，增强传导功能为目的。关于用药选方，兹不一一列述。

（2）升：升的生理功能，主要是指小肠的吸收功能使水谷之精微（包含津液）运行全身，通过血脉的输送，供给生命活动所需。

升法的内涵：主要指改善小肠的吸收功能；减少消化道过多的分泌；使肠管蠕动得以减缓；并能改善肛门括约肌的功能，使其兴奋性有所增强，包括使提肛肌的兴奋性增强。

升法的具体运用：包括补气升阳和升阳举陷。由于脾虚易生内湿，所以适当配用"祛风胜湿"一法，也属于升法的范畴。临床上凡有大便溏泄而次多，腹部坠胀、鸣响，食少、神倦，气少乏力，肛门脱坠等症，当用升法。常用药如黄芪、党参、白术、升麻、荷叶、茯苓、甘草等等，配加防风、羌活等品也属升法。

升法与降法虽不同，但都能纠正消化道疾患的病理因素，两者具有相辅相成之功。如胃降而脾得以升，阳升而胃气、胃体得充，胃用有源，胃始得以营运正常的通降功能。升降还能够调节消化道的动态平衡，流通三焦气化，影响新陈代谢和水液敷布转输。因此，对某些病例须将升、降两法恰当并用，升中寓降，降中有升，两者相伍，增强功效。

脾胃病如脾胃气虚又兼气滞，用药以参、芪为主，升以补气，可配以枳壳、木香以理气。中虚气陷而兼气滞者，加入升麻、沉香以调升降，或配以荷叶、茯苓，亦属一升一降。又如胃降不足之证，也会兼有气滞，以滋阴养胃药中加入调升降之品治疗，如木蝴蝶配佛手片，代代花配刀豆壳，杏仁配青皮，竹茹配瓜蒌等等，均为理气调升降而不致辛燥耗阴之品。又如脾胃病气滞血瘀证运用血府逐瘀汤，方中桔梗、牛膝，即是一升一降并用，使全方行气活血药物更好地发挥治疗作用。临床上凡遇消化道疑难病症，能在升降治法中认真推敲，相伍配用，常可提高治效。

2. 润燥　人体禀赋有阴阳偏胜，饮食起居劳逸习性亦有不同，致病之因不一，证候表现有异，故诊治脾胃疾病不能片面地以"脾喜刚燥，胃喜柔润"（《临证指南医案》）为常法。应根据病情，施润投燥，各得其宜。

（1）润：润是滋涵濡养之意。润泽消化道的药物，一般多能滋养脾胃之阴，脾胃之阴液充润则胃纳脾运健旺。润剂能改善由于脾胃阴液耗伤而呈现燥热的病理。

润法的内涵：保护和濡润食管、胃、肠黏膜，促进消化道腺体分泌，修复炎症、溃疡等病理损伤，促进排便畅通。

润法的具体运用：润法适用于消化道疾患的阴虚干燥证候，如吞咽食物有干涩感，胸骨后灼痛不适，胃脘灼热嘈杂或兼胀痛，口干口疮，便秘不畅，口干欲饮，食少，形瘦，舌质干红等症，均适用本法。润养胃腑的药物有麦门冬、沙参、石斛、玉竹、芦根等。润养脾经的常用药如怀山药、扁豆、建莲肉、麻仁等。白芍、蜂蜜则可以润养胃脾。食管失于濡润者，可酌加藕汁、藕粉、梨汁、蔗汁；阴血不足者，可加地黄、枸杞子、何首乌；夹瘀者配以桃仁、当归（须）；胃阴不足而兼郁热者，可配加知母、天花粉、玄参等。乌梅与白芍相伍，酸以敛阴，亦生胃津；西洋参益气生津，代茶饮服，其效益彰。

吴瑭重视润养胃阴，曾谓"胃阴复则气降得食，则十二经之阴皆可复矣。""欲复其阴，非甘凉不可。"对消化道疾病之阴伤证候的治疗，有一定实践指导意义。

（2）燥：能够补脾胃之气、温中焦之阳、化脾胃湿浊（包括痰饮）之品，均属治疗脾胃病的燥剂。燥剂可以改善脾胃气虚阳虚、运化无权、水反为湿、湿浊（或痰饮）内留等病理变化。

燥法的内涵：使过快的胃肠蠕动得以减慢而复正常；减少胃肠液的过度分泌，纠正液体有余的病理因素；促进胃肠道对水分及消化液的吸收。

燥法的具体运用，主要有下列几点。

1）燥脾湿：由于脾病运化之力变弱，多兼湿浊。如泄泻不论久暴，一般都有不同程度的湿浊为患，故治泻常酌用燥药。根据暴泻的病因，分别用祛风、散寒、消滞、分利等法与化湿燥剂配合。久泻脾必虚，脾虚必有湿，尽管有兼肝气侮中、肾火不足等证，然一般以脾虚为基础。运用健脾益气甘温之品，如白术、党参之属；或配用祛风燥湿之品，如羌活、防风等；或兼用温中化湿如炮姜、陈皮、半夏、木香等药。上述数种，均属燥剂范畴。

2）燥胃湿：胃病有湿，湿阻气滞，脘痞不饥，舌苔白腻，有适用平胃散（或不换金正气散）之证候者，临床颇为多见。经过苦温、芳香等燥药治疗，苔腻渐化，诸症随之改善。一般以慢性浅表性胃炎较多见，也有少数查见胃窦部萎缩性炎症或浅表萎缩性胃炎，亦有表现上述证候者，总以辨证为要，切勿拘于"萎缩性胃炎"而一概投以润剂。

又如胃中有痰饮，表现为脘腹痞胀，辘辘有声，泛涎或多酸，或呕吐未消化食物及痰涎，头目昏眩，神倦乏力，舌苔薄白，舌质偏淡或淡红等症。一般轻者因胃排空功能较差，胃中潴留液较多，可见于胃下垂、胃张力低的患者。重者可见于胃窦部炎症严重或球部溃疡，引起幽门不完全梗阻，以致经常呕吐，严重者表现为朝食暮吐，暮食朝吐。治以温中化饮，和胃降逆，苓桂术甘与姜夏之类，均为常用的燥剂温药。

胃酸过多，分泌有余，即是湿。湿在胃，易损胃膜。故在临床上，欲求制酸，有时需从化湿药中考虑，以其燥能胜湿，恢复或改善胃的功能。

有时对同一患者需要润燥并顾。例如，较常见的脾胃阴虚夹湿证候，需用滋养之品与化湿药相配，润中有燥。既要润其阴，又要燥其湿，却又不可过燥伤阴。或取权宜之计，先化其湿，湿去而后护阴。又如脾胃气虚而兼阴虚之证，既要补气，又需养阴，虽有侧重，但需掌握润燥相当。此外，如黄连、半夏消痞和胃，配以瓜蒌，仿小陷胸汤之意，去胃中痰浊，亦属润燥兼顾之例。

3. 消补 胃主纳谷，胃既有病而仍需纳谷，消磨腐熟功能常有不同程度的障碍，而易导致食滞，故治宜消食导滞。脾胃虚弱，运化无权，当据证而投以补气或养阴之剂，由于补益之品容易滞气，故需佐以行气之品。消滞必兼行气，气行则滞得消。故消补兼施又是脾胃病的治法特点之一。

（1）消：消指消除食滞，增强或恢复脾胃受纳、运化的功能，亦即去其胃中宿食，助其消化。

消法的内涵：消滞的药物多数能直接作用于胃黏膜腺体，增加胃液分泌，有的药物能通过促使胃泌素分泌的增加而间接地促进胃液分泌。其次消滞之品可以增强胃肠蠕动，使胃中食糜排入小肠，配用导滞药物，促进排便而使食滞从肠腑下泄。此外，从广义而言，行气和活血之品，也属于消法。

消法的具体运用：常用的消食药如神曲、山楂、麦芽、莱菔子等等，配用大黄、枳实、芒硝等导滞通腑。根据所伤饮食的不同，选用相应的药物，这是中医药治疗的特色之一。例如，因乳制品所伤，而脘痞不饥，腹胀者，可用山楂、藿香，舌苔白腻者加炒苍术、草豆蔻；瓜果冷饮所伤，可用丁香、肉桂、益智仁等；豆制品所伤，宜用莱菔汁或莱菔子等。

（2）补：虚则补之。脾胃病中脾胃气虚、阳虚或阴虚者，需相应地给予补气、补阳或滋阴之剂。前述"润"法和"升"法即包括补的内容。

补法的内涵：补剂对消化道疾病的黏膜病变具有修复作用；改善免疫机制；改善消化道内分泌和运动等功能。有时还具有双向调节作用，如胃肠蠕动过缓者可使之适当增快；蠕动过快者可使之适当减缓。

补法的具体运用：胃、十二指肠溃疡，表现为中虚证候者，黄芪、白术等补气药内服可以促使其溃疡愈合。慢性胃炎（浅表性或萎缩性）属中气虚或阴虚者，投以补气或养阴之剂，可使黏膜、腺体的病损获得改善。与此同时，还可使部分病例的肠上皮化生或异型细胞增生等病理改变得以改善。补气健脾的方药可以增强小肠吸收功能，改善慢性结肠炎症（非特异性）或溃疡等病理损害。脾胃气虚证常用药如炙黄芪、炒党参、山药、炒白术、茯苓、炙甘草等。胃阴虚者每以麦冬、白芍、石斛等为主，若配以适量白及、百合，可增强护膜之效。山药气阴俱补，故对胃阴不足证也可配用。

人是有机的整体，有些消化道虚证患者还可伴有肾阳不足、心肝血虚、肺气或肺阴亏虚等证。当根据病情轻重、缓急、主次，配以温肾、养心、涵肝、补肝等法，兹不一一列述。

4. 清化 水谷不归正化即易成湿，故脾胃病易见湿证。尚有外湿或湿热病邪，经口而入者，亦常影响脾胃而致病，诚如吴瑭所说："阳明为必由之路。"湿浊可以化热，食滞、气滞均可生热，素体阴虚，病久而阴虚者，易生郁热，嗜食酒辛者亦常表现里热的病机。上述湿、热病理因素，可见于食管、胃、肠等疾病。此外，胰腺属脾，系脾所包含的"散膏半斤"（《难经·四十二难》），故胰腺疾患的主要病理因素同样也有湿或热。

湿和热的症状表现各有特点，但两者往往错杂并见，故清（热）与化（湿）两法亦应随证而相机用药。

（1）清：清热包括清胃、肠和肝经之热。

清热法的作用：一是调整胃肠的异常运动；二是抑制自主神经功能的亢进；三是作用于消化道的病原体（细菌和病毒），抑制其生长或杀灭之；四是有利于抗炎并促进溃疡、糜烂等病损的修复、愈合，促进消化道的凝血机制等等。

清法的具体运用：清胃热一般用黄芩、蒲公英、石见穿、生甘草等。兼行气止痛者如青木香、八月札、白残花。兼养胃阴者如知母、芦根、石斛、瓜蒌皮、天花粉等。清热解毒者如黄连、银花、白花蛇舌草、土茯苓、大青叶、半枝莲等。清肝经郁热如牡丹皮、山栀、贝母（《景岳全书·本草正》："入足阳明、厥阴"）、黄芩等。肝阴不足者，可用白芍、枸杞子、生地、黑豆衣、生地等。如肝、胃俱有热者，特别是慢性消化道疾病肝胃郁热证候，上述用药当互相参合，据证选用。

肠中热，宜清肠，黄连、黄芩、黄柏、白头翁、马齿苋、败酱草等均为常用之品。苦参、菖蒲（石菖蒲或水菖蒲）根亦善清肠热，大黄生用或酒制亦清肠热，兼能导瘀。

如胃肠热损血络，吐、衄、下血，则应及时用清热止血之剂。芩连泻心诸方，清胃止血，地榆、侧柏、仙鹤草等亦善于止血，不论吐血、便血均可参用。

（2）化：化指化湿，适用于脾胃病湿浊内盛之证。由于脾恶湿，脾病多湿，湿浊的消长与脾病的轻重常有并行关系。胃的下脘，湿易停聚，诚如喻昌《寓意草》中所述："下脘浊阴居多。"故化湿法对脾胃病颇为重要而常用。又因消化道与肝胆密切相关，脾胃之湿与肝胆之湿常互相影响。外邪湿浊为患，伤脾胃之阳者占多。湿邪在肝胆每易与热相合，形成湿热互结。湿为阴邪，胃湿一盛，可不同程度地影响胃腑腐熟水谷的功能，这些都是消化道病机的特点。

化湿法的内涵，一是消除有余的胃液或潴留液，抑制胃肠道的异常分泌；二是减缓胃肠的蠕动；三是促进胃肠消化、吸收功能，增进食欲；四是消除或抑制消化道的病原体。

化湿法的具体运用：常用者如苦温化湿，以祛脾胃之湿浊，苍术、厚朴与陈皮、半夏相伍。湿盛及表，表里俱病，藿朴夏苓汤、不换金正气散亦常选用。偏于胃湿、湿困胃阳，胃纳呆滞，口甜而黏，脘痞胸闷不畅者，可加佩兰、砂仁、蔻仁、干姜。湿遏脾阳者参以温通之附片，草豆蔻、肉桂或桂枝。湿蕴经久，机窍不通者，菖蒲、薤白、益智仁等，均可随证选加。治湿宜取其下泄之机，故茯苓、泽泻、车前子（或草）、薏苡仁、通草等分利之品，亦属常用之药。

由于湿郁可以化热，或湿热两者互兼，当掌握清热勿过滋，以防生湿、碍湿；化湿勿过温，以防伤阴、助热。胃中湿热与食滞每常相互助生、影响，故在清化法中宜参以消滞之品。湿热久留不祛，气机窒滞，易致血瘀，故遇湿热而兼血瘀证者，宜酌配活血化瘀之剂。尚有阴虚而兼夹湿浊者，用药宜慎，以防顾此失彼，有时须先投润剂如沙参、麦冬、石斛、芦根之属，充润其液，然后化湿。或润剂、燥剂参合用之，或选用化湿而不过于辛燥之品与养阴药恰当配用，使湿渐化而阴亦复。若阴虚而兼湿热久恋不祛，舌质红而舌腻逐渐加厚，饮食甚少，投药效果不佳，选方遣药深感棘手者，其预后常难乐观。从数十年临证的经验体会，有些病例转成恶性病变，在诊断上先见于舌，舌红而干萎，红而暗紫，舌苔腻不化，此乃不良之征，这也是消化道疾患的特点之一。

二、验案分享

（一）开郁行气治疗郁证胃中觉冷案

方某，女，52岁。2006年6月1日初诊。

患者胃脘觉冷5月余，因情志不畅，外感风热，多药伤中而发病。

初诊，患者胃中觉冷，畏寒喜暖，便溏次多，自觉头顶有凉气下窜咽胃，头目昏晕，心悸，夜不得寐，腰酸。患者2003年发现子宫肌瘤，2006年1月17日行子宫全摘术。平素情志不畅。本次发病与外感风热，与多药伤中有关。曾先后服中西药治疗未效。察其舌质淡红，舌苔薄白，诊脉细。诊其为肝郁不达，胃阳不振之郁证。患者平素心情抑郁，肝失条达，气机不畅，阳气内郁，不能外达，复加本次外感风热，多药伤中，中阳益损，心神不宁，故见胃中觉冷、畏寒喜暖、便溏、心悸、夜不得寐等肝郁不达，胃阳不振之证候。病属郁证。治以开郁行气，宁心安神，调和营卫。方拟解郁合欢汤化裁。处方：合欢花皮各10g，郁金10g，香附10g，绿梅花10g，百合30g，生麦芽30g，龙齿15g，白芍15g，炙甘草5g，鹿衔草15g，老鹳草15g。水煎服，日1剂。

二诊，患者服药7剂后觉胃中冷好转，渐有温热之感，但仍觉巅顶及两侧头部有冷气窜入，直至脘腹。头晕，汗出，大便日行2次。察其舌质淡红，舌苔薄白，脉细。巅顶属厥阴所主，加藁本6g，凌霄花10g，一温一寒，寒温并用，皆能上行巅顶，而疏达厥阴郁滞；因患者时有汗出，加山茱萸10g，白薇10g滋阴敛汗。水煎服，日1剂。另嘱：金针菜，4~5日服1次，每次30g，煮菜吃。

三诊，患者服上方18剂后，胃气已和，胃脘无明显不适，自觉巅顶痛，有冷气，时有汗出。察其舌质淡红，苔薄白，脉细。治以解郁疏调气机。处方：藁本6g，凌霄花10g，白薇10g，白芍15g，五味子5g，蔓荆子10g，土牛膝10g，当归10g，麦芽30g，百合30g，陈皮6g，炙鸡金10g，佛手10g。水煎服，日1剂。

继续服药15剂，诸症消失。

按语：解郁合欢汤出自清代费伯雄的《医醇賸义》，方由合欢花、郁金、沉香、当归、白芍、丹参、柏子仁、山栀、柴胡、薄荷、茯神、红枣、桔饼等药组成，功能清火解郁，养血安神，是治疗"所欲不遂，郁极生火"（郁火）之主方。

郁证表现多端，本案以胃脘觉冷为主要症状，一般认为乃胃寒所致，或为虚寒，或为实寒，然究其根源，实因患者子宫肌瘤术后，心情抑郁，肝失条达，气机不畅，阳气内郁，不能外达，复加外感风热，多药伤中，中阳益损，胃阳不振，心神不宁。病理关键在于肝郁不达，阳气内郁，故见胃中觉冷、畏寒喜暖等症。病属郁证。治当遵《黄帝内经》"木郁达之"之旨，以开郁行气，宁心安神，调和营卫为法，郁解气畅，则阳气自能外达，胃脘觉冷可愈。

具体运用时，徐景藩教授认为，当随证施治，根据兼症不同加减药物，方能取得异曲同工之效。本案则取解郁合欢汤之主药郁金、合欢以疏肝解郁行气，加香附、绿梅花以增其功；生麦芽最能疏肝；白芍养血和血；百合、龙齿宁心安神；鹿衔草温而不燥，兼助胃阳；老鹳草祛风通络活血；炙甘草补益中气，调和诸药。全方合用，可使郁解气畅，阳气外达，血和神安。另徐景藩教授对待此等患者，嘱其常服金针菜，调节自主神经功能，于病有益。徐景藩教授谓，金针菜又名"黄花菜""萱草""忘忧草"，西晋嵇康《养生论》云："合欢蠲忿，萱草忘忧"，合欢与萱草同用，实为治疗郁证之良品。

（二）行气活血、宁心安神治疗顽固性彻夜不寐案

窦某，女，46岁。2002年2月23日初诊。

患者彻夜不寐1个月，因情志抑郁而发病。既往有失眠病史20余年。

初诊，患者彻夜不寐，心乱如麻，咽中疼痛，胃脘不适，腹中隐痛。既往有反复失眠病史20余年，常服中西药治疗，症状未除。去年因胃脘痞胀隐痛服中医治疗好转。原有胃疾，去年两度胃镜示浅表性炎症，肠镜阴性，B超无异常。去年9月行右侧副乳切除手术，10月出现皮肤增厚，11月因B超发现卵巢1.4cm增高的回声而情绪紧张。察其舌淡红，苔薄白，诊脉小弦。诊其为气滞血瘀之不寐（失眠）。患者经绝2年，情志多郁，肝失疏泄，气机不畅，气滞血瘀，心神不宁，肝气犯胃，胃气不和，故见彻夜不寐、胃脘隐痛等气滞血瘀、肝胃不和之证候。治以行气活血，疏肝和胃，宁心安神。方拟血府逐瘀汤加减。处方：炒当归10g，赤芍10g，炒川芎6g，生地12g，柴胡6g，枳壳10g，炙甘草5g，桃仁10g，红花6g，桔梗5g，土牛膝10g，百合30g，莲子心5g。水煎服，每日1剂。嘱患者晚上服头煎，次日中午服二煎。

复诊，患者服药 7 剂后夜间能睡 2~3 小时，咽痛不著，胃脘隐痛，口干苦，徐景藩教授认为，患者原有胃疾，治参理气和胃，加香附、佛手、黄连又服药二周，失眠显著改善，能睡 5 小时左右，仍有心烦、胃脘隐痛，改投理气和中，宁心安神善后巩固，继续服药半个月，失眠、胃脘隐痛基本痊愈。

按语：血府逐瘀汤出自王清任《医林改错》，主治胸中血府血瘀证，书中认为"不寐一证，乃气血凝滞"所致，并谓"夜不能睡，用安神养血药治之不效者，此方若神。"患者情志不舒，肝气郁结，疏泄不利，血行不畅而成瘀。"人卧则血归于肝"，"肝藏血，血舍魂"，"心藏脉，脉舍神，脉为血府"。血府逐瘀汤能使血活气行，瘀化郁解，气血调畅，则魂有所藏，神有所养，故得安睡。患者情志不畅，肝气郁结，肝血瘀阻，则神无所养，魂无所藏，故夜不得安眠。本案患者伴有咽中疼痛，故用土牛膝而不用怀牛膝，既能利咽，又能下行。患者兼有胃疾，《黄帝内经》有云，"胃不和则卧不安"，故治疗时应兼顾理气和中，胃疾控制，也有利于改善睡眠。最后，徐景藩教授以行气和胃，宁心安神而巩固疗效，也寓有此意。

（三）培土生金法治疗咳嗽肺脾两虚案

赵某，男，36 岁。2006 年 1 月 16 日初诊。

患者咳嗽 8 个月，因外感而发病。既往便溏反复 2 年余。

初诊，患者咳嗽，咳痰量不多，喉痒，夜寐欠佳，咽微充血。2005 年 5 月患者因感冒而致发热，咳嗽剧烈，咳痰量不多，自服诸多抗生素未效，至本院呼吸科求诊，查全胸片未见明显异常，予中药治疗效不著。后患者又至本院五官科就诊，查为慢性咽炎，予利咽止咳等中药治疗仍未效，遂来求诊。察其舌质淡红，舌苔薄白，左脉细，右脉斜飞。诊为咳嗽（慢性咽炎）脾肺气虚证。患者便溏 2 年余，脾气本虚，不能卫外，易感风邪，风舍于肺，则令人咳。治以培土补肺为主，佐以清宣。处方：太子参 15g，山药 20g，白术 10g，茯苓 15g，麦冬 15g，玉竹 15g，百合 20g，蚤休 10g，杏仁 10g，枇杷叶 20g，黄芩 10g，炙甘草 5g。水煎服，每日 1 剂。

二诊，患者服上方 10 剂后夜寐欠佳，咽弓充血显著改善，苔薄白。治参原法。处方：太子参 15g，白术 10g，山药 15g，茯苓 15g，百合 30g，南、北沙参各 15g，麦冬 10g，桔梗 5g，炙甘草 3g，枇杷叶 15g，杏仁 10g，百部 20g，谷芽 30g，神曲 15g。水煎服，每日 1 剂。

三诊，患者续服上方约 20 剂后，咳嗽向愈，夜寐渐安，腑行正常；舌红，苔薄白，脉细。肺气虚弱，拟再补肺清金。处方：北沙参 15g，麦冬 15g，百合 30g，生地 10g，白及 6g，枇杷叶 15g，冬瓜子 30g，法半夏 10g，橘皮 6g，瓜子金 10g，阿胶珠 15g，茯苓 15g，合欢皮 15g。水煎服，每日 1 剂。嘱其不饮酒，避风寒，室内多通风，多休息。

四诊，前投宣肃肺气、理气和胃药 14 剂，药后尚合，咳嗽已愈；舌尖微红，苔薄白。拟法补肺培土，益心肾。处方：北沙参 15g，麦冬 12g，百合 30g，山药 15g，太子参 15g，茯苓 15g，炙甘草 3g，炒陈皮 6g，鸡内金 10g，神曲 15g，合欢皮 10g，黄精 15g。水煎服，每日 1 剂。

按语：肺、脾两脏关系密切，脾运的强弱决定肺气盛衰，肺气不足亦与脾虚有关。患者慢性腹泻 2 年余，素体脾虚，久而导致肺气不足，平素易见体倦乏力，少气懒言，易于感冒，故采用培土生金法治疗。徐景藩教授将培土生金法分甘温、甘凉两法，视证候不同灵活应用。本案患者因肺脾气阴两虚复感风邪所致，故以益气养阴、健脾补肺，佐以清宣法治之。药用太子参、白术、茯苓、山药、甘草等益气健脾；用沙参、麦冬、五味子、玉竹、百合等养阴补肺；用蚤休、杏仁、枇杷叶、黄芩等清宣肺气。此案培土生金以润补为特点。

（撰稿人：徐丹华、陆为民）

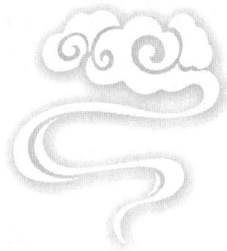

第三节　干祖望

干祖望（1912—2015），男，上海金山人，主任中医师，南京中医药大学终身教授，中国农工民主党党员。1987 年，他主持成立中华中医药学会耳鼻喉科分会，历任主任委员、名誉主任委员。他是首批全国老中医药专家学术经验继承工作指导老师，享受国务院政府特殊津贴。2014 年，他被评为第二届国医大师。干祖望从医 80 年，在 1956 年出版了全国第一部《中医耳鼻咽喉科学》，1972 年在江苏省中医院建立了全国第一个中医耳鼻咽喉科。

一、学术经验

干祖望提倡学术争鸣。他对中医的理论有着深刻的理解，结合临床实际，提出了许多关于耳鼻咽喉科疾病诊断和治疗方面的理论，在多年的临床实践中，独树一帜，形成了独特的辨证和用药体系。

（一）遵循古训，推陈出新

1. 在三因学说的基础上提出"中介"理论　他认为中医五官科疾病的病因也大致在内因、外因和不内外因"三因"范畴。然而，事物总是在不断地运动和变化之中，疾病亦不例外。例如，寒邪袭表，可致表寒证；寒邪入里化热，可致里热证；寒邪直中脏腑，可致里寒证。这些病证的原始病因都是寒邪，但证候表现是不同的，因此治疗方法也必然不同。由此可见，"三因"学说只是对病因的静态分析，而对于从病因到病证和治疗的动态分析就难免暴露其不足了。又如，外感六淫，风邪可以产生风证，治以疏风；寒邪可以产生寒证，治以祛寒……内伤七情则不能根据病邪去治疗，也就是说没有治"喜"、治"悲"的方药，而必须根据七情所伤的脏腑去辨证治疗。例如，喜伤心者须养心安神，怒伤肝者须平肝潜阳等。因此可以说，"三因"学说在从病因到病证、治疗的一统性上也是不够完美的。基于这些原因，他提出了"中介证"学说。

根据人体脏腑受影响的程度对病证进行分类。具体地说，是把外感六淫侵犯人体而直接致病者列为一级中介证；把内外七情致病的证候、六淫致病后转化而生的证候（例如风化燥、寒化热）以及继发致病因素（痰饮、瘀血）等致病者列为二级中介证；把病情重笃、患者处于弥留之际的证候（例如毒入心包、亡阴、亡阳等）列为三级中介证。

这种分类，强调动态分析和从病因病机到治法遣方用药的一统性。治疗时，对于一级中介证，治疗以祛邪为主；对于二级中介证，治疗以燮理脏腑功能为主；对于三级中介证，亟须抢救，进行全身性治疗，防止"阴阳离决"。以鼻炎为例，鼻涕量多清稀，若为新病，系外感风寒所致，属一级中介证，治疗当疏风散寒，选麻黄、桂枝之类；若为久病，虽属寒证，但兼见阳虚不温之象，属二级中介证，治宜温肾散寒，用肾气丸之类。又如急性喉阻塞，见呼吸浅促，面唇青紫，额汗如珠，四肢厥冷，濒临窒息，此具备三级中介证指标，不管它是由内因、外因，还是不内外因所致，当以迅速解除呼吸困难为急务，宜采用全身治疗，以救急为第一要务。

2. 在四诊的基础上提出"查诊"的理论　他认为耳鼻咽喉科临诊中，除用传统的"望、闻、问、切"四诊以外，还应该运用查诊，因耳、鼻、咽、喉均属空窍，较为隐蔽，难以直视，通过一些专科检查方法，能够更清晰地了解患处的具体情况，再结合四诊，用中医的理论进行分析、辨证，则更加准确。例如，声音嘶哑的疾病，自古以来认为"金实不鸣，金破不鸣"，就是说中医认为肺在五行中属金，肺金像敲钟的"钟"那样，只有完好并且中间空旷，才能发出良好声音。如果肺脏受了风邪，邪气壅塞肺脏，声音就不能响亮；如果肺脏虚损，就好比金钟破碎，声音也会嘶哑。"金实不鸣，金破不鸣"八个字的确概括了声音嘶哑的主要病因病理，但是随着科学的发展，我们在中医耳鼻咽喉科中引进了现代医学的喉镜检查方法，发现声带肥厚、声带小结、声带息肉等疾患用治肺的方法疗效并不理想。干祖望根据多年的临床经验，结合中医理论提出，对于这些有局部形态明显变化的病变，应采用活血化瘀、化痰散结的方法治疗。又如鼓膜穿孔、鼻甲肥大、中隔偏曲、喉癌、鼻咽癌等，都可以通过查诊来明确诊断。在所有的临床医案中均有检查部分，充分体现了他的继承和创新精神。

3. 在八纲的基础上创"十纲"学说　干祖望从多年临床实践中体会到，八纲（阴、阳、表、里、寒、热、虚、实八类证候）学说并不完美。首先，阴阳二纲既是八纲中的总纲，则不应与其他六纲并列，否则形同虚设，也不符合逻辑。其次，在辨证时明确标本和体用十分重要，故提出"十纲辨证"的学说，即表、里、寒、热、虚、实、标、本、体、用。

标、本在中医学中含义很广泛，有代表主次、本末、轻重、缓急等多种意义。治病需分标本，这是早在《黄帝内经》中就明确了的。除《素问·标本病传论》和《灵枢·病本》是专论标本的篇章外，还有许多论述散见于各篇。这些论述对临床辨证施治很有指导意义。例如，《素问·标本病传论》中"小大不利治其标，小大利治其本"，体现了"急则治标，缓则治本"的思想，是在复杂证情中掌握主次先后的准则之一。

体、用是一对哲学范畴，指本体和作用。这里作为辨证纲领，是取其人体器官和功能的意思。本体器官是功能产生的基础，功能作用是生命器官的表现。两者既相互对立，又相互依存，即如《素问·六微旨大论》所说："器者生化之宇，器散则分之，生化息矣。"一般而言，器质病变和功能病变是不可截然分开的。但是人体各部位的疾病，都有轻重的不同，因此就分别以"功能性疾病"和"器质性疾病"来表示人体器官病变的量变和质变的不同。器质性病变即"体病"证候，功能性病变即"用病"证候，这就是体、用两纲的含义。在耳鼻咽喉口腔科，辨别体、用具有重要的临床意义。例如，声音嘶哑，如果只是嗓音疲劳，或是短期的声带充血和水肿，属于"用"的病证；癔病性失音，也属于"用"的病证，在这些情况下，内服中药是较佳方案。如果检查发现有声带息肉之类有形的赘生物，则属于"体"的病证，一般用手术摘除效果优于服药。当然，查出属"体"的病证，不一定依赖手术。例如，基底广泛的声带息肉、声带肥厚、室带（假声带）肥厚、慢性肥厚性鼻炎、鼻息肉等，坚持中药治疗，也能奏效。

4. 在《黄帝内经》的启发下自创"仿内经"　干祖望自幼熟谙《黄帝内经》，更善于发挥运用。他根据《素问·宣明五气》中"五气所病……肾为欠为嚏"的理论，而悟出了温阳补肾治疗变应性鼻炎的方法。他认为，肾阳乃卫阳之根，肾阳不足，则脾肺失其温煦，卫气生化之源不足，宣发之职失司，以致清窍不温，阴霾笼罩，而见喷嚏频频、清涕无制、鼻黏膜苍白等症，用金匮肾气丸治之，俾肾阳充沛，脾肺得温，卫阳宣发而诸症得已。又如《素问·阴阳类论》指出："咽喉干燥，病在土脾。"干祖望将此理论加以发挥，提出了用补中益气汤、参苓白术散等益气升清、健脾利湿的方药，治疗脾虚型慢性咽炎、慢性喉炎，收到很好效果。他曾编撰"仿内经"，其中论述喉之生理说"喉有五属：无形之气者，心为音声之主，肺为音声之门，脾为音声之本，肾为音声之根。有形之质者，声带属肝，得肺气之橐籥而能震颤；室带属脾，得气血之濡养而能活跃；会厌、披裂属于阳明，环杓关节隶乎肝肾。"也就是说，肺主呼吸与发音，发音依赖于声门的震动；脾为中气之本，肺气的强大依靠脾气的支持；肾为气之根，若肺脾之气不能下达丹田则气短无力；心为气之主，语言的表达全仗心之神明。声带色白，收缩有力，与筋膜相似，而肝主筋，同类相似；室带为肌肉组织，帮助声带活动，而脾主肌肉，有赖于脾之后天之本的濡养；会厌位于咽喉交界之处，引阳明水谷以入胃，当隶属阳明胃经；关节是骨间联系，依赖筋膜而活动，当属肝肾，是肝主筋，肾主骨也。"音调属足厥阴，凭高低以衡肝气之刚怯；音量属于太阴，别大小以权肺之强弱；音色属足少阴，察润枯以测肾之盛衰；音域或属足太阴，析宽窄以蠡脾之盈亏。肝刚、肺强、肾盛、脾盈，则丹田之气沛然而金鸣高亢矣。"足厥阴肝主魂，肝气刚强则发音高亢；手太阴肺主气，肺气强盛则音量洪亮；足少阴肾主水，肾精匮乏则发音干涩失润；足太阴脾为后天之本，脾气不足则发音无力；故从声音的高低、音量的大小、音色的圆润、音域的宽阔可以帮助辨别脏腑之虚弱，从而指导治疗，证之于临床，这些观点很有指导意义。

5. 多涕症和喉源性咳嗽是干祖望新制定的两个新病种

（1）多涕症：常见于儿童和体弱的老人，临床表现为鼻涕量多无制，擤之难尽。在小儿，鼻涕为黄浊，偶见白色；在老人，则均为清稀，且常常在进餐时，涕量骤增，流出鼻腔。小儿多见实证，治宜清泄肺热，可用泻白散合苍耳子散，常用药如桑皮、地骨皮、苍耳子、辛夷、薄荷、甘草等；老人多为脾肾阳虚证，可用缩泉丸。缩泉丸原是用于治疗脾肾阳虚而致遗尿的，但干祖望认为，肾主水液，无论是遗尿还是多涕，其原因都是脾肾阳虚，肾气不能控制水液的正常运行，治疗原则应该相同，所以用乌药、山药、益智仁等组方以温补脾肾，均能取得好的效果。

（2）喉源性咳嗽：其特点是咳嗽因于咽喉作痒，咽喉中疑似有痰，患者竭力想把痰咳出来，却总是剧烈干咳，但无法咳出痰来。常常是一天之中有几次阵发性的发作，患者咳得面色通红，颈暴青筋，十分难受。检查肺、气管、咽喉，除轻度充血以外，并没有大的病变。干祖望提出了喉源性咳嗽的新病名，制定了用疏风宣肺、清心泻火、养阴润燥、滋阴降火、活血化瘀等治疗方法。

（二）临床辨证，病症相兼

1. 在临诊中强调整体观念和辨证论治 通过五诊了解病因、病史，分析疾病的病位、病机，通过十纲辨证指导立法选方用药。除综合辨证外，他对具体症状亦有独特的辨证经验。如耳鸣辨证，有轰鸣音，且音调高、音量大，拒绝外来噪声（即听到外来噪声而心烦讨厌或鸣声更响）者为实证；鸣声低微，音量较小，能接受外来噪声（对外来频率相似的噪声不拒绝或可以掩盖鸣声）者为虚证。耳聋初起，伴有耳闭者，为肺气不宣或痰浊上蒙；伴心烦失眠者，为心火上炎；伴口苦，血压波动者，属肝阳上亢；久聋常见气滞血瘀；疲劳后加重者，属气血不足；眩晕站立时加重，平卧时缓解者，属气血不足，清阳不升，反之则为肝阳上扰。鼻塞呈交替性，活动后能缓解者，为气虚；持续性鼻塞，活动后不能缓解者，属血瘀证；鼻涕清稀者，常为虚寒所致，但肺热亦可出现清涕，是"金遇火甚可化为水"所致；清涕如水，遇冷、遇热即自淋者，多为肾虚不固，需结合鼻黏膜色泽及体征来判断。咽部淋巴滤泡散在性增生，病在肺肾，属阴虚；淋巴滤泡团块样增生（数个滤泡融合在一起），病在脾土，为气虚。中鼻道有脓涕潴积者，为鼻渊，多为胆移热于脑；下鼻道积有浊涕者，属鼻窒，属肺热证。若声带肥厚、室带肥厚、声带息肉、声带小结苍白色暗者，多为血瘀夹痰；嫩泽淡白如水泡样者，多为痰湿夹瘀。口干不择饮者为血瘀，口干择温饮者为阳气虚，口干择冷饮者属胃热；咽痒呛咳者多属风邪束肺，咽痒灼痛，午后加重者属相火上炎；裂纹舌如遇咸、酸刺激而疼痛者属阴虚，无反应者为生理性的。脓液热臭者属火，腥臭者属湿，无味质稀者属虚。

2. 耳鼻咽喉口腔疾病大部分为黏膜的病变，干祖望将其辨证归纳为 10 个主要方面。

（1）辨色泽：正常的黏膜色红而润泽。深红而鲜艳，是属热证；色淡无华，属寒，属虚；暗红、紫红，属于血瘀之证。辨颜色要注意光线，日光和灯光不同，强光和弱光也有差异。如果经验不足，可以观察黏膜颜色时与其口唇相比较，一般患者无重病时，口唇的颜色能反映其黏膜的正常颜色，因此可以用来比色。

（2）辨疼痛：疼痛重者，实证为多；疼痛轻者，虚实夹杂。耳中疼痛，多属肝火；齿根疼痛，得温热（如热敷、红外线照射等）而减轻者属寒，疼痛伴烧灼感者属热。

（3）辨肿胀：肿胀有虚实，实证肿胀为局限性，病程短；虚证肿胀呈弥漫性，病程较长。肿胀兼见疼痛者，多属实证。肿处按之无痛，是属虚证。

（4）辨肿块：肿块是指黏膜内或黏膜下有可以触及的包块。肿块之辨，关键在于其软硬及出血与否。良性肿块大多较软，触之不易出血，例如痰包（囊肿）之类。恶性肿块大多较硬，触之易于出血，且伴有疼痛、溃疡、张口困难、口眼歪斜等症状。另有《口齿类要》所述"茧唇"一证，"唇肿起，白皮皱裂，如蚕茧"，即慢性剥脱性唇炎。此形似下唇肿块，实则不然，是属痂块，由风邪入络，气血不行，久而成瘀致病。

（5）辨斑点：斑点在黏膜，大多应引起重视，尤其是口腔黏膜。白斑、红斑均易发生恶性变。白斑患处红白相兼，而红色区深于他处者，属热；白斑局部兼以糜烂，多因湿浊上蒸；线条状的斑点出现在颊部等处，亦多属于湿热。白斑处黏膜角化，甚则有韧硬感者，属瘀血之证。

（6）辨溃烂：辨黏膜溃烂，要注意发病部位、病程及黏膜的颜色。

部位：溃烂在于舌，以心火上炎或心脾积热为主，有时尚须细分舌上部位。如唇、颊、腭、龈，新病多属胃火，久病则多脾虚。溃烂在喉部及鼻咽部，必须引起高度警惕，此两处是癌性溃疡好发部位。

病程：新病溃烂，多属火热之证；久病溃烂，多属脾虚而湿浊、湿热上蒸。溃烂日久不愈，应注意是否为恶性肿瘤。

颜色：溃烂色黄属热；色白或灰属虚、属寒。溃处周围充血，属热；溃处周围色淡，属寒。

（7）辨假膜：假膜是指黏膜溃烂处上覆白腐物，形如白膜者而言，又称伪膜、义膜。对此，首先要辨清楚是否为假膜。若以棉球、棉签轻拭即去，黏膜无出血，拭去以后亦不再复生者，则为浮腐物而非假膜。假膜一般色白，高出黏膜，轻拭不易除去，重拭后方能拭下，暴露一出血面，但不久又能再生。假膜常见于白喉与口糜（口腔白念珠菌病）。前者假膜坚韧，不易捣碎，更难拭除，部位以咽喉为主，有时蔓延到口腔或气管，其病因属外感疫毒；后者假膜质松而厚，似凝乳、雪片，部位在口唇、腭、颊，或在口底，多见于小儿，其病因以湿热上蒸为主。此外，有少数咽喉、口唇的疾患亦可出现黄色或灰白色假膜，应与其他症状、体征综合辨证。

（8）辨痒：黏膜病证常常出现痒的症状，尤其是鼻腔和咽喉最为多见。从病因分，初病多属风邪；久痒则多因于相火。从部位分，在鼻腔或齿龈作痒多因于风邪；在咽喉作痒，则风邪与相火两种病因均较常见。

（9）辨脓血：一般而言，脓之生成，为邪正交争产物。无邪不作脓，正虚亦不能成脓，故化脓性病变多为实证。但亦有邪毒未去、正气已虚之证，即所谓"散固不能，成亦不易"之境，则须扶正托毒。脓黄而稠，速成速溃，是为实证，多因阳明热盛，兼染火毒而致；脓白而稀，难成难愈是为虚实夹杂，多因肺胃不足，由虚火上炎而致。黏膜出血，鼻腔最多，齿龈次之。辨出血要辨色、质、量，其中量之多寡最有意义。虽言色红质稠为实，色淡质稀为虚，但血色总是红赤，混夹涕水唾液则又难分其稀稠。唯出血量可以明辨，量多势急或夹杂脓血，是因胃火燔灼，血热妄行之故；出血量少势缓，点滴而渗，是属虚火上炎或气不摄血之证。病程较长者，要注意有可能兼夹瘀血。

（10）辨气味：人之口中，均有一定的气味。正常情况下，自己不能闻到，亦不为他人所感觉。口、鼻、咽、喉病变，或是有全身性的疾病，常使气味加重，人称"口臭"。对于气味，详审细辨，又可分为数种。气味呈枯焦臭者，为肝火内炽，或心脾积热；如臭鸭蛋气味者，多属胃热；似鱼腥臭者，为血虚，或血虚有热；类同肮脏抹桌布气味者，属脾虚湿浊相兼；近于尸体腐烂气味者，多见于恶性、坏死性病变，例如走马牙疳（坏死性龈口炎）、鼻咽癌等。

干祖望总结了三字经便于记忆。

疼痛：风上腾，见表证；红而肿，热毒盛；肝阳升，痛必甚；虚象疼，轻而钝。

瘙痒：皮肤痒，风和湿；多嚏痒，过敏质；喉久痒，相火炙。

肿胀：红肿热，白肿痰，漫肿气，久肿衰。

流脓：虚或寒，清且白，黄和稠，热毒迫。

充血：深红热，淡红寒。久病晦，似猪肝；新病艳，如染丹。

出血：血离经，分虚实。热迫营，涌出急；脾失统，缓渗滴。

积液：积液生，是痰浊。清白稀，因寒作；黄而稠，热与毒。

（三）博采众方，继承创新

1. 临床上灵活运用经方治疗耳鼻喉科疾病 徐灵胎在《医学源流论》中指出，欲用古方，必先审病者所患之证，悉与古方所陈列之证皆合，更与方中所用之药无一不与所现之证相合，然后施用，否则必须加减，无可加减，则另择一方。干祖望在临床上灵活运用经方治疗耳鼻喉科疾病。如用麻黄汤、桂枝汤、真武汤、小青龙汤治疗肺气虚寒或脾肾阳虚型变应性鼻炎，见鼻黏膜苍白，鼻涕，清稀量多，或伴有哮喘遇寒而发作加重者，轻症属肺气虚寒，卫表不固，可用麻黄汤、桂枝汤调和营卫、温肺而宣通鼻窍；兼见畏寒、肢冷，小便清长，动则喘息者属脾肾阳虚，可用真武汤、小青龙汤温补脾肾，止嚏敛涕；用小建中汤、黄芪建中汤治疗慢性鼻炎；麻黄杏仁石膏甘草汤治疗急性喉炎；泽泻汤治疗梅尼埃病；五苓散、防己黄芪汤治疗非化脓性中耳炎；独参汤、四逆汤、黄土汤治疗鼻出血；猪肤汤治疗慢性咽炎；半夏厚朴汤、甘麦大枣汤治疗梅核气；桂枝茯苓丸治疗声带息肉；百合地黄汤治疗干燥性鼻炎、萎缩性咽炎；甘草泻心汤治疗口疮等，都在临床上收到了良好的效果。另外，运用古方名方，如三拗汤、二陈汤治疗分泌性中耳炎，龙胆泻肝汤治疗化脓性中耳炎、鼻窦炎，七星剑汤治疗耳、鼻疖肿，六味地黄汤治疗慢性咽炎等，也在临床广泛运用。

2. 在临床上善于创新 干祖望用于治疗耳鸣、耳聋的"冲击疗法""泻离填坎法"，治疗变应性鼻炎的"脱敏汤""截敏汤"，治疗慢性咽炎的"健脾益气法""轻清轻养法"等，均是其创新治法。针对咽鼓管阻塞、气压变化而致航空性中耳炎，他创制经验方"升清流气饮"（药物组成：升麻 3g，柴胡 3g，黄芪 10g，青皮 6g，木香 3g，乌药 6g，川芎 3g，蔓荆子 6g，菖蒲 3g），是根据《疮疡经验全书》中"流气饮"，结合航空性中耳炎有气闭、气滞的特点化裁而成。针对变应性鼻炎患者鼻黏膜色红，并有口干、舌红、苔黄等热象表现，这种证候被干祖望称为肺热证。治疗此证，他创制了一个专门的方剂，名为"脱敏汤"（药物组成：茜草、紫草、墨旱莲、徐长卿、蝉蜕）。临床应用时还可配伍桑皮、黄芩、枇杷叶等。他灵活运用先贤经验于临床，如"鼻塞治心""耳聋治肺"等，并触类旁通，以古方归脾汤新裁，改用五味子、酸枣仁、山药、当归、龙眼肉为五味合剂，治疗眩晕症，在临床取得很好的效果。

3. 提出耳鼻咽喉科的"脾胃学说" 干祖望认为，虽然五官的归经、属脏不同，例如肾开窍于耳、肺开窍于鼻、心开窍于舌等，但这些器官都位于人体头面部，都属于"空清之窍"，有赖于人体清阳之气上升而营养之，才能发挥正常功能，这就是《素问·阴阳应象大论》所说的"清阳出上窍"。脾胃为气血生化之源，脾主升，胃主降。清阳上升，浊阴下降，须依赖脾胃之运化功能。李东垣提出，"饮食入胃，先行阳道，而阳气升浮也。浮者，阳气散满皮毛；升者，充塞头顶，则九窍通利也"；"脾胃内伤，百病由生"。干祖望认为，这些理论对五官科临床很有指导意义，健脾补土，益气升阳之法是五官科的重要治疗法则。临床上对于耳鼻咽喉科疾病患者，脾气虚弱，稍一劳累即发作或加重，病变局部肿胀、色淡、分泌物清稀，伴有面色㿠白、头晕、语声无力、食少、大便溏薄、肢倦乏力、舌质淡胖，脉细弱等，即可采用此法，选方以补中益气汤或四君子汤、六君子汤为主。像慢性咽炎，以前医生只知用养阴的方法来解决患者的咽喉干燥，不知有些患者咽部干燥是由于脾气不足，津液不能上承而造成的，对于这些患者，用凉性的养阴药只会加重病情，必须用健脾益气的方法才有效。又如慢性鼻炎，不能仅用温阳来缓解鼻塞不通，还需考虑脾虚不足，清阳不升，而加用益气升清通窍之品；慢性中耳炎耳内潮湿、分泌物清稀等，亦应采用健脾化湿法治疗。

4. 痰之为病，在耳鼻咽喉科颇为常见　　干祖望对痰证的治疗尤有心得，积数十年经验，制订了治痰九法。他认为，痰的含义并不限于咽喉、气管的分泌物，广而言之，体内一切败津腐液皆属于痰。还有一部分有形的结块、无形的经络阻滞亦可责之于痰。痰证治疗的9种方法如下。

（1）蠲风痰：风痰即风邪侵犯人体之后产生之痰。风有内风和外风之别，中风之类属于前者，耳鼻咽喉科所见风痰证以后者为多，如《医学入门》所谓，"风痰，外感贼邪。"此类风痰证病程较短。常见于喉痹、喉风、喉喑等疾病，症状有痰质清稀，或伴发热、恶风，往往还有咳嗽等肺经症状。此法选用加味六味汤，常用药如荆芥、防风、僵蚕、薄荷、桔梗、陈皮、紫菀、杏仁、枇杷叶等。

（2）温寒痰：寒痰常见于喉痹、喉喑。症状有咳痰清稀，色白或灰。治疗寒痰要用温法，取《医宗必读》的理中化痰汤加减。常用药如干姜、半夏、白术、茯苓、苏子、高良姜、小茴香等。

（3）清热痰：《医学入门》认为，"热痰，因厚味积热或外感邪热所致"。热痰在耳鼻咽喉科疾病中殊为多见，尤其是咽喉疾病，如急性咽炎、急性扁桃体炎等。症状有咽喉痰多，色黄而稠，或有咽痛，黏膜深红，甚至化脓。干祖望认为，"火为痰之本，痰是火之标"，欲治热痰，清火为先，选用清气化痰丸之类。常用药如浙贝母、竹茹、天竺黄、胆南星、枳壳、黛蛤散、黄芩、山慈菇等。

（4）润燥痰：燥痰一证，诸科少见，喉科独多。燥痰之生，关键在于虚火上炎，肺津不足。以咽喉有痰却难咯出，或咯出少量黏丝样痰，常作"吭、喀"清嗓为特点。检查患者的咽部，可见其黏膜干燥，甚或萎缩。治疗燥痰，确非易举，化痰不可香燥，生津又戒寒凉。对此，干祖望教授取用《罗氏会约医镜》的清燥汤加减。常用药如川贝母、瓜蒌仁、沙参、麦冬、百合、天花粉、青果、桔梗、竹茹等。除上述药物外，尚可取梨汁或萝卜汁作为食疗，效果也很好。

（5）理湿痰：湿痰亦常见。凡耳鼻咽喉的分泌物黏稠、量多者均可从湿痰论治，如耳闭、鼻息肉、鼻渊、口糜，也可视为湿痰证候特点，常见症状有分泌物黏稠、量多、色白或灰，头重昏蒙，胸闷泛恶，口中黏腻，或有甘味，舌苔白腻。选用二陈汤及其类方治疗。常用药如半夏、陈皮、佛手、枳壳、茯苓、前胡、白芥子等。

（6）攻顽痰：顽痰在耳鼻咽喉科的多种疾病中都可见到，较典型的是一种慢性喉病——室带长期肥厚。干祖望教授认为，这类疾患往往在舌苔脉象均无明显变化，但局部病变属久不能化之痰，必用攻法。方选礞石滚痰丸，配伍消痰散瘀之品。常用药如礞石、沉香、大黄、海藻、海浮石、海蛤粉、鳖甲等。

（7）消结痰：所谓结痰，指痰浊结聚而成有形之物者，在耳鼻咽喉科有会厌溪囊肿、咽部潴积性囊肿、声带息肉、声带小结、室带肥厚等。症状表现因结痰所在的部位不同而各异，临床上主要根据局部检查而确诊。方选四海软坚汤。常用药如海藻、海螵蛸、海浮石、昆布、山慈菇等。

（8）健脾制痰：《医宗必读》认为，"脾为生痰之源……治痰不理脾胃，非其治也"。痰证日久兼见脾虚不运的表现，如食少、胸脘痞闷、便溏、四肢乏力等，应健脾制痰。方选六君子汤。常用药如人参（党参）、白术、茯苓、半夏、陈皮、佛手、香橼、金沸草等。

（9）益肾制痰：《医贯》对此法论述最详，书中认为"肾虚不能制水，则水不归源。如水逆行，洪水泛滥而为痰"。肾虚生痰有两种情况，一是肾阳虚，无火；二是肾阴虚，有火。肾虚无火者取金匮肾气丸，阴虚火动者用六味地黄丸。不过，干祖望教授认为，此证属无火者多，抓住分泌物清稀、量多无制这一关键，用温补肾阳法常常奏效。常用药如制附子、肉桂、熟地、山萸肉、茯苓、益智仁、菟丝子、补骨脂等。

（四）专科治法，独成体系

1. 攻法 攻是"击""伐"的意思，泛指一般以药物祛邪的方法。

（1）祛邪解表

其一，辛温解表：治疗外感风寒所致病证，临床用得不是很多。代表方如荆防败毒散、六味汤。

其二，辛凉解表：临床此种治法很是常用。代表方有银翘散、桑菊饮。

其三，表里双解：既有恶寒、发热等表证，又有腹痛、便秘等里实证，可用此法治疗。代表方如清咽利膈汤。

（2）通腑攻下

其一，润下：用于慢性疾病，肺阴不足，大肠液亏证。代表方如麻仁丸、五仁汤。

其二，峻下：用于局部红肿热痛，便秘，口渴狂饮，烦躁不安，血白细胞总数明显升高，中性粒细胞亦明显升高者。代表方如大承气汤之类。此法用之恰当，可以达到"一剂知，二剂已"的效果。

（3）祛寒温中：此法用于脾阳不振，寒邪外袭而致咽痛、下利等症。代表方如半夏桂枝汤。

（4）清热解毒：以药性分，有甘寒解毒和苦寒解毒；以经络分，有肝胆系热证和非肝胆系热证。

其一，甘寒解毒：药性平缓，解毒力弱，但对兼有表邪者、津亏者、体虚者，不会产生强烈的副作用。一般用在急性炎症的初期或化脓性炎症的恢复期，代表方如五味消毒饮、竹叶石膏汤。甘寒解毒剂还有滋阴生津和退蒸除烦作用。前者用药如石膏、芦根、天花粉、生地、玉竹、玄参等；后者用药如竹叶、青蒿、鳖甲、龟板、牡丹皮、地骨皮、人中黄等。

其二，苦寒解毒：以大苦大寒的药物为主组方，寒凉直折火毒，主要用于各种急性炎症，见发热、口渴、烦躁、尿黄者，代表方如黄连解毒汤、三黄凉膈散。因苦能生燥，故阴虚津亏者慎用，又因气血遇寒而凝，故气血不足者亦不宜用此法。

清肝胆系热与非肝胆系热，这是干祖望教授所用的一种较为特殊分类方法。一般而言，邪热在肝胆系者比非肝胆系者为复杂。凡是以下证候、病位见火热证，宜用清肝胆系热法，如耳部的感染性疾病；鼻窦炎脓涕黄绿；声带炎症充血；舌边严重蚀烂。这是因为肝胆经脉附于耳；胆移热于脑而致辛颊鼻渊；声带属筋，肝主筋；舌从部位分，舌尖属心，中央属脾胃，舌根属肾，两边属肝胆。耳、鼻、咽、喉、口腔的其他炎症，一般属非肝胆系热。清肝胆系热，代表方如龙胆泻肝汤、柴胡清肝汤；清非肝胆系热，用甘寒或苦寒解毒法。

（5）利湿化浊

其一，芳香化浊：代表方如藿香正气散、升阳散火汤，或自拟的化浊升清汤。

其二，淡渗利湿：药力较缓，但不伤津液，对老人、体弱、久病者用之，无戕伤正气之流弊。代表方如八正散。有些慢性咽喉炎患者，本属阴虚而标有湿热，治疗应利湿而不伤阴，养津而不助湿，可选用甘露饮。

其三，清热利湿：代表方如二妙丸、萆薢渗湿汤。

其四，醒脾燥湿：代表方如五苓散。

其五，健脾利湿：代表方如六君子汤、异功散及参苓白术散。

（6）消痰：所谓痰，除指呼吸道分泌的病理产物外，还泛指体内一切潴积在器官组织中的败津腐液。有些是可以看到的黏液物质，有些则在体表看不到液体而仅在临床症状、体征上有所表现，如痰浊上蒙而致眩晕，痰气相凝而致咽喉异物感，还有痰浊积聚而致鼻息肉、声带小结等。

（7）清脏腑火

其一，清心火：多用于治疗耳鸣、舌炎、口疮。代表方如导赤散。

其二，清肝火：肝胆系热指外感而得者，肝火指内伤而生者，外感邪热可以引动肝火，故肝胆系热与肝火既有区别又有联系，两者的治法相似，代表方如龙胆泻肝汤、当归龙荟丸。

其三，清肺火：鼻、喉的炎症常由肺火所致。代表方如加味泻白散。

其四，清胃火：口齿肿痛、化脓、鼻衄势急量多，是典型的胃火证。代表方如白虎汤。

其五，制相火：代表方如育阴煎。可加入龙骨、牡蛎、石决明、珍珠母之类潜阳药物。

2. 和法　和即调和脏腑阴阳气血津液。治病方法，邪实者宜攻，正虚者宜补，既无外邪又非纯虚而脏腑功能紊乱者，可用和法。

（1）调和气机

其一，疏肝气：代表方如逍遥散。

其二，潜肝阳：代表方如知柏地黄汤、天麻钩藤饮。常可加入龙骨、牡蛎、石决明、珍珠母等。

其三，平胃气：代表方如旋覆代赭汤。

其四，开六郁：六郁即气郁、血郁、湿郁、火郁、食郁、痰郁之总称，主要见于梅核气。代表方如越鞠丸。

其五，缓脏躁：用于幻听、幻嗅、梅核气、癔病性失音等病症。代表方如甘麦大枣汤。

（2）升发清阳：代表方如补中益气汤。升发清阳的主要药物在升麻、柴胡、葛根三味，羌活亦可。《成方切用》中有"升麻升阳明清气"，"柴胡升少阳清气"，"葛根以发阳明之火，羌活以发太阳之火"，指出了四味药的区别。

（3）宣通开窍：开窍有两种含义，一是指治疗神志昏迷、错乱者；二是指祛除蒙蔽七窍之邪。这里是指后者，亦即治疗《素问·四气调神大论》所谓的"邪害空窍"。开窍用菖蒲、路路通、漏芦、马兜铃、蝉蜕等药，在各种方剂中加入一两味，有"引子药"的作用。

（4）治营理血

其一，止血：血热妄行者，用茜根散、犀角地黄汤；脾不统血者，用养血归脾汤。轻症用成药十灰丸。

其二，化瘀：代表方如通窍活血汤、会厌逐瘀汤、桂枝茯苓丸等。

其三，破结：主要用于喉室带长期肥厚，声音嘶哑者。代表方如三甲散、加减三甲散。

其四，补血：见补法。

（5）利气散结：代表方如木香流气饮。

（6）酸涩收敛：用于清涕不敛或慢性出血。代表方如乌梅收敛汤。

3. 补法

（1）补气血

其一，补血：多用于梅尼埃病、耳鸣、耳聋等。代表方如四物汤。

其二，补气：代表方如益气聪明汤。

其三，气血双补：代表方如八珍汤。兼阳虚者，用十全大补汤。

（2）补肺

其一，补肺：用于萎缩性的鼻炎、喉炎为多。代表方如补肺阿胶汤。

其二，养阴补肺：代表方如养阴清肺汤或增液汤。

其三，肺肾双补：代表方如百合固金汤。

（3）补肾

其一，壮肾阳：常用于变应性鼻炎及某些复发性口疮。代表方如金匮肾气丸、右归饮。

其二，补肾阳：代表方如六味地黄丸、大补阴丸。

其三，滋阴潜阳：代表方如滋肾清肝饮。

（4）补心

其一，益智补心：代表方如柏子养心丸、天王补心丹。主要用于心气、心阴不足而致耳聋。

其二，心肾双补用于心肾不交证。代表方如心肾交补丸。

（5）补脾

其一，醒脾：代表方如健脾丸。

其二，补脾：代表方如四君子汤、六君子汤。

其三，培土生金：在补脾方中适当加入养肺胃阴津的药物，如麦冬、石斛、玉竹等。

（6）养津

其一，益脾生津：代表方如沙参麦冬汤。

其二，补肾生津：即补肾阴法。

4. 抢法 在耳、鼻、咽、喉、口腔病的严重阶段，见高热、神昏、呼吸困难等症时，须用抢救法。

（1）劫痰解窒：用于急性喉阻塞见呼吸困难，痰声如锯，三凹征及其他缺氧表现时。代表方如雄黄解毒丸，同时配合探吐、烟熏、擎拿等方法。

（2）解毒护心：用于鼻疔出现疔疮走黄（并发海绵窦血栓）、黄耳伤寒（化脓性中耳炎颅内并发症）等。代表方如犀角地黄汤、紫雪丹、安宫牛黄丸等。

（3）回阳固脱：用于严重的鼻衄或外伤失血过多而虚脱者。代表方如独参汤、参附汤、附子理中汤。其中人参一味，须用一支重量30g以上的优质红参，不可用白糖参，更不可用党参代替。

二、专病之治

（一）耳鸣耳聋

耳鸣是指患者自觉耳内鸣响的听觉紊乱现象，可见于多种耳病及全身性疾病。耳鸣可以分为两大类——主观性耳鸣和客观性耳鸣。客观性耳鸣包括血管性、肌源性、气流性等；主观性耳鸣是中医辨证施治的主要内容。耳聋是指不同程度的听力减退，轻者听力减退，重者全然不闻外声。耳聋有许多种分类方法，与辨证治疗关系密切的分类法将耳聋分为传导性聋、感音神经性聋、混合性聋。干祖望将耳鸣、耳聋分为9种类型进行辨证治疗。

1. 六淫外感 发病较急，大多在流行性感冒、腮腺炎、带状疱疹等急性传染病后发生，听力明显下降，伴有以耳鸣，鸣声轰轰如潮水声，耳内有闷胀及阻塞感，似有棉花塞耳般感觉。检查鼓膜正常或稍有下陷，咽鼓管多阻塞。听力检查结果显示传导性聋为多。根据全身症状及舌苔、脉象，可以分析为风寒、风热或湿邪等，治法以祛邪为主。属风寒外感者，宜辛温解表，用香苏饮，或荆防败毒散。此法在夏季用之宜慎，防止辛散过度，汗出过多而戕伤正气。属风热外感者，宜辛凉解表，用桑菊饮或银翘散。属湿浊外感者，宜化浊利湿，用八正散、五苓散；在暑季，患者多属暑湿外感，宜解暑化湿，参用藿香正气散，或重用六一散。典型处方为滑石、青蒿、扁豆、薏苡仁、车前子、茯苓、泽泻、大腹皮、藿香、佩兰各 10g，甘草 3g，西瓜翠衣 1 团。无论何种外感致聋，均可加入菖蒲 3~5g，路路通 10g，以助"通窍"作用。

2. 痰浊上蒙 发病有急有缓，除听力下降外，必伴有耳内阻塞感及胀满感。耳鸣持续不休，音量大而音调较低，伴见头脑昏重，或胀，或有钝痛，胸脘痞闷。检查鼓膜见混浊，病程长者混浊更明显。听力检查结果多呈混合性聋，舌苔滑润厚腻，脉濡。治宜燥湿化痰，方选二陈汤，可加入天竺黄、胆南星、白芥子、菖蒲等；若有痰火相兼，则选用清气化痰丸，加入竹茹、黛蛤散、浙贝母等。

3. 肝胆火旺 发病迅速，常在短时间内完全失听，多伴耳鸣，高亢刺耳，如闻汽车、飞机声，使人烦躁不安，时有阵发性加剧。此型患者往往感觉耳鸣比耳聋症状更难受。伴有头脑胀痛，昏晕目眩，口苦、面赤，两胁作痛。检查鼓膜完整，不充血。少数人在乳突区有压痛。听力检查结果多见感应神经性聋。测量血压往往升高。舌红、苔薄白或薄黄，脉弦有力。治宜清肝泻火，可用龙胆泻肝汤或栀子清肝汤。若兼有腰膝酸软，舌红少苔，脉细数等，是属肝肾阴虚，相火上炎。宜少用或不用龙胆草之类苦寒之品，而选用杞菊地黄汤加夏枯草、苦丁茶等，或选用丹栀逍遥散。

4. 心火内炽 发病亦急，耳鸣、耳聋均较明显，在情绪波动或受惊恐之后更厉害。有时耳内有疼痛感，伴心悸、怔忡，或心中烧灼感，或常发作口疮、面赤、失眠、多梦、小便色黄。检查鼓膜多无异常，少数患者可有轻度充血。听力检查结果多见感音神经性聋。舌尖红，苔薄少，脉数。治宜清心火，轻则选用导赤散，重则选用泻心汤。兼存腰膝酸软、头晕目眩者，为肾阴不足、心肾不交，治宜泻离填坎，即泻心火、补肾水，方选两归汤。典型处方如：①重在清心火者，用黄连 1.5~5g，山栀 10g，黄柏 3~10g，生地 10g，木通 1.5~5g，竹叶 10g，灯心草 3 扎，茅根 10g，菖蒲 3g；②重在补肾水者，用生地 10g，麦冬 10g，墨旱莲 10g，女贞子 10g，山药 10g，覆盆子 10g，菟丝子 10g，木通 1.5g，竹叶 10g，灯心草 3 扎，菖蒲 3g。一般要坚持服药 10~20 剂，再根据病情变化用药。若因耳鸣而致失眠较重者，可配合安神剂，方选天王补心丹或朱砂安神丸。

5. 瘀滞清窍 活血化瘀法治疗耳鸣耳聋，是近来研究较多的课题，适用于此法者，主要有两种类型。其一为爆震性耳聋，发病于听到强烈声响或耳部乃至头部受击震之后，出现严重的耳聋及较强的耳鸣，鼓膜可有破裂、出血，也有鼓膜完整者。其二为渐渐发生的耳鸣、耳聋，患者难以说清起病时日，检查鼓膜无异常。这两种类型一般都不伴有全身症状，在舌苔、脉象上也不一定有所反映，只是少数患者舌上可见有紫气。治宜活血通窍，方选通窍活血汤。且其主药麝香一味不易获得，因此，也可用三甲散加减，药如归尾、红花、桃仁、牡丹皮、赤芍、炙鳖甲、土鳖虫、川芎等。

6. 肾阳不足 耳聋渐发，耳鸣音量较大，音调较低。伴形寒肢冷，面色㿠白，夜尿频多，容易感冒等。老年性聋属肾阳虚者更多。治宜温阳益肾，选附桂八味丸或右归饮，亦可用肉苁蓉丸。运用此法要注意两点：①方药温燥，在患者舌质偏红或感冒发热时不宜使用；②患者病程已长者，不易求得速效，因此既要做好长期服药准备，又要经常观察病情变化。

7. 肾虚精脱 此证临床最多，病程亦长，患者听力丧失程度不一。耳鸣声细，如闻蝉噪，外界噪声大时，耳鸣可消失。这一点与实证耳鸣相反，后者在外界有噪声时，耳鸣更甚。可伴有头晕、健忘、颧红、五心烦热，或有遗精、白淫等。检查鼓膜不充血，少数患者鼓膜轻度萎缩。听力检查结果多见感音神经性聋。治宜滋明益肾，方选耳聋左慈丸或磁朱丸。典型处方为熟地、山萸肉、山药、牡丹皮、茯苓、泽泻、菟丝子、覆盆子、五味子、黑芝麻各 10g，磁石 30~50g（先煎）。眩晕甚者，加白蒺藜、钩藤各 10g，失眠、盗汗加龟甲、酸枣仁各 10g。

8. 中气不足 听力逐渐减退，耳鸣呈低音调，音量亦低，在疲劳及饥饿时明显，伴见四肢倦怠、食欲减退，脘腹作胀，大便溏薄。检查鼓膜见混浊、内陷。听力检查结果以混合性聋为多见。舌质淡胖，或边有齿印，苔薄腻，脉细弱。此型患者亦较多见。治宜健脾益气升阳，方选益气聪明汤或补中益气汤。另外，四君子汤及参苓白术散也可以应用，但应配伍升提中气的药物，如升麻 3~6g，葛根 10g，柴胡 3~6g。三味药中，可以用 1~2 味，亦可 3 味都用。这也可视为一种"冲击疗法"，鼓动清阳之气上升于耳窍，以通窍助聪，偃息耳鸣。蔓荆子 6g，菖蒲 3g 具有引药上行的作用，也可以配伍作为药引有助于宣通耳窍。不过，若患者血压偏高，升提药物须慎用。

9. 荣血虚损 起病缓慢，耳鸣、耳聋时轻时重，但大多耳鸣呈高音调，音量亦较大，耳聋程度一般较轻，伴有头晕、眼花、手足麻木，女子行经量少、愆期或经闭等症。鼓膜一般无明显变化。听力检查多为感音神经性聋，听力损失较轻。舌淡，苔白，脉细。治宜养营补血，方选四物汤或归脾汤。

以上 9 型不能截然分开，临床上往往兼证比较多。例如，治疗气血不足所致耳聋，典型方剂为党参 10g，黄芪 10g，葛根 10g，白术 6g，山药 10g，当归 10g，酸枣仁 10g，制首乌 10g，五味子 10g，菖蒲 3g。治疗脾虚夹痰湿者，典型方剂如山药 10g，白术 6g，扁豆 10g，佛手 5g，橘叶 10g，柴胡 3g，当归 10g，白芍 10g，苦丁茶 30g，菊花 10g。

（二）变应性鼻炎

变应性鼻炎又称过敏性鼻炎，为人体对某些物质敏感性增高而出现的以鼻腔黏膜病变为主的特殊病变。临床上分为常年性（持续性）和季节性（间歇性）两种。其症状表现为阵发性鼻塞，继之连续喷嚏，少则几个多则几十个，很快出现鼻腔阻塞不通，流出大量清水样鼻涕，不能控制，嗅觉暂时性迟钝或丧失。局部检查示：双侧下鼻甲肥大水肿，鼻黏膜大多苍白，或充血，或暗红，鼻腔内有较多水样或稀薄黏性鼻涕，分泌物涂片检查，可见嗜酸性粒细胞增多。

中医称本病为鼽涕或鼻鼽。干祖望将本病的病因病机主要分肺寒、肺热、气虚、阳虚，治疗亦分为以下 4 型。

1. 肺气虚寒 大多发作于冬、春季节或季节交换时际，遇寒、遇风便发，亦多发作于早晨起床之际，鼻痒多嚏，涕多而清稀如水，检查见鼻黏膜苍白水肿，舌苔薄白，脉细。治宜温肺祛寒。方选温肺止流丹、桂枝汤等。药如党参 10g，桂枝 6g，白芍 10g，甘草 3g，大枣 3 枚，蝉蜕 3g，徐长卿 10g，细辛 3g，白芷 6g，荜拨 10g，荜澄茄 10g。

2. 肺经郁热 多发于夏、秋季节，常因接触煤气、油烟、香烟、热气等而发作，对寒冷、冷风等刺激反而不敏感，见鼻痒狂嚏不止，涕色呈淡黄色，易于衄血，鼻黏膜充血干燥，舌苔薄黄，脉弦数有力。治宜清肺泄热。方选清肺脱敏汤。药用桑白皮 10g，黄芩 5g，山栀 10g，马兜铃 10g 以清肺泻热，紫草 10g、茜草 10g、墨旱莲 10g 以凉血脱敏。鼻衄者，加生地 10g、牡丹皮 6g、侧柏叶 10g；涕多色黄者，加鱼腥草 10g。

3. 肺卫虚弱，清阳不升 喷嚏频频发作，但每次嚏数不多，清涕较多，鼻塞严重而持久，鼻黏膜淡红或苍白，舌苔薄白，舌质淡胖，脉细，平时易于感冒。治宜补肺固卫，益气升阳。方选玉屏风散合补中益气汤。典型处方如黄芪 10g，白术 10g，防风 6g，党参 10g，茯苓 10g，山药 10g，五味子 10g，乌梅 10g，蝉蜕 3g，甘草 3g，柴胡 3g。

4. 肾阳不足 病程较长，冬季发作严重，伴有畏寒、神疲、腰酸膝冷，四肢不温，小便清而频，大便溏薄，发作时鼻涕如清水，量奇多，鼻黏膜苍白无华，舌质淡，脉沉细。治宜补肾温阳。方选附桂八味汤或右归饮。药如附片 5g，肉桂 3g，白芷 6g，细辛 3g，菟丝子 10g，山药 10g，熟地 10g，诃子肉 10g，辛夷 10g，甘草 3g。亦可加入蝉蜕、徐长卿以助脱敏，清涕多而不敛者可加用缩泉丸，药如益智仁 10g，乌药 10g，山药 10g。临床上常遇到十分顽固的变应性鼻炎，屡治无效，干祖望仿效铃医取截法，方取截敏蜜梅汤，用药乌梅 12g，防风 12g，柴胡 12g，五味子 12g，甘草 8g。浓煎，分 2 次进服，每次药中加入蜂蜜 15~30g。用于久治不效的顽固性变应性鼻炎或血管运动性鼻炎。

（三）慢性咽炎

慢性咽炎为咽喉病中最常见的多发病，主要为咽黏膜慢性炎症，并多伴有咽淋巴组织的炎症。本病多见于成人，常由急性咽炎转为慢性所致。如嗜好烟、酒及刺激性食物，常因在刺激性气体或多尘环境中生活及患有上呼吸道慢性炎症等诱发。本病的主要表现为咽喉干燥疼痛，或有烧灼感，夜间或多言后更为严重，有时咽痒致咳，难以控制，在饮水后可缓解，咽部有异物感或觉有黏痰附着而清嗓频频。检查见咽后壁呈慢性充血，色淡红或暗红，黏膜干燥少津，小血管暴露、扩张网布，淋巴滤泡颗粒样突起或相互融合呈团块样。

中医历来认为肺肾阴虚，虚火上炎为本病的主要病因。因劳伤损气，肺怯金亏，咽喉失于滋养，或肾虚火旺，燥津灼液，无以上濡咽喉所致。干祖望则认为，脾虚难化精微，津液难以上承咽喉，亦是本病的重要病理之一，这与现代环境变化、精神压力、饮食习惯有很大的关系，甚至认为临床上十有七八者属于脾土虚弱证。他指出，因咽需液养，喉赖津濡，而脾主运化，为精微生化之根本。若脾气虚弱，运化失常，精微生化无源，则无以上承咽喉，咽喉干枯失润则病。所以《素问·阴阳类论》指出，"咽喉干燥，病在土脾"。

除有咽干、咽痛、灼热、咽痒、咳痰不爽、异物感等症状外，在临床中干祖望还总结出其他常见的几个症状可以帮助诊断。①胸闷：患者可以清楚地主诉在其胸前及两膺有闷塞感觉，叹息之后可宽畅片刻。他认为之所以然者，宗气来源于脾，积于胸中，其病当然如此。②双侧颈部有牵掣感：尤以晨起最为明显，严重者甚至误以为是落枕。干祖望认为，津血同源，共荣同辱，津枯者血也虚，血虚难以荣经，经（筋）脉失养而致拘急不舒。③咽部反射感：晨起漱口刷牙，即引起恶心呕吐，检查咽部时，压舌板尚未触及舌体，即可泛恶。他认为是脾气一损，则胃气上逆所致。④偶有耳鸣，听力障碍，也有耳中憋气作闷者：干祖望则认为此即李东垣所谓，胃（脾之里）气一虚，耳、目、口俱为之病。

所以，干祖望对本病的治疗，亦重在脾土，常用补脾培土生金法。因咽喉属清窍，其位在上，故可参用升麻、葛根、柴胡等升清利咽，但诸药有升压作用，故有高血压者应少用或慎用。咽痒有虚、实之分，如咽痒急性发作伴有外感，多为风热所致，治拟清疏，用药如荆芥、薄荷；久病咽痒呛咳，伴有咽干思饮，多为阴虚火旺，虚火上炎，治拟滋阴降火，药如知母、黄柏；介于两者之间，往往见于风热所致的咽喉病，失之于表，滥用甘甜敛药，致邪不得泄，束困肺经，治疗仍宜清宣。脾虚有脾阳虚与脾阴虚之分，脾阳虚者，见咽痛，咽干，不思饮或喜温饮，痰多而稀，咽后壁不充血，黏膜湿润，淋巴滤泡呈团块样增生；脾阴虚者，见咽痛咽干，思冷饮，有烧灼、咽痒及咽部异物感，痰少而稠，咽部充血，黏膜干燥或萎缩，淋巴滤泡呈散在性颗粒状增生，小血管扩张暴露。

干祖望将慢性咽炎分为以下几型进行治疗。

1. 肺怯金虚 大多见于急性咽炎反复发作，或嗜烟酒、辛辣等刺激性食物者。见咽干微痛，干咳多痰，伴有神疲乏力，劳累尤甚，咽部充血红艳，后壁淋巴滤泡颗粒样增生，咽侧束亦可增生隆起，舌红脉细数。治宜益肺培金。方选百合固金汤、养阴清肺汤。药如生地 10g，沙参 10g，麦冬 10g，桑白皮 10g，桔梗 6g，甘草 3g，天花粉 10g 等。如咽痛较甚，局部充血明显者，可加金银花 10g，连翘 10g，淡竹叶 10g，薄荷（后下）6g；大便干结者，加全瓜蒌 15g，当归 10g；痰多者，加天竺黄 6g，贝母 10g；口渴多饮者，加芦根 30g。

2. 肾虚火旺 咽喉干燥严重，频频求饮以求缓解，有烧灼及刺痛感，常伴有阵发性咽痒，因痒而致咳，但咳之不清，痰少难咯，大便干结，并伴有眩晕、烦躁，夜寐不佳，咽黏膜晦暗性充血，小血管暴露网布，后壁淋巴滤泡散在性增生，部分黏膜萎缩，呈红白相间，斑斓污红状，舌红少苔，脉细数。治宜潜阳育阴，生津养液。方选知柏八味汤、左归丸及大补阴丸。药如知母10g，黄柏6g，熟地10g，山药10g，茯苓10g，牡丹皮6g，泽泻6g，桔梗6g，甘草3g。咽干较甚或咽部黏膜萎缩者，常加乌梅10g，玉竹10g，石斛10g，天花粉10g以助生津；黏膜萎缩较甚者，加龟甲10g，鳖甲10g；大便干结，加全瓜蒌15g，柏子仁10g，当归10g；少寐多梦者，加酸枣仁10g，柏子仁10g。

3. 脾虚土弱　咽头不舒，干燥而不多饮，病程较长，身疲乏力，纳食不香，大便溏薄或不成形，胸闷不适，咽部黏膜充血不明显，但有肿胀感，后壁淋巴滤泡团块样增生，舌质淡胖而嫩，边有齿痕，舌苔薄腻，脉细弱。治宜补脾培土。方选参苓白术散。药如太子参10g，山药10g，茯苓10g，白术6g，薏苡仁10g，白扁豆10g，陈皮6g，桔梗6g，甘草3g，并可参以升提清气之品，如升麻、柴胡、葛根。如伴有咽干思冷饮，咽部黏膜充血干燥，小血管扩张者，则偏于脾阴不足，治疗除健脾利咽外，还当参以养阴之品，方如益胃汤、增液汤、沙参麦冬汤之类，药如太子参10g，沙参10g，生地10g，麦冬10g，山药10g，白扁豆10g，桔梗6g，甘草3g；或可加石斛、黄精、天花粉、芦根等。如入冬即甚，畏寒肢冷，痰涎清稀，咽黏膜淡红者，为脾阳不足，治宜温补脾阳，方选补中益气汤、益气聪明汤，加附子、肉桂等。

干祖望特别强调，本病病程漫长，治疗不易，患者往往容易失去信心。再则，本病经治疗也可以苟安于一时，治疗就为之放松。因之，一定要有信心和恒心，坚持治疗，才能有痊愈之日。

三、方药之长

干祖望曾说，"药物治病，有利有害，故而处方如布阵、用药如用兵，如处方调度不精，用药不审，盲于冲锋于前，不顾其后，定得败北、草菅人命。"辨证施治的方法应该是"固定安排，灵活应用"。所谓固定安排，一是指每个病有常见的证型，每个证型有常规的治疗大法和代表方剂；二是指耳鼻咽喉，有相对的归经属脏，例如耳为肾窍，病位的归经属脏的分析也应该灵活。因此其用药，都要审其药物的四气五味、升降浮沉、有毒无毒、归经性能等，然后配伍使用，并据患者的年龄、体质、患病部位范围等不同，用药也就不同。不同季节，用药亦有特点。如春季多风，肝木偏旺，用药应多疏风、柔肝，如桑叶、菊花、白芍、当归；夏季炎热，用药宜清凉，如生地、连翘、茅根、竹叶；长夏湿困，用药可择芳香健脾，如藿香、佩兰、陈皮、薄荷；秋季干燥，用药宜润，如沙参、麦冬、百合、天花粉；冬季严寒，用药当温，干姜、肉桂、附子、仙茅均可。婴幼儿用药宜少，体虚者药忌苦寒，血压高者慎用升麻、柴胡等。他用药的特点是味少量轻，一般处方，药味控制在10味左右，剂量多在3~10g，偶有重镇药物用至20~30g，如牡蛎、磁石、石膏等。他认为，耳鼻喉科，位于上焦，是属空窍，以通为用，用药宜轻。正如《温病条辨》所说"上焦如羽，非轻不举。"如治疗咽炎，咽痛咽干，常用"轻清轻养"法。轻清，选用桑叶、桑皮，以及"五味消毒饮"的金银花、紫花地丁、蒲公英等；轻养，则用沙参、麦冬、石斛、芦根等滋养肺胃之阴又有清热作用的药物。临证见到咽痛较甚，可加连翘、竹叶、薄荷；大便秘结者，加全瓜蒌、当归；痰多者，加天竺黄、川贝母。又如，急性咽炎和急性鼻炎，都可以由风热之邪所引起，治疗大法也可以相同，处方也都可以选桑菊饮、银翘散之类，这就是中医"异病同治"的原则。但是，两种病的病位不同，前者在咽，后者在鼻，因此用药还是应该有所区别，前者可加入山豆根、蝉蜕、金果榄、射干等；后者可加入辛夷、苍耳子、马兜铃等。这就体现了同中有异，灵活应用。

诸如此类，干祖望还总结了一套经验，在临床上既辨证施治为主，又兼顾症状部位而选择用药。

耳科一般引经药：苦丁茶、夏枯草。

耳闭气塞：菖蒲、路路通、马兜铃、柴胡。

肝阳上升致疼：石决明、天麻、钩藤、荷叶、白蒺藜。

肾阳虚致耳鸣、耳聋：补骨脂、肉苁蓉、淫羊藿、仙茅、蛇床子、韭菜子。

肾阴虚致耳鸣、耳聋：枸杞子、墨旱莲、女贞子、桑椹子、龟甲、鳖甲。

神经性耳鸣、耳聋：磁石、五味子、黑芝麻、胡桃肉、葛根。

鼻科引经药：辛夷、白芷。

风热致头疼：蔓荆子、桑叶、菊花、藁本。

鼻塞，鼻甲收缩良好：升麻、葛根、石菖蒲。

鼻甲收缩不良：桃仁、红花、乳香、没药、五灵脂、三棱、莪术。

遇寒而作：桂枝、细辛、荜拨、荜澄茄。

鼻涕量多：鱼腥草、鸭跖草、鹅不食草、金荞麦。

鼻涕黄浊：龙胆草、黄芩、山栀、芦根、桑白皮、白芷、辛夷。

鼻涕清白：诃子肉、荜澄茄、细辛、鱼脑石。

鼻涕带臭气：藿香、佩兰。

咽喉科引经药：桔梗、马勃。

风热致疼：薄荷、山豆根、前胡、牛蒡子。

热毒致疼：金银花、金锁匙、金果榄、土牛膝。

风热致燥：蒲公英、芦根、天花粉、生石膏、大青叶。

阴虚致燥：黄精、玉竹、石斛、玄参、沙参、麦冬、阿胶、乌梅。

扁桃体肿大：挂金灯、山慈菇、马鞭草、白芥子。

分泌物过多：天竺黄、莱菔子、海蛤粉。

实证作痒：茜草、紫草、荆芥炭。

虚证作痒：黄柏、知母。

声门水肿：胆南星、竹沥、白僵蚕、楮实、皂角刺、猴枣粉（小儿用）。

咽喉异物感：厚朴花、山楂、沉香曲、苏梗、半夏、旋覆花、代赭石、陈皮、佛手、焦麦芽。

急性嘶哑：蝉蜕、射干、麻黄、菖蒲。

亚急性嘶哑：莱菔缨、胖大海、罗汉果。

慢性嘶哑：木蝴蝶、血余炭、凤凰衣、白蜜、鸡子清。

口腔引经药：升麻。

口臭：藿香、佩兰、白芷。

口疮：生石膏、人中白、蔷薇花根、人中黄。

齿痛：马齿苋、红甘蔗皮、补骨脂。

四、大医之情

深受中国传统文化的影响，干祖望将"宁可无才，弗可无德，不为良相，当为良医"作为从医的座右铭。中华民族以诚实厚道著称于世，自古强调一个德字。作为一个医生，面对病患者，需要精湛的医术，更需要的是医德，因为医德可以使医术提高。讲医德，首先要设身处地，"见彼苦恼，若己有之"，在这种思想感情的支配下，医者就能视患者同亲人般热情接待，仔细询问，认真检查，从而正确诊治，以及时解除患者的痛苦。刻苦钻研业务，实时更新知识，对技术精益求精，不断有新的创造发明，将热情化为知识，才能更及时有效地为患者服务。干祖望经常抨击那些"不学无术""滥竽充数"之辈，强调作为一个医生，要凭良心和尊严，对患者应"皆如至亲之思"，首先考虑的是患者的健康，以还患者健康为己任，不能以医谋私，以医谋财。

干祖望看病认真，众人皆知。1998年10月13日中午，他已下门诊，换工作服时，一位23岁突发性耳聋的患者由多位家属陪同前来询诊，虽然没有挂号，但他仍不厌其烦，重新坐下，反复问诊，逐一解释，仔细分析，最后写出医案："禀质虽非藜藿，但殊感气血失充，值此新凉时节，时邪夹痰，上蒙清窍，以致眩晕泛恶，耳鸣失听。经过匝周治疗，浮邪已肃，而不足之证逐渐暴露，事可从补处治。虽然黄苔忌补，但舌质羸象已显，非滋腻之补尚可受领，拟取八珍而除熟地裁方。好在前期西药治疗颇佳，此时进服中药，正是风送轻舟，事半功倍也。"令学生佩服，患者及家属万分感动。

干祖望门诊时，众多学生侍于左右，但他从不让学生代劳。每次详细问诊之后，他都亲自书写病案，字斟句酌，条理清晰，书写工整，连标点符号也不漏错一个。他在临床五十多年，写下数万篇医案，足可看出其治学严谨，一丝不苟，这种精神也值得大家学习。因此，凡跟他抄方的学生，无不敬佩，称这些医案，读来不仅是精辟严谨的医学论文，而且是情趣横生的艺术佳品。干祖望幼时熟读四书、五经、离骚、史记，特别喜爱唐宋八大家及六朝的骈体文。他爱好诗赋，尤其精于押韵、对仗、平仄的格联。平时门诊撰写医案，可谓倚马七步，信手就成，所以其医案虽写之于症证分析，理法方药，体现中医特色，但读之朗朗上口，格律工整，显露其文学色彩。干祖望在临证中针对不同疾病，辨证分析，处方用药，以理服人。如他在治疗一阴虚不足，咽喉干燥之慢性咽炎患者，用补中益气汤治之。为说明理由，其在医案分析中写道："诸病林林总总，总是因津涸液枯，治疗亦唯从生津养液以求。尽管筋枯属于血虚，但津血同源，津液充沛血自然旺，不过生津养液之法殊多，何去何从应取之适当。考水谷入胃，经熟腐而借道脾以升化运输，再入肾以藏精，肾气上通于肺，藉肺朝百脉之功能，将水谷精微输布全身，以资濡养。即所谓津以养肌肤，液以养关节、脑髓孔窍。本案关键，主在脾经，是取培土生金，赖金生水一法，稍佐养血之品，则更臻周到矣"。学生读后，茅塞顿开。又如一航空性中耳炎，耳内闭闷的病例，其在医案分析中描写："九霄奋迅，肾窍乏适应之能；万里扶遥，听宫失聪聆之职。考六腑以通为补，七窍以空是求，木香流气饮主之"，理法方药俱全，令人回味无穷。有一慢性喉炎患者，声带、假声带红肿，声音嘶哑，干祖望在医案写道：声带一片晦红，大有"水天一色"之慨；室带两厢峙肿，亦兴"冥顽不灵"之叹。常规取药，徒有蒸梨之效，从僻裁方，或邀徙柳之功，欲破困境，唯此一筹。此医案中"声带一片晦红"与"室带两厢峙肿"两句相对，"水天一色"与"冥顽不灵"俱是成语，而且上下呼应，可谓一气呵成。"常规取药，徒有蒸梨之效，从僻裁方，或邀徙柳之功"两句，是典型的四六对句，抑扬顿挫，韵味俱全，大有六朝文风。全篇医案，字斟句酌，可谓医林隽品，文苑佳章。又如他分析一咽炎患者，屡治不效，医案分析：治疗诸般外感唯以宣解表散为不二法门，饴糖、糖浆性属中和，最能遏邪外泄，持篇以治外邪，正是抱薪救火之忌，明明小恙，人为拖延，看来刻下已有狂澜难挽之势，只能再进疏解宣泄，作亡羊补牢，冀桑榆之得。区区数十字，竟把"不二法门""抱薪救火""力挽狂澜""亡羊补牢""失之东隅，收之桑榆"等成语自然嵌入，运用自如，可谓如囊中取物，信手拈来。

五、验案分享

（一）固卫补肾法治疗变应性鼻炎案

陈某，男，45岁。1995年11月14日初诊。

患者鼻病 7 年，发病之初，鼻涕量奇多，偶为黄色。2 年之后，患者诸症加重，增添鼻痒而狂嚏，嚏后清涕滂沱，日必所作，之后不在，嚏后涕量亦多，平躺时多逆吸倒流从咽部流出。晨最为严重，上午 8 点以后可以缓解。至于狂嚏，依然不减当初。侧卧之后，在下侧之耳，有客观性耳鸣。一贯易感冒。

检查：鼻黏膜偏于淡白。中隔左右两嵴突，右下甲肥大。舌薄苔，脉细。

医案：病鼻 6 年不愈，肺气必虚，肺一虚，卫气安有巩固之理，责是稍一刺激，即狂嚏连连。治从益肺固卫。

处方：黄芪 10g，防风 6g，白术 6g，地龙 10g，蝉蜕 3g，桂枝 3g，白芍 6g，诃子肉 10g，石榴皮 10g，甘草 3g。7 剂，每日 1 剂，水煎，早、晚分服。

二诊：1995 年 11 月 24 日。药进 10 剂，患者涕量减少，黄者更少。狂嚏鼻痒，亦减少 1/3，唯通气仍然失畅，无改善可言。

检查：鼻黏膜偏淡白，两下甲水肿，右腔有浆液性分泌物潴积。舌薄苔，脉细。

医案：方裁补敛，反应良佳。涕多狂嚏，得以缓解。唯鼻塞不通，仍然巍然无动。原方深入，酌参化瘀活血，方仿《医林改错》之还五汤。

处方：黄芪 12g，白术 6g，防风 6g，干地龙 10g，桂枝 3g，诃子肉 10g，红花 6g，桃仁 10g，茺蔚子 10g，甘草 3g。7 剂，每日 1 剂，水煎，早、晚分服。

三诊：1995 年 12 月 8 日。上方又进 2 周（14 剂），患者鼻塞稍稍缓解。涕量方面变化不大，耳鸣消失，在此时间中没有过感冒，仍有狂嚏。

检查：鼻黏膜已红润正常。舌薄苔，脉细。

医案：冬为藏令而取用敛剂，尚感适宜。仍从原旨深入。化瘀为主，收敛辅之。

处方：红花 6g，桃仁 10g，五灵脂 10g，归尾 10g，赤芍 6g，五味子 10g，干地龙 10g，石榴皮 10g，诃子肉 10g，路路通 10g。7 剂，每日 1 剂，水煎，早、晚分服。

四诊：1996 年 5 月 17 日。时隔数月，患者因出差故未能及时复诊。清涕仍然，一无敛迹。通气尚可，鼻咽腔潴涕依然。痰中多时未见血丝。过敏之嚏已少，偶然尚可一作。脾胃一受轻凉，即隐痛。

检查：咽后壁污红，充血。鼻（－）。舌薄苔，脉细。

医案：药取偏温则涕血，偏凉则腹泻，大有施朱与墨两难之慨。加之进药又有一曝十寒，求痊较难，冀策两全，斟取李东垣学说。

处方：党参 10g，白术 6g，茯苓 6g，山药 10g，白扁豆 10g，益智仁 10g，乌药 6g，焦米仁 10g，陈皮 6g，甘草 3g。7 剂，每日 1 剂，水煎，早、晚分服。

五诊：1996 年 6 月 7 日。患者涕量减少一些，鼻咽腔滞涕仍难消除，鼻痒多嚏已改善，肠胃等刻下很正常。

检查：咽（－），鼻（－），鼻咽腔（－）。舌薄苔，脉细。

医案：稠涕潴积，顽难消爽，已无外邪之扰，可以消饮兼施。

处方：党参 10g，白术 6g，茯苓 10g，陈皮 6g，半夏 6g，山药 10g，乌药 6g，益智仁 10g，鱼腥草 10g，甘草 3g。7 剂，每日 1 剂，水煎，早、晚分服。

六诊：1996 年 8 月 27 日。时隔 80 天，药进 14 剂，患者鼻痒狂嚏，改善不多，涕量较多，色白质稀。

检查：鼻咽（－）。舌薄苔。脉平。

医案：脾为生痰之本，肺为贮痰之器，痰涕同源，治取一辙。补脾以制其生，益肺以制其多。前方估计有效，事在中途辍药耳。

处方：党参 10g，白术 6g，茯苓 10g，陈皮 6g，半夏 6g，山药 10g，乌药 6g，益智仁 10g，百合

10g，甘草 3g。7 剂，每日 1 剂，水煎，早、晚分服。

七诊：1997 年 2 月 8 日。患者久病鼻恙，久治之下，仅仅获得改善。所幸者主病，作痒、狂嚏，兼症消化不良，基本俱告消失。刻下所苦为鼻咽部分泌物奇多，不稀亦不稠。侧卧之际，下侧鼻腔呼吸不畅。

检查：鼻腔正常，前庭稍有充血。舌薄腻微糙苔，脉细。

医案：中岳鼻症，困扰多时，终致脾阳怠乏。即清阳之难升，更无温养而精微不化，津液而流窜为痰涕。故而前者鼻塞作于平卧之际，后者咽鼻停留痰涕而难清爽。治取健脾制痰，升清通窍。

处方：升麻 3g，党参 10g，白术 6g，茯苓 10g，山药 10g，陈皮 6g，白扁豆 10g，黄芪 10g，桔梗 6g，甘草 3g。7 剂，每日 1 剂，水煎，早、晚分服。

按语：本案患者从 1995 年就诊，一直坚持到 1997 年，时间跨越 15 个月，鼻衄 6 年不愈，肺气必然亏虚，肺虚故卫气无巩固之理，所以稍一刺激，即狂嚏连连。干祖望从益肺固卫，和营敛涕治疗。方中玉屏风散（黄芪、白术、防风）益气固表，桂枝、白芍调和营卫，地龙、蝉蜕对抗过敏，石榴皮、诃子肉收涩敛涕。二诊时诸症减轻，奈何鼻塞始终无向愈之态，此时一般会考虑加用辛夷、苍耳子等通窍药，或坚守原方，但干祖望的思路不肯拘泥，开始纵横捭阖，考虑用补阳还五汤。补阳还五汤是王清任《医林改错》中的名方，用以治疗气虚血瘀之证，原方适用于半身不遂，口眼斜，语言謇塞，口角流涎。干祖望认为，久病入血，久病属瘀，鼻窍久塞不通，乃气血运行不畅，该患者也是气虚血瘀之证，久病必致气虚，鼻黏膜偏淡白，两下甲水肿可为佐证，久病又可致血瘀，此类患者的清涕量多与瘀血有一定联系，水与血生理上皆属于阴，相互倚行，互宅互生，水病可致血瘀，瘀血可致水溢，水溢可病血，血结亦病水，血不利则为水，所以参以活血有助于提高临床疗效。四诊之时患者清涕又见，且痰中带血丝，兼之脾胃受凉则痛，治疗颇为棘手，药取偏温则涕血，偏凉则腹泻，大有施朱与墨两难之慨。加之进药又有一曝十寒，求痊较难，冀策两全，斟取李东垣学说，干祖望举一隅而以三隅反，又从健脾论治。脾为中土之脏，运化全身水湿，脾气健旺则水津四布、五经并行，脾失健运则气不摄水、清涕滂沱。方从参苓白术散化裁，又加缩泉丸温肾敛涕。以后三诊皆宗健脾论治，而又不千篇一律，同是健脾，细看又有差别，而无斧凿之迹。五诊时患者稠涕潴积，故方中有法半夏、鱼腥草清热化痰排脓。六诊时患者涕量较多，色白质稀，考虑脾为生痰之源，肺为贮痰之器，补脾以制其生，益肺以制其多，方中加一味百合，取百合固金汤之意，肺阴得固，兑金能充。七诊患者诉鼻塞作于平卧之际，又予以升清通窍之法，升麻升举清阳，桔梗载诸药上行。

本案是中医随证而治的体现，同是一个患者，同一个病种，不同时期表现出不同特点，治法就有所差异。干祖望看似合情合理、信手拈来的纵横捭阖之法，其实凝聚了辛勤的汗水和丰富的经验。

（二）滋补肝肾法治疗慢性喉炎案

谈某，男，33 岁。1977 年 4 月 15 日初诊。

患者喉病 4 年，一般发作于暮秋，愈于初夏。患者疾病因摘除息肉引起，见声嘶伴痛，时轻时重，有异物感，有黏痰难以咳出。

检查：咽黏膜充血红艳，扁桃体（双）Ⅰ~Ⅱ度肿大，声带肥厚，有梭缝，稍充血。

医案：声带类推属肝，少阴之脉循喉，梭缝致哑，总有肝失劲刚，肾不纳气，套方久用乏效。拟取补益肝肾之品，宗痿症处理。

处方：川柏 10g，龟板 10g，熟地黄 10g，知母 10g，玉蝴蝶 3g，五味子 10g，女贞子 10g，肉苁蓉 10g，牛膝 6g，杜仲 10g。14 剂，每日 1 剂，水煎，早、晚分服。

上方服用 15 剂，患者发音已亮朗，痰已少，异物感消失。

医案：进补肝肾之品，较之一般常用方，疗效判若天壤。有效之方，不拟更动其丝毫，继予原方5剂。至7月14日患者来门诊治疗上感，得知25剂后，患者症状完全恢复正常。

二诊：近以天凉，患者嘶哑例又发作。

检查：咽喉严重充血，较为晦暗，声带充血，闭合时梭缝最宽处超过1mm。两室带肥厚充血，薄白苔，脉弦。

医案：患者喉病五年，一贯遇寒而作，刻又虫鸣飘桂，凤恙又来。局部检查分析，红肿属瘀属热，梭缝乃肝失逞刚，肾不纳气。刻下处理，先除瘀化热，以后纳气益肾。今夏补益肝肾之法，效固满意，不过时在初夏，正值寒去煊来时令，环境臂助之功，更宜看到。刻下则严寒待到，肃杀倍增。基础毫无，安能侈谈骤补，只有程分两步，更合机宜，取神授卫生汤主之。

处方：归尾10g，红花6g，双花10g，天花粉10g，羌活10g，白芷6g，连翘10g，乳香3g，没药3g，皂角刺3g，大黄10g。5剂，每日1剂，水煎，早、晚分服。

三诊：1978年1月4日，患者去年9月份处方，连吃20剂，基本告愈。近来咳嗽一周，致嘶哑再度发作，左侧咽痛，伴以干感，痰多。

检查：声带轻度充血，轻度肥厚，室带活跃，舌薄苔，脉有数意。

医案：客岁之秋，进卫生汤20剂而得愈，恨未检查证实，终难置信。近来狂咳一周，嘶哑复作，总是邪伏太阴，寒更外束，致邪宣泄无门，困兽作斗矣。治从宣肺化邪，最为上策。

处方：前胡10g，桔梗6g，马兜铃10g，金沸草10g，杏仁10g，麻黄6g，陈皮10g，桑白皮10g，射干3g，马勃3g。5剂，每日1剂，水煎，早、晚分服。

按语：《临证指南医案·失声》指出，凡声音嘶哑，"金空则鸣，金实则无声，金破碎亦无声"。百余年来，"金实不鸣""金破不鸣"一直作为声音嘶哑的金科玉律，与此相应，宣肺气、补肺阴亦为治疗声音嘶哑的常规疗法。

干祖望认为，自古以来，咽喉病名混淆，喉部疾病，常或以咽测喉。现代中医耳鼻喉科比较传统的中医喉科，就是在检查技术上的发展。所谓"喉镜犀烛"，就是可以借助于喉镜直接观察声门，如声带水肿、肥厚、边缘突起（小结、息肉、囊肿、肿瘤），或室带肥厚、超越者，均由于正气与邪毒搏击于声门，脉络不利，气滞血瘀，津液不行，聚而成痰，痰瘀互结所致；声门闭合不全，或因气虚所致，并非"金实""金破"所能概括。

《景岳全书·声喑》指出，声音出于脏气，凡脏实则声弘，脏虚则声怯，故凡五脏之病皆能为喑。干祖望教授则根据"五脏致喑"之理论，结合临床，提出自己独到的见解："音调属足厥阴，凭高低以衡肝之刚怯；音量属手太阴，别大小以权肺之强弱；音色属足少阴，察润枯以测肾之盛衰；音域属足太阴，析宽窄以蠡脾之盈亏。肝刚、肺强、肾盛、脾盈，则丹田之气沛然而金鸣高亢矣。"他认为，肝主筋，筋色白而有韧劲，声带与之相类，色白强韧有弹性，故提出"声带属肝"。

患者喉病4年，反复发作，发于暮秋，愈于初夏。暮秋者，燥盛寒来；初夏者，阳气始升，暗示其阴分不足而阳气亦虚。燥盛则筋失滋润，阳虚者其气亦虚。初诊时值4月中旬，清明与谷雨之间寒气犹存，肝木未静，故干祖望弃常规套方，独取肝肾，宗痿症处理。方选都气丸加减，川柏、知母、龟板、女贞子、五味子滋阴柔肝，熟地黄、肉苁蓉、牛膝、杜仲补益肝肾，玉蝴蝶助以开音。服药共25剂，声音完全恢复正常。本方基础为六味地黄丸（《小儿药证直诀》），为滋补肝肾阴虚之常用方。加入知母、黄柏，则为知柏地黄丸（《医宗金鉴》）其滋阴降火力量更强，加五味子，则为都气丸（《医宗己任编》）则补肾纳气功能更甚。

二诊时，天气转凉，患者嘶哑发作。检查见声带充血，闭合时梭缝最宽处超过1mm。两室带肥厚充血，薄白苔，脉弦。

干祖望分析认为，咽喉晦暗充血，属瘀；声带、室带红肿，属热，为标；梭缝乃肝肾不足，属本。目前处理，先除瘀化热，以后纳气益肾。刻下秋分已过，严寒待到，肃杀倍增。安能侈谈骤补，只有程分两步，更合机宜，取神授卫生汤主之。本方出自陈实功之《外科正宗》，功能以疏风清热、活血化瘀、解毒消肿为主，用以治疗痈疽、发背、疔疮、瘰疬、痰湿流注等红肿化脓等外科疾病。干祖望早年从事外科，对外科方剂运用得心应手，此方加减用于慢性喉炎，归尾、红花、双花、乳香、没药活血化瘀、连翘、天花粉、大黄疏风清热，白芷、角针消肿散瘀，羌活入肾经，味辛，有温通之性，能散能行，佐以消肿。

干祖望教授治疗慢性喉炎针对声带、假声带（室带）之肿胀充血，声音嘶哑自拟了两个开音方。①活血开音方：红花、川芎、赤芍、当归尾、积雪草、天竺黄、僵蚕、桔梗、甘草；②逐瘀开音汤：三棱、莪术、穿山甲（现已禁用）、土鳖虫、当归尾、赤芍、乳香、没药。活血开音汤药性较为平和，其从四物汤和喉科六味汤化裁而成，用于早期声带、室带红肿，声音嘶哑，其中积雪草一味，具有清热化湿、活血止痛的作用，干祖望经常使用。逐瘀开音汤由抵当汤、桂枝茯苓丸和三甲散化裁而成，活血化瘀，消肿散结力量更强，干祖望称之为破瘀，适用于声门肥厚日久不愈，用一般行气活血法疗效不佳，体强脉实，无虚羸之象者，可以使用。第三次就诊时，患者咳嗽致嘶哑再度发作，左侧咽痛，伴以干感，痰多。声带轻度充血，轻度肥厚，室带活跃，舌薄苔，脉有数意。狂咳一周，嘶哑复作，夙病新发，邪伏太阴，寒更外束，轻度充血，轻度肥厚，病情较轻，活跃者，易动也，易动者，属风邪，脉有数意，表邪仍存。邪宣泄无门，治从宣肺化邪。处方选用金沸草散加减，麻黄、射干宣肺祛邪，金沸草、前胡、桑白皮、马兜铃、马勃清泻肺热，陈皮、杏仁、桔梗止咳。

本病例为同一患者，在不同时间请干祖望诊治声音嘶哑。第一次治疗针对春季肝木风盛，用补益肝肾；第二次就秋燥初寒，治以活血清热；第三诊春寒邪困，治以宣肺开音。虽大有径庭，却合情合理，令人信服。

（三）健脾生津法治疗慢性咽炎案

郭某，女，50 岁。1995 年 5 月 12 日初诊。

患者慢性咽炎 10 年之久。主诉干燥，波及口腔，疼痛而痒，痰样物附着于喉壁，咯之不爽；咽部常有异物感，对灰尘、烟气特别敏感；求饮喜温，胸闷，夜寐多梦。

检查：咽后壁淋巴滤泡增生，部分黏膜萎缩。舌淡红，苔薄，脉细。

医案：坤德失其厚载，精微运化失常，取李东垣法。

处方：太子参 10g，茯苓 10g，山药 10g，白术 6g，白扁豆 10g，百合 10g，玄参 10g，沙参 10g，桔梗 6g，甘草 3g。7 剂，每日 1 剂，水煎，早、晚分服。

二诊：1995 年 5 月 30 日。上方已进 18 剂，患者口干稍稍缓解，痰样异物感依然存在，胸闷已解。向有口腔溃疡，近日又发作了 3 天，右侧颈部作痛。

检查：咽后壁小血管扩张，黏膜萎缩改善。舌腹部右侧有小溃疡 1 个。苔薄，脉细。

医案：培土生金之法，矢已中鹄，当然坚持。转添溃疡，胃热所致。一标一本，同时兼顾。

处方：太子参 10g，白术 6g，茯苓 10g，山药 10g，连翘 6g，金银花 10g，芦根 30g，茅根 10g，栀子 10g，甘草 3g。7 剂，每日 1 剂，水煎，早、晚分服。

三诊：1995 年 6 月 16 日。累进药 35 剂，患者口腔溃疡愈后未复发，咽部干燥减轻，痰也少些，颈痛减轻，胸闷缓解。唯咽部异物感改善无多。

检查：咽后壁黏膜稍感滋润。舌苔薄白，脉细。

医案：从《脾胃论》裁方，药已中鹄。步原旨出入。

处方：党参 10g，茯苓 10g，白术 6g，山药 10g，白扁豆 10g，百合 10g，沙参 10g，麦冬 10g，桔梗 6g，甘草 3g。7 剂，每日 1 剂，水煎，早、晚分服。

四诊：1995 年 7 月 21 日。患者咽部干燥已轻，稠涎亦少。异物感一度消失。近日以奇热不舒而又有出现，并出现胸闷，伴有咽痒咳嗽，咳时有痰。

检查：咽后壁轻度充血。舌苔薄白，脉平。

医案：高温奇热，易感新邪；扶正之法，暂难适应。不能不以祛暑除邪为急务。

处方：桑叶 6g，菊花 10g，金银花 10g，连翘 10g，杏仁 10g，浙贝母 10g，射干 3g，鸡苏散包 12g，青蒿 10g。7 剂，每日 1 剂，水煎，早、晚分服。

五诊：1995 年 8 月 4 日。咽部干燥好得多，异物感也残存不多，颈痛（在甲状软骨左侧）很轻，胸闷已畅，咳亦减轻。

检查：咽后壁仍似有污红。舌薄腻苔，脉细。

医案：症也慢性咽炎，时也正临大暑；治当以清为补，乃张聿青手法也。

处方：生地黄 10g，玄参 10g，沙参 10g，金银花 10g，菊花 10g，芦根 30g，茅根 10g，太子参 10g，桔梗 6g，六一散包 12g。7 剂，每日 1 剂，水煎，早、晚分服。

六诊：1995 年 8 月 18 日。患者咽干总难消失，饮水求热，异物感也未见全消。

检查：咽后壁污红改善。舌薄白苔，脉细。

医案：奇干难润，液枯津槁，饮水求热，显然在脾不在肾，仍取培土生金，金充水至。

处方：党参 10g，白术 6g，茯苓 10g，山药 10g，白扁豆 10g，百合 10g，麦冬 10g，沙参 10g，桔梗 6g，甘草 3g。7 剂，每日 1 剂，水煎，早、晚分服。

七诊：1995 年 9 月 15 日。患者舌干又感湿润一些，咳嗽基本已消失，仍有些痰，异物感似有似无。

检查：咽后壁污红，比前又见好些。

医案：脾阳渐振，肺阴始润。看来培土生金一法，幸无虚投。效方不更，原旨。

处方：党参 10g，白术 6g，茯苓 10g，山药 10g，白扁豆 10g，焦薏苡仁 10g，百合 10g，麦冬 10g，天花粉 10g，沙参 10g。7 剂，每日 1 剂，水煎，早、晚分服。

八诊：1995 年 10 月 20 日。坚持进药，至今未辍，患者顽固奇干，总算润其三分之二，一向易感冒，现已不发作；喉头异物感现似有似无之中。

检查：咽后壁光滑如常，黏膜已无病态，唯有轻微充血感。舌苔薄白，脉细。

医案：顽干奇燥，在镍而不舍之进药后，总算旱魃得驱，还我滋润矣。善后扫尾，仍在健脾法中。

处方：党参 10g，白术 6g，茯苓 10g，白扁豆 10g，百合 10g，山药 10g，玄参 10g，麦冬 10g，沙参 10g，女贞子 10g。

按语：培土生金是五行中土和金的相生关系，在临床上利用脾胃先天之本，气血生化之源的理论，通过补益脾气，起到滋补肺阴补益肺气的作用，常用于治疗肺系疾病，咽喉亦隶属于肺系，为肺气之通道。干祖望在治疗慢性咽炎时采用培土生金法的意义在于脾主运化，肺主输布，肺虚则津亏，津亏则干燥；金充则水至，水足则滋润，补益脾气，培土生金，则咽喉干燥得以缓解。

这是干祖望教授自己非常满意的一则医案。他常以此病案为例说明治疗慢性咽炎必须有恒心，指出长期坚持，不要懈怠，病程长的患者，可坚持服用 120~140 剂药。本案患者慢性咽炎 10 年，咽干欲饮而喜温，喉头痰多而难咳，其实质是以脾气虚弱为主证，肺阴不足在其次。故以参苓白术散加百合、沙参为基本方。此矢中鹄，即守方不更。其中二诊突生胃热口疮，三诊时令夏暑炎热，处方略加变通，改为张聿青手法，即甘寒清热法，一旦邪热驱除，仍坚持采用李东垣手法，为培土生津，治疗坚持 5 个月之久，临床并不多见。在镍而不舍之进药后，总算旱魃得驱。善后扫尾，仍在健脾法中。

培土生金，是根据五行中土和金的相生关系，在临床上通过补益脾气，起到滋肺阴补肺气的作用，一般用于治疗肺病。干祖望在治疗慢性咽炎采用培土生金法意义在于脾主运化水谷精微，肺主通调水道；肺虚则津亏，金充则水至，补益脾气，培土生金，咽喉干燥可得缓解。干祖望采用培土生金法有其特点，其并不是只补脾气，而是补脾气和养肺阴并存，这也是培土生金法在治疗咽炎临床应用的特殊性。

（撰稿人：陈小宁）

第四节　夏桂成

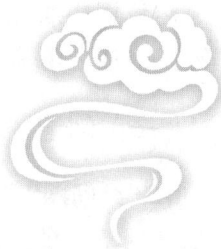

夏桂成（1931—），男，江苏江阴人，中共党员，教授，博士研究生导师，江苏省中医院妇科主任中医师，是首批中国中医科学院学部委员、江苏省中医药学会妇科专业委员会终身名誉主任委员、世界中医药联合会妇科分会顾问，享受国务院政府特殊津贴，为第二至七批全国老中医药专家学术经验继承工作指导老师。

夏桂成早年于江阴名医夏奕钧门下，入中医学之门迳。20 世纪 50 年代中期，他考入江苏省中医进修学校，结业时被评为"优秀生"。1956 年，他就职于江苏省中医院，即南京中医药大学附属医院妇科，翌年拜科内黄鹤秋老主任为师，待诊经年，得其心传。1960 年，夏桂成于青岛参加全国首批中医高等院校第一版教材《中医妇科学》的编写工作。20 世纪 60 年代初，他在《中医杂志》上发表有关傅青主女科学术的研究文章。20 世纪七八十年代，他从事月经周期及"调周法"研究，运用"调周法"，研究不孕不育病症之深层治疗。1990 年开始，他深研易学八卦，提出心-肾-子宫生殖轴之观点，后又研究易数律，推导未病调治。

夏桂成从事中医妇科临床工作六十载，苦心钻研，精于求证，尤擅不孕症、绝经前后诸证、痛经及各种妇科疑难杂症的诊治，临床疗效显著，被患者誉为"当代傅青主""送子观音"。其先后培养了 20 余名硕博人才，其中 7 人成为全国老中医药专家学术继承项目的传人。他还曾多次赴欧美讲学，阐述月经周期与"调周法"，以其所研究之易数律，颇得海外学者之好评。其累计发表 120 余篇论文，主要编著有《夏桂成实用中医妇科学》《中医妇科学理论与实践》《妇科方药临证心得十五讲》等 20 余种著作；指导科研课题 30 余项，2011 年以"中医女性生殖理论创新及其应用"荣获江苏省科技进步奖一等奖。2005 年，他荣获中国医师奖，2008 年被国家人事部、卫生部授予"全国卫生系统先进工作者"称号，2011 年荣获江苏省"健康卫士"称号，2012 年荣获"白求恩奖章"荣誉称号，2014 年被评为第二届国医大师，2019 年荣获"全国中医药杰出贡献奖"表彰。

一、学术经验

夏桂成教授开创"经间期"学说，填补理论空白，完善了月经周期的全程分期。创立"心（脑）肾-肝脾-子宫轴"学说，认为人体的阴阳平衡首在心肾水火既济，坎离既济，心肾交合，才有可能推动月经周期阴阳消长转化运动发展。其创制的独特的夏氏月经周期调节法（简称：调周法），从更深层次揭示了阴阳气血在女性体内活动的有序性，为妇科"已病""未病"的治疗奠定了理论基础，形成中医药调治月经病和不孕症等疑难疾病的特色。近年来，夏桂成教授深入钻研调周法的精准内涵，提倡月经周期节律中六阴、六阳物质基础的调控，进一步对两个转化期、两个消长期的相关性、差异性等进行论述，将调周法推入到一个崭新的高度。同时，对妇科矛盾辨证、矛盾错杂病证的临床处理及动静、升降方药的灵活应用等亦不乏卓见。兹述如下。

（一）创建"经间期"学说，完善周期理论

1. "经间期"学说基本内涵 经间期，即两次月经的中间期，此时重阴必阳出现锦丝状带下，氤氲状血气活动，排出精卵，是中医妇科周期学说一个特定时期，与西医妇产科学排卵期的概念有所不同。夏桂成教授在长期的临床实践中发现，女性月经周期具有规律的气血活动变化，历代文献都有言及经期、经后、经前期的内容，唯独没有关于经间期的理论。夏桂成教授悉心诊疗经间期出血的患者，发现经间期阴阳的转化具有"重阴必阳"的特征，深究其中动静、升降的运动形式，以及所产生气血变化、痰凝、湿浊、血瘀等病理产物的复杂现象，创立"经间期"学说。1986年该理论编入高等医药院校教材《中医妇科学》，至今仍有深远影响。

"经间排卵期"生理过程的主要特点有二。其一是重阴必阳，表现出氤氲状的气血活动。癸水之阴至重、精卵发育成熟以及血海充盈（子宫内膜丰厚）、水津润泽共同构成排卵前的"重阴"基础，经间排卵期阴阳不平衡达到极点，必使津浊下泄，精卵排出，有余之阴让位于阳长来开启新的消长运动。经间期常可见一定量锦丝状带下的分泌，氤氲状活动较强，促发精卵排出，为受孕佳时。其二是在这一动态过程中存在着动静升降、藏泄的变化。阴分水平具备的前提下，经间期的气血活动反应亦为排卵、孕育所必需，气血活动于下，上传及心、肝以至于脑，呈兴奋状态，经间期阴长已到高峰，处在生理极限的剧烈不平衡状态，经由气血的活动促发才能排出卵子。

对于经间排卵期的病理特点，前人缺乏记载。夏桂成教授根据病例统计认识经间排卵期的病理特点主要在于以下几个方面。其一是排卵失常之一，即排卵困难，较现代医学的排卵障碍范围有所缩小，仅指存在周期性排卵，能进入经间排卵期但排卵有所困难者。其二是排卵失常之二，指排卵不协调，包括或快或慢，前后不一，以及"7、5、3"奇数律不协调，甚则出现紊乱等。其三是五大干扰因素，即"痰、湿、郁、瘀、寒"干扰阻碍排卵，是近年来较为关注的病变问题；其四是动静、升降、藏泄三大矛盾病变，并涉及全身上下、内外等病变，形成经间期特有的病理状态。

2. "经间期"学说的临床应用 夏桂成教授在诊疗妇科疾病过程中，观察女性生殖生理活动规律，分析阴阳气血变化及其病理状态对女性产生的影响，发现经间排卵期是治疗未病的最佳时期，必须把握这一时期的生理特点，从根本上制定未病论治策略，以提升妇科疾病诊疗效果。以痛经为例，夏桂成教授指出，痛经是有排卵的征象，如无排卵，则无痛经，故经间排卵期是治疗痛经的关键时期。痛经治疗的关键，即在于促使排卵，从根本上解决不通问题，通过调理阴阳，燮理气血活动等，促进"重阴转阳"的转化，减轻或控制痛经的发作。

临床经间期促调的方法主要有三，现分述如下。

（1）补肾调心促排卵法：简称补肾促排卵法。"重阴转阳"者，乃天癸之阴阳也，与肾有着密切关联；心主动为君主之官，心肾水火相交，一定程度又以心为主推动阴长阳消运动。方选补肾促排卵汤滋养精卵，充实血海，补充水液，为排出精卵做准备，用紫丹参、赤白芍、山药、山萸肉、牡丹皮、茯苓、续断、菟丝子、鹿角片、五灵脂、荆芥、杜仲、红花。原发性痛经可加紫河车等血肉有情之品助长发育，子宫内膜异位性痛经可加肉桂、天山雪莲，膜样痛经可加巴戟天、鹿血晶等。

（2）微促法：或称为微调法，重在补肾调心，稍佐调血。此法适用于患者不仅阳有所不足，精卵发育欠佳，血海的内膜也有所失调，水液不足，经间期锦丝状带下较少，或时间短暂。治法不在于促而在于调补，选方用药重在滋阴，同时加强助阳药的使用，取阴阳互根之理。方选补天种玉汤，用紫丹参、赤芍、白芍、山药、山萸肉、熟地、续断、杜仲、鹿角霜、五灵脂、炙鳖甲、紫河车。阴虚心肝火旺、

湿热癥瘕者，尚须加清心调肝利湿之品，如钩藤、莲子心、合欢皮、白蒺藜、川楝子等；经间期时锦丝状带下偏少，头昏心烦失眠明显者，则应加炙龟板、炙鳖甲、枸杞子、怀牛膝、紫贝齿等品务使达到"重阴"，才有可能"转阳"而进入经间期。

（3）健脾补肾促排卵法：简称健促法。此法适用于患者在经间期易出现脾肾不足的证候，一方面腰酸、小腹偏凉，有锦丝状带下，另一方面又伴腹胀矢气、大便溏薄、胃脘痞胀、形寒肢凉等症，脉细濡，舌苔白腻稍厚。此乃脾肾不足，湿浊内阻之象，影响排卵转化，方选健脾补肾促排卵汤，用党参、制苍术、白术、茯苓、广木香、砂仁、广陈皮、续断、菟丝子、杜仲、紫石英、五灵脂、佩兰。紫石英虽有暖宫作用，但非脾肾阳虚之要药，大多去之，更换为巴戟天，或加鹿角片以维持阳长，或以补骨脂、佩兰芳香化浊，并取一定的促排卵作用。

（二）创新"心肾相交"理论，建立"心（脑）肾-肝脾-子宫轴"新理念

1."心（脑）肾-肝脾-子宫轴"学说理论之源 夏桂成教授集中医理论之源，将《黄帝内经》与《金匮要略》融会贯通，以五运六气为其动态演变，分析检测诸多矛盾的焦点。其一，心肾相交，心居上为阳，肾在下为阴，肾阴上济于心，以防心阳（火）过亢，心阳下煦肾水，以促进其升腾，心肾相交，阴阳调节。其二，水火既济，心属火居南方，肾属水守北方，心火下交于肾，使肾阳得温，肾水不寒；肾水上济于心使心火不亢，水火既济，则寒热均调。其三，坎离相合，坎卦为阴，离卦属阳，坎为水也，于肾相交，离属火也，与心相关，坎离相合，心肾相交，为后天八卦之意，以坎离为轴心推动阴阳运动。其四，在于精与神同一，肾藏精，心藏神，精养神，神驭精，精神相濡，说明神对下级的调控占主导地位。其五，经脉相贯，手足少阴经脉，根据经脉循行图所载，肾经经脊者联络膀胱，直行者经肝、肺及喉咙，从由肺分出的支脉联络心脏流胸中。据此五点依据，得出胞宫与肾有着密切的联系，而在诸脏之中具统辖作用。心（脑）肾-肝脾-子宫轴的提出，与现代医学的下丘脑-垂体-卵巢轴相吻合。

2."心（脑）肾-肝脾-子宫轴"学说基本内涵 夏桂成教授创立"心（脑）肾-肝脾-子宫轴"学说，指出月经节律调整是以后天坎离八卦为动力，坎离既济，心肾交合才能推动阴阳消长转化运动的发展。肾属下焦，其功能范围为泌尿生殖系所主属，同卵巢作用相当；心位上焦而主神明，实属脑之功能，相当于下丘脑、垂体的作用。在形式上，心（脑）、肾之间相互交济，调节子宫的藏泄，与中枢对下级子宫等靶器官的主导作用，子宫等靶器官对上级中枢的正、负反馈作用，以及下丘脑、垂体与卵巢等内分泌腺之间相互依存又相互制约的关系类似，共同参与月经周期的调节。肝脾气血则对心、肾、子宫主调的阴阳消长转化节律起到协调作用，一是通过肝脾升降疏泄功能，协助心肾交合，以调节阴阳的动态平衡；二是通过精血化生及肝肾母子的关系，达到心肾交合；三是通过肝脾气血之间的活动，纠正阴阳消长转化运动中的太过和不及，以保证阴阳运动的动态平衡，从而也就间接地保证了心肾之间的交合。"心（脑）肾-肝脾-子宫轴"学说是脏腑学说与现代妇科理论实际结合的产物，为中医妇科理论的更新和发展提供了实际内容。

3."心（脑）肾-肝脾-子宫轴"学说的临床应用 夏桂成教授立足于心肾之间的关系，提出通过心肾交合调理阴阳，恢复和维持阴阳动态平衡，达到藏精敛阴、保护精卵发育的目的。在临床实践中，特别是在月经失调、闭经、崩漏、绝经前后诸证、不孕症和先兆流产等妇科疾病的治疗中，夏桂成教授尤其注重心肾水火之间的平衡。

以治疗先兆流产为例，孕育后，子宫由原来藏泄有序转为藏而不泻。因此，安胎须以补肾健脾立法，务使肾气、脾气充盛而能固摄胎元，当以补肾固肾之杜仲、桑寄生、菟丝子、莲子肉等品配合黄芪、党参、白术、升麻等益气提升之属。宁心安神亦为安胎要法，心神不定，肾精亦难固实，影响胎元，此时应在补肾固肾的药物基础上，加入安神之品，如钩藤、莲子心、芡实、茯神等，如此心神安

宁，心肾既济，胎元自实。

绝经前后诸证病机常表现为心肝火旺，肾虚阴亏，气机随火气上炎，治疗上应清热肃降，清上滋下。药物选择应以清降为主，如钩藤、莲子心、黄连、生龙齿等，辅以合欢皮、柏子仁、茯神等清心养心安神之品。以夏桂成教授验方——清心滋肾汤为代表方，以清心安神、滋肾养阴为主，具体药物包括钩藤、莲子心、黄连、紫贝齿、怀山药、山萸肉、太子参、浮小麦、茯苓、合欢皮、熟地等。本方首在清心火，故以莲子心为主，莲子心专清心火，伍以黄连，黄连能清心、胃之火，两药相合加强清心安神的作用；钩藤清心肝而安神魄；紫贝齿善安神魂而泻心肝；浮小麦养心安神，并有止汗作用。以上均以清心为主，并有降心火、安神魂、养心血的作用，缓解诸多"心"的症状，同时又以怀山药、山萸肉、熟地滋肾养阴，以治肾衰癸水不足之本。心肾合治、清滋同用，取效甚佳。

此外，血气者，来源于肝脾，受肝脾之主宰，脾胃斡旋升降，肝主疏泄气机，故调理血气、协和肝脾对于疾病的诊治中同样重要。肝气上逆、肝阳上亢而气机不和者，法当清降静摄，可予钩藤、石决明、牡丹皮等；肝气郁结不疏，气机不畅者，应予疏解，药用柴胡、广郁金、合欢皮等；肝阴亏耗，肝血不足，影响疏泄功能者，当滋阴养血，柔养肝体，加入当归、白芍、生地、山萸肉等养阴敛精之品。女性素体血少气多，临证常有阴虚脾弱见症，抑或妇科疾病合并脾胃症状者，须注意兼调脾胃、顾护脾胃，故滋阴养血的同时可配入党参、白术、炙甘草等补脾益气，配入木香、砂仁等流动醒脾，兼以茯苓健脾渗湿，促进脾胃升降，旺其生化之源。

4. 确立中医药调整月经周期节律法，深化调经的"治本"大法　随着"经间期"学说的提出，夏桂成教授深入研究中医阴阳学说和周易理论，构建包括行经期、经后期、经间期、经前期在内的月经周期四期理论，进而根据阴阳消长特性及临床运用的实际需要完善而成经后（初、中、末）期、经间排卵期、经前（前半、后半）期以及行经期的月经周期七期划分，不断探索周期治疗中药，总结确立调整月经周期节律法（调周法）作为女性疾病的治本之法。

（三）周易"圜道"与女性生物钟节律

1.《周易》的基本原理对中医多有启发　《周易·系辞上》有谓："易简而天下之理得矣"，所言之"理"即是圆运动之理。《易传·说卦传》述有："乾为天，为圜"，《周易》的"圜道观"认为事物是以圆的形式相互联系、发展的，强调内在终而复始的圆周运动是万事万物的普遍规律。

夏桂成教授通过观察总结女性生命活动中规律的周期演进形式，应用圆运动规律至妇科领域，指出月经周期中四期变化与阴阳消长转化有关，且周期变化终而复始，如环无端，经后和经前期为两个阴阳消长阶段，行经期和经间期为两个阴阳转化阶段，与太极所勾勒的阴阳鱼图、八卦图，以及子午流注时辰钟相吻合，三者结合有助于从圆运动生物钟方面分析月经周期、生殖节律的变化，以达到整体调周、未病先防的目的。

太极阴阳钟是阐述一切圆周运动的理论基础，为中医学理论核心。阴阳者，天癸之阴阳也，天癸来源于肾，与肾之阴阳有关。肾藏精而主生殖，肾气盛、天癸至，月经才能来潮，从而也就有生殖的可能。因此，天癸之阴阳，在治疗学上须落实到肾之阴阳。太极阴阳鱼图中所标示的黑白鱼眼，是主宰女阴男阳产生、发展先天生殖之所在，亦是优生优育、生男生女之所在。后天八卦作为有规律的时空定位图像，较之太极阴阳钟的变化为多，可以分析一切复杂事物的变化。以坎离为轴心，离者为心，为火也；坎者为肾，为水也。心肾是子宫藏泄的主宰者，坎离结合，也即是心肾水火交济，才能推动或调节阴阳运动的发展。时辰钟，主要来源于子午流注学说、运气学说。就时辰而言，有日钟、月钟、年钟；就内涵而言，又有阴阳钟、气血钟之不同。昼夜交替、季节相代，所形成的光线变化，可通过对哺乳类动物松果体活动的改变，影响其生殖功能，昼长夜短的光照周期能使性腺功能处于相对最佳状态，从而促进受孕作用。

2. 象数易思维与"7、5、3数律论"《易传·系辞上》云："乾道成男，坤道成女。"中医妇科学以象数易为主，象数思维与女性月经周期节律、生殖节律、生命节律关系尤为密切。女子属阴，赖阳奇数以推动，故月经来潮及其周期演变均以奇数律为关键。夏桂成教授从阴阳关系出发，结合内经及易经原理，探讨人体活动及月经周期规律内在量化标准，认为女性生殖机能的生长发育以及月经周期气血阴阳的变更普遍存在"7、5、3"奇数律的演进，总结成为"7、5、3数律论"以概括女性生理活动的时间性、规律性，强调"调周法"的深入发展亦必然要涉及周期中某一阶段的时数律。

三数律，是阴长形式中的低数律，也是奇数中的基数律，其活动形式按三数波动，行经期3天，经后期阴长按3数律进行阴长活动，经过3~4次3天为期的小波浪活动，阴长呈螺旋水平上升，精卵逐渐发育成熟进入经间排卵期。五数律，是阴长形式中的中数律，临床上颇为多见，行经期5天，经后期阴长以5数律为主，形成2~3次5天为期的波浪式活动，或"7、5、3"数律交替进行，进入经间排卵期。七数律，是阴长形式中的较高数律，行经期7天，经后期阴长以7天为其演变的数式，一般经过1次波浪式演变，或"7、5、3"数律交替进行，阴长冲击达重阴进入经间排卵期。夏桂成教授经过长期临床实践中发现，行经期的奇数律往往与经间期的奇数律保持一致，即健康女性行经期排出应泄之经血7天，则经间期排出的锦丝状带下也应有7天；排经5天，排出锦丝状带下亦应有5天；排经3天，排出锦丝状带下亦应有3天。30岁以上的女性一般经间期排出锦丝状带下有所减少，此则说明女性生殖功能的低下或衰退。而应用西药激素促排卵者，经间期锦丝状带下的分泌亦少，甚则全无，不利于生殖，同时也说明行经期与经间期的两个转化期，在一个周期内的统一性和内在的关联性。

女子以阴血为主，月经胎产以阴血为用，故属阴体，而阴阳互根互用，是以女性生殖机能的生长发育，特别是月经周期的演变，需赖阳奇数以推动，与"7、5、3"密切相关。具体而言，经后期、行经期、经间排卵期均与阴有关，行经期由阳转阴，经后期以阴为主，阴长阳消，阳消为了阴长，阴长初即低水平，中即中等水平，末或称高，即近重阴的高水平三个时期，隐含奇数律在内。重阴必阳，阴转化阳，则进入经间排卵期，其演变均取决于阳奇数律。而经前期属阳，以阳长为主，阳长赖阴，与"2，4，6（8）"的偶数律有关，此亦符合《素问·上古天真论》所载"女七男八"生殖发育奇偶数律。但女性经前期属阳者，又与男性不同。临床观察到，基础体温高温相示8数律者少，故主要以"2、4、6"三者来推论。阳半月除去经间末期已开始阳长的2天时间外，经前期阳长应在12~14天之间，最长者可达16天，个别的甚至可达18~20天，低温相与高温相之间的温差在0.4℃以上，波动在0.1℃~0.2℃之间，若高温相维持在16~18天以上者，要考虑早孕，需要进行血、尿的检验以证实。

3. 六阴、六阳物质基础的精准调控　随着"调周法"在临床的交流推广，夏桂成教授对女性生殖节律及月经周期节律认识亦不断深入，其愈加意识到人身阴阳存在有多样性、立体性、复杂性，周期不仅是治病问题，更关系女性月经与生殖健康，应结合临床创立新说以充分阐释女性生殖生理及"调周法"的精准内涵。

四阴四阳是阴阳运动的基本点，而重阴重阳者最多要达到六阴六阳。经后期以阴长为主，四阴为基本，四阴者，天癸之阴，简称癸阴，实际上是指女性最为重要的雌二醇（E_2）；血海之阴，简称海阴，实际上是指女性的子宫内膜；育精（卵）之阴，简称精阴，实际上是指滋养卵泡的阴液；水阴，是营养盆腔、子宫、输卵管，包括卵巢在内的水液，一旦受孕后，还有养胎的作用，故有"水是生命之源"之说。还有随着经后中、末期阳长近重所提高的火中之水，或称带火之水，实际上是指促卵泡激素（FSH），以及阳中之阴，或称带阳之阴，实即指促黄体素（LH），其与心（脑）关系尤大，亦必须达重，才能促使转化，排出精卵，或排出精血，纠正阴或阳的不平衡状态，维护阴或阳的正常运动。经前期以阳长为主，四阳为基本，四阳者，癸水之阳，简称癸阳，实际上是指孕酮（P）；血海之阳简称海阳，实际上是指溶解子宫内膜促进孕育或排经的物质；育精之阳简称精阳，是指促进精卵排出及受孕的水中之火；气中之阳，简称气阳，实指生殖免疫功能。此外还有土中之阳，简称土阳，土者，脾胃之阳也；火中之阳，简称火阳，此生命之火之阳也，六阳到位，转化顺利，让位阴生，开启新一轮月周律。

夏桂成教授认为，疾病之所以发展，周期节律之所以失调，就在于阴阳失衡。从四阴到六阴，从四阳到六阳，实际要求阴阳必须协调统一、全面平衡地发展提高，即精准调控六阴、六阳物质基础，达到阴平阳秘，精神乃至的境界。其调控原则主要有三。①主者主调也。六阴之中癸阴为主，有着主调的作用。而六阴中水阴最易耗损，故经间期时锦丝状带下较少，或不符奇数律要求，大多与睡眠过晚，心烦不畅，滥用促排卵激素有关。六阳之中癸阳为主，气阳亦常不足，土中之阳亦易不健，是以导致流产，或不孕不育，常与睡眠、活动、感寒、心态不良有关。因此需扶助癸阴、癸阳，同时纠正不良的生活习惯和心理。②互相促进，共同协调。水阴不足者，除增强癸阴外，更应增强水阴，使之互相促进，齐头并进以达重阴。③纠正偏盛偏衰。必须借药物治疗、心理调节，而中医药的特点，不仅仅在于抑制有余、扶助不足，而是强调第二、第三者的治疗。如癸阴过盛，雌激素过高，或海阴过盛，子宫内膜过厚者，不应只是抑制雌激素、子宫内膜，而应是通过调周法维护阳长以及心理调控来达到整体调治，其他均可参此处理。

4. 转化期的相关性、差异性、协调性 月经周期的四个时期中，经间期与行经期是月经周期中两次转化时期，经间期阴阳的变化是"重阴必阳"，即阴长至极转化为阳，是月经周期中极为重要的阶段，没有经间期，月经周期的正常运转就不能实现。行经期阴阳的变化是"重阳必阴"，即阳长至极转化为阴，亦是月周律变化活动的必然。这种转化运动，与"心（脑）肾-肝脾-子宫轴"的主调有关，但亦有着阴阳的自我调节，两者之间存在着相关联系性、差异性，以及协调统一性。

（1）相关性：经间期与行经期是月经周期两个不同时期，行经期排出经血（水）可直接观察，而经间期排出精（卵）需要通过超声影像监测，临床可据锦丝状白带的排出辅以判断。只有经间期排卵顺利，才能保证行经期的排经，反之行经期的排经顺利，也能对经间期的排卵起到保障作用。两者的相关联系性体现有六个方面。①转化运动的整体联系。经间期、行经期同为阴阳消长转化圆运动生物钟节律变化中的重要环节。②经间期"重阴必阳"、行经期"重阳必阴"均需应用调理血气的方药以保障气血活动，促进阴阳转化。③天癸与水阴的关联。经间期与行经期均与天癸、水阴有关，经间期排出精（卵），但有大量水液以供营养，故天癸竭，则月经绝，天癸至则月经来潮。④"7、5、3"奇数律的关联。行经期与经间期阴阳交替，均体现"7、5、3"奇数律，两者在时间上往往相关相应。⑤转化上均呈现"初、中、末"三个时期，如经间期初期锦丝状带下尚偏少，中期锦丝状带下多或较多，末期者有短有长，锦丝状带下减少，或质稀如水。⑥治疗上，经间期所用的排卵汤组成为当归、丹参、赤芍、泽兰叶各10~15g，茺蔚子15~30g，制香附9~15g，红花5~10g。行经期所使用的五味调经汤组成为当归、赤芍、泽兰叶各10g，艾叶5~9g，益母草15~30g。两者方药几乎相同，说明活血化瘀，促进血气活动，也促进阴阳顺利转化。同时，行经期为保障重阳，往往加入川续断、肉桂、艾叶、胡芦巴，甚则制附片、吴茱萸等品，经间期由阴转阳，往往使用鹿茸、鹿角片、紫石英、巴戟天，甚则鹿胎、制附片、肉桂等品，以助转阳之后，阳长的健康。经间期排出精卵，腹腔内也会出现大量的卵泡液，见分泌锦丝状带下，故促排卵方药尚需加茯苓、薏苡仁、牛膝等品，而行经过程亦有余水浊液排出，常用茯苓、薏苡仁、川牛膝等品加入调经方中，利湿化浊以防湿浊残留致病。

（2）差异性：经间期与行经期既为两个不同时期，但又同属整个月经周期中，既有内在的统一性，又有着很大差异。①转化时的阴阳属性不同。经间期"重阴必阳"，先阴后阳，以阴为主，要求癸阴、海阴、精阴、水阴以及火中之水（实指FSH）、阳中之阴（实指LH）六阴达重；行经期"重阳必阴"，先阳后阴，以阳为主，要求癸阳、海阳、精阳、气阳以及土中之阳（实指脾胃之阳）、火中之阳（实指生命之火）六阳达重。②转化运动中涉及脏腑的范围、程度，以及血气活动形式不同。经间期，重阴必阳，排出精卵及水液，涉及"心（脑）肾-肝脾-子宫轴"，以阴阳为主，范围较大，程度较为明显，其血气活动的形式呈向上、向内的状态；行经期，重阳必阴，排出经血、经水，主要涉及子宫冲任，以血气为主，范围一般较小，程度较轻，其血气活动形式呈向下、向外状。③排出物的性质、由来及要求不同。经间期排出的是精卵及含有营养性质的水液，呈现较强的生命力，来源于精室（即卵巢），重阴随排精、排水而下降，让位于阳长，而有所延续，为生殖和排经服务。行经期排出经血与经水，是陈旧性必须清除的物质，来源于子宫血海（即子宫内膜之分泌脱落），重阳随经血、经水排出而下降，让位于新周期的阴长，要求彻底排净，此所谓"留得一分瘀在，影响一分新生"。

治疗方面亦与之相应。其一，考虑性质不同。经间期首要保证重阴，四阴最为基本，癸阴为主，海阴偏静，精阴偏动，水阴易失，然而还要保证阳中三阴，火中之水的高水平，欲其转化，转化顺利，必须阴中有阳。故经间排卵期，诸多促排卵方药，均以六味地黄汤为基础加入针对性的助阳药，要考虑多层次、立体性、复杂性、全面性的要求。行经期首要保证重阳，四阳为基本，癸阳为主，海阳偏静，相对性静，精阳偏动，水中之火，气阳易耗。然而还要保证火中之阳，土中之阳的高水平，以及考虑血、阴、水的问题，即治疗用药方面有以"阴"为主或以"阳"为主的不同。其二，考虑转化形式不同。经间排卵期的血气活动呈向上、向内的形式，促排卵的用药亦必须考虑这一特点，故促排卵方药中宜应用川芎、荆芥、桑叶等；行经期的血气活动呈向下、向外的形式，排出的经血、经水务必排除干净，川牛膝、泽兰叶、茺蔚子，甚则桃仁、红花亦可选用。其三，在两个转化期中，调心安神的用药亦各有别。除心主神明，心主血脉外，尚有"心主精髓"，精者，生殖之精也，髓者，骨髓也。生殖之精，亦即卵泡，卵子的发育特别是排卵是心（脑）所主宰。因此在经间排卵期所使用的调血气向上、向内，实际就是促使心（脑）活动而得以顺利排卵，如川芎、丹参、荆芥、石菖蒲等药。行经期重阳转阴，血气活动呈向下、向外的形式，排出经血与经水，需要保持心气下降以促进子宫冲任的血气活动，故临床常用川牛膝、茺蔚子、泽兰叶、赤芍、当归等，不必过用治心安神的方药。

（3）协调性：阴阳的协调非常重要，经间期"重阴转阳"，行经期"重阳转阴"，两个转化时期，本就为纠正阴阳不平衡。重阴必阳，说明阴长已达生理极限，如不纠正必将形成病理。所以必阳的转化，阴者下泄，让位于阳长，当阳长达重，又引起阳多阴少的不平衡状态，又必须通过必阴的转化，使阳下降，让位阴长，再一次通过转化来纠正这种不平衡达极限的状态，故一个周期中的两次转化实际上是为阴阳运动从不平衡到平衡，再从平衡到不平衡过程中的发展。此外，尚需注重"天、地、人"之间的协调所谓"天人相应，地人相应，人人相应"。自然界生物钟节律与人体内部的生物钟节律，人与人的生物钟节律，均有一定的相互影响与调控作用，当女性衰老时，生殖节律中的阴阳自然也要衰退，需要得到自然界阴阳运动的帮助，借此来维护生殖节律，故有"冬至一阳生，夏至一阴生"及"子时一阳生，午时一阴生"的说法。这种与自然界天、地、人之间的相应，尚需得到现代科学的阐释。

5. 长消期的相关性、差异性、复杂性　月经周期的四个时期中，经后期是阴长阳消的时期，经前期是阳长阴消的时期，是月经周期节律中两个消长的时期，所谓的"阴半月""阳半月"就是指此而言。其中，阴长阶段是奠定基础的时期，极为重要。阳长是功能活动的表现，其中也包括有一定的物质基础，在月周律中占有重要的地位。阴阳两者，既有区别又有关联，这就是阴阳的互根统一及消长对立。正如《傅青主女科》所说，之所以通于变化，以其阴中有阳，阳中有阴也。但在临床的实际上，阴阳是复杂的，具有多层次、立体性、全面整体性、系统性，处理中要求极为复杂。

（1）相关性：经后期阴长阳消，经前期阳长阴消，这虽是两个不同时期，但作为整个月周律来讲，两期存在统一协调性。根据临床上的长期观察，其主要有以下几个方面的相关性。①太极阴阳整体联系，经后期阴长为阴半月，经前期阳长为阳半月，阴半月和阳半月，组成一个月周律，有如太极阴阳钟图，两者既消长对立，又互根统一，阴阳相关形成圆运动节律。②天癸阴阳相关，癸阴、癸阳，是多样性中的主阴、主阳，癸阴长则其他五阴亦随之而长，是以经后期阴长至重，"重阴必阳"进入间期，让位于阳长；癸阳长则其他五阳亦随之而长，进入经前期，经前期阳长至重，"重阳必阴"进入行经期，再让位于阴长。③水液相关，水阴是女性月周节律中的重要物质，月经周期演变系女性生殖内分泌激素所形成，故经后期、经前期两个消长期均有水液存在。④奇偶数律相关，奇为阳数，偶为阴数，消长期阴阳运动既对立又统一，故经后期阴长为主，常用"3、5、7"奇数律，而在阳长为主的经前期，须用"2、4、6（8）"偶数律。

（2）差异性：经后期阴长阳消，以阴长为主，阳消是为了保证阴长而消；经前期阳长阴消，阳长为主，阴消为次，阴消为了阳长，两者阴阳消长的性质、形式不同，论治亦各有异。①性质上，一般经后期阴长指癸阴、海阴、精阴、水阴四阴，至阴长中期或中末期时，还有火中之水，阳中之阴的增长提高，明乎此才能正确认识和处理经后期"阴长"的重要性；经前期阳长则指癸阳、海阳、精阳、气阳四阳，但达重阳时，尚有火中之阳，土中之阳的共同作用以溶解由阴长带来的一切阴浊瘀湿的有害物质，从而帮助孕育或排经（水）。②形式上，经后期阴长阳消，阴长为主，经前期阳长阴消，阳长为主，其阴阳消长运动的形式是截然不同的。经后阴长的运动形式是"静、降、藏、缓、凉、夜"，阴半月由慢转快，突然上升；经前期阳长的运动形式是"动、升、泻（开）、快、暖、昼"，由快至慢，亦要维持阳半月。③论治上，经后的初、中、末三期及经前的前半、后半期的阴阳消长差异决定了最佳治疗时间的选择，亦以补偏利弊，协调阴阳为主要原则。此外，对于多囊卵巢综合征顽固类型、卵巢早衰，以及除外器质性病证或发育不全、发育缺陷的发育较差者，尚要求在滋心肾之阴，或佐以助阳，具备一定量带下分泌的前提下，打破其经后期的绝对平衡，促发消长对抗，其主要方法有二，一是理气活血，以活血为主，如红花、当归、川芎三药，各量需重，按"7、5、3"奇数律用药，就是7数律者服7日，5数律者服5日，3数律者服3日，以观察其动静。二是助阳药，如桂枝加桂汤，即桂枝、肉桂同用，或二仙汤等，亦按"7、5、3"奇数律服药。服后无变化，再以滋养心肾稍加助阳等药服之以奠基，待有带下分泌液后，再用此法以促发之。反复用之，观察疗效。

（3）复杂性：慢性顽证、重证，不仅病程长，而且证候复杂，除生殖系统病证，还有多脏器、多系统方面的病证兼夹，加上各种类型患者的体质因素，痰、脂、浊、湿、瘀的病理产物，更增加疾病复杂性。阴阳血气的消长转化往往呈多层次、立体性、全面系统性的变化，所谓多层次，除经后期六阴，经前期六阳外，还有五脏六腑的阴阳，即除性激素外，其他如促甲状腺素（TSH）、肾上腺皮质激素等内分泌相关激素，对女性生殖生理都有一定影响，且在病理方面作用更加复杂，经前期表现尤著。处理这类矛盾复杂病证，治有以下三法。

1）全面综合，复方论治：在复方论治中，亦应有重点，分清主次、轻重，不能杂药凑合或所谓"特效药堆积"。上热下寒以肾寒为主者，可用右归丸或毓麟珠合钩藤汤；上热下寒以脾寒为主，一般可用健固汤加炮姜合钩藤汤；上热下寒以心热为主者，可用钩藤汤、二齿安神汤合毓麟珠治之；上热下寒以肝热为主者，用丹栀逍遥散合毓麟珠治之；上热下寒以肝寒为主者，用调肝汤或暖肝煎合钩藤汤治之；上热下寒以肺热为主者，可选用凉膈散合毓麟珠治之。下真寒上假热，虚阳上越，乃危重病也，需用回阳救逆汤、四逆汤、桂枝加龙骨牡蛎汤等救之，此在《伤寒杂病论》《温病条辨》中有之，一般很少见。上热下寒兼夹痰浊者，要上清、下温、中化痰浊，右归丸、钩藤汤、越鞠二陈汤治之；兼夹湿热者，还要加入四妙丸类方药；兼夹血瘀者，加入化瘀类方药，如通瘀煎、血府逐瘀汤之流，若瘀积成癥瘕者，加入化瘀消癥类方药，如山楂、鸡内金、三棱、莪术等品。外寒内热者，心肝郁火也，可用钩藤汤、丹栀逍遥散或加桂枝汤治之。如前热后寒者，大多为肝郁热肾寒湿，可用清肝温肾的复方，丹栀逍遥散合二仙汤加减，左热右寒大多为肝郁热脾虚寒，可用越鞠丸合香砂六君汤治之，同时还加入鸡血藤、川续断、钩藤、炙桂枝等品调和血脉。在治疗中处理矛盾，还要注意药物之间的拮抗性和协同性，尽可能应用协同性，避用拮抗性。

2）急则治标，标中求全：在复杂病证中，有时很难处理，特别是有些病证表现得很急，很危重，就得按急则治标论治。如上热下寒中的上热为重，心肝之火特旺，严重失眠，烦躁特重，上热为急，予以先治特治，清心肝之火安神定魂，予清心养阴汤，也称养阴清心汤。此方为夏桂成教授临床常用验方，其中珍珠粉是主要药物，必须保证质量，保证炮制，才能保证疗效，如能配合灵芝粉、琥珀粉服之，可提高临床疗效。如下寒中的腹泻严重，当先治腹泻，予以附子理中汤，待腹泻愈后再治他证。又如下寒中小便不行，小腹胀急，当先通利小便，用温阳化气、通利小便的金匮肾气丸，待小便通利后再治他证。所谓急则治标，标中求全者，就是一脏一腑治疗，尽可能求得全面，就以上治心而言，"心"的全面性，"血、气、水、火、阴、阳、髓、脉"也，符合八卦中四阴、四阳的要求，亦体现全方位立体性，同时还要求"静中有动""降中有升"，可选用《备急千金要方》中的茯苓补心汤，加入珍珠粉、灵芝粉、石菖蒲、远志等药物。但如一病一证过急，可单刀直入，不必求全，则不在此例。

3）分段处理，调周治法：在复杂病证中，有时综合措施，复方治疗亦很难处理得当，此时就可分段处理，按月经的周期阶段特点用药。经后期从阴长论治兼清心肝，经前期从阳长论治重在助阳兼以健脾，有助于两个转化期排卵、排经，排出物质。凡实证邪毒，可通过排经、排卵，尤其是排经时排出。因势利导，可收事半功倍之效。此外还有顽固性的病证，如闭经、月经量少、月经后期等，甚至在临床上可出现无证可辨的情况。复杂疑难症状过多，无证可辨尤属难题。无证可辨者，可据患者体质，特别是有关的检查、检验结果，如测量基础体温（BBT）以观察体温曲线，检查有关激素等，寻找有关资料进行辨治，或者试用"周期疗法"，观察服药后反应，决定治疗方案。

6. 分期论治排卵障碍性不孕症的经验 从宏观上看，女性生殖是其生命节律的集中体现，其月经周期节律变化的客观规律，是把握治"未病"的关键，确立中医药调整月经周期节律法，深化调周的"治本"大法，燮理阴阳以促进排卵的有序性，是夏桂成教授调治不孕症经验的特色所在。以排卵障碍性不孕症的诊治为例，该病多见于多囊卵巢综合征、卵巢功能低下、未破卵泡黄素化综合征等，表现为卵泡不能发育成熟，或者成熟后不能排出，从而影响生育。该病在女性不孕症，特别是原发性不孕症中占有重要地位。夏桂成教授认为，排卵障碍性不孕症的最大原因在于肾阴不足，癸水不充，既不能达到重阴，又缺乏成熟的精卵及较多的津液水湿，从而不能在"心（脑）肾-肝脾-子宫轴"调节下形成排卵活动的"氤氲状"。故治疗排卵障碍性不孕必须解决两大难题：一是提高肾阴癸水的水平，奠定物质基础，促进卵泡发育成熟，具备成熟卵子；二是促发排卵，达到使卵子能够顺利从卵巢中排出的目的。

现将夏桂成教授分期论治排卵障碍性不孕症的经验总结如下。

（1）经后期养阴，奠定精卵之基础：经后期是阴长阳消的时期，阴长奠定物质基础，推动月经周期演变。因行经期的排泄，在此期较易出现由于血、阴、精的不足而影响卵子卵泡发育成熟的病理变化，所以对于该期的治疗，夏桂成教授以补养阴精为主，具体治疗方法如下。

1）养血滋阴：从行经之末期开始至经后期即以补益阴血之法，为卵泡发育生长奠定物质基础。经后阴血不足，补阴结合补血，更适合妇女的生理特点。其推崇《傅青主女科》中养精种玉汤的立方旨意，强调养血以滋养阴分，临证拟用归芍地黄汤为主方加减治疗，并在滋阴方药中加入少量的助阳药物。张景岳云，"养补阴者，必予阳中求阴。"故尚须在滋阴方药中加入助阳之品，使阴得阳的支持，更易生长、转化，提升补阴的疗效。临证常选用归芍地黄汤合菟蓉散加减，于经后中期服用，以适应阴阳消长的需要。

2）活血生精：以活血化瘀与滋阴养血的药物组成方剂，针对血滞或血瘀所引起的精卵发育欠佳或排卵功能不良者，方选夏桂成教授验方活血生精汤，药用炒当归、赤白芍、山药、山萸肉、炙鳖甲、五灵脂、红花、益母草等，以清化扶正、滋阴活血，双向调节精卵的发育。

3）健脾养精：注重阴血化精的同时，需时刻不忘脾胃为生化之源。若有脾胃虚弱的病理状态存在，则欲养阴而每每难以奏效。因此，对脾胃功能不足的患者，先用健脾养阴的药物奠定后天之基础，多用于脾胃虚弱、运化失常的阴血虚证，精失所养的不孕症。临床常用参苓白术散、资生健脾丸加减，药如太子参、白术、山药、山萸肉、广木香等。健脾滋阴重在健脾，以后天水谷之精养先天之阴精，脾运健旺，不补阴而阴自复耳。

4）宁心敛精：夏桂成教授强调，心肾为阴阳平衡之关键。若心（脑）失宁，必下汲肾水，以致肾阴不复。故常用宁心安神、收敛阴精的药物，如炒酸枣仁、柏子仁、青龙齿、合欢皮、钩藤，或用交泰丸等方加以治疗，或在大量养阴之品中配伍清心肝、宁神复阴之品。治疗由于心神妄动所致阴精耗损的不孕症。

（2）经间期益肾调气血，促进卵子排出：《古今医鉴·求嗣》中指出，"人欲求嗣……经脉既调……庶不失其候也……三十时中两日半，二十八九君须算……但解开花能结子，何愁丹桂不成丛。"由此可见，经间期是最易受孕的时期。经间期的特点，按周期变动的规律，其阴阳转化特点为重阴必阳，为月经周期中极为重要的变迁阶段。当阴长至重，卵子欲将排出，这一关键时刻要借助于阳气的推动。因此，夏桂成认为当重阴已成，应由静转动，促进其转化，才能诱导排卵。具体方法有活血化瘀，或滋阴宁神稍佐活血、养血补肾佐活血之品等。

1）活血化瘀：根据经间排卵期的生理特点，为使氤氲乐育之气能够顺畅活动，常以活血化瘀之药促进气血活动，达到转化之目的。拟用夏桂成教授验方排卵汤，药用当归、丹参、赤芍、泽兰叶、茺蔚子等。这一时期，卵泡排出，即由阴分为主的经后期转入到经前期，此时阳分渐充，因此夏桂成教授在促排卵的同时，时刻不忘各期特点，加入补阳药，其意不仅在助阳气之动，促排卵，而且更在于使"重阴必阳"的转化顺利地过渡到经前期阶段。临床常加入川续断、仙灵脂、紫石英等调补肾阴肾阳之品。

2）滋阴活血：夏桂成教授认为，女性阴精水平大多稍低，重阴常有不足，故在活血的同时，务必要加入滋肾养阴之品。而阴精的不足，常与心肾交济不佳有关，而心神在一定程度上又驾驭肾精，故滋阴宁神、调达心气，不仅可提高肾阴水平，而且有助于血气活动，临床常用益肾通经汤。同时，在经间排卵期使用滋补阴分的药，必须考虑到这一时期所谓重阴的动态问题，静止的补阴方法往往在一定程度上会牵制活血化瘀方药的流动性，所以临床主张运用动态的补阴法，选择补阴而有流动性之药，如柏子仁、鳖甲等。

3）补肾活血：女性常阴有不足，阴阳互根，大多数阴分难以致"重"与阳的不足有关。因此临床上较为常用的方法为补肾活血，方选夏桂成教授验方补肾促排卵汤，药用当归、赤白芍、怀山药、山萸肉、熟地、牡丹皮、茯苓、川续断、菟丝子、鹿角片、五灵脂等。本方中不仅有滋养阴血的药物，能提高重阴水平，而且含有一些活血化瘀药，能够促进血气活动，打破原有基础，使阴阳低水平的相对平衡被突破，达到生殖水平上的阴阳平衡，以保证顺利排卵。

（3）经前期阳长至重，成为受孕或泄经之前提：经间排卵期后完成了重阴必阳的转化，就进入了阳长至重的经前期，此期最大的生理特点在于阳长为主。阳与阴有着不可分割的关系，所谓阴阳互根，即是在阴长精卵发育成熟，排出卵子，继而卵巢产生黄体，分泌黄体激素，此时相当于开始阳长，阳分占主要地位。若卵精相合受孕，则黄体即以助孕为任；若未受孕即可达到一定水平后，转为白体，而以这一排卵周期结束并排泄经水，达到重阳必阴之转化。所以在阳长至重过程中，亦依赖于阴分。故在经前期需把握以补肾助阳为主的治疗。

1）阴中求阳：即水中补火的方法。张景岳曰，"养补阳者，当阴中求阳。"故临床多仿右归丸加减，药用熟地、当归、赤白芍、山药、山萸肉、牡丹皮、茯苓、川续断、菟丝子、鹿角片等，其中当归、熟地对脾胃运化较弱者易致大便溏稀，腹胀不适，故他常以丹参易当归，或当归炒后应用，均能改善此弊。而鹿角片对促进基础体温上升及维持高温相有重要意义，是治疗功能性不孕症的有效药物。但由于价格较贵，临床亦可根据患者经济条件，或以紫石英代之。

2）血中补阳：女子从血为主，子宫冲任以血为用。临床常用张景岳的毓麟珠，以四物汤为基础，加入温润助阳之品，达到暖宫种子的目的。在此基础上，夏桂成教授常常加入宁神之品，制成助孕汤，疗效甚佳。此外，在经前末期，重阳延续波动之时，有部分患者心肝郁火明显，表现为烦躁、胸闷、失眠，则用调经种玉丸，药如当归、白芍、熟地、川续断、白术、茯苓、制香附，并适当加入钩藤、牡丹皮、合欢皮、炒荆芥等。

3）气中扶阳：脾胃虚弱证在经前期的一些不孕症患者中颇为常见，症见腹胀矢气、大便偏溏、行经期腰酸等症状。夏桂成教授临床常选用《傅青主女科》所载的健固汤、温土毓麟汤进行加减，药用党参、炒白术、怀山药、神曲、茯苓、巴戟天、覆盆子、菟丝子、鹿角片等。就不孕症而言，脾肾不足，治在于肾，重在温补肾阳，暖宫种子。故方中重用巴戟天、覆盆子，并加入鹿角片等，意在气中补阳，暖宫种子。由于经前期阳气高涨的特性，尚需强调调治心肝。即经前期心肝气火上扰，出现症状如胸闷、烦躁、乳房胀痛等，有碍周期的顺利转化，须予以清降镇泄的治疗，以保证生理阳分的持续增长而达至重的水平。

（4）行经期理气活血调经，以排经通畅为要：行经期既是排泄经血之期，更是阳气下泄，让位于阴的时期。为达到排旧生新的目的，除旧要彻底，留得一分瘀就影响一分新生；新生要扶植，以奠定好下一周期的基础。如若排经失常，"重阳必阴"的转化受之妨碍，势必影响下一个月经周期的规律活动。

夏桂成教授在经行期采用的调经法，多用理气活血之品。具体分为初、中、末三期。行经之初治以理气调血，偏于理气，方用四制香附丸或七制香附丸加减，药用制香附、青陈皮、乌药、当归、赤芍等。行经中期则治以活血调经为主，以五味调经散加减，药用当归、赤芍、丹参、山楂、益母草等。行经后期则偏于滋阴化瘀，以向经后期过渡，方选归芍地黄汤加减，药用当归、赤白芍、怀山药、山萸肉、熟地、牡丹皮、茯苓等。此外，在一般调经法的基础上，根据不同证型，尚需配用特殊调经法。

1）逐瘀破膜法：适用于有膜样痛经的患者。选用逐瘀力强的药物及助阳利浊的药物，如夏桂成教授验方逐瘀脱膜汤，药用肉桂、五灵脂、三棱、莪术、川续断、益母草、茯苓等，在行经初、中期服用，行将净则停服。

2）温经止痛法：用温经化瘀、和络止痛之药物组成的方剂。代表方夏桂成教授验方痛经汤，药用丹参、赤芍、钩藤、牡丹皮、延胡索、肉桂等，如行经末期仍有腹痛者，可续服。

3）清肝调经法：由清热调肝、化瘀止血之药物组成的方剂。代表方为丹栀逍遥散或固经丸合加味失笑散，一般用于行经中、末期，如初期量多者亦可服。

4）补气调经法：由补气健脾、养血调经之药物组成的方剂。方选归脾丸或香砂六君汤合失笑散加减，行经初、中期服用为主，末期亦可服。

5）化痰利湿法：由化痰、利湿、活血之药物组成的方剂，多用于肥胖型月经失调者，方选越鞠二陈汤合泽兰叶汤加减，以推动行经期的转化。

6）清降逐瘀法：以清心降火、行血逐瘀的药物为主，拟用益肾通经汤，药用柏子仁、丹参、钩藤、黄连、泽兰叶、牛膝等，以使经血顺畅排出，建立新一轮的排卵周期。

（四）探讨妇科"矛盾辨证"，总结矛盾错杂病证的临床处理

1. 矛盾辨证的基本内容　矛盾辨证，即矛盾分析，即复杂证候的辨证分析。临床所见证候，固有性质一致的病证，但较多的是既有虚证，又有实证，既有寒证，又有热证，虚实寒热，互相兼夹，呈现

虚实、寒热错杂的矛盾状态。夏桂成教授根据多年临床实践发现，妇科领域内的矛盾证候，主要表现在三个方面：一是妇科特征之间的矛盾证候；二是妇科特征与全身症状之间的矛盾；三是妇科特征之间及全身症状之间均有矛盾，称为复杂矛盾，分析处理这三个方面的矛盾证候，即是矛盾辨证。

（1）妇科特征之间的矛盾分析：以月经病证中妇科特征之间的矛盾为例。月经病的妇科特征，即期、量、色、质四者的不一致，是妇科月经病所有矛盾的基本所在。临床常见三种情况。①三对一，或称一对三的矛盾分析。即期、量、色、质四者之间有三者是一致的，而其中一者与其他三者有矛盾，亦即是不一致。分析之时，应首先归纳三者一致的属性、原因，得出一个印象，亦即证型，然后分析一者矛盾的原因、属性、证型，与三者相接近的可能性，逐一对照加以否定或肯定。②二对二的矛盾分析，或者亦可称为二对一对一的矛盾分析。即临床所见症状不仅期、量、色、质四者间有矛盾，全身症状之间亦有矛盾。如期、量、色、质二对二处于均等地位，无法确定时，必须通过全身症状，脉象、舌苔的多数来定。但如全身症状，脉象舌苔亦处于均等状态者，必须进一步审核症状，尤其是妇科特征的症状。③色或质一者间的矛盾分析。先以色论之，排出经血的颜色淡，但夹有的血块则呈紫黑，或者经色时淡时深，色淡者，虚证也；色深者，实证也；有深有淡，时淡时深者，有虚有实也，虚实夹杂也。再以质言之，排出经血质地稀薄如水，但又夹有血块，或者经血时稀时黏，稀者，虚证也；黏稠者，有块者，实证也；有稀有黏，时稀时黏，虚实夹杂也。何虚何实，谁为主证，可通过全身症状，脉象、舌苔的反应而定，同时注意症状虚假性，以及是否为矛盾未暴露者。

（2）妇科特征与全身症状之间的矛盾分析：指的是妇科特征上的证候是一致的，亦即是期、量、色、质四者的反应是一致的，并已得出初步结论，但是对照全身症状，与之不合，发生矛盾。分析时，首先要审核证候，特别是妇科特征，然后审核全身症状，防止虚假性及误差性，分析这种矛盾，就必须依据月经史、病史、各种检查检验结果、病程，以及诸证出现的前后，以往诊疗后的反应等，做出全面的、系统的分析。如月经先期、量多、色红、质黏是一致的，属于血热证候，经审核无虚假，但全身症状却反映出头昏、神疲、四肢懈怠、水肿纳欠、腹胀便溏、脉象细弱，舌质淡红，显然属于脾虚。如若患者月经一贯先期、量多、色红、质黏等，血热就难以成立，最多亦只能作为次要证据。全身症状上所出现的脾虚证型，占有重要地位，并需进一步分析脾虚证候的原因及证候程度。反之血热证型占有重要地位，则要对照病史，分析全身症状上产生的原因。如果血热与脾虚的矛盾难以进行中肯的分析，没有充分的理由来排除或降低任何一方，亦可以从以往的治疗中，或者在试探治疗中分析其主次因果，从而作出正确的治疗。

（3）妇科特征之间与全身症状之间均有矛盾之分析：即复杂矛盾的分析。先审核及解决妇科特征之间的矛盾，再审核及解决全身症状上的矛盾，尤其注意核定症状的真实性和严重程度。分析妇科特征的矛盾时，还必须注意排除两种情况。其一，未暴露的或已将结束的证候，如行经期初期，末期的量、色、质的反应就缺乏辨证价值；其二，一贯如此的期、量、色、质，亦少辨证价值，此与体质、禀赋、种族、气候、环境的不同有关。此外，通过月经史、病史，各种检查检验，症状出现先后，病程演变，以及治疗经过等，进行全面分析才能有一个较为正确的结论。

2. 矛盾错杂病证的处理及体会　临床上，固有单纯的、典型的病证所在，但大多数的病证是复杂的，甚至是矛盾错杂的。在慢性病证，如围绝经期综合征，卵巢功能早衰，围绝经期崩漏证，顽固性痛经、子宫内膜异位症等。常可见到上热下寒、寒热错杂、本虚标实、虚实夹杂、升降失调、升降倒置等证候，以及1个或2个证型，又兼夹2~3个，甚至4~5个兼证型，处理起来颇为困难，选方用药颇难确当。夏桂成教授经过多年临床摸索，总结较好的处理方法有四。

（1）统筹兼顾，融矛盾药物为一方，注意协同性，避免对抗性及不良影响：处理寒热矛盾，可以将清上温下的药物组成一方，如临床上常用夏桂成教授验方清心温肾汤，药用钩藤、莲子心、黄连、青龙齿、淫羊藿、仙茅、巴戟天、川续断、茯苓神等；兼有明显浮肿者，尚可加入防己、黄芪、制附片等。本方原名温肾宁心汤，原方尚有党参、白术、广木香等品，重在清心（肝）之火，而能温顾肾阳。淫羊藿、仙茅、巴戟天乃肾家之阳药，虽有入肝脾的作用，但以补肾为主，临床未发现有激动心肝之火的影响。夏桂成教授验方清心健脾汤亦主要治疗围绝经期综合征中脾土薄弱者，其临床上表现头昏头晕，烘热出汗，烦躁失眠，但又腹胀矢气，大便溏泄，腰腿酸冷。方中钩藤、莲子心、黄连、青龙齿、党参、炒白术、广木香、砂仁、茯苓神，或加入炮姜等，使清心（肝）之药物与温运脾土之药有机结合在一处，避免了对抗性。

升降矛盾，亦即是上则心肝郁火，迫肝阳上亢，出现头晕头痛，面红升火，烦躁失眠，同时见气虚下陷，腹胀便溏，小腹坠胀，子宫脱垂，肛门下坠等症。就容纳矛盾药物为一方而言，亦有两法，一是升降并用，注意冲突性，尽可能利用协同性，可用夏桂成教授验方钩藤汤与补中益气汤加减，药用钩藤、白蒺藜、莲子心、珍珠母、茯苓神、白芍、紫贝齿、合欢皮、黄芪、党参、白术、广木香、炒柴胡、荆芥、陈皮等。二是遵照前人所谓"上下俱病，治其中"的指示，以调治中焦为主。中焦者，脾胃所居也，脾胃有升降枢纽之说，肝阳上亢者，可通过胃降而降之，气虚下陷者，可通过脾升而升之，故可选用六君子汤加入钩藤、竹茹、广木香、荆芥、黄芪等药物调治之。

（2）治疗主证型，照顾兼证型，恰当地处理错杂顽固证型：凡临床上所出现的顽固证型，不仅有主证型，而且有兼夹证型，或兼其他病证。而且在兼夹证型中，又有两种顽固证型兼夹在一处的情况，颇难处理。一是阴虚夹湿热，或湿热夹阴虚，二是脾虚夹阴虚，或阴虚夹脾弱。一般来说，滋阴则将助湿碍脾，燥湿运脾又将耗阴。而且阴虚者，非一日所成，湿热者亦是较长时期才能形成，湿性黏稠，久而湿蕴生热，湿与热合更易黏合不化，是以慢性湿热者，本不易治，而与阴虚兼夹，更不易治，处理这类顽固证型者，其一，疗程宜长；其二，权衡协同性与冲突性，重在选药。阴虚夹湿热者，用六味地黄丸（汤），或归芍地黄汤合四妙汤，将滋阴与利湿有机组合，而熟地、当归必须慎用。脾虚夹湿热者，选用资生健脾汤。其他主、次证型兼夹者，亦须明确重点，照顾一般。同时保证在主证型上药物剂量的重用。

如血热性月经量多，又兼夹血瘀、湿浊者，治疗上应以血热为主，用凉血清热法，可选用荆芩四物汤，加入失笑散、大蓟、小蓟、益母草等，然后再加茯苓、薏苡仁。若湿浊占第二位，血瘀占第三位，则需将凉血清热与利湿化浊结合起来，方法上以清利为主，佐以化瘀，可用固经丸加入利湿化瘀之品，药用炙龟板、炒黄柏、炒黄芩、椿根白皮、碧玉散、茯苓、薏苡仁、制苍术、炒荆芥、大蓟、小蓟、炒蒲黄等。但血热、血瘀、湿浊三者之间，又伴有阴血虚者，二至丸亦常为所用。如血瘀型月经过多，血瘀为主证型，兼有血热、湿浊证型者，治疗上当以化瘀为主，佐以清热利湿，可用加味失笑散化瘀止血，加入牡丹皮、马鞭草、大蓟、小蓟、茯苓等。若出血多，阵发性出血，血块多，瘀性严重，不得不用化瘀性的方药，如膈下逐瘀汤、逐瘀止崩汤等，出血有所控制后，再予清热利湿等治之。即集中方药解除主证型，对次要证型、再次证型，留作下一步照顾。而虚实夹杂矛盾，如肾虚夹血瘀，肾虚夹湿者，可结合滋阴补肾、化瘀止血，予二至地黄汤合加味失笑散，药用女贞子、旱莲草、山药、山萸肉、熟地、牡丹皮、茯苓、五灵脂、蒲黄、大蓟、小蓟、薏苡仁、川续断等。若属闭止性月经病者，则予滋阴补肾，化瘀通经，可用归肾丸合四妙丸、血府逐瘀汤等，常用药物有当归、赤白芍、熟地、牛膝、山萸肉、杜仲、黄柏、薏苡仁、制苍术、桃仁、红花等品。

（3）急则治标，缓则治本，本中顾标，标中顾本：一般来说，就崩漏而言，肾虚血瘀，肾虚为本，血瘀为标，当其血崩发作时，大多与血瘀有关。一般多表现阵发性出血，出血时血块特多且大，有时呈内膜状。现代医学认为，真正的崩漏，系子宫内膜增生过长，刮宫乃最为有效的止血方法，但毕竟与肾虚有关，标而本之，亦即是标中顾本。夏桂成教授指出，需予一定量的滋阴助阳药物，待出血效果得以控制，缓和症情后，再按平时治本，协调肾中阴阳，补肾调周，恢复正常排卵及月经周期，达到治愈崩漏的目的。又如顽固性痛经，主要指子宫内膜异位性痛经，膜样痛经，此均系肾虚血瘀，但瘀血的性质、程度不同。发时治标，以化瘀止痛为主，临床常用通经汤、内异止痛汤，虽有一定效果，但不理想。其关键仍在于平时治本，尤其强调在经间期补肾调气血，重在助阳。在治疗上，应遵循"本而标之"，即在治本之中兼顾标证，于补肾促排卵汤中加入适量活血化瘀药，如赤芍、生山楂、天山雪莲等。而在治标之时，亦应考虑"标而本之"，即标中顾本，在活血化瘀的同时，加入温阳补肾之品，如肉桂、牛膝、川续断等。此外还有急则治标，标中之标，急中之急的处理，如崩漏中出血过多，或大出血时，见突然面色苍白、冷汗淋漓、脉微欲绝，行将虚脱（休克），应紧急处理，补气固脱，用独参汤急救之，稍缓再化瘀止血，缓则治本，本中之本，缓中之缓，即养血以复其旧，还应恢复正常的周期节律，对于促进重阴必阳及排卵恢复，则需要较长时期的调治。

（4）按期按时服药，根据期时特点处理矛盾，不断提高疗效：所谓按期者，是指按照月经周期的阶段特点服药，即所谓"阴时服阴药，阳时服阳药。"经后期以滋阴为主，故经后期应在午后入晚的阴时服药；经前期以助阳为主，故经前期应在白天的阳时服药。经间期重阴转阳，转化者，实即是排卵也，重阴者，夜半也，故此期服药，应在夜间；行经期重阳必阴，排出经血，除旧生新，故此期服药，应在白天。在错杂矛盾证型中，较难处理时，可按周期阶段特点处理之。如肾虚偏阴，夹有血瘀型的崩漏病证，根据按期论治，在行经期以血瘀为主，用化瘀止血的方法治疗，可选用加味失笑散，或逐瘀止崩汤治之。经后期是本病证治疗最为重要的时期，应滋阴补肾，可用归芍地黄汤加减治之。又如偏肾阳虚，夹有血瘀的病证，在行经期用化瘀止痛的方法治疗，选用痛经汤、膈下逐瘀汤。但治疗的重点，应在经间期使重阴转阳，可选用补肾促排卵汤，然后再重视经间期助阳补肾的治疗，选用右归饮，补肾助孕汤等，使肾阳旺盛，自然能有效地控制痛经。

按时者，即按照时相规律的特点服药。以日相而言，子时为夜半，为阴中之阴；午时为日中，为阳中之阳；卯时为黎明，是阳出于阴；酉时为入晚，是阴出于阳。故卯时、午时为阳时，酉时、子时为阴时。阳时服阳药，阴时服阴药，故补肾促排卵汤及各种排卵汤均须在夜间服用。此外，虚实寒热，升降出现矛盾时，亦可按时辰节律分别处理之。如患者心肝郁火，引发肝阳上亢而见眩晕头痛，即高血压病证，但又有脾虚气弱所致的子宫脱垂证。若把治疗高血压的滋阴息风（杞菊地黄汤）合治子宫脱垂的补气升阳（补中益气汤）合为一方，显然是不合适的，不仅药物之间的冲突性大，而且升降之间很不协调，故清晨时服补中益气汤，亦符合阳时服阳药的要求，且经过一夜休息后，肝阳上亢亦有所减，不会影响其升，入晚时服杞菊地黄汤，亦符合阴时服阴药的要求，且经过一天的劳累后，肝经郁火，肝阳上亢，更为明显，亦符合急则治标的要求，是以分时服药，亦即"因时而补易为力"之道理。

除上所述，因病情需要而分服不同方药，如汤剂合药粥、散或丹以治危证，内服外治可愈顽症，下病上取、上病下取及冬病夏治、夏病冬治、热服、冷服、频服、催吐法、泻下法等，均有其意义，或为临床处理矛盾错杂病证提供指导。

3. 周期用药动静升降特点分析 夏桂成教授强调，女性体内月经周期阴阳消长转化具有内在节律，需注重"心（脑）肾-肝脾-子宫轴"的调节，并指出经间期重阴转阳，行经期重阳转阴，经后期阴长阳消，经前期阳长阴消的生理变化，蕴含有动静升降结合的运动形式。故应谨察女性体内阴阳转化的复杂精微，洞察其动静升降之变化，注重其升散、敛藏的特性，从而更好地理解、运用中药。现将月经各期动静升降用药特点举述如下。

（1）行经期，动降为要：行经期为重阳转阴之期，重阳下泄，让位于阴，总体运动状态为下降，并且以月经排泄干净、彻底为要。因此，此时用药特点以下行为主，以川牛膝、泽兰叶、益母草、枳壳等活血化瘀，排除经血。可使用五味调经散，药用丹参、赤芍、五灵脂、续断、茯苓、艾叶、泽兰叶、益母草。方中丹参、赤芍活血调经，赤芍酸寒，有一定的清热降火作用，调经而不致引起出血，颇为佳品。行经期所排出的经血含有较多湿浊，所以前人称为"经水"，是以利湿排浊、除旧迎新乃行经期之所必需，故方中用茯苓、泽兰。排泄月经，子宫行泻，但应泻中寓藏，如欲泻之适当，不致损正，则必须加入补肾之药。川续断不仅有续筋活血的作用，又有补肾助阳的功能，其在调经的同时，又有补肾固纳子宫的作用，是以泻中寓藏，故为临床所常用。血得热则行，得寒则凝，行经期可加入适量温药温行气血，如肉桂、广木香、炒枳壳等。需要说明的是，行经期是重阳转阴的时期，由于重阳下泄，排出经血，血海空虚，故癸水、阴阳均处于低与虚的状态。此时血气活动由动至静，由升至降，如若排经不畅，经血不得下行，故不得不用温经活血，利水逐瘀方药。因行经时以调经为主，为使月经排泄达到"完全、干净、彻底、全部"，应选用王清任所制的血府逐瘀汤。血府逐瘀是由桃红四物汤加入二升二降，二升者，柴胡、桔梗者也，二降者，牛膝、枳壳也，在降中有升，升降合度下，活血化瘀也，使经血得以顺利排尽也。

（2）经后期，静降为宜：月经干净过后，进入经后期，此时经血已净，旧瘀已除，新血待生。肾主生殖、封藏，为了精卵的生长，肾阴需要逐渐积累达到重阴的水平。阴主静，主降，主敛藏，经后期需要使用具有沉静、敛藏的阴药来濡润滋长阴分，从而促使精卵发育，宜选炙龟板、炙鳖甲、山萸肉、白芍、菟丝子、芡实等滋阴敛藏之品。滋阴药亦可分为三类，第一类是静降药，如龟板、女贞子、旱莲草、熟地、牡蛎、珠粉、山萸肉、淮山药等；第二类是阴中阳药，其有一定的流动性，如牛膝、炙鳖甲、稆豆、枸杞、楮实子等品；第三类是阴中水药，即养津液之品，如西洋参、麦冬、石斛、天冬、黄精、玉竹、燕窝、银耳、百合等。随着经后中期、经后末期的到来，阴长需要以阳为动力，此时应适当加入续断、杜仲、五灵脂、怀牛膝、柴胡等滋阴流动、略有助阳的中药以提高其"重阴"的水平，而且越接近排卵期，助阳促升的中药运用量则越需要增加，但前提亦包括滋阴加重，如熟地、龟板合用，保证静中有升，阴阳并重，动静结合。需要指出的是，临床上，经后期阴虚火旺者亦不少见，滋阴降火法运用较为常见。

（3）经间期，动升为主：经间期是重阴必阳的阶段，阴长达重，重阴盛极，阴极似阳，降极而升，重阴上升，呈冲击状。此时气血变化较为剧烈，转化顺利与否关系到经前期阳长是否能够达重，因此需要选用活血化瘀且升动为主的中药，如当归、赤芍、续断、川芎、红花、鹿角片、荆芥等。夏桂成教授指出，鹿角片可补肾助阳、生精益血、调理冲任，能入血分，具有强烈的主升的作用，对于阳气的进发至关重要，是排卵的主要动力，故为要药；荆芥一味，有疏肝理气、清扬气机的作用，对阴阳气机转化有顺势推动作用。此外，排卵时，精卵排出的部位在于下焦、冲任、厥阴经、少阳经，此时需要加入一些疏解该部位的药物，如柴胡、五灵脂等，加强行气活血，为精卵的顺利排出及输送增强动力。

（4）经前期，动静结合：经前期阳长迅速达到顶峰，此时阳气的旺盛有利于痰湿、瘀浊等病理因素的消除。如以孕育为目的，应在补肾助阳的中药中酌加敛藏固摄之品，如山萸肉、芡实、菟丝子、莲子肉等，一则起到静敛安神的作用，一则帮助子宫敛藏，防止孕育后发生滑胎流产。如果是以祛邪为目的，则应当在助阳的基础上加入活血化瘀、消散癥瘕之品，促进气机升降、通利，如石打穿、路路通、三棱、莪术、桃仁、红花、苏木等。同时，古人指出，经前以理气为先，在助阳的基础上，往往需要加入理气疏肝之品，经常配入越鞠丸、逍遥散、七制香附丸等。其中香附、陈皮、合欢皮、绿梅花、娑罗子、台乌药、荆芥、柴胡，甚至荔枝核、大小茴香、青皮等亦可选用。目的在于助阳补肾，疏肝理气，保证气血运行顺畅，从而亦保证经行顺利，排经畅通。

（5）肝脾血气升降动静的用药特点：肝藏血而司疏泄，藏血者，乃肝体本身的作用，疏泄者，即升降也，疏者，升也，亦即是肝气上升逐其调达之性，如其不能上升，不能达到调达，则将形成肝郁，肝郁气滞，是妇科临床上颇为常见的病变，亦是四物汤、逍遥散的主治证候，故有四物汤、逍遥散可以统治一切妇科病之说，亦可以说女性肝郁所致者多。肝郁之后，会向虚实方面发展，一般需用四制香附丸，或七制香附丸，甚则可用泻的方药如枳实导滞丸、木香槟榔丸等，疏之不效，改用泻降。肝气有余便化为火，或则肝阴不足，肝郁极易化火，一般用丹栀逍遥散，清肝达郁汤，或以清泄制之，故金铃子散、化肝煎等亦可用，夹阴虚者用一贯煎。肝郁日久后凝聚痰脂，则成肝郁痰凝之证，此阳痰也，实即脂浊类痰，一般用越鞠丸、启宫丸治疗；甚则防风通圣散等泄痰之法。肝郁致瘀，肝郁日久，气滞血瘀，一般用七制香附丸、血府逐瘀汤，甚则可用香棱丸、琥珀散等攻之。虚证方面，其一是耗血，或者正由于血虚体阴不足，用阳不及，导致肝郁，一般可用四物汤合逍遥散，亦即是黑逍遥散加减；其二是伤阴，气郁日久，特别是肝郁化火后，更易伤阴，在出血类病证更易见此，一般伤阴主要是损伤肾阴，故在治疗上，大多要用滋水清肝饮、滋肾生肝饮等方药；其三是损阳，肝气郁结，常易窒痹阳气，阳气不运，日久必虚，在顽固性病证中多见此类，一般可用艾附暖宫丸、暖肝煎等方药；其四是克土，肝郁克伐脾胃之土，伐胃者，肝胃不和，抑肝和胃饮，伐脾者，痛泻不已，轻者用痛泻要方，重者加理中汤。

脾主升清，胃主降浊，升降之枢纽。上则心肺，下则肝肾之间的升降，亦赖脾胃升降以助之，心肾相交尤须脾胃媒合。是以脾失升清，气虚下陷者，需要益气升清，补中益气汤治之，运用黄芪、升麻、柴胡之升阳，又用党参、黄芪、白术、甘草益气健脾，在子宫脱垂，长期崩漏中常有所用，轻则可用举元煎等方药。胃失和降，浊热内结，轻则黄连泻心汤，药用黄连、黄芩、陈皮、制半夏、炒枳壳等药，重则需用三承气汤，药用大黄、芒硝、川朴、枳实等类，妇科所用的玉烛散、三和饮，泄胃热以调治闭经。脾胃升降失调，不仅影响全身之升降，亦不利于后天生化血气的功能，故在调理脾胃升降功能过程中，运用益气健脾、和胃降逆的方药，如归芍六君汤、香附六君汤、归脾汤等，一面用人参、茯苓、白术或加黄芪、炙甘草，一面又用陈皮、制半夏、炒谷麦芽、广藿香等。但妇科所见脾胃失和者，常夹阴虚，此宜应用参苓白术散，药用太子参、白术、茯苓、炒扁豆、建莲肉，甚则加入黄精、玉竹之类，或加入桔梗、陈皮、薏苡仁等品以升降之。

二、验案分享

（一）补肾调周法治疗不孕症案

吴某，女，34岁。

初诊时间：2002年12月。

主诉：人流术后未避孕未孕3年。

病史：患者3年前人流后迄今未孕。近1年多来，患者月经紊乱，常3~6个月甚至8~9个月一潮，时有烘热出汗，失眠多梦，心烦心慌，耳鸣不已，足后跟痛等，纳谷尚可，二便自调，舌质红，苔薄，脉细弦。既往月经4~5/28天，量中等，无痛经。28岁结婚，生育史0-0-1-0。既往身体健康，无特殊病史。曾在外院血查雌二醇（E_2）24pg/ml，促黄体生成素（LH）50.1IU/ml，促卵泡激素（FSH）48IU/ml。

诊断为不孕症，证属肾阴偏虚，癸水不足，转化欠利，按调周大法治疗，先从滋养心肾论治，以坎离既济汤加减。处方：大生地12g，牡蛎（先煎）15g，山药12g，山萸肉9g，怀牛膝10g，五味子5g，川续断10g，菟丝子10g，牡丹皮10g，茯苓10g，酸枣仁12g，钩藤（后下）15g，莲子心5g。服后患者伴纳谷不香，大便稀软，加党参10g，煨木香9g；见患者潮热明显，加炙鳖甲（先煎）9g，紫贝齿15g。嘱患者记录基础体温（BBT）。

服药2月余二诊，患者白带增多并出现锦丝状带下，遂从经间期论治。滋肾助阳，调气和血，以补肾促排卵汤加减。处方：当归10g，赤白芍各10g，枸杞子10g，山药10g，山萸肉9g，牡丹皮10g，茯苓 10g，川续断 10g，菟丝子 10g，紫石英 10g，煨木香 9g，五灵脂 10g，钩藤（后下）12g，莲子心 5g。

三诊，患者 BBT 上升，有高温相。随之按经前期治疗，滋肾助阳，清心化瘀，以右归饮合钩藤汤加减。处方：熟地 10g，赤白芍各 10g，山药 10g，牡丹皮 10g，丹参 10g，茯苓 10g，川续断 10g，钩藤（后下）12g，紫石英 10g，合欢皮 10g，莲子心 10g。

四诊，患者 BBT 高温相维持 10 天后月经来潮，行经期理气调经，以越鞠丸合五味调经散加减。处方：制苍术 10g，制香附 10g，丹皮 10g，山楂 10g，丹参 10g，赤芍 10g，泽兰 10g，钩藤（后下）12g，五灵脂 10g，益母草 10g。

此后按调周法治疗，患者月经 25~45 天一潮，BBT 高温相维持在 9~12 天。治疗 1 年后患者受孕。现已足月生产一女孩。

按语：本病属中医学"不孕症"的范畴。由于不孕症病程较长，病变错综复杂，因此在辨证过程中常需要结合辨病。每个证型均有其特点，如功能性不孕症需用补肾调周法；盆腔炎后遗症、输卵管梗阻性不孕症需用补肾通络法；免疫性不孕，治以滋阴清热才能达到抑制抗体的效果。特别是矛盾兼夹的证型，更要分析处理恰当。如肾虚兼肝郁在不孕症中颇为多见，肾虚夹肝郁血瘀亦为多见，甚则夹肝郁血瘀又夹湿热者亦有之，临床不仅要分析主次标本的关系，而且还要注意各证型之间的用药协调性。又如肾阳虚兼夹郁火者，在年龄较大的不孕女性中较为常见。清热有碍阳虚，温阳有助于郁火，因而在处理上，一要分清主次，二要避免用药冲突。如肾阳虚与心肝郁火同见，则要分清是否以肾阳虚为主，如是则当以温补肾阳为主，法用右归饮或右归丸为主方，尽可能避用桂附及鹿角片之类，以免温散动火。肉桂温养下焦，可考虑使用，紫石英、鹿角胶等比较合适，同时需加入钩藤、牡丹皮、绿萼梅、白蒺藜等清肝之品。如以心肝郁火为主者，则应治以清热解郁，以丹栀逍遥散为主方，但应尽可能避用山栀，因其清肝之力较强，对脾胃之阳有所剋伐，用钩藤、白蒺藜等品代之较好，同时可加入川续断、杜仲，必要时再入紫石英、肉桂等温补肾阳，直入下焦。夏桂成教授所提出的"心（脑）肾-肝脾-子宫轴"学说正是为了强调心（脑）的作用，心情烦躁、心境不宁、心肾不得交济，自然有碍于正常生殖活动，因而"心（脑）肾-肝脾-子宫轴"是调节生殖功能的核心所在。《广嗣纪要》说："求子之道，男子贵清心寡欲，所以养其精。女子贵平心定意，所以养其血……女子之性，偏急而难容，女子之情，媚悦而易感，难容则多怒而气逆，易感则多交而涩枯。气逆不行，血少不荣，则月事不以时也。此女子所以贵乎心定气养其血也。"临床遇到一些不孕妇女，心情急躁，到处求医，反而很难受孕。一旦领养子女之后，自身也能很快受孕，说明心理的稳定平和对生殖健康具有相当重要的作用。

本案患者在人流术后，肾气肾精损伤，肾阴不足，肝血亦虚，冲任亏损，难以孕育。本病又与心有关，胞脉者，属心而络于胞中，今心气不得下降，胞脉闭塞，月事不来，血枯闭经，胎元难成，说明肾衰心气不降乃其病机。调理月经周期法是夏桂成教授率先提出的一种系统的中药周期疗法。经后期滋阴养血，补肾填精，提高天癸水平，促进卵泡发育；经间期补肾助阳，调气和血，使气顺血动，促发排卵；经前期补肾助阳，健全黄体功能。患者无子女，生活中压力较大，有心烦、失眠等心肝郁火症状。夏桂成教授认为，肾之阴阳处在一种运动状态中，与心火有着特别重要的关系。心肾相交，水火既济，才能保障肾阴阳的提高和正常运动。欲补肾者必先宁心，心神安定，则肾能充足，此即前人所谓的"静能生水"，故在调周方中加入莲子心、合欢皮、炒枣仁等宁心安神之品，以保证在静的前提下较好地恢复肾阴。同时，须注意患者的精神心理变化，使心气下通，胞脉畅达，以利孕育。

（二）立足"心（脑）肾-肝脾-子宫轴"，以中医治未病思想结合调周法治疗滑胎案

豆某某，女，38 岁。

初诊时间：2019 年 9 月 30 日。

主诉：不良妊娠史 3 次。

病史：患者 2015 年、2017 年、2018 年均在孕 50 天左右因胚停行药流＋清宫术，其中第 2、3 次妊娠均予黄体酮保胎而未果，第 3 次妊娠行绒毛染色体检查未见明显异常。因患者恐惧再次流产，后避孕至今。患者平素月经后期，40~50 天一行，量偏少，色红，有少量血块，轻度痛经，经期 8~9 天。末次月经 2019 年 9 月 21 日。刻下月经周期第 10 天，带下量少，无明显锦丝带下，大便溏，受凉后腹痛，自觉易乏力，寐欠佳，易醒，多梦，BBT 示低温相，舌质淡红，边有齿痕，苔薄白，脉细濡。

辅助检查：2018 年女方行性激素检查、生殖免疫全套及凝血检查未见明显异常，男方精液常规、精子形态学分析、精子 DNA 完整性检测未见明显异常。

中医诊断：滑胎（脾肾两虚，心肾不交）。

西医诊断：复发性流产。

治疗：治拟补肾健脾，用归芍地黄汤合清心健脾汤加减。

处方：钩藤（后下）10g，炒枣仁 15g，莲子心 5g，党参 15g，丹参 10g，生黄芪 10g，茯苓 10g，茯神 10g，炒白术 12g，炒山药 12g，炒白芍 10g，菟丝子 10g，续断 12g，巴戟天 5g，山萸肉 10g，灵芝粉（吞服）6g 琥珀粉（吞服）3g。10 剂，每日 1 剂，水煎，早、晚分服。

2019 年 10 月 10 日二诊，患者月经周期第 20 天，患者自觉乏力较前好转，便溏、多梦较前改善，见锦丝状带下，易烦躁，BBT 示低温相，从经间期论治，方用补肾促排卵汤加减。处方：赤芍 10g，白芍 10g，红花 3g，制香附 10g，川芎 10g，淮山药 10g，山萸肉 10g，续断 10g，茯苓 10g，合欢皮 10g，荆芥 10g，巴戟天 8g。7 剂，每日 1 剂，水煎，早、晚分服。

2019 年 10 月 17 日三诊，患者月经周期第 27 天，乳胀，烦躁不安，BBT 示高温相偏低，从经前期治之。方选毓麟珠合钩藤汤合越鞠丸加减。处方：党参 12g，炒白术 12g，炒白芍 10g，茯苓 10g，茯神 10g，巴戟天 10g，炒枣仁 15g，钩藤（后下）10g，莲子心 5g，陈皮 10g，制苍术 12g，广木香 10g，荆芥 10g，广郁金 10g，紫石英 15g，鹿角霜（先煎）10g，杜仲 10g，制香附 10g，生黄芪 10g，合欢皮 10g。14 剂，每日 1 剂，水煎，早、晚分服。

此后继续调治，诸症好转，患者月经周期调整至 35 天左右。经治半年余，患者怀孕，2020 年 6 月 4 日复诊，患者停经 43 天，腰酸时作，胃脘时不适，恶心不显，易疲乏无力，乳房微胀，大便溏，受凉后腹痛，寐欠佳，易醒，多梦，舌偏红，苔腻，脉滑带细濡。实验室检查：雌二醇（E2）285ng/L，孕酮（P）31.65ng/ml，人绒毛膜促性腺激素（HCG）3 519mU/ml。后患者定期复诊，调整用药，诸症好转。继予保胎治疗，足月产一子。

按语：夏桂成教授认为，该病主要原因有肾虚子宫封藏失固，故屡孕屡堕，也有心肾失济，阴阳失衡，心肝之火扰乱胞宫，胞宫不宁而致屡孕屡堕，还有因肾气虚累及脾气亦虚，脾肾亏虚，后天不能及时补养先天而致屡孕屡堕。其次，精神刺激、工作压力，以及家庭境遇等均可能作为导致脏腑功能失调的病因，使得胎失所系，胎堕难留。治疗上，立足"心（脑）肾-肝脾-子宫轴"，以中医治未病思想，结合调周法，注重孕前及孕后管理，从而提高妊娠率及抱婴率。

患者既往西药保胎未果，双方流产因素筛查未见明显异常。患者月经后期，BBT 示黄体功能不全，易疲乏无力，大便溏，受凉后腹痛，寐欠佳，易醒，多梦，结合全身症状，辨证为脾肾两虚，心肾不交。肾阳虚衰，则胞宫虚寒而胎萎不长，肾气虚弱，则胎不成实，脾虚则气血生化不足，气机升降不利，故心肾不交，屡孕屡堕。夏桂成教授嘱孕前先调治月经，纠正体质偏颇，孕后继予保胎。"心（脑）肾-肝脾-子宫轴"贯穿本病治疗的始终。孕前从调周着手，初诊时正值经后期，乏力、便溏、寐欠佳，从滋阴养血、清心健脾论治，方选归芍地黄汤合清心健脾汤加减，方中钩藤、莲子心、炒枣仁、茯神、琥珀粉、灵芝粉宁心安神；炒山药、炒白芍、山萸肉、丹参滋阴养血，补肾调经；菟丝子、续断、巴戟天补肾助阳，党参、生黄芪、茯苓、炒白术健脾益气。药后患者乏力、便溏、多梦均较前改善，二诊时患者正值经间期，易烦躁，本期重阴转阳，从补肾活血、调和气血论治，方用补肾促排卵汤加减，并加荆芥疏肝解郁。三诊时患者正值经前期，烦躁不安、乳胀，从补肾助阳、疏肝解郁论治，方选毓麟珠合钩藤汤合越鞠丸加减，在助阳的基础上，加入疏肝理气之品。此后灵活运用调周法，预培其损，辨体调质，未病先防。孕后患者烦躁，心理压力大，从补肾安胎，清心健脾论治，注重调节情志，宁心安神，心肾相济，则可稳固胎元，终获良效。

（三）化瘀消癥，解痉止痛，安定心神法治疗痛经案

臧某，女，37 岁。

初诊：2020 年 5 月 15 日。

主诉：痛经 20 年，发现子宫腺肌症 3 年。

病史：月经史 15 岁初潮，7/30 天，痛经甚，血块多，膜样物时有。生育史 1-0-1-1，目前服用地诺孕素片半年，偶有淋漓出血，贫血，腰酸无，腿冰凉，腿痛明显，大便正常，手脚尚可，疲劳无力，气短，话多则甚，夜寐欠佳，入睡迟（凌晨 1 点），时浅梦多。经间期拉丝带下 2~3 天，易紧张，焦虑。舌红苔腻，脉细弦。

辅助检查：B 超检查见子宫 6.6cm×6.3cm×4.6cm，子宫腺肌症可能（2020 年 4 月 6 日）。

中医诊断：癥瘕；膜样痛经（肾阳虚证）。

西医诊断：子宫腺肌症。

治疗：按经后期论治。

处方：钩藤 10g、莲子心 5g、酸枣仁 30g、煅龙齿 10g、炒山药 10g、山楂 10g、琥珀粉 3g、广木香 6g、陈皮 6g、炒白术 10g、生白术 10g、生黄芪 15g、潞党参 15g、太子参 15g、三七 3g、灵芝 6g、龟甲 10g、茯神 10g、云茯苓 10g、合欢皮 10g。14 剂，每日 1 剂，水煎，早、晚分服。

2020 年 5 月 29 日二诊，末次月经 5 月 15 日，刻下经周 15 天，第 2 天痛甚，腰酸无，腿凉，血块不多，痛经似乎缓解，量减少，乏力，大便正常，药后腹胀，纳差。处方：①经间期，治以健脾滋阴，少佐助阳，药用钩藤 10g、莲子心 5g、酸枣仁 25g、合欢皮 10g、广木香 6g、陈皮 6g、炒白术 10g、生白术 10g、川续断 10g、巴戟天 6g、琥珀粉 3g、灵芝 6g、炒山药 10g、太子参 15g、牡丹皮 10g、荆芥 6g，3 剂。②经前期，药用紫丹参 10g、赤芍药 10g、云茯苓 10g、山萸肉 9g、山楂 15g、肉桂 5g、灵芝 6g、酸枣仁 30g、合欢皮 10g、莲子心 5g、钩藤 10g、陈皮 6g、广木香 6g、炒白术 10g、生白术 10g、巴戟天 10g、鹿血晶 1g、鹿茸 6g、炒山药 10g、川续断 10g、茯神 10g。12 剂，每日 1 剂，水煎，早、晚分服。

2020 年 6 月 12 日三诊，末次月经 6 月 6 日。刻下第 7 天，经净，第 1、2 天量多，色红，血块较多，第 1 天患者痛经明显，但能忍受，药后腹胀，夜寐欠佳，经期胸闷，乏力，大便不爽，质黏，1~2 日一行。处方：①经后期，药用钩藤 10g、莲子心 5g、酸枣仁 30g、煅龙齿 10g、炒白芍 10g、合欢皮 10g、云茯苓 10g、茯神 10g、龟甲 10g、灵芝 6g、太子参 15g、潞党参 15g、生黄芪 15g、生白术 10g、炒白术 10g、陈皮 6g、广木香 6g、炒山药 10g、山楂 10g、琥珀粉 3g。7 剂，每日 1 剂，水煎，早、晚分服。②方选补天种玉丹，药用紫丹参 10g、赤芍药 10g、炒白芍 10g、炒山药 10g、山萸肉 9g、云茯苓 10g、肉桂 5g、酸枣仁 30g、合欢皮 10g、莲子心 5g、钩藤 10g、陈皮 6g、广木香 6g、炒白术 10g、生白术 10g、巴戟天 10g、鹿血晶 1g、鹿茸 6g、川续断 10g、茯神 10g、山楂 15g、灵芝 6g。7 剂，每日 1 剂，水煎，早、晚分服。

按语：经临床实践发现，子宫腺肌症随着月经周期的演变而变化。经后期阴长阳消，内在之瘀结亦

随之增长；经间期阳长阴消，内在的瘀结亦随之而有所控制，并逐渐溶化，故前人称之为"血癥"。病机主要责之肾阳偏虚，气血不足，瘀浊内结，脉络不畅，亦与素体不足、肾虚和经产有关。因此，本病辨治可分为两个方面，一是治疗痛经，应注重化瘀消癥，解痉止痛，安定心神；二是经间排卵期后应助阳消癥，或助阳调肝。

子宫腺肌病痛经较为剧烈，因此发作之时控制疼痛最为重要，其疼痛发作无不涉及心、肝，尤其是心神为要，安定心神，稳定情绪才能有效控制疼痛。选用钩藤、青龙齿、茯苓、茯神等安定心神，钩藤、龙齿、琥珀等息风静阳，安神宁心，均有较好的镇静作用。本案患者夜寐欠佳，入睡迟（凌晨1点），时浅梦多，易紧张，焦虑，腿冰凉，腿痛明显，大便正常，手脚尚可，疲劳无力，气短，话多则甚，舌红苔腻，脉细弦，证属肾虚偏阳，阴也不足，心肝气郁，夹有瘀血，结为癥瘕，所以经期疼痛剧烈，故治疗在补肾助阳同时，更要注重宁心安神、疏肝解郁之法，如经后期予莲子心5g、酸枣仁30g、煅龙齿10g、琥珀粉3g、龟甲10g、茯神10g、云茯苓10g、合欢皮10g，诸药以镇心安神、养心安神、清心安神，共奏宁心安神之效，再加山楂10g、琥珀粉3g、广木香10g，行疏肝活血之法，解心肝郁火，缓解疼痛。同时配合心理疏导、稳定患者情绪，消除患者顾虑，才能获效。

平时论治的关键在经间期及经前期助阳之品的应用，子宫腺肌症BBT高温相的失常可提示黄体功能不全，故恢复正常的BBT高温相，助阳与消癥合用，才能控制包块。本案患者阳虚肝郁十分明显，如淋漓出血，贫血，腰酸无，腿冰凉等阳虚症状，以及夜寐欠佳，入睡迟（凌晨1点），时浅梦多易紧张，焦虑等心肝气郁的表现。故抓住经前期这一本应肾阳生长及月水即将来临的关键时期，借以助阳消癥，缓解痛经是十分必要的，可予助阳消癥与助阳调肝同用。夏桂成教授临证多在经前期时应用丹参、赤白芍、山药、牡丹皮、茯苓、续断、紫石英、生山楂、石打穿、五灵脂等，必要时尚可加入三棱、莪术等，如本案在经前期治疗中用补助肾阳药如肉桂5g、巴戟天10g、鹿血晶1g、鹿茸6g的同时，加入丹参10g、赤芍药10g等活血调经药，方中肉桂补肾阳，使气血归元（胞宫），鹿血晶、鹿茸为血肉有情之品，更有利于补助肾中精血、肾中阳气，稍佐少量活血调经药，预防性地解除经期痛经。另外，该患者经期胸闷，乏力，大便不爽，药后腹胀，纳差，有脾气亏虚，运化不足之候，故再加入党参15g、生黄芪15g、生白术10g、炒白术10g、陈皮6g等健脾和胃、利湿化浊之品，并以后天补养先天气血。

（撰稿人：谈　勇、夏桂成）

第五节　邹燕勤

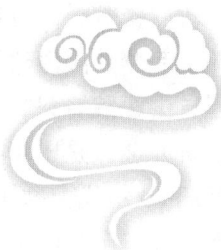

邹燕勤（1933—），女，江苏无锡人，中共党员。生物学、中医学双学士，主任中医师，教授，博士研究生导师，中医药传承博士后导师。著名中医肾病学家，享受国务院政府特殊津贴，第三届国医大师，首届中国中医科学院学部委员，第二至七批全国老中医药专家学术经验继承工作指导老师，第一至五批全国中医临床优秀人才指导老师。1994年江苏省名中医，首届江苏国医名师，国家临床重点专科（中医方向）肾病专业学术带头人。曾任中共南京中医药大学党委委员，附属医院党委副书记、副院长，南京中医药大学中医系副主任，原国家卫生部及江苏省药品审评委员会委员，国家自然科学基金委员会通讯评委，"中华全国中医内科学会肾病专业委员会"创会副主任委员，世界中联肾病专业委员会顾问，中国民族医药学会肾病分会专家委员会专家，华东地区中医肾病专业委员会名誉主委，江苏省中医肾病专业委员会首任主任委员、终身名誉主任委员，国家药监局药审中心古代经典名方中药复方制剂专家审评委员会委员。

1957年，邹燕勤于南京师范学院生物系本科毕业，并留校任植物学助教，1962年2月，她调至南京中医学院任药用植物学助教，并随父学习中医，同年9月，她在南京中医学院中医系六年制本科班学习，并于1968年毕业。毕业后邹燕勤至江苏省中医院从事临床、教学、科研，并仍跟随其父邹云翔教授学习，并协助父亲从事医、教、研及中央保健会诊等工作。1971—1973年，她在江苏省名老中医学术继承班在职学习，继续跟随父亲邹云翔教授，并协助工作。1983年11月，她任江苏省中医院党委副书记，后又任副院长。1990年12月，她晋升为主任中医师，在1993年6月，晋升为南京中医学院教授。2009年3月，她任师承博士研究生导师，2013年1月，任全国首批中医药传承博士后合作导师。

邹燕勤是孟河医派第四代传人，邹氏肾科第二代主要代表，全国中医肾病学的领军人物。继承其父，肾病宗师邹云翔教授之衣钵，传承、创新、发展邹氏肾科"补益肾元"学术思想体系，倡导"保肾气"的学术观点，立足维护肾气，辨证强调虚实，治法运用和缓，用药崇尚轻灵，临床疗效卓著。1986年，邹燕勤首次从正虚邪实角度提出的慢性肾炎、慢性肾衰两个辨证分型标准成为行业标准，被国家卫生部、国家药监局收录于《中药新药临床研究指导原则》，并延用至今。邹燕勤还曾带领团队开展熟大黄参与辨证复方内服、生大黄复方灌肠的系列研究；1988年，在全国范围内最早提出中医药多途径施药提高肾衰疗效的观点；与邹云翔教授的博士生王钢教授一起在20世纪80年代，最早开始系统研究IgA肾病，提出"从咽、脾、肾论治IgA肾病"的新方案，并最早出版《IgA肾病中医治疗》的专著。邹燕勤重视科研成果转化，在20世纪80年代初，她开创信息技术研究推广老中医经验的先河，与师兄、弟及护理专家、程序设计专家等合作完成邹云翔中医肾系疾病诊疗教学应用软件2个，成果转让国内外20余家单位；带领团队研制新药4个，其中治疗慢性肾炎气阴两虚证的"黄蛭益肾胶囊"（国药证字Z20020065）、治疗慢性肾衰竭的"参乌益肾片"（国药证字Z20100009）获得国家新药证书，上市后其疗效广受赞誉，"健肾片"已完成新药三期临床验证，并在申报新药中，肾炎灵片仍在继续研制中。此外，邹燕勤倾力建设学科学会，1996 年，她带领团队建成国内首个"全国中医肾病医疗中心"，并将江苏省中医院肾科打造成为全国领先的中医肾病团队；1983 年，她率先在国内组建了第一个省级中医肾病研究会，是中华全国中医内科学会肾病专业委员会创始人之一，并在 1988 年任创会副主任委员。20 世纪 80 年代，她协助父亲邹云翔教授培养了国内最早的三名中医肾病博士，按毕业先后为章永红、王钢、熊宁宁等博士，他们现均已成为国内著名专家学者。此外，她还培育了江苏省中医院肾病专业三代学科带头人，她亲自带教学术继承人、研究生、"中医优才"及博士后数十名，其中 1 人成为全国老中医药专家学术经验继承工作指导老师，6 人成为行业学会主任委员，4 人成为省级名中医，10 余人成为全国三甲中医院肾病重点学科学术或学科带头人，1 人当选国家青年岐黄学者，11 人成为全国老中医药专家学术经验继承人，45 人成为全国及省级中医临床优秀人才。邹燕勤主持原国家卫生部课题等多项，科研成果获中华中医药学会科学技术奖、江苏省科学技术进步奖、江苏中医药科技奖等 7 项，她曾发表论文 50 余篇。带领团队主编出版《邹云翔医案选》《邹云翔学术思想研究选集》《邹云翔实用中医肾病学》《中国百年百名中医临床家·邹云翔》《中国现代百名中医临床家丛书·邹燕勤》等专著 10 余部。

2007 年，邹燕勤被评为第四批全国老中医药专家学术经验继承工作优秀指导老师；2016 年，她被评为江苏省优秀科技工作者；2022 年，她带领团队获评江苏省教育厅、教育协会"十佳研究生导师团队"；2023 年，她荣获"德技双馨、金陵大医——南京医学终身荣誉奖"。"邹氏肾科医术"被确定为南京市非物质文化遗产保护项目。

一、学术经验

（一）治病需求本，维护肾气，补益肾元

肾气，即肾元，就是肾阳、肾阴（包括肾精），涵盖了肾的功能。肾气盛可促进人的生长发育，肾气衰则致人衰老，肾气是人体生命活动的基础，是人体生长发育的根本。肾中元阴、元阳来源于先天，又充盛于后天，也就是既来源于先天父母，又依赖于后天水谷之精和五脏六腑之精的充养而保持旺盛。肾的主水、主气化功能是以肾气（肾元）为物质基础的。

《素问·刺法论》云："正气存内，邪不可干。"《灵枢·百病始生》亦云："风雨寒热，不得虚，邪不能独伤人。"脏腑的功能活动构成人体的正气，也就是人体抗御疾病发生的能力。肾为五脏六腑之根本，肾气充盛者，脏腑功能活动旺盛，即使六淫、疮毒、药毒之邪侵入人体不易发生肾脏病；反之，肾气不足，则脏腑功能虚弱，抗御肾病发生的能力受损。肾主水，具有蒸腾气化之功。肾气不足则水液代谢失常，易发生水肿；气化无力则水谷精微不能正常转化，而变生蛋白尿、血尿，甚则生成氮质废物等。所以，肾脏疾病常见的水肿、蛋白尿、血尿、氮质血症等，实则为精、气、血、津液等物质代谢与转化障碍的结果，而这些物质代谢与转化的过程即为气化运动的过程，气化运动依赖于肾气，所以肾气不足是肾脏疾病发生的根本内在因素。正如《素问·评热病论》所述之"邪之所凑，其气必虚"之理。内因肾气不足，易发肾病，如感冒发热、扁桃体炎、肠道感染、尿路感染、皮肤感染的患者中，有的得了肾炎，有的高热 39℃，甚至 40℃，都不发肾炎，而有的仅是咽部有些炎症就并发肾炎了。

肾气不足是肾脏疾病发生的最根本的内在因素，在肾病治疗中应处处强调维护肾气，补益肾元，这是治病求本之法，以达到增一分元阳、长一分真阴的目的，平衡体内阴阳，稳定病情。《素问·阴阳应象大论》中说："阴阳者，天地之道也，万物之纲纪，变化之父母，生杀之本始，神明之府也，治病必求于本。"说明了人体阴阳的重要性，调治疾病最重要的是平衡阴阳。平衡阴阳也就是使人体处于阴阳

和谐的状态。人体的阴阳有高、中、低水平的平衡。慢性肾衰的患者，肾元衰竭，阴阳失衡，通过辨证治疗平衡阴阳，肾衰患者体内能够达到阴阳相对平衡，即低水平的平衡，这就是维护肾气，补益肾元的根本治法，此法能改善症状，提高生活质量，延缓疾病的进展。慢性肾脏病大多是虚实夹杂的本虚标实证，只有在重视补益肾元等扶正的前提下，湿、热、痰、瘀、浊等标邪实证才能邪祛自然。运用补益肾元法治疗，能够使慢性肾脏病患者的肾阴、肾阳在一定程度上达到相对的平衡而祛邪外出，以提高肾功能。

维护肾气，补益肾元的具体措施包括：①扶正不用峻补，而用平补之法缓缓图治，选用甘平之剂，补而不滞，滋而不腻，温而不燥。平补肾阴、肾阳常用药为制首乌、菟丝子、枸杞子、女贞子、制黄精、生地黄、山萸肉、淫羊藿、巴戟天、川续断、桑寄生、制狗脊、厚杜仲、怀牛膝等。邹燕勤教授常用制何首乌与菟丝子配伍作为补益肾元的君药，或用淫羊藿、巴戟天、生地黄、山萸肉配伍，川续断、桑寄生、女贞子、枸杞子配伍，可使阴中生阳，阳中生阴，阴阳生化无穷而起补益肾元，平调阴阳之功。②不妄投辛热、苦寒、阴凝之品，以防化燥伤阴或寒凉遏阳，伤脾败胃，戕伤肾中元阴、元阳。若需使用苦寒、辛凉之剂，剂量宜小，中病即止，并适当配伍温药以缓其性。若需用温燥之品，应短期使用，配伍阴药以制其燥。③根据体虚正亏的表现而扶正，如体虚易于外感者，治以补气固卫，可用玉屏风散等。处处注意补益肾元，顾护肾气，而使肾中阴阳达到相对的平衡。

（二）补肾必顾脾，调理脾胃，以强先天

脾、肾二脏在生理上相互资助，相互调养，在病理上亦相互影响，互为因果。肾为人体先天之本，主藏精气，五脏之阴气非此不能滋，五脏之阳气非此不能发。肾气受损，累及他脏，而脾胃受累者多。如慢性肾衰，约有90%以上的患者均有不同程度的中焦病变症状出现，如恶心、呕吐、纳少、腹胀、懒言、神愦、便溏泄泻或大便干结等，且症状的轻重与肾功能衰竭程度及尿素氮的变化、酸中毒的情况呈相关性。脾胃为后天之本，气血生化之源，脾胃不荣，肾水易枯，正如刘完素在《素问玄机原病式·火类》中所说："土为万物之母，水为万物之元，故水土同在于下，而为万物之根本也。地干而无水湿之性，则万物根本不润而枝叶衰矣。"脾胃功能的强弱也决定了疾病的发生、发展及预后，药物作用的发挥及营养物质的吸收均依赖于脾胃的敷布、转输、升清降浊等功能。在孟河医派费氏的学术思想中，对于内伤杂病的治疗，应重视补脾肾，尤其注重脾胃中气。邹云翔教授治肾也重视调理脾胃，以达补养先天。邹燕勤教授遵先贤之训导，在慢性肾脏病的治疗中非常重视调理脾胃，提出"补肾必顾脾"。如慢性肾衰的患者中肾病及脾、脾病及肾，常致脾肾同病，本虚证中脾肾气虚、脾肾阳虚、脾肾气阴两虚者较多，均需脾肾同治。健脾补肾法是常用之法，包括补脾肾之气、温脾肾之阳、补脾肾之气阴等。有时根据病情而专治脾胃为主，如慢性肾脏病中脾气受损、脾虚湿困、中虚气滞、胃气上逆、肝胃不和、脾胃虚寒、湿热蕴中等证候均需注重治理中焦，分别采用健脾益气法、运脾芳化法、补中理气法、和胃降逆法、调肝扶脾法、温中益胃法、清胃和中法、健脾渗湿法、通腑调畅法等而获效。

关于何首乌的用药，邹燕勤教授强调炮制后使用，炮制的特点是蒸、晒。邹燕勤父亲邹云翔教授在江苏省中医院制备了"复方首乌丸"，在老年人的保健方面很受欢迎。方中君药何首乌的炮制，与药剂科合作完备了九蒸九晒的工艺。邹燕勤教授从不用生首乌，而重视用制何首乌，所以临床中从未发现肝损症情。

（三）治肾不泥肾，兼顾五脏，整体调摄

人体是以五脏为中心的整体，"五脏之气，皆相贯通"，肾与其他脏器在生理上息息相关，在病理上亦相互影响。肾脏患病后，常累及他脏；而"五脏之伤，穷必及肾"，肾脏疾患往往由他脏累及或致加

重。邹燕勤教授继承父亲的学术观点，认为"肾脏有病，非特肾脏有损伤，即内脏各部门都不健全，抵抗力薄弱，才会生肾脏病。"治肾而不泥于肾，在治疗肾脏病时以肾为主，兼顾他脏，根据病情从脾、从肺、从肝、从心论治，多脏器同治，辨证论治，整体调摄。

肺肾之间，在生理、病理上相互依赖、相互影响。肺为水之上源，肾为主水之脏，肺金有病常影响到肾。在急、慢性肾炎，急、慢性肾功能衰竭中都有金水同病的证候，而常以气虚证、阴虚证或气阴两虚证出现，故常用养肺益肾法，方选麦味地黄汤、参芪地黄汤加减，常用药为黑玄参、麦门冬、花百合、生地黄、山茱萸、淮山药、云茯苓、枸杞子、玉桔梗、射干、芦苇根等。此外，肺为人体之华盖，主一身之表，外合皮毛，通过口鼻、咽喉诸窍与外界相通。咽喉为肺系所属，肺之经脉通于喉咙，是肺之门户。《灵枢·经脉》也指出："肾足少阴之脉……其直者，从肾上贯肝膈，入肺中，循喉咙，挟舌本。"故咽喉不仅为肺之门户，也是外邪循经伤肾之门户。外邪循经至肾，又可发为"风水""肾风"，出现水肿、蛋白尿、血尿等症状，与慢性肾炎急性发作相类似。若慢性肾脏病患者外感之时以肺经病变为主者，应从肺论治为主，根据病情辨证论治，采用疏风宣肺、清热利咽、清肺解毒、补气固卫、补肺肾气阴等法。

肝与肾息息相关，肝藏血，肾藏精，肝主疏泄，肾主闭藏。肝肾同属下焦，肝肾同源，同寄相火。故肝与肾在生理、病理上也有着相互密切的联系。肝属木，肾属水，水为母，木为子，生理上肾水能涵肝木，使肝阳、肝阴之间达动态平衡，若肾阴虚亏，水不涵木，易致肝阳上亢诸证。如肝之藏血、疏泄等功能失常，易致肾之藏精、闭藏等功能失常，从而使肾之开合气化功能受损。邹燕勤教授在治疗慢性肾炎的某些阶段出现肝肾同病的患者时，如在治疗慢性肾炎过程中运用某些免疫抑制剂后患者出现肝功能受损，或乙肝相关性肾炎，或慢性肾炎本身合并肝胆系统疾病（如慢性肝炎、脂肪肝、慢性胆囊炎等）发作时可出现肝功能异常，或合并肾性高血压等，常注意从肝论治。常用方法有：①清肝解毒法，用于药物性或肝源性疾病引起肝功能损害，见有肝经湿热者，常用柴胡、炒子芩、半夏、制大黄、贯众、土茯苓、垂盆草、田基黄、鸡骨草、凤尾草、蛇舌草、五味子等；②养肝滋肾法，见于肝功能受损后恢复期，见有肝肾阴虚者，常用当归、白芍、枸杞子、生地、山萸肉、山药、制首乌、茯苓、牡丹皮、泽泻等；③平肝潜阳法，用于肾性高血压，见有肝肾阴虚，水不涵木，肝阳上亢者，常用天麻钩藤饮加减，用天麻、钩藤、白蒺藜、夏枯草、豨莶草、厚杜仲、怀牛膝、桑寄生、细生地、山萸肉、制首乌、茯神等；④疏肝和络法，用于慢性肾炎患者合并肝胆疾病日久不愈，见有气滞血瘀者，常用制香附、广郁金、川楝子、佛手片、丹参、川芎、赤芍、桃仁、红花、泽兰、泽泻、车前子等；⑤疏滞泄浊法，用于治疗慢性肾炎过程中使用激素、雷公藤、免疫抑制剂而疗效不显，蛋白尿不消，药物副作用明显者，常用方为越鞠丸加减，常用苍术、生薏苡仁、制香附、广郁金、合欢皮、法半夏、广陈皮、川芎、当归、神曲、茯苓等。

慢性肾脏病，特别是慢性肾功能衰竭严重或晚期的患者，合并心脏疾病时，患者常出现心慌、心悸、胸闷、气短、气急诸症，查心电图常有 ST 段下移，T 波低平或倒置，有心肌缺血情况，或有瓣膜病变等，邹燕勤教授常以心肾气虚证辨治，方选炙甘草汤、归脾汤之类，常用西洋参、生黄芪、紫丹参、炙远志、川芎、全瓜蒌、降香、五味子、枸杞子、淫羊藿、炙甘草等。心气、心阴不足，出现气短、自汗、口干、心悸者，选用生脉饮加减以益气养阴，常用太子参、麦冬、五味子、首乌藤、酸枣仁、碧桃干等。心肾阴虚，出现口干、心烦、失眠、腰膝酸软者，选用麦味地黄汤加减以滋养心肾，常用药如生地、麦冬、山萸肉、淮山药、茯苓、泽泻、牡丹皮、丹参等。心肾阳虚，水气凌心，出现水肿明显，尤以下肢为甚，心中惊悸者，选用真武汤加减以温阳利水，常用熟附子、淡干姜、炙桂枝、生黄芪、炒白术、茯苓皮、猪苓、泽泻、车前子、怀牛膝、丹参、远志等。若气滞痰瘀致心胸阳气不展，出现胸闷、胸痛、心悸者，选用丹参饮合瓜蒌薤白汤加减以宽胸理气活血化瘀，常用丹参、降香、全瓜蒌、薤白头、炙远志等。若心神不宁，寐差梦多，可加黄连、肉桂、茯神、酸枣仁、合欢皮、首乌藤等宁心安神之品。出现心衰，需配伍参、附等品，并需采用中西医结合治疗。慢性肾衰患者中，常合并心脏病变，出现心肾综合征，甚至危及生命，这种情况下需从心论治，必要时须采用吸氧等中西医结合抢救措施，以缓解病情。

肾病水肿的患者常涉及肺、脾、肾三脏，因肺失通调、脾失转输、肾失开合而致本病，常以肺、脾、肾气虚证辨治为多，应予宣通肺气，调运脾气，补益肾气三法并施，复方调治，用药选西洋参、南沙参、麦门冬、桔梗、冬瓜子、冬瓜皮、生黄芪、茯苓皮、生薏苡仁、枸杞子、淫羊藿、巴戟天、福泽泻、车前子、茅根芦根、玉米须、桃仁、红花、甘草梢等品。

慢性肾脏病病情复杂，进入肾衰阶段常累及他脏，除脾胃外，其他如肺、心、肝及各种腑病都能出现，而其他疾病亦常致肾病。所以邹燕勤教授强调治肾不能拘泥于肾，要整体辨证治疗，方可获得良效。有时根据临床实际情况要顾及多脏、多腑，复法、复方同治才能见效。

（四）分期分阶段，标本缓急，重视祛邪

邹燕勤教授认为肾病的辨证治疗需分阶段进行。肾病复杂，不是一成不变的，往往随着病程的不同阶段而发生变化。辨证应着眼于不同阶段的主要临床表现，以阶段性的临床表现为辨证的中心。如将慢性肾炎分为水肿期和非水肿期。水肿期以水肿为主要表现者，利水消肿为第一要务，一般先侧重治其肿，以益肾健脾，淡渗利水为大法，常结合本虚证用补气淡渗利水法、补气养阴渗利法、滋阴利水法或温阳利水法等，而各法中必加活血和络之品以助利水。非水肿期则调治脏腑虚损，治疗蛋白尿，并保护肾功能为主。在病期的不同阶段，治疗的侧重点不同。如有的患者在治疗初期反复感冒，腹泻便稀，邹燕勤教授治疗时首重益气固卫，疏风利咽，健脾化湿，以使患者体质增强，脾胃健运，经治疗患者感冒减少，大便成形，再以降蛋白尿为主攻克。

慢性肾脏病以属本虚标实的证候为多。在治疗上，以扶正祛邪为治疗总则，扶正与祛邪可视标本缓急和病情轻重而分主次先后。扶正不忘祛邪，祛邪不忘固本。①祛邪扶正：当标邪重、病情急，而正虚不明显，以邪实为主时，应先祛邪，邪祛则正安，或以祛邪为主，祛邪以达扶正。如慢性肾炎急性发作期风邪外袭，出现外感表证时，当先祛风解表，表邪去除再扶正固本。须注意祛邪而不伤正，邪去即止。②扶正祛邪：若素体不足，标邪不明显，以本虚为主时，应扶正祛邪。此时以扶正治本为主，兼顾祛除标邪。无论是祛邪扶正，还是扶正祛邪，均须注意祛邪不忘固本，扶正不忘祛邪，目的是不伤正气而须增强正气。

邹燕勤教授治疗肾病重视祛除外邪。正虚之人易于外感，风邪袭表，肺卫失宣，可出现肺、咽症状；风邪经咽喉循经下扰于肾，可致精微下泄而出现大量蛋白尿。风性善行而数变，风邪游移于体内脏腑经络百隧，变化多端，故感受外邪往往是肾病诱发加重和反复难愈的重要因素。邹燕勤教授治疗肾病非常重视祛除外邪，诊查患者时必诊视患者咽部。外感风邪者当急则治标，发作时治以疏风解表、清咽渗利，缓解后兼顾标本，扶正祛邪。

（五）治法宗和缓，平补平泻，平淡缓图

和缓法源于孟河医派，平淡之中见神奇，受孟河医派和法缓治的治疗风格影响，邹燕勤教授治疗各种慢性肾脏病，特别是慢性肾衰时，注意平补平泻，缓缓而治，扶正补益肾元用平补不用峻剂，不妄投辛热、苦寒、阴凝之品，防温燥伤阴，寒凉遏阳，伤败脾胃，戒伤正气。常以甘平之剂，使用温而不燥、滋而不腻、补而不滞的药物，以增一分元阳，长一分真阴为目的，缓缓图治，达到延缓肾衰的目的。祛邪运用缓攻缓泻，亦尊费伯雄先生的训导："否则眩异标新，用违其度，欲求近效，反速危亡，

不和不缓故也。"不用峻猛攻泻之法而用平和缓攻之法，延缓疾病发展，从而延长患者生命。

慢性肾脏病病程漫长，需长期调治，以平为上，防峻猛之品温燥伤阴，滋腻太过。《灵枢·终始》云："阴阳俱不足，补阳则阴竭，泻阴则阳脱，如是者，可将以甘药，不可饮以至剂。"《证治准绳·杂病》中指出："治主当缓。"所以慢性肾脏病以甘平之剂平补肾元是上策。平补肾元的最优配伍是制何首乌与菟丝子。平补之品，长期服用无滋腻碍胃、化燥升阳之弊。如江苏省中医院20世纪50年代的院内制剂补肾丸，80年代的院内制剂保肾甲丸、保肾乙丸，90年代应用的保肾汤、保肾片、保肾胶囊等，均以补益肾元、平调阴阳为组方原则，处方补气不滞，滋肾不腻，温阳不燥。在补益肾元中也需根据患者肾虚证候的阴、阳、气虚的偏胜而有侧重地温补肾阳、滋补肾阴、补肾固摄、补益肾气等。

扶正祛邪是治疗慢性肾脏病的基本原则。李时珍云："用补药必兼泻邪，邪去则补药得也，一辟一关，此乃玄妙。"祛邪时应不用峻猛攻泻之法而用平和缓攻之法。治疗时必须掌握分寸，根据病情之轻重，原发疾病之不同，病程之长短，个体差异等等，辨明正虚邪实孰轻孰重，而灵活运用辨治。如慢性肾衰早期患者，或病情稳定时，往往以肾气亏虚为主，邪实较轻，治以扶正为重，平补为主，兼以和络渗利泄浊，属平泻之法。中、晚期患者症状往往较多，正虚邪实俱盛，则扶正祛邪并重，乃以平补平泻并重处理。邪甚时亦可短期祛邪为主，急则治标，略加扶正，使邪去正安。

缓泻之法亦是"治主当缓"，达治病而不伤正气之法。如用大黄祛邪，邹燕勤教授辨证方中不将其作为君、臣药，而是作为佐药处理，且口服药用制大黄不用生大黄，以小剂量3g、5g起始，用其解毒而不以攻泻为主。有的患者体虚为主，出现呕而便泄等症，可不用制大黄，而以平补扶正为主，常用健脾补气，和胃助运，益肾和络，渗湿泄浊之法。不用或少用熟大黄亦能延缓肾衰进程。又如治慢性水肿（阴水）患者，治从淡渗活血利水而不用峻猛攻逐之品，往往以补气利水，健脾利水，养阴利水，活血利水，淡渗利水等法，轻药重投，缓消其水而见良效。扶正利水法，不伤正气，利水不伤阴液，既增强了体质，有时又能起到快速利水消肿之效果。

（六）久病必和络，分清层次，贯穿始终

邹燕勤教授认为，肾脏由无数微血管球组成，从生理解剖来看，肾脏其实是运行血气的脏器，其运行血气的功能有赖于肾的气化作用，而肾络与经脉相通，是流通气血的通路。《素问·调经论》云："五脏之道，皆出于经隧，以行血气。血气不和，百病乃变化而生。"若肾气不足，气化无力，气机升降出入异常，气血失和，运行不畅，则易发生肾脏疾患，并易变生他病。邹燕勤教授常说"久病必和络"，这里的久病是指长期的慢性肾脏病患者，肾气不足，血气失和，肾络气血郁滞，运行不畅，如叶天士之谓"初则气结在经，久则血伤入络。"而肾络气血运行郁滞，一方面妨碍气机畅行，愈加损伤肾气；另一方面，除了导致瘀血阻滞经络，还会变生水湿、浊毒之邪。故对于慢性肾脏病，需活血以运行血气，使经络之气血周流，可强壮肾气，增强抗御肾病的能力，和络之法应贯穿疾病治疗的始终。

和络法属于活血化瘀的范畴。邹燕勤教授根据瘀血程度的不同而分别运用活血和络、活血化瘀、逐瘀破血的方法。其父邹云翔教授在1955年出版的《中医肾病疗法》一书中首先创用活血化瘀法治疗肾病，如书中第90页所说："中医治法都用补气养血化瘀温肾整体的根本治疗，增强抵抗力。"第93页也说："温肾行血宣瘀，必佐通阳行气的药物，肾脏血行才不发生障碍。"邹燕勤教授以此法治疗肾病也常获效。常用的药物分为三类，病轻者用轻药"和络"，常用当归、赤芍、牡丹皮、丹参、鸡血藤、泽兰等；病久者用"活血化瘀"药，常用桃仁、红花、三棱、莪术、川芎、参三七、益母草、茺蔚子、怀牛膝、川牛膝、乳香、没药等；病久瘀血证明显的顽疾而一般草药不易见效者，可用虫类药，如祛风活

血，破血逐瘀类的僵蚕、蝉蜕、全蝎、地龙、水蛭、蟅虫、蜈蚣等，亦可用成药大黄蟅虫丸等。此法对消蛋白尿、消水肿均有效。凡有小毒的药物，以在药典用药范围的小剂量进行应用。

（七）扶正渗利法，轻药重投，消除阴水

慢性肾病的水肿属于阴水，病变脏腑主要在肾、脾。《景岳全书·肿胀》指出水肿乃肺、脾、肾三脏相干之病，虽为肺、脾、肾三脏相干，但阴水在临床上主要与脾、肾关系最为密切。患者常表现为面肢浮肿，甚则一身尽肿，尤以下肢浮肿明显，按之凹陷，常伴有腰脊酸痛，疲倦乏力，纳少或脘胀，大便溏，尿频或夜尿多，舌质淡红、有齿痕，苔薄白，脉细等脾肾气虚的表现。脾肾气虚，水气不运，日久可伤及阴分，加之现在临床上治疗慢性肾炎常用激素、免疫抑制剂、利尿剂等，这些药久用都是伤阴之品，可导致气阴两虚证，甚至肾阴虚损证，表现为咽燥口干，咽部暗红，手足心热，头目眩晕等。久延不已，阴伤及阳，可出现脾肾阳虚，火不暖土，水湿泛滥，表现为面、肢、胸、腹一身尽肿，尤以下半身水肿明显，而且肿势较甚，腰腹胀满，下肢按之凹陷如泥，伴腰背酸痛，畏寒怕冷，面色苍白，或灰暗黧黑，纳少神疲，大便稀溏，脉细或沉细，舌苔薄白、质淡或胖嫩。肾病水肿易反复消长，病程长久，"久病入络"，导致络脉瘀阻，这是贯穿于疾病发展进程的一个重要病理因素。但总体来说，脾肾气虚是肾病水肿本虚证的病理基础，久则可变生他证，标实证中以水湿、瘀血证多见。

邹燕勤教授认为，肾病阴水无论轻重，病程新久，总以健脾益肾、淡渗利水为主法。应用健脾补肾之法治疗，会根据病情、脾肾虚证的不同，具体运用补脾肾之气，补脾肾气阴，或温脾肾之阳的方法，扶正补虚治疗本证，涉及心、肝、肺的虚损，常应顾及。而淡渗利水之法为必用之法。临床上以脾肾气虚、水湿内聚和脾肾气阴两虚、水湿逗留证候为多见，故治法常以健脾益肾补气、淡渗利水法和健脾益肾、补气养阴、淡渗利水法为多。当然还有平补肾阳、渗湿利水法等，阳虚证明显者才用温阳利水法，用熟附子、桂枝等，益火之源，以消阴翳。肿退大半，即以淫羊藿、巴戟天代替附、桂等药，故不至温燥伤阴。

邹燕勤教授治慢性水肿（阴水）不用峻猛攻逐之品，往往以补气利水、健脾利水、养阴利水、活血利水、淡渗利水等法治疗。她认为肾病水肿的患者大多脏腑虚损，正气衰弱，病程长久，肿势缠绵，若用大戟、芫花、甘遂、商陆、黑白丑等攻下逐水的药物，或可取一时之效，但戕伐正气，水肿势必卷土重来，所以肾病的慢性水肿，只可缓图，不得骤取，要注意维护正气，取持久之效。邹燕勤教授习用茯苓皮、生薏苡仁、猪苓、泽兰、泽泻、车前子、薏苡根、冬瓜皮、茅根、芦根、玉米须、葫芦瓢等淡渗利水的药物。此类药物性平味淡，渗湿利水的作用平缓，但作用持久，能起缓消其水的作用。茯苓、薏苡仁等又有健脾的作用，常与太子参、生黄芪、炒白术等补气健脾之品配伍，以利水而不伤正。此乃扶正利水法，不伤正气，利水不伤阴液，增强了体质，有的病例亦能起到快速利水消肿之效果。对于水肿肿势明显的阴水患者，邹燕勤教授采用"轻药重投"的方法，即作用轻缓的淡渗药物投以重剂。这里所说的轻药，是指药味清淡，药性平和，作用轻缓，不伤正气的药物，而非轻扬宣散的轻宣之剂；重投，是指使用的剂量要大，如茯苓皮，为茯苓连皮部分，渗湿利水作用强于茯苓，常用至50g，生薏苡仁用至30g，薏苡的根部渗湿利水作用也较强，薏苡根常用15~50g，猪苓常用30~40g，泽泻20g，车前子30g（包）、葫芦瓢50g等。这些药物不仅淡渗利水，而且有健脾补益的作用。邹燕勤教授运用轻药重投、淡渗利水的方法治疗水肿，常常可以获得肿退水消之效，且不伤正气。孟河名医费伯雄先生说："不足者补之，以复其正，有余者去之，以归于平，是即和法也，缓治也。"这种轻药重投的方法，实际上也是受到了费氏和缓治法的影响，是和法缓治的治疗特色在肾病治疗中的具体体现。使用轻药重投之法，实则是为了顾护正气，防止重药伤正。这也是受费氏提倡的"轻药重投"的启发，在治肾实践中的发挥。

二、验案分享

（一）补肾健脾、和络泄浊法治疗慢性肾衰竭案

丁某，男，40岁，2012年7月18日初诊。主诉：腰酸乏力半年。

患者半年多前不明原因感腰酸乏力，检查发现肾功能异常，伴有血压升高，B超提示双肾缩小。就诊前查肾功能：尿素氮（BUN）8.4mmol/L，血肌酐（SCr）291.2μmol/L，尿酸（UA）641μmol/L；尿常规：隐血（BLD）（+），尿蛋白（PRO）（+）；血常规：血红蛋白（Hb）116g/L。刻下：腰酸乏力，双下肢微肿，纳欲尚可，夜尿1次，大便质软，日行1~2次；夜寐安，舌质淡红，舌苔薄黄，脉细。测血压150/80mmHg。西医诊断：慢性肾衰竭（CKD4期）；中医诊断：肾劳（脾肾气虚、浊瘀内阻证）。治法：补气健脾益肾、渗湿泄浊和络。以补肾泄浊方加减。处方：川续断10g、桑寄生10g、厚杜仲15g、怀牛膝10g、生黄芪30g、炒白术10g、生薏苡仁30g、茯苓皮30g、炒山药20g、赤芍15g、川芎10g、积雪草20g、土茯苓30g、制大黄10g、生牡蛎40g、昆布10g、车前子30g（包）。14剂，水煎，饭后温服，日1剂。

2012年8月1日二诊，患者无明显不适，无腰酸痛，无口干苦，纳谷可，精神可，大便日行1次，不成形；脉细，苔薄黄，舌质偏红。复查肾功能：BUN 7.4mmol/L，SCr 279.2μmol/L，K$^+$ 5.3mmol/L，Ca^{2+} 2.44mmol/L，UA 588μmol/L；血常规：Hb 120g/L，白细胞（WBC）4.77×10^9/L，血小板计数（PLT）180×10^9/L；尿常规：PRO（++）。处方：原方制大黄改25g，加茵陈20g、萹蓄20g，茯苓皮改50g。21剂，水煎，饭后温服，日1剂。

2012年8月29日三诊，患者近日感冒后感咽喉不适，晨起咳黄痰，皮肤干燥，时感腰酸，纳谷不馨，无腹胀，夜尿1次，大便日行2次，不成形；脉细，舌苔薄黄，咽红。复查血常规：Hb 116g/L；尿常规：PRO（+++），尿糖（GLU）（++）。急则治标，治以清咽渗利，兼以益肾泄浊。处方：玄参10g、麦冬15g、射干10g、炒子芩10g、浙贝母15g（杵）、银花10g、太子参15g、生黄芪30g、防风6g、炒白术10g、生薏苡仁30g、茯苓30g、制僵蚕15g、蝉蜕6g、牛蒡子15g、石韦20g、地龙10g、炒谷麦芽各20g、川续断15g、制大黄25g、生牡蛎40g、炒芡实20g。14剂，水煎，饭后温服，日1剂。

2012年10月16日四诊，患者咽中不适、腰酸痛及皮肤干燥等症缓解，纳可，夜寐安，夜尿1次，大便日行3次，不成形；脉细，苔薄黄。复查肾功能：BUN 7.4mmol/L，SCr 243.8μmol/L；血常规：Hb 122g/L；尿常规：PRO（-），BLD（++）。继以健脾补肾、和络泄浊法进治。处方：川续断10g、桑寄生10g、太子参20g、生黄芪30g、炒白术10g、生薏苡仁30g、茯苓30g、炒山药20g、炒芡实20g、炒扁豆20g、赤芍20g、川芎10g、积雪草20g、土茯苓20g、制僵蚕10g、蝉蜕6g、地龙10g、制大黄20g、生牡蛎40g、车前子30g（包）。21剂，水煎，饭后温服，日1剂。

以上方加减进治，2014年2月12日复查肾功能：BUN 7.9mmol/L，SCr 210μmol/L；血常规：Hb 114g/L；尿常规：PRO（+），BLD（+）。患者诉无所苦，纳可，夜寐安，夜尿1次，大便日行2次，质软；脉细，苔薄黄，舌质淡红。仍从健脾补肾，和络泄浊法进治巩固。

按语：邹燕勤教授认为，慢性肾衰竭属"肾劳"范畴。邹云翔教授在《中医肾病疗法》中说，"慢性肾脏炎，……在中医所说是肾脏内伤，由伤而虚，由虚而致劳，最严重的要说是肾劳。"肾劳乃慢性虚损性疾患，肾脏功能衰急，五脏六腑皆衰，湿、浊、瘀、毒稽留，蓄积为患。本病以肾气不足、肾元虚衰为本，病期长久，本虚标实，证属脾肾气虚、浊瘀内阻。邹燕勤教授主张补益肾元，维护肾气，平补平泻，缓缓图治，治以补气健脾益肾、和络渗利泄浊。方中以川续断、寄生、杜仲、怀牛膝等补益肾

元，平补肾阴肾阳，以达增一分元阳，长一分真阴的目的，使肾之阴阳达到低水平的平衡；生黄芪、太子参、炒白术、淮山药补气健脾，补益肾气；生薏苡仁、茯苓皮淡渗利水、渗湿泄浊；积雪草、土茯苓、茵陈等清热化湿泄浊解毒；制大黄通腑泄浊解毒；昆布、生牡蛎等软坚散结；赤芍、川芎活血和络泄浊；制僵蚕、蝉蜕、地龙祛风活血通络；车前子利水渗湿，并引药入肾经。处方不用生大黄而用制大黄，去其峻下之性，而取清热解毒、活血泄浊之用，逐渐增加剂量，使患者大便日行 2~3 次而无不适。慢性肾衰竭的患者体虚易感，常因外感而使肾衰竭病情加重。三诊时患者感冒后咽喉不利，尿蛋白增加，"间者并行，甚者独行"，邹燕勤教授治以清咽渗利，兼以益肾泄浊，经治患者症状改善，尿蛋白减少，血肌酐稳中有降。经 19 个月的治疗，患者血肌酐从就诊时的 291.2μmol/L 逐渐下降至 210μmol/L，延缓了患者进入终末期肾衰竭的时间。本案治疗体现了邹燕勤教授"和法缓治"的治疗风格，扶正祛邪，平补平泻，以补益肾元为根本，注重健运脾胃，将活血和络、渗湿泄浊贯穿治疗始终，临床获得满意的疗效。

（二）扶正利水、轻药重投法治疗肾病综合征案

张某，男，60 岁，2010 年 6 月 30 日初诊。主诉：全身浮肿半年余。

患者半年多前无明显诱因出现双下肢浮肿，渐及全身，甚至腹部胀大，尿量减少，至当地医院检查。尿常规：PRO（+++）；24 小时尿蛋白定量 5.2g；血生化：白蛋白（ALB）14.8g/L，SCr 85μmol/L，胆固醇（CHO）7.74mmol/L；B 超示：双肾实质回声增强，肾囊肿，肝大，胆囊壁水肿，腹水。遂至邹燕勤教授处求治。刻下：全身浮肿，双下肢按之重度凹陷，腹部胀大，纳谷可，尿少，大便质软，日行 2 次；夜寐安，无胸闷气喘，夜能平卧，舌质红，舌苔薄黄，脉细。既往有"乙型病毒性肝炎"，既往乙肝病毒感染血清学指标检测提示"小三阳"。西医诊断：肾病综合征；中医诊断：水肿（气阴两虚、水湿逗留证）。治法：补气养阴，淡渗利水。以参芪地黄汤合五苓散、五皮饮为主方加减。处方：生黄芪 50g、太子参 40g、生地 10g、南沙参 20g、北沙参 20g、川石斛 20g、生薏苡仁 30g、茯苓皮 50g、川续断 15g、桑寄生 15g、杜仲 15g、制僵蚕 15g、蝉蜕 8g、牛蒡子 15g、石韦 20g、怀牛膝 15g、桃仁 10g、红花 10g、大腹皮 15g、陈皮 10g、茅根 30g、芦根 30g、车前子 30g(包)、泽兰 20g、泽泻 20g。共 7 剂，水煎服，日 1 剂。中成药：健肾片，4 片/次，3 次/日，口服。

2010 年 7 月 7 日二诊，患者全身浮肿减轻，腹部明显缩小，体重由原来的 90kg 降为 70kg，尿蛋白由（+++）减为（++），苔黄，舌质红，脉细。证属肝脾肾气阴两虚，治疗有效，踵武前置。处方：原方去南沙参、北沙参、桑寄生，加山萸肉 10g、女贞子 20g、桑白皮 15g，以补肝肾之阴而助宣肺利水，7 剂，水煎服，日 1 剂。

2010 年 7 月 14 日三诊，患者肿势明显减退，体重又降至 65kg，腹围缩小，但觉药后脘胀，苔薄黄，舌质红，脉细。处方：上方去生地、山萸肉、女贞子，加枳壳 10g、佛手片 10g、当归 20g、赤白芍各 10g、枸杞子 30g，7 剂，水煎服，日 1 剂。中成药处方：加用雷公藤多苷片，每次 10mg，每日 3 次，口服，以祛风解毒，减少蛋白尿；加用联苯双酯滴丸，每次 8 粒，每日 3 次，口服，以制雷公藤之毒性；余药同前。

2010 年 7 月 21 日四诊，患者体重减至 62~62.5kg，脘胀缓解，下肢水肿减退，唯足踝部水肿，大便不成形，日行一次，纳可，舌质红，苔薄黄，脉细。24 小时尿蛋白定量 7.78g，血 ALB 14.6g/L。前方有效，踵武前置。处方：7 月 7 日方加荷叶 10g、当归 20g、赤白芍各 10g、枸杞子 30g，去山萸肉、生地、女贞子，7 剂，水煎服，日 1 剂。中成药处方同前。

半个月后患者体重维持在 62kg，仅足踝部微肿，复查 24 小时尿蛋白定量 2.4g，带药回当地继续治疗。

按语：肾病综合征以水肿、蛋白尿为临床特征，"水肿"是患者的主苦。本病的发生多因禀素虚弱，烦劳过度，或久病失治误治，或体虚感邪，或饮食、情志、劳欲等因素，使肺、脾、肾三脏功能失调，致水液代谢紊乱，水湿停聚，精微外邪而发为本病。《景岳全书·水肿论治》云，"凡水肿等证，乃肺脾肾三脏相干之病"。本案病位除肾、脾、肺，还与肝相关，肾失气化、脾失转输、肺失通调，肝脏疏泄失常，三焦水道运行不利，则水液潴留，发为水肿。邹燕勤教授认为，肾病综合征患者的水肿大多为脏腑虚损，正气衰弱，病程长久，而肿势缠绵，故多属水肿之"阴水"，在病程的某些阶段，病情急性加重时亦可表现为"阳水"的特点。

本案患者病程半年有余，正气不足，水湿泛滥，乃属"阴水"。素体不足，肺脾肾气虚，气化无权，转输失职，通调失司，肝亦失其疏泄之责，水湿潴留，泛溢于周身，则见全身浮肿，腹部胀大；水性下趋，故双下肢按之重度凹陷。气虚日久伤及阴分，则舌红，脉细；舌苔薄黄，乃水湿有化热之象。辨证属于气阴两虚，水湿逗留，治以补气养阴、淡渗利水，方选参芪地黄汤合五苓散、五皮饮加减。

方中重用黄芪、太子参，分别用至50g、40g。生黄芪，味甘微温，归脾、肺经，具补气健脾，利水消肿之功。《本草求真》中认为黄芪为"补气诸药之最"，邹燕勤教授治疗肾病习用生黄芪，取其走表，能去除在表水气之意。太子参，味甘，微苦，归脾、肺经，性略偏寒凉，补气健脾，兼能养阴生津，与黄芪相伍，可制约其甘温益气之温燥之性，又可防利湿之品苦燥伤阴。二味药均有调节免疫的作用。重用茯苓及茯苓皮，分别用至40、50g，茯苓与茯苓皮的区别在于，前者重在健脾，而后者强于利水渗湿。并遣生薏苡仁30g、车前子30g、泽兰20g、泽泻20g等，共奏淡渗利水之功；予生地、南北沙参、川石斛等养阴；茅根、芦根、石韦清热通利；制僵蚕、蝉蜕、牛蒡子祛风通络，有降尿蛋白的作用；并伍以川续断、杜仲、怀牛膝补益肾气，以助气化；佐以陈皮、大腹皮行气利水；配伍桃仁、红花活血和络，以增利水之效。全方多法并施，运用补气利水、养阴利水、健脾利水、活血利水、淡渗利水、行气利水等多法于一方，扶正祛邪，补泻兼施。

邹燕勤教授认为，本案肾病综合征水肿属中医"阴水"之范畴，治从淡渗活血利水而不用峻猛攻逐之品，往往以补气利水，健脾利水，养阴利水，活血利水，淡渗利水等法，轻药重投缓消其水而见良效。选用的淡渗利水药物，皆为药味平淡，药性平和之属，但投以重剂，亦可取得水退肿消之效，邹燕勤教授称为"轻药重投"法，比之西药利尿剂及中药大戟、甘遂、商陆、黑白丑等峻猛逐水药，作用轻微，无伤正伤阴之弊。邹燕勤教授施用的扶正利水法，不伤正气，利水不伤阴液，增强了体质，同时也可起到快速利水消肿之效果。这也是孟河医派"和法缓治"的治疗风格的具体体现。该患者初诊时高度水肿，肿势明显，伴有腹水，邹燕勤教授以利水消肿为先，采用健脾补肾，益气养阴，淡渗利水之法，而不用攻逐之剂，是为顾护正气，维护肾气。邹燕勤教授善用扶正渗利、轻药重投之法消除阴水，取得水退肿消，不伤正气之良效。待水肿消退后，再着重调治脏腑，治疗蛋白尿，保护肾功能，体现了邹燕勤教授根据标本缓急，分期分阶段治疗的特色。

（三）益肾祛风、除湿通络法治疗膜性肾病案

孙某，男，21岁，2011年3月9日初诊。主诉：水肿间作3年余。

患者于2008年2月感冒后出现大量蛋白尿，诊为肾病综合征。在某三甲医院行肾活检，诊为原发性膜性肾病（Ⅱ期），予足量糖皮质激素，并先后予雷公藤多苷片、吗替麦考酚酯、他克莫司等免疫抑制剂治疗，病情无明显缓解，24小时尿蛋白定量波动于6.87g~17.08g。2010年2月重复肾活检提示：膜性肾病（Ⅲ期）。肾小球膜性病变，血管袢皱缩，广泛链条样改变，小管间质慢性化病变明显加重，广泛纤维化。因患者免疫抑制治疗无效，膜性肾病进展，小管间质慢性病变加重，遂停止激素和免疫抑制剂治疗。病程中血压正常，肝肾功能正常。刻下：患者面色晦暗，形体消瘦，双下肢轻度浮肿，按

之凹陷，时有腰酸乏力，尿中泡沫堆积，纳谷一般，寐安，夜尿1次，大便日行1次，偏稀，脉细，舌淡红，苔薄腻，舌边有齿痕。24小时尿蛋白定量8.48g。尿常规：PRO（+++），红细胞（RBC）58/μL，BLD（++）。肝、肾功能正常，ALB 26g/L。西医诊断：原发性膜性肾病Ⅲ期；中医诊断：水肿（脾肾气虚，风盛湿瘀证）。治法：健脾益肾，祛风除湿通络，逐瘀利水消肿。以益肾护膜方加减。处方：川续断15g、桑寄生15g、杜仲20g、太子参30g、生黄芪40g、炒白术10g、生薏苡仁30g、茯苓皮50g、猪苓30g、石韦20g、僵蚕15g、全蝎3g、蝉蜕8g、牛蒡子15g、地龙10g、猫爪草10g、蛇舌草20g、丹参20g、川芎10g、红花10g、车前子（包煎）35g、泽兰25g、泽泻25g、小红枣10g、生甘草5g、佛手10g、防风5g。共14剂，水煎服，日1剂。

服上方14剂，患者未诉明显不适，无腹胀，大便偏稀，每日1行。其后逐步将生黄芪加量至40g~65g，以加强补气之力；并加入桃仁、水蛭以加强破血逐瘀；加入山慈菇、龙葵、蛇舌草加强清热解毒利湿，加入当归、赤芍、白芍、女贞子、旱莲草以养肝和络。其间患者多次感冒、腹泻，方药遂调整为治感冒剂及治腹泻剂，兼顾肾脏，待表证一去，腹泻停止，又转为原法治疗。

2011年7月初，患者精神状态逐渐好转，面色转华，水肿消退，纳谷渐增，感冒、腹泻次数明显减少，唯尿中泡沫堆积，复查24小时尿蛋白定量10.05g。邹燕勤教授考虑其膜性肾病（Ⅲ期）属难治性肾病，且肾小管间质亦慢性化严重，若要逆转病情，须费时日。治疗上守法守方，并嘱其减少体育锻炼，多休息，节制饮食，延长煎药时间须达1~1.5h，方可煎透，令药效尽出。

2012年7月25日，患者诉双下肢轻度水肿，无腰酸腰痛，无乏力，大便3日2行，咽红，纳食可，夜寐安，无口干苦，脉细，苔薄淡黄。辅助检查：24小时尿蛋白定量3.328g。血常规未见明显异常。处方：生黄芪60g、制苍术10g、生薏苡仁30g、茯苓皮50g、淮山药20g、续断15g、桑寄生10g、制僵蚕8g、蝉蜕6g、牛蒡子15g、石韦20g、地龙10g、全蝎3g、水蛭3g、丹参15g、川芎10g、白茅根10g、芦根20g、车前子（包煎）30g、白花蛇舌草20g、防风6g、猪苓20g、泽兰20g、泽泻20g。中成药处方：健肾片（院内制剂），每次4片，每日3次，口服，14日，共3瓶；甲花片（院内制剂），每次4片，每日3次，口服，14日，共3瓶。

2012年8月—2014年4月，邹燕勤教授守方守法治疗，患者蛋白尿波动于2.3~2.7g之间。在此期间患者因家贫，经济负担重，一度中断服用汤剂，邹燕勤教授听闻，鼓励其坚持服药，并免除挂号费用，使患者能够坚持治疗。

2014年5月5日，患者未诉明显不适，面肢不浮肿，纳寐可，夜尿0~1次，大便成形，3日2行，咽红，苔薄淡黄，舌边齿痕，脉细。辅助检查：24小时尿蛋白定量1.863g。处方：生黄芪65g、炒白术10g、炒薏苡仁30g、制僵蚕15g、蝉蜕8g、牛蒡子15g、黄蜀葵花20g、石韦20g、地龙10g、全蝎4g、水蛭4g、车前子（包煎）30g、丹参15g、川芎10g、泽泻20g、玄参10g、射干10g、桃仁10g、红花10g、防风5g。中成药处方：健肾片（院内制剂），每次4片，每日3次，口服，14日，共3瓶；甲花片（院内制剂），每次4片，每日3次，口服，14日，共3瓶。2014年6月尿蛋白定量最低降至0.42g，病情基本缓解，患者大学毕业参加工作，临床疗效满意。

按语：本例患者原发性膜性肾病已进展到Ⅲ期，超大量蛋白尿3年，对糖皮质激素，及多种免疫抑制剂治疗抵抗，属于难治性肾病综合征，转求邹燕勤教授诊治。邹燕勤教授认为，膜性肾病属于中医学"水肿"范畴，病变涉及肺脾肾三脏，兼加风湿、湿热、瘀血等病理因素。《诸病源候论》中有"风水病者，由脾肾气虚弱所为也。肾劳则虚……风气内入，还客于肾，脾虚又不能制于水，故水散于皮肤"。《景岳全书·肿胀》进一步阐述了肺、脾、肾三脏功能障碍是水肿发病的关键环节，"凡水肿等证，乃肺、脾、肾三脏相干之病。盖水为至阴，故其本在肾；水化于气，故其标在肺；水唯畏土，故其制在脾"。《金匮要略》开创性地提出了"水分"与"血分"互相转化，是久病致瘀、瘀血致病的重要理论依据。邹燕勤教授认为，对于该患者已至膜性肾病Ⅲ期来说，脾气亏虚，肾元衰惫，风湿、湿热、瘀血胶着于肾，是其发病关键的病理环节，肾脏痰瘀癥积形成是其最终的病理表象；反复呼吸道感染，风湿、湿热、瘀血搏结，不断循经下扰肾关，是其病情加重与恶化因素。治疗上须健脾益肾，祛风除湿通络，逐瘀利水消肿，临证偏湿热者须重点清利湿热，兼有咽喉肿痛则兼以清肺利咽。自拟益肾护膜方加减，健脾益肾以川续断、桑寄生、生黄芪、党参（太子参）、炒白术、茯苓（皮）、生薏苡仁、甘草等组成基本方药。尤喜用大剂量生黄芪大补脾肾元气。《神农本草经》将黄芪列为上品，其味甘，性微温，归脾、肺、肝、肾经；《本草纲目》云，"芪，长也，黄芪色黄，为补者之长，故名"。《金匮要略》立防己黄芪汤以治疗风水，邹燕勤教授用生黄芪增强补气利水功效，用大剂量轻药重投提高了生黄芪降尿蛋白作用。

对于祛风通络、活血逐瘀之法，邹教授擅用虫类药，取虫类药搜风剔邪，逐瘀通络功效。如蝉蜕、僵蚕，祛风利咽、降蛋白尿；地龙祛肾风、通肾络适用于风火湿毒之证；全蝎祛风解毒、化瘀通络，适用于气血毒瘀之证。僵蚕无毒，可用至10~20g；蝉蜕轻灵，6~8g即可；而全蝎、蜈蚣均为有小毒之品，注意剂量控制在蜈蚣3g、全蝎1.5~4g，避免其毒性反应，亦使无伤正气。活血化瘀药物大多采用当归、赤芍、丹参、川芎、桃仁、红花等活血通络之品，养血不伤正，若患者瘀血程度较重，可使用虫类药如水蛭，破血瘀、散积聚、通经脉，因其有小毒，故水蛭剂量不超过6g。在健脾益肾，祛风通络的基础上，邹燕勤教授采用茯苓皮、猪苓、泽泻等淡渗利水消肿之药，更用石韦、牛蒡子、猫爪草、黄蜀葵花、白花蛇舌草、车前子等清热解毒利湿之品，以加强湿热之邪的祛除。

综上，邹燕勤教授于本案中采用复法大方，用大剂量黄芪、党参、续断、桑寄生等补肾健脾扶助正气，兼以祛风通络、活血化瘀、清热利湿之法，如僵蚕、蝉蜕、全蝎、水蛭、防风、丹参、泽兰、泽泻、石韦、猫爪草、白花蛇舌草等抗炎、调节免疫，减轻免疫复合物及诸多炎症因子在基底膜的沉积和损伤，改善肾脏基底膜的结构和功能，诸药并进，相互配合，协同作用，全方共奏益肾护膜之功。

慢性难治性肾脏病，短期内难以取得速效，只要法药合证，宜守法守方，徐徐图之，这需要医者的坚持治疗和患者的坚持服药。邹燕勤教授为确保患者能按时就诊、长期用药，免除其诊疗费用，并在饮食、生活方面多加叮嘱。邹教授认为，治疗难治性膜性肾病需强调在辨证准确的基础上，守法守方，以平淡之剂缓缓图治，正所谓"守方为第一要着"。此类疾病病程绵长，一方面风寒湿瘀热胶结，病邪难以速祛，另一方面脾肾亏虚，正气难以速复，若无兼夹外感、腹泻等急症，在病势相对稳定阶段，基本病机不会发生急剧变化，只要确信辨证无误，用药恰当，必须守法守方，坚持不懈，方可取得良效，"不效不更方"。邹燕勤教授抓住该患者脾肾亏虚、风盛湿瘀的基本病机，以健脾益肾、祛风除湿通络法为主进治，守法守方历时3年余，使得正气渐充，邪气渐去，尿蛋白渐降，逐步获效，其后仍坚持治疗，"效不更方"，患者最终摆脱了肾病综合征，尿蛋白显著下降，最低降至0.5g以下，血清蛋白上升，肾功能稳定，病情基本缓解，恢复了正常的生活。这一成功病案体现了邹燕勤教授高超的辨证论治水平和医者仁心的崇高品质，同时也为治疗难治性肾病提供了重要的临床思路。

（撰稿人：易　岚）

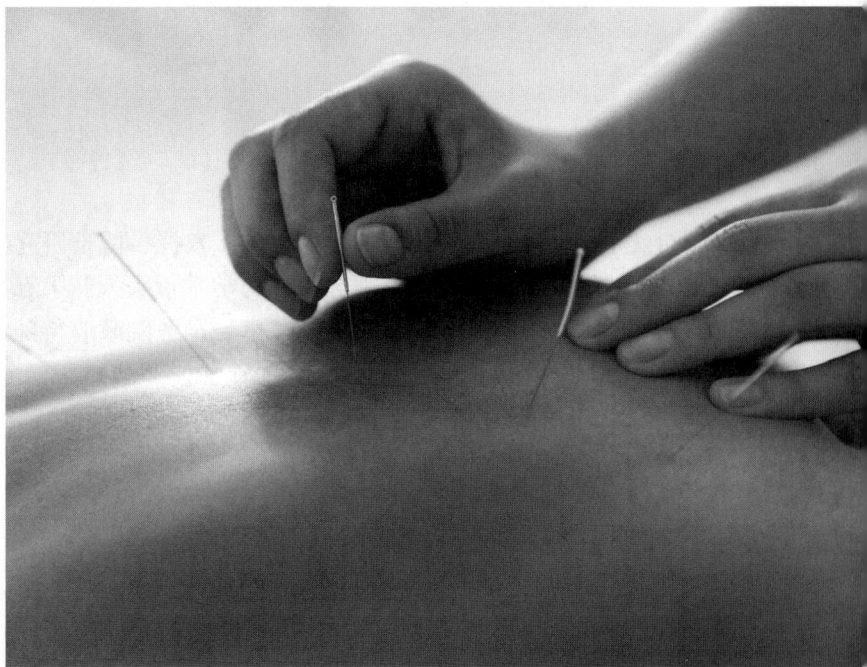

第三章

全国名中医

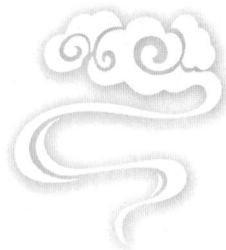

第一节 刘沈林

刘沈林（1949—），男，江苏南京人，教授、博士研究生导师、主任中医师。首届全国名中医，中医消化道肿瘤及脾胃病专家，中医消化病学术带头人。第五、六届中央保健委员会会诊专家，全国老中医药专家学术经验继承工作指导老师，享受国务院政府特殊津贴。他曾受聘为国家中医药标准化专家技术委员会委员，原国家卫生部"健康中国 2020"战略中医专家组成员，国家中医临床基地重点病种胃癌研究负责人。他曾任江苏省中医药学会副会长、脾胃病专业委员会主任委员、中医内科专业委员会主任委员、《江苏中医药》杂志特聘主编。

1975 年，刘沈林毕业于江苏新医学院中医系，1988 年，他获得南京中医学院硕士学位。刘沈林教授是首批全国老中医药专家学术经验继承工作继承人，师从国医大师徐景藩教授，推崇孟河、吴门医派的学术成就。1998 年，他任南京中医药大学副校长，翌年兼任江苏省中医院院长。刘沈林教授主编出版《中医消化系统肿瘤病学》《刘沈林脾胃病临证心悟》《刘沈林临证经验集》等学术专著 10 部；以第一作者及通讯作者共发表核心期刊论文 157 篇，其中 SCI 论文 21 篇；主持国家及部省级课题 15 项，获部省级科技奖励二等奖 4 项；主持制定了"胃癌中西医结合诊疗指南"和"胃癌中医康复指南"；培养了一大批中医学术经验继承人和数十名博、硕士研究生。刘沈林教授在 2008 年当选第十一届全国人大代表，曾获得"中国医师奖"、南京中医药大学"首届承淡安终身成就奖"，并先后被授予江苏省"十大医德标兵"、全国"白求恩式好医生"等荣誉称号。

一、学术经验

胃肠肿瘤是我国高发肿瘤之一，难治难愈，如何预防胃癌和结肠癌的发生、降低术后复发转移率、改善患者的生存状态，依然是临床面对的严峻课题。刘沈林教授在长期的医疗实践中，认真总结经验，深入开展临床研究，取得了丰富的学术成果。他认为，时下在中西医结合的背景下，充分发挥中医药的优势，正确掌握中医扶正祛邪法则的运用，善于借鉴脾胃病的某些理论和治法特色，灵活应用相关方药，确能在胃肠肿瘤的防治中发挥积极作用，从而取得良好的效果。这些来源于实践的学术见解，为临床打开了有益的思路。

（一）癌前防变，未病先治

刘沈林教授认为，胃肠肿瘤的预防重点是癌前病变。癌前病变虽然还不是癌，但有可能发展为癌，作为一般消化系统疾病常因缺乏特异性症状而被忽视。胃肠镜结合病理检查能够为临床提供诊断信息。如慢性萎缩性胃炎伴中、重度异型增生（内瘤变），以及胃腺瘤性息肉、肠道腺瘤性息肉伴异型增生

（内瘤变）患者，被视为患癌风险人群，应及时治疗并定期复查。对于癌前病变，目前尚无特效预防药物，一般胃黏膜轻、中度异型增生者，常用中医药治疗而获得改善或逆转。中医药也可用于内镜黏膜下剥离术（ESD）后的疗效巩固，可获得较好的效果。对于引起较多患者担忧的"肠上皮化生"问题，目前多数学者认为这是细胞的老化现象，在胃镜检查报告中普遍存在，目前看来对癌前病变的诊断价值不大。

胃肠位居中焦，故临床防癌多从脾胃入手，通过调治改善胃肠道内环境，增强防变内生能力，除患于萌芽状态。对癌前病变的治疗，刘沈林教授认为以辨证治疗效果为好，每多"由症入手"，辨证结合辨病。如胃部病变的常见证型：①中虚气滞，胃胀纳差者，以香砂六君子汤加减，健脾理气；②虚寒胃痛，悠悠不已者，以黄芪建中汤加减，温中补虚；③肝胃气滞，脘胁胀痛者，以柴胡疏肝散或香苏散加减，疏肝和胃；④郁热犯胃，反酸、烧心、呕苦者，以左金丸、温胆汤加减，泻肝苦降；⑤胃阴不足，嘈杂、口干、舌红者，以益胃汤或一贯煎加减，甘凉濡润；⑥瘀阻胃络，胃脘刺痛、舌质暗紫者，以桃红四物汤或失笑散加减，化瘀和络。此外，若有幽门螺杆菌（HP）感染，症见胃热、口苦、苔黄者，可加黄芩、仙鹤草、蒲公英等清热解毒之品。这里需要注意，HP感染也并非全是湿热或"热毒"，尤其是抗感染治疗后^{13}C呼气试验反复阳性，也有脾虚胃寒证者。常用的防癌中草药品种较多，亦可适当选用。对于较长时间服药者，可采取"服三隔一"或"隔日一服"的方法。总之，胃以和为贵，以降为顺。

结直肠癌绝大多数是由肠道腺瘤性息肉演变而来，及时摘除并防止息肉复发是防癌的重点。古代文献并无息肉的病名，亦无具体治法方药。据刘沈林教授观察，本病临床表现有三类：无症状（体检发现）、慢性泄泻、大便秘结。中医认为"久泻脾虚""四季脾旺不受邪"，临证对肠道息肉伴久泻或便溏者，治以健脾化湿或温阳运脾，以参苓白术散为基础方，随证加减。如脾湿偏重者，加猪苓、泽泻或车前子；脾阳不振者，加制附片、炮姜、肉豆蔻。"六腑以通为用"，对肠道息肉伴大便困难者，可据虚实而治，实秘当清热通便、顺气导滞，虚秘宜滋阴养血、温通开结。常用方如麻子仁丸、六磨汤、润肠丸、济川煎等，均可随证化裁组方，以改善肠道功能，减少粪便中的有害物质与肠黏膜的接触吸收。在辨证用药的基础上，加入炙乌梅、炙僵蚕、莪术、石打穿、败酱草等化痰、行瘀、散结的药物，可以加强抑制肠道息肉增生的效果。另外，近年来刘沈林教授古方新用，以乌梅丸化裁治疗肠道腺瘤性息肉，亦取得良好的疗效。

（二）术后巩固，需清余邪

胃肠肿瘤的首选治疗方案是手术，根治性切除有治愈癌肿的可能。也有因肿瘤条件或全身基础疾病，比如病期较晚或心、肺、肾等主要脏器有严重合并症者，为缓解病情、减轻肿瘤负荷，而采取姑息性手术切除病灶。复发或转移是肿瘤的危险事件，如进展期胃癌术后复发转移率较高，5年总生存率仅为35%，Ⅱ、Ⅲ期患者的复发高峰一般在术后2年左右。手术、化疗结束后至出现复发转移，临床有一个抗肿瘤药物治疗的"空窗期"。因此，这一阶段的中医药治疗被认为是预防术后复发的重要时点，也是中医临床研究的热点。

刘沈林教授认为，肿瘤术后出现复发转移，可能的原因有二：一是手术损伤气血，正气不足，免疫功能下降；二是体内"余邪"未尽，化疗失败，癌毒脱漏、隐伏、流窜，成为复发转移的核心致病因子。因此，正虚与余邪是术后需要兼顾的两个方面。正虚方面，术后患者多有面色少华、神疲少寐、头晕心慌、纳差腹胀、舌淡、脉细等虚损表现，治疗宜补益气血、调理脾胃，可选归芍六君子汤、归脾汤等化裁。药如黄芪、党参、白术、茯苓、淮山药、熟地黄、当归、白芍、陈皮、木香、砂仁、炙甘草等。本草谓黄芪为"补气之长"，在无内热或舌苔厚腻的情况下，可以重用而起补气托毒、增强免疫之效。此外，由于胃肠肿瘤根治性手术后1个月内需要化疗，因此中医的术后调理也包括对化疗毒副反应的处理。还要补充一点，胃肠手术后，脾胃受损，纳运功能减弱，无论是补益药物，还是膳食营养，均应调补有度，注意避免"滋腻碍胃""甘能满中"之弊。术后由于盲目"过补"而致消化不良者，临床见之较多，故提此为鉴。余邪方面，是指原发肿瘤虽然切除，但逃逸的癌细胞通过血液或淋巴系统可能再次转移至腹腔淋巴结或远处脏器。所以不仅要补虚调理，还要兼顾祛邪解毒，剿抚兼施，祛除隐患。肿瘤祛邪之法，诸如活血化瘀、清热解毒、软坚散结、祛痰化湿、以毒攻毒等均可随病证应用。

《医林改错》说："肚腹积块，必有形之血。"在现代医学条件下，当癌肿切除，腹腔已无有形之物，或察之亦无舌质紫暗、腹部刺痛之征，此时是否还要用化瘀之法，以及化瘀药物又如何选择？对此学术界历有不同观点。刘沈林教授结合临床实践提出了自己的见解，认为临床研究表明：胃癌手术病理标本提示神经、脉管有"癌栓"形成者，是肿瘤术后复发转移的重要因素。这种带有癌毒性质的瘀血，由于形态微小，瘀停络脉，不但影像学检查无法诊断，用一般中医的四诊方法更是难以辨识。因此，借助现代医学病理学检查，能够为术后中医运用肿瘤化瘀法提供微观辨证的依据。据考历代中医文献，肿瘤化瘀以三棱、莪术二味为多，此二味"治积聚者良"。《本草备要》提出用时"宜于破血行气药中，加补脾胃药。气旺方能磨积，正旺则邪自消也"。刘沈林教授按此组方，用于胃癌根治术后抗复发转移，取得了良好疗效。目前清热解毒之类的抗癌中草药，如石见穿、白花蛇舌草、石打穿、半枝莲、菝葜、蜀羊泉、肿节风，以及以毒攻毒的露蜂房、土鳖虫、蟾皮、蜈蚣、全蝎、守宫等虫类药，均可适当应用。在诸多药物中，究竟哪一种药物抗癌效果比较好，目前尚无定论，一般在辨证用药的基础上配伍2~3味即可，同时，需注意有毒药物的用量和毒副反应。

（三）晚期扶正，"善治"为要

晚期患者，癌细胞扩散，多处转移，"因实致虚"，以致气血虚损、脏器功能逐渐衰竭。对此中西医均缺乏有效治疗手段，此时治疗目标是带瘤生存，提高生活质量。《黄帝内经》提出，治病用法，勿犯"虚虚之戒"。意在告诫医者，对于虚损之证，不可再用泻法，免使虚损的病体更加虚羸。晚期肿瘤患者因过度化疗或以毒攻毒而使病情恶化者，临床屡见不鲜，应引以为戒。《景岳全书》云："若积聚渐久，元气日虚，此而攻之，则积气本远，攻不易及，胃气切近，先受其伤，愈攻愈虚，则不死于积而死于攻矣。……故凡治虚邪者，当从缓治，只宜专培脾胃以固其本。"清代程钟龄更提出"积聚末期"宜"善治"之法，认为"必补其虚，理其脾，增其饮食"。胃为人身至宝，"得胃气则昌，失胃气则亡""胃气一败，百药难疗"，古哲先贤在长期实践中总结的经验，确有深义，对当今晚期肿瘤的治疗仍有相当的参考价值。因此，晚期癌症宜缓图慢治，调补脾胃，扶正固本，确为中医治疗的有效方法和明智选择。

刘沈林教授临床体会，苦寒之品易于伤脾败胃，晚期患者阳气虚衰，消化功能薄弱，不耐重剂，故药多量重的"大处方"亦常于病无补，用药当有分寸，过犹不及。同时指出，中医的扶正之法并不是一般的支持疗法，更不是简单的多用补药，临证必须遵从"虚则补之""辨证施补"的原则。实践表明，呆补、蛮补的效果并不理想。晚期患者的扶正之策，重在调整患者的功能状态，为缓解病情创造条件。《素问·阴阳应象大论》云："形不足者，温之以气；精不足者，补之以味。"如果治疗得法，对于改善症状，提高生活质量，一般收效都较明显，这是中医治疗的长处，现代医学暂无可企及。

二、验案分享

（一）温脾涩肠法治疗化疗后严重腹泻案

秦某，男，64岁，安徽马鞍山人。2015年8月4日初诊。

主诉：结肠癌术后化疗后，严重腹泻 2 个月。

患者结肠癌ⅢC 期，于 2015 年 1 月 17 日在安徽医科大学第一附属医院行结肠癌切除术，术后接受 6 个疗程化疗。2 个月前开始出现严重腹泻，每日水样便 20 余次，体质量下降 8kg，肠鸣如雷，腹部畏寒隐痛。多次输液、服止泻药物少效。刻下腹泻频频，形体消瘦，面色㿠白，身倦乏力，畏寒肢冷，舌淡、苔白，脉濡细。西医诊断：结肠癌。中医诊断：肠覃；病机为脾阳已虚，固涩无权。治以温阳运脾、涩肠止泻。方选附子理中汤合五苓散化裁。处方：炒党参 15g，炙黄芪 15g，炒白术 15g，猪苓 15g，茯苓 15g，制附片 5g，炮姜 5g，肉桂 5g（后下），乌药 10g，煨木香 10g，淮山药 15g，炒薏苡仁 15g，泽泻 10g，炙升麻 3g，炒诃子 10g，半枝莲 15g，石打穿 15g。14 剂。水煎，每日 1 剂，分早晚 2 次温服。

2015 年 8 月 20 日二诊，患者服药后大便次数明显减少，仍腹痛即泻，时有不禁，不能出门，肠鸣辘辘，面色㿠白。予初诊方去半枝莲、石打穿，加赤石脂 30g、禹余粮 30g，14 剂。

2015 年 9 月 4 日三诊，患者腹痛肠鸣较少，水样便已止，食欲改善，大便仍未成形，每日 2~3 次。舌淡、苔白，脉细弱。再拟补脾温阳、扶正祛邪。处方：炒党参 15g，炙黄芪 15g，炒白术 15g，炮姜 5g，肉豆蔻 6g，淡吴茱萸 3g，茯苓 15g，淮山药 15g，陈皮 6g，木香 5g，砂仁 3g（后下），炙甘草 3g，三棱 10g，莪术 10g，半枝莲 30g，石打穿 30g。14 剂。药后症状进一步改善，后多次复诊，中药长期服用。随访 5 年，肿瘤未见复发。

按语：该患者结肠癌中晚期，手术伤正，加之化疗引起胃肠功能紊乱，以致严重腹泻，体重下降明显。初诊时患者水泻多日，腹冷隐痛，形体消瘦，舌淡苔白，脉濡细。拟辨证为脾阳不振、滑脱不禁，故治以温脾涩肠止泻为先，选用附子理中汤合五苓散化裁组方。方中炒党参、炙黄芪、炒白术、淮山药补脾益气；制附片、炮姜、肉桂温中祛寒；猪苓、茯苓、泽泻、炒薏苡仁分利水湿，"利小便，实大便"；煨木香、乌药行气止痛；炙升麻升提脾气；炒诃子涩肠止泻；半枝莲、石打穿抗癌解毒。二诊时患者水泻次数明显减少，但仍有腹痛即泻、面色㿠白，伴有肠鸣辘辘，仍属脾阳虚衰、运化失常所致，故暂去苦寒之半枝莲、石打穿，加赤石脂、禹余粮以增收涩止泻之功。药后患者腹泻旋得控制，腹痛缓解，食欲增加。三诊时继以温阳运脾、扶正祛邪以巩固术后疗效。患者经中西医结合治疗，肠癌术后得以康复。从该案可以看出，在肿瘤的不同分期，根据病情的轻重缓急，善于抓住主要矛盾，或扶正，或祛邪，灵活用药，用之得法，是取得疗效的关键所在。

（二）乌梅丸法治疗肠癌癌前病变案

皮某，男，54 岁，南京人。2012 年 6 月 26 日初诊。

主诉：结肠息肉反复发作，伴见便溏腹痛。

患者 1 年前因排便困难，经外院结肠镜检查，发现肠道有大小息肉数十枚，病理诊断为直肠管状-绒毛状腺瘤，部分腺体中-重度异型增生。一年内已先后 5 次经肠镜下摘除，并服中药百十剂。但腺瘤性息肉反复发作，屡摘屡长，切而不尽，并伴有腹部冷痛作胀，大便溏薄夹有黏液，排出不畅，每日排便 2~3 次，十分痛苦。舌质偏红，苔薄白，脉细弦。遂以乌梅丸化裁而治。处方：炙乌梅 30g，川连 3g，炒黄柏 10g，制附片 5g（先煎），炮姜 3g，肉桂 3g（后下），川椒 3g，炒党参 10g，当归 10g，木香 10g，槟榔 10g，莪术 10g，炙僵蚕 10g，败酱草 30g。14 剂，每日 1 剂，水煎，分早晚 2 次温服。

患者药后大便渐成形，腹痛减轻，黏液已少。原方再加炮山甲 10g（先煎），继服。后每月来取药 1 次，守方不变。连续服药 3 个月，大便正常，症状消失。2012 年 9 月 27 日肠镜复查：肠道未见息肉，病理检查无异型增生，诊断为慢性直肠炎症。后经随访，患者每年复查肠镜 1 次，迄今未见腺瘤性息肉复发。

按语：患者肠道多发腺瘤性息肉反复发作，病理诊断为直肠管状-绒毛状腺瘤，部分腺体中-重度异型增生，属于肠癌前病变，因摘除后多次复发，精神压力较大。分析其病机，在病候上有本虚标实、寒热错杂的特点，其标为肠腑湿热瘀结，"息肉乃生"，大便夹有黏液，便出不畅。其本以脾虚为主，中阳不振，腹部冷痛，大便溏薄。故取标本同治，温中祛寒、清化导滞的之法，仿张仲景乌梅丸化裁组方以治。

乌梅丸以乌梅用量独重为君药，《冯氏锦囊》谓之能"蚀恶肉"，组方看似"寒热杂合"，实则配合巧妙，符合难治性肠病寒热错杂、虚实并见的特点。诊时因患者舌质偏红，下焦邪郁化热，故加败酱草以加强清肠解毒之功；腹痛作胀，肠腑气滞，故加木香、槟榔行气疏腑；由于息肉的形成与痰瘀凝结有关，故加莪术、炙僵蚕化痰散瘀，以有利于病灶的消散。该案古方新用，别具特色。

（撰稿人：舒　鹏、邹　玺）

第二节　汪受传

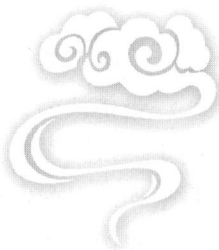

汪受传（1946—），男，江苏东台人。教授、主任中医师，博士研究生导师。享受国务院政府特殊津贴，首届全国名中医，全国老中医药专家学术经验继承工作指导老师，国家级教学名师，全国先进工作者，全国模范教师，江育仁儿科学派继承人。他曾任中华中医药学会儿科分会第四、五届主任委员，国务院学位委员会第五、六届学科评议组成员（中医学、中药学），现任世界中医药学会联合会儿科专业委员会会长。1964—1970年，汪受传就读于南京中医学院，1979—1982年在南京中医学院中医儿科学攻读硕士学位，1970—1979年在响水县周集公社卫生院、盐城纺织厂医院任职，1982年起在南京中医学院及附属医院任教师、医师。在小儿肺系疾病、脾系疾病、疑难杂症方面有一定专长。汪受传教授已培养博士50人、硕士67人，学生遍布国内20多个省市自治区、港澳台地区和多个国家。他编著、主编学术著作及教材教参65本，共发表学术论文400多篇，其中SCI论文22篇，主持完成国家科技攻关计划、国家自然科学基金项目等各级科研课题34项，获中医药国际贡献奖——科技进步奖、教育部科技进步奖、国家中医药科技进步奖、江苏省科技进步奖、江苏省优秀教学成果奖、南京市科技进步奖等科研、教学奖32项次。

一、学术经验

（一）提出"纯阳""稚阴稚阳"统一论，论述"儿童体质八分法"

关于小儿阳气，历来有"纯阳"与"稚阳"两种主要论点。许慎《说文解字》说："纯，丝也。"罗整齐《鰆溪医论选》说："小儿年幼，阴气未充，故曰纯阳，原非阳气之有余也，特稚阳耳！稚阳之阳，其阳几何？"由此认为纯阳指小儿阳气细微不足，与稚阳无异。所谓纯阳为盛阳之说，与小儿生理、病理不符，难以立论。至于现代有用纯阳解释小儿蓬勃生长发育的旺盛生机，那是对于阳气在另一层面的理解，并非指小儿生理上便是阴不足而阳有余的阴阳失衡状态。儿科临床必须时时顾护其稚嫩不足的阳气，才能在平时保证小儿正常生长发育、病时免遭阳气受戕变生危证、病后及时康复减少复发。"稚阴稚阳"是小儿体质的基本特点，阴阳和调是小儿健康的保障。

汪受传提出小儿体质类型，当从是否均衡和如何不均衡分论。均衡质可称之为平和质，即阴阳、气血和调平衡的体质，但这种均衡只是相对而不是绝对的，是阶段性的状态，可以随着体内外多种因素产生动态变化而改变，转化为不均衡质。不均衡质则可以分为特异体质和偏颇体质两类。特异体质源于先天禀赋，故称为特禀质。偏颇体质形成与先天、后天多种因素有关，可再从阴阳、气血、虚实、脏腑分为6种类型：气虚质、阳虚质、阴虚质、血虚质、痰湿质、阳热质。儿童不均衡体质可以是单一型的，也可以是复合型的，如气血两虚质、血虚兼特禀质等。

（二）提出"伏风"理论，论述"消风法"治疗小儿过敏性疾病

汪受传认为，除传统理论的"外风""内风"病因外，研讨当今日益高发的小儿过敏性疾病，有必要提出"伏风"概念指导认识其病因病机和防治。伏风是特禀质小儿禀受于先天、潜藏于体内的内风，一旦遭遇外界虚邪贼风诱因，两风相合，便导致过敏性疾病发生。伏风对于这类疾病的发生、发展、预后起着关键作用，消风法是治疗这类疾病的基本方法。

伏风所致疾病常见临床证候，如鼻塞流涕、鼻痒喷嚏、咽痒呛咳、哮鸣气喘、肤起风团、皮肤瘙痒等，皆符合中医学风证特征，因而可以归于"风病"一类。此类风病平时并无病态表现，只是在接触某些外来诱因如外风、气味、花粉、皮毛、饮食等，一有所触则风象显露而宿疾复发。常见者如风束肺窍之鼻鼽、风束肺络之风咳、风痰郁肺之哮喘，以及风泛肌肤之湿疹、荨麻疹等。

这类"风病"都可以消风法为主治疗。常用消风法如：①散邪消风法，用于外风初犯伏风泛起之风犯肺卫证。偏风寒者用荆防败毒散加减，常用麻黄、荆芥、防风、白芷、辛夷、苍耳子、蒺藜等；偏风热者用银翘散加减，常用金银花、连翘、薄荷、蝉蜕、菊花、紫草、甘草等。②除湿消风法，用于风湿犯肤证，常见于奶癣、湿疹等疾病。偏风泛肌肤用消风散加减，常用防风、蝉蜕、蒺藜、川芎、僵蚕、蜈蚣、地肤子等；偏湿溢肌表用除风胜湿汤加减，常用苍术、秦艽、薏苡仁、羌活、浮萍、土茯苓、白鲜皮等。还可加用外治法，如苦参、黄柏、黄连、马齿苋、败酱草、豨莶草等煎汤外洗。③凉血消风法，用于血热生风证，常见于过敏性紫癜、荨麻疹等疾病。用犀角地黄汤加味，常用水牛角、生地黄、赤芍、牡丹皮、虎杖、紫草、板蓝根、甘草等。④养血消风法，用于血虚生风证，常见于奶癣、皮肤瘙痒症、过敏性紫癜等疾病。用四物汤加味，常用当归、川芎、熟地黄、白芍、乌梅、乌梢蛇、紫草、甘草等。⑤豁痰消风法，用于风痰内蕴证，常见于哮喘、风咳、鼻鼽等疾病。用涤痰汤加减，常用胆南星、葶苈子、地龙、僵蚕、枳实、辛夷、五味子等。⑥固表御风法，用于表虚不固证，常见于反复呼吸道感染引发风病的患儿。用玉屏风散合桂枝龙骨牡蛎汤加减，常用炙黄芪、白术、防风、桂枝、白芍、甘草、煅龙骨、煅牡蛎、生姜、大枣、五味子等。

（三）提出"哮喘夙因风痰内伏"，论述"三期分证"治疗小儿哮喘

哮喘具有反复发作的临床特征，既往认为是由于患儿肺脾肾不足，痰饮内伏的夙因。汪受传认为，本病之所以反复发作，更重要的是由于患儿特禀体质、伏风内潜，因而一旦触冒外邪贼风（如外感风邪，接触花粉、皮毛、油漆、螨虫，食入鱼腥发物，活动过度或情绪激动等）便引起哮喘发作，所以应将本病反复发作的夙因定为"风痰内伏"更为恰当。

关于哮喘的临床分期，汪受传认为，本病历来分为发作期、缓解期两期，但在发作、缓解之间，还常有一段哮喘减轻而未完全平息，静则气息平和、动则喘鸣发作的阶段，可称之为迁延期。哮喘辨证主要从寒热虚实和肺脾肾三脏入手。发作期以邪实为主，需辨寒热，咳喘痰黄，身热面赤，口干舌红为热性哮喘；咳喘畏寒，痰多清稀，舌苔白滑为寒性哮喘。迁延期证属虚实夹杂，实在风痰内着留恋不解，虚在肺脾肾虚的证候已现。缓解期以正虚为主，辨其肺脾肾、气阴阳不足，气短多汗、易于感冒为气虚；形寒肢冷面白，动则心悸为阳虚；消瘦盗汗、面色潮红为阴虚。

小儿哮喘发作期治疗以消风邪调肺气为主；迁延期当消风涤痰、扶助正气，标本兼治；缓解期则以培补肺脾肾、扶正御风为要。要遵照"发时平哮，平时固本，不忘消风祛痰"的原则，方能使之长期缓解。

哮喘发作期以邪实为主，病机为外邪束肺、风痰壅肺，治以祛风涤痰、平哮定喘。寒性哮喘证治以消风散寒、涤痰定喘，用小青龙汤合三子养亲汤加减；热性哮喘证治以消风清肺、涤痰平喘，用麻黄杏仁甘草石膏汤合苏葶丸加减。外寒内热证治以解表清里、消风定喘，用大青龙汤加减。汪受传曾总

结门诊治疗发作期哮喘 134 例，寒性哮喘证 34 例、热性哮喘证 62 例、外寒内热证 38 例，痊愈 115 例（85.8%）、显效 16 例（11.9%）、有效 3 例（2.2%）。

哮喘迁延期风痰留恋不解，肺脾肾虚象已现，证候虚实夹杂，治疗需标本兼治，消风化痰平喘、补肺健脾益肾。风痰恋肺、肺脾气虚证治以消风化痰、补益肺脾，用射干麻黄汤合人参五味子汤加减。风痰内蕴、肾气亏虚证治以泻肺祛痰、补肾纳气，偏肺实者用苏子降气汤加减，偏肾虚者用都气丸合射干麻黄汤加减。

哮喘缓解期补益固本，调补肺脾肾、气阴阳，同时需要御外风、息伏风、化痰饮。肺脾气虚证治以健脾益气、补肺固表，用玉屏风散合人参五味子汤加减。脾肾阳虚证治以健脾温肾、固摄纳气，用金匮肾气丸加减。肺肾阴虚证治以养阴清热、补益肺肾，用麦味地黄丸加减。

（四）补肺固表、调和营卫法治疗小儿反复呼吸道感染

汪受传领衔制订的《中医儿科常见病诊疗指南》集成专家意见，将反复呼吸道感染辨证治法分为：①肺脾气虚证，治以补肺固表、健脾益气，用玉屏风散合六君子汤加减。②营卫失调证，治以温卫和营、益气固表，用黄芪桂枝五物汤加减。③脾肾两虚证，治以温补肾阳、健脾益气，用金匮肾气丸合理中丸加减。④肺脾阴虚证，治以养阴润肺、益气健脾，用生脉散合沙参麦冬汤加减。

汪受传认为，以上四证是反复呼吸道感染的基本分证，但从临床实际来看，则以肺卫不固、营卫不和证最为常见。其病机在于肺气虚卫表不固、卫阳虚，营阴失守，临床表现为反复外感，面色少华，恶风肢凉，多汗而汗出不温，舌质淡，苔薄白，脉无力。治疗当予补肺固表、温卫和营，可以桂枝加龙骨牡蛎汤与玉屏风散合方，以其构筑肺金屏障功能命名金屏汤，方由桂枝、白芍、煅龙骨、煅牡蛎、炙甘草、炙黄芪、炒白术、防风、生姜、大枣组成。在应用金屏汤时，将《究原方》玉屏风散方中黄芪、白术、防风三药的用量比由 2∶2∶1 调整为 3∶2∶1。黄芪用 10~20g，食欲好者用炙黄芪，食欲差或有邪毒留恋者则改用生黄芪；白术常用 10g，纳差、便溏、苔腻者则苍术、炒白术各用 5~10g；防风常用 3~5g。桂枝加龙骨牡蛎汤常用桂枝 3~5g，白芍 6~10g，炙甘草 3g，煅龙骨 10~20g，煅牡蛎 10~20g，生姜 3 片，大枣 4 枚。随证加减，如患儿还有轻微咳嗽可选加桑白皮、桔梗、百部等；干咳无痰选加天冬、麦冬、百合等；痰多、大便偏干选加全瓜蒌、浙贝母、法半夏等；咽红、乳蛾红肿加玄参、虎杖、蒲公英、芦根等；咽痒加蝉蜕、牛蒡子、木蝴蝶等；喷嚏流涕酌加辛夷、苍耳子、白芷等；汗出较多酌加五味子、浮小麦、碧桃干等；食欲缺乏酌加炒麦芽、焦山楂、焦六神曲、陈皮等；畏寒恶食，时有腹部隐痛，大便溏薄者，酌加干姜、砂仁、益智仁等。本病在缓解期需坚持长期服药，可针对每个患儿的体质特点辨证处方用药，制成浓缩糖浆剂，方便服用。

（五）清热、解郁、涤痰、化瘀法治疗肺炎喘嗽

汪受传主编的《中医儿科学》和《中医儿科常见病诊疗指南·肺炎喘嗽》（ZYYXH/T251—2012）中，提出了肺炎喘嗽的规范辨证治疗方法，将其分为常证和变证。常证：①风寒郁肺证，治以辛温宣肺、止咳平喘，用华盖散加减。②风热郁肺证，治以辛凉宣肺、清热化痰，用银翘散合麻黄杏仁甘草石膏汤加减。③痰热闭肺证，治以清热涤痰、开肺定喘，用五虎汤合葶苈大枣泻肺汤加减。④毒热闭肺证，治以清热解毒、泻肺开闭，用黄连解毒汤合麻黄杏仁甘草石膏汤加减。⑤阴虚肺热证，治以养阴清热、润肺止咳，用沙参麦冬汤加减。⑥肺脾气虚证，治以补肺益气、健脾化痰，用人参五味子汤加减。变证：①心阳虚衰证，治以温补心阳、救逆固脱，用参附龙牡救逆汤加减。②邪陷厥阴证，治以清心开窍、平肝息风，用羚角钩藤汤加减合牛黄清心丸。

汪受传在"十五"国家科技攻关课题中，对 480 例肺炎住院患儿数据库关联规则进行分析。结果表明，本病的病机演变不离热、郁、痰、瘀的相互影响与转化，由此提出了清热、解郁、涤痰、化瘀的基

本治则。总结常用药如下。①热证：表热证治以疏风清热，药用金银花、连翘、薄荷、牛蒡子、大青叶、荆芥等；肺热证治以清肺解热，药用石膏、鱼腥草、黄芩、金荞麦、贯众、虎杖等；毒热证治以清肺解毒，药用黄芩、黄连、栀子、石膏、大黄、蚤休等。②郁证：表郁证治以解表宣肺，药用炙麻黄、杏仁、桔梗、桑叶、菊花、蝉蜕等；郁闭证治以开肺解郁，药用炙麻黄、杏仁、前胡、桑白皮、地骨皮、枇杷叶等。③痰证：痰热证治以清化痰热，药用浙贝母、瓜蒌皮、黛蛤散、天竺黄、葶苈子等；痰浊证治以温化痰浊，药用半夏、陈皮、紫苏子、莱菔子、僵蚕等。④瘀证：治以活血化瘀，药用川芎、桃仁、丹参、郁金、虎杖、大黄等。此外，根据不同证候，疏风散寒、补益肺气、健脾益气、润肺养阴等法也较常用，温补心阳、救逆固脱、平肝息风、清心开窍法在变证急需时应用。

汪受传 1997 年研制江苏省中医院院内制剂清肺口服液，由蜜麻黄、杏仁、石膏、葶苈子、桑白皮、前胡、僵蚕、拳参、虎杖、丹参组成，完成 517 例临床对照研究，疗效优于对照药利巴韦林注射液（$P<0.05$），验证了清热、解郁、涤痰、化瘀法治疗小儿病毒性肺炎痰热闭肺证的临床疗效。

二、验案分享

（一）肺炎喘嗽：痰热壅肺案

吴某某，男，1 岁 9 个月。2019 年 2 月 24 日初诊。患儿 20 天前因其父感冒被传染，发热（38~39℃），咳嗽。2 月 4 日查血常规、CRP 正常，予奥司他韦及金振口服液治疗。5 天后，患儿热退，咳嗽稍缓。2 月 12 日再次发热（40℃），又查血常规、CRP 正常，予布洛芬及金振口服液治疗 4 天，2 日后热退，咳嗽加重。2 月 19 日摄 X 线全胸片示：右中下肺野片絮样密度增高模糊影，上缘叶间裂隙清晰。诊断为支气管肺炎，予氨溴索、头孢、热毒宁静滴 2 天，咳嗽仍作。2 月 22 日复查血常规：白细胞总数 11.12×10^9/L，中性粒细胞 48.3%、淋巴细胞 37.4%、单核细胞 13.3%。CRP 16.8mg/L。肺炎支原体抗体：IgM（－），IgG（－）。予依托红霉素、孟鲁司特、丙卡特罗口服及雾化吸入治疗，仍未见好转，遂来本院门诊。刻下：患儿连咳频作，痰嘶，时伴呼吸喘促，神萎，纳差，二便尚调，夜寐欠安，咽红，扁桃体Ⅱ度肿大，舌苔薄白。听诊：两下肺干啰音，右下肺漫布细湿啰音。诊断：肺炎喘嗽（支气管肺炎）。辨证为肺热痰壅、肺气闭郁，治以清肺涤痰、止咳平喘。嘱停用其他药物，处方：炙麻黄 3g，杏仁 10g，前胡 10g，远志 6g，葶苈子 10g，紫苏子 10g，胆南星 6g，广地龙 6g，枳实 6g，蚤休 10g，贯众 10g，甘草 3g。7 剂。每日 1 剂，水煎服。

3 月 3 日二诊，患儿咳嗽已轻，气喘已平，咽稍红，舌苔淡黄，肺部干湿啰音消失。继予前方减其剂以肃余邪，上方减葶苈子、紫苏子、广地龙、枳实、蚤休，加浙贝母 6g、拳参 10g、炙枇杷叶 10g，再进 7 剂。

3 月 10 日三诊，患儿仅剧烈运动后偶咳，平时多汗，小便较频，精神可，咽稍红，舌苔薄白。心肺听诊正常。肺炎已愈，拟调理肺脾，予玉屏风散合四君子汤加味 14 剂。药后安定。

按语：本案患儿来诊时病已 20 多天，反复发作加重未愈，用过多种药未效。给予清肺涤痰、止咳平喘之三拗汤、苏葶丸加清肺解毒药获愈。本案表明，小儿肺炎喘嗽应用经典方辨证加减，确有良效。

（二）泄泻：脾阳虚弱案

徐某某，女，5 个月 9 天。2013 年 3 月 30 日就诊。患儿 2 周前急起泄泻，日行 3~5 次、稀糊状或呈水样、夹奶瓣。在外院予蒙脱石散、双歧杆菌三联活菌散等口服。近 1 周患儿食入即泻，日行 5 次以上，臭气不显，便前无明显哭闹，便中夹少量奶瓣，舌苔薄白。大便常规：质稀，余（－）。诊断：泄泻，脾虚泻。辨证属脾虚气阳不足，运化失职。治以温运脾阳，燥湿止泻。处方：苍术 10g，茯苓 10g，芡实 10g，炮姜 6g，煨益智仁 10g，车前子 15g，炒谷芽 10g，炒麦芽 20g。颗粒剂，5 剂。每剂混匀后分为 6 份，每服 1 份，1 日 3 次。

4 月 6 日二诊，患儿服药 3 剂后大便减为日行 2 次，糊状，量仍多。予前方减芡实、煨益智仁、车前子、炒谷芽，增太子参 10g、炒山药 10g、砂仁 3g、焦山楂 10g。颗粒剂 2 剂，如前分 4 日服。

续服药 4 日后，大便日行 2 次，成形，未见夹奶块，纳食增，病愈。

按语：脾虚泻治疗历来以健脾益气化湿为主，用参苓白术散加减。汪受传认为，对于脾虚泻不仅需健脾益气，同时应早用温运脾阳之品，才能加快取效。本案初诊时患儿虽未现明显脾阳亏虚之证候，但亦无湿热之象，以"无热即可用温"的经验，用炮姜、煨益智仁、砂仁等温运脾阳，合苍术、茯苓、芡实、车前子等运脾燥湿，谷芽、麦芽消积助运。复诊时在原方基础上加用补脾益气、理气助运之品获愈。温运脾阳法治疗脾虚泄之功效于此可见。

（三）肝痈：毒瘀壅结案

张某，男，13 岁。1984 年 7 月 31 日住入本院儿科病区。患儿于 7 月 14 日自觉疲乏、纳减。16 日发热（39.5℃），畏寒，无汗，腹痛，泻黄色稀水便。3 天后腹泻止，仍发热，肝区痛，在当地医院用庆大霉素、青霉素治疗未效。7 月 26 日到南京某医院 B 超检查诊断为"细菌性肝脓肿"，经治疗未见好转。7 月 30 日来本院门诊收住入院。入院时患儿精神萎顿，面色淡白，形体消瘦，畏寒，发热（38.3℃），微汗，纳呆，大便 3 日未行，右胁肋下疼痛。神志清，精神差，舌质淡，苔白腻。肝区饱满，肝上界第 5~6 肋间，剑突下 4.5cm、右肋下 4cm，质Ⅱ度，表面光滑，边缘钝，肝区叩击痛、压痛明显。脾左肋下 2cm，质软。B 超检查：肝脏右叶有低回声暗区，约 3cm×4cm。诊断：肝痈（细菌性肝脓肿）。辨证为毒瘀壅结证，乃湿热壅结肝脏，气滞血瘀，毒腐成脓，阳明热结。治以少阳、阳明双解，解毒消痈，活血化瘀。予大柴胡汤加减。处方：柴胡 6g，枳壳 6g，栀子 10g，厚朴 6g，蒲公英 15g，赤芍 10g，丹参 10g，金银花 12g，败酱草 15g，黄芩 10g，薏苡仁 15g，生大黄 6g（后下）。4 剂。1 日 2 剂，煎煮分 4 次服。

8 月 2 日，患儿大便畅行，身热已退，肝区疼痛消失。原方继服 2 天。

8 月 4 日，患儿身热未起，精神转佳，食欲增进，肝区无疼痛，舌苔薄腻。原方有效，去厚朴，加黄芪，改为每日 1 剂。

8 月 13 日，前方加减服用 9 剂，患儿精神好转，纳食增加，肝区不痛，但面色少华、出汗较多。体检：肝脏已缩至剑突下 2cm、肋下 2.5cm。脾脏肋下刚及。患儿热毒壅结之象已减而气血亏虚之象显露。前方减清热解毒消痈之品，增益气养血、软坚敛汗药物。

8 月 21 日，患儿出院，带药回家继服。处方：柴胡 3g，枳壳 6g，蒲公英 15g，金银花 10g，赤芍 10g，白芍 10g，黄芪 10g，当归 10g，丹参 10g，煅龙骨 20g（先煎），煅牡蛎 20g（先煎）。16 剂。每日 1 剂，水煎服。

9 月 7 日，患儿来院复查，身无所苦。肝剑突下 1.5cm，右肋下 0.5cm，质Ⅰ度。红细胞沉降率 20mm/h。B 超：肝脏光点较密集，分布均匀，血管走向清楚，较前对比，低回声暗区消失。

按语：本例为农村患儿，患病后就诊不及时，以至热毒壅结肝脏，气机不利，血脉瘀滞，邪毒化腐成痈。患儿除热毒羁留少阳之外，又具湿热蕴阻胃肠之征，故认证为少阳、阳明合病，取大柴胡汤为主方。方中柴胡、黄芩清解少阳；大黄、薏苡仁清利阳明；赤芍、丹参活血化瘀；枳壳、厚朴化湿行气；栀子、金银花、蒲公英、败酱草解毒消痈。合用为疏利少阳，解毒消痈，化瘀消癥之方。药后肝痈渐消，虚象显露，增以益气养血之品，单纯中药治疗，收获全功。同样病例，此前在高淳区东坝医院曾治疗两例，在抗生素使用无效之际，用大柴胡汤合膈下逐瘀汤加减收效。

（撰稿人：赵 霞）

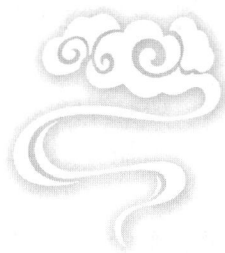

第三节　单兆伟

单兆伟（1940—），男，中共党员，江苏南通人。首届全国名中医，江苏省中医院主任医师，江苏省中医院学术委员会指导专家，南京中医药大学教授、博士研究生导师，中华中医药学会脾胃病分会名誉主任委员，江苏省中医药学会脾胃专业委员会名誉主任委员，全国老中医药专家学术经验继承工作指导老师。1965 年，单兆伟毕业于南京中医学院医疗系。他师从孟河医派传人全国著名老中医、博士研究生导师张泽生教授 20 年，1991 年至 1994 年拜国医大师徐景藩教授为师苦学三载，在脾胃病理论、临床与科研方面取得了显著成果，参与创建国家中医药管理局重点学科——消化科，擅长脾胃病治疗及部分内科疑难杂症的诊治。他曾主持国家自然科学基金课题及省级课题共 8 项，获得部省级奖项 12 项。取得国家发明专利 1 项，取得原国家食品药品监督管理局新药证书 1 项，参与编写论文 100 余篇及论著 10 余部，多次赴英国、比利时、美国、越南等国讲学、会诊及指导博士研究生。单兆伟教授享受国务院政府特殊津贴，被评为江苏省名中医、南京市劳动模范、南京市好市民。1999 年，他荣获全国卫生系统先进个人称号，2017 年获得"首届全国名中医"荣誉称号。现如今，他仍以 80 多岁高龄坚持每周三次门诊，为中医学的传承工作不断努力，将单氏经验及孟河特色发扬光大。

一、学术经验

（一）治疗萎缩性胃炎经验

1. 刚柔相济以顺气开郁

《四圣心源》云："气含阴阳，则有清浊；清则浮升，浊则沉降，自然之性也。"脾胃为中州之脏，脾胃的功能联系也是体用之间的相互关联，胃的"磨谷"有赖于胃腑阳气的温煦、推动及阴液的濡润，使脾胃气机升降有序。气乃万物之根本，可凝聚形成有形之体，亦是各功能动态变化"用"的表现，《黄帝内经》中早有"形之不足，温之以气"，"百病生于气"之论。萎缩性胃炎患者虚实夹杂，多有焦虑及恐癌情绪，治疗时应刚柔相济、顺气开郁，在选用白芍、麦冬柔润之品的基础上，可加用紫苏梗或白蒺藜以防呆滞气机，调畅枢机。《药品化义》曰："苏梗……能使郁滞上下宣行，凡顺气诸品，惟此纯良"，其性和缓不燥，具有理气宽中之效，治疗胸膈痞闷、胃脘疼痛、嗳气呕吐效佳；白蒺藜，禀阳明金气，气味苦温则属于火，《本草崇原》曰其"主治肝木所瘀之恶血……久服则阳明土气盛，故长肌肉"。

2. 润燥并用以生津益胃

《周易探玄》云："凡天地万物皆有形质，就形质之中，有体有用"，单教授指出，体者，即形质也；

用者，即形质之妙用也。《素问·宝命全形论》曰："人生有形，不离阴阳。"胃分阴阳，古语云"胃以阳体而合阴精，阴静则降"，是以谓之，胃腑体阳而用阴。"体阳"是指胃腐熟水谷的功能，具有温阳之特性；"用阴"是指胃腐熟水谷之重要物质，具有液状而濡润之特性。体用正常则水谷容易腐熟，消化充分；若体用失常，则胃腑气血津液出现异常，久则引起多种脾胃疾病。萎缩性胃炎病情更为错综复杂，虚实因果相关联，实中有正虚，虚中常夹实，可能由于久病损胃气，中焦阴液不足，精微气血生化之源不足，无以敷布全身。萎缩性胃炎患者日久不欲饮食或食后饱胀痞满，实为中焦脾胃不足之症，养阴益胃贵在柔润，药选南北沙参、麦冬、天花粉等清润之品。但中焦如沤，少佐橘皮络、姜半夏以和胃消导、醒脾苏胃。若患者舌苔白腻，不欲饮水，药用木香、砂仁、白术、苍术、厚朴润燥并用，脾胃同治。

3. 通补兼施以调畅体用

《医源·脏腑体用相资说》曰："体用相资之道也，内而脏腑，莫不皆然。"胃阴者，即胃之津液也，为胃腑之根本；胃阳者，即胃之受纳腐熟之功用也，必赖胃阴之濡润。萎缩性胃炎是胃黏膜屏障作用被破坏而产生的病变，影响腐熟功能，以致精微气血生化之源不足，引起体用失常，通降失司，治疗应以标本兼治、通补并用为原则。"通"治标实，根据气滞、湿滞、食滞、瘀滞之不同而有变化，但若耗气动液，则忌山楂、莱菔子。"补"治本虚，依虚而补之有别，多选清补、疏补之法。葛根一味生津通脉，又能升清止泻，鼓舞胃气，《本草正义》云："葛根，气味俱薄……最能生发脾胃清阳之气"，《本经逢原》曰："葛根轻浮，生用则升阳生津，熟用则鼓舞胃气。"另可选用谷芽及麦芽治疗萎缩性胃炎出现的纳谷不馨、脘腹胀满等症状，临床效佳。谷芽、麦芽皆入脾、胃二经，麦芽甘而微温，消食和中，具生发之气。《本草述》云："微咸能行上焦滞血，使营和而卫益畅"，因麦芽力猛，对于老年萎缩性胃炎患者或元气中虚者，临证详察病情，慎而择之。

4. 正本清体以轻灵御邪

《神灭论》云："形者神之质，神者形之用，是则形称其质，神言其用，形之与神，不得相异也"，《脾胃论》云："形气俱虚，乃受外邪，不因虚邪，贼邪不能独伤人"。单教授指出，形与神俱、体与用俱存乃可御外邪，尽终天年，在阐述体用关系或药物功用、调治脏腑、养生御邪方面具有指导性作用。脾胃为后天之本、中州之脏，正如《脾胃论》云："胃虚脏腑经络皆无以受气而俱病"。萎缩性胃炎患者多脾胃升降失司，情绪焦虑，其虚益甚，健康状况日衰，即有形成恶变之可能，治疗上应正本清源、轻清灵动以御邪强身。常可选用合欢皮、百合、乌药以宁神清体，通达宣畅。合欢皮甘平，归心肝经，可安神解郁、活血止痛，对于胃脘痛兼胸闷者效佳，《本草衍义补遗》谓其"补阴之有捷功"。百合、乌药同用取百合汤之意，百合汤出自《医学三字经》："百合汤，治心口痛，服诸热药不效者，亦属气痛"，百合宁心安神，现代药理研究证实其可防癌抗癌、提高机体免疫力。乌药禀春天暖木之气，阳之所至则外邪无以入而顾护正气，三药同用则事半功倍。

（二）治疗直肠癌术后化疗经验

1. 抗癌解毒

《金匮要略心典》言："毒者，邪气蕴结不解之谓"。直肠癌术后局部环境复杂，手术已对机体造成损伤，纳运受损致使体内糟粕毒邪不能及时排出体外，停滞于内与未清除癌毒相引随气血运行周身，又复加化疗药物毒性影响，在药毒与癌毒抗争的过程中，出现对机体会产生不可避免的伤害亦可称为毒，如肝损害或肾损害等，诸症顽固不愈，日衰殃及脏腑，总体来说更为难治复杂，故单教授将毒分为三类：癌毒（体内未清除的或体内新生的）、药毒、复合毒（体内自生的）。根据其证（症）不同进行有针对性、特异性的治疗。单教授善用血肉有情虫类药物，临证可起解毒抗癌之功，若肠癌术后化疗患者未见明显毒副作用，则选择露蜂房、僵蚕、蟾皮等；若肠癌术后患者症见化疗不良反应如疲乏、周围神经毒性反应、过敏脱发等黏膜皮肤反应等，则选用菝葜、水蛭等；若肠癌术后患者症见骨髓抑制或肝、肾损害等严重不良反应，则选用诃子、地榆、薏苡仁、山豆根、守宫等，效优力宏。

2. 祛风防变

风毒现多指具有致病毒性的风邪，可根据是否具有传染性（烈性）、是外袭或内生、是否引起机体致病反应而分为不同。单教授指出，风邪具有善行多变的特点，外风与内风常在体内相引形成虚实夹杂之证，可无检查、检验支持。对于肠癌术后患者来说，本体质虚弱正气不足，邪气易外感侵袭机体，此时复加化疗药物随血液运行则形成内风毒行之势，致使机体出现种类繁多的毒副反应，如高热难退、低烧反复等症，西医难以逐一检查诊治。此时应祛风解表驱邪外出，因势利导使邪毒从肌表而出，防变急症、重症为要，据症不同选用自拟芩连乌梅汤或柴桂各半汤加减治疗。芩连乌梅汤本由黄芩、黄连和乌梅组成，在其基础上加用秦艽、姜黄、僵蚕、蝉蜕、穿山龙、苍耳草等，对于治疗感染性发热有良效，可在原方的基础上加入十大功劳叶、鸭跖草、葎草、青蒿、地黄、牛膝、麦门冬、五味子等，临证效佳，相得益彰。

3. 复存魄阴

南宋朱熹云："魂神而魄灵，魂阳而魄阴，魂动而魄静。"邵雍云："魂随气而变，魄随形而化，故形存则魄存，形化则魄散。"此皆指出魂是阳气，构成人的思维才智；魄是粗粝重浊的阴气，构成人的形体活动。单教授认为，"魂魄"为中医经典字语，常无现代医学理论论证，但基本可认为"魂"为人体精气神的外在反映，多指形宇气概或精神象征，如忠魂等，魂阳只可依附于魄阴而生，"魄"在《辞海》中是指"耳目性识，手足运动，啼呼为声"，可概括为本体的基本固有表现。"魄门"为中医七冲门之一，五脏属阴，寒气生浊，糟粕走下焦，浊阴从魄门而出，其启闭功能既与心神的主宰控制有关，又与五脏气机推动有关。《类经·藏象类》云："魄门，肛门也……肛门失守则气陷而神去。"对于直肠癌术后患者复存魄阴治疗尤为重要，可临证选用《医学入门》的定魄丸合《四圣心源》的地魄汤，定魄丸由人参、茯苓、远志、朱砂、菖蒲、天门冬、酸枣仁、甘草、灯芯草、薄荷等组成。地魄汤由半夏、麦冬、芍药、五味子、元参、煅牡蛎等组成，另每次用天麻煮水冲服琥珀粉 1.5g 取济阴返魂之意，对于神魂胆志未定者，魄门启闭失常患者效佳。

（三）治疗胆心同病经验

1. 通胆止痛

《医学入门》云："心与胆相通"。肝属阴，为乙木；胆属阳，为甲木。如《伤寒悬解》云："甲木上逆，而克戊土，法当痛见于胸膈；乙木下陷，而克己土，法当痛见于腹胁"。腑以通为用，司传导之职。若身无他苦，饮食如常，惟彻夜不寐，间日轻重，如发疟然，起伏而又延久不愈，左关独弦数，余部平平者，可选用《医醇剩义》的甲乙归藏汤。若湿热瘀结，痰浊痹阻，通利失司，痛而厥者是为"胆心痛"，若胁痛如绞，胀痛引背，胸闷口苦，舌苔黄腻，脉弦滑数，方取蒿芩清胆汤加减。《素问·平人气象论》云："少阳脉至，乍数乍疏，乍短乍长"，若出现此证当属胆心综合征之卒痛，病势急剧者，当急服苏合香丸、麝香保心丸之类。《灵枢·经脉》云："胆足少阳之脉……是动则病口苦，善太息，心胁痛不能转侧，甚则面微有尘，体无膏泽"，若见胆区绞痛牵引胸背，胁背胀痛，短气乏力，舌质暗紫，脉细，方取白术四逆汤加减制附子、干姜以温胆通络止痛。

2. 通中降浊

胆为中精之腑，但此物既不同于五脏所藏的精气，也不同于六腑所盛之物，且在进食油腻之物或邪热内蒸之后能聚成结晶或结石，阻传化之道而变生他症。若临床见胆囊炎、胆石症患者胃脘饱胀日渐明显，大便不畅甚或数日不解，此乃将要发生急性发作之先兆，应在治疗时以通中化浊为先，可选用《医醇剩义》决壅顺流汤。若久而胆内积聚或成砂石，右侧胁肋胀痛，高脂饮食后加重，胸闷口苦，舌苔黄薄腻，脉弦滑，方取四金汤加减。若患者平素胸前区及胁肋隐痛，腹胀不欲饮食，下肢浮肿，小便不利，舌淡胖有紫暗，可选用失笑散配合大黄粉进行内服，攻积导滞之药首推大黄，以其泻火凉血，活血祛瘀，利胆退黄，实一物而四用也，但亦防过用。《本草纲目》云："五灵脂，足厥阴肝经药也，气味俱厚"，方中五灵脂专走血分，行气止痛，甘温消积；《神农本草经》云蒲黄"心腹膀胱寒热，利小便，止血，消瘀血。久服轻身益气力，延年神仙"，可除热行血，消瘀利水。

3. 通郁定志

《素问·灵兰秘典论》曰："心者，君主之官也，神明出焉。胆者，中正之官，决断出焉"，《类经·脏象类》曰："胆附于肝，相为表里，肝气虽强，非胆不断。肝胆相济，勇敢乃成"。心藏神，神之主在心；在思维活动中，肝主谋虑，胆主决断，心胆相济，肝胆相照，则情志和调稳定。《灵枢·邪气脏腑病形》曰："胆病者，善太息，口苦，呕宿汁，心下澹澹，恐人将捕之"，如果胆病，胆气就会上扰心神而出现心悸不宁、惊恐畏惧、嗜睡或不眠等症。如此，临证时，心病怔忡，可从胆治；胆病战栗、癫狂，尤当治心。若患者虚烦不眠，咳嗽痰少，心烦，夜不成寐，可选用《医醇剩义》玄妙散。若长期抑郁不乐或惊恐过度出现胆郁扰心，症见心悸不宁，烦躁不寐，焦虑不安，眩晕呕恶，苔黄腻，脉滑方用黄连温胆汤，旨在使胆复其宁谧温和之性而得其正。若素体肝郁，情志刺激出现肝胆气郁，症见胸胁胀痛或窜痛，手按不舒，喜太息，多愁善感，容易生气，夜寐不佳，舌苔薄白、尖边红，脉弦等，方用柴胡疏肝散或逍遥散。

二、验案分享

新和胃方论治胃心胆三脏同病案

汪某，女，60岁，因"脘中疼痛间作4月余"于2018年8月7日初诊。查胃镜示：慢性胃炎伴糜烂。病理：（体小）轻度慢性非萎缩性胃炎；（胃角）轻度慢性萎缩性胃炎伴肠上皮化生；（幽门前）轻度慢性萎缩性胃炎伴肠上皮化生。查B超示：颈动脉斑块，胆囊炎，胆结石。心电图示：窦性心动过缓、室性早搏。刻下胃脘部隐痛连及胁肋，矢气多，大便不成形，日行1~2次，食油腻食物后早搏频发，夜寐时心脏不适。舌红苔腻，脉细。西医诊断：慢性萎缩性胃炎，胆囊炎，胆结石，窦性心动过缓。中医诊断：胃痛（肝胃不和证），胁痛（胆胃不和证）；治拟清肝和胃，益气养阴安神。处方：太子参10g，炒白术10g，法半夏6g，麦冬15g，炒薏苡仁15g，马齿苋15g，柴胡5g，葛根10g，金钱草15g，炒鸡内金10g，百合10g，茯神10g。60剂，日1剂，水煎服，1日3次。

2018年10月12日二诊，患者诉胁痛改善，但咳痰不爽，舌红脉细。原方去金钱草、炒鸡内金，加夏枯草6g、浙贝母10g，60剂，服法同前。

2018年12月18日三诊，患者诉近来心脏不适症状仍有反复，舌红脉细。二诊方加蜜远志6g，60剂，服法同前。

2019年3月8日四诊，近日患者诸症好转，但仍感胁肋隐痛，舌红脉细。三诊方加川芎10g、红花5g，60剂，服法同前。

2019年5月5日五诊，患者诸症好转，四诊方加沙苑子12g、白蒺藜12g，60剂。嘱其每日3次口服中药，少量频服，少食多餐，调畅情绪。随访3个月，未再复发。

按语：患者老年女性，脏气虚衰自不待言，且有胃、心、胆等多种基础疾病，诉进食油腻后早搏频发，胃脘胁肋疼痛，以自拟方养胃方为基础，据症加减。自拟养胃方取四君合麦门冬汤之意以益气养阴，太子参益气健脾、生津润肺，炒白术健脾益气、燥湿利水；半夏性温、味辛，降逆止呕、消肿止痛、燥湿化痰；麦冬性寒、味微苦，润肺养阴、清火生津，可用于燥热咳嗽、心烦不眠等。半夏配伍麦冬，能够减其燥性，使麦冬滋而不腻。炒薏苡仁利水消肿、理气解郁、清热排脓；马齿苋性寒，味甘酸，入心、肝、脾、大肠经，《本草纲目》称之为"长命菜"，可以清热解毒、利水去湿。柴胡味苦、微寒，归肝、胆经，理气健脾、宽胸除湿，方中与葛根同用以解肌散邪，清热解毒；金钱草配炒鸡内金取二金之意以淡渗利湿，行气导滞，其中鸡内金化坚消食运脾，金钱草利水通淋排石，同用补而不滞、消而不伤。百合、茯神味甘淡性平，入心经以养心安神。患者二诊，诉胁痛缓解但咳嗽咳痰不爽，夏枯草苦辛而寒，既善清泻肝火，又能清热消肿散结；浙贝母苦寒清泻，入肺、心经，以清热化痰、开郁散结之功见长，相须使用共奏清热化痰散结之功。患者三诊时诉心脏不适反复，加用远志以利心窍。患者四诊感近日胁肋隐痛，川芎与红花同用以活血化瘀，通利止痛。患者五诊诉诸症缓解，考虑其为老年女性，内脏诸有不足，加用白蒺藜及沙苑子。白蒺藜色白有刺，性升而散，入走肝经，为疏散风热疏理肝气之药；沙苑子色紫无刺，性沉而降，偏走肾经，为补肾阴填精髓之品，二药伍用，一升一降，一入肝、一走肾，肝肾同治，升降调和。

（撰稿人：赵宇栋）

第四节　徐福松

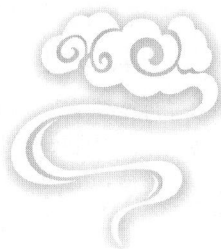

徐福松（1940—2022），男，汉族，江苏江阴人，主任中医师，江苏省中医院首位男科主任，首届百名全国名中医，江苏省首届国医名师，全国第二届、第三届国医大师候选人。徐福松教授兼为孟河医派和吴门医派传人，幼时随父习儿科，后又先后师从著名针灸学家邱茂良先生，以及全国名老中医，著名中医外科专家许履和先生，是江南御医孟河医派马培之第五代弟子。他曾任中华中医药学会男科分会第二届委员会主任委员，在1991年，他担任江苏中医药杂志编委。

1974年，徐福松教授在江苏省中医院创建男科门诊（当时为男性泌尿生殖门诊，是现代男科学的雏形），后于1993年升格为一级临床学科，1996年开始，设置有男科病房，同年被定为江苏省首批中医重点临床专科，当时为全国唯一一家有病房的男科专科。

1993年，徐福松教授编著《男科纲目》，首次提出男科"腺、性、精、育"四大类主症概念，融合西医学男子生殖系解剖、生理、病理、诊断学基础为一体，在我国男科发展中具有开创意义。2009年，他出版的《徐福松实用中医男科病学》是"十一五"国家重点图书之一，其后系列论著建立了现代中医男科体系。

徐福松教授是博士研究生导师、博士后指导老师、全国名老中医药专家传承工作室指导老师、首届传承博士后导师。他曾荣获中华全国总工会职工读书自学活动表彰、江苏省青年科技奖、江苏中医药科学技术奖二等奖、江苏省医师协会医师奖，其著作和论文分别获北方十省市优秀科技图书二等奖、江苏省医学会优秀论文奖。

一、学术经验

（一）首创腺、性、精、育纲目

徐老凝聚数十载的中医学术经验，基于医学理论和临床研究基础，借鉴既往中医妇科和外科的疾病分类法，结合现代医学关于男性生殖系之解剖、生理、病理学基础，以及中医学的经典理论，归纳提炼成男性科疾病的四大主病（症）。徐老于1993年在其著作《男科纲目》一书中首次提出"腺、性、精、育四大主症"新学说，并将此作为男科疾病诊断和治疗的四个纲目。男科"四大主病（症）"是中医男科疾病规律的一次里程碑式的总结。

"腺是基础，性是外象，精是物质，育是结果"，它们既有明确的区别，又有紧密的联系，不可或缺。从生理上讲，"腺是基础"是指男性特有的性征和功能的体现依赖于"腺"之功能的正常，腺体分泌精微物质功能正常才能有生长发育、性功能以及生殖功能的正常运行；"性是外象"指男性的第二性征的表现、性活动等功能体现;"精是物质",精主要指生殖之精,亦指生长之精,精是腺的功能发挥的承载物质,男性的生长发育及生殖功能均需"精"这一物质来实现;"育是结果",腺和性的功能正常,故生育能力正常,而男子性活动目的之一即是生育繁殖,所以说育是结果。从病理上讲,腺之功能失调紊乱,则致后三者一系列的疾病发生。如腺体有病,常会导致生长发育、性功能障碍和精液异常,进一步导致不育之后果。

(二)提出"内肾""外肾"理论

徐老认为,泌尿外科疾病属中医的"肾系疾病",包括泌尿疾病和男性生殖疾病两大方面。男科学是以研究男子性功能和生殖功能疾病为主体的专门学科,是从泌尿外科中派生出来的一门新兴学科。

徐老观古今之医学书籍,还未发现有学者系统揭示内肾、外肾的实质和功能,故提出了内肾、外肾理论,并详细说明了内肾、外肾理论的精髓、要点。其主要学术思想为:内肾主水,相当于现代医学解剖学中泌尿系统;外肾主精,相当于现代医学解剖学中下丘脑-垂体-性腺轴系统以及外生殖器官;内肾、外肾合而为中医肾。徐老认为,中医肾可以与现代医学意义上的泌尿系统和生殖系统、内分泌系统相类似,在生理、病理上相互联系,相互影响,在治疗上,既需作为一个整体考虑,又要区别对待。

该理论的研究成果进一步完善了"奇恒之腑"学说,徐老根据其"肾(外肾)-精室(男子之胞)-奇恒之腑"这一学术思想,在国内首次精辟地提出"精室当为奇恒之腑"的观点,丰富了中医"奇恒之腑"概念,改变了传统中医论述奇恒之腑时,男性只有五个而较女性少一个的现象。

经典的中医古籍中记载,女子奇恒之腑有脑、髓、骨、脉、胆、女子胞六个,而男性只有五个。徐老认为,男性亦有与女子胞相对应的器官,即男子胞(又名精室),其藏象学意义上相当于现代医学的附睾、睾丸、前列腺、精囊等器官。精室(男子胞)在功能上生产、贮藏生长发育和生殖之精,在结构上其形体中空而类似于腑。同时因睾为肾之所主,故其也与肾关系密切。所以无论从结构,还是功能两个方面来看,精室与奇恒之腑特点均相符合,即似脏非脏,似腑非腑,可作为男性特有之奇恒之腑。

(三)倡导阴亏致阳痿病机学说

阳痿是指阴茎不能勃起或勃起硬度不足或勃起持续时间不足以完成正常性交的病症,对本病的最早记载见于《黄帝内经》,称之为"阴痿",认为其病因是"气大衰而不起不用",并且认识到与人的情志有密切关系,指出"思想无穷,所愿不得……宗筋弛纵"。而在《灵枢》则记载"热则筋弛纵不收,阴痿不用",明确提出了邪热致痿的理论。隋代巢元方在《诸病源候论》虚劳阴痿候中对本病以劳伤和肾虚立论,为后世医家肾虚阳痿的辨治奠定了理论基础。

徐老认为,阴茎的勃起是由心、肝、脾、肺、肾五脏,以及经络、气血、津液共同协调作用的结果。但对本病病机的认识,长期以来肾阳亏虚论一直占主导地位,这导致补肾壮阳之法渐成"泛滥成灾"之势。而随着时代的变迁,人们的体质及阳痿的病因改变甚多,故徐老受到清代医家韩善徵《阳痿论》的启发,探索阳痿本质发现,肾中阴精的盛衰是发生本病最主要的因素,肾阴损伤,阴伤及阳而成本病者甚多。结合其长期男科临床实践,徐老发现阴虚致痿者越来越多,其原因有四:①当代社会随着人口的增多,环境污染,气候变化,周围环境变化使人更易阴亏。②生活方式改变,夜生活多,生活压力增大,辛辣厚味饮食,常使肾之真阴受损,阴精暗耗。③当今社会变革,随着竞争激烈,工作压力亦加大,人际关系紧张,由此心阴暗耗,进而蚀伐肾阴。④目前,温肾壮阳药充斥医疗市场,医生及患者滥用壮阳之品成风,即导致医源性或称药源性"阴亏"。故徐老指出,见阳痿之病,首先当分清虚实,分清肾之阴阳、肾气肾精之间关系。常见阴虚阳痿患者,使用壮阳补肾药物越多而症状越重,徐老将此现象比喻为给一株枯萎的禾苗加强光照（壮阳），结果是禾苗更加枯萎。该是向禾苗浇水（滋阴），而不是予以烈日曝晒（壮阳）。故徐老见阴虚阳痿者当以滋阴补肾为大法，并少佐补肾温阳之品，由此创制了治疗阴虚阳痿的名方"二地鳖甲煎"。二地鳖甲煎重用地黄，以其为君药，辅以养阴补肾之药物，佐以少量温阳药物，取阴中求阳之义，临床应用中疗效显著。

（四）辨治重宏观与微观结合

在男科疾病的辨证上，注重人体与自然、社会环境的相互影响，人体整体与局部的相互关系，临床症状与现代医学实验室检查相互参考。在治疗上，分清疾病的标本缓急、全身和局部的关系，标本同治，相互兼顾。徐老指出，男科疾病看似局部病变，实则与全身息息相关。其总的病理基础是阴阳失衡，诊治时当明确阴阳偏胜，或补或泻，燮理阴阳。重视宏观与微观相结合，这一理念在诊治男性不育症时尤为突出，徐老常将一般的中医辨证论治经验和微观的现代医学检测手段相结合，作出相应的中西结合诊断治疗。

徐老确立了"实则以治肝、治膀胱、治心为主，虚则以治肾、治脾、治肾为主"的男科病内治法则。针对实证，以疏肝、利湿、清心火为主要手段；针对虚证，以补肾、健脾、润肺为治疗大法。同时，徐老指出男科疾病的另一个特征是正虚邪恋、虚实夹杂，故治疗当扶正祛邪、标本兼治，使祛邪不伤正，而扶正不留邪。如徐老临床常用补肾导浊之萆薢汤、保精片（江苏省中医院院内制剂）治疗精浊病（慢性前列腺炎），效果甚佳。

徐老还将观念从单纯的生物医学模式转变为生物-心理-社会医学模式，提出当今男人多"郁证"，兼心理障碍者常见，常予豁痰浊、清心火、疏肝气、宁胆腑等方法治疗性功能障碍、前列腺炎、不育症。在治疗时，注重心理疏导，常要求患者与其配偶合作，做到男女同治。此外，徐老治男科病除崇尚全身治疗外，常辅以局部处理，其善用汤剂治主证、主病，而中成药以及中药煎汤外用治疗兼证、兼病，常能取长补短，相辅成功。在遣方用药时候，随证灵活使用经方、时方或自己的验方，以期取得良好疗效。

（五）治疗以肾为本，兼顾他脏

徐老提出，肾为男科病机之枢要，强调男科疾病无论在病理上的阴阳、寒热、虚实性质为何，最后都与肾的病变相关联。中医的肾，既主生殖功能，又主性功能。临床上常见肾首先发生病变，然后通过脏腑或经络关系影响到其他脏腑或经络，亦有其他脏腑先病，进而导致肾阴、肾阳、肾精的亏损，所以男科疾病的发病机理，总离不开"肾"。

基于此，徐老在遣方用药时处处注意顾护肾气，治疗尤重滋阴，常用药物有地黄、石斛、炙鳖甲、龟板等，代表方剂有基于阳痿阴亏学说而创制的验方——二地鳖甲煎、聚精2号方等；治疗"心"系疾病时，常用黄连、石菖蒲、柏子仁等；治疗"肝"系证候时，常用柴胡、枸杞子、白蒺藜等，代表方剂有起痿1号方等；治疗"脾"系疾病时，常用金樱子、芡实、神曲、鸡内金、谷麦芽等，代表方剂有加味水陆二仙丹方等。徐老在治疗男性不育及性欲下降等疾病时，还重视从"肺论治"，在补肾填精的同时，常用麦冬、沙参、黄芩、桑白皮，以及苍耳子散等治肺之药物，这一理念在其聚精2号方中大剂量使用养阴清肺药物而有典型体现。徐老还重视脾肾同治，肾精需脾胃生化之后天之精来充养，本治法在不育症患者中尤为常用，治疗时熟地、枸杞子、紫河车等填补肾精之品与参、术、苓、草、薏苡仁等补气健脾药物同用。徐老还指出，男科疾病患者正气本虚，疗程较长，易伤及脾胃之气，所以尽量避免使用过分苦寒的药物，以免伤阳。除此之外，徐老还一改空腹服用汤剂的传统，提倡饭后半空腹服用中药，认为这种方法有两个"有利"：有利于药物的吸收，有利于减少药物对胃肠的刺激反应。

（六）制方用药轻清灵动

徐老在遣方用药上常溯源求本，旧为新用，师古不泥，并创立新方。如化裁程氏分清饮与菟丝子丸，进而创立了著名的萆菟汤，以补肾导浊法治疗慢性前列腺炎每获奇效；借鉴《外科全生集》名方枸橘汤加味治疗睾丸炎、附睾炎、精索静脉曲张等睾系疾病；以水陆二仙丹加味治疗遗精、早泄、不育症等皆有良效。同时，徐老又善于创立新方用于临床，如自拟酸甘化阴汤治疗精液不液化；聚精 1 号方、聚精 2 号方分别治疗阳虚、阴虚型少精子症；精泰来颗粒（院内制剂）治疗男性免疫性不育；起痿 1 号方、起痿 3 号方、二地鳖甲煎、熟地二香汤等治疗不同证型阳痿，其效果卓著。

徐老治疗男科疾病时善用药对，如以粉萆薢、菟丝子治疗精浊，取萆薢之分清泌浊，菟丝子之补肾固精之功用，补泻兼施，切合其治疗男科疾病的基本大法；以蒲公英、陈葫芦治疗前列腺增生，利水除湿，药性平和，全无耗气伤阴之顾虑。另外，还有用金樱子、芡实治疗脾虚证弱精子症患者，苍耳子、辛夷花治疗不育症，芍药、甘草治疗精液不液化等，其临床效果显著。

用药剂量方面，徐老继承其舅父许履和教授之经验，用药以轻、平、灵为主要特点。一般用药不追求大剂重量，多以 10~15g 为主，如矿物类质重药物亦不过 20~30g。而针对苦寒较重药物或质地轻灵药物，多用 3~6g，如使用石菖蒲治疗精浊常用 3g，治疗功能性不射精时亦用 3~6g 之微，所谓取其药性而已。对于苦寒较重的"三黄"（黄芩、黄连、黄柏）、龙胆草等药物，使用以 6~10g 为主，谓防其伤正，中病即止。徐老用药另一特点是喜用虫类药物或血肉有情之品，如用水蛭、紫河车治疗无精子症，以蜈蚣、鹿角霜治疗勃起功能障碍等。

二、验案分享

（一）清热化湿法治疗精浊案

刘某某，男，27 岁，2012 年 9 月 4 日初诊。主诉：尿末滴白伴下腹发胀不适 6 年。

患者未婚，近 6 年尿末滴白，伴有下腹发胀不适反复发作，有时排尿不畅，且余沥不尽，平时疲乏频作，双下肢乏力，尚无尿痛、发热恶寒、血尿等症状。既往于外院就诊，予口服"盐酸坦索罗辛、普适泰"等药物后效不佳。查前列腺液常规见：卵磷脂小体少见，WBC 10~15 个/HP，前列腺液细菌培养阴性。查体见包皮过长，尿道口无潮红，未见分泌物。舌红，苔薄黄，微腻，脉弦。西医诊断：慢性前列腺炎；中医诊断：精浊，病机辨证为肾虚湿热。治以清热化湿、益肾导浊，方药予萆菟汤方化裁，处方：粉萆薢 10g、石菖蒲 6g、猪苓 10g、茯苓 10g、六一散 20g、马鞭草 20g、川牛膝 10g、怀牛膝 10g、菟丝子 10g、益智仁 10g、台乌药 6g、生黄芪 15g，水煎服。

服药 7 剂后诸症减轻。诉尿末滴白现象减轻明显，下腹不适亦有减轻，排尿症状略有减轻，舌红，苔薄黄，微腻，脉弦。原方化裁，经口服中药 21 剂后，患者诉诸症明显好转，偶有滴白，下腹发胀不适已经不明显，排尿症状减轻十之七八，舌质红，苔薄腻，脉弦。予口服保精片（院内制剂）巩固疗效。

按语：本例患者诊断为精浊，患者长期禁欲，精液当排不排，郁而化热，病位在下，易聚湿生热，久病入络，正气损伤，乃虚实夹杂之证，以邪实为主。萆菟汤清热化湿兼有益肾导浊，正好切中慢性前列腺炎常见病机——肾虚湿热，故临床疗效满意。徐老指出精浊一病，病机复杂，慢性患者常为本虚标实，肾元亏虚，肾之封藏功能失司，导致败精淤浊留于精室，加之湿热下注精室，精关不固，精离其位而成本病，在药物治疗同时应该对患者进行健康教育，嘱其避免过分禁欲，避免久坐，避免憋尿，避免辛辣饮食，如此方可收良好效果。

（二）补肾填精法治疗男性不育症案

张某，男，30岁。2010年4月13日初诊。主诉：婚后4年不育。

患者婚后4年，夫妇同居未异地，感情良好，性生活正常，其间未行避孕措施，其配偶不孕。自行于外院多次查精液常规示精子活力低下，诉兼有性功能较差，时觉腰酸乏力，头昏眼花，耳鸣如蝉，否认高血压、糖尿病等基础疾病，否认辐射等相关接触史，否认过敏史。于我院查精液常规示：精子密度21.6×10^6/ml，活动力较差，活动率a+b=9%，精液支原体培养阴性。查体：正常男性第二性征，包皮略长，双侧睾丸大小、质地正常，阴茎发育正常，舌淡白，两尺脉弱。西医诊断：弱精子症，中医诊断：男性不育症，辨证为肾精不足，治以补肾填精之法，方选聚精汤加减，处方：熟地黄20g，枸杞子10g，怀山药15g，制附片6g，补骨脂10g，茯苓10g，菟丝子10g，沙苑子10g，淫羊藿10g，黄芪10g，黄精10g。

服用14剂后复诊，患者诉全身症状缓解明显，性功能较前提高，性欲增强，腰酸乏力等症状亦有减轻。予原方去制附片，加山萸肉6g。连续治疗近3个月后，全身症状基本消失，性功能正常，腰酸乏力不明显，复查精液常规示：量2.1ml，半小时液化，精子密度28.2×10^6/ml，活动率a+b=51%，活动力正常。予口服还少胶囊巩固疗效。

按语：中医学认为，本病多由先天禀赋不足，或房劳过度，导致肾精不足，肾阳亏虚，命门火衰，不能温煦肾中生殖之精，精虫动力乏源所致；本例患者肾精不足且正气甚虚，故治疗予大剂补益之品。所谓"有是证用是药"，徐老认为，肾阳不足者当以温补肾阳为主，且临床运用时不能忽视滋阴之功，是所谓善补阳者必于阴中求阳。此外，运用补法时还应注意补中有通，使补而不滞，增强疗效，故应加入少量理气活血之品。所谓"肾为先天之本，脾为后天之本"，徐老在对男性不育症的病因认识上，强调先天、后天并重，其治疗男性不育症的立法体现就是脾肾双补。在其研制的聚精丸的组方中选用了茯苓、薏苡仁以健脾助运，临床用于治疗弱精子症有显著疗效。

（撰稿人：陈　赟、孙志兴）

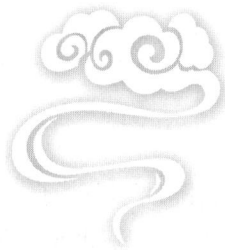

第五节　吴勉华

吴勉华（1955—），男，汉族，江苏通州人，中共党员，二级教授，主任中医师，博士研究生导师。2005年至2014年任南京中医药大学校长，江苏省人大代表，国务院学位委员会第七届学科评议组成员（中医学）。国家中医药管理局"十二五"重点学科（中医肿瘤病学）学科带头人，江苏省高校优势学科（中医学）学科带头人，江苏省（中医学）一级学科国家重点学科培育建设点负责人，教育部高等学校特色专业建设点（中医学）专业负责人，教育部高等学校人才培养模式实验区："精诚计划"人才培养模式实验区主持人。江苏省中医药防治肿瘤协同创新中心主任，国家中医药管理局（中医瘀热病机）重点研究室主任。

1955年，吴勉华出生于江苏南通，1973年高中毕业下放农村，后立志学医。1975年，他进入江苏新医学院学习中医，1978年毕业至南京中医学院中医系内科教研室担任助教，并任江苏省中医院住院医师。1989年，吴勉华获硕士学位，于1996年任副教授，1999年任副主任中医师，2002年任教授，2003年任主任中医师，2004年获博士学位，2005年被聘为博士研究生导师。

吴勉华历任中华中医药学会副会长；江苏省中医药学会副会长；教育部高等学校中医学类专业教学指导委员会副主任委员、教育研究专项工作组副组长；全国中医药高等教育学会副理事长；全国高等中医药教育教材建设专家指导委员会副主任委员；国家中医药管理局中医药标准化专家技术委员会副主任委员；国家中医药管理局中医药重点学科建设专家委员会委员。

吴勉华从事中医内科临床、教学、科研工作46年，师从国医大师周仲瑛教授，注重在传承古今名医学术经验基础上进行理论创新。擅长消化系统肿瘤、癌性疼痛、肿瘤放疗辐射损伤及外感热病的诊治。发展创建"癌毒"病机理论体系，创新"瘀热"病机临床应用。提出"仁德、仁术、仁人"教育理念，在全国推广。主持973计划中医理论专项课题、国家自然科学基金等科研项目10项，主持教育部等教学改革项目10项，获国家教学成果一等奖1项、二等奖3项，省教学成果特等奖2项、一等奖2项。获教育部科学技术进步奖一等奖1项，其他省部级及以上科技奖励5项，发明专利4项。发表论文120余篇，主编著作2部，主编国家行业规划教材4部，与张伯礼院士共同主编的《中医内科学》获首届全国教材建设特等奖。吴勉华培养博士研究生38人，硕士研究生45人，博士后4人，学术经验继承人4人，师带徒5人。

吴勉华获得全国优秀思想政治工作先进个人，中医药高等学校教学名师，首届岐黄学者，第六、七批全国老中医药专家学术经验继承工作指导老师，全国名中医，江苏省名中医等多项荣誉称号，享受国务院政府特殊津贴。

一、学术经验

（一）构建"癌毒"病机理论防治恶性肿瘤辨治体系

"癌毒"病机理论是国医大师周仲瑛教授提出的。周仲瑛教授认为，"癌毒"是在脏腑功能失调，气血津液紊乱的基础上生成痰、瘀、湿、毒等病理产物。吴勉华教授通过对肿瘤的病因病机、病理产物、致病特点的研究，继承创新国医大师周仲瑛教授"癌毒"理论学术思想，认为"癌毒"是导致癌病的一类特异性的致病因子，既是致病因素，也是病理产物。肿瘤的发生，主要是癌毒内蕴，痰瘀互结，由此，吴勉华教授创建"癌毒"病机理论体系。他主持国家级项目5项，证实"癌毒"在恶性肿瘤患者临床证候中的客观存在，揭示癌毒致病的主要病机特点及演变规律，确立了消毒解毒、扶正祛邪的治疗原则，以消癌解毒、化痰祛瘀为治疗大法，研究并揭示"消癌解毒法"的科学内涵，并被全国中医药行业高等教育规划教材——《中医内科学》引用。在此理论指导下，其团队研制了抗肿瘤中药复方消癌解毒方，开展基础和临床研究，并获国家发明专利及部省级奖励，取得一定研究成果。

1. 癌毒是导致恶性肿瘤发生发展的关键病机 吴勉华教授认为，癌毒演变规律为脏腑失调、气血郁滞，内外因素诱生癌毒。毒必附邪，邪盛生毒，邪毒损正，因病致虚而发病。其致病特点具有隐匿性、凶顽性、多变性、损正性、难消性。①隐匿性：癌毒作为一种致病邪气，其性潜伏隐匿，不易早期发现，需经久蕴积，方累其形。②凶顽性：癌毒一旦伤人，则病情进展迅速，虽体质强健者，也难免病情恶化。③多变性：癌毒流窜走注，善变不居，难以局限，随血脉流窜全身，并在患处附着为患，形成扩散，浸润和转移。④损正性：癌毒一旦蕴结，不仅阻隔经络气血，且掠夺水谷精微，耗损气血津液，伤及五脏六腑，导致机体气血津液亏虚，脏腑功能失调。⑤难消性：癌毒蕴结，阻隔经络气血，局部形成有形之结，即使经过治疗后症状缓解，肿块缩小或消失，但难以尽除如不加巩固，则很快复萌，再度发展。

2. 癌毒的致病机制

（1）癌毒留结为肿瘤发病之基：恶性肿瘤病理过程虽复杂，但总由癌毒留著某处为先。毒一旦留结，阻碍气机运行，津液不能正常输布则留结为痰，血液不能正常运行则停留为瘀。癌毒与痰、瘀搏结形成肿块，在至虚之处留着而滋生，故癌毒停留一般为机体虚损之处。

（2）癌毒自养为肿瘤生长之源：癌毒一旦形成，阻滞体内，则病变乖戾，狂夺精微以自养，逐渐形成有形之肿块，致使瘤体迅速生长，机体急速衰弱，诸症迭起。同时癌毒损伤脏腑功能，妨碍气血津液的正常运行，气血津液等精微物质不断地被转化成痰瘀等病理产物，促进肿瘤不断生长发展。

（3）癌毒走注为肿瘤转移之因：转移是肿瘤的一大特点，导致肿瘤转移的根本原因是癌毒的流窜走注。当肿瘤生长到一定阶段，癌毒随血脉流窜走注，并在他处停积，形成新的肿块，且与相关脏腑亲和而转移，故肿瘤转移一般有其特定的脏腑。

（4）癌毒残留为肿瘤复发之忧：肿瘤经治疗后，可能症状缓解、肿块缩小，甚至达到临床治愈的效果，但很难彻底根除，此时仍有少量癌毒伏藏于体内，若不加巩固，癌毒逐渐萌生，又可导致肿瘤复发。

（5）癌毒伤正为肿瘤恶化之患：肿瘤形成后，癌毒耗伤气血阴阳，脏腑失于濡养，正气亏虚，更无力制约癌毒，癌毒愈强，又愈耗伤正气，如此反复，则癌毒与日俱增，机体愈益虚弱，终致毒猖正损、难以恢复之恶境。

吴勉华教授确立了"消毒解毒、扶正祛邪"的治疗原则，以消癌解毒、化痰祛瘀为治疗大法，临证根据邪正虚实、标本缓急，或以攻毒祛邪为主，或以补虚扶正为主，或攻补兼施。根据癌毒与痰、瘀、湿、热等病理因素兼夹主次情况，配合化痰、祛瘀、利湿、清热等治法。初期，正虚不显时，以消癌解毒配合化痰软坚、逐瘀散结为主；中期，兼有脏腑功能失调时，可适当配伍调理脏腑功能之品；晚期，正虚明显者，则以补益气血阴阳为主，兼顾消癌解毒、化痰软坚、逐瘀散结等法。其中抗癌解毒为治疗核心；化痰消瘀为治疗重点；理气解郁为治疗先导；补虚扶正为治疗根本。治疗上多法合用，辨证用药。常用消癌解毒法、化痰散结法、活血化瘀法、化湿泄浊法、清热泻火法、理气解郁法、扶正培本法等。

临床用药常用消癌解毒药，消癌解毒类药物常兼化痰、祛瘀、利湿、清热之效。若热毒甚者，当选白花蛇舌草、山慈菇、漏芦；痰毒剧者，用制南星、炙僵蚕等；湿毒重者，宜用土茯苓；瘀毒重者，当用炙蜈蚣；病以血分瘀阻为主者，可逐瘀为先，用炙水蛭、莪术、桃仁；兼气分者，可配用八月札、路路通；肿著者，配王不留行、海藻。同时根据不同的恶性肿瘤，有针对性选择不同的抗癌解毒药物。在辨证的基础上结合辨病选药，以提高疗效。肺癌常用猫爪草、白英、泽漆、露蜂房、白花蛇舌草等；胃癌常用的药物为仙鹤草、白花蛇舌草、山慈菇、肿节风等；治疗肠癌常用的药物为仙鹤草、薏苡仁、白花蛇舌草、藤梨根等；肝癌常用的药物为白花蛇舌草、半枝莲、仙鹤草、山慈菇、漏芦等。

（二）创新"瘀热"病机临床应用，防治肿瘤患者放疗辐射损伤

吴勉华教授创新国医大师周仲瑛教授的"瘀热"学说，将"瘀热"病机理论运用到肿瘤放疗损伤的防治中，对放射性咽炎、食管炎、肺炎、肠炎、膀胱炎及骨髓抑制有明显预防及治疗作用。吴勉华教授总结放射损伤的中医病因为"火（热）毒邪"，放射损伤其属外来之邪，但又与外感"六淫""疫毒"之邪不同，主要是 X 线、γ 射线引起的电离辐射，临床传变一般不循"卫、气、营、血""三焦"传变规律，而是直中脏腑、器官组织、血络。根据放射损伤的临床表现，吴勉华教授认为，放射线具有"火、热、毒"三邪特点，一旦侵犯机体，可灼伤皮肤、黏膜、血络及脏腑组织。主要表现为皮肤红肿热痛、神疲乏力、烦躁、口干口渴、口舌生疮、吞咽灼痛、咳嗽痰少、大便或溏次多、尿频尿急、舌质隐紫瘀斑等。火毒之邪，侵袭人体，灼伤肌肤，损伤血络，内犯脏腑；火为阳邪，煎熬阴液，津液亏虚，气血生化之源；血络受损，溢于脉外，阻于络内，形成瘀血，瘀热胶结和合。故提出放射损伤的病机为"瘀热相搏、气阴两伤"；致病特点有"灼伤性、迟发性、损络性、伤阴性、耗气性、缠绵性"，拟定"凉血化瘀、养阴益气"法开展中医防治肿瘤放疗损伤。吴勉华教授强调，临床对于放射损伤应防治并重，才能有效地防止和减轻放射损伤的发生。治疗代表方为犀角地黄汤、沙参麦冬汤、四君子汤，并根据放射治疗阶段、放射部位的不同，分期分部位治疗。早期为了防止或减轻损伤，以益气养阴、扶助正气为主，抵御病邪的侵袭。中期损伤已发生，临床症状已显，应在益气养阴基础上加重凉血化瘀的应用，防止病邪入深，早日祛除瘀热之邪。晚期，即放射治疗结束后的康复阶段，在益气养阴、凉血化瘀的同时，更应注意气阴的恢复，以清除瘀热，防止病邪稽留不清，正气不复。此外，吴勉华教授将放射性损伤的诊断分为头颈部、胸部、上腹部、下腹部四个部位，按照射部位的特点拟定病机，头颈部放疗病机为火热上熏、络损瘀阻、津伤气耗；胸部放疗病机为火热熏灼、耗气伤阴、瘀阻络损；上腹部放疗病机为热毒内蕴、瘀阻中焦、胃络受损；下腹部放疗病机为热注下焦、湿热瘀阻、灼伤血络，并拟定系列协定处方应用于临床，提高放疗完成率，减毒增效，延长生存期，提高生存质量。

吴勉华教授成立江苏省中西医治疗放射损伤专业委员会并任首届主任委员。他还研制出"口疮灵"喷雾防治放疗后口腔黏膜反应、"双地抗辐凝胶"用于防治放射性皮肤损伤。同时，吴勉华教授在国家中医药管理局《中医治未病实践指南——放射性肺损伤》基础上进一步编写中华中医药学会专家共识《中医治未病放射性肺损伤专家共识》并推广应用。

二、验案分享

（一）益气养阴、化痰祛瘀、消癌解毒法治疗肺癌脑转移案

徐某，女，66 岁，肺癌脑转移患者。

2018 年 2 月 28 日初诊。患者因"头晕乏力，偶有咳嗽 1 月余"就诊。患者 2014 年 8 月在江苏省人民医院行"胸腔镜下左下肺叶切除术"，术后病理示：浸润性黏液腺癌，周围型 3cm×2.5cm×2cm，淋巴结（－）。术后行 4 周期"培美曲塞 750mg 静脉滴注第 1 天＋卡铂 450mg 静脉滴注第 2 天"方案化疗，后规律复查未见复发。2016 年 4 月复查头颅 MRI 发现右侧顶叶异常信号灶，考虑右侧顶叶转移灶。进一步至上海查 PET-CT 示：右侧顶叶病灶未见肿瘤活性。2017 年 4 月 28 日复查 MRI 示：结合病史肺癌脑转移病例，与前片比较，右侧顶叶病灶增大。全基因检测示，EGFR（－）、ALK（＋）。患者于 2017 年 5 月 22 日针对脑转移病灶行放射治疗，累计放疗 36Gy。2018 年 1 月患者因头晕头痛至江苏省人民医院查头颅磁共振成像（MRI）示：右侧顶叶转移灶，大小为 16mm×14mm。刻下：畏风，易受凉感冒，咽痒即咳，咳痰色黄白，质黏易咯，头晕，神疲乏力，食纳可，夜寐安，大便偶偏稀，小便调。舌苔薄微黄、舌质暗红，脉细。中医辨证：气阴两虚，痰瘀互结，癌毒走注，治法：益气养阴，化痰祛瘀，消癌解毒，治疗以消癌解毒方加减。处方：太子参 15g，炒白术 12g，麦冬 12g，蜜桑白皮 12g，白花蛇舌草 15g，山慈菇 12g，僵蚕 12g，酒地龙 10g，金荞麦 12g，鱼腥草 12g，炙黄芪 15g，防风 12g，炒谷芽 12g，炒麦芽 12g，炙甘草 3g。14 剂，每日 1 剂，水煎，早、晚分服。

2018 年 3 月 28 日二诊，患者咽痒咳嗽好转，咳痰色白量少，自汗、盗汗，纳寐可，二便调。舌苔薄微黄质暗，脉细。原方炙黄芪改为 25g，加炒白芥子 12g。14 剂，每日 1 剂，水煎，早、晚分服。

2018 年 5 月 4 日三诊，患者于 2018 年 4 月 24 日复查头颅 MRI 示：右侧顶叶病灶缩小（12mm×8mm），周围水肿范围稍缩小。胸腹部 CT 结果较前相仿。刻下：药后症减，轻度干咳，咽痒，食纳可，夜寐一般、梦多，头晕较前好转，偶有头部胀刺感，头颈部皮肤瘙痒，二便调。舌苔薄质暗，脉细。二诊方加紫草 10g，白鲜皮 12g。14 剂，每日 1 剂，水煎，早、晚分服。

2018 年 7 月 25 日复查头颅 MRI 示：右侧顶叶转移灶较前缩小（6mm×8mm）。后患者定期至门诊就诊，至 2019 年 8 月头颅病灶一直稳定在 5mm×5mm 左右，且肺部炎症基本吸收。

按语：本案患者为老年女性，肺癌晚期术后 2 年出现头颅转移，根据其临床表现，辨证为气阴两虚、痰瘀互结、癌毒走注，治疗以益气养阴、化痰祛瘀、消癌解毒，予消癌解毒方合玉屏风散加减。二诊时患者咳嗽咳痰明显好转，体质提升，故守法推进，首诊方改用炙黄芪 25g 加强扶正，加炒白芥子理气化痰，通络消肿。三诊时患者复查右侧顶叶病灶明显缩小，针对头颈部皮肤瘙痒症状，加用紫草、白鲜皮凉血活血、止痒解毒。经中医药系统治疗，患者诸症明显减轻，头颅病灶缩小，病情趋于稳定。

（二）健脾益气，清热解毒，化痰祛瘀治疗肺癌案

陈某，男，79 岁，肺癌射波刀治疗后患者

2017 年 7 月 8 日初诊，患者于 2017 年 6 月 5 日在江苏省肿瘤医院体检发现右下肺占位，2017 年 6 月 19 日在南京军区南京总医院行穿刺活检病理示：大片黏液中见散在印戒样细胞，结合临床病史及免疫标记结果考虑黏液腺癌。2017 年 7 月 6 日在南京军区南京总医院行右下肺射波刀治疗，完成照射 DT 50Gy/5F。刻下：神疲乏力，偶有咳嗽，痰白黏，口干欲饮，无胸闷，食纳可，夜寐安，二便调，舌质淡，舌体偏大，苔薄微腻，脉细弦。处方：太子参 15g，炒白术 12g，云茯苓 12g，炒薏苡仁 12g，淮山

药 12g，天花粉 12g，麦冬 12g，蛇舌草 15g，半枝莲 12g，山慈菇 12g，炒谷麦芽各 12g，陈皮 6g，合欢皮 12g，藿香 10g，炙甘草 3g。14 剂，每日 1 剂，水煎，早、晚分服。

2017 年 7 月 25 日二诊，患者诉神疲乏力，仍口干欲饮，纳食可，夜寐安，二便调，舌质淡暗，舌体胖大，苔薄微黄，脉细弦。首诊方加莪术 12g，泽漆 12g，夏枯草 12g，冬葵子 12g。14 剂，每日 1 剂，水煎，早、晚分服。

2017 年 8 月 15 日三诊，神疲乏力较前好转，咳嗽，痰少，咽痒即咳，偶有胸闷不适，口干欲饮，食纳可，夜寐安，二便调。苔薄白，舌质淡暗，舌体胖大，脉细弦。二诊方加炒僵蚕 10g，制白附子 10g，干石斛 12g，玄参 12g，桔梗 6g。14 剂，每日 1 剂，水煎，早、晚分服。

该患者坚持中药治疗 5 年，定期复查，随诊至 2023 年 7 月病情稳定。

按语：本案为肺癌射波刀治疗后患者，该患者为老年男性，发现时已是局部中晚期，未行手术治疗，后行放射治疗。根据其临床表现，辨证为正气亏虚，癌毒阻肺，治以健脾益气，清热解毒，化痰祛瘀。首诊以四君子汤合消癌解毒方加减。二诊时患者神疲乏力，仍有口干欲饮，加强化瘀泄热，首诊方加莪术、泽漆化瘀消积散结，夏枯草、冬葵子苦泄清热。三诊时，患者神疲乏力较前好转，且咳嗽较前减少，痰量亦减，加炒僵蚕、制白附子消痰通络，辅以玄参、桔梗、石斛养阴润肺，宣肺止咳。患者经调治后病情渐趋平稳。

（撰稿人：李文婷）

第六节　唐蜀华

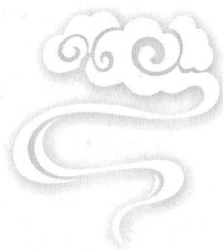

唐蜀华（1941—），男，汉族，江苏常州人，江苏省中医院主任中医师，南京中医药大学教授，博士研究生导师。先后兼任江苏省中医药学会心系疾病专业委员会主任委员，江苏省中医药学会理事会常务理事，江苏省中医药学会内科分会第二届副主任委员，江苏省中医药学会心血管病专业委员会第二届委员会主任委员。

1964 年，唐蜀华毕业于南京中医学院（现南京中医药大学）医疗系中医专业 6 年制。毕业后，他进入江苏省中医院工作，在 1987 年至 1996 年任江苏省中医院院长。1991 年，他作为全国老中医药专家学术经验继承人，师从国医大师周仲瑛教授。唐蜀华从事中医内科临床、教学、科研及医院管理工作60 年，有丰富的临床经验，尤擅长心血管疾病的诊疗。

唐蜀华先后培养岐黄学者 1 人、江苏省名中医 3 人、江苏省有突出贡献中青年专家 2 人、江苏省"333 高层次人才培养工程"培养对象 5 人、江苏省中医药领军人才 2 人、江苏省中西医结合学会青年科技人才 1 人、博士后 1 人、博士 6 人、硕士 16 人、全国名中医师带徒 6 人等高层次人才。

唐蜀华先后发表学术论文 40 余篇，主编《唐蜀华衷中参西临证求是录》《唐玉虬先生年谱》，副主编《中西医结合临床内科学》《常见病中医临床手册》。还先后主持参与多项部省级课题，获科技进步奖 4 项，其中"重大慢病相关肾损害的中医药防治转化应用研究"荣获 2020 年度江苏省科学技术奖一等奖。申请专利发明 1 项。1993 年起，唐蜀华享受国务院政府特殊津贴。2016 年，他被授予首届江苏省"国医名师"及第三届江苏省"百名医德之星"称号；2017 年获中华中医药学会"最美中医"称号；2020 年获第二届江苏省医师协会"医师奖"、第五届江苏省"十大医德标兵"及第四届"白求恩式好医生"奖；2022 年获全国名中医称号，2023 年获第二届"德技双馨、金陵大医——南京医学终身荣誉奖"。

一、学术经验

（一）中西结合，衷中参西

唐蜀华始终秉承"中西医结合"理念，他指出应用《矛盾论》的观点看待中医与西医的关系。中西医结合是我国医学发展的一个动态过程和一个阶段，两者属于医学科学的同一范畴，研究的是统一对象，既互相对立，又互相统一，两种医学的差异，通过思维的矛盾运动，互相比较、互相启发、互相补充、互相合作、互相渗透、互相贯通、互相提升、互相转化，通过认识的对立达到去粗取精、去伪存真、取长补短，最终达到两种医学具体概念、方法、手段的对立统一。唐蜀华坚持"衷中参西"的学术观点，主张在了解、掌握现代最佳诊疗方案的基础上，中医宏观与西医微观相结合、辨病与辨证相结合、传统中药性味归经和现代药理相结合，突出中医特色，实现疾病的整体和针对性治疗相结合。

（二）现代中医，双重诊断

唐蜀华致力中医现代化的发展。他指出，随着医学不断向高级阶段发展，"中医"与"西医"矛盾的本质也在不断变化，已由过去"西洋医学"与"中国医学"的矛盾转变为"传统医学"与"现代医学"的矛盾，中医现代化是一个不以人们主观意志为转移的、早已启动并不断发展的、长期、由量变到质变的动态过程。因此，应顺应中医现代化的历史趋势，推动中医理论认识和实践手段的现代化，在新的理论体系指导下，充分运用现代科技的成就渗透和武装中医的实践手段。为此，他强调现代中医应坚持中、西医"双重诊断"，并系统地提出了识病名、分类别、定主症、抓特点、衡全局、明标本、知预后、回首望这 8 点，分析了现代中医的临床诊疗思维的轨迹。

（三）继承创新，与时俱进

唐蜀华在治疗上主张突出中医特色，发挥中医多靶点、多环节，整体调整、双向平衡，着重自身抗病能力的恢复，又注意吸取西医的强针对性等长处，并善于将传统理论与中药现代药理相结合，重视药物的量效关系、配伍意义，以及中西药同用的利弊。他强调，中医理论的真正发展必须积极推进中医的现代化，对中医疗效的评价必须从个人的经验上升到现代科学的水平。唐蜀华从事临床科研六十载，悉心钻研心血管病的理论与实践，其心系疾病的学术经验简要总结如下。

1. 动脉粥样硬化 唐蜀华认为，动脉粥样硬化的发生与虚、瘀、热、毒密切相关。阴虚是动脉粥样硬化发生发展的病理基础，而脉络瘀阻后壅瘀生热，化毒为害是动脉粥样硬化进展过程的关键环节。阴虚之体，易生内热；阴虚血脉失于濡润，血行稽迟而为瘀。且诸多复杂的病因作用于阴虚之体，正衰积损，滞而成瘀，积瘀成毒。瘀久不除，可郁而化热；反之，血得热又煎熬成瘀。而热又可蓄热成毒，助长毒势。如此多种病理因素交织，相互作用，相互影响，以至瘀血热毒渐损血脉，最终导致动脉粥样硬化的发生发展。唐蜀华据此总结了具有养阴活血、清热解毒作用的芦黄颗粒（由漏芦、黄精、姜黄、红花、虎杖等组成），在冠心病、心绞痛等临床实践中取得了较好的疗效。

2. 慢性心力衰竭 唐蜀华认为，慢性心力衰竭属中医"心衰病"范畴，为本虚标实之证，病因病机以心肾气虚阳衰为本，水饮、瘀血为标。本虚（心肾气虚阳衰）是心衰的病理基础，贯穿整个病理过程的始终。因此，慢性心衰的治疗大法为益气温阳、活血利水。唐蜀华治疗该病注重审机论治，标本兼顾，强调病证结合，把握病情发展，重视循证，结合药理。为此，唐蜀华提出了慢性心衰六大中医治法用药原则。①益气有倚重：气虚是心衰的关键病机，治疗上唐蜀华认为，黄芪、人参是慢性心衰补气的王牌。结合心衰的不同病因，如合并冠心病，加用刺五加、绞股蓝等；贫血可加用潞党参、红枣等；伴有肝肾疾病可加用五味子等。②温阳需审慎：气虚为阳虚之渐，阳虚为气虚之甚，两者为程度的不同。温阳是中医治疗心衰的重要治则，具体用药又有先后、轻重、缓急之分。药物选择上，可选用桂枝、肉桂、淫羊藿等药物，而对附子"温阳"的传统药性和现代药理认识，其作为正性肌力药，远期可能增加心衰患者死亡率，因此应慎用或不用。③滋阴不宜深：唐蜀华认为，阴虚只是心衰的兼证，不是心衰的本质。阴虚有新久，治疗有缓急之分，轻者易复，久者可缓图。④活血宗温和：心衰之瘀起于气虚阳衰，宜温通活血。药物可选用桂枝、红花、川芎、姜黄等，不宜使用桃仁、牡丹皮、赤芍、制大黄等。⑤利水细长流：利水是心衰治疗的重要环节，中药利水，温和长效，一般宜取淡渗利水（茯苓、薏苡仁），补气利水（黄芪、白术），活血利水（水红花子、泽兰、益母草），泻肺利水（葶苈子、桑白皮）等品，可适当兼顾其他证素，或可减缓西药利尿剂抵抗。而逐水及虫类药利水因易伤正气及毒副作用多已趋于慎用或不用。⑥整体顾平衡：心衰不仅病位在心，久病往往波及整体，甚至五脏俱累及。唐蜀华认为，心衰治疗应重视先、后天之本，复杂病机中重视心脾同治及心肾同治，也是中医治疗慢性心衰之特色。

3. 高血压病 唐蜀华认为，高血压的病机关键在于阴虚阳亢，辨证关键是要分辨风、火、痰、瘀、虚五种证素的标本主次及其组合。"阳"为功能亢进之象，高血压即为血液压力高亢之病，故"阳亢"为本病主要病机。风、火、虚为高血压的重要病机要素，其中虚又可细分为阴虚、气虚与血虚；痰、瘀这两个证素则可单独或同时兼夹出现于各证型中。高血压的辨证即在实证——肝风上扰证，虚证——肝肾不足证的基础上重视五种证素的主次、轻重、兼夹。高血压的诊疗需坚持中西医双重诊断的现代理念，统一疗效标准。治疗上遵循未病先防、已病防变、既变防衰的治疗策略，要把握好中医干预高血压的目标定位。中医发挥整体平衡和辨证论治的优势，不仅能够改善高血压的临床症状，调节机体紊乱的代谢状态，提高患者的生活质量，同时也能够降低血压。中药降压涉及清热类、泻下类、活血化瘀类等，包含多种化学成分，其降压机制也是多途径的。不仅是复方，单味中药的降压也可能是多种机制的共同作用。但中药相对西药来说，降压的稳定性和强度不如西药，对多数 2、3 级高血压的降压效果尚欠理想。中医的相对优势在于整体调节，以辨证施治为主。应在以下五方面把握其目标：改善症状、保护靶器官、调节代谢、减缓西药副作用、辅助降压。唐蜀华认为，治疗高血压若纯重苦寒药物，则阳亢虽平却未顾阴液之虚，降压效果不稳且难以长期维持。唐蜀华基于"苦甘合化"立法组方，苦、甘药物合用，以苦寒制阳亢，用甘凉补阴虚，并自拟"苦尽甘来饮"（由苦丁茶、野菊花、葛根、甜叶菊等组成），清肝泻火息风的同时顾护阴液，其中甘凉之葛根、甜叶菊可防苦寒化燥伤阴。全方泻实补虚并重，治疗高血压实证收效颇佳。

二、验案分享

（一）眩晕病案

高某，男，71 岁。

2021 年 5 月 14 日初诊。主诉：发作性头晕 5 年，发作时如坐舟车。

2021 年 4 月 25 日，患者头晕再作，伴视物旋转，脚踩棉花感，恶心呕吐胃内容物多次，持续数分钟后好转，在浦口区中医院就诊，当时查血压：130/80mmHg，头颅 CT 示：双侧基底节区少许腔隙性脑梗，老年性脑改变。心电图示：1. 窦性心律；2. Ⅰ度房室传导阻滞。血常规、D-二聚体、肝肾功能、电解质未见异常。患者否认高血压、糖尿病等慢性病史。舌质暗红，苔白有裂纹，脉沉细弦滑。患者年过古稀，肝肾不足，风阳夹痰上扰，清空失宁。中医诊断：眩晕（肝风内动证）；西医诊断：腔隙性脑梗死；Ⅰ度房室传导阻滞。处方：法半夏 5g，生白术 15g，天麻 10g，炒僵蚕 10g，煅珍珠母（先煎）15g，煅石决明（先煎）15g，生地黄 10g，泽泻 10g，牛膝 10g，炒蒺藜 10g，炒决明子 15g，菊花 10g，川芎 15g。14 剂，每日 1 剂，水煎，早、晚分服。

2021 年 6 月 23 日二诊，患者头晕较前改善，自觉下肢乏力，晨起汗出多，舌尖偏红，有裂纹，脉沉细。原方去僵蚕，珍珠母，加用煅牡蛎（先煎）15g，地骨皮 10g，五味子 10g。14 剂，每日 1 剂，水煎，早、晚分服。

2021 年 7 月 7 日三诊，患者头晕好转，无明显视物旋转，无恶心呕吐，平素乏力嗜睡，下肢无力，舌体暗红，舌尖红，苔薄白，中有裂纹，脉细小弦。辨证患者肝肾阴虚，兼有脑络瘀阻，髓海失养，当滋补肝肾，息风通络。处方：枸杞子 10g，菊花 10g，生地黄 10g，石菖蒲 5g，酒萸肉 10g，炒蒺藜 10g，牛膝 10g，川芎 15g，葛根 15g，茺蔚子 10g，煅牡蛎（先煎）10g，煅石决明（先煎）15g，天麻 10g，沙苑子 10g。14 剂，每日 1 剂，水煎，早、晚分服。

按语：根据患者疾病的发展、转归，其治疗的辨证思想，可以从两个阶段阐明。

（1）发病阶段：患者头晕伴视物旋转，为前庭功能紊乱，又刺激迷走神经兴奋，导致呕吐痰涎。传统中医认为，这是风痰上扰，这里的"痰"是"有形之痰"。同时不可忽视的是，患者年过古稀，肝肾不足，气阴两虚为本，舌体暗红，舌尖红，苔薄白，中有裂纹，脉细小弦均为气阴两虚之征，治疗当标本兼顾，燥湿祛痰，健脾和胃，兼滋补肝肾。方用半夏白术天麻汤加减。

（2）缓解阶段：二诊患者头晕较前改善，无天旋地转，无恶心呕吐胃内容物，这里的"痰"从有形之痰，转变为"无形之痰"，当降脂（浊）化痰。治疗上更应当抓住疾病发病的本质——正虚。本患者舌质偏红，中有裂纹，以肝肾阴虚为主，用杞菊地黄丸加减。中医认为，治风先治血，血行风自灭，这里的"治血"，一方面指的是血虚，另一方面指的是血瘀。若患者舌质淡红，则偏血虚，可用归术地黄汤，或枸杞、菊花合四物汤养血祛风；若患者舌质暗红，有瘀斑，舌下静脉曲张，则偏血瘀，治疗上当活血祛风，加用川芎、葛根等品。

唐蜀华认为，风邪可由多种因素导致，阴虚可致风动，血虚、血瘀、热盛也可生风，木郁也可化风，熄风的药物也可分为很多种，如天麻、钩藤、白蒺藜一类草木的药物可以平肝熄风，若夹痰，加半夏，痰热上扰，可加用夏枯草、胆南星清热化痰，或加用温胆汤一类方剂，若是无形之痰，侧重"降脂化痰"，加用漏芦、海藻、郁金、绞股蓝、穿山龙等。

（二）心衰病案

吕某，男，46 岁。

2023 年 6 月 7 日初诊。主诉：反复胸闷气喘 8 个月。

患者 2022 年 10 月 9 日因"反复胸闷 7 天"在当地医院住院。心脏彩超示：全心扩大；室间隔增厚，室壁运动欠协调；EF 45%。心电图示：心房颤动。2022 年 10 月 11 日行 CT 冠脉造影示：LM、LAD、LCX、RCA 存在斑块，未见明显狭窄，TIMI 血流 2 级。BNP：839pg/ml。诊断为酒精性心肌病、心房颤动、心功能Ⅲ级，予规范治疗后好转出院，出院长期口服美托洛尔缓释片、瑞舒伐他汀钙片、沙库巴曲缬沙坦钠片、螺内酯、呋塞米、利伐沙班等。平素一般情况可。2023 年 2 月，患者感染新冠后胸闷再发，夜间阵发性呼吸困难，双下肢中重度水肿，咳嗽，咯白色泡沫痰，乏力纳差，在当地中医院住院治疗，查心脏彩超：全心扩大（左房 54mm，左室 57mm，右房长径 71mm，短径 57mm），三尖瓣轻中度反流；EF 28%。治疗后患者胸闷气喘好转，水肿消退。出院后一般体力劳动无明显胸闷气喘发作。2023 年 4 月 28 日复查心脏彩超示：全心扩大；室间隔增厚，室壁运动减弱，EF 33%。今日患者来门诊就诊，要求中西医结合治疗。刻下：活动后稍感胸闷气喘，汗多，手足发凉，无夜间阵发性呼吸困难，双下肢不肿，纳可，寐欠佳，大小便正常，舌淡紫，苔薄白腻，脉三五不调。辨为心肾气虚血瘀，防水饮反复。否认高血压、糖尿病病史。吸烟 30 余年，平均每天 15 支；饮酒 20 余年，平均每天半斤。中医诊断：心衰病（气虚血瘀）；西医诊断：慢性心力衰竭心功能Ⅲ级；酒精性心肌病；心房颤动。处方：炙黄芪 60g，刺五加 30g，炒白术 15g，川芎 15g，炒水红花子 15g，淫羊藿 15g，党参 15g，红景天 15g，丹参 15g，泽泻 10g，茯苓 10g，当归 10g，桂枝 10g，枳椇子（打碎）10g。14 剂，每日 1 剂，水煎，早、晚分服。嘱患者严格戒烟酒，必要时胃镜检查。

2023 年 8 月 9 日二诊，服药后患者活动后无明显胸闷气喘，双下肢不肿，2023 年 7 月 18 日复查心脏彩超示：全心扩大，（左房 51mm，左室 65mm，右房长径 62mm，短径 51mm），二尖瓣中度反流、三尖瓣轻中度反流；EF：44%。舌质淡紫，苔薄白腻，左舌背瘀斑。效不更方，原方 28 剂。

2024 年 1 月 31 日三诊，患者口服中药治疗半年左右，患者胸闷气喘明显好转，活动耐量提高，2024年1月10日复查心脏彩超示：全心扩大（左房48mm，左室56mm，右房长径60mm，短径49mm）；EF：58%。舌淡红，苔薄白腻，舌下散在瘀斑瘀点，脉三五不调。守方继进，原方28剂。

按语：唐蜀华教授认为，心衰病主要病机是心肾的气虚阳衰。心主血脉，肾主元气，气虚则患者乏力纳差，胸闷气喘；劳则气耗，动则加重；卫气不足，不能固表，可致汗出较多；气虚为阳虚之渐，阳虚为气虚之甚。患者的阳虚又有显性阳虚和隐性阳虚之分，因此温阳、助阳药物的使用有先后、轻重、缓急之分。心肾气虚阳衰，血液推动不利，瘀血内停；血不利则为水，阳不化气，气不化水，可致水气泛滥，水饮内停，主要表现为双下肢及全身各脏器的水肿。因此，心衰病总属本虚标实，本虚主要为气虚、阳虚，可兼有阴虚，标实主要为瘀血、水饮。该患者发病典型，结合"舌淡紫，苔薄白腻，脉三五不调"，辨证为气虚血瘀，治疗上予益气温阳，活血利水。方中重用黄芪，大补元气，益气固表，利尿消肿，刺五加、白术、党参与黄芪相须为用，补心气，固肺气，健脾气；淫羊藿温肾阳，桂枝助阳化气，温通经脉，现代药理研究表明，桂枝有强心作用，淫羊藿可兴奋循环系统；川芎、丹参、红景天、当归行气活血祛瘀，合用炒水红花子，活血利水；茯苓健脾利水；泽泻化浊利水。辨证结合辨病，诊断考虑原发病为酒精性心肌病引起的心衰，加用枳椇子解酒毒，针对原发病治疗。患者感染诱发的心衰加重，活动后胸闷气喘，经治疗二诊复诊已明显缓解，无明显胸闷气喘发作，活动耐量提高，口服中药半年后复查心脏彩超提示心脏较前明显缩小，EF值由33%上升至58%，中药效佳。

（撰稿人：王　石、刘学谦）

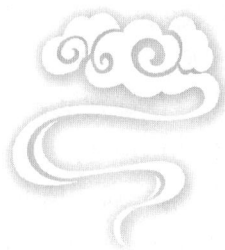

第七节　黄　煌

黄煌（1954—），男，江苏江阴人，全国名中医、教授、主任中医师。1973年，他开始跟随江苏省名中医叶秉仁先生学习中西医内科，并得到江苏省名中医邢鹂江、夏奕钧先生的指点。1979年，他考入南京中医学院，为首届研究生，攻读中医各家学说专业，1982年毕业后留校任教至今。2016年起，他担任南京中医药大学国际经方学院院长。

他从医50余年，致力于经方方证规范化和现代应用研究，提出了"方-病-人"诊疗模式。他临床擅用经方治疗内科等临床常见病、多发病和疑难疾病。代表性著作有《张仲景50味药证》《黄煌经方使用手册》《经方方证》等。

他倡导和践行"经方惠民""经验共享"理念，强调"还方于民，藏方于民"，在全国各地的经方讲座中以易学易懂、实用性强而备受临床医生欢迎，促进了经方大众化。近年来，黄煌多次应邀赴美国、德国、澳大利亚、加拿大、新加坡等国讲学，推进了经方国际化，被誉为"国际经方热的点火者"，2022年他被世界中医药学会联合会授予第七届（仲景杯）中医药国际贡献奖个人奖。

黄煌先后获得"江苏省名中医""全国名中医"荣誉称号，担任国家中医药管理局龙砂医学流派代表性传承人，被评为第七批全国老中医药专家学术经验继承工作指导老师、第四批江苏省名老中医药专家传承工作室建设项目专家。

一、学术经验

经方，是经典方的略称，主要是指记载在《伤寒论》《金匮要略》中的古代经验方。经方是中华民族几千年使用天然药物的经验结晶，是中医临床的规范。如清代医家徐大椿说："其方则皆上古圣人历代相传经方，仲景间有随证加减之法，真乃医方之经也。""唯仲景则独祖经方，而集其大成，惟此两书，真所谓经方之祖。"在这里，"医方之经"有经典、经纬之意，"经方"成为中医经典方、规范方、标准方的代词。

（一）关于方证相应

方证相应是经方医学的核心思想。张仲景在《伤寒论》中有"病皆与方相应者乃服之""桂枝证""柴胡证""桂枝不中与之""柴胡不中与之"等提法。可以说，方证相应的思维方式始于张仲景，其后经众多医家的发挥和实践，已经成为中医临床的核心思维方式。方证相应，才能保证疗效。方证相应在中医临床思维中的地位，诚如清代医家王旭高所说："有是证则用是方，为千古心法。"

（二）关于"方-病-人"思维模式

"方-病-人"，是黄煌教授研究经方应用的三个着眼点。方，指中药的特定组合，主要是指经方，如桂枝汤、大柴胡汤等，此方固定，如更一药，便另名一方。病，就是疾病，是一种在一定原因作用下的机体自稳功能失调所导致的异常生命活动过程，如糖尿病、乙型肝炎、干燥综合征、血痹、虚劳等。人，指相对稳定的病理状态或体质特征，具有遗传性或家族聚集现象，更具有可见性。

研究方与病、方与人、病与人之间的对应关系，是黄煌教授最关注的课题。这种看病用方的思路，黄煌教授称为"方-病-人"思维模式。

1."方-病-人"思维模式中第一个维度是方人相应 清代医家叶天士说过："凡论病先论体质、形色、脉象……以病乃外加于身也！"可见他看病要抓两点，一个是病，另一个是人。近代苏南名医朱莘农也说过："医道之难也，难于辨证，辨证之难也，难于验体，体质验明矣，阴阳可别，虚实可分，病症之或浅或深，在脏在腑，亦可明悉，而后可以施治，此医家不易之准绳也。"

直接将经方与人体的特征相对应，是黄煌教授教学和临床示教时强调的基本内容。

"方人"是每首经方所对应的适用人群。由某某方来命名，如桂枝汤人、麻黄汤人等。方人由患者的体型体貌、精神状态、行为心理、既往病史、家族病史以及发病趋向等构成。

方人是客观的，所谓"观其脉证"而来，其体型体貌是最先入眼的。黄芪桂枝五物汤是治疗血痹的专方，血痹容易出现在一种叫"尊荣人"的身上。"夫尊荣人骨弱肌肤盛，重困，疲劳，汗出……"尊荣人的社会地位高，享受荣华富贵，其人赘肉多没有力气，易困倦、汗出多；"失精家"，是适用桂枝加龙骨牡蛎汤的一种体质类型。"夫失精家，少腹弦急，阴头寒，目眩发落，脉极虚芤迟。"这种人大多消瘦、毛发稀疏容易脱落，焦虑不安，下腹部拘急腹直肌紧张，性功能不良，脉空大无力迟缓，同时容易出现和性有关系的梦。

至于"呕家""中寒家""淋家""疮家""衄家""亡血家""汗家""黄家""盛人""羸人""强人"等，都是张仲景经常提到的体质类型。这些患者的个体特征，为张仲景的处方用药提供了十分重要的参照及依据。

对人的把握，不仅仅是体型体貌，还要精神状态和心理特征。张仲景是非常强调对人的精神状况来把握人体质特征的。例如，小柴胡汤"默默不欲饮食"，提示患者有抑郁倾向；大柴胡汤的"郁郁微烦"，提示患者不愉快，容易发怒；柴胡加龙骨牡蛎汤证的"胸满、烦惊""一身尽重不可转侧"，提示患者有严重的抑郁焦虑或大脑功能的障碍；白虎加人参汤的"大烦渴"，提示患者有焦虑；黄连阿胶汤的"心中烦，不得卧"，则提示患者有严重的睡眠障碍，等等。

方人的描述，基于经典原文，但又需要拓展延伸。如"大柴胡汤人"的上半身饱满、上腹部充实抵抗、抑郁易怒、反流、舌苔厚等，是从"按之心下满痛""心下急""郁郁微烦""呕吐"等方证而来。如"桂枝茯苓丸人"，通常见于面色暗红、皮肤粗糙、少腹充实、大便干结、情绪激动或记忆力下降等，是从"气上冲""肌肤甲错""两目暗黑""少腹急结"等方证而来。对方人的描绘，除了拓展与延伸的方法，还需要通过以药测证、举一反三等方法，如"小柴胡汤人"的消瘦、食欲缺乏，是从人参、甘草的药证而来；"黄连阿胶汤人"的出血或出血倾向，从黄芩、阿胶的药证而来；"黄连汤人"的舌暗、脉弱，从桂枝证而来。此外，后世方书中相关方证的记载，名家医案中对患者体型体貌脉舌的形象描述，都是描绘方人的重要线索。当然，黄煌教授的临床经验、生活观察等，也是必不可少的。

黄煌教授基于多年临床经验发现，教科书可以将一个病的发展过程说得非常清楚，实验室也可以将疾病的原因以及机理弄得明明白白，但一到临床，疾病却变得十分迷离复杂。临床上没有一种疾病能脱离具体的人体而存在，也没有一个不生病的生命体存在。这就是临床的复杂性。强调病与人的结合，是中医整体观念的再现，方人相应，是应对复杂的临床现象时的一种思维方式。

对人用方，是使用经方不可忽略的原则，特别是在多种疾病共一身的情况下，整体治疗的优势是明显的。黄煌教授曾治疗某女青年暴崩8个月，经期长达30~60天，久治不愈。其人胖壮，身高165cm，体重达100kg，面油，咽喉红，舌尖红，上腹部充实。其有高血压14年，甘油三酯（TG）2.47mmol/L，血小板计数（PLT）424×10^9/L，有脑梗死病史。经常头昏胸闷，饭后腹胀，盗汗湿枕，用大柴胡汤加黄连一月而愈。

方人对应思维并不是黄煌教授的独创，当年他跟诊的老中医就是如此看病的。如江苏省名中医夏奕钧看病，非常重视强调客观指征，常常凝神直视，或按压腹部，或察看咽喉，临床思忖良久，而当机立断，说："此人要吃桂枝！""此人要吃黄连！""此人是桂甘龙牡汤证！"这种以"药人相应""方人相应"的思路，对黄煌教授的临床思路的形成影响很大。黄煌教授曾一遍遍地翻阅苏南医家推崇的《临证指南医案》，从医案中归纳总结叶天士体质辨证的思想和经验，后又翻阅到日本一贯堂医学的体质论，其简便易用的思路令人耳目一新。后来发现，方人这个概念在《伤寒论》《金匮要略》中也能看到它的影子，基于经方的体质分类最切合临床实际，于是，方人研究已经成为黄煌教授经方研究最重要的领域。

2. "方-病-人"思维模式中第二个维度是方病相应 病是重要的诊断单元，它有病理的改变，临床表现特征，有发病的过程，有病情的转归。对病用方，并不是西医学的专利，古代的中医也辨病用方。《伤寒论》《金匮要略》上所讲的伤寒、温病、中风、喝、痉、蓄血、水逆、脏躁、虚劳、肺痿、宿食、肺胀、肠痈、痰饮、百合病等都是病。古代医家强调治病先要识病，每个病有几张主方，如黄疸用茵陈蒿汤、茵陈五苓散、茵陈四逆汤，虚劳用小建中汤、薯蓣丸、肾气丸、炙甘草汤、大黄䗪虫丸等，肺痈用苇茎汤，肠痈用大黄牡丹皮汤，脏躁用甘麦大枣汤、甘草泻心汤等，这都是古人留给后人的定规定法，是临床医生必须要了解掌握的规范。诚如清代医家徐灵胎所说："一病必有一方，专治者名曰主方。而一病又有几种，每种亦各有主方。此先圣相传之法，莫之能易也。"

根据黄煌教授的临床观察，有不少经方对某些现代疾病有确切的特异性的疗效。如柴胡加龙骨牡蛎汤可以看作是抗抑郁症的好方，真武汤可以用来治疗成人甲状腺功能减退，葛根汤治疗突发性耳聋，葛根芩连汤用治2型糖尿病初期的效果是肯定的，黄芪桂枝五物汤治疗糖尿病心脑肾并发症，黄连汤治疗糖尿病胃轻瘫等，如此例子很多。值得一提的是，小柴胡汤与五苓散的合方，名柴苓汤，此方在中国的宋金元时期比较流行，原用于发热性疾病的伤寒、疟疾、黄疸、水痘等。但这张方在日本被广泛用来治疗很多自身免疫性疾病，如妇科用柴苓汤治疗习惯性流产，风湿科用来治疗类风湿性关节炎，肾病科用来治疗IgA肾病，甚至多囊卵巢综合征（PCOS）及泌尿系统的纤维化疾病也可用柴苓汤治疗。黄煌教授也用这张方治诸如红斑狼疮、血管炎、硬皮病等自身免疫性疾病，都有一定的疗效。因此，古方新病自有其气脉相通之处，开展经方主治疾病谱的研究是完全可能的。

"方病"是黄煌教授经常使用的又一个概念。所谓"方病"，就是经方主治的疾病谱。鉴于现代医学的诊断已经普及，现代医学病名的国际认同度高，确认经方的现代主治疾病谱是经方现代研究的重大课题。黄煌教授所期待的方病研究成果，是要绘制一幅经方的主治疾病谱。到底这种经方能治疗现代哪些疾病？这些疾病的顺序如何？这些关系的明确，不仅仅是开展群体化治疗的需要，也能有利于为临床选方提供前提，更有利于建立经方与现代医学的对话，与专科临床的对接。

比如，黄煌教授发现大柴胡汤的主治疾病谱，是那些基于"按之心下满痛"为主要表现的疾病，或是以呕吐为主要表现的疾病，如胰腺炎、胆囊炎、胆石症、胃食管反流症，以及伴有反流的一些疾病如支气管哮喘、代谢综合征、高血压、高脂血症等。又如小柴胡汤，其适用的范围更广，主治的疾病更多。很多发热性疾病、病毒性疾病、呼吸道炎性疾病，以及过敏性疾病、自身免疫性疾病、结缔组织病都有可能用到小柴胡汤。不过，经方主治疾病谱的精准描绘，目前还有很大的难度，高质量临床证据的匮乏是限制其发展的关键。

二、验案分享

（一）大柴胡汤合桂枝茯苓丸治疗精子活力下降案

某男，29 岁。2018 年 9 月 4 日初诊。

备育 3 年，其妻怀孕两次均胚停，后检查发现其精子活力下降。2018 年 1 月 19 日检查示：精子总活力 19.6%（<40%）。既往前列腺炎、双侧睾丸体积小、睾丸微石症、胆囊多发息肉病史。曾经服用大量补肾强精的中成药没有效果。其人身高 177cm，体重 77kg，体格强壮，腹诊两肋弓下抵抗。虽然平时易疲劳、头晕，血压时高时低，记忆力差，但据体型、体貌且经常食后腹胀，其精子异常等不能用肾虚来解释。从体质论，还是热结在里，当用大柴胡汤小剂量调理。处方：柴胡 20g，黄芩 15g，姜半夏 10g，枳壳 20g，白芍 15g，制大黄 5g，干姜 5g，红枣 20g。15 剂，每日一剂，水煎，分早、晚 2 次温服。

2018 年 12 月 12 日二诊，患者诉其药后非常舒适，但见少腹部压痛，舌底静脉充盈。检查示：精子总活力 21.5%（<40%），前向运动力 18.57%（<32%）。原方加桂枝 10g，肉桂 5g，茯苓 15g，牡丹皮 15g，桃仁 15g。20 剂，每日一剂，水煎，分早、晚 2 次温服。

2019 年 4 月 20 日（微信随访反馈）：上方坚持服用至 4 月初，患者查精子指标全部恢复正常以及提高（精子总活力 46%（>40%），前向运动力 43.39%（>32%）。体重下降 2.5kg。服药期间未使用其他药物。

按语：本案患者精子活力差但没有用补肾药强精药治疗，反而用大柴胡汤合桂枝茯苓丸取效，其道理值得深思。虽然常规见精子活力差，会考虑到肾虚精亏，但临床没有见到肾气丸证或桂枝加龙骨牡蛎汤证。患者其人年轻气盛，体格壮实，两肋弓下抵抗，少腹压痛，没有虚象可见，大柴胡汤证明显，并有瘀血，故用方如此。至于为何大柴胡汤加桂枝茯苓丸能够让精子活力恢复正常？其中道理除中医传统认为气血流通的说法外，还真的难以说清楚。柯韵伯说："见此证便与此方，是仲景活法。"（《伤寒来苏集》）岳美中先生说："仲景的书，最大的优点是列条文而不谈病理，出方剂而不言药理，让人自己去体会，其精义也往往在于无字之中。"（《岳美中经方研究文集》）

（二）泻心汤治疗气管淀粉样变咳血案

陈男，70 岁。2013 年 10 月初无明显诱因出现间断性咳鲜血，于上海长海医院行支气管镜检查，结果示：气管及双侧主支气管黏膜、气管结节样隆起，气道淀粉样变可能。气管镜活检病理提示淀粉样变。2014 年 1 月 27 日来诊，主诉咳嗽咳血，影响睡眠。平时怕热多汗，大便偏于干燥。体型中等偏瘦，172cm，60kg，目睛有神，面部有油光，脉弦滑有力，舌质暗红，苔黄。处方：生大黄 10g，黄连 5g，黄芩 10g，10 剂，沸水泡，不拘时服，每日 1 剂。

2014 年 2 月 17 日二诊，服上方 3 剂，患者咳血即止，夜间已能安睡，体重增加。原方 15 剂，服法同前。

2014 年 9 月 15 日三诊，体重上升至 68kg，自从服用三黄泻心汤后已停胰岛素、激素。目前已停三黄泻心汤。

2020 年 12 月 21 日随访，患者诉其服用三黄泻心汤后诸症改善，支气管肺淀粉样变症状已经不明显，咳嗽未作。

按语：气管支气管淀粉样变性是一种罕见的疾病，临床以多灶性黏膜下斑块最常见，其次为单灶瘤块样肿物，弥漫浸润型最少见。常见症状有呼吸困难或喘鸣、咳嗽、咯血和声音嘶哑等。本病在诊断后数年内有较高的发病率和死亡率，尚无公认的最佳治疗方法。本案根据传统经验，用泻心汤不仅咳血控制，而且体重回升，7年后随访健在，可见古方可以治今病。

（撰稿人：张薛光）

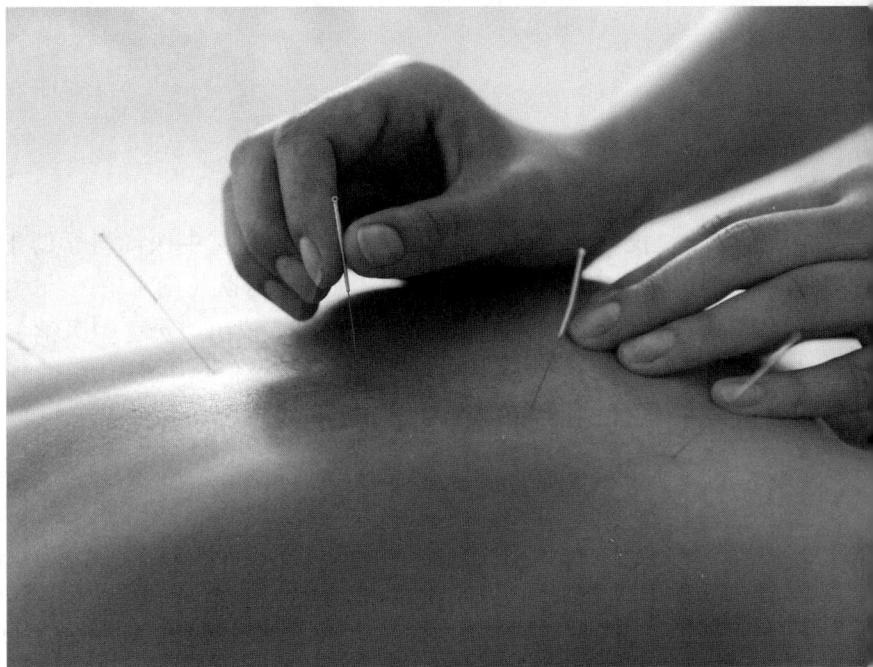

第四章

岐黄学者

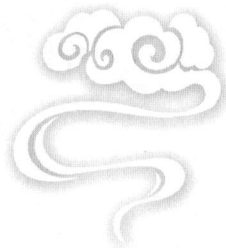

第一节　方祝元

方祝元（1964—），男，江苏兴化人，中医内科学博士，主任中医师，二级教授，博士研究生导师，南京中医药大学副校长，江苏省中医院（南京中医药大学附属医院）党委书记，第十四届全国人大代表，国务院学位委员会第八届学科评议组成员（中医学），全国中医、中药学专业学位研究生教育指导委员会委员，享受国务院特殊津贴专家，法国国立行政学院、美国哈佛大学公共卫生学院访问学者。国家中医药管理局首届岐黄学者，国家中医药管理局第七批全国老中医药专家学术经验继承工作指导老师，江苏省第五期、第六期"333高层次人才培养工程"第一层次首席科学家，江苏省有突出贡献的中青年专家，江苏省名中医。现任国家心血管病第三届专家委员会委员，国家卫生健康委员会基层高血压管理专家委员会副主任委员，中华中医药学会基层高血压防治专家指导委员会主任委员、心血管病学分会副主任委员、内科分会副主任委员，世界中医药学会联合会医疗机构管理专委会会长，江苏省中医药学会副会长兼高血压病专业委员会主任委员。

1982年考入南京中医药大学（原南京中医学院）中医系中医专业，大学毕业后在江苏省中医院工作至今，2005年获得博士学位。长期从事中医、中西医结合心系疾病的临床、教学和科研工作，特别是对中医药防治高血压及靶器官损害有深入的研究，发明创制并获批江苏省药品监督管理局院内制剂6项。培养博士、硕士研究生、博士后及学术经验继承学员88人，主编全国高等中医药教育教材《中医内科学》、中医住院医师规范化培训教材《中医内科·心血管分册》及论著10余部并获国家级教学成果奖二等奖、江苏省教学成果奖一等奖。以第一负责人完成国家科技部重点研发计划、国家自然科学基金、省部级科技项目等20余项，研究成果获江苏省科学技术进步奖一等奖。发表SCI论文及核心期刊论文200余篇，研究成果发表在Metabolism（中科院1区）、JCI Insight（中科院1区）、Pharmacology Research（中科院2区）等高水平期刊。获全国医院优秀院长、中华中医药首届"优秀管理人才"称号、江苏省首届创新争先奖章、江苏省首届科技创新发展奖先进个人、江苏省最美科技工作者等荣誉。

一、学术经验

（一）创新性提出防治重大慢病相关肾损害中"病初即可及肾、因实致病"的学术思想，拓展了"治未病"理论在防治重大慢病相关肾损害中的应用

以重大疑难临床问题"如何延缓重大慢病相关肾损害"为切入点，结合中医经典理论与现代医学科学认识，创新性提出防治重大慢病相关肾损害中"病初即可及肾、因实致病"的中医新理论，认为"高血压、糖尿病及慢性肾炎导致的肾损害常因'湿、热、瘀'实邪致病"，发病初期肾脏已发生病变，秉承"未病先

防，既病防变，已变防衰"的治未病思想，确立病初应当从护肾着眼，并贯穿治疗始终，深入研发延缓重大慢病高血压导致的肾损害特色制剂——潜阳育阴颗粒，且该理论已编入国家卫生健康委"十四五"规划教材《中医内科学》。2018 年，牵头获得科技部中药现代化研究重点专项"高血压全程防治的中医药方案循证优化和疗效机制研究"，高质量通过验收，其研究结果提供了潜阳育阴颗粒防治高血压肾损害的循证证据，相关研究成果获江苏省科学技术奖一等奖、江苏省中医药科学技术一等奖，成果转化应用辐射全国。

方祝元教授带领团队在高血压肾损害机制研究方面不断深入，阐释基因型与疾病表型之间的内在联系，围绕高血压肾损害肝肾阴虚、瘀阻肾络证的生物学物质基础展开研究，揭示高血压中医证型的科学内涵。在多项国家自然科学基金面上项目的资助下，利用现代科学技术揭示了潜阳育阴颗粒通过改善氧化应激、炎症反应及纤维化等多途径、多靶点治疗高血压肾损害的疗效机制。

（二）在传承经典的基础上，创制"平肝益肾方"，并获批成为院内制剂——平肝益肾颗粒

高血压是我国重大慢病，基层是高血压的主战场。2020 年及 2023 年，方祝元教授分别牵头组织制定《国家基层高血压防治管理指南》和《中国高血压防治指南》的中医药部分内容，这是中医药首次纳入国家级西医高血压指南。根据高血压的病机特点，为便于在基层推广应用，简化辨证为一个实证和一个虚证，即风阳上亢和肝肾阴虚，及痰瘀兼夹的处理，创新性提出实证平肝益肾法、虚证潜阳育阴是基本治法。基于平肝益肾法，继承并优化经典名方"天麻钩藤饮"形成"平肝益肾方"，组成药物包括：天麻、钩藤、沙苑子、蒺藜、焦山栀、川芎、川牛膝、杜仲、桑寄生。天麻、钩藤平肝息风；沙苑子、蒺藜、栀子清肝泻火以平肝阳；川芎、川牛膝活血祛瘀；杜仲、桑寄生补益肝肾先天以治本，益肾强心。诸药合用，共奏平肝息风、清热活血、补益肝肾之功，适用于高血压肝肾阴虚，肝阳上亢证。研究成果获批成为院内制剂——平肝益肾颗粒。

（三）提出"气血同调"为治疗冠心病的第一法则，自拟"养心舒脉方""银杏通脉方"获批成为院内制剂——养心舒脉颗粒、银杏通脉丸

方祝元教授提出"气血同调"为治疗冠心病的第一法则，益气活血为主要治则，研制养心舒脉方、银杏通脉方，药物组成包括生党参、麦冬、五味子、生黄芪、炙黄芪、牡丹皮、丹参、莪术、百合、玉竹、银杏等组成。方中党参、生炙黄芪健脾益气生津，其中黄芪善补胸中宗气，使得心脉流畅，且能生心肌，生炙同用可防性温动火；麦冬、玉竹、百合滋阴生津、宁心安神，与党参、黄芪、五味子相协，达到气阴双补之功效。银杏叶活血通络，丹参善于祛瘀生新、养血安神；牡丹皮长于清热凉血、活血散瘀；莪术破气行血、消积止痛。本方用药注重调和气血、攻补兼施、寒热并调，故补而不腻、泻而不伤，临床应用疗效明显。研究成果获批成为院内制剂——养心舒脉颗粒、银杏通脉丸。

（四）分期论治与辨病辨证结合治疗病毒性心肌炎，创制院内制剂——清热养心颗粒

病毒性心肌炎症状轻重不一，有时甚至难以分期，并发症以心律失常为多见。方祝元教授从博士课题设计开始根据导师临床经验结合自身多年临床经验，提出本病临证虽难，本虚标实病机不变，孰轻孰重，心中要明，灵活辨证，并结合分期治疗。急性期以清热解毒为主，兼顾养阴扶正，方用银翘散加减；恢复期和慢性期则以益气养阴扶正为主，兼清余邪乃治疗本病之大法，方用生脉散合炙甘草汤加减。综合各期特点，认为热毒侵心、气阴两伤、心神失宁是病毒性心肌炎的主要病机，治则为清热解毒、益气养阴、宁心安神，研制清热养心方，药物组成为金银花、黄连、黄精、百合、山豆根、甘草。以金银花、黄连为君，清热解毒、泻火安神；酒黄精、百合为臣，在清热同时能养阴宁心、安神除烦；山豆根为佐助之药，加强清热之功，提高药物抗病毒效果；甘草为使，调和诸药，此外尚有解毒、抗心律失常的作用。研究成果获批成为院内制剂——清热养心颗粒。

二、验案分享

（一）五脏同调，分期论治高血压案

基本情况：徐某，男，38 岁，2017 年 6 月 30 日初诊。

主诉：头晕间作月余。

病史：患者确诊高血压 2 月余，最高达 180/100mmHg，予缬沙坦胶囊、富马酸比索洛尔片降压，血压控制一般，时有头晕。有高脂血症病史。

查体：血压 152/98mmHg，心率 84 次/min，舌红、苔微黄偏腻，脉小弦。

西医诊断：高血压、高脂血症。

中医诊断：眩晕（肝阳上亢证）。

治则：平肝息风，清热活血，补益肝肾。

遣方用药：予自拟平肝益肾方加味。

处方：天麻 15g，钩藤（后下）15g，沙苑子 15g，白蒺藜 15g，杜仲 10g，桑寄生 10g，川芎 10g，川牛膝 10g，炒栀子 8g，炒白术 12g，炒白芍 12g，法半夏 8g，炒陈皮 6g，百合 15g。28 剂，每日 1 剂，水煎，早、晚分服。

2017 年 7 月 30 日二诊，患者血压已达标，症状基本消失。继于原方加减，后服用中药汤剂及潜阳育阴颗粒治疗，病情平稳。

2018 年 2 月 27 日三诊，患者近期血压波动在 140/90mmHg 左右，头昏头重，晨起及下午比较明显，心悸阵作，无胸痛，胃纳可，夜寐安，二便调。

查体：血压 144/90mmHg，心率 100 次/min，舌偏红、苔薄白，脉弦数。

予平肝益肾方加葛根 10g，川黄连 10g，桂圆肉 6g，生甘草 8g，炙甘草 8g。7 剂，用法同前；暂停西药降压药物。

2018 年 3 月 6 日四诊，患者药后血压平稳，自测心率在 80 次/min 左右，晨起偶头晕口苦。

查体：血压 136/78mmHg，心率 92 次/min，舌淡红、苔薄白，脉弦。

续上方，生炙甘草改为各 10g，14 剂，用法同前。

后长期门诊随诊，坚持服中药及潜阳育阴颗粒，血压控制达标，症情平稳。

2019 年 9 月 17 日五诊，患者血压控制在 120/80mmHg，近期手足心自觉发热，夜间有盗汗，纳可，大便黏，夜寐可。

继予平肝益肾方加红景天 15g，净山楂 15g，制何首乌 15g，莲子心 6g，黄连 6g，龙眼肉 8g，生甘草 6g，炙甘草 6g，蛹虫草 15g，生薏苡仁 15g，灵芝 15g，马齿苋 15g。21 剂，用法同前。

2019 年 10 月 22 日六诊，患者手足心灼热感消失，偶头晕，多在晨起发作，发作时测血压正常，可自行缓解，饮食尚可，睡眠正常，二便调。

查体：血压 130/88mmHg，心率 85 次/min，舌质红、苔薄黄，脉弦。

患者舌质红绛较前减轻，舌苔较前滋润，上方加蒲公英 12g，14 剂，用法同前。后门诊随访，血压平稳，症状消失。

按语：方祝元教授在诊治高血压过程中强调中医整体观，认为五脏六腑生理功能虽各有专司，但五脏生理上密切相关，病理上相互影响，通过五脏同调，可以达到中医药全程防治高血压的目的，从而实

现机体阴平阳秘的状态。

本案患者病程可分前、中、后三期，在平肝潜阳基础上，根据病情，兼顾五脏并调。前期，四诊合参，证属肝阳上亢，治以平肝息风、补益肝肾，宗自拟平肝益肾方为基本方，结合有高脂血症病史，酌加炒白术、半夏、陈皮以健脾除湿化瘀。中期，血压控制尚可，心悸阵作，以益气复脉、交通心肾为原则，在平肝益肾方基础上，联合炙甘草汤、交泰丸之意，加生甘草、炙甘草益气复脉，川黄连、桂圆肉清心泻火、引火归原，取得事半功倍之效。后期，兼以清肠腑湿热为大法，心与小肠相表里，小肠为心之离腑，一脏一腑，一上一下，转利枢机合为表里，强调心病可及小肠，小肠病亦可反作用于心。用马齿苋、蒲公英清小肠之热，降心之虚火。该患者服用两种西药血压不达标，通过联合中药治疗，分期辨治，五脏并调，后期停用降压西药，单纯应用中药治疗，血压平稳，症状消失。

（二）重用附子振奋心阳治疗Ⅲ度房室传导阻滞案

基本情况：嵇某，女，67岁，2007年9月25日初诊。

主诉：心悸不适间作数月。

病史：患者数月来心前区悸动不适，伴有隐痛，轻度胸闷，活动后明显，夜间可平卧，无肩背放射痛，无黑矇晕厥，夜寐安，二便调。既往有"病态窦房结综合征、Ⅲ度房室传导阻滞"病史，平素心率多在30~40次/min左右，于多家医院就诊，建议安装起搏器，患者拒绝，拟求中医治疗；有高血压病史，服用"尼群地平"降压，血压控制一般。

查体：血压150/70mmHg，心率38次/min，律齐；舌淡，苔薄白，脉弦缓。

西医诊断：病态窦房结综合征、Ⅲ度房室传导阻滞、高血压病。

中医诊断：心悸（心阳不振、瘀血阻络证）。

治则治法：益气温阳，活血通脉。

遣方用药：养心舒脉方联合麻黄附子细辛汤加减。

处方：党参12g，麦冬12g，五味子6g，炙黄芪15g，百合20g，玉竹12g，川桂枝5g，麻黄8g，制附片（先煎）10g，细辛3g，红花10g，薤白10g，石菖蒲6g，生甘草各3g，赤白芍各10g，14剂，每日1剂，水煎，早、晚分服。

2007年10月23日二诊，患者心悸、胸痛改善，近一月来每天午后自觉畏寒怕冷，偶感胸痛隐隐，夜寐安，二便调。

查体：血压152/70mmHg，心率46次/min，律尚齐。舌淡，苔薄白，脉弦缓。服用上方后症情好转，效法不更。病势沉，阴寒重，气尤虚，故重用附子以散阴寒，通胸阳；上方附子加至20g，生炙甘草加至各4g，加丹参15g化瘀止痛，7剂，用法同前。

2007年10月30日三诊，附子量至20g后，患者未见明显不适，原方继服。

近17年来定期复诊，一直服用中药治疗，附子逐渐加量至70g，症情好转，未见不良反应，无晕厥，每月随访，定期复查血常规、肝、肾功能等安全指标以及24小时动态心电图、心超等指标，病情平稳。

2024年4月16日复诊，患者述右侧肩颈牵扯胀痛，血压122~130/65~70mmHg。当日复查肝肾功能、血糖血脂正常；心脏超声示：左心房、左心室增大，主动脉瓣轻度关闭不全，二、三尖瓣关闭不全。动态心电图示：平均心率33次/min，最小心率29次/min，最大心率41次/min，未见大于3秒停搏，动态心电图结果较2023年有所改善。继服中药治疗。

按语：四诊合参，本医案属于心悸，心阳不振证，以养心舒脉方联合麻黄附子细辛汤加减治疗，用附子、麻黄、细辛、桂枝温通心阳，温经散寒，附子逐渐加量至70g。附子为大辛大热之品，归心、肾、脾经，具有回阳救逆、补火助阳、散寒止痛之功效，为"回阳救逆第一品药"，主要用于亡阳证、阳虚证以及寒凝诸证，现代药理研究表明，其具有抗休克、强心、扩血管、抗心肌缺血等作用。此外，麦冬、玉竹、百合养阴生津，气阴双补，阴阳双补，防温燥太过，相得益彰；并用牡丹皮、丹参、莪术、红景天等活血化瘀，通脉止痛。

"观其脉症，知犯何逆，随证治之"，通过门诊 17 年的诊疗，该患者病情平稳。纵观病史，患者多次就诊，拒绝安装起搏器，针对此类患者中医诊疗是有效的手段。治疗时谨守病机，虚者责之。Ⅲ房室传导阻滞，病机多为心阳亏虚，病程日久，甚则阳虚暴脱。治疗上以温通心阳，救逆固脱为主要治则，兼以活血通脉，尤重视温补肾阳，以守为攻。本例中附子上助心阳，下补肾阳，中健脾阳，附子用量从 10g 逐渐加至 70g，取得佳效，且血压未见异常波动，未见不良反应。方祝元教授认为，针对病机，辨证得当，重用附子，并循序渐进，持之以恒；附子一药温阳之力强，使用时一方面需符合量效关系，另一方面要防止重剂伤阴。温阳的同时应兼顾补气，气阳并补，方可使气行血畅，阳气得以旷达，在临床使用附子时常配伍益气之品，灵活变方。"有是证用是药"，但临床不能千篇一律，也应充分考虑患者体质情况以及密切关注患者有无不良反应，方能体现中医的仁心、仁术，以更好地服务患者。

（三）益气养阴，活血通脉治疗冠心病案

基本情况：张某，男，47 岁，2016 年 11 月 1 日初诊。

主述：胸闷心慌加重 2 周。

病史：患者冠心病、高血压病史多年，近 2 周来胸闷不适，偶有心慌，活动后明显，二便调，夜眠一般，难以入眠。2014 年 2 月 11 日于当地省人民医院行双源 CT 检查，结果示：冠状动脉粥样硬化，管腔轻中度狭窄。2016 年 10 月 25 日在我院查心脏超声提示：二尖瓣轻度关闭不全，左室舒张功能减退。动态心电图显示：窦性心律，房性早搏。为求中医诊治，至我科就诊。

查体：血压 122/84mmHg，心率 60 次/min。舌淡紫，轻度瘀斑，苔薄白，脉细弦。

西医诊断：冠心病、高血压病。

中医诊断：胸痹（气阴两虚，瘀血阻脉）。

治则治法：益气养阴，活血通脉。

处方：养心舒脉方加味，党参 12g，麦冬 12g，五味子 6g，生黄芪 15g，炙黄芪 15g，玉竹 12g，百合 15g，莪术 6g，牡丹皮 6g，紫丹参 15g，红景天 15g，绞股蓝 15g，三七粉（冲服）2.5g，14 剂，每日 1 剂，水煎，早、晚分服。

2016 年 11 月 15 日二诊，病史同前，症状改善，无明显胸闷胸痛，活动耐量增加，饮食尚可，夜眠正常，每日睡 7 小时，二便调。

查体：血压 122/92mmHg，心率 79 次/min，舌淡紫，轻度瘀斑，苔薄白，脉细弦。

诊治：上方加灵芝 15g，刺五加 12g，天山雪莲 10g，28 剂，用法同前。

门诊长期随访，间断服用中药煎剂及养心舒脉颗粒治疗，病情平稳。2019 年 1 月 3 日当地省人民医院复查冠脉 CTA 示原有狭窄消失。

按语：四诊合参，本医案属胸痹之气阴两虚、瘀血阻脉证，拟益气养心、活血通脉为大法，养心舒脉方为基本方。方中党参、生炙黄芪补气以治本；麦冬、玉竹、百合养阴生津，气阴双补，相得益彰；莪术、牡丹皮、丹参活血通络以治标，红景天、绞股蓝，益气健脾化痰，加三七粉强化活血，能有效缓解患者胸闷胸痛症状，防止血栓进一步形成，预防冠脉管腔狭窄，最后达到标本兼治之目的。通过积极治疗，患者不仅症状消失，而且复查冠脉 CTA 提示患者血管中度狭窄消失，从主观症状和客观指标上都证实了中医辨证用药的精妙之处，为中西医结合诊治冠心病提供了新的思路。

（撰稿人：邹　冲、张思奇）

第二节 沈 洪

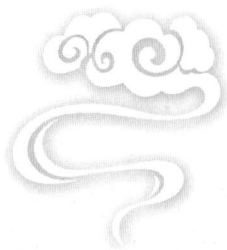

沈洪（1959—），男，安徽五河人，主任中医师，教授，博士研究生导师。2002年至2019年任南京中医药大学附属医院消化科主任，现任南京中医药大学附属医院消化病研究所所长。他是国家中医临床研究基地（脾胃病）重点病种负责人，国家重点临床专科和国家区域诊疗中心主任，国家中医药管理局高水平中医药重点学科（中医脾胃病学）带头人，国家中医优势专科学科带头人，江苏省炎症性肠病诊疗区域中心主任，江苏省中医消化病医学创新中心主任，兼任中国医疗保健国际交流促进会中西医结合脾胃病学分会主任委员等学术职务。他是享受国务院政府特殊津贴专家，岐黄学者，全国老中医药专家学术经验继承工作指导老师，江苏省名中医。

沈洪擅长慢性萎缩性胃炎及癌前病变、炎症性肠病、消化道肿瘤、功能性胃肠病等的中西医结合诊治。他曾主持省部级以上课题13项，获省部级科学技术奖二等奖5项，中药新药证书1项，发明专利7项。主编《中华脾胃病学》《溃疡性结肠炎——中西医的过去、现在与未来》等专著10部，副主编专著8部，发表SCI论文36篇。

一、学术经验

（一）溃疡性结肠炎

沈洪教授构建了以"分层辨证、精准治疗"为特色的全链条干预方案，制定了中华中医药学会脾胃病分会"溃疡性结肠炎中医诊疗专家共识意见"，其研究成果"溃疡性结肠炎中医药规范化诊疗体系的创建、应用及机制研究"获得江苏省科学技术奖二等奖。

沈洪教授注重从未病防发、既病防变、瘥后防复三个阶段发挥中医药优势。未病防发，重视高危人群识别与中医药预防。既病防变，通过分期、分级、分部论治，达到深度缓解的治疗目标。瘥后防复，规范缓解期用药，加强慢病管理，防止疾病复发。沈洪教授提出"清热化湿，邪去肠安；凉血化瘀，络宁血止；脏腑同调，五脏安和；调和气血，慎用兜涩；敛疡生肌，护膜为要"等治则治法。他认为清肠化湿应贯穿治疗始终，创制清肠化湿方和药阵用法；凉血化瘀，宁络止血，常用地榆散、槐角丸；脏腑同调以健脾为先，研发扶正清肠方；调肝疏郁，常用痛泻要方化裁；理肺固肠，取法炙肝散；益肾固本，常用四神丸、附子理中汤加减；调气之法分为行气、解郁、补气、升清，和血之法分为止血、化瘀、解毒、凉血、补血。沈洪教授认为本病亦可参内疡之治，在辨证用药基础上，合以敛疡生肌之品，以保护肠黏膜，促进溃疡愈合，以黄柏、苦参、地榆、白及、锡类散为灌肠基本方，研制了医院制剂参榆灌肠液。另他还针对炎癌转化的病理阶段研发了芪苓护肠方。

（二）克罗恩病

沈洪教授总结了克罗恩病邪伏于内，反复发作，迁延难愈；病深入络，气血瘀滞，易生变证；病位较广，累及诸脏，正气亏损的疾病特点，提出从痢论治、从疡论治、从痈论治、从络病论治、从劳论治的观点和方药。治疗时，沈洪教授在使用生物制剂的基础上，或联合中药扶正固本防治感染；或活血通络抗纤维化；或敛疡生肌促进透壁愈合；或健脾益气改善营养不良及搜剔透毒防治并发症。

沈洪教授对炎症性肠病相关疑难病症有独特治疗方法。如反复便血者，治以凉血化瘀、宁络止血；高热不退者，治以和解少阳、宣透清散；激素依赖者，治以补脾益肾、调和气血；结肠癌变者，治以益气固本、化浊祛毒；内瘘脓肿者，治以清热解毒、生肌愈疡；关节损伤者，治以清肠化湿、通络消痹；皮肤病变者，治以内外兼顾，化湿解毒。对于炎症性肠病相关结肠癌的防治方面，沈洪教授在把握脾肾虚弱，湿热蕴肠，浊毒瘀滞，由浅入深，癥积成瘤的炎癌转化基本病机的基础上，对炎症活动期患者，未病先防，以祛邪为主，扶正为辅；对癌前病变期患者，既病防变，治以扶正祛邪，攻补各宜；对癌变期患者，已变防复，主以扶正，兼以祛邪，以期有效控制肠道炎症，遏制癌变进程。

（三）慢性萎缩性胃炎癌前病变

沈洪教授提出，"虚则不荣，胃体失养；滞则不通，胃络失和；邪气伤正，正虚邪恋"的病机特点，"治重脾胃，兼顾他脏；益气活血，贯彻始终；化湿和中，宣畅气机；清热解毒，斟酌选择；解郁调神，安和五脏"的主要治法。

治脾重在甘温益气为主，常用六君子汤化裁。调气和血为重要的治疗原则，调气重在益气，用药主以黄芪；活血化瘀则以丹参饮为基本方。祛除湿邪，健运脾胃尤为重要，寒湿者苦温化湿，常用平胃散、不换金正气散等，湿热者清化湿热，常用芩连平胃散、连朴饮、三仁汤等。日久化毒生变，肠上皮化生和异型增生者，可选用半枝莲、仙鹤草、白花蛇舌草、石见穿、藤梨根、冬凌草等。情志不畅者，可参以酸枣仁汤、解郁合欢汤、甘麦大枣汤、安神定志丸、百合汤等。此外，沈洪教授还提出分层治疗的策略，对于轻、中度胃窦萎缩、肠化，治以益气健脾，活血通络，防止萎缩、肠化范围扩大、加重；重度萎缩、肠化，治以益气养阴，化瘀祛毒，防止进展为异型增生；低度异型增生，治以益气活血，清热解毒，软坚散结，防止进展为高度异型增生；对内镜下治疗后患者，治以扶正祛邪，调补气血，防止病变复发和异时癌的发生。

（四）功能性消化不良

沈洪教授提出，"益气运脾，以固其本；和胃降气，不忘润养；疏肝理气，调畅情志；苦辛和中，升降平调；化湿和中，宣畅气机；养心安神，怡情悦性；消食助运，通降和胃"的临证要点。

沈洪教授认为，本病病机根本在于脾虚气滞，胃失和降。益气当以运脾为先，合以辛香和胃之品。脾胃气虚者，常用四君子汤、补中益气汤、枳术丸。脾胃虚寒者，常用理中丸、黄芪建中汤。胃阴不足者，选用益胃汤。肝胃不和、肝胃郁热、肝郁脾虚者，可选用四逆散、柴胡疏肝散、加味逍遥散、解郁合欢汤等。本病治疗务求调气复平，常用辛开苦降法，方取半夏泻心汤加减。湿邪困阻中土，治宜化湿和中，方用厚朴温中汤、芩连平胃散、连朴饮、三仁汤、平胃散等。

（五）功能性便秘

沈洪教授提出治疗功能性便秘以恢复肠腑通降为要，总结了以下临证经验。①注重辨证施治，斟选泻下药物：体壮证实者，可选用大黄、番泻叶、芦荟等泻下药，但应中病即止。②滋阴宜合润下，舟行仍需增液：常用增液汤加减，以补药之体，作泻药之用。③阴无骤补之法，惟静药滋润为宜：津血同源，当归为常用之品。滋阴之品，常合果仁以滑利润肠，如五仁丸。④养血常合益气，生化推动有力：养血润肠常用炒当归、熟地黄、炒白芍、桑椹子，益气健脾常用黄芪、生白术。⑤行气贯穿始终，疏理气机最宜：轻者选用陈皮、枳壳、佛手，中者选用青皮、枳实、厚朴、乌药、柴胡、大腹皮，重者选用槟榔、莱菔子、沉香。⑥调肝解郁，疏泄有利通降：代表方逍遥散、四物汤，常配伍香附、百合、郁金、合欢皮行气解郁。⑦滋肾通关，气充开合有常：肾虚便秘多见于老年患者，主方济川煎，滋肾多用熟地、桑椹子等；温肾多用肉苁蓉、锁阳等。⑧补气升清，清升方能浊降：补气药常和升提药合用，如升麻、柴胡、荷叶、羌活、紫菀、枇杷叶。⑨宣肺降气，开上方能通下：首选紫菀，紫菀和莱菔子相配，开肺气，启魄门。调节肺气治便秘的药物还有枇杷叶、杏仁、桔梗、苏子等。临证针对常见证型，沈洪教授还创制了逍遥润肠方、运脾润肠方。

（六）胃食管反流病

沈洪教授提出，"通降不利，胃气上逆，损伤食管"为主要病机。治疗上，一则祛除病理因素，治从其标：①制酸和中，方用左金丸，可配伍浙贝母、白芍、延胡索，可酌加瓦楞子、海螵蛸、煅牡蛎中和胃酸。②理气化痰，方用半夏厚朴汤；咽部异物感明显者，配以木蝴蝶、藏青果；食管梗阻感明显者，可酌加鹅管石、威灵仙、通草、郁金。③活血通络，可予丹参饮、血府逐瘀汤，异型增生者，可酌加急性子、白花蛇舌草。二则恢复阳明通降，治求其本：①和胃降逆，方用二陈汤，需联合左金丸以泻肝和胃。②宣郁降逆，方用宣痹汤，郁金、枇杷叶为常用药对。③补中降逆，方用香砂六君子汤；见神疲乏力，腹部下坠感，可选补中益气汤。④增液降逆，予增液汤加苦杏仁、火麻仁、瓜蒌仁、枳壳等。⑤平肝降逆，多取旋覆代赭汤。⑥利胆降逆，方用小柴胡汤或温胆汤加减。⑦温摄降逆，用附子理中汤加丁香、沉香、肉桂、刀豆壳。⑧和冲降逆，方用桂枝龙骨牡蛎汤或柴胡加龙骨牡蛎汤。三则保护食管黏膜，特药专用：斟酌选用白及、三七、凤凰衣、木蝴蝶、浙贝母、琥珀粉、地榆、仙鹤草等。

（七）消化道肿瘤

沈洪教授对于消化道肿瘤提出从三焦分部诊治，重视恢复气化功能及强调扶正祛邪、攻补平衡等学术观点。正气虚弱是肿瘤发生发展的主要病机，常用的扶正法包括益气健脾、益气养血、滋阴生津、温补脾肾。益气健脾用于食欲缺乏，大便溏泄，神疲乏力者，代表方为四君子汤、补中益气汤、补气运脾汤和参苓白术散。益气养血用于面色少华，头晕心慌，失眠者，代表方为当归补血汤、八珍汤、归脾汤。滋阴生津适用于肿瘤晚期见阴虚之象，如身体瘦削，饥不能食，大便干结等，代表方为益胃汤、五汁安中饮、一贯煎、六味地黄丸。温补脾肾适用于晚期肿瘤，症见畏寒怕冷，倦卧懒言，不思纳谷，大便溏泄者，代表方为附子理中丸，桂附八味丸、四神丸。

肿瘤发生发展还与邪毒凝聚有关，攻逐病邪的方法主要有清热解毒、活血化瘀、化痰散结、祛湿和中。清热解毒运用尤为广泛，常用药有白花蛇舌草、半枝莲、半边莲、夏枯草、石见穿、山慈菇、土茯苓、蒲公英等。活血化瘀药可分为攻瘀、逐瘀、化瘀、破血、活血、养血活血等，峻猛之品以虫类药为主，常用的有土鳖虫、水蛭、蜈蚣、全蝎、天龙及三棱、莪术等，性缓之品有当归、丹参、牡丹皮、桃仁、红花、赤芍、川芎、参三七、鸡血藤等。化痰散结法用于痰凝聚结所形成的肿块，常用天南星、瓦楞子、半夏、全瓜蒌、贝母、白芥子、皂角刺、牡蛎、夏枯草、山慈菇等。消化道肿瘤常见食欲缺乏，恶心欲吐，大便溏薄，舌苔厚腻等湿邪中阻的表现，化湿和中常用平胃散、不换金正气散、二陈汤。

（八）胆胰疾病

沈洪教授提出，腑失通降、邪气壅滞是胆胰疾病的核心病机，通腑导滞、流畅气血是其基本治则，承气类方是通降阳明的基本处方。大柴胡汤是少阳阳明同治的代表方；合并胆结石者，合用四金汤；肝内胆管结石联用莪术、皂角刺、王不留行、玉米须等；胰腺假性囊肿，加莪术、皂角刺、王不留行、泽兰、炮山甲、桃仁等。茵陈蒿汤是肝胆同治的代表方，多用于合并黄疸者，可与大柴胡汤合用。桃核承气汤是瘀热同治的代表方，临床常和大黄牡丹汤联用。大陷胸汤是水热同治的代表方，用于急性重症胰腺炎，但要注意中病即止。此外，沈洪教授还总结了胆经宜和，胆腑宜通，胆热宜清，胆寒宜温，胆虚宜柔，胆络宜畅，胆石宜消的治疗原则。

（九）膏方应用

沈洪教授主编的《中医临证膏方指南》，为膏方的规范应用起到了较大的推动作用，书中提出"药博有序，方精效宏；精工细作，甘怡形美；案宜规范，参详先贤"的制膏要点，以及"明辨药性，制膏合宜；膏宜甘饴，慎用腥臊；膏滋长服，避用毒药；病证结合，体质相参；五味合化，以平为期；动静相合，补而勿滞；补泻兼施，攻补相宜；调和气血，贵在流通；调补五脏，独重脾肾"的临证要旨。

方剂选择方面，补气，以香砂六君子汤、参苓白术丸、补中益气汤、资生丸为基础方。养血以四物汤、人参养营丸基础方。温阳，以肾气丸、右归丸、五子衍宗丸、还少丹、理中汤为主方。滋阴类以六味地黄丸、左归丸为主方。气血双补，以八珍汤、当归补血汤、十全大补汤、归脾汤为基本方。阴阳双补以左归丸、右归丸、炙甘草汤、龟鹿二仙胶为主方。气阴双补以生脉散为主方。调补五脏时，重点在于补脾、肾二脏，女性宜兼顾养血调肝。

二、验案分享

（一）益气健脾、化瘀解毒治疗慢性萎缩性胃炎癌前病变病案

患者，男，56岁，2015年3月2日初诊。上腹隐痛反复发作3年余，外院查胃镜示：慢性胃炎伴糜烂，HP（－）；病理示：（胃窦小弯、胃角）轻中度慢性萎缩性胃炎伴肠化生，（胃窦小弯）灶性腺体见轻度异型增生。就诊时，患者上腹部隐痛，伴腹胀，时有反酸，无嗳气，食欲缺乏，神疲乏力，大便质干，2~3日一行，小便正常。舌质红隐紫，边有齿印，苔薄白腻，脉细涩。证属脾胃气虚，瘀毒内阻，治宜益气健脾，化瘀解毒，处方：炙黄芪15g，党参15g，炒白术10g，茯苓15g，广陈皮10g，枳壳10g，炒薏苡仁30g，乌贼骨20g，白及6g，煅瓦楞子30g，仙鹤草15g，莪术10g，炒当归10g，藤梨根30g，火麻仁15g，焦神曲15g，炙甘草3g。14剂，每日1剂，水煎，早、晚分服。

2015年3月16日二诊，患者上腹痛缓解，腹胀减轻，纳谷渐佳，大便正常，舌质红隐紫，边有齿印，苔薄白，脉细涩。原方去炒当归、火麻仁，加石见穿15g，白花蛇舌草30g，续服。后在此方基础上，随症加减，连续服药4月，患者胃部症状尚平，复查胃镜示：慢性胃炎，HP（－）；病理：（胃窦小弯、胃角）轻中度慢性浅表性胃炎。

按语：本案患者为轻中度慢性萎缩性胃炎，伴肠上皮化生，轻度异型增生。治疗上病证结合，把握关键病机，即气虚失养，胃络瘀阻，邪毒内蕴。治疗当益气健脾，化瘀解毒。脾胃气虚为发病基础，方中炙黄芪重在益气，党参、炒白术、茯苓、炙甘草为四君子汤加味，健脾助运；当归养血活血，莪术软坚散结；胃脘痞胀，予陈皮、枳壳行气消胀，补而不滞，同时使气行则血行，焦神曲健脾消食；肝胃不

和，气机不畅而致吐酸，故选用乌贼骨、白及、煅瓦楞子制酸护膜；胃失和降，大便干结，配伍火麻仁通降阳明；患者胃镜病理见肠上皮化生和异型增生，药用仙鹤草、蛇舌草清热解毒，藤梨根解毒除湿，石见穿化瘀解毒，炒薏苡仁解毒散结。诸药合用，虚、瘀、毒兼顾，共奏健脾益气、化瘀解毒之效，阻断、逆转炎癌转化的进程。

（二）疏肝健脾、养血润肠治疗功能性便秘病案

患者，女，51岁，2023年9月25日初诊，便秘伴腹胀2年余，外院查肠镜未见异常，胃镜示慢性萎缩性胃炎。就诊时，患者大便干结，5~6日一行，腹胀，反酸，偶有嗳气，口干口苦，咽部异物感，食欲尚振，夜寐易醒，平素情绪急躁。舌淡红，边有齿痕，苔薄黄，脉细弦。证属于肝郁脾虚，血瘀肠燥，治宜疏肝健脾，养血润肠，处方：醋柴胡6g，炒白芍15g，酒当归10g，太子参15g，茯苓15g，炒白术20g，炒谷芽20g，炒麦芽20g，焦神曲15g，炙甘草3g，炒苦杏仁10g，火麻仁20g，陈皮10g，炒枳壳10g，醋香附10g，茯神15g，合欢皮15g，郁金10g，瓦楞子30g。14剂，每日1剂，水煎，早、晚分服。

2023年10月10日二诊，药后患者大便1~2日一行，有时偏干，腹胀仍作，反酸，无嗳气，口干口苦，咽部异物感，食欲尚振，夜寐易醒，神疲乏力。舌淡红，边有齿痕，苔薄黄，脉细小弦。原方去醋柴胡、瓦楞子，改太子参为党参15g，改炒白术为生白术20g，加炙黄芪15g，石见穿15g，续服。后在此方基础上，随症加减，连续服药2个月后，大便正常，日行1次，胃部症状尚平，夜寐改善。

按语：本案患者便秘腹胀日久，肝气不疏，脾虚失运，大肠传导失司，以逍遥散加减来疏肝理气兼以养血润肠，符合女子以肝为先天之理，疏肝而不伐肝。方中柴胡疏肝理气，当归养血和血，白芍养血敛阴，养血中兼用理气药物陈皮、枳壳、香附、郁金，使气行则血行，恢复肠道传导之功，又能防止白芍、当归过于滋腻加重腹胀，再合茯苓、炒白术等补气健脾，佐以炒谷芽、炒麦芽、焦神曲化食开胃，茯神养心安神，郁金、合欢皮解郁疏肝，瓦楞子制酸护膜，苦杏仁、火麻仁润肠通便，其中杏仁宣降肺气，上窍开，下窍通，即"提壶揭盖"之义，炙甘草调和诸药。二诊患者大便性状改善，频次增加，嗳气未作，但仍感腹胀，在上方基础上，加炙黄芪益气，石见穿化瘀解毒。诸药合用，共奏疏肝健脾、养血润肠之效。

（撰稿人：张　露、朱　磊）

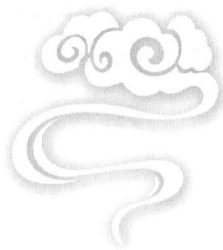

第三节　程海波

程海波（1975—），男，汉族，江苏淮安人，主任中医师，教授，国家"万人计划"领军人才、国家重点研发计划首席科学家、岐黄学者、国家中医药管理局高水平中医药重点学科带头人（中医肿瘤病学）、国家中医药传承创新团队带头人、科技部中青年科技创新领军人才、江苏省"333高层次人才培养工程"培养对象、江苏省"六大人才高峰"高层次人才、江苏省有突出贡献中青年专家。

程海波现任南京中医药大学党委副书记、校长，针药结合教育部重点实验室主任、国家中医药管理局名医验方评价与转化重点研究室主任、江苏省中医药防治肿瘤协同创新中心主任、江苏省抗肿瘤中药工程研究中心主任，兼任中华中医药学会肿瘤分会副主任委员、中国抗癌协会中西整合结直肠癌专业委员会主任委员、世界中医药学会联合会整合肿瘤专业委员会副会长、中国中西医结合学会肿瘤专业委员会常务委员、教育部高等学校专业设置与教学指导委员会委员、全国中医药高等教育学会副理事长等。

1997年，程海波毕业于南京中医药大学，同年他进入南京中医药大学中医药研究院、第一临床医学院从事教学、科研、临床工作，2005年获医学硕士学位，2008年获医学博士学位，2015年在美国哈佛大学医学院肿瘤学专业博士后访学。自2006年起，程海波历任南京中医药大学党委组织部副部长、机关党委副书记、校长办公室主任，2012年7月起任南京中医药大学党委常委、副校长，2023年8月起任南京中医药大学党委副书记、校长。

程海波师从首届国医大师周仲瑛教授，传承周仲瑛教授学术思想与临床经验，创建中医癌毒病机理论体系，擅长结直肠癌、胃癌、肝癌、胰腺癌、食管癌、肺癌、乳腺癌等多种恶性肿瘤的中西医诊治。他曾主持国家重点研发计划项目、国家自然科学基金重点项目等省部级及以上科研项目11项，培养本科生、硕士和博士研究生60余人发表学术论文300余篇，主编学术著作3部、"十四五"规划教材2部，以第一发明人获授权发明专利14项，以第一完成人获教育部科技进步奖一等奖1项、中华中医药学会科学技术奖一等奖2项、江苏中医药科学技术奖一等奖1项。

一、学术经验

（一）癌毒病机理论学术内涵

癌毒是导致恶性肿瘤发生发展的关键病机，癌毒留结为肿瘤发病之基，癌毒自养为肿瘤生长之源，癌毒流注为肿瘤转移之因，癌毒残留为肿瘤复发之根，癌毒伤正为肿瘤恶化之本。癌毒具有兼夹性，多不单独致病，癌毒常与痰、瘀、热、湿、风、寒、郁等病邪兼夹，按癌毒兼夹的病邪不同可将其分为痰毒、瘀毒、热毒、湿毒、风毒、寒毒、郁毒，毒因邪而异性，邪因毒而鸱张，共同构成恶性肿瘤的复合病机病证。恶性肿瘤病机纷繁复杂，各种癌病由癌毒与不同非特异性病邪相互胶结，复合致病。因此，根据癌毒病机理论，恶性肿瘤的基本病机为"邪毒蕴结、正气亏虚"，其治疗原则是"祛邪解毒、扶正固本"。

（二）癌毒病机理论指导下的恶性肿瘤辨证

1. 辨特异性病邪癌毒

（1）辨癌毒的致病特性：癌毒的客观存在，是恶性肿瘤形成的前提条件，亦是恶性肿瘤区别于其他疾病的根本。癌毒致病，具有隐匿性、凶顽性、多变性、损正性、难消性等共同的致病特性。

（2）辨癌毒的兼夹病邪：按癌毒兼夹病邪的不同，可将其分为痰毒、瘀毒、热毒、湿毒、风毒、寒毒、郁毒，不同的癌毒既能保留癌毒自身致病特性，同时具有兼夹病邪的致病特征，为临床辨证提供了依据。

（3）辨癌毒的致病部位：癌毒留结是恶性肿瘤发生的根本原因，初始留着之处为主要发病部位，并随其所在脏腑特性表现为不同病理因素的相互兼夹，形成不同的复合病机病证。

（4）辨癌毒的邪气盛衰：癌毒的邪气强弱与体内正气的盛衰密切相关。发病早期，癌毒初萌，正气尚足，可以制约癌毒，故临床症状不突出；中期，癌毒势涨，正虚渐甚，故见肿块显露、增长、变硬，甚至侵及他处；晚期，癌毒走注、扩散，耗伤人体气血津液，正衰为主，临床症状多以气虚、阴伤、气血亏虚、阴阳两虚等虚候为主。

2. 辨非特异性病邪

（1）郁邪：胸胁、脘腹等处胀闷窜痛，兼有纳呆，食少，嗳气，喜太息等；或诉周身不适，症状繁杂，难以名状；或长期情志抑郁，心情低落。

（2）风邪：头晕，头痛，耳鸣，口眼歪斜，肢体震颤，或麻木，或抽搐等。

（3）寒邪：畏寒肢冷，脘腹冷痛，咳痰清稀，小便清长，大便溏薄，或有浮肿；舌体胖大，舌质淡，脉沉。

（4）热邪：全身发热，局部疼痛，易伴衄血、咯血、吐血等，常兼五心烦热、口燥咽干、便秘尿赤等；舌质红，苔黄少津，或有裂纹，脉数，或滑数，或细数。

（5）湿邪：周身困重酸痛，全身倦怠乏力，头目昏沉，口腻不渴，纳呆，恶心呕吐，脘腹痞胀，小便浑浊不畅，大便溏垢不爽，带下秽浊不清；舌苔浊腻，脉濡。

（6）痰邪：全身多发结块，部位不定，肤色变化不显，常伴眩晕、恶心、咳痰、肠鸣、神昏；舌苔腻，脉滑。

（7）瘀邪：身体明显疼痛，痛处不移，夜间痛甚，部分伴局部出血，血色暗或夹血块，面色晦暗；舌质暗紫，或有瘀点瘀斑，舌下青筋显露，脉涩。

3. 辨正虚

（1）辨脏腑的虚损：癌毒留结增长，必以五脏六腑某处为所。首先，辨正虚应辨脏腑之不足，以五脏为例，肺虚常见咳嗽、短气、气喘；心虚见心悸、怔忡、汗出；脾虚见纳差、乏力、消瘦；肝虚见头晕、目涩、肢麻；肾虚见腰酸、耳鸣等。其次，癌毒为患虽常先发生于某一脏腑，但由于五脏相关，脏腑表里，气血同源，阴阳互根，因此在病变过程中，常相互影响，互为转化，多脏同病；及至后期，因癌毒流窜、走注之特性，常累及多个脏腑及经络，此时需要辨明所涉及之脏腑。此外，因脾为后天气血生化之源，肝藏血，肾藏精，而气血精微是正气的基本组成。因此不论癌病病位在何处，尚需判断肝、脾、肾是否存在亏虚。

（2）辨气血阴阳的亏虚：癌病种类繁多，虽以脏腑亏虚为主，具体表现是气、血、阴、阳的亏损。

气虚多见神疲乏力、少气懒言；阴虚见潮热盗汗、口干消瘦；血虚见萎黄无华、头昏目眩；阳虚见畏寒怕冷、四肢不温。辨证时可结合脏腑特性进行辨析。气虚以肺、脾为主，涉及心、肾；阴虚以肝、肾、肺为主，涉及胃、心；血虚以心、肝为主，与脾相关；阳虚以脾、肾为主，影响至心。

（三）癌毒病机理论指导下的恶性肿瘤论治

根据癌毒病机理论，恶性肿瘤的基本病机为"邪毒蕴结、正气亏虚"，因此恶性肿瘤的治疗原则为"祛邪解毒、扶正固本"。

1. 祛邪复衡是治疗的要点 正气亏虚，邪气壅盛，破坏体内平衡状态进而导致癌毒内生，癌毒与病邪兼夹、复合致病。因此，祛除病邪是恢复平衡的治疗要点。针对郁、风、寒、热、湿、痰、瘀等非特异性病邪的治法包括理气、祛风、散寒、清热、祛湿、化痰、祛瘀等。

（1）理气法：以具有疏肝理气、调理气机功效的药物为主进行组方，常用药物如陈皮、青皮、木香、香橼皮、玫瑰花、合欢皮等。

（2）祛风法：以具有祛风、息风功效的药物为主进行组方，常用药物如天麻、钩藤、蒺藜、石决明、龙骨、牡蛎等。

（3）散寒法：以具有温阳散寒功效的药物为主进行组方，常用药物如桂枝、附子、细辛、炮姜、干姜、乌药等。

（4）清热法：以具有清热泻火功效的药物为主进行组方，常用药物如黄芩、黄连、黄柏、栀子、牡丹皮、龙胆草、生地、地骨皮、白薇等。

（5）祛湿法：以具有芳香化湿、苦温燥湿、淡渗利湿功效的药物为主进行组方，常用药物如藿香、佩兰、苍术、厚朴、泽泻、猪苓、茯苓等。

（6）化痰法：以具有化痰软坚、散结消肿功效的药物为主进行组方，常用药物如半夏、苏子、白芥子、浙贝母、海藻、昆布、瓦楞子、海蛤壳等。

（7）祛瘀法：以具有活血祛瘀、疏通经络功效的药物为主进行组方，常用药物如丹参、鸡血藤、益母草、泽兰、蒲黄、五灵脂、鬼箭羽等。

2. 抗癌解毒是治疗的关键 抗癌解毒法是在癌毒病机理论指导下，以具有抗癌解毒功效的药物为主进行组方，治疗恶性肿瘤癌毒病证的一种治疗大法。同时，在抗癌解毒法的基础上，从现有中药药物中，将具有祛除癌毒功效的中药进行重新分为"抗癌解毒类中药"，为临床治疗恶性肿瘤提供明确的指导，具体如下。

（1）理气解毒法：以具有理气解郁、抗癌解毒功效的药物为主进行组方，以治疗郁毒的治法。常用理气解毒中药如八月札、川楝子、荔枝核、香附、枳实等。

（2）祛风解毒法：以具有祛风搜毒、抗癌解毒功效的药物为主进行组方，以治疗风毒的治法。常用祛风解毒中药如地龙、守宫、露蜂房、僵蚕等。

（3）清热解毒法：以具有清热凉血、抗癌解毒功效的药物为主进行组方，以治疗热毒的治法。常用清热解毒中药如白花蛇舌草、半边莲、重楼、漏芦、天葵子、山豆根等。

（4）祛湿解毒法：以具有祛湿泄浊、抗癌解毒功效的药物为主进行组方，以治疗湿毒的治法。常用祛湿解毒中药如土茯苓、苦参、白英、藤梨根、菝葜等。

（5）化痰解毒法：以具有化痰散结、抗癌解毒功效的药物为主进行组方，以治疗痰毒的治法。常用化痰解毒中药如山慈菇、猫爪草、泽漆、天南星、白芥子等。

（6）祛瘀解毒法：以具有祛瘀软坚、抗癌解毒功效的药物为主进行组方，以治疗瘀毒的治法。常用祛瘀解毒中药如石打穿、半枝莲、三棱、莪术、桃仁等。

（7）温阳解毒法：以具有温阳祛寒、抗癌解毒功效的药物为主进行组方，以治疗寒毒的治法。常用温阳解毒中药如附子、乌头、花椒、桂枝、干姜等。

（8）以毒攻毒法：以具有以毒攻毒功效的药物为主进行组方，以治疗癌毒的治法。若癌毒来势猛烈，病情顽固，病势险恶，毒陷邪深，非攻不克，而机体正气充实，当取有毒之品峻猛之性，以毒攻毒。常用以毒攻毒中药如全蝎、蜈蚣、蟾酥、斑蝥、雄黄、蛞蝓等。

3. 扶正固本是治疗的根本　正气亏虚是恶性肿瘤发生的前提条件和最终结果。扶助正气可以改变体内正气衰颓之恶境，增强和恢复正气约束病邪的能力，达到扶正固本、养正除积的目的。因此，扶正固本成为恶性肿瘤治疗中的又一治疗大法。

（1）补益气血阴阳：正气亏虚主要表现在脏腑功能的衰退、气血阴阳的亏虚上，具体临证时，应根据正气损伤的具体部位、侧重点、程度的不同，以气血阴阳为纲，以五脏为目，分别予以益气、养阴、补血、温阳的治法。

（2）调补脏腑功能：除补益气血阴阳之亏虚外，还当注重调补脏腑功能之不足。调补脏腑不意味着单纯采用补益手段，更应重视如何调整恢复脏腑正常的功能作用。脏腑亏虚者则补之、益之，采用补肺、养心、健脾、滋肝、益肾等治法，而确有脏腑失调者应予以调之、和之，采用宣肺、运脾、和胃、疏肝、通腑等治法。

二、验案分享

（一）运用癌毒病机理论辨治结肠癌案

患者王某，男性，36 岁，2021 年 4 月 29 日初诊。患者 2020 年 9 月起出现下腹部疼痛不适，2021 年 2 月 27 日至昆山市第一人民医院就诊，入院后查全腹 CT 平扫＋增强，结果显示：乙状结肠壁明显增厚，周围明显渗出，局部团片影及积气，考虑占位，局部穿孔伴包裹可能；肠周、后腹膜及盆腔淋巴结肿大，直肠壁局段稍增厚伴周围淋巴结肿大；肝脏多发低密度结节灶伴环形强化，倾向于转移灶。肠镜检查结果示：乙状结肠恶性肿瘤，结直肠多发黏膜隆起。肠镜病理示：（乙状结肠）中分化腺癌。诊断为乙状结肠恶性肿瘤伴肝转移。2021 年 3 月 4 日在全麻下行"腹腔镜辅助姑息性乙状结肠癌切除术＋肠粘连松解术"，病理结果示：中-低分化腺癌，侵及全层，脉管内见癌栓，上下切缘均未见癌组织累及。周围脂肪组织中淋巴结 5/15 枚转移性癌组织。术后予"奥沙利铂＋卡培他滨"化疗，化疗期间无特殊不适。2021 年 3 月 25 日患者复查全腹 CT，结果示：结肠癌术后；肝多发结节低密度灶，考虑转移瘤。刻下：患者神清，精神可，形体偏瘦，乏力时作，体力活动后加重，偶有腹痛，无腹胀，无嗳气反酸，无恶心呕吐，无肠鸣亢进，矢气偶作。纳食可，夜寐尚安，大便畅，质黏，1 日 1 行，小便调，舌质暗红，苔黄腻，脉弦滑。辨证属湿热瘀毒、脾气亏虚证，治拟清热化湿，祛瘀解毒，健脾益气。处方：仙鹤草 15g，黄连 5g，苦参 9g，薏苡仁 30g，醋三棱 9g，醋莪术 9g，炙黄芪 15g，炒白术 12g，白花蛇舌草 25g，半枝莲 15g，山慈菇 9g，预知子 10g，党参 20g，茯苓 15g，醋柴胡 10g，炒白芍 12g。14 剂，每日 1 剂，水煎，早、晚分服。

2021 年 5 月 13 日二诊，患者乏力较前好转，大便增多，日行 3~4 次，余同前。处方：守前方，加燀桃仁 15g，红花 10g，全蝎 5g，焙壁虎 5g，重楼 9g，菝葜 9g，龙葵 10g，姜厚朴 10g，麸炒枳壳 15g，炙甘草 6g。

2021 年 5 月 29 日三诊，患者矢气增多，苔转薄黄，余同前。处方：守前方加醋香附 10g，郁金 10g，炒椿皮 10g，生山药 10g，当归 15g，麸炒苍术 10g。

2021年7月2日四诊，患者血糖较前偏高，余同前。处方：守前方，加天花粉20g，荔枝核15g，玉米须15g，葛根15g，炒桑枝10g，枸杞子10g，熟地黄12g，生黄芪20g，土茯苓20g，蛇莓10g，白英10g，炒芥子10g。

2021年7月24日五诊，患者乏力不显，矢气较前减少，舌质转红，苔转薄。处方：守前方，加黄芩10g，醋鳖甲15g，鬼箭羽20g。

按语：本案为晚期结肠癌患者，初诊时主要症状为乏力时作，偶有腹痛，矢气偶作，大便质黏，舌质暗红，苔黄腻，脉弦滑，辨为湿热瘀毒、脾气亏虚证，治宜清热化湿、祛瘀解毒、健脾益气，拟仙连解毒方化裁。方中仙鹤草功擅解毒，黄连亦以解毒见长，两者共用，直达病所，消癌祛毒，以除致病之根；苦参清下焦湿热，厚肠止泻，薏苡仁可"利肠胃，消水肿"，两者相须为用，清热化湿两擅其功，防"徒清热则湿不退，徒祛湿则热愈炽"之弊；然唯解毒清热化湿，恐血瘀难消，肿结不散，又以三棱、莪术为伍，二药破血逐瘀，资疏畅肠络之力；再添黄芪、白术，二药相伍，使土旺脾运，气血生化有源，防癌损正，乃培固根本之法。诸药合用，清化于中，降渗于下，寒温并行，补泻兼施，使祛邪而不伤正，扶正而不助邪。患者已为恶性肿瘤晚期，癌毒鸱张，然正处而立之年，脏腑充实、形壮体健，正气尚充，能耐攻伐，故加用白花蛇舌草、半枝莲、山慈菇、预知子等解毒散结药物以达抗癌解毒之效；患者行姑息手术治疗，脏腑受戕，功能失调，故予党参、茯苓益气健脾，柴胡、白芍疏肝柔肝。二诊，患者乏力略缓解，但癌毒壅滞，残存机体，肿瘤指标仍高，故加予全蝎、壁虎、重楼、菝葜、龙葵等增强抗癌解毒之力，桃仁、红花活血祛瘀，厚朴、枳壳行气燥湿。三诊，患者气机郁滞，矢气增多，故增用香附、郁金等理气之品，并予炒椿皮、生山药、苍术燥湿健脾，当归养血活血。四诊时，患者诉血糖偏高，故加用玉米须、荔枝核、天花粉、葛根等化浊降糖之品，并予炒桑枝、土茯苓等增强解毒除湿之力。五诊，诸症皆缓，肿瘤标志物恢复至正常范围。2021年8月23日，患者复查腹部CT提示原肝脏转移灶基本消散，腹膜后及吻合口周围多发肿大淋巴结，较前缩小好转。

（二）运用癌毒病机理论辨治鼻咽癌案

患者万某某，男性，54岁，2021年10月23日初诊。患者2020年12月因"鼻中涕血1月余"行鼻镜检查，病理示：非角化鳞癌，确诊鼻咽癌。后经34次局部放疗，3次化疗（具体不详）。刻下：耳鸣，饭后、语后加重，痰液及鼻涕夹有血块，质黏，色暗红，咽干，咽部异物感，饮热水稍有缓解，纳寐可，二便调，舌暗红，苔黄腻，脉细弦滑。证属气阴两虚、痰瘀热毒证，治拟益气养阴、化痰祛瘀、清热解毒。处方：熟地黄15g，生山药5g，牡丹皮10g，泽泻10g，酒萸肉10g，茯苓10g，南沙参15g，北沙参20g，麦冬20g，玉竹15g，百合15g，干石斛15g，砂仁5g（后下），陈皮6g，法半夏9g，太子参12g，炒白术15g，茜草炭10g，侧柏炭10g，紫菀10g，款冬花15g，百部10g，玄参15g，冬凌草15g，枸杞子15g，山豆根6g，土牛膝10g，肿节风20g，仙鹤草20g，猫爪草15g，醋三棱9g，醋莪术9g。14剂，每日1剂，水煎，早、晚分服。

2021年11月4日二诊，患者耳鸣，服药后痰液及鼻涕未夹有血块，大便日行3次，矢气频作，咽干，异物感，饮热水稍有缓解，纳寐可，小便调，舌质紫，苔黄腻，脉细弦。处方：前方去南沙参、百合、砂仁、蜜款冬花、蜜百部；太子参改党参20g；加生薏苡仁30g，麸炒苍术15g，炮姜9g，山慈菇9g，炒蜂房5g。

2021年11月28日三诊，患者耳鸣减轻，天冷加重，矢气频作，咽干明显，咽痛，咽部异物感，饮热水稍有缓解，服药后大便日行3次，不成形，停药后大便1日1次，矢气频作，纳寐可，小便调，舌质暗红，苔黄腻，脉细滑。处方：前方去蜜紫菀、土牛膝；玉竹改20g；加干姜9g，川芎10g，燀桃仁15g，红花10g，芦根20g，姜厚朴10g，天花粉15g，生地黄15g，紫苏叶10g，赤芍10g，百合20g。

2021 年 12 月 11 日四诊，患者耳鸣缓解，咽干、咽痛、咽部异物感减轻，纳寐可，二便调，舌质暗红，苔薄黄腻，脉细滑。处方：守方继服 14 剂。

按语：本案为鼻咽癌放化疗后患者，初诊时主要症状为耳鸣，痰液及鼻涕中时有血块，咽干，咽部异物感，辨为气阴两虚、痰瘀热毒证，治宜益气养阴、化痰祛瘀、清热解毒，拟六味地黄汤合沙参麦冬汤及六君子汤加减化裁。《正体类要》中言六味地黄汤"治伤损之症，因肾肺二经虚弱，发热作渴，头晕眼花，咽燥唇裂，齿不坚固，腰腿痿软，小便频赤，自汗盗汗，便血诸血，失喑水泛为痰之圣药。"在六味地黄汤的基础上配合南北沙参、麦冬、玉竹、百合、干石斛、枸杞子益气养阴，太子参、炒白术、陈皮、法半夏、砂仁健脾燥湿，玄参、冬凌草、山豆根、肿节风、土牛膝清热解毒，蜜紫菀、蜜款冬花、蜜百部润肺化痰，猫爪草散结解毒，醋三棱、醋莪术化瘀解毒，仙鹤草、茜草炭、侧柏炭收敛止血。二诊时，患者大便日行 3 次，矢气频作，去南沙参、百合、蜜款冬花、蜜百部防止过于滋腻碍胃；加党参、生薏苡仁、麸炒苍术、炮姜增强健脾化湿之力，加山慈菇、炒蜂房增强抗癌解毒之力。三诊时，患者咽干加重、伴有咽痛，考虑阴虚明显，予玉竹加量，并加芦根、天花粉、生地黄、百合以清热滋阴生津；由于患者服药后大便不成形，考虑土牛膝可能引起腹泻，予去土牛膝，加姜厚朴、干姜燥湿止泻，紫苏叶行气和胃；舌质暗红仍有瘀象，加川芎、燀桃仁、红花、赤芍活血化瘀。患者后期于门诊坚持复诊，症情平稳。

（撰稿人：王俊壹）

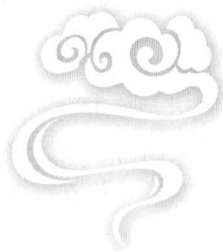

第四节　谈　勇

　　谈勇（1956—），女，江苏苏州人，医学博士，江苏省中医院生殖医学科主任中医师，南京中医药大学二级教授，博士研究生导师，第六、七批全国老中医药专家学术经验继承工作指导老师，国医大师夏桂成名医工作室主任，江苏省名中医，国家中医药管理局高水平中医药重点学科带头人（中医妇科学）、岐黄学者。她曾任江苏省中医院妇科副主任，生殖医学科主任，南京中医药大学妇科教研室主任，曾兼任中华中医药学会中医妇科学专业委员会、中国中西医结合学会生殖医学专业委员会副主任委员，现兼任江苏省中西结合学会生殖医学专业委员会主任委员，世界中医药联合会生殖医学专业委员会副会长等。

　　从南京中医学院中医系毕业后，谈勇跟随中国中医科学院西苑医院妇科名老中医钱伯煊研究员学习；1983 年，她成为夏桂成教授的首位中医妇科学硕士研究生，并毕业留校及附院工作；1992 年，她考入日本国立旭川医科大学研究生院，获得医学博士学位后受聘于该大学任教；1997 年，她归国回到母校及附院工作至今。

　　谈勇从事临床、教学、科研 43 年，继承国医大师夏桂成教授的学术思想和临床经验，擅长诊治不孕症，并率先开展中西医结合辅助生殖技术，创建生殖医学科，获取试管婴儿技术的全套资质。谈勇不断探索对现代疾病谱中导致生殖障碍的疾病的治疗，研制滋阴补阳方序贯、盆炎方等特色方药，解除病患疾苦，成为中医妇科学、生殖医学专家。

　　谈勇教书育人，躬耕讲坛三十八载，建立学科梯队，领衔国家高水平重点学科、"双一流"课程建设，在 21 世纪教学改革中立足于"更新中医妇科学教学方法"课题，积极开展各种新教学方式的尝试，为培养卓越医学人才探索新范式。她曾主编全国高等医药院校本科及研究生教材《中医妇科学》《中医妇科学临床研究》，先后培养硕、博士研究生百余人，发表学术论文三百余篇，编著《国医大师夏桂成中医妇科集验》《国医大师夏桂成妇科临证心悟》《围绕辅助生殖技术的中医治疗》《中医妇科理论与实践》等著作 20 余部。主持国家自然科学基金重点及面上项目等科研 30 余项，获江苏省科技进步奖一、二、三等奖，教育部科技进步奖一、二等奖，李时珍医学创新奖，中国中西医结合学会科学技术进步奖一等奖等。

一、学术经验

（一）滋阴补阳方序贯治疗排卵障碍性不孕症

　　谈勇教授立足于"天人相应"的理念，重视阴阳消长转化对女性生殖周期节律的调节作用，根据国医大师夏桂成教授"调整月经周期节律法"的四期、五期、七期分类法，经临床及实验研究凝练为经后滋阴、经前补阳方的序贯治疗方法，即经后（卵泡）期以滋阴、经前（黄体）期以补阳为主旨的调周法，包括经后期滋阴方，仿养精种玉汤、左归丸加减，精筛干地黄、山茱萸、菟丝子、白芍、丹参、砂仁等，补肾益阴，促进卵泡发育，补阴药中辅一味菟丝子补阳，取"阴得阳升而泉源不竭"之意；经前期补阳方仿毓麟珠，精筛淫羊藿、巴戟天、续断、补骨脂、怀山药等，补肾助阳，促进受孕，补阳药中辅一味淮山药补阴，取"阳得阴助而生化无穷"之意，共同作为补肾调整月经周期节律的核心方法，将夏桂成教授调周法研制成滋阴补阳方序贯疗法。调周滋阴方和补阳方的两方顺应月经周期中"阴长"和"阳长"与经后期卵泡生长和内膜增殖的相互对应关系，排卵后经前期是胚胎着床的重要窗口，此阶段重在补肾助阳、提高黄体功能，增加子宫内膜容受性，为后期胚胎更好的着床创造条件，奠定基础。为此，谈勇教授进一步结合生物钟理论探讨月经周期节律，解析生殖障碍的病理机制，活态传承名老中医经验，并将其不断发扬光大。

（二）扶正改邪治疗盆腔炎性疾病后遗症

盆腔炎性疾病后遗症是妇科常见多发病，此疾缠绵难愈，日久易致不孕。谈勇教授在多年临床摸索创制参蒲盆炎方（专利号：ZL 200910134074.3），全方以"改邪养正"观为指导，运用益气活血，清利湿热的药物，令其局部组织的微循环建立，溶解阴邪，同时寓补气于活血化瘀、清利湿热之中，使正气得到匡扶，邪气得祛，余症自瘥。方以党参、丹参为君补气活血，辅以蒲公英、金刚藤、皂角刺、黄柏清利湿热，红藤、延胡索等活血化瘀，苍术、薏苡仁健脾燥湿。湿热严重者，加菝葜、穿心莲；气滞明显者，加川楝子、佛手；血瘀明显者，加当归、鸡血藤。临床重视外治，常嘱患者中药煎水内服，药渣局部热敷，使局部气血流畅，内外同治，达到改邪的治疗目的。对于疼痛严重的患者，由于直肠存在丰富的静脉丛，直肠黏膜具有选择透过性，且盆腔炎性疾病病灶与直肠相邻，推荐中药保留灌肠，使药液直达病所，同时避免了药物苦寒败胃的弊端。

（三）温阳化浊攻克子宫内膜异位症

子宫内膜异位症（endometriosis，EMT，简称内异症）是指具有活性的子宫内膜组织出现在子宫内膜以外部位。前人对此无直接论述，常以"痛经""癥瘕""不孕"等发病。病机为肾虚瘀结。肾阳虚弱，经行感寒，或于经行不净之际进行宫腔操作，经血逆流，积于子宫之外，形成血瘀，发为痛经。

针对这类顽固疼痛疾病用以调周法治本，谈勇教授秉承国医大师夏桂成的学术思想，不是见痛止痛，而是根据其特点采用调整月经周期的方法，扶本镇痛，一面把握经间期治疗节点，使此时阴阳气血变化活动顺利转化，进而使经前期阳长达到"重"，从而蠲化瘀血、湿浊等病理产物。故常在补阳方基础上加重紫石英、鹿角片的用量，甚至用鹿茸片补精血扶阳气、化瘀浊、解痉止痛，方取内异止痛汤加减，药用丹参、赤芍、五灵脂（包煎）各10g，延胡索12g，全蝎5g，肉桂（后下）8g，钩藤（后下）10g，紫贝齿（先煎）15g，川断12g，茯苓12g，广木香10g；常重用炒枣仁15~30g、钩藤10g、莲子心5g、合欢皮10g等，起到镇静宁心止痛的作用。

（四）中医药与试管婴儿技术的结合

1. 调周法嵌入辅助生殖超促排卵方案的运用 辅助生殖技术在我国已经得较广泛开展，但是在具体运用过程中，仍然会出现一些问题，甚至属于瓶颈类问题难以解决，作为国学的中医药，怎样与之互补使患者获益，是谈勇教授一直思考的问题。经过二十余年的临床摸索，谈勇教授将调周法嵌入辅助生殖各类超促排卵方案，相得益彰。

针对长方案，注重降调之潜藏，启动优质卵泡。临床主要分为三证，肾阴不足、心肾不交证，方选二甲复脉汤加减；脾肾阳虚、气阴不足证，方选归肾丸合参苓白术散；肾气不足、瘀血凝结证，方选温经汤合内异止痛汤化裁。

针对促性腺激素释放激素（GnRH）拮抗剂方案，主要分为三证，可分为肾虚血瘀证方选归肾丸合膈下逐瘀汤；脾虚痰湿证方选苍附导痰汤合越鞠二陈汤化裁；肝经湿热证方选丹栀逍遥散合龙胆泻肝汤化裁。

针对微刺激方案，可分为肝肾不足证，方选杞菊地黄汤加减；脾肾两虚证方选健固汤合四神丸化裁，重在补益肝肾，协助卵泡均一发育。

针对高孕激素下促排卵方案，可分为脾肾亏虚证方选温土毓麟珠合逍遥散加减，肝郁气滞证方选逍遥散越鞠丸化裁，治宜助阳温肾、阴中求阳。

在试管婴儿移植周期，需对患者进行黄体支持，多用益气温阳、温肾健脾、固摄冲任，方选用十全大补汤、毓麟珠合寿胎丸、胎元饮泰山磐石散或加减，意在增强患者黄体功能，改善子宫内膜容受性，促进孕卵着床。常用党参 15g，白芍 15g，怀山药 15g，山萸肉、杜仲、炒白术、茯苓神各 10g，续断 15g，菟丝子 15g，鹿角霜（先煎）20g，生黄芪 15g。

2. 辅助生殖技术合并症的中西医结合治疗 辅助生殖技术最常见的合并症即卵巢过度刺激综合征（ovarian hyperstimulation syndrome，OHSS），属于医源性并发症。根据病情可分为轻度、中度、重度，轻度选用逍遥散、五苓散、五皮饮；中度选用苓桂术甘汤、参苓白术散、猪苓汤、防己黄芪汤、葶苈大枣泻肺汤、当归芍药散合全生白术散加丹参、桂枝、黄芪之类；重度多为脾肾阳虚兼瘀，痰、水湿互结，最后导致气阴衰竭之危象，可危及生命，必须中西医迅速救治。

通常辨证分型如下：①肝郁血瘀证（轻度 OHSS）。症见卵巢肿大，腹痛，口渴，胸胁满闷，叹息稍舒，舌质紫红或有瘀斑，脉弦细涩。选逍遥散合桂枝茯苓丸加减。若气滞血瘀明显可改用血府逐瘀汤；若兼肝郁化火，去桂枝，加钩藤、夏枯草；腹痛明显合失笑散；兼痰湿合二陈平胃散；若湿热者，合四妙散。②脾虚水滞证（中、重度 OHSS）。症见腹部膨满，恶心呕吐，腹水，面色黄白，气短时汗，肢体肿胀，舌质淡，苔白滑，脉沉细。选苓桂术甘汤化裁。③气阴衰竭证（重度，极重度 OHSS）。症见胸闷气促，胸腹水，腹泻，少尿，面色苍白，腹痛剧烈，甚则内出血，舌淡，脉细数。选生脉散加减，需迅速进行西医学救治，以免延误病情。

3. 辅助生殖取卵术后康复期的治疗 辅助生殖技术超促排卵取卵术后，未能及时完成移植，胚胎冷冻进入间歇期，这是中医药调治的最佳阶段，由于超促排卵导致卵泡的大量取出，出现癸阴不足的同时气阴、气阳亦有所耗损，体内的气血阴阳均需要补养，谈勇教授传承国医大师夏桂成教授的学术思想，注重此期的阴阳燮理和恢复，在临床上抓住经后期"滋阴"及经前期"补阳"两个重要的环节，在经后期注重六阴（天癸之阴、血海之阴、育精之阴、水液之阴、火中之水、阳中之阴）的恢复，药用院内制剂调周滋阴颗粒；在经前期重在补肾助阳、改善黄体功能，注意六阳（天癸之阳、血海之阳、水精之阳、气中之阳、火中之阳、土中之阳）的重振，常用调周补阳颗粒，并根据患者体质不同，辨证调治，使超促排卵取卵后的患者较为迅速得以康复，及早进入冻胚移植周期。

二、验案分享

（一）补肾调周法治疗多囊卵巢综合征不孕症案

杨某，女，32 岁。2016 年 8 月 27 日初诊。主诉：未避孕未孕 1 年。

患者结婚 4 年，婚后性生活正常，未避孕未孕 1 年。患者平素月经后期，2016 年 8 月于某三甲医院行卵泡监测示卵泡生长缓慢。BMI：$23.1kg/cm^2$。月经史：14 岁初潮，3~7 天/36~40 天，量可，色红，血块少许。生育史：0-0-0-0。末次月经：2016 年 8 月 6 日，量、色、质同平素。刻下：经周第 22 天，无不适，舌质紫暗、苔薄白，脉细。辅检：男方未见明显异常。查血：E_2 66ng/L，FSH 7.25mIU/L，LH 22.42mIU/L，孕酮（P）0.22ng/mL，睾酮（T）62.36ng/dl，脱氢表雄酮（DHEAS）281.5μg/ml，性激素结合球蛋白（SHBG）62.6nmol/L。B 超示：子宫内膜 5.8mm，左侧卵巢（LOV）窦卵泡计数（AFC）12^+ 枚，卵泡（f）12mm×10mm；右侧卵巢（ROV）AFC 10^+ 枚，f 15mm×13mm。西医诊断：原发性不孕症；多囊卵巢综合征。中医诊断：不孕病（肾虚证）。按经后期论治，予奠基汤加减。处方：白芍 12g，生地 10g，女贞子 12g，菟丝子 12g，山药 15g，淫羊藿 10g，丹参 10g，炙鳖甲（先煎）15g，地骨皮 10g。14 剂，每日 1 剂，水煎，早、晚分服。

二诊，患者经周第 32 天，舌质紫暗，脉细。B 超示：子宫内膜 8.5mm，形态 B-C，ROV f 16mm×13mm，LOV f 13mm×11mm。查血：E_2 164ng/L，LH 65.27mIU/L，FSH 9.21mIU/L，P 0.93ng/ml。继予经后中期方加减。

三诊，患者经周第 34 天，舌边尖红苔薄白，脉细。B 超：子宫内膜 8.5mm，形态 B，LOV f 12mm×10mm，右侧卵巢卵泡已排。按经前期论治，予助阳方加减。处方：续断 15g，菟丝子 12g，白芍 12g，白术 10g，杜仲 12g，茯苓 12g，淫羊藿 10g，寄生 10g，鹿角霜（先煎）20g，覆盆子 12g。14 剂，每日 1 剂，水煎，早、晚分服。

四诊，患者经期第 2 天，行经中。经期暂不处理，予月经干净后按经后期论治，服用奠基汤加减。7 剂，煎服法同前。若经后期方服用 21 剂后仍无优势卵泡发育，则停用，后续用助阳汤加减健黄体治疗，若监测卵泡排出，则转为助阳汤健黄体治疗。14 天后根据 HCG 结果判断是否妊娠。以此法治疗 3 个月经周期后，患者经周逐渐缩短，波动在 30~35 天。

五诊，患者经周第 22 天。B 超示：子宫内膜 8.6mm，形态 B，LOV f 20mm×13mm，14mm×10mm，右侧卵巢无优势卵泡。查血：E_2 425ng/L，LH 66.34mIU/L，P 0.43ng/ml。予 HCG 10 000U 即刻肌内注射，嘱 24 小时后性生活，同时予血府逐瘀口服液活血化瘀帮助排卵。48 小时后待 B 超监测下提示排卵后再予助阳方加鹿角霜（先煎）15g，覆盆子 10g。14 剂，每日 1 剂，水煎，早、晚分服。

六诊，患者排卵后 16 天，经周第 39 天，查血：P 35.26ng/ml，HCG 950.2mIU/ml。提示已受孕成功，此后继续观察 HCG 倍增情况，给予保胎治疗。

按语：谈勇教授总结多年临床经验，认为 PCOS 不孕症主要病机在于脏腑功能失调，阴阳失衡，转化不利所致，临床上采用滋阴补阳方序贯法，经后期重在滋阴，经前期重在助阳，辅以活血药，顽固不排卵者则联合西药促排卵治疗，以迅速达到助孕的目的。对于周期较长排卵障碍的患者，重在经后期治疗，更加注意阴阳互补，做到阳中求阴，奠定卵泡发育的阴精基础，促进卵泡生长。肥胖痰湿偏重者，加制苍术 12g，生炒白术各 10g，陈皮 6g，半夏 10g 燥湿健脾；有面部痤疮，毛发旺盛，合并有胰岛素抵抗者，加连翘 10g，桑白皮 12g，夏枯草 10g，白花蛇舌草 10g 等。滋阴补阳方序贯从整体观念出发，辨证论治，重建月经周期，肾精充沛，阴阳平衡，纠正 PCOS 患者内分泌紊乱。此外，谈勇教授认为药物干预要和健康生活方式相结合。PCOS 患者雄激素高者，平时生活上调摄，主要是要忌食高雄食物如韭菜、牛羊肉、小公鸡等，避免进食辛辣、油腻之品；注意情志调节，戒怒戒躁；避免昼夜节律紊乱，与四季节气的变化相适应，使体内气血阴阳运动处于和谐状态，防病保证健康稳态。

（二）扶正改邪法治疗盆腔炎性疾病后遗症案

叶某，女，37 岁，2023 年 8 月 16 日初诊。主诉：小腹疼痛反复发作伴有月经后期 3 月余。

患者 2023 年 5 月起因减重 2.5kg 后出现小腹疼痛反复发作伴月经后期，2~3 个月一行，量为以前 2/3，色深红，少许血块，无痛经。既往宫腔粘连及计划外人流 2 次；2021 年 8 月胚停行清宫术；2022 年 5 月宫腔镜术后病理未见异常。月经史：15 岁初潮，6/30 天，量中，色深，夹血块，无痛经。末次月经：2023 年 8 月 3 日，6 日净，量中，色深，夹血块。生育史：0-0-3-0。刻下：经周第 14 天，少量锦丝样带下，易胸闷烦躁，咽喉异物感多黄痰，易疲累，入睡困难，时有小腹作痛，偶有性交痛，便秘。辅助检查：2023 年 4 月查输卵管造影示左侧通而不畅，右侧通畅，HPV43（＋）。2023 年 8 月 16 日 B 超示：内膜 7mm，ROV f 24mm×20mm。西医诊断：盆腔炎性疾病后遗症；中医诊断：月经后期，妇人腹痛；证型：肾虚兼湿热瘀阻证。经 B 超确认排卵后处方：续断 10g，炒菟丝子 15g，炒白芍 12g，党参 15g，炒白术 10g，煅紫石英（先煎）15g，木香 10g，盐杜仲 12g，茯苓 12g，茯神 12g，槲寄生 10g，黄芪 10g，巴戟天 10g，肉苁蓉 8g，绿萼梅 6g，合欢花 6g。14 剂，每日 1 剂，水煎，早、晚分服。

二诊，患者经周第 10 日，痰多色黄，胸闷气短，下腹隐痛偶作，入睡困难，便秘，舌红紫暗，苔黄，脉细。处方：炒白芍 12g，牡丹皮 10g，茯苓 10g，续断 15g，菟丝子 10g，炙甘草 5g，赤芍 12g，红花 6g，川芎 10g，麸炒山药 15g，麸炒白术 10g，酒萸肉 8g，炒荆芥 6g，丹参 6g，焦六神曲 12g，太子参 12g，酒当归 10g，醋玄胡 10g，蒲公英 6g。7 剂，每日 1 剂，水煎，早、晚分服。

三诊，患者经周第 15 日，拉丝样带下 2 天，自觉阴痒，无异味，平素尿频，入睡困难，舌脉同前。B 超提示：内膜 6mm，ROV f 24mm×19mm，子宫肌瘤 26mm×22mm。处方：酒当归 6g，赤芍 10g，炒白芍 10g，炒山药 15g，熟地黄 8g，牡丹皮 10g，茯苓 12g，续断 10g，菟丝子 10g，鹿角片 6g，酒萸肉 6g，醋五灵脂 10g（包煎），红花 6g，川芎 10g。3 剂，煎服法同前。经 B 超确认排卵后处方：续断 10g，炒菟丝子 15g，炒白芍 12g，党参 15g，炒白术 10g，煅紫石英（先煎）15g，木香 10g，盐杜仲 12g，茯苓 12g，槲寄生 10g，黄芪 10g，巴戟天 10g，盐益智仁 10g，肉苁蓉 10g，绿萼梅 6g，芡实 12g，丹参 6g。7 剂，每日 1 剂，水煎，早、晚分服。

四诊，患者经周第 9 天，胸闷，情绪紧张，寐迟。舌边尖红，苔黄，脉弦细。处方：炒白芍 12g，牡丹皮 10g，茯苓 10g，续断 15g，菟丝子 10g，炙甘草 5g，赤芍 12g，红花 6g，川芎 10g，麸炒山药 15g，麸炒白术 10g，酒萸肉 8g，炒荆芥 6g，丹参 6g，焦六神曲 12g，荔枝草 10g，瞿麦 6g，六月雪 6g，八月札 10g。3 剂，配合戊酸雌二醇片 1mg 每次，1 日 2 次。经 B 超确认排卵后处方：巴戟天 10g，续断 10g，盐杜仲 10g，盐补骨脂 10g，菟丝子 15g，槲寄生 10g，淫羊藿 10g，鹿角霜（先煎）10g，党参 12g，黄芪 12g，炒白术 10g，炒山药 12g，茯苓 10g，茯神 10g，牡丹皮 10g，炙甘草 5g，炒白芍 10g。14 剂，每日 1 剂，水煎，早、晚分服。继服戊酸雌二醇片 1mg 每次，1 日 2 次，另添地屈孕酮片 10mg 每次，1 日 3 次。

五诊，患者经周第 23 天，自测早孕试验阳性，查血：E_2 260ng/ml，HCG 85.4mIU/ml，P 19.13ng/ml，后续以保胎治疗，妊娠足月分娩一女婴。

按语：该案患者既往有多次宫腔操作病史，小腹疼痛时作，考虑为湿热瘀阻引起的盆腔炎性疾病后遗症，日久引起脾肾两虚。在治疗此病时先扶正固本，再因势利导，改邪归正。本案患者因盆腔炎病程日久引起肾虚不固，湿热血瘀内蕴，先以滋补肾之阴阳药，按月经周期调治。经后期方以滋阴益肾养血，因盆腔炎性疾病患者兼夹湿热，用药由当归、白芍、山药、山萸肉、菟丝子等养阴而不滋腻之品。着眼氤氲之际，重阴必阳促卵泡排出，伺机指导同房受孕。排卵后则于补益气血药物中加入巴戟天、菟丝子、鹿角霜等助阳之品，提高阳长的水平，促进水湿、瘀血等病理产物代谢，如离照当空，阴霾自散，最终患者诸证好转后顺利妊娠。

（撰稿人：谈　勇）

第五章

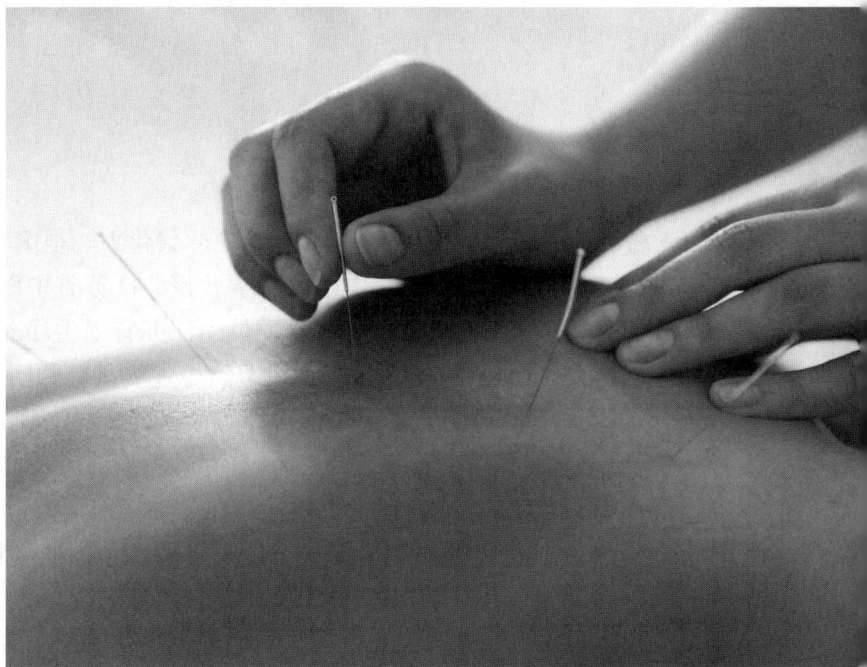

全国老中医药专家学术
经验继承工作指导老师

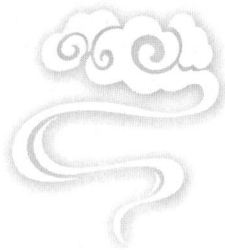

第一节　汪履秋

汪履秋（1919—1999），男，汉族，江苏兴化人。全国著名中医学家、中医内科学专家、中医风湿病专家、江苏省名中医、南京中医药大学教授、江苏省中医院主任医师。他曾任江苏省中医院内科主任、原江苏省卫生厅科学技术委员会委员、江苏省卫生厅药品审评委员会委员、江苏省中医学会急症研究会副主任委员、江苏省中医学会风湿病专业委员会顾问等职，1992年起享受国务院政府特殊津贴，为500名首批全国老中医药专家学术经验继承工作指导老师之一。

汪履秋教授从医近六十载，擅长外感时病及内伤杂病的治疗，特别是对肺炎、肠伤寒、细菌性痢疾等时病，风湿性关节炎、类风湿关节炎、白塞综合征、系统性红斑狼疮等结缔组织病，以及糖尿病、重症肌无力、肝炎、肝硬化等疑难病症的治疗经验丰富。他研制出退热灵合剂、顽痹合剂等中成药，还自创二地苦青汤、加减痛风方等验方，曾公开发表学术论文20余篇，编写论著近10部。

一、学术经验

（一）治红斑狼疮，祛风清营治标，补益肝肾治本

汪履秋教授治疗系统性红斑狼疮时强调标本兼顾，祛风清营解毒治其标，养肝肾补气血治其本，并随证变化，随机化裁施治。

1. 祛风清营解毒，急治其标　汪履秋教授认为，本病的形成主要是由外感风热湿毒所致。风热毒邪内燔营血，则见面部红斑，或四肢甚至全身红疹；风湿热邪痹阻肌肉关节，气血运行不畅，不通则痛，故关节肌肉疼痛。因而治疗多从祛风清营解毒着手。以面部或全身皮损为主者，重在祛风清热，凉营解毒，常用消风散加减，药如当归、生地黄、蝉蜕、防风、牛蒡子、牡丹皮、赤芍、紫草等。以肢体关节肌肉疼痛为主症者，治疗当以祛风宣湿，清热通络为主，方用白虎桂枝汤或桂枝芍药知母汤加减，药如石膏、知母、桂枝、防己、忍冬藤、秦艽、虎杖、桑枝、薏苡仁等。部分急性暴发型红斑狼疮患者，除表现为面部红斑以外，还常伴有高热、烦躁、舌苔黄燥、舌质红绛等气营两燔的表现，甚则出现神昏谵语、四肢抽搐等症，当清气凉营解毒，用清瘟败毒饮加减，药如金银花、连翘、石膏、知母、黄连、生地黄、牡丹皮、赤芍、犀牛角（现用水牛角）、玄参、淡竹叶等。高热持续不退者，加青蒿、牛黄；热迫血行，吐血、衄血，斑色红赤者，加大蓟、旱莲草、白茅根凉血止血；热陷心包，神昏谵语者，合入神犀丹、安宫牛黄丸；热极动风、四肢抽搐者，合入紫雪丹之类。

2. 养肝肾补气血，缓顾其本　本病病理变化除风湿热毒等标实的一面外，还有肝肾亏虚等本虚的一面，标实与本虚往往互相错杂。因为风湿热毒极易耗伤人体的阴血，导致肝肾亏虚，而肝肾亏虚又容

易导致风湿热毒等标邪的侵入或稽留不去，再则本病患者由于长期使用糖皮质激素、雷公藤等药物，也容易形成阴虚火旺的病理状态。在临床上本病也常表现为头晕目眩、毛发脱落、面色暗黑、身体低热或手足心热、舌红少苔等肝肾阴血受损的征象，特别是在病变稳定期或缓解期尤为突出。此时治疗则应以养肝益肾为主，方用左归饮加减，常用何首乌、枸杞子、生地黄、熟地黄、女贞子、旱莲草、玄参、山药、山萸肉等。若低热不清则每用青蒿鳖甲汤加减以养阴清热。

3. 病证变化多端，随机化裁　红斑狼疮特别是系统性红斑狼疮往往是多脏器损害，尤以肾、肝、肺、心等脏器的损害为多见。汪履秋教授在治疗时总是根据各受损脏器的病变特点分别采用相应的治法。狼疮性肾炎主要表现是面目和四肢水肿，且水肿程度往往较甚，尿蛋白持续不消。治疗应以健脾益肾为主，稍佐化气行水、活血化瘀之品，药用党参、黄芪、白术、山药、菟丝子、淫羊藿、补骨脂、茯苓、泽泻、车前子、桃仁、红花、泽兰叶等。若水肿不消而纳差、便溏等脾虚症状较为突出时，则重用黄芪、白术、山药，加薏苡仁、防己、玉米须、川椒目、冬瓜仁等。对于尿蛋白量多而持久难消者，常用芦根、白茅根、芡实、金樱子、淫羊藿、仙茅等以补肾固涩。若水邪凌心犯肺致咳喘不能平卧者，麻黄、杏仁、葶苈子、桑白皮等宣肺行水之品也每常选用。后期肾衰竭引起尿闭不通，则加用肉桂、知母、黄柏等以滋肾通关。

狼疮性肝炎初期主要表现为胁胀、纳差等肝脾不和的征象。由于肝肾阴伤是致病之本，故汪履秋教授主张治疗应以养肝运脾为主，稍佐理气疏肝之品。气郁较甚，胁痛明显时酌加川楝子、郁金、延胡索。肝功能明显损害时，加用黑料豆、枸杞子、楮实子、泽兰叶等。若腹水形成，则改投春泽汤加味以健脾利水，熟地黄、石斛等滋腻之品则不相宜。狼疮性肺炎多见咳嗽、气喘、胸闷等，波及胸膜还可形成狼疮性胸膜炎、胸腔积液，以致咳嗽加重。前者治疗重在清热宣热，常用麻杏石甘汤或泻白散加减；后者则以下气行水为主，常用葶苈子、白芥子、苏子、茯苓、桑白皮、冬瓜子、半夏、薏苡仁、杏仁等。胸胁疼痛较著者还当合入香附旋覆花汤以理气和络。总之，系统性红斑狼疮病情变化莫测，证候错综复杂，临证时要仔细辨别，抓住主要矛盾，灵活多变地随机施治。

（二）健脾消水除胀满，调气化瘀治臌胀

臌胀以腹大胀满、皮急如鼓、脉络显露为其临床特征，类似于现代医学的肝硬化腹水，是常见的疑难重症之一。汪履秋教授在 20 世纪 60 年代曾专事肝病病房工作，对臌胀的辨治积累了丰富的经验。

1. 辨证要点，"三虚三实"为纲　汪履秋教授认为，临床上大多病证均为标本同病，虚实错杂。只有在肝脾肾损伤的情况下，气血水停聚腹中，方能引起本病，可见正虚邪实是本病的病理特征，实中有虚，虚中有实，纯虚纯实者临床颇为鲜见。汪履秋教授在临床实践中将复杂的证候归纳成"三虚三实"三大证型，临床应用，执简驭繁，得心应手。一是脾虚不运、气滞湿阻证；二是脾肾阳虚、水湿泛滥证；三是肝肾阴虚、湿热瘀阻证。上述三证均为标本虚实相互错杂，诚然临床并非所有病证皆如此，但据观察统计大部分患者有此规律。上述标本虚实之间的关系亦可随着病情的演变而转化，一般初期标实为主，本虚为辅；后期本虚为主，标实为辅，或本虚标实均甚。

2. 治疗大法，健脾消水并进　臌胀的生成因素主要是肝、脾、肾的损伤，其中尤以脾气受损为要。因为腹中乃肝、脾、肾三阴聚集之地，而脾又为三阴之长，乃阴中之至阴，唯脾气虚衰，水邪方能窃踞腹中。水湿乃臌胀的首要病理因素，水湿停聚腹中，则腹膨胀满，故治疗必须首当消除腹水。消除腹水的方法主要是淡渗分利、泻下攻逐两法。淡渗分利主要是通过利小便的方法使水湿从小便而去，常用药如泽泻、猪苓、茯苓、车前子、木通、滑石等。臌胀晚期，用一般利尿药往往无效。攻逐一法作用迅速，用后旋即水去胀消，但若用之不当，则徒伤正气，甚至加重病情。对胜任攻逐者，尚要注意"衰其大半而止"，不可过剂伤正。临床常用控涎丹 3g，或大戟、甘遂、芫花各 1g，或黑白丑各 1g，任选一种

研末清晨空腹枣汤送服，亦可将药粉装入空心胶囊服用。为加强疗效，还可加用沉香粉 2g、琥珀粉 1g。此外，蟋蟀粉、蝼蛄粉吞服亦有一定的利尿消水作用，还可用皮硝、田螺加冰片或再加麝香少许外敷腹部以助利水消胀。

汪履秋教授指出，在健脾消水的基础上还应根据标本虚实的轻重主次辨证施治。如脾虚不运、气滞湿阻证除健脾利水，尚需佐以疏肝理气之品，药如柴胡、香附、郁金、青皮、陈皮、枳壳、佛手片等；脾肾阳虚、水湿泛滥证，则应温补脾肾，化气行水，方用实脾饮、附子理中汤加减，前者主治偏脾阳虚，后者主治偏肾阳虚，常用药如熟附子、肉桂、干姜、生黄芪、炒白术、炒党参、茯苓、泽泻、车前草、小茴香、马鞭草等；肝肾阴虚、湿热瘀阻证，又当养肝肾、清湿热、化瘀血，方选参麦地黄汤合茵陈四苓汤、桃红四物汤加减，药如生地黄、山萸肉、首乌、沙参、麦冬、石斛、枸杞子、楮实子、猪苓、茯苓、泽泻、茵陈、山栀、黄柏、桃仁、红花、泽兰叶等。

3. 调气化瘀，以利行水宽胀　汪履秋教授认为，水湿的形成与气滞、血瘀密切相关，气、血、水三者之间互为因果。情志失调，郁恼忧思，肝气疏泄失职，每易郁滞气机；脾气亏虚，斡旋无力，气不能运，则因虚致滞；水邪内停，壅阻气机，亦可致气壅不行，滞而不畅。而气滞进一步又可影响肝之疏泄、脾之运化功能，以致水湿壅滞更甚。又因气为血帅，气行则血行，气滞则血凝，每易形成癥块痞积之证，其病更加难治。调理气机亦是臌胀病不可缺少的治疗方法。初起肝郁气滞，胸闷胁胀、嗳气不舒者，以疏肝理气为主，方常选用柴胡疏肝汤加减；气虚气滞者，则补气行气，方如异功散之类；水邪壅盛者，可酌加槟榔、苏子、大腹皮之类行气消水。然理气之品性味每多辛燥，易于伤阴动血，不可过用、久用。对阴虚臌胀或有出血现象者尤应注意，临床常用绿萼梅、厚朴花、佛手、玫瑰花等轻清之品，理气而无伤阴之虞。

汪履秋教授指出，血瘀与臌胀亦密切相关，臌胀患者每每有血瘀的表现，如腹壁青筋显露、面颈部赤丝血缕、头颈胸背出现血痣、颜面黧黑等。王肯堂调营饮对血瘀水停者甚为合拍，该方既能活血化瘀，又能行气利水。即使无明显血瘀征象者，临床亦每加入泽兰、红花之类，取其"血行则水行"之意。胁下结癥者，当合入炙鳖甲等软坚消癥，血结较甚者还可适当加用土鳖虫等。不过对臌胀患者使用活血药物特别是破血之品必须谨慎，对有出血倾向者尤须注意，可佐以凉血、止血之品，药如侧柏炭、三七粉等。

4. 养阴温阳，慎防助湿伤津　臌胀后期往往虚象较显著，虚者无非脾肾阳虚、肝肾阴虚，此时治疗重在扶正固本，或以养阴为主，或以温阳为主。但是，臌胀之病理特点乃本虚标实，虚中每夹有水湿、气滞、瘀血、湿热等病邪，故治疗时还要注意标本兼顾。

汪履秋教授认为，一般阳虚臌胀宜乎温阳，但温阳之品性多温燥，易伤津竭液，而臌胀患者由于使用利尿剂等原因，每有不同程度的阴津耗伤，故必须注意助阳而不伤津，附、桂等大辛大热之品不宜过用、久用，且宜佐以地黄、萸肉等养阴生津之品，既能防温阳之品劫伤阴津，又有阴中求阳之妙。

阴虚臌胀者，临床治疗最为棘手，因为既有阴虚的一面，又有水湿的一面，单用滋阴必助水湿，纯投分利，更伤阴津，病机两歧，对此必须两者兼顾，钱氏六味地黄丸对本证较为合拍。方中既有地黄、萸肉滋养肝肾，又有茯苓、泽泻淡渗利尿，利水不伤阴，养阴不碍湿。此外，汪履秋教授认为，养阴药宜选沙参、麦冬、石斛等甘寒之品，不可过分滋腻，对于生熟地、白芍、龟甲等阴柔之品多不宜使用。若阴虚现象不显著者，更不可轻易施阴柔之品。临床常见到不少患者在轻度腹水时误投阴柔药物，腹水旋即增多，临证不可不防。对于腹水未成或腹水已退者，阴柔之品方可酌情选用，并宜佐以健脾，促使受补。对于轻度阴虚而腹水已成者，常用验方兰豆枫楮汤，该方由泽兰、黑料豆、路路通、楮实子组成，既可养阴，又能利水，并无碍脾或伤津之虞，用之每获效机。

5. 吉凶顺逆，"十易十难"可鉴　臌胀乃风、痨、臌、膈四大难证之一，预后较差。20 世纪 60 年代，汪履秋教授在主管肝病病房期间，曾总结了 104 例臌胀病例，其中死亡 61 例，病亡率高达 59%。汪履秋教授根据文献记载，结合临床实践，对臌胀患者的预后转归、吉凶顺逆归纳出"十易治"与"十难治"十条判断标准，具体内容如下：其一，女性患者易治，男性患者难治；其二，逐渐形成易治，暴腹胀大难治；其三，初次腹水易治，反复消长难治；其四，阳虚臌胀易治，阴虚臌胀难治；其五，病机单纯易治，病机复杂难治；其六，治程顺利易治，治程逆转难治；其七，遍身浮肿易治，单腹胀大难治；其八，腹膨而软易治，腹膨而硬难治；其九，无黄疸者易治，有黄疸者难治；其十，癥小成臌易治，癥大成臌难治。

二、验案分享

（一）千金犀角散治急黄案

缪某，男，43 岁。1982 年 4 月 13 日初诊。

主诉：病起旬余，面目肌肤黄疸逐渐加深，呈金黄色，伴有身热、心烦、口渴欲饮、齿鼻衄血、腹胀、大便干结。

诊查：面目肌肤黄染，腹部稍有膨隆，舌质红绛，苔黄而燥，脉弦滑数。查黄疸指数 128U，总胆红素 191.5μmol/L，谷丙转氨酶 83U/L，白蛋白 23g/L，球蛋白 34g/L。B 超腹部探查有少量腹水。

西医诊断：急性重症肝炎。

中医诊断：急黄。

辨证：湿热邪毒，深入营血。

治法：清利湿热，凉营解毒。

处方：犀牛角（水磨另冲，现已禁用）0.2g，茵陈 30g，黄连 5g，山栀 10g，升麻 10g，黄芩 10g，牡丹皮 10g，生地黄 15g，郁金 10g，生大黄 10g，泽泻 15g，猪茯苓各 10g，生大麦苗 60g。5 剂，每日 1 剂，水煎，早、晚分服。

4 月 18 日二诊，患者身热已退，腑气亦通，黄疸略有减轻。治守原法，原方去生大黄继进，10 剂，每日 1 剂，水煎，早、晚分服。

4 月 28 日三诊，患者黄疸明显减轻，齿鼻衄血已止。湿热邪毒已挫，减苦寒清解之品。原方去犀牛角、山栀、升麻、牡丹皮、生大黄、生大麦苗，茵陈改 15g、黄连改 3g、泽泻改 12g，加水牛角 30g、薏苡仁 12g、白术 10g、枳壳 10g，15 剂，每日 1 剂，水煎，早、晚分服。

5 月 13 日四诊，患者黄疸基本消退，余症亦显著减轻。复查肝功能黄疸指数 10U，总胆红素 20.5μmol/L，谷丙转氨酶 56U/L，白蛋白 30g/L，球蛋白 28g/L。病情基本向愈，以健脾利湿之剂以善其后。

按语：急黄是临床危重症之一，死亡率颇高。是案采用《备急千金要方》之犀角散为主方，清热解毒凉血，加大黄通腑泄热，泽泻、猪苓、茯苓利水渗湿，使邪有出路，再加生地黄、牡丹皮、郁金等加强凉血止血之功。另外，生大麦苗有利湿退黄之功，张锡纯谓"麦苗善治黄疸"，临床用之确验。后期病邪有减，当及时减去苦寒之品，同时加用健脾利湿之药，以防脾胃受损，病体难复。用药先后有序，值得效法。

（二）养肺健脾、补益肝肾、化痰祛瘀法治疗痿证案

田某，女，39 岁。1980 年 10 月 19 日初诊。

主诉：肢体软弱无力年余，尤以下肢为主，逐渐加重，伴有视物模糊。近半月来病情急剧加重，腿软不能行走，手软不能持物，复视，吞咽不利，呼吸困难，在某院诊为重症肌无力。

诊查：眼睑下垂，舌苔薄白，脉象细滑。

西医诊断：重症肌无力。

中医诊断：痿证。

辨证：肺热津伤、痰瘀阻滞。

治法：养肺阴以滋生化之源，化痰浊以通隧道不利。

处方：南沙参 12g，麦冬 10g，五味子 3g，川贝母 10g，化橘红 5g，桔梗 3g，远志 6g，郁金 10g，石菖蒲 5g，桃仁 10g，红花 10g。7 剂，每日 1 剂，水煎，早、晚分服。

10 月 26 日二诊，上药服后，患者吞咽困难有所减轻，余症无明显变化。药已中病，守方继进。原方加法半夏 10g，7 剂，每日 1 剂，水煎，早、晚分服。

11 月 3 日三诊，患者吞咽不利、呼吸困难等症基本消失，肢软无力亦有减轻，痰浊渐化，隧道渐利，治以补肝肾、益气血、强筋骨、活络脉。处方：首乌 12g，枸杞子 10g，生熟地黄各 12g，山药 12g，黄芪 15g，党参 12g，白术 10g，当归 10g，狗脊 10g，巴戟天 10g，桃仁 10g，红花 10g。上方略增损服药三月余，肢软无力显著减轻，复视消失。照方再服半年，诸症渐平。

按语：重症肌无力乃神经肌肉间传递功能障碍引起的疾病，与中医学之痿证相似。《素问·痿论》云，"肺热叶焦，则皮毛虚弱急薄，着则生痿躄也。"肺燥津伤，肺津失布，四肢筋脉失养而痿弱不用。因此，治疗必须以养肺阴，清肺热为主。又因脾胃为气血生化之源，肝主筋藏血，肾主髓生精，脾胃虚弱，肝肾不足，亦可致肌痿不用，故养肝肾、补脾胃、益气血亦是必用之法。是案病初吞咽困难，呼吸急促，乃痰浊瘀血阻滞机窍所致。故在沙参、麦冬养肺阴同时，以贝母、橘红、远志、郁金、菖蒲、桃仁、红花等化痰浊，和络脉。后期以肢软无力为主时，从养肝肾、补脾胃论治，药用参、芪、术及首乌、熟地黄等，并用巴戟天、狗脊强筋壮骨，前后治疗不足一年，病变向愈。

（撰稿人：汪 悦）

第二节　诸方受

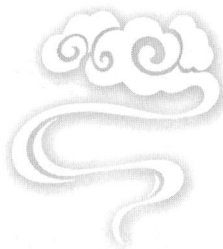

　　诸方受（1926—2022），男，上海青浦人，主任医师，教授、硕士研究生导师。首届全国骨伤名师，石氏伤科第四代传人。1942 年，诸方受进入著名中医教育家余无言先生创办的上海中医专科学校学习中医；1943 年起，他师从上海骨伤科名医石筱山先生学习 4 年；1947 年起，在青浦行医 5 年。中华人民共和国成立以后，诸方受在 1952 年考入北京医学院（现为北京大学医学部）医疗系，1957 年至江苏省中医院创建骨伤科任职。诸方受享受国务院政府特殊津贴，为第一至五批全国老中医药专家学术经验继承工作指导老师。他曾获第二届江苏省"医师终身荣誉奖"称号。

　　诸方受教授曾担任江苏省中医院骨伤科主任，南京中医学院（现为南京中医药大学）中医骨伤科教研室主任，中华全国中医药学会（现为中华中医药学会）骨伤科专业委员会第一届常务委员，江苏省中医药学会骨伤科专业委员会名誉主任，南京市中医药学会骨伤科专业委员会主任，中国中医研究院客座教授，光明中医函授大学骨伤科学院南京分院院长。他还是《中医正骨》《中国骨伤》《中国中医骨伤科》等杂志的编委。

　　诸方受教授继承石氏伤科的理论精髓，衷中参西，广撷博采，学验俱丰，擅治骨折、脱位、颈肩腰腿痛等常见病。诸方受教授继承石筱山先生"十三科一理贯之"的中医骨伤科理论，从整体观念出发，在防治运动系统疾病的过程中，强调运用动静结合的学术思想。例如，治疗骨折以应用小夹板固定为主，结合牵引或手术，均须贯彻"动静结合"，鼓励骨折患者从事适时恰当有益的功能锻炼，在循序渐进的功能锻炼中，促进骨折愈合，恢复良好功能，防止关节僵凝、骨质疏松等后遗症。诸方受教授的正骨复位手法也运用得独具匠心，精通摸、接、端、提、按、摩、推、拿 8 法，能够做到"机触于外，巧生于内，手随心转，法从手出"。诸方受教授能以纯熟的技巧使损伤的骨节、肌肉、筋络，离者合，斜者正，陷者起，突者平。内外兼治、动静结合、整体与局部相关联而又重在内治固本是其医疗特色。其基本治疗原则是根据中医学中的辨证施治，做到气血并重。临证用药注重辨证论治，审证求因，强调整体观念，标本兼顾，每以小方轻剂起沉疴大疾，主张新伤从瘀论治，陈伤重在通络。另外，自拟二藤汤治疗膝骨关节炎、温肾宣痹汤治疗腰椎骨质增生硬化等，各具创新意义，临床疗效良好。外用药常常应用石筱山老师的三色敷药、大伤膏、痰核膏等，又创制伤科消炎膏，使伤科外用药形成系列配套，在继承、总结前人经验的基础上，逐步形成了一整套疗效独的正骨治伤的学术体系。诸方受教授治学严谨，医德高尚，勤于实践，善于总结，以弘扬中国传统医学为己任，发表论文 70 余篇，参加编写《中医伤科学》（第 5 版）、《中医骨伤科学》等六本教材和专著，获得发明专利 1 项。

一、学术经验

（一）气血并重，筋骨并治

诸方受教授认为，伤科疾病不论在脏腑、经脉，或在皮肉、筋骨，都离不开气血。气血之于形体，无处不到。气属阳而血属阴，故气血是阴阳的物质基础，气血不和，即是阴阳不平而有偏胜；所以因损伤而至的疾病，亦关乎气血阴阳之变。

对于因损伤而成的疾病，其辨证论治的原则，虽然说内伤应注意经脉，外伤当重筋骨，但约而言之，总不离乎气血，故伤科的理论基础，主要是建立在"气血并重"之上，不能专主血，或专主气而有所偏。诸方受教授临床治疗伤科疾病亦是气血兼顾而不偏废的，形体抗拒外力，百节能以屈伸活动，气之充也；血的化液濡筋，成髓养骨，也是依靠气的作用。所以气血兼顾而宜"以气为主"，不过积瘀阻道，妨碍气行，又当祛瘀，则应"以血为先"。

诸方受教授也十分重视在骨折复位后理筋疗伤，推拿按摩，顺骨捋筋。忽略了筋，就不能取得满意的疗效。骨折、脱位治疗过程中的各期功能锻炼，也是筋骨并治的具体体现。这对骨折愈合、关节功能的恢复具有很大帮助。筋骨损伤的治疗，要注重从肝、从肾调理。众所周知，老年人容易骨折，骨折后愈合较差，中医学归之为肝肾不足。诸方受教授亦认为，临床上有些病例不能很好恢复，往往与肝肾两脏不足有关，治疗应注重补益肝肾。

（二）虚实补泻，标本兼治

"百病之生，皆有虚实"，损伤致病，亦不例外。损伤之初，无论内伤、外伤，多数属于气滞血瘀的实证。损伤而致气血不足者，只在新伤出血之血虚，甚至气随血脱之候。临床常见的"劳伤"，诸方受教授认为亦属于损伤虚证范畴，乃过度劳力，积渐所伤，而使体质虚弱，以致经脉之气不及贯串，气血养筋生髓之功失其常度，故见腰酸背痛、纳呆、头晕，甚至关节变形等症，因此也称之为"脱力劳伤"。

凡临床出现损伤兼有风寒、痰湿等邪气合而为病的一系列症状时，诸方受教授称之为"兼邪"。其症每每反复发作，酸痛延绵，筋脉板滞，关节活动不利，或因气节交变而致酸痛渐增，亦可由素患着痹之证，因复受损伤而引动宿疾。对损伤未彻而兼风寒甚者，诸方受教授常用麻桂温经汤以祛邪宣络，温经止痛，痛甚者亦酌加草乌及虫类搜剔之药。盖"气血者，本喜温而恶寒"，复感风寒既盛，则气血愈加凝涩不通，故以麻桂细辛之辛温驱散风寒，配活血之品使凝滞之气血得畅。诸方受教授对筋骨损伤的后期或有兼邪者，常运用黄芪桂枝五物汤或当归四逆汤等加党参、白术、姜黄、川芎、红花、鸡血藤等以扶正祛邪，活血通络。对于腰腿痛等而有兼邪者，每以疏泄太阳经气并内调肝肾，佐以活血和络而奏效。

（三）理伤续筋，重视手法

诸方受教授十分重视手法，认为手法是伤科外治的一个重要环节，多用于筋骨之伤。医生手法灵巧与准确，能够提高诊断的准确性及治疗效果，大大减轻患者的痛苦。诸方受教授早年师承骨伤科名家石筱山先生，又经系统西医学习，加之长期临床积累，在继承、总结前人经验的基础上，逐步形成了一整套疗效独的正骨理伤手法。他将中医骨伤科手法根据其功用和特点分为三大类，一为检查手法，二为复位手法，三为治筋手法，运用手法时注意"稳而有劲，柔而灵活"。诸方受教授常用十二法为：拔、伸、捺、正、拽、捏、端、提、按、揉、摇、抖。一般说来，拔、伸、捺、正用之于骨折复位；拽、捏、端、提用之于上骱，按、揉、摇、抖用之于伤筋而须手法治疗者。但这十二法在应用上并没有严格的界限，无论正骨、入骱、理筋，随证候需要，可以互相换用，不必机械地划分这是正骨手法，那是理筋手法，既可一法独用，亦可二法或三法合用。诸方受教授强调，施法时要做到"一旦临证，机触于外，巧生于内，手随心转，法随手出"。

诸方受教授推崇手法治疗腰椎间盘突出症，他的 50 多年的临床实践，大致可分作 3 个阶段，第 1 阶段是动用一般传统的推拿手法，第 2 阶段是动用麻醉下大推拿方法，第 3 阶段是运用坐位脊柱旋转复位法和侧卧位推扳法。侧卧位推扳法主要用于因剧痛而难于坐位配合行脊柱旋转手法治疗者，和腰麻下大推拿中的侧卧位推扳法相同，随着腰椎的旋转，腰骶韧带、腰部的前后纵韧带等均会得到伸扯而紧张，腰椎后关节可产生轻微的移动，使严重的症状得到缓解，起到治疗作用。在手法治愈腰椎间盘突出症的机理方面，诸方受教授认为手法治愈腰椎间盘突出症的机理不在于突出髓核的"复位"，而主要在于松解粘连，当突出的髓核位置有轻微移动，松解了对神经根的压迫，使突出的髓核"无害化"时，症状即可逐步消除。

（四）动静结合，适时练功

在运用小夹板治疗骨折患者时，诸方受教授始终注意把动静结合功能锻炼贯穿于整个治疗过程中。强调固定，又须允许肢体适度活动；适度活动，而又应不影响骨折固定。有效的固定是肢体能以活动的基础，而合理的活动又是加强固定的有利条件。

诸方受教授常说，疗效的优劣，疗程的长短，除正确的诊断、合理的治疗外，还取决于功能锻炼的适时与适度，亦即"动静结合"。骨折患者在固定期间，患肢处于少动地位，久之，当骨连接时，肌肉亦可能萎缩而废用，关节也会发生不同程度的僵直。骨组织本身具有强大的再生及塑形改造能力，治疗骨折只是为骨组织愈合创造一定的有利条件，复位固定的目的是消除骨折端的剪力，增加骨折端的压力，让患者适时地进行合理的功能锻炼，使骨折端承受一定的压应力，可以加快骨折的愈合，新生骨痂亦随之塑形改造，从而恢复骨质原有结构，避免骨折治疗中合并症的发生，使肢体功能恢复满意。患者适度地进行功能锻炼，肌肉收缩活动所产生的内在动力，尚能够防止肢体痿废，且可帮助维持固定，矫正残余移位，改善局部血供，促进肿胀消退及骨愈合。另外，一些特殊部位的骨折，则主要依靠早期功能锻炼，使骨折得以自动复位，如脊柱压缩骨折之早期腰背肌功能锻炼、肱骨外科颈骨折之早期肩关节活动、三踝骨折夹板固定袜套牵引后之早期蹬踏锻炼等。

二、验案分享

（一）温肾健脾法治疗颈椎病案

汪某某，女，58 岁

初诊，患者颈痛，僵凝不灵已 7~8 年，半年来常突发头昏，心悸，浑身无力，约半小时到一小时缓解，动作快亦全身乏力。治疗心血管病已 6~7 年，现每天服美托洛尔，兼有腰椎间盘突出症，无胃病。MRI 报告 C_3/C_4~C_6/C_7 椎间盘突出。诊断为颈椎病，证属脾肾两虚。治当温补肾阳，健脾益气。处方：明天麻 10g，葛根 20g，制狗脊 10g，淡附片 10g（同煎），细辛 6g，鸡血藤 12g，炒白术 10g，生米仁 15g，泽泻 10g，白茯苓 12g，大熟地 12g，生草 10g。7 剂，每日 1 剂，水煎，早、晚分服。

二诊，患者头昏酸痛、心悸均有缓解，颈侧弯受限，二手作胀，微肿。处方：明天麻 10g，葛根 20g，细辛 6g，白蒺藜 10g，淡附片（同煎）10g，生薏苡仁 15g，鸡血藤 12g，炒白术 10g，泽泻 10g，白茯苓 12g，川牛膝 10g，生甘草 6g。14 剂，每日 1 剂，水煎，早、晚分服。

三诊，患者头昏、心悸明显好转，颈侧弯旋转仍欠利，近来伴耳鸣，二手多指不适作胀。处方：明天麻 10g，细辛 3g，益智仁 15g，白蒺藜 10g，当归 12g，丹参 10g，川芎 10g，鸡血藤 12g，淡附片（同煎）10g，生薏苡仁 15g，泽泻 10g，生甘草 10g。7 剂，每日 1 剂，水煎，早、晚分服。

四诊，患者颈痛减轻，旋转仍欠利，手指作胀已不明显，头昏、耳鸣、行走好转。处方：川芎 10g，鸡血藤 12g，明天麻 6g，川桂枝 10g，丹参 10g，益母草 15g，白蒺藜 10g，细辛 6g，益智仁 10g，泽泻 10g，生薏苡仁 15g，生甘草 10g。7 剂，每日 1 剂，水煎，早、晚分服。

按语：颈椎病，脾肾亏虚乃其本，此型乃久病脾肾亏虚较甚之证。治当温补肾阳，健脾益气。采用固本为主，标本兼治之法，在温肾健脾的基础上，加以祛邪之品，灵活用药，每获良效。在治疗颈椎病的过程中，要强调补肾药物的应用。常选用淡附片、制狗脊、淡苁蓉、功劳叶、桑寄生、炒白术、生薏苡仁、巴戟天、骨碎补、绵黄芪等温肾健脾益气；配以白蒺藜、杭白菊、青防风等平肝熄风；鸡血藤、丹参、川芎、全当归、益母草活血化瘀；桂枝、路路通等通经络。现代实验研究表明，附子有较强抗炎镇痛作用，细辛有抗炎镇痛、抗组织胺和抑制免疫的作用，葛根有扩张血管的作用天麻有镇静镇痛的作用。四药合用可温经散寒祛湿止痹痛，且有药理基础，可在颈椎病各证中配伍使用。

颈椎病作为中老年人群中的多发病和常见病，病程中必伴随着肾气的不足，故应补肾，多选淡附片、制狗脊等。

（二）温肾宣痹汤治疗腰椎间盘突出症案

张某某，女，54 岁

初诊，患者腰痛一年，左臀腿痛半年，痛时行走困难。去年行 CT 检查，诊断为腰椎间盘突出症，有糖尿病病史，辅助检查示：腰 5 棘突左侧及左臀上压痛，直腿抬高及骶髂关节分离试验均阴性。今再做腰椎 CT 示：L_4/L_5 椎间盘突出。诊断：腰椎间盘突出症。治疗当以补养脾肾、益气养血、舒筋通络为主。处方：明天麻 10g，制狗脊 10g，川牛膝 10g，川桂枝 10g，淡附片（同煎）10g，细辛 6g，鸡血藤 12g，泽兰 12g，生薏苡仁 15g，炒白术 10g，白茯苓 12g，生甘草 6g。7 剂，每日 1 剂，水煎，早、晚分服。

二诊，患者左臀腿痛稍减，仍感左小腿酸痛麻，行走时症状明显，无胃病，纳胃欠香。处方：明天麻 6g，制狗脊 10g，泽兰 12g，川牛膝 10g，川桂枝 10g，淡附片（同煎）10g，细辛 6g，丹参 10g，白蔻壳 3g，熟谷芽 12g，生薏苡仁 15g，生甘草 6g。7 剂，每日 1 剂，水煎，早、晚分服。

三诊，患者左臀腿痛续有好转，行走改善，仍感左小腿酸麻，纳胃较香。处方：明天麻 10g，制狗脊 10g，葛根 15g，泽兰 12g，熟谷芽 12g，淡附片（同煎）10g，细辛 6g，伸筋草 12g，白茯苓 12g，生薏苡仁 15g，泽泻 10g，生甘草 6g。7 剂，每日 1 剂，水煎，早、晚分服。

四诊，患者腰痛消失，左臀部痛延及小腿，左足作麻。守方继服 7 剂，每日 1 剂，水煎，早、晚分服。

按语：本病属于本虚或本虚标实的征候，治疗重点在于治本，调整阴阳，从肾论治兼顾脾胃，从先天之本着手，促使机体气血调和、经络通畅、筋骨强健，以自拟温肾宣痹汤加减论治。肾气亏损乃病之本，补肾益气旨在壮腰膝强筋骨通经络，有助于恢复椎体的稳定；同时运用健运脾胃之药以助治疗。脾胃为后天之本，气血生化之源，脾胃健运气血生化充足则有利于加速机体的康复。

（撰稿人：王培民、张 立）

第三节　陆绵绵

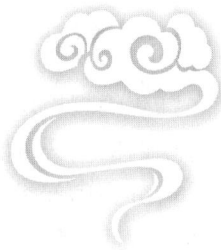

陆绵绵（1931—2022），女，汉族，九三学社社员，浙江温州人。主任医师、教授，享受国务院政府特殊津贴，著名中西医结合眼科专家，第二、三批全国老中医药专家学术经验继承工作指导老师，首批江苏省名老中医药专家学术经验继承工作指导老师。她曾任江苏省中医药学会眼科专业委员会主任委员、江苏省中西医结合学会眼科专业委员会主任委员、中国中西医结合学会眼科专业委员会副主任委员等职。1954年，陆绵绵教授于江苏医学院（南京医科大学前身）西医本科眼科系毕业后留南京医学院附属医院（今江苏省人民医院）眼科工作，后进入南京中医学院（南京中医药大学前身）西医离职学习中医研究班学习，1961年结业后在南京中医学院附属医院（江苏省中医院）眼科工作直至退休，1984年任该校眼科教研室主任，1985年任附属医院眼科主任。

陆绵绵教授从事眼科教学、临床、科研工作50余年，特别是20世纪60年代在西医离职学习中医研究班学习后，陆绵绵教授在眼科中西医结合领域中，辛勤耕耘，颇有建树。陆绵绵教授对眼内科范畴疾病的辨病、辨证、遣方用药有较深的造诣，对中西医结合辨证规律的探索，尤其是对眼底病的理论创新被国内同行充分认可。陆绵绵教授是现代中医眼科主要奠基人之一，她编写的专著《中西医结合治疗眼病》在1975年出版，书中首次系统地提出了在现代眼科检查基础上的眼底辨证方法，其内容的创新反映了当时眼科领域的中西医结合的新貌与发展前景，中西医结合的方式、方法多次被有关杂志与书籍所引用与效仿，后被译成日文，在海内外影响深远。此外，陆绵绵教授在1986年与1992年先后任全国高等中医药院校教材《中医眼科学》（五版）与高等中医药院校教学参考丛书《中医眼科学》副主编。

一、学术经验

陆绵绵教授擅长中西医结合诊断与治疗眼科范围内的疑难病症，她在治疗眼科疾病时有以下三大治疗原则。①重视祛瘀：陆绵绵教授认为，对眼科疾病的治疗必须重视对瘀的处理，即在眼部炎症高峰期、眼血管病及多种眼病的活动期或进行期治疗时，应当不同程度地配伍活血化瘀药，或在必要时采取暂以活血化瘀为主的治疗方式。②顾护脾胃：除因脾胃功能影响气血从而影响对缺血、缺氧极为敏感的眼球外，另一方面的理由是中药的给药途径大多为口服，不得不考虑脾胃对某些药物的承受能力。③补肾治本：在内眼病的恢复期，不论先前是哪一种证型，调整后的治本方法均应以治肾为主。此外，陆绵绵教授强调治肝与眼病的关系，在眼科疾病中，通过治肝能够取得最好疗效的眼病是功能性眼病，其最佳时机是未发展到器质性病变的阶段。

（一）辨证

陆绵绵教授认为，在明确西医诊断的前提下，中西医结合辨证是中西医结合诊治眼病的关键。一旦选择中西医结合方案进行治疗就必须对结合的深度、广度、方式及先后程序进行认真的考虑。首先是辨证，可分为局部辨证和全身辨证两个方面，临床上两者既有侧重又有联系。陆绵绵教授将内科常用的许多辨证方法，如八纲辨证、脏腑辨证、六经辨证、卫气营血辨证等与眼科的五轮辨证紧密结合，互相补充，形成眼科特有的中西医结合辨证方法。陆绵绵教授在以上辨证方法的基础上，结合现代医学的检查手段，创造性地建立内眼病的辨证方法。陆绵绵教授认为，内眼组织与五脏六腑有直接或间接的关系，具体表现在视神经与肝；视网膜神经上皮层与肾；脉络膜及视网膜血管与心、肝；眼底周边与脾；黄斑区与心、脾、肾；玻璃体与肺、肾等。内眼疾病中，实证与气血失调有关，虚证以阴阳失调为多，陆绵绵教授将其具体分为视神经乳头病变、视网膜血管病变、脉络膜病变。

1. 视神经乳头病变　视神经乳头色红，隆起，边界模糊者为肝经血热，是由邪热熏蒸，肝郁化火，肝阳上亢，肝火上炎所致，或肝气阻滞，脉络瘀阻，血行回流障碍所致。视神经轻度充血，边界略模糊或无明显异常，视力突然下降，眼球转动时疼痛者为肝失条达，气滞血瘀，不通则痛；或有郁热，也可为气血不足，血行不畅，目失荣养，如急性球后视神经炎，陆绵绵教授采用疏肝理气解郁法治疗，选用逍遥散加减。视神经乳头变白，为肝血不足或气血亏虚；也可为先天不足，肝肾阴虚，若继发者，则为局部气血瘀滞，目失所养。

2. 视网膜血管病变　血管扩张为气血瘀滞。血管粗大，扩张迂曲为心肝火旺，血分有热而致瘀；微血管扩张或毛细血管瘤为阴虚火旺；静脉充盈紫暗为气血不足，血行阻滞。血管变细多为气血不足，也可因肝阳、肝风或痰浊导致的动脉硬化、痉挛和阻塞。

3. 视网膜病变　视网膜病变可分为出血、渗出、水肿及变性。视网膜出血多因血热妄行，量多为心肝火上炎；量少为阴虚火旺。一次大量出血属血热妄行或气不摄血，如反复大量出血的缺血型视网膜静脉阻塞或渗出型老年黄斑变性，陆绵绵教授对其辨证为气虚不能摄血，采用益气止血法治疗，重用生炙黄芪、仙鹤草、茜草等，促进出血吸收，减少复发次数；而年轻人的视网膜静脉周围炎大量出血是由局部炎症所致，辨证为内热壅盛，迫血妄行，治疗采用凉血止血法。多次少量出血属阴虚火旺。深层圆点出血为有郁热，外伤引起的视网膜出血为瘀血。局限性黄斑水肿多为脾虚有湿，阴虚火旺，心肾不交，心肝有热或血热壅盛。弥漫性水肿多为肾阳不足或气血瘀滞；外伤引起的视网膜水肿为瘀滞所致。视网膜渗出新鲜者多为血热、阴虚火旺或心脾不足；而陈旧者为气血瘀滞或脾肾不足，阳气不运。视网膜变性多由肝肾亏虚，脾肾不足或气血不足所致。

4. 脉络膜病变　陆绵绵教授认为，新鲜病灶，急性渗出多为肝胆湿热、肝郁化火、心肝有热或邪热迫血；病情缓和者多阴虚阳亢、阴虚火旺。如葡萄膜炎的急性发作时，患者多有眼部红痛，虹膜及前房、脉络膜的炎症，伴有口干口苦，舌红苔白腻或黄腻等肝胆湿热的症状，而病到后期眼部自觉症状不重，可伴有腰膝酸软，听力下降，舌偏红，苔薄等阴虚火旺症状。渗出与痰湿积聚，气血瘀滞有关；脉络膜萎缩为全身或局部气血不足或气血瘀滞。如高度近视眼底病变多见黄斑区脉络膜萎缩，眼外伤后可有脉络膜裂伤及萎缩。

（二）治疗

陆绵绵教授从中医整体观出发，认为不论是脏腑阴阳气血失调，还是外感六淫，均可导致眼病。因此治疗时应调整机体内部的失衡。对于感染性的眼病，除用具有抑菌抗菌作用的祛邪药物外，还要解决由于微生物入侵而引起的局部病理反应。陆绵绵教授认为，在治疗疾病前应对疾病作出明确的西医诊断，由于内治法仅是治疗的手段之一，在明确诊断后，可以排除一些用保守治疗不能解决的疾病，减少中医辨证的盲目性。治病应求治本，根据患者的症状，结合局部、全身及现代医学体征检查结果进行辨证，重视"异病同治，同病异治"，即一个病在不同阶段根据辨证的不同而有不同的治法，而不同的病，只要有相同的全身症状或局部自觉症状，就可有相同的治法。如角膜炎、急性虹膜睫状体炎虽然病位及疾病性质不同，但都可有眼部红赤，疼痛，视力下降，全身可伴口干口苦，舌红，苔黄或黄腻等症状，治疗时都可采用清肝泻火利湿方法，选龙胆泻肝汤加减；视网膜静脉阻塞在早期以出血为主，治疗时应以止血为首要，可选十灰散加减，而病到中期出血已止，治疗应以活血化瘀促进积血吸收，后期根据出血混浊的情况和全身症状可采用化痰软坚，益气养血等方法。治疗虚实相夹证时，要慎重处理攻与补的原则，如发病过程中出现邪实的一面，则先处理邪实的矛盾，先攻后补，或攻补兼顾，视情况而定。如阴虚型的角膜炎，兼有气血瘀滞的症状，则既要处理气血瘀滞，又要兼顾滋阴以治其本。对于一些反复发作的免疫性疾病，在不同阶段辨证施治或补或泻，配合西药进行调治，可减少复发甚至治愈症状，如葡萄膜炎等与免疫有关的眼病，西医采用激素和免疫抑制剂治疗，副作用大。但通过中医辨证治疗，可缩短病程，减少激素使用量和时间，尽可能地减少激素的副作用，尤其对全身合并糖尿病、溃疡病、高血压的患者适用。

对于以出血为主的眼科循环性疾病，陆绵绵教授认为，对中医辨证为"瘀证"的疾病，其中西医结合辨病辨证治疗方法已沿用了几十年，随着科学的进步和眼科检查设备的大量使用，治疗方法也在不断改进。治疗时，早期可以中药为主促进出血的吸收，并配合眼底血管造影检查及眼底激光治疗等现代医疗手段，减少复发和并发症的产生，尽可能恢复视功能。

陆绵绵教授很重视临证用药尺度，讲求用药不可偏颇。如寒凉药为救火之方，能祛除热邪，但过用可阻遏阳气，寒凝气滞，使余邪不退，如角膜炎过用寒凉之品，则斑翳难退；眼内出血及渗出因得寒而凝，则更难吸收；寒凉之品伤津耗液，可延长病程。滋阴药能滋补阴液，但过于滋腻可使脉道淤塞，邪气内停，视功能较难恢复。理气，祛风，利水化湿及活血化瘀药在眼科常用，但过用则耗气伤津，因此陆绵绵教授讲究用药的配伍，以求互相制约。同时还重视脾胃功能的保护，认为脾胃为后天之本，脾胃受损则不能运化水谷精微，不能上荣于目，同时还使气机受阻，湿浊内生，或化热上蒸，则使眼病更加复杂，因此陆绵绵教授在方剂与药物的选择上重视保护脾胃功能。陆绵绵教授将眼科常用的内治方法总结为：祛风散寒，祛风清热，清热泻火，清热凉血，平肝潜阳，退翳，祛湿，止血，祛瘀，补血，滋阴等。

二、验案分享

（一）视瞻昏渺案

翟某，女，50岁，初诊2010年2月6日。

主诉：左眼视物模糊2个月。

病史：原有高度近视。平时泛酸多，口干、乏力、嗜睡。大便日行2次，以软便为主，月经按时但量少。舌淡红，苔薄白，脉细。

眼部检查：

视力：右0.12（自镜矫正），左0.05（自镜矫正），-16.00DS可矫正至0.3。双眼睑结膜充血，角膜透明，瞳孔对光反应正常，玻璃体轻度混浊，常瞳下见豹纹状改变，右眼黄斑斑片状萎缩，左眼黄斑区见小片状暗红色出血，中心反射可见。眼压：右16mmHg，左16mmHg。

辅助检查：

双眼视野：生理盲点扩大（本院门诊 2010 年 1 月 20 日）。

双眼光学相干断层扫描（OCT）：黄斑脉络膜视网膜新生血管（CNV）（外院 2010 年 1 月 20 日）。

荧光素血管造影（FFA）：黄斑区色素上皮脱离（本院门诊 2010 年 2 月 2 日）。

OCT：高度近视、黄斑 CNV 伴水肿（本院门诊 2010 年 2 月 2 日）。

诊断：

中医：双眼视瞻昏渺（脾肾两虚，血溢络外）。

西医：双眼高度近视黄斑病变、双眼干眼症。

处理：

1. 证属脾肾两虚，故以健脾益肾，止血活血为法，方用参苓白术散加减：生、炙黄芪各 10g，太子参 10g，炒白术 10g，炒薏苡仁 20g，猪苓、茯苓各 10g，车前子 30g，菟丝子 10g，补骨脂 10g，杜仲 10g，大小蓟 10g，侧柏叶 10g，鸡内金 10g，鸡血藤 10g，炙甘草 3g。7 剂，每日 1 剂，水煎，早、晚分服。

2. 调护：忌过用目力，忌食辛辣，防剧烈运动，慎起居。

二诊 2010 年 2 月 20 日。

复诊：服中药后患者症状减轻，嗜睡改善，精神好转，大便日行。舌淡红，苔薄白，脉细。

眼部检查：

视力：右 0.12（自镜矫正），左 0.05（自镜矫正），-16.00DS 可矫正至 0.3。双眼睑结膜充血，角膜透明，瞳孔对光反应正常，玻璃体轻度混浊，常瞳下见豹纹状改变，右眼黄斑斑片状萎缩，左眼黄斑区见小片状暗红色出血，中心反射可见。眼压：右 16mmHg，左 18mmHg。

诊断：同前。

处理：

1. 原方去侧柏叶、大小蓟，改生、炙黄芪为各 15g，加丹参 10g，桑寄生 10g。14 剂，每日 1 剂，水煎，早、晚分服。

2. 三七总甙片 100mg，口服，1 日 2 次。

3. 调护：忌过用目力，勿负重，戒辛辣，防剧烈运动，慎起居。

三诊 2010 年 3 月 23 日。

复诊：纳可，口干欲饮，大便成形，每日 2 次。舌淡红，苔薄白，脉细。

眼部检查：

视力：右 0.12（自镜矫正），左 0.05（自镜矫正），-16.00DS 可矫正 0.3。双眼睑结膜充血，角膜透明，瞳孔对光反应正常，玻璃体轻度混浊，常瞳下见豹纹状改变，右眼黄斑斑片状萎缩，左眼黄斑区出血基本吸收。

诊断：同前。

处理：

1. 证属脾肾两虚，故以健脾益肾，养血活血为法，方用参苓白术散加减：生黄芪 15g，太子参 15g，炒白术 10g，薏苡仁 20g，茯苓 12g，车前子 30g，葶苈子 10g，泽泻 10g，鸡血藤 10g，丹参 10g，补骨脂 10g，炙甘草 3g，干地龙 10g。14 剂，每日 1 剂，水煎，早、晚分服。

2. 右旋糖酐眼液，点双眼，1 日 4 次。

3. 调护：忌过用目力，勿负重，戒辛辣，防剧烈运动，慎起居。

四诊 2010 年 9 月 4 日。

复诊：患者近半年来间断按四诊方口服中药，视力稳定，纳可，口干，大便成形，每日一次。舌淡红，苔薄白，脉细。

眼部检查：

视力：右0.12（自镜矫正），左0.05（自镜矫正），-16.00DS可矫正0.3。双眼睑结膜充血，角膜透明，瞳孔对光反应正常，玻璃体轻度混浊，常瞳下见豹纹状改变，右眼黄斑斑片状萎缩，左眼黄斑区无出血。眼压：右13mmHg，左13mmHg。

处理：

1. 患者病情稳定，眼底无出血，以补脾气，益肝肾为法，方用参苓白术散合五子补肾丸加减：生黄芪15g，太子参15g，炒白术10g，麦冬10g，五味子5g，茯苓12g，薏苡仁20g，葶苈子10g，车前子30g，丹参10g，枸杞子15g，鸡血藤10g，炙甘草3g。14剂，每日1剂，水煎，早、晚分服。

2. 右旋糖酐眼液，点双眼，1日4次。

3. 调护：忌过用目力，勿负重，戒辛辣，防剧烈运动，慎起居。

五诊2010年11月6日。

复诊：双眼视力稳定，纳可，口干，大便成形，每日一行。

眼部检查：

视力：右0.12（自镜矫正），左0.05（自镜矫正），-16.00DS可矫正0.3。双眼睑结膜充血，角膜透明，瞳孔对光反应正常，玻璃体轻度混浊，常瞳下见豹纹状改变，右眼黄斑斑片状萎缩，左眼黄斑区无出血。眼压：右13mmHg，左13mmHg。

诊断：同前。

处理：

1. 将五诊方中黄芪改为炙黄芪20g。14剂，每日1剂，水煎，早、晚分服。

2. 右旋糖酐眼液，点双眼，1日4次。

3. 三七总甙片，1次2粒，1日2次。

4. 调护：忌辛辣，防外感，慎起居。

按语：健脾益肾，活血止血。

（二）瞳神紧小案

鲁某，男，27岁，初诊2010年4月20日。

主诉：左眼反复视物模糊2个月。

病史：近2个月来左眼反复视物模糊，眼前黑影飘动，曾（眼底荧光素血管造影）FFA检查提示葡萄膜炎。口腔溃疡病史3~4年，经常发作。纳眠可，二便调，舌红，苔薄黄，脉数。

眼部检查：

视力：右0.7，左指数/眼前。左眼睫状充血，尘状角膜后沉着物（KP）（+++），色素性Kp（+），丁达尔现象（Tyn）（+++），瞳孔药物性中度散大，晶状体前囊色素沉着，玻璃体混浊，眼底窥不清。眼压：右13.5mmHg，左13mmHg。

辅助检查：

左眼B超：玻璃体混浊。黄斑水肿，神经上皮浅脱离。

诊断：

中医：左眼瞳神紧小（热毒炽盛）。

西医：白塞综合征。

处理：

1. 证属热毒炽盛，治以清热解毒为法，方用五味消毒饮加减：金银花 10g，连翘 10g，蒲公英 10g，紫花地丁 10g，薏苡仁 20g，车前子 30g，防风 5g，玄参 10g，丹参 10g，茯苓 12g，桃仁 10g，昆布 10g，炙甘草 3g。7 剂，每日 1 剂，水煎，早、晚分服。

2. 泼尼松片，每次 15mg，每日 1 次。

3. 妥布霉素地塞米松滴眼液，点左眼，每日 3~4 次。

4. 托吡卡胺滴眼液，点左眼，每日 3 次。

5. 调护：忌辛辣，防过劳，慎起居。

二诊 2010 年 5 月 4 日。

复诊：自觉左眼视物较前清晰，眼前黑影飘动减少，纳可，口干，大便成形，每日 1~2 次。舌红，苔薄黄，脉数。

眼部检查：

视力：右 1.0，左 0.4。左眼睫状充血，KP（＋），色素性 KP（＋），Tyn（＋），瞳孔药物性散大，晶状体前囊色素沉着，玻璃体混浊减轻，眼底模糊可见视盘颞上方及颞侧灰白色渗出，黄斑区见放射状皱褶。眼压：右 17mmHg，左 15mmHg。

左眼 OCT：黄斑区水肿。

诊断：同前。

处理：

1. 中药原方去昆布，加泽泻 10g，泽兰 10g，枸杞子 20g。7 剂，每日 1 剂，水煎，早、晚分服。

2. 泼尼松片继用。

3. 调护同前。

三诊 2010 年 5 月 21 日。

复诊：患者自觉左眼视物较前清晰，眼前黑影飘动基本消失，纳可，口干，大便成形，每日 1 次。舌淡红，苔薄白，脉细。

眼部检查：

视力：右 1.0，左 0.7。左眼轻度睫状充血，KP（－），色素性 Kp（＋），Tyn（－），瞳孔药物性中度散大，晶状体前囊色素沉着，玻璃体少许混浊，眼底：视盘颞上方及颞侧灰白色部分吸收，黄斑区见有放射状皱褶。眼压：右 17mmHg，左 15mmHg。

诊断：

中医：左眼瞳神紧小（正虚邪恋）。

西医：白塞综合征。

处理：

1. 病至后期，患者实热征象不显，方用归芍地黄汤加减，以滋阴养血，兼清余邪：生地 20g，当归 12g，白鲜皮 10g，地肤子 10g，羌活 10g，黄芩 10g，沙苑子 10g，白蒺藜 10g，赤、白芍各 10g，广郁金 10g，白术 10g，薏苡仁 20g，甘草 3g。14 剂，每日 1 剂，水煎，早、晚分服。

2. 泼尼松片减量至每日 10mg。

3. 调护：忌辛辣，防过劳，慎起居，继续保持大便通畅。

按语：清热解毒，顾护正气。

（撰稿人：施 炜、吴 豪）

第四节　刘再朋

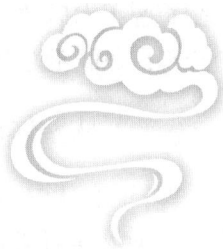

刘再朋（1930—2012），男，汉族，江苏南京人。主任医师，教授，江苏省名中医，第一届全国中医外科学会委员，江苏省中医药学会外科专业委员会名誉主任。他曾任南京中医学院外科教研室主任、江苏省中医院外科主任，江苏省中医外科专业委员会副主任，原卫生部教材编审委员会委员，《江苏中医》杂志编委。1992年1月，刘再朋获全国卫生系统先进工作者称号，1992年10月起享受国务院政府特殊津贴，1994年11月获江苏省名中医称号，1997年起任第二批、第三批全国老中医药专家学术经验继承工作指导老师。

刘再朋主任的祖父刘炳明是旧社会南京名噪一时的中医名家，业内、外、妇、儿及大小方脉，擅长疮疡外科，是一位典型的杂家。刘再朋主任自青年时起背诵方药，侍诊抄方，协助家祖制丸散膏丹。抗日战争胜利后，他考入南京市国医传习所，当时的校长为张简斋先生，教师是医学造诣很深的郭受天、时逸人等名医。毕业后刘再朋主任长期从事中医外科临床及教学工作。在技术上他尊崇华佗，主张刀药并举，该刀则刀，该药则药；在诊断上强调西医辨病与中医辨证相结合；在治疗上重视发挥传统药疗特色。刘再朋主任临床专攻外科杂病治疗，有"怪病克星"之美誉。他曾主编《疮疡古论选读》《中医外科学及护理》，参编《中医学概论》《中医外科学》《常见病中医各科临床手册》等11部著作，公开发表论文30余篇。

一、学术经验

（一）尊崇华佗，刀药并重

早在《内经》一书中，就有了脱痈不愈急斩之的手术疗法，后世许多外科古籍亦有刀针手术记载。汉代的华佗不仅精于针灸方药，对疾发于内，针药所不能及的病，还主张采用手术治疗，即麻沸散麻醉、刳破腹背、抽割积聚等。华佗以后，对于手术疗法也有很多记载，由于历史条件的限制，手术疗法难以推广流传，不得不从药物疗法方面去发展，给外科治疗手段带来很大局限性，从而制约了外科医学的发展。到了现代，通过中西医结合方法，才逐渐复兴了中医外科手术。刘再朋主任在临床上一贯主张"该刀则刀，该药则药，刀药并重"，他认为只有这样，在现代化的今天，中医外科才能跟上时代的步伐。

中医外科手术的复兴是近代的事，目前尚不能与西医院比高低，更不是中医外科的特色和优势。我们在取长补短的过程中，如一味追求手术疗法，忽视传统医药的使用，就会走向极端。目前这种倾向比较突出，值得深思。临床医生应能摆正刀与药的位置，能药则药，不能药则刀，就是该刀的疾病，中药也能发挥作用。如丹参注射液能促进皮肤创口和胃肠吻合口的愈合，可调理脾胃改善术后胃肠道功能，活血通腑减少腹腔手术后的肠粘连，急性胰腺炎在手术腹腔引流的同时，用攻下通腑药灌肠，可明显改善症状，缩短疗程，降低死亡率，等等。只有刀药并重，才能真正体现中医外科在非手术疗法方面的特色和优势。

（二）从整体出发，认识和治疗外科疾病

"外证实从内出"是外科一句名言。许多外科疾病虽生于人体外部，但与人体内在因素有着密切关系，故业外科者必须精通中医基础理论，熟悉内科辨证论治法则，才能发挥外病内治的特色。如扶正解毒治疗感染疾病，化痰散结治疗体表囊肿，活血通脉治疗外周血管疾病，清热利湿治疗痛风等。正如《外科正宗》中所云："内之症或不及其外，外之症则必根于其内也。"

（三）辨病与辨证相结合

中医外科对许多病是以症状来判定的，如脱疽泛指肢端坏死脱落一类疾病，包括血栓闭塞性脉管炎、闭塞性动脉硬化、雷诺病、结缔组织病伴发的末梢血管炎等。这些病肢端坏死脱落的症状相同，活血通脉是其共同的治则，但引起血管痉挛闭塞的原因各异，因此辨病要与辨证相结合，才能提高疗效。

再如发生于足部的红肿热痛，中医辨证是湿热下注，可以通过清热利湿剂治疗。但从辨病来分析，可以包括痛风、丹毒、急性关节炎等病，通过实验室检查，有针对性地选用清热利湿药，就能提高疗效，因此，辨证与辨病相结合十分重要。

（四）病因病理上中西医互参

中医病理是通过望、闻、问、切四诊表象认识的，所谓审证求因。西医病理是以现代生化检查来判断的，两者理论体系全然不同，但可以通过不同层面、不同角度，互相参考。如外周血管病中血栓闭塞性脉管炎、动脉硬化闭塞症、糖尿病坏疽、动静脉血栓等常见足部疾病，中医通过皮温、皮色、跌阳脉、疼痛可以判断为血瘀脉阻，经脉不通。西医则通过超声血流图、血管造影来确诊是动脉内斑块形成，血栓所致。四诊与仪器检查有异曲同工之效果。根据血瘀脉管不通，中医用破瘀通脉有效，西药用抗凝溶栓有效。这就是理论上合参的好处。

（五）治疗窦道经验

刘再朋主任治疗窦道经验丰富，分为内治与外治两大类，但尤重外治。

1. 外治　传统医学常采用的外治方法大体可分为两种，一是采用器械治疗，二是采用中药腐蚀。前者称之为"刮"，后者称之为"杀"。具体说来，"刮"就是用刮匙或其他器械伸进窦道内，沿着管壁自深而浅，变换方向进行搔爬，达到刮除水肿肉芽及腐肉的目的。此法可连续应用数日，每日1次或数日1次，直到窦道内肉芽新鲜、分泌物由多至少到无为止，此时外敷生肌玉红膏或黄连油膏，短期内可望愈合。"杀"指的是使用五五丹、九一丹、红升丹等具有祛腐能力的药粉，用绵纸夹药粉做成引流条送入窦道内，使窦道壁或深部肉芽组织及异物坏死，第2天换药时取出药捻，用蚊式止血钳卷干棉球擦拭窦道腔，以去除腐败坏死的肉芽组织，再重新下入药捻。如此每日或隔日更换，并渐将药捻由深移浅，直至原先腐败坏死组织、异物、窦道壁坚韧的纤维结缔组织坏死，随着药捻逐渐排出，新鲜肉芽组织随之从基底部生长，填充窦道，遂予撤捻，并予生肌玉红膏或黄连油膏油纱布外敷以生肌，从而使疮口得以痊愈。

刘再朋主任治疗窦道并不反对西医手术治疗，该刀则刀，该药则药，但他认为中医治疗更具特色。传统中医治疗窦道的方法不可拘泥使用，"刮""杀"二法只是对其方法的综合概括。何时用"刮"，何时用"杀"，似乎全凭医生一念之间，而实际临床上往往需要"刮""杀"并用，尤其是对一些久病复杂

病例，常常在用止血钳或镊子清除深部肉芽组织及异物、坏死组织后，先用刮匙或其他器械搔爬窦道壁，尽可能地去除窦道壁，但开始往往不能尽去窦道壁坏死组织，因此需再下入药捻，使窦道壁坚韧的纤维结缔组织坏死，并得以随着药捻逐渐排出，或二次换药时再用"刮"法去除，如此反复使用，窦道乃去，肉芽乃生，创面渐愈。在换药时，创腔内应用聚维酮碘、过氧化氢溶液、生理盐水反复冲洗，用蘸取聚维酮碘的棉球及干棉球反复擦拭，以清除腐败坏死组织和异物，促进新生肉芽组织的生长；创腔内用止血钳或镊子反复钳夹或镊去，意在尽早去除坏死组织和异物，病灶既去，而新肉可生，这两者也是非常重要的，决不可仅仅依赖药物的腐蚀作用，换药时马马虎虎，敷衍了事。此外，通常使用的腐蚀剂药捻常用纸捻粘上腐蚀剂药粉使用，刘再朋主任认为，这样做常常会导致药粉分布不均匀，而不能起到理想的效果。因此，刘再朋主任都是自己动手制作药捻。他先用绵纸制成粗细长短不等的纸捻，然后粘上面糊，再均匀粘上药粉，再将其晾干，便能制成称心如意的药捻，避光贮藏备用。这样的药捻，药粉均匀，质地较硬，插入容易，使用方便，而最重要的是效果确实不错，深得患者的赞许。

2. 内治　窦道的治疗如能配合适当的中药内服，当然能起到更好的治疗作用。根据多年治疗窦道的经验，刘再朋主任教授认为，窦道的辨证分型大多为湿毒内恋、气滞血瘀、气血不足、阳虚毒恋等，治疗大多从利湿化毒、活血化瘀、补益气血、温阳托毒等，但必须注意的是，窦道也有湿热瘀阻或热毒炽盛的证型，治疗时需要利湿化瘀或清热解毒，因此临床上仍然需要辨证论治，具体如下。

（1）湿毒内恋证：患者年富力强，患病日短，正气不亏，原有感染病史。窦道口脓水淋漓，脓汁较稠，伴异味，时有坏死组织或异物排出，不发热。治以清热利湿，活血解毒。方拟五神汤加减，药用茯苓、车前子、金银花、牛膝、紫花地丁、蒲公英、连翘、皂角刺、陈皮、法半夏等。

（2）气滞血瘀证：患者手术过后，正气亏虚不显，饮食如常。窦道口滋水较多或伴有少量脓水，脓汁较稀，无明显异味，可有线结等异物排出。不发热。治以行气活血，化瘀解毒。方拟桃红四物汤加减，药用桃仁、红花、当归、赤芍、川芎、生地、茯苓、泽泻、陈皮、忍冬藤等。

（3）气血不足证：患者大手术过后，或久病之后，心悸气短，乏力懒言，或形体消瘦，脸色苍白。窦道口时敛时溃，滋水清稀，量少无味，间有坏死组织或异物排出。治以补益气血，托里生肌。方拟托里消毒散加减，药用党参、川芎、白芍、黄芪、当归、白术、茯苓、金银花、白芷、皂角刺、桔梗、甘草等。

（4）阳虚毒恋证：患者久病气虚及阳，自觉畏寒怕冷，气短乏力，腰膝酸软，小便清长。窦道口久不愈合，滋水清稀，量少无味，坏死组织或异物排出少见。治以温阳益气，化瘀解毒。方拟托里温中汤加减，药用沉香、丁香、益智仁、茴香、陈皮、木香、甘草、羌活、干姜、制附子等。

二、验案分享

（一）胸主动脉瘤切除术后瘘管案

叶某，男，38岁，工程师。

患者于1997年4月15日因患胸主动脉瘤而在外院行胸主动脉瘤切除术，术后原有主动脉瘤引起的症状消失，但切口未能如期愈合，在该院换药、清创等治疗3个月未效，于7月25日转来我院。入院时，全身情况欠佳，不发热，查体见右胸背部沿被切除的肋骨处有一长约40cm弧形手术瘢痕，整个切口皮下从前胸骨到后脊柱有一贯通的潜行管道，管道上分布5个瘘。入院后，根据中医辨证予十全大补汤每日1剂，以补托生肌。局部先予提脓去腐的五五丹药捻穿插在管道内，以溶解炎性肉芽和坏死组织。于8月4日和8月19日发现侧胸壁及后胸壁有袋脓现象，即分别予低位扩创引流，并在创口内共取出20个线结，之后脓性分泌物逐渐减少，遂改用提脓生肌的九一丹药捻插入，约1周后肉芽转为新鲜，无脓性分泌物，再改用生肌收口的外用 1 号液（本院制剂，由乌梅等组成）纱布填塞，同时创口内用生理盐水冲洗及局部加压包扎，于 10 月 10 日痊愈出院，共治疗 67 天，后追访没有复发。

按语：随着胸心外科手术的逐渐普及，术后并发胸壁瘘管的患者在数量上有增加的趋势。本病与古医籍中叙述的"穿心冷漏"有相似之处，刘再朋主任在查阅有关文献的基础上，结合近几年治疗腹部手术后瘘管的体会，采用中医疗法来治疗本病。久病体虚，加之大手术后气血亏虚是本病发生之内因，即所谓"外科实从内出"也。手术创伤，毒邪侵袭及被感染的异物（线结、钢丝）存留等为本病发生之外因，此内外因素共同作用，致使局部气血运行不畅，肌肤失养，正虚无力托毒外出，因而形成瘘管。从辨证角度来看，本病患者多有体虚的表现，局部又有脓腐难脱、肌肉难生的特点，故治疗应当将整体与局部结合起来加以考虑，对病情轻，创口小者可单用局部治疗；对于病情重、创口大而深，全身情况欠佳者必须配合全身治疗，既帮助病体康复，又促进创口愈合，治法为益气养血，托毒生肌，常用方有托里消毒散、十全大补汤等。

局部治疗是本病的主要治疗手段，遵循"腐肉不去，新肉不生"的治疗原则。由于瘘管紧靠胸腔、心、肺及大血管，所以不主张应用有强烈腐蚀作用的白降丹、红升丹等药物，而选用五五丹、九一丹药捻来提脓祛腐。一般来说脓腐较多时用五五丹，而脓腐不多时用九一丹，使用时间长短视瘘管内情况而定。既要避免因使用过多而损伤正常组织，也要防止过早收口导致病情反复，另外五五丹内含有汞的成分，对于深长的瘘管，用药须"中病即止"，以免因机体吸收过多而造成汞中毒，故应用时需定期检查尿汞含量及肝、肾功能等，以便及时了解病情并采取相应的保护性措施。

（二）扶正解毒治疗疖病案

鲁某，男，38 岁。1992 年 10 月 15 日初诊。

患者周身多处起疮疖 1 年余，经多方诊治，有时疖肿消退，但局部常残留小硬结，隔 2~3 周后局部重新红肿，或在硬结周围长出新的肿疖。发作时多则 8~9 处，少则 2~3 处。刻诊：面色少华，周身疲乏，背部及两大腿内侧各有黄豆粒大小疖一枚，有小根盘，质中等偏硬，无白头，腿部疮疖周围肌肤发红，微肿，口淡不渴，周身无明显寒热不适，舌质淡红，舌苔薄，脉细数。血常规：红细胞 3.7×10^{12}/L，白细胞 10.4×10^9/L，中性粒细胞 78%，淋巴细胞 22%。证属气血亏损，余邪未尽，邪毒阻塞毛窍。治拟扶正解毒。处方：生黄芪、银花各 30g，潞党参 12g，炒白术、当归、白芍、川芎、连翘、川柏各 10g，甘草 5g。服药 7 剂，精神转佳，背部肿疖缩小变软，两大腿内侧疮周红肿清退，疮疖变软。前方加牛膝 12g，穿山甲片 10g，皂角刺 10g。服前方 3 剂后，诸疮先后出脓，背部疮疡已收口，患者面色亦较前红润。复查血常规：红细胞 4.8×10^{12}/L，白细胞 7.8×10^9/L，中性粒细胞 71%，淋巴细胞 29%。改投初诊方 10 剂，巩固疗效。1994 年初患者来告知，一年中未再起疮疖。

按语：疖为普通疾病，较易诊治，但是多个疖散在周身各处或聚集在某些部位，反复发作，此愈彼起，病程在 3 个月以上者，则为疖病。疖病是疡科的治疗难点之一。刘再朋主任认为，"外疡实从内发"，治疗依据《黄帝内经》中"邪之所凑，其气必虚"的观点，从整体出发，每每询问患者有无过度劳累、糖尿病、慢性肝肾疾病及其他相关疾病。刘再朋主任认为，人的正气亏损，营卫失调，外邪乘虚留滞肌肤是造成疖病的主要原因，故治疗强调扶正解毒并用，尤重补托。常以生黄芪为君，党参、当归为臣，佐以银花、甘草，并根据病情辨证加减。气虚加太子参、白术、茯苓；阴虚加沙参、麦冬、花粉、石斛；脾肾阳虚加附子、干姜、鹿角片、淫羊藿等；血虚目涩者加枸杞子、熟地、川芎。在急性发作期，方中加入黄芩、黄连、天花粉，连翘等。由于标本结合，立足于本，故所治疗病愈后复发率很低。

（撰稿人：刘佳笠）

第五节　盛灿若

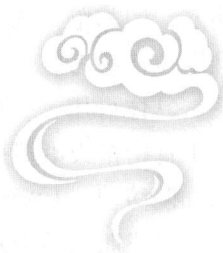

盛灿若（1934—），男，汉族，江苏南通人，江苏省中医院针灸康复科主任医师，曾任中国针灸学会第二届理事会理事；中国针灸学会第三届理事会副会长；江苏省针灸学会第四届理事会名誉会长；江苏省针灸学会针灸临床专业委员会首届委员会主任委员；全国中医高校针灸教材编审委员。

1948 年，盛灿若师从毕业于上海国医学院的张文炳先生，1954 年至江苏省中医院工作，跟随内科叶橘泉、马泽人等老先生侍诊抄方，1955 年秋转入针灸科，拜承淡安、邱茂良、李元吉为师学习针灸。盛灿若从事针灸临床、教学、科研工作近 70 年，医术精湛，临床疗效显著，他的针灸治疗方法有取穴少而精，抓住重点，善用特定穴，深刺透穴，一针数穴，单手进针的特点。

1984 年，盛灿若被江苏省卫生厅授予"从事中医药工作三十年"荣誉证书；1989 年被中国针灸学会评为"中国针灸学会优秀学会干部"；1993 年，获中华人民共和国卫生部援桑给巴尔医疗优秀奖；2002 年被江苏省卫生厅、江苏省中医药局授予"江苏省名中医"；2007 年被评为全国老中医药专家学术经验继承工作优秀指导老师；2016 年被江苏省卫生和计划生育委员会、江苏省中医药局授予江苏省"国医名师"荣誉。盛灿若是第二、三、四、六批全国老中医药专家学术经验继承工作指导老师。

一、学术经验

（一）独特的针刺手法

1. 单手进针，匠心独运

在进针方面，临床通常采用双手进针方法，而单手捻转进针法，若没有一定的指力、熟练的技巧、灵活的手法是不可能完成的。盛灿若教授早年师承昆山名医李元吉，苦练指力，故而指力遒劲，运用单手捻转进针，驾轻就熟。

盛灿若教授单手进针手法有其特点，其持针时姿势独特，刺手侧沉肩、屈肘、悬腕。肘部和腕部的屈曲角度应视其所刺腧穴而有所不同，但要求相对放松，不可僵直，使力贯于刺手大指。刺手持针以食指、中指并拢，自然伸直。拇指指骨间关节屈曲成 120°，用拇指指腹抵于食、中指相对食指远端指骨间关节横纹处的位置上，三指相抵夹持针柄。无名指指腹抵住针身，一般置于针身的上 1/3 处。若使用 3 寸长针时，要求无名指稍用力，使针身向内侧弯曲 15°~30°。小指自然屈曲而置于拳中。持针时，拇指、食指与中指，三指相抵，挟持用力要紧，无名指抵针身时用力要轻，注意调息而减少针尖的抖动，四指配合，悬空持针而针立如玉树临风一般直立、平稳、凝重。

"知为针者而使其左"，这里就是十分强调押手（如图 1）在进针时的特殊作用。下针前，先用押手

揣穴，因为腧穴为"神气所游行出入"之处，故而当以标
准定位作参考，押手指下有凹陷或空豁感处为穴，不必拘
泥。具体可用"一摸二循三切"之法。所谓"摸"即是以
押手食指指腹沿揣摸穴处，感觉有无空隙感；"循"是针对
诸如阴陵泉、后溪、三间、悬钟等穴，可用押手拇指指腹
沿骨骼或肌肉循于穴位上下，体会有无阻滞感；"切"即针
对内关、阴谷、睛明、球后等穴，可用押手拇指爪甲切住
穴处，找出空豁之处。在局部消毒后，当以押手食指或拇
指爪甲切住穴位处皮肤，使穴位处皮肤因切按下陷而相对
紧绷。一使穴处"气散"而减少进针时疼痛；二为松解、
推避周围组织，防止进针时对周围组织造成损伤，耗伤正
气；三为紧绷穴处皮肤，减少捻转进针时因皮肤松弛、缠
绕针身而造成涩滞感，以减轻进针时疼痛。

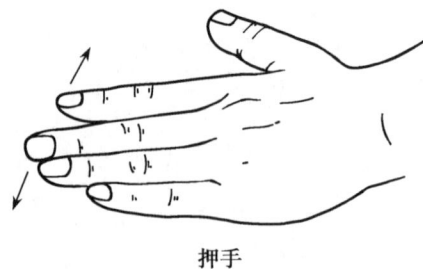

图1　押手示意图

进针时，先将刺手（如图2）的拇指稍向掌侧屈曲，
使柄的位置停留在拇指的"指目"之处（所谓"指目"，即
指尖与指腹相交接的地方），为捻转进针做好准备。再将直
立之针轻轻放在穴处的皮肤上，手腕部匀速用力下按，当
指下有抵抗时，随即快速地做大拇指向前为主地快速捻转，
使针尖在捻转中快速穿过皮肤，而达到"无痛进针"的目
的。在此必须强调两个方面的因素：一方面，单手进针，
其进针时向下的力来自刺手腕部的下按，夹持针柄的三指
无需用力下刺，仅要求三指用力夹紧针柄，以增加手指皮
肤与针柄之间的摩擦力，防止滑脱。另一方面，捻转时要

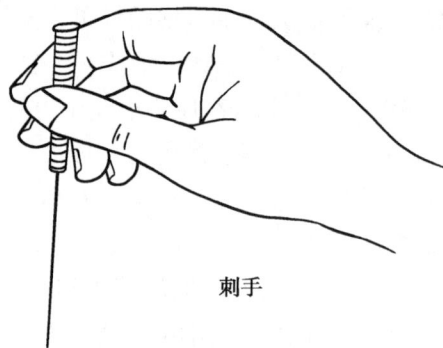

图2　刺手示意图

求大指向前，食、中指保持姿态，不必用力捻动针柄。捻转时有大拇指捻转，食、中指捻转和三指共同
捻转三种方式。但三指捻转时，指力最为有力，同时也影响针身的平稳，会使针尖在旋转的同时出现较
大幅度的前后移位；食、中指捻转则指力太弱，且针尖亦可见向后移位。而大拇指捻转时，指力亦可以
遒劲，大指活动灵活，便于针尖快速旋转，因食、中、无名指三指抵住针身，针尖几乎没有移位，可以
减少进针时的痛感，故当采用大拇指捻转的办法。大指捻转可分为左转和右转，右手持针，左转时大拇
指向前用力，右转时大拇指向后用力。因大拇指向前时，指力较大，爆发力较强，故而在捻转时，当用
左转捻转为主，以其快速进针，达到"无痛"的目的。

盛灿若教授之单手进针手法，不同于常用的注射式的单手进针法，乃是一种多方向动作相结合的复
式手法，即在腕力下插的同时结合大指的快速捻转，将进针与行针融为一体，整个操作过程平和稳健，
故而疼痛轻，得气快，针感强，且便于掌握针刺的方向、深浅、幅度，便于医生用指下感觉来指导行针
及进行导气补泻手法的操作。此种进针手法不像其他针刺手法一样将进针、行针分阶段操作，能够避免
因进针不慎而对周围组织造成的损伤。

2. 调经御气，补泻无形

盛灿若教授在治疗中十分强调"经气的作用"。针灸治疗不同于药物治疗，它主要是通过外部刺激
调节和激发人体经气，起到协调阴阳、调节脏腑功能、活血散瘀、益气抗邪的作用，是一种以患者内在
因素为主的积极治疗方式。因此，真正起关键作用的是"经气"，而针刺便是驾驭它的方法。经气是由
人体得之先天的肾间动气，后天脾胃的水谷精微，以及肺的自然清气相合而成，其生成离不开肾、脾、

肺，其运行离不开心、肝的调节和疏利。经气的外体在于脉，由脉不仅可以明辨其虚实，而且可以明了病证在治疗过程中的变化转归。

（1）调经御气，是在特定的穴位上针刺得气，然后通过手法使"气至病所"而达到治疗疾病的目的。盛灿若教授针对性地提出"唤气""聚气""调气"三个方面。"唤气"法：进针后，将针快速地深刺到穴位的下 1/3 处，留针片刻，以使经气对针刺有所感知，此时不强调出现得气感，针下当觉空豁无物。若因进针过程不畅而出现涩滞感，可用轻手法进行小幅度捻转，或用押手行"刮法""循法"，以防经气塞滞而不行。"聚气"法：在同一针刺平面，由小到大增加捻转幅度和频率，使穴下出现"得气"感，并在此基础上，将针身单方向捻转三圈，使经气深聚针下，蓄势待发。"调气"法：用较大的指力，将针提到皮下 1/3 处，再快速下插到穴位下 1/3 处，快速捻转一圈，以助经气传导，使气至病所。

（2）具体操作手法

1）向心性传导法：进针深度相当于穴位下 1/3 处，即在深部行手法得气。大指向前，食指向后顺时针单方向转三圈；右手中指紧贴皮肤，用较大的指力将针提起至皮下 1/3 处；快速下插至穴位下 1/3；快速捻转，逆时针单方向旋转一圈，使气上行至病所。

2）向四肢远端传导：进针深度相当于穴位下 1/3 处，行手法得气；食指向前，大拇指向后逆时针单方向转三圈；右手中指紧贴皮肤，用较大指力，将针提至皮下 1/3 处；快速下插至穴位下 1/3；顺时针单方向快速捻转一圈，使气下行。

《黄帝内经》有云"气至而有效""气速至则有速效"。合理运用御气手法，有利于得气和经气的循经传导，使"气至病所"，对于脏腑病证、经脉本经病证，以及因经气逆乱而出现的窜气、胀气诸症都有很好的疗效。临床上可选四肢肘、膝关节以下的穴位，因邻近病处的穴位虽"位邻气近"，运用时收效快，但时效短暂，往往不能根治病痛。欲明针灸，不能不明补泻。补泻手法，由古至今，众说纷纭，难有统一。补泻的量化，当从四个方面入手，即针具的粗细、捻转的角度、提插的速度、针刺的深浅。在临床操作中，一般而言，选用的针具较粗、捻转的角度较大、提插的角度较快、针刺的深度较深，即为行泻法；反之则为补法。补泻手法的区别在于对经气的影响。任何病证，无论虚实，皆有正、邪两个方面的因素。对于虚证则经气不足，脉行无力，卫外不固，常易致外邪侵袭，此时以正气虚惫为主，故应强调补法，以细针浅刺行中轻幅度手法以疏利经气，通畅经络，益气卫外，以防邪入。对于实证，则邪入经脉，正邪相争，邪气较盛，正气不足以祛邪外出，此时，以邪实为主，故应强调泻法，以粗针深刺，行大幅度手法以泻邪外出。所以补泻手法，不仅是对正邪的某一方面而言，而是对正、邪两个方面的强弱而言的。

盛灿若教授尊古但不拘泥，辨气而知变通，以疾病的本质来指导用针，实为其针刺手法的根本之处。

（二）经验穴

1."咽四穴"

"咽四穴"是盛灿若教授根据中医学理论和现代医学解剖学知识，结合多年来临床治疗咽喉疾病及以咽喉部出现主要症状疾病的经验总结而提出的。临床上以其为主穴，配合辨证选穴，用于治疗声音嘶哑、声带麻痹、咽喉部肿瘤，以及放疗所致的发音困难、声带小结、舌咽神经痛、癔症失语、急慢性咽喉炎等疾病，疗效满意。

（1）咽喉与脏腑经络的关系：咽喉与五脏六腑、十二经脉关系密切，尤其是肺、胃、肾三脏。咽喉是司饮食、行呼吸、发声音的器官，上连口腔，下通肺、胃。喉为肺系所属，与肺相通，手太阴肺经入肺脏，循经喉中；咽为胃系所属，与胃相通，为水谷之通道，足阳明胃经从上齿中，出挟口环唇，循下颌角前,沿咽喉入缺盆;肾为藏精之脏,其经脉入肺中,循喉咙,夹舌根。

(2)取穴方法:"咽四穴"位于喉结旁。即前正中线旁开约 2 寸,喉结高点水平,沿甲状软骨边缘向上、向下各 5 分,左右共 4 个治疗点。

(3)操作方法:"咽四穴"的进针方向是沿甲状软骨边缘呈外八字形向内直刺 1.2 寸(忌针尖向外斜刺),进针后局部出现一种如鱼刺鲠在咽喉部的感觉,则治疗较佳。一般留针 20~30 分钟,其间行针一次,捻针 5~7 次即可,捻转数不宜太多,以免遗留痛感,这种痛感通常在一天内完全消失。留针期间,患者切忌讲话,在手法上医者忌大幅度捻转提插。若进针后患者出现面红、呛咳等症状时,可能为进针过深所致,应立即将针轻轻退出 0.5 寸。

(4)治疗作用:"咽四穴"既不属于十四经穴,也不属于经外奇穴,古今文献中也无记载,乃自定为"咽四穴"。因其邻近足阳明胃经,故有改善局部血液循环,起到除痰祛瘀之效。

(5)辨证配穴

急喉痹:有风寒、风热之分。风寒外袭者,宜配曲池、合谷以祛风散寒;风热者,配合谷、大椎以清热解表。

慢喉痹:肺脾气虚者,配太渊、足三里以补益脾肺;肺肾阴虚者,配列缺、照海以滋养肺肾;气滞血瘀者,配尺泽、合谷以行气活血。

(6)局部解剖:其局部解剖有皮肤、皮下组织、颈阔肌、颈深筋膜浅层、胸锁乳突肌的前缘、颈深筋膜深层、肩胛舌骨肌、咽缩肌等,外侧为颈总动脉,浅层布有颈前浅静脉、颈横神经、面神经颈支,深层有甲状腺上动、静脉的分支或属支、舌下神经的分支、交感神经等。

2.“面三针”

盛灿若教授自定"面三针"透刺配合常规取穴治疗面瘫,疗效卓著。早期患者经治疗,病程明显缩短。即使是一些陈旧性、顽固性面瘫,也能获得满意的治疗效果。

(1)取穴方法

面瘫 1:地仓穴下 1 寸。向颊车穴透刺,进针 2.5 寸;

面瘫 2:相当于大迎穴,向颧髎穴透刺,进针 2.5 寸;

面瘫 3:太阳穴下 1 寸,透刺通过四白穴后,进针 1.5 寸。

(2)治疗作用:"头为诸阳之会",面部经络密布,运用"面三针"透刺,刺激多经穴位,可以使脏腑与经络、经络与经络、腧穴与腧穴之经气得以沟通交融。三针首尾相接,与常规取穴位点面结合,弥补了常规取穴之不足,增强了经络之间的联系,使多经同时得气,提高临床疗效。

面瘫多因风寒之邪客于面部经络,以致气血运行不畅,经络失于濡养,弛缓不收所致。三穴长针透刺能加强祛风活血通络作用,有利于祛邪外达,祛风牵正。

从局部解剖来看,"面瘫 1"相当于面神经下颌缘支伴行,以刺激其支配的下唇诸肌;"面瘫 2"横刺面神经颊支,以刺激其支配的口轮匝肌;"面瘫 3"能刺激面神经颧支及其所支配的眼轮匝肌。

二、验案分享

(一)李某,男,27 岁。左侧口眼歪斜 1 周。

患者现左眼闭合不全,左额纹消失,左鼻唇沟浅,口角右歪,左耳后稍感疼痛,伸舌居中,舌淡红苔薄白,脉浮。证属风寒外袭,面部经络气血不和。治拟祛风通络。取穴翳风、面三针、四白、太阳、下关、地仓、颊车、合谷,配以中药祛风活血通络,当归 10g、防风 8g、蝉蜕 8g、白蒺藜 10g、钩藤

10g、僵蚕 10g、天麻 10g、白芍 10g、白附子 10g、生甘草 5g。

按语：面瘫多因络脉空虚，风寒风热之邪乘虚侵袭面部筋脉而导致气血阻滞，肌肉纵缓不收而成面瘫。此病起病突然，多为一侧面部板滞，病侧眼睛闭合不全，额纹变浅或消失，鼻唇沟平坦，口角偏向健侧，部分患者可见患侧耳后疼痛或头痛，或伴患侧耳部不适或耳鸣，患侧舌体部分感觉麻木或味觉减退。治疗局部取穴为主，疏通面部阳明、少阳经脉，调和气血，并配以中药，早期以祛风活血通络为治法。

（二）达某，女，52 岁。右侧面瘫 2 个月。

现患者右侧额纹消失，眼裂增宽，鼻唇沟浅，口角漏水，伴右耳鸣、流泪。证属病久气血不足，脉络不通。治拟益气养血，活血通络。取穴双侧丝竹空、四白、颧髎、下关、地仓、面三针、足三里，并同时配以内服中药，黄芪 30g、当归 15g、红花 8g、羌活 10g、独活 10g、天麻 10g、防风 10g、白附子 10g、僵蚕 10g、全蝎 6g、钩藤 10g。

按语：面瘫因风寒或风热之邪乘虚入侵面部经脉而致，此患者病程久，故治疗除取右侧面部三阳经穴外，当配以足三里以补益气血，增强体质。面三针以长针透刺为主，刺激量不可过强。另中药除祛风活血通络外当重在补气血。经 10 次治疗，患者额纹出现，再治 10 次，诸症均恢复正常。

（三）李某，男，58 岁。

患者 1 周前外出时淋雨，回家后开始感冒，伴头痛、流涕等症状，未到医院就医，自行服用感冒药，感冒症状渐渐缓解。2 天后突然发现左侧口眼歪斜，额纹变浅，自觉左侧面部肌肉松弛，闭目乏力，进食时左齿颊内藏食物残渣，并左口角渗液，发病至今未就医。查体：神清，左侧额纹变浅，不能皱眉，左眼睑闭合不全，左侧鼻唇沟变浅，口角下垂，歪向右侧，不能鼓气做吹哨动作，饮水无侧漏，伸舌居中，四肢感觉活动正常，小便清长，大便调，睡眠一般。舌淡，苔薄白，脉浮弦。中医诊断：面瘫（风寒袭络）。西医诊断：左面神经炎（原发性周围性面瘫）。治则：养血祛风，疏经通络。取穴：颧髎（左）、地仓（左）、运动区（右下）、风池（左）、足三里（左）。刺法：以平补平泻手法针刺颧髎、地仓、运动区，针刺风池用平补手法，针尖向鼻尖方向斜刺，得气后，以小角度捻针为主，捻针频率宜慢，捻针幅度宜小，使经气向头侧扩散。刺足三里穴待针下得气后，针尖斜向上逆捻，使针感向上传导。

按语：盛灿若教授认为，本病为风寒之邪侵犯脉络，治宜养血、疏风、通络、牵正，患者发病时间较短，及时就诊，并积极配合治疗，故预后较好。刺颧髎、地仓、运动区，能疏通头面部经络，属局部取穴；刺风池穴能疏风散寒通络。复诊时取穴加减，针刺合谷、足三里为远端取穴，能旺盛阳明经气血而祛风寒；眼睑不能闭合，故取四白；食物残渣残留，取地仓透颊车。配合艾条疗法，可补益气血，疏调经脉。酌情服用中药，可提高疗效。

（撰稿人：盛　艳）

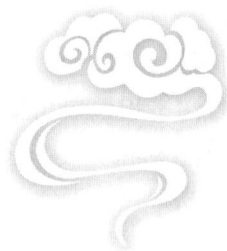

第六节　俞荣青

俞荣青（1924—2019），男，汉族，江苏无锡人，教授，研究员，硕士研究生导师，中西医结合主任医师，著名中西医结合内科肝胆病专家，享受国务院政府特殊津贴，首批全国老中医药专家学术经验继承工作指导老师，江苏省名中西医结合专家。他曾任江苏省中医药学会肝胆病专业委员会主任委员、江苏省中西医结合学会虚证与老年医学专业委员会副主任委员。

1948年，俞荣青毕业于江苏医学院，1958年6月，他从中国中医研究院（现中国中医科学院）第一届中医研究班结业。他曾先后在无锡市第一人民医院、中国中医研究院附属西苑医院、山西省中医研究所、江苏省中医院工作，从事中西医结合肝胆病临床及临床病研究工作60余年，立足于临床，注重科研，具有丰富的中西医理论知识及临床经验，临证注重辨证与辨病，擅长诊治慢性肝炎、肝硬化、酒精性肝病、脂肪肝等疾病。俞荣青教授医术精湛，医德高尚，帮助许多患者从死亡线上转危为安。其研究中西医结合对肝硬化腹水重症的治疗方法，临床中取得显著疗效。此外，其在对肝硬化形成的中医机理研究中，以肝、脾、肾三经在发病过程中之作用与现代医学提出的腹水形成机制比较后，提出化瘀软坚中药可改善门静脉血栓形成及门静脉高压；健脾补气中药能够改善消化机能，提高肝合成白蛋白的能力；温肾阳中药能够改善利尿功能的见解。其主张治疗肝硬化以补虚扶正为主法，攻伐逐水为权变，分期分证型论治。这些见解对中西医结合治疗肝硬化研究有一定的启发作用。俞荣青教授曾主持研究中西医结合治疗肝硬化肝昏迷重症、慢性肝炎肝功能恢复规律、寒潮对慢性胃炎胃脘痛之影响、结石性胆囊炎活动期合并慢性胃炎的辨证论治规律等，并自拟经验方"养肝澳平合剂"治疗慢性乙型肝炎。

作为硕士研究生导师，俞荣青教授多年来培养了十多名研究生，有的已成为各医院的医疗骨干，有的被选拔为学科带头人、跨世纪人才，并培养了全国性中医师承人员1名。

俞荣青教授曾发表学术论文30余篇，编写《中医对肝炎肝硬化的辨证论治》《病毒性肝炎防治手册》《呼吸系病现代治疗》等著作。在1958年，俞荣青教授获中华人民共和国卫生部颁发的金质奖章，1988年因坚持中西医结合工作30年，为中西医结合事业作出贡献，获中国中西医结合学会表彰，1998年被评为江苏省红十字学会抗洪救灾先进个人，2011年获江苏省医师协会颁发江苏省医师终身荣誉奖。此外，其在1995年主持的课题"养肝澳平合剂治疗乙型慢性肝炎及清除乙肝病毒复制标志物之临床及实验研究"获江苏省科学技术进步奖三等奖，养肝澳平合剂后经研制开发成为院内制剂。

一、学术经验

俞荣青教授从事中西医结合临床工作同时潜心中西医结合的治疗研究。他善于从临床中提炼科学问题，加以科学研究，提出独创性思考观点，并指导实践。

（一）首创采用以四层之虫胶肠溶衣包裹生甘遂制剂

1959 年，俞荣青教授在西苑医院参与中西医结合治疗肝硬化腹水重症的研究，其发现以生甘遂制剂——臌症丸峻攻消除腹水时，呕吐副作用发生率甚高。俞荣青教授分析认为，是由生甘遂刺激胃肠道黏膜所致，于是在国内首先采用以四层之虫胶肠溶衣包裹生甘遂制剂，使呕吐发生率减少 50%。

（二）提出以化瘀软坚、健脾补气、温肾阳法治疗肝硬化失代偿期，并分期分证型

1961 年，俞荣青教授在参与肝硬化形成的中医机制研究中，以肝、脾、肾三经在发病过程中之作用与现代医学提出的腹水形成机制比较后，提出以下设想：①化瘀软坚中药能够改善门静脉血栓形成及门静脉高压；②健脾补气中药改善消化功能，增强肝脏合成白蛋白的能力；③温肾阳中药改善利尿功能。这些见解对中西医结合治疗肝硬化的研究有一定启发作用。1974 年，他主持中西医结合治疗肝硬化肝性脑病重症的研究，第一次使肝性脑病患者的存活时间由平均 6.4 天延长到平均 75 天，最长 2 例患者存活时间分别超过 281 天和 380 天。

俞荣青教授总结多年临床经验，进一步提出治疗肝硬化，以补虚扶正为主法，攻伐逐水为权变，分期分证型论治。

（1）肝硬化早期（代偿期）：病机是肝郁脾虚，气滞血瘀，且其主要病机是"血瘀"，遵"气行则血行，气滞则血瘀"之原则，故理气活血是其治疗大法。同时，俞荣青教授强调，治疗勿忘以益气活血，调理肝脾为主，但由于病因、体质及伴随病证的不同，临床症状很复杂，临床上仍要进行辨证治疗，在理气活血的基础上加减。如胃气虚者，加黄芪、白术、茯苓、党参；肝肾阴虚者，加生地、枸杞、女贞子、旱莲草、当归、白芍，临床上常以白芍与甘草相配，酸甘化阴，补肝体抑肝用，或用兰豆枫楮汤加减；湿热残留者，加茵陈、垂盆草、白毛藤、金钱草、泽泻等；营热络伤者，常用水牛角、牡丹皮、生地、山栀、黄连等清营凉血。

（2）肝硬化后期（失代偿期）：主要表现为肝、脾、肾三脏的气血阴阳虚衰、功能严重障碍，若病及于心，还可出现心窍蒙闭昏迷之危候。临床以肝肾阴虚最为常见，常常出现阴虚水停的复杂病证，辨证施治不易奏效。由于真阴亏损，水湿与瘀血互结，此类患者治疗以养阴为主，即所谓"壮水之主，以制阳光"。俞荣青教授还很重视活血与利水并用的法则，常以兰豆枫楮汤加味处治。由于湿热未尽或水蓄日久化热，热耗阴血，肝肾阴虚，瘀血阻络，水湿不化，腹水难消，以致阴虚血热，气滞血瘀，脾不健运，水湿内停。若过用逐水之剂则"下后伤阴"，若过用滋阴则湿恋水蓄，故俞荣青教授辨证使用育阴养血与利水、补气、健脾、活血通络之法，使养阴而不呆滞。对于臌胀的治疗，俞荣青教授治的经验体会为，本病病程长，本虚之体，水停则为邪实，治水时要重视补气、健脾、养阴扶正，佐以理气、活血、利水、疏利三焦，攻补兼施。

肝硬化后期，有时还出现脾肾阳虚，气虚血滞之证，俞荣青教授强调治以补气温阳，健脾柔肝，养血活血为主。辨证时，抓住其倦怠便溏，四肢发凉，脉沉细无力等一派虚寒之象的特点，判定为脾肾阳虚，气滞血瘀。用生黄芪、党参、炒白术益气健脾升阳；附子、肉桂温肾以助脾阳；当归、丹参、白芍养血柔肝，养阴以和阳；香附疏肝理气活血；若黄疸明显则加茵陈等。

（三）观察发现秋季寒潮频多与胃脘痛加重的相关性

1989 年，俞荣青教授观察寒潮对慢性胃炎胃脘痛之影响。他比较一年 24 节令对慢性胃炎胃脘痛患者的影响，发现胃脘痛加重和节令有关，若寒潮降临，短期内气温大幅度骤降，机体来不及适应环境变化，可使胃脘痛加重，因秋季寒潮频多故使胃脘痛加重率最高，再一次证实天人相应学说。

（四）自拟经验方"养肝澳平合剂"治疗慢性乙型肝炎

1995 年，俞荣青教授总结多年临床数据，以经验方养肝澳平合剂治疗慢性乙型肝炎患者 152 例，对照组患者 100 例，随访时间 1~2 年。结果显示，治疗组远期有效率 62.5%~70%，乙肝病毒复制标志物 HBeAg 远期阴转率 63.16%~70%。与对照组比较差异有显著性。在实验研究中，治疗树鼩感染人 HBV 模型及麻鸭自然感染 HBV 模型结果与临床相符。人鼠肝组织切片核仁组成区嗜银（Ag-NOR）染色提示该合剂还可使肝细胞增生活跃。在此基础上，俞荣青教授研制开发院内制剂养肝澳平合剂，用以治疗病毒性乙型肝炎，该课题于 1995 年获江苏省科学技术进步奖三等奖。

（五）肝病治法经验

1. 疏肝养肝　肝为藏血之脏，其体柔，主疏泄，性喜条达，对人体气机的运行有着重要的作用。但其病则显露出刚强之性，故古人曰"木曰曲直"。肝属厥阴，中寄相火，易于化火动风。故俞荣青教授综合前人的观点，采用疏肝法治疗肝病，凡肝脏"曲"而不"直"者用之；采用养肝法是濡养肝"体"，凡肝脏"直"而不"曲"者用之。"疏"与"养"是中医治疗学动静观的体现。在治疗慢性肝病时，俞荣青教授常常疏肝与养肝结合，以四逆散、小柴胡汤、柴胡疏肝汤、一贯煎等加减。一般肝气郁结、阴伤未著者，以疏肝解郁为主，用柴胡、香附、枳壳、大腹皮等；当肝阴已伤、肝郁显著者，俞荣青教授只用少量柴胡，或不用柴胡，加生地、旱莲草、枸杞子、桑椹子、当归等养血柔肝。

2. 扶正祛邪　慢性肝炎多由急性肝炎演变而来，而湿热疫毒又是导致急性肝炎的主因，故俞荣青教授用药，祛邪仍是治疗慢性肝炎的重要措施。但俞荣青教授并不把祛邪机械地理解为清热解毒，一味追求降低转氨酶指标，而是按照"邪之所凑，其气必虚""至虚之处，便是容邪之所"理论，辨析患者虚实，再进行用药配伍。慢性肝炎的病机变化，离不开邪正之纷争，治疗也必须正确地运用扶正祛邪，或在祛邪之中不忘扶正的指导思想。慢性肝病多属虚实夹杂，正虚多由顽邪流连日久而来，只有肝气得舒，脾胃才能健运；瘀血得去，新血才能化生，故常用攻补兼施之法。俞荣青教授还指出，慢性肝炎用补法，必须严格遵循辨证论治的原则，区别其为阴虚、阳虚、气虚、血虚，方能对证用药。凡阴虚者宜补而兼清，凡阳虚者宜补而兼温。病由肝而起，传脾而盛，传肾更剧，从肝、脾、肾损伤之程度，可以测知病情之程度。一般来说，因为湿热疫毒致病，慢性肝病伤阴者多，伤气也不少。对于肝气虚者，俞荣青教授强调，黄芪是补肝气的良药，宜重用并配合白术、茯苓、党参等，以加强补气之力。

3. 气血同调　俞荣青教授强调，诊治慢性肝病时，一定要区别病在气分还是在血分。在气，指慢性肝病因气机失调所导致的一系列病理变化，如肝气郁滞，湿热壅遏；或脾虚气弱，湿浊不化等。前者用柴胡、陈皮、白芍、枳壳、香附、茵陈、茯苓、虎杖、车前子等加减；后者遵"虚则补之"原则，用黄芪、党参、白术、茯苓、陈皮、半夏、砂仁等加减。在血，指病邪由气入血所产生的一系列病理变化，由气滞导致血瘀；或热毒入血而耗血动血；或病程已久，正气不足，气虚血滞，即"初病在经在气，久病入络入血"，慢性肝炎以后者更为多见，俞荣青教授按"气行则血行"原则，用黄芪、丹参、郁金、延胡索等治疗。

4. 运化中州　肝病病位在肝，以肝经气郁为主要病机。肝气不舒，理应疏泄，但慢性肝病，也有疏之不应者。因脏腑相关，久病必伤脾胃，故俞荣青教授强调，在疏肝不应的情况下，必须注重调理脾胃，以遵"肝病及脾"之训。前人张仲景早就指出："见肝之病，知肝传脾，当先实脾"。此外，脾居中州，为运化水湿之枢纽，脾虚湿困之证，在慢性肝病中也属多见，用药则不宜偏补，俞荣青教授常选用五苓散、平胃散随证加减，湿化则元气恢复，也有助于肝气之疏泄。经云："欲令实脾，宜甘宜淡。"对于脾阴虚的治疗，俞荣青教授以甘淡为主，常用炒山药、扁豆、薏苡仁、炒白术、茯苓、甘草等。

5. 益气活血 慢性肝病常常有肝脾肿大的体征，俞荣青教授在治疗过程中认为，正虚是癥积的主要原因，所以每每不忘扶正。认为癥积虽有形可证，而究其本，则缘于正虚。慢性肝炎患者肝脾肿大，乃病程日久，正气伤残，气虚则血滞，气郁则血瘀，从无形到有形，有一个从量变到质变的过程。故俞荣青教授治疗总是遵循"养举正则积自除"之古训，不仅仅局限于化瘀散结，而由治本出发，用当归补血汤加减，重用黄芪以益气养血。

由于肝肾同源，脾肾相关，慢性肝炎日久尤多肾之候，大凡病劳及肾，正气匮乏，攻伐之品，更需慎用。俞荣青教授在对肝脾肿大、肝肾阴虚证者的治疗中，多用五子合剂、一贯煎，或用兰豆枫楮汤等加味。

二、验案分享

（一）肝厥病案

张某，男，58 岁，1971 年 4 月 25 日初诊。

患者因肝炎后肝硬化，出现腹水，于 1971 年 4 月 25 日入院。1971 年 7 月 1 日，患者突然右胸背剧痛，气短，咯铁锈色痰，体温升达 39.5℃，X 线检查见右胸大量积液，考虑肺部感染（大叶性肺炎）。予中药清热解毒，泻肺化痰，肌内注射青、链霉素治疗，体温略退。7 月 6 日，患者出现视力模糊及性格改变、语言重复等精神障碍。考虑为肝昏迷Ⅰ度，乃予清热开窍息风，每日输注谷氨酸钠治疗，先后予以肌内注射卡那霉素、庆大霉素，静脉滴注红霉素等，以及各种支持疗法。患者昏迷继续加深，狂躁，失定向力，属肝昏迷Ⅱ度，有时呈昏睡状态，胸水增加，气管向左移位，痰培养有酵母样霉菌，尿中出现蛋白（++），红细胞 2~3 个/HP。经积极抢救后，患者狂躁减轻。7 月 12 日起予以静脉滴注乙酰谷酰胺、谷氨酸钾及青霉素，口服安宫牛黄丸及制霉菌素，患者昏迷如前，体温波动于 38℃ 左右，按阴虚热毒壅盛，邪陷心包论治，予清热解毒开窍、用清营汤加减。处方：犀角（先煎）（现用水牛角代）9g，连翘 30g，莲子心 9g，麦冬 15g，栀子 9g，钩藤 15g，菖蒲 9g，远志 9g，琥珀（分冲）1.5g，灯芯 1.5g，甘草 1.5g。

7 月 18 日二诊，处方：菖蒲 15g，连翘 30g，莲子心 9g，茵陈 15g，栀子 9g，麦冬 12g，琥珀（分冲）9g，丹参 30g，滑石 9g，白茅根 30g，甘草 3g，并加用清水灌肠。

7 月 19 日，患者昏迷开始减轻，体温逐渐降至正常。予以停用卡那霉素及庆大霉素后，尿蛋白逐渐消失。各西药逐渐减量。

7 月 23 日，患者意识完全清楚，但腹水显著，予适当利尿后，患者腹水及胸腔积液完全消退。

8 月份以后，患者能下地行动，意识完全正常。

按语：肝昏迷（又称肝性脑病）属于中医肝厥范围。肝厥多因肝气严重损害，浊毒痰火内盛，不得外泄而熏蒸、蒙闭脑神。在肝病症状基础上，出现以神识昏蒙为主要表现的肝病及脑的厥病类疾病。

俞荣青教授认为，本病中医辨证为阴虚热毒壅盛，邪陷心包。治法为清热解毒开窍。在西医基础治疗上，患者仍嗜睡至昏迷，虽及时予口服安宫牛黄丸，但患者仍昏迷，果断加中药汤剂清营汤加减，并予清水灌肠导邪外出，中西医结合治疗终获良效。

安宫牛黄丸有清热解毒、镇惊开窍功效。清营汤为清营凉血剂，选取方中水牛角清解营分之热毒；麦冬、钩藤既清营热，又补充受损之阴；连翘、栀子清营解毒、透热养阴；菖蒲、远志、琥珀镇心安神，醒神开窍。

二诊时，菖蒲加量增强开窍醒神作用，茵陈清利肝胆湿热，丹参活血化瘀，滑石和白茅根清利下焦中焦水道，并加用清水灌肠，导邪外出。

（二）臌胀病案

陈某，男性，61 岁，因乙型肝炎病史 15 年，腹胀、下肢水肿 1 个月就诊。刻下：腹大如鼓，下肢水肿，小便量少，纳呆乏力，大便溏薄，口干欲饮，心烦易怒，形体消瘦，面色黧黑，舌红少苔，脉沉细无力。生化检查示谷丙转氨酶 70U/L，谷草转氨酶 89U/L，白蛋白/球蛋白比值为 0.8。B 超示：肝硬化腹水。诊断：乙肝后肝硬化失代偿期。中医辨证属肝肾阴虚，水湿内停。治以滋养肝肾、行气利水，活血化瘀。处方：泽兰 10g，泽泻 10g，黑料豆 10g，楮实子 10g，路路通 10g，丹参 30g，郁金 10g，大腹皮 20g，枸杞子 10g，女贞子 10g，山药 10g，茯苓 10g，黄连 3g。服药 14 剂后，患者尿量增多，水肿好转，仍乏力，纳呆，便溏。原方去黄连，加生黄芪 30g，继服 7 剂后，患者大便次数减少，下肢水肿消失，原方加炒白术 10g，巩固治疗。

按语：肝硬化腹水的预防和治疗始终是诊疗研究的难点。肝硬化引起的腹水属于中医学"臌胀"的范畴。俞荣青教授认为，肝硬化腹水病机乃久病体虚，正不抗邪，水湿内停，以正虚为本，邪实为标。治疗时，要注意"见水不能单纯利水"，而以补虚扶正为主法，攻伐逐水为权变。水湿内停，乃由于正虚（气虚、阳虚、阴虚），气虚血滞，中州不运，瘀阻血络，更由于肝、脾、肾三脏损害导致功能的失调，三焦气化不利，气血运行不畅，水湿不化，聚为臌胀。

本病案中医辨证肝肾阴虚，水湿内停。治以滋养肝肾、行气利水、活血化瘀。俞荣青教授以兰豆枫楮汤为基础加减化裁。方中泽兰活血行水；路路通祛风通络，利水除湿，搜逐伏水；楮实子甘寒，可补肾治虚劳，消水气浮肿；泽泻利水，使人身轻；茯苓健脾利水；丹参活血化瘀；郁金、大腹皮行气；枸杞子、女贞子滋补肝肾之阴；山药健脾益气。复诊加用黄芪以达补气养血、扶正补虚之力。诸药相合，消补兼顾而无滋腻之嫌，补气、活血、利水同用，可使气行血行则水行，使气血调和，水湿易行。对难治性腹水，俞荣青教授并不执着于中药一途，常采用中西结合治法，予以静脉输注白蛋白等来提高血浆胶体渗透压，加用利水剂，限制钠盐摄入，使腹水去，消化功能改善，肝功能也会有所恢复。

（撰稿人：董 筠）

第七节　朱秉宜

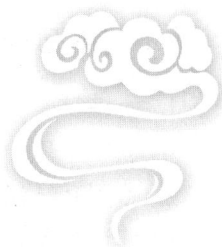

朱秉宜教授（1930—2021），男，汉族，江苏苏州人，原江苏省中医院肛肠科科主任、主任中医师，南京中医药大学教授，吴门医派第四代传人。他曾任中华中医药学会肛肠分会理事、中医药高等教育学会临床教育研究会肛肠分会副主任委员、江苏省中医药学会理事、江苏省中医药学会肛肠科专业委员会副主任委员。

朱秉宜教授在初中毕业后拜苏州名医王寿康为师，开始研习中医。在1950年，他参加苏州市卫生局举办的中医进修班，系统学习了西医知识。1955年，他被调至江苏省中医院，从事肛肠专业医教研工作。1991年，朱秉宜教授被卫生部确定为500名首批全国老中医药专家学术经验继承工作指导老师之一，2010年，他获批建设全国名老中医药专家传承工作室，先后培养许多优秀学术继承人，包括省名中医、名中西结合专家4名，省中医药领军人才2人，省卫生拔尖人才3人。

朱秉宜教授是著名中医肛肠病专家，擅长高位复杂性肛瘘、直肠脱垂、马蹄形肛周脓肿、结直肠息肉、结直肠肿瘤、溃疡性结肠炎、出口梗阻性便秘等病的内外科治疗。他曾副主编《实用中医肛肠病学》。在2010年，《朱秉宜肛肠病学术思想和临床经验》正式出版。朱秉宜教授主持研究的"消痔液注射疗法"，获省科技成果四等奖。1987年，朱秉宜教授获评全国卫生文明建设先进工作者，1989年荣获南京市劳动模范称号，1992年起享受国务院政府特殊津贴，1994年荣获"江苏省名中医"称号。

一、学术经验

（一）治疗肛肠病，重清热调血理气

朱秉宜教授认为，肛肠病的病理因素虽有"痔疮形名亦多般，不外风热燥湿源"之说，但临床最常见的仍是热邪致病，多见的致病热邪有风热、湿热、燥热、热毒等。肛肠病的常见症状如出血、肿胀、疼痛、脱出、瘙痒、便秘等主要与热邪致病有关。因此，治疗中，在重视辨证施治的同时，尤专重于清热调血顺气。临证常以黄芩、黄柏、生地、大黄等为主以清热凉血；辅以地榆、槐花、大小蓟等清热凉血止血；佐以当归、赤芍、枳壳、升麻调血散瘀顺气，荆芥、防风以疏风，天花粉、火麻仁等以润燥；车前子、茯苓、泽泻等以利湿；使以甘草调和药性。朱秉宜教授诊治慢性溃疡性结肠炎重于清热利湿，他认为"痢无止法"，对脓血便多、里急后重者多用大黄，主张生、熟大黄一起用，并用黄连、黄柏、白头翁、蛇舌草，湿热清后大便自然成形。舌苔厚者用陈皮、半夏、厚朴；理气用青皮、陈皮、台乌药、枳壳、砂仁、木香等。保留灌肠方也用荔枝草、紫草、茜草、板蓝根等，以清热解毒类药为主。

（二）创制6个常见病验方，临床疗效显著

1. 溃结汤（黄芩、党参、白术、赤芍、白芍、黄连、木香、吴茱萸、陈皮、焦山楂、茯苓、白头翁、生薏仁、枳壳、槐花）主治溃疡性结肠炎证属脾胃虚弱，湿热蕴结者。

2. 养阴开结汤（熟地黄、山萸肉、淮山药、肉苁蓉、生地黄、玄参、当归、麦冬、升麻、瓜蒌仁、火麻仁）主治便秘证属肾阴不足，肠燥液亏者。

3. 克罗恩病方（黄芪、党参、白术、赤白芍、丹参、黄芩、白头翁、木香、青皮、陈皮、薏苡仁、夏枯草、海藻、延胡索）主治克罗恩病证属脾胃虚弱，湿热蕴结，气滞血瘀者。

4. 扶正抑癌汤（黄芪、党参、白术、白芍、当归、青皮、陈皮、五味子、茯苓、山萸肉、川石斛、薏苡仁、白花蛇舌草、石打穿、半枝莲）主治结直肠癌术后证属正虚邪恋者。

5. 痔瘘坐浴方（荔枝草、鱼腥草、大黄、五倍子、虎杖）主治内痔脱出嵌顿，外痔肿痛，痔术后肛缘水肿，肛肠病术后创面清洗，肛门湿疹等。已制成院内制剂，广泛应用于临床。

6. 四黄清毒汤（黄芩、黄柏、黄连、生大黄、银花、连翘、紫花地丁、半边莲、当归、赤芍、牡丹皮、枳壳、甘草）主治肛周脓肿、肛门直肠感染性疾病证属热毒蕴结，湿毒瘀滞者。

（三）扬"挂线"特色，治"漏"新见解

1. 挂线4种作用，临证当灵活使用　挂线疗法是目前肛肠科临床使用最多的中医传统特色疗法之一。朱秉宜教授临证时特别注重根据该疗法治疗机理的现代研究进展和临床实际灵活使用，他认为挂线的4种作用，可以单独应用其一种作用，亦可同时应用其数种作用。如他主张对复杂性肛瘘的支管、支腔不作切开或切除，而是潜行搔刮后予以挂线，作对口引流，就是应用了挂线疗法的牢固及持续的引流作用，既减少了组织损伤，保护了肛门功能，又可方便换药，缩短疗程。对多发性括约肌间肛瘘，他主张一次只能切开一条瘘管，其他瘘管则予以挂线，但不紧线，以后分期逐一治疗，以保护肛门功能，这里挂线是取其标志、引流作用。对于穿越肛管直肠环的高位肛瘘，主张取挂线的慢性切割、异物刺激、引流等综合作用，勒开瘘管。他指出，在治疗过程中，一定要在挂线后14天左右，在由异物刺激引起的纤维化达高峰时，才能予以紧线、脱线，以防止脱线过早，括约肌断端由于纤维化数量不足，粘连固定不牢"豁开"而后遗不完全性肛门失禁或肛管缺损。

2. "清源"同时还需"浚流"

对于复杂性肛瘘，有些医生认为只要处理主管道，不必处理支管，就能达到治愈的目的。朱秉宜教授则主张"清源"同时还需"浚流"。他认为，支管、支腔若不作彻底清创、引流，虽然也能暂时闭合，但管腔内遗留的坏死感染物质是以后导致复发的主要原因之一。为此，他采用了"对口引流法"，根据引流需要，在支管的不同部位作数个放射状小切口，通过切口用刮匙将支管内的坏死感染物质清除干净，再置入橡皮筋，作松弛的挂线，每日冲洗，充分引流，待脓尽，主切口变浅，支管、支腔口径缩小至与橡皮筋相近时，拆除挂线。对通向坐骨直肠间隙顶部或直肠后间隙等深部的支管、支腔，他主张用"药捻式置管法"引流，即将细导尿管置入支管、支腔深处，稍外移后固定，每日冲洗，每隔数日，再稍向外移后固定，使支管、支腔在不遗留坏死感染物质的前提下，真正通过肉芽组织填充而闭合，这样则无复发之虞。

（四）效大禹治水，创"消痔"新说

痔的成因是血脉不行，气滞血瘀，但现有主要的局部治疗方法，多以阻断痔的血流为法，似治理大水，以"堵"为法，绝非上策，医理亦是如此。若能效大禹治水，采用疏通之法，则理当有利而无弊。

朱秉宜教授开展了以疏通血行为机制的"消痔液注射疗法及其治疗原理"的临床和实验研究并首创"黏膜下高低位注射法"和"外肌四点注射法"。

据临床验证，用"消痔注射液"治疗三期内痔、混合痔、静脉曲张性外痔、肛裂患者 494 例，治愈率达 93.7%，未见严重并发症、后遗症，表明此种治疗方法是一种简、便、廉、验，并发症少的新疗法。动物实验表明，消痔液有松弛肠平滑肌、扩张血管、抗凝、增加血管灌注量、局部止痛等效果。这一创举在理论上提出了以改善局部血液循环治疗痔疮的新观点，在治疗方法上提供了新途径。1980 年，消痔液注射疗法获得了江苏省科技成果奖四等奖。

二、验案分享

（一）健脾敛疮法治疗溃疡性结肠炎案

许某，女，24 岁，张家港市人。

2009 年 4 月 11 日初诊，患者腹泻腹痛便血间作 2 月许，肠镜 + 活检报告示：左半结肠非特异性慢性溃疡性结肠炎。予柳氮磺胺吡啶口服治疗少效，且前大便稀溏，日 5~6 次，均见脓血。左小腹隐痛，肠鸣，矢气频频。纳有味，尿清，脉细。舌质淡红苔薄黄腻。脾虚湿热，运化失健。治以清热化湿，健脾固肠。处方：党参 15g，炒白术 10g，赤白芍（各）10g，川连 5g，木香 5g，淡吴茱萸 3g，焦楂曲（各）10g，青陈皮（各）5g，茯苓 10g，焦薏苡仁 15g，白头翁 15g，炒槐花 15g，枳壳 10g，秦皮 10g，甘草 3g，炮姜 3g。15 剂。

二诊，患者大便成形，日行 2~3 次，少量脓血便间作，腹痛得减。苔薄。原方加生黄芪 15g，15 剂。地锦草 15g，鱼腥草 15g，凤尾草 15g，紫草 15g，茜草 15g，黄柏 15g，五倍子 3g。15 剂，每剂浓煎 200ml。每日 2 次，每次 100ml，保留灌肠。

三诊，患者药后 1 个月，临床症状基本消失，大便软，日行 1~2 次。原方继用 1 个月后，复查肠镜。

四诊，患者病情稳定，肠镜 + 活检示：乙状结肠及直肠黏膜轻、中慢性炎。予复方谷氨酰胺肠溶胶囊，每次 0.4g，每日 3 次，服 3 个月。

半年后随访，患者未再发病。

按语：溃疡性结肠炎病程长、易反复，愈而复发。其发病的主要原因是脾胃虚弱，正如《景岳全书·泄泻》中的"泄泻之本，无不由脾胃。"脾失健运，湿浊不化，内生水湿，导致湿盛，脾喜燥而恶湿，除湿邪外侵损伤脾胃外，湿盛又可阻碍脾胃运化，加重脾虚。脾运胃纳互相依赖一升一降相反相成。一方受损，必影响他方，湿浊中阻虽有偏重，但应兼治。两者互为因果，相互影响。因此，脾胃气虚在发病及病变过程中起重要作用，并贯穿于病程始终，故健脾益气法也应贯彻治疗始终。只有脾胃纳化健运功能正常，后天之气才能不断地充养先天。由此脾胃健运才能具有"清阳出上窍，浊阴出下窍；清阳发腠理，浊阴走五脏；清阳实四肢，浊阴归六腑"的正常升降运动，进而从根本上消除溃结发病的内在因素，即《金匮要略》中的"四季脾旺不受邪"之说也。

溃疡性结肠炎本虚与标实兼具，治疗应扶正与祛邪兼顾。本病病情缠绵，发作期以邪实为主，缓解期以正虚为主，日久可实证转虚，虚中夹实，但总以虚为本，实为标，具有虚实夹杂，寒热错杂等病机特点。治疗时，勿忘急则治其标，缓则治其本，当清热利湿以祛邪，健脾益气以扶正。湿为阴邪，"非阳不化，气滞则难消"。若过用苦寒，则戕伐阳气，致湿邪更盛，郁遏难化。若过用滋腻，则反助其湿，阻滞气机，成胶着难解之势。若误投苦寒攻下之品，必损伤脾阳，使脾气不能化湿反而直陷，形成滑脱不止之症。故朱秉宜教授常常注意祛邪勿伤正，扶正而不恋邪，祛邪扶正并施，攻补兼施，使得生化有源，气行则血行。因此。本病治疗只有标本兼顾，方能扶正不留邪，祛邪不伤正，取得满意的疗效。

朱秉宜教授组方时予黄芪益气扶正，它既能健脾升阳助运，又能托毒生肌，可以起到修复溃疡的作用；陈皮、茯苓行气健脾，以防呆滞；白术、薏苡仁宣化湿浊，吴茱萸入肝胃走少阴，枳壳行气机利肠胃；吴茱萸、川连清热解毒利湿止泻；黄芪、薏苡仁合用，有排脓解毒之功；白头翁性寒味苦而兼涩，凉血之中有固肠之力。再予党参、白术相配合，白芍、甘草同用，而达以甘理胃，以缓制肝之效。朱秉宜教授认为，对脓血黏液便治疗，用保留灌肠效果较好，故选用地锦草、鱼腥草、凤尾草、茜草、紫草、黄柏、五倍子煎汁，保留灌肠，可使药液直达病所，达到清热解毒、止血止痛、收敛生肌之功。内外同治，每获良效。

（二）养阴开结法治疗便秘案

患者董某，女，79岁。

2009年2月2日初诊，患者十年前出现排便困难伴腹胀，大便5~8天一行，时有腹胀轻重不一，便意不尽，在外院诊断为出口梗阻型便秘，长期用王氏保赤丸、四磨汤交叉服用，大便1~2日行一次，质偏干，近期疗效不显。大便干硬，或呈粟状，排便困难，便意不尽，腹胀不痛，头晕神疲乏力，苔薄腻，脉弦。诊其为便秘（出口梗阻型便秘），证属肾虚津亏，津不润肠。治以养阴增液，开结通便。拟方养阴开结汤加减。处方：山萸肉15g，瓜蒌仁15g，当归20g，生地黄20g，玄参20g，淮山药15g，麦冬20g，肉苁蓉15g，杏仁10g，白术30g，桔梗6g。7剂煎服。

2009年2月9日二诊，前诊服药后患者大便1~2日一次，质软，近日纳谷欠香，腹时有胀满，苔薄腻。余症同前。原方加火麻仁15g，生山楂10g，焦谷芽15g。14剂煎服。

2009年3月2日三诊，前诊服药后患者大便1日一次，不定时，质软，近日纳香，腹时有胀满，矢气多，苔薄，脉小弦。余症同前。原方去火麻仁15g、生山楂10g。14剂煎服。

服药3个月后，患者大便正常，1日一次，嘱其遵守日常注意事项，病情稳定，未再发作。

按语：功能性便秘（出口梗阻型便秘、结肠慢传输型便秘、肠易激综合征），多病程漫长。患者常长期饮用大黄、番泻叶等蒽醌类泻剂，日久导致"泻剂依赖"，不仅再药无效，甚则病情加重。年高体弱的便秘患者多以虚秘为主，治疗应审证求因，辨证施治，可获较好治疗效果。本案患者，年过七旬，久病体虚，肾气不足，阴气自半，耗损津液，阴液不足，肠燥失润，腑气不畅，故见便结，数日一行，口干，舌红脉弦。津液输布不畅，聚积中焦，苔薄腻。阴液不足，脉络充血不足，气血运行不畅，失于濡养，故见头晕、神疲乏力、腹胀等症。治以养阴增液，开结通便，故可取得较理想的治疗效果。

（三）扶正抑癌汤治疗结直肠癌案

冯某，女，55岁。

2009年5月18日初诊，患者结肠癌术后7月余，化疗结束，症见大便先干后溏，日行3~4次，腹不痛，无脓血便，口干，纳谷欠香，腹胀，神疲乏力，气短，舌淡苔薄，脉浮乏弱。证属气阴两虚，湿毒互结。治宜健脾益气，养阴和营，抑癌祛邪。处方：黄芪15g，党参15g，白术10g，白芍15g，当归15g，陈皮5g，五味子10g，茯苓10g，山萸肉10g，川石斛15g，薏苡仁15g，白花蛇舌草15g，石打穿15g，半枝莲15g，生地黄15g，麦冬15g，14剂。水煎服，每日1剂。

2009年6月24日二诊，患者大便偏软，日行1~2次，口不干，纳谷增，腹不胀。上方去生地黄、麦冬，加瓜蒌仁15g。

2009年7月15日三诊，患者大便成形，日行1次，舌苔薄白，脉平缓。

上方调理2月余，患者大便正常，日行1次，纳呆、腹胀诸症悉除。随症加减，间断中药调治3年，未见复发和转移。

　　按语：结直肠癌术后，加用化疗，每致患者正虚邪恋。若正不胜邪，则导致癌症复发、转移。治疗当以扶正为主，兼抑癌祛邪，重在扶正，使正气旺而气血畅，痰浊瘀滞凝结之癌瘤消散于无形。本案患者，结直肠癌术后，加用化疗，脾本已虚，阴血不足，痰浊癌毒滞留于脉络。朱秉宜教授自拟扶正抑癌汤，以黄芪、党参、白术健脾益气，山萸肉、白芍、五味子、石斛养阴益胃，薏苡仁、茯苓健脾渗湿，共奏补益气血阴阳，扶正祛邪之功，辅以陈皮疏泄气机，使补气而不滞气，滋阴而不碍胃。更加用白花蛇舌草、石打穿、半枝莲以抑癌毒。诸药合用，共奏扶正祛邪之功，历经 2 月余而获效。结直肠癌术后，是否复发转移，至少需要观察 5 年。朱秉宜教授认为，应随症加减坚持长期用药，方可获最佳疗效。

　　在随症加减上，朱秉宜教授认为，肾阳虚，畏寒怕冷者，应加鹿角、巴戟天、益智仁；腰膝酸软者加杜仲、川断；便溏者加淫羊藿、补骨脂；腹痛者加吴茱萸、延胡索。口干盗汗肾阴虚者，加女贞子、山萸肉、龟板、鳖甲、首乌、墨旱莲；口干舌燥，大便干结者，加南北沙参、麦冬、生地、玄参。

（撰稿人：谷云飞）

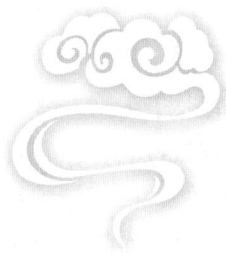

第八节 龚丽娟

龚丽娟（1930—2016），女，汉族，江苏无锡人，主任中医师，南京中医药大学教授、硕士研究生导师，江苏省名中医。她曾任南京中医学院内科教研室副主任及中医系学术委员会委员，江苏省中医学会老年医学专业委员会主任委员。

龚丽娟出生于中医世家，1946 年起随父侍诊学习中医，1955 年求学于江苏省中医进修学校，1956 年毕业后分配至江苏省中医院内科工作，退休后返聘在江苏省中医院名医堂门诊。她擅长肾病治疗，对内科杂病、糖尿病、老年病及妇科病的治疗亦积累了丰富的临床经验。她的治疗方法灵活丰富，汤、散、膏、丸剂配合，内服外治多种途径综合治疗，选方用药味数不多，剂量不大，药精力专，同时注重心理疏导和摄生调护，疗效显著。

龚丽娟发表学术论文 60 余篇，作为主编参编论著及丛书 18 部，协助邹云翔、周仲瑛指导博士研究生 4 名，培养境内外硕士研究生 4 名。她作为第三批全国老中医药专家学术经验继承工作指导老师，首批江苏省老中医药专家学术经验继承工作指导老师，第二、三批全国优秀中医临床人才研修项目指导老师，培养了多名国家级、省级和院级师承学员。2011 年 1 月，她成立江苏省名老中医龚丽娟传承工作室，以江苏省中医院肾内科为依托，全面收集、整理、总结其学术思想和临证经验，编写《龚丽娟临证学术经验及医案实录》，完成江苏省中医药局科研课题 2 项。

一、学术经验

龚丽娟从医执教六十载，从 1956 年起主攻肾病治疗，对肾系疾病积累了丰富的治疗经验，具有独到的见解。在长期的诊疗实践中，她坚持以中医传统理论为根基，西医诊疗方法为补充，辨证与辨病相结合，整体（宏观）与局部（微观）相结合，传统经方化裁与现代中药研究相结合，药物治疗与饮食治疗相结合。

（一）护肾为本，先后天并调

龚丽娟教授认为，肾系疾病为多脏腑病变，正虚与邪实的病理贯穿始终。肾系疾病，其本在肾，无可非议，但常兼肺、脾、肝、心、胃等脏腑病变，故不能单纯从肾辨治，尤其要重视脾、肾，先后天并调。五行之中，肾属水，脾属土，肾为先天之本，脾为后天之本，先天、后天互促互助；肾主一身水液，脾主运化水湿，脾、肾在水液代谢方面亦有密切协调的关系。肾藏先天之精，脾运化水谷精微。脾的运化有赖于肾气资助；肾所藏先天之精气亦赖脾气运化的水谷之精的充养，即先天生后天，后天养先天。脾运化水液离不开肾阳蒸化及温煦，肾主水液需赖脾气之助，即所谓"土能制水"，可见两脏必须相互协调，才能使水液代谢正常。龚丽娟教授在治疗中时刻注意护肾为本，先后天并调，在用药上，益肾喜用生熟地、杜仲、桑寄生、牛膝、芡实等；健脾善用黄芪、白术、茯苓、薏苡仁、山药，脾旺则运化得司，水湿受制，清阳升举，精微回复；若肾阳虚明显，水肿顽固难消的，加熟附子、桂枝、巴戟天以益肾温阳，取"病痰饮者，当以温药和之"之义；肾阴虚明显者加女贞子、旱莲草、山萸肉，以滋补肾阴。龚老常说，病者有胃气则生，无胃气则死，临床上药物的作用需藉胃气敷布，治疗肾病时应随时观察脾胃运纳变化，强后天而养先天，方中常配用陈皮、砂仁、神曲等助运药以保证脾胃正常功能。一旦出现纳差、腹胀、便溏、苔腻等症，应及时转从调理脾胃，宗"脾健贵在运，胃和宜在降"的原则，予以化湿运脾，益气健脾，和胃降逆等法调治，待脾胃纳运恢复再转入治肾。

（二）病证结合，辨治肾脏病

慢性肾脏病起病隐匿，早期常常无明显自觉症状，仅仅是体检发现尿检异常，甚至肾功能不全。临床必需病证结合治疗，同时参考检测指标用药，以期提高疗效。如慢性肾炎常因上呼吸道感染而诱发或加重，多有热毒在肺的表现，积极控制诱因或易感因素，有利于控制病邪对肾的损害，临床可选加板蓝根、蚤休、射干、元参、金银花、连翘、土牛膝根、鱼腥草等清肺解毒利咽药；因皮肤感染诱发加重者，多有湿热疮毒的表现，宜选蒲公英、紫花地丁、河白草、苦参、银花等清热化湿解毒药；狼疮性肾炎多具热毒蕴伏营血、损伤肾脏的病机，可选蛇莓、漏芦、露蜂房、蜈蚣、全蝎、白花蛇舌草或乌梢蛇等清营凉血、以毒攻毒的药物；紫癜性肾炎具有过敏的特点，治疗中宜配用蝉蜕、荆芥、防风、僵蚕、生山楂、蛇蜕、乌梅、凌霄花等祛风抗过敏药；乙型肝炎相关性肾炎，具有肝经热毒、肾经湿热并存的病机，应选用既能清肝抑毒，又能清肾利湿，具有双向作用的药物，如蒲公英、垂盆草、土茯苓、贯众、苦参、红藤、败酱草、白花蛇舌草、凤尾草、半边莲、虎杖、车前草等；尿酸性肾病具有湿热痹络的特点，可选用苍术、黄柏、生薏苡仁、牛膝、威灵仙、丝瓜络、玉米须、秦艽、鸡血藤、晚蚕沙清热祛湿，通络渗利药；肾性高血压或高血压肾病，以阴虚阳亢为主，宜用天麻钩藤饮、杞菊地黄汤加减，并选配小蓟、夏枯草、六月雪、豨莶草、益母草、车前草平肝降压，活血清利。

此外，还可结合检测指标用药，如贫血及低蛋白血症者在培补脾肾的基础上加阿胶、紫河车、鳖甲、龟板等血肉有情补益气血之品；高血脂可选用生山楂、荷叶、决明子，并重用泽泻；血尿酸增高者，每天用丝瓜络、玉米须、金钱草煎水代茶；免疫功能低下者，多表现气、阳不足，在食欲正常情况下重用参、芪，并加用仙茅、淫羊藿、巴戟天、鹿角片等脾肾双补药；微循环障碍、血液流变学示高黏血症者，加丹参、川芎、当归、赤芍、红花、刘寄奴、水蛭等活血化瘀药。尿蛋白多，湿热征象明显，加强清利药，如玉米须、半边莲、河白草、蜀羊泉、椿根皮、白花蛇舌草、六月雪之类；无湿热者，可选用固涩药，仿五子衍宗丸之意，常用菟丝子、枸杞子、覆盆子、五味子、金樱子、石莲子、芡实、煅牡蛎等。镜下血尿或尿红细胞计数增多者，除选一般止血药外，再配用云南白药或参三七粉，水蛭、血竭。管型尿者，重用猫爪草。

（三）治蛋白尿，倡清热利湿

在 20 世纪 50—60 年代，慢性肾炎蛋白尿者大多以温脾补肾、固摄精微，伴有水肿者配用利水消肿为主要治疗方法，常用六味地黄丸、左归丸、五子衍宗丸、水陆二仙丹类方。但此类方法对有的患者疗效不理想，其尿蛋白往往始终维持在 +~++ 之间。龚丽娟教授发现，这类患者往往有湿热内蕴的表现，如头身困重，腰酸且胀，口干苦，或有口气，尿色深，尿沫多，舌苔黄腻，脉象弦或弦细带滑。分析其由，一是与使用激素有关，激素为阳刚之品，久用必致阳亢而阴伤，出现库欣综合征，症见形体虚臃，面目浮肿，口干口苦，腰酸乏力，小便量少，大便干结不畅，舌红，苔薄黄腻，脉象弦带滑。二是由水湿郁久化热所致。在 20 世纪 80 年代，龚丽娟教授注意到民间草药黄蜀葵花对下焦湿热证慢性肾炎患者的蛋白尿、血尿有显著疗效，并提出慢性肾炎从湿热论治的观点，且参与研制开发院内制剂"甲花片"，用于治疗各类肾炎、肾病引起的蛋白尿，研究成果转让苏中药业最终成为上市新药"黄葵胶囊"。龚丽娟教授常用的清利药可分为：①偏于清热利水消肿，如泽泻、车前草（子）、桑白皮、土茯苓、鸭跖草、淡竹叶、萹草、白茅根等。②偏于清热解毒，如蒲公英、白花蛇舌草、鱼腥草、半边莲、龙葵、爵床、凤尾草、蚤休等。③偏于清利兼凉血止血，常用白茅根、石韦、荠菜花、荔枝草。④偏于清利兼祛风，药如地肤子、青风藤等。同时还可根据病位的不同选择不同的清利药，如兼肺部感染，咽喉不利者，可选用兼清肺化痰利咽药，如鱼腥草、桑白皮、蚤休、蛇莓等。兼尿路感染者，可选用兼清热利尿通淋药，如石韦、金钱草、海金沙、瞿麦、萹蓄、荔枝草、白花蛇舌草、鸭跖草、淡竹叶、车前草等。合并肠道感染，伴泄泻者，可选用兼清肠化湿药，如凤尾草、地锦草、河白草、车前草、爵床等。合并皮肤感染者，可选用兼解毒消痈药，如蒲公英、蚤休、半边莲、土茯苓、地肤子等。合并胆道感染、肝功能异常者，可选用兼清肝利胆药，如垂盆草、金钱草、马鞭草、茵陈等。为防苦寒败胃，可加法半夏、陈皮以和胃。

（四）内外兼调，汤膏散并治

龚丽娟教授临证以中医汤药为主，但并不拘泥于单纯中药汤剂，往往汤、散、膏、丸剂配合，以及中药外敷、熏蒸、泡脚等内服外治多种途径综合治疗。临床上，其选用药味数不多，剂量不大，但治疗方法灵活丰富，疗效显著。对于外治法，多用中药颗粒剂，混匀后置于布袋中敷脐，简便易行，往往收到较好的疗效。龚丽娟教授认为，外治法同样应以中医理论为基础，以整体观念和辨证论治为大法。正如吴师机《理瀹骈文》有言："外治之理，即内治之理，外治之药，亦即内治之药。所异者，法耳！医理药性无二"。龚丽娟教授对于药物的选择有以下原则：①多运用具有芳香走窜性味的药物，"土爱暖而喜芳香"，以芳香醒脾之药乃应其所喜。脾胃为后天之本，脾气健运才能保证人体正常生理功能的运行。芳香类药物性味多为辛温，其味辛能行，芳香能走窜，性温能通行，故能很好地促进敷脐药物的透皮吸收。②多用温热类药物，借用药物温通作用，可激发经络之气，通经活络，理气和血，达到"通则不痛"的目的。适用于痹证、手足麻木及诸酸痛之症。③注意引经药物的运用，可以使药物直达病所，力专而效捷。在具体临床运用中，如病在胸膈以上者，可以用白酒或黄酒调药；病在肠胃属寒者，可以用生姜汁调；属病在肝胆者，可用食醋调；病在肾经、膀胱经者，可用盐水调等。对于一些病情稳定的慢性肾脏病患者，常使用中药膏方或丸药替代中药煎剂，以培本调治。

（五）药食结合，重精神调摄

龚丽娟教授在 1958 年曾编写《中医食养疗法》专书，她在临床中也十分注意应用食疗配合治疗。她认为，中医食疗应在中医学理论指导下，根据古人"药食同源"的学术思想，掌握"摄生"与"治病"的内在联系，取其药物之性，以食物之味，即所谓"食借药力，药助食威"，根据疾病寒、热、虚、实的性质，结合个体情况，相辅相成而发挥作用。食疗还需注意脾胃消化功能，若经常腹胀，食欲减退，大便易溏者应先调理脾胃，否则会虚不受补。同时还应适应四时气候和地理环境变化，如梅雨季节湿度大，不宜进补，少吃油腻生冷食物；夏秋季节气候炎热干燥，宜食清热平补之莲子、山药、银耳、百合、绿豆、冬瓜等。冬季是进补的大好时机，可根据疾病、体质选择食物调补，以期来春精力充沛，恢复健康。肾脏病大多病程较长，病情缠绵，临床花费大，故患者多有恐惧、忧郁、悲观、缺乏治疗信心的心理障碍。长期心烦焦虑，可致肝郁不解，情志失调，亦可损伤脾肾而致促使病情加重、恶化。因此，龚丽娟教授在治疗时常少佐疏肝解郁之品，如醋炒柴胡、佛手、陈皮、香附等。为防香燥伤阴，常佐白芍养肝柔肝，或选用花类药，如绿梅花、合欢花、玫瑰花等理气而不伤阴。同时经常循循善诱，排忧解难，告知患者必须接受事实，到正规医院治疗，对治疗要有信心，遵守医嘱，按时服药，克服不良情绪，以乐观的心情接受治疗。

二、验案分享

（一）从肺论治肾病水肿案

张某，男，52岁。1999年10月6日初诊。

患者素有咳喘病史10余年，每于冬季易发。近日受凉，咳嗽气喘3天，面目浮肿，小便减少。刻诊：咳嗽持续而作，咳甚则喘，痰多色白，呈泡沫状，面部及两目浮肿，腹胀大，按之有水，下肢凹陷性浮肿，食欲减退，舌苔薄白，脉细。尿常规检查：蛋白（+++），肾功能正常，血压正常。辨证属风寒犯肺，肺失宣肃，风水相搏。治拟疏风宣肺、利水消肿。处方：炙麻黄5g，防风、防己各10g，光杏仁10g，生紫菀10g，桔梗5g，连皮茯苓30g，川桂枝5g，浮萍草10g，泽泻10g，车前子（包）12g。5剂，水煎服。

1999年10月11日二诊，患者药后尿量增多，两眼睑及面部浮肿消退，腹胀大及下肢浮肿较前减轻，咳嗽气喘亦缓，痰白黏，食欲转振，舌苔薄白腻，脉细。上方既合，仍守原法。查尿蛋白（++）。原方加制苍术10g，继服5剂。

1999年10月18日三诊，患者尿量增多，每日达2 500ml，水肿基本消退，咳喘已平，食欲转佳，苔腻已化，脉细。唯感两腰酸痛明显，疲乏无力。证属标邪已解，肺脾肾气虚未复，转以补肺健脾益肾法培其本，少佐利水渗湿祛余邪。处方：生黄芪12g，炒白术10g，党参12g，白茯苓12g，淮山药12g，川续断10g，厚杜仲10g，菟丝子10g，玉米须30g，猫爪草15g。28剂，水煎服。

1999年11月15日四诊，患者药后症情平稳，腰酸痛大减，精神好转，尿蛋白（±）。继以培本治疗。

按语：本例咳喘多年，肺、脾、肾三脏俱虚，今因感寒，肺失宣肃，引发宿疾，而致咳喘；肺失通调，脾失运化，肾失开合，水液内停，风水相搏，故一身悉肿。因其病变尤重在肺，故治疗当以疏风宣肺、利水消肿治标为急。以麻黄、防风、浮萍、桂枝辛温疏风散寒；杏仁、桔梗、紫菀宣肺化痰止咳，且有助于开肺气利小便；泽泻、防己、连皮茯苓、车前子淡渗利水消肿。待肿退、咳嗽平而尿中蛋白持续不减，再转入补肺健脾益肾培本调理，以黄芪、党参、山药、川断、杜仲、菟丝子补益三脏元气；白术、茯苓、玉米须、猫爪草渗湿健脾，诸药合用，使三脏元气渐复，蛋白尿指标逐渐转阴。

（二）益肾化湿活血泄浊治疗肾劳案

吴某，女，70岁，2011年5月28日初诊。

患者有慢性肾功能不全病史多年，一直服中药治疗，刻诊：疲劳乏力，精神欠佳，面色暗滞，腰部酸痛，睡眠不实，恶心泛泛，腹痛，便后则缓，舌淡红苔薄白，脉细。脾肾气虚，浊毒内蕴，气血生化乏源。治拟健脾化湿、泄浊排毒。处方：炙黄芪30g，党参30g，制苍术10g，白术10g，淮山药12g，茯苓12g，山萸肉10g，枸杞子12g，红花10g，焦楂曲各12g，炒陈皮10g，姜半夏10g，藿香10g，佩兰10g，决明子20g，佛手10g。14剂，水煎服。

2011年6月25日二诊，患者复查肾功能示：尿素氮38.4mmol/L，肌酐461.1μmol/L，药后恶心泛吐减轻，纳食略增，大便日行1次，量少不成形，咽干，舌淡红苔根白前少，脉细。脾肾气血不足，浊毒内蕴，再续前法，培本泄浊并进。

2011年7月9日三诊，患者近期症情改善，面色较前红润，食欲正常，大便日行2次，舌红苔薄白，脉细。继守原法，培补脾肾，佐以排毒。处方：炙黄芪30g，党参30g，炒白术10g，炒当归10g，紫丹参15g，熟地黄15g，陈皮10g，山萸肉10g，肉苁蓉10g，枸杞子10g，菟丝子12g，淫羊藿15g，六月雪30g，制大黄8g，决明子20g。14剂，水煎服。

2011年8月20日四诊，患者最近神经性皮炎发有月余，颈、背为甚，大便日行1~2次，量多，食欲正常，舌淡红苔薄白腻，脉细。肾虚湿热内蕴，治拟益肾清热利湿。处方：生黄芪30g，太子参15g，炒白术10g，茯苓10g，淮山药12g，山萸肉10g，制大黄10g，蝉蜕10g，僵蚕12g，地肤子15g，生山楂15g，蛇舌草15g，蛇莓15g，六月雪30g，决明子15g。14剂，水煎服。

2011年9月24日五诊，患者药后症情改善，最近感冒，鼻塞喷嚏，咳嗽，痰白，纳食正常，舌淡红苔薄黄微腻，脉细小数。虚体感冒，拟扶正祛邪，宣肺化痰。处方：生黄芪10g，防风10g，炒白术10g，茯苓10g，牛蒡子10g，生甘草5g，制大黄10g，桔梗10g，法半夏10g，陈皮10g，杏仁10g，枇杷叶10g，冬瓜子12g。5剂，水煎服。待感冒好转，再续前方。

按语：本案属于中医学"肾劳"范畴，患者高龄，血中毒素水平高，初诊辨证属脾肾两虚，湿浊中阻，脾胃失和。龚丽娟教授认为，慢性肾衰竭虽病本在肾，然脾、肾在生理上相互资助，相互调养，在病理上也相互影响，互为因果。正如《灵枢·口问》说："中气不足，溲便为之变。"故治疗先从调理脾胃入手，以六君子汤、平胃散、半夏泻心汤等加减。待症状好转，食欲正常，再从健脾益肾，活血泄浊排毒，缓缓图之。患者在病程中曾出现感冒、咳嗽、神经性皮炎等症，临床随症加减，治疗后肾功能保持稳定，临床症状明显改善，实属不易。

（三）滋肾清利治疗淋证案

尤某，女，71岁。2010年5月14日初诊。

患者反复尿频、尿急、尿痛8月余，予抗生素治疗可缓解，遇劳即发，刻诊：尿频尿急，淋漓不净，小便刺痛，伴少腹坠胀，口干口苦，腰酸痛，胃纳不香，大便干结，舌偏红苔白厚腻，脉细。查尿常规：隐血（++），白细胞（++），细菌（+++）。中医诊断：劳淋（肾虚湿热证），治拟益肾清利通淋。处方：知母10g，黄柏10g，生地黄12g，淮山药12g，枳壳10g，白茅根15g，蛇舌草15g，肉桂（后下）3g，台乌药10g，车前草15g，制大黄6g，六一散（包煎）10g。7剂，水煎服。

2010年5月22日二诊，患者复查尿常规示：隐血（+），余（－）。药后症情减轻，小便短赤，偶有刺痛，口苦黏，食欲正常，大便已调，夜寐欠佳，入睡困难，易醒，舌暗红苔薄白腻，脉细。辨证心肾两虚，湿热未清，心火下移小肠，再拟滋肾清利，清心通淋。处方：上方加通草3g，淡竹叶10g，琥珀粉3g，去制大黄。

2010年6月5日三诊，患者查尿常规示：隐血（++），白细胞（+），白细胞29个/μl。最近咳嗽，咽痒痰黄难咯，口干，尿频不畅，舌红苔白微黄，脉细。肺为水之上源，肺热则清肃失司，水道不利，治拟清肺泄热，滋肾通淋。处方：桑白皮15g，黄芩10g，黛蛤散（包煎）10g，杏仁10g，知母10g，黄柏10g，肉桂（后下）3g，台乌药10g，枳壳10g，蛇舌草15g，芦根15g，白茅根30g。

2010年6月19日四诊，患者查尿常规示：隐血（++），白细胞（++），白细胞17个/μl，药后咳嗽已平，少腹坠胀，夜尿频多，舌暗红苔薄白，脉细小数。患者年逾七旬，肾气亏虚，肝郁不达，膀胱气化不利，再拟疏肝理气，益肾清利。处方：柴胡10g，枳壳10g，赤白芍各10g，台乌药10g，太子参15g，知母10g，黄柏10g，蛇舌草15g，白茅根15g，延胡索10g，川楝子3g，升麻10g。

2010年7月3日五诊，患者药后诸症改善，唯感疲劳乏力，夜尿频多，舌暗红苔薄白，脉细。年老体亏，肾虚不固，治拟益肾固摄。处方：煅牡蛎 30g，枸杞子 10g，五味子 6g，金樱子 10g，菟丝子 10g，覆盆子 10g，白芍 10g，颗粒剂冲服。同时配合外用药，以五倍子 30g，炙黄芪 10g，肉桂 10g，升麻 10g，研粉或颗粒剂调和，敷脐，每日 1 次。

按语：患者年逾七旬，初诊时表现为小便频急，尿道刺痛，少腹坠胀、隐痛等尿路感染的症状，病机为湿热蕴结下焦，膀胱气化不利，气机失于调畅，治以滋肾清利，疏肝解郁，调畅气机，以滋肾清利方加减。二诊症情好转，大便通调，睡眠欠佳，故去大黄，合入导赤散、琥珀粉清心导赤通淋。三诊又添咳嗽，排尿不畅，从肃肺通淋治之。四诊诸症好转，少腹坠胀，考虑年老气虚，清阳不升，湿热阻滞气机，络痹血瘀，在滋肾清利方中加柴胡、升麻以升提，金铃子散行气活血，缓解症状，最后以益肾固摄颗粒剂冲服及中药穴位贴敷以巩固疗效。

（撰稿人：许陵冬）

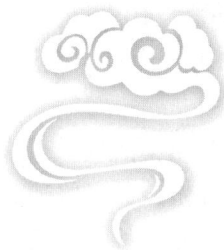

第九节　吴　旭

吴旭（1939—2020），男，汉族，江苏南通人，教授、主任中医师、博士研究生导师、省名中医，南京市劳模，享受国务院政府特殊津贴。他曾兼任中国针灸学会常务理事，江苏省针灸学会常务副会长，《中国针灸》杂志编委，江苏省中医学会急诊专业委员会委员，海内外中医药学术发展研究中心理事，南京市针灸学会常务理事。他曾先后任江苏省中医院针灸科主任；兼任南京中医学院针灸学科带头人、针灸系主任、针灸研究所所长，江苏省针灸重点实验室主任，以及江苏省针灸重点实验室学术委员会副主任委员。

吴旭为邱茂良教授的首批全国名老中医药专家学术继承工作的继承人，为"澄江针灸学派"的杰出传人。他先后出版针灸学术专著5部，主持省部级、厅局级课题10余项，获得国家专利5项，发表学术论文30余篇。他曾获得江苏省科技进步奖，并被授予南京中医药大学"优秀研究生教师"、南京市劳动模范等称号。他是第四、五、六批全国老中医药专家学术经验继承工作指导老师。

一、学术经验

吴旭教授毕业南京中医学院医疗系，首先受培于西医院，继则轮转省中医院各科。他在中医内科工作数年，积累了一定的各科临床经验，最后才长期工作于针灸科临床。他在临床中擅长以针灸为主综合处理多种疑难杂症，并取得较好的效果。吴旭教授在临床与学术中，继承邱老的许多思想的基础，加上自己的努力、观察、探索和总结，形成自己的临床经验和学术思想。

（一）重视针灸在"急症"中的运用

对于传统医学的看家本领——针灸，吴旭教授认为，应该在继承的基础上走出去，拓宽其治疗领域。他是这样想的，同时也立即付诸行动。他提出针灸在急症治疗中大有作为。

吴旭教授于1985年3月底经领导的批准，独自一人利用晚间17:30—0:30（有时甚至到凌晨2:00）在本院急诊室开展急症针灸的研究，同时开展针灸医疗器械系列的研制。进入阵地3个月后，他陆续做出了成果。

吴旭教授整理和总结临床资料，撰写论文10余篇，先后发表于《南京中医学院学报》《中医急症通讯》等杂志，并参加江苏省乃至全国的中医急诊学术研讨会，其论文多次获评为"优秀学术论文"。

吴旭教授总结在中医院开展急症针灸的经验，肯定了针灸在急性痛证治疗中的疗效，以及在综合急救处理中首用针灸可以延缓病情，并为进一步的抢救措施争得宝贵时机的优越作用；提出各科急诊医生应以首针灸、次中药（药末冲剂）再以西医西药抢救为后备或为后盾的模式；建议确立以院长为领导的中医急诊学术研究组负责急诊的中医方法的协调处理。他在急症针灸临床中摸索出一些治疗急性痛证的有效穴位和有效刺激法，并总结急症针灸治疗的经验，出版了《急症针灸学》。吴旭教授结合自己的临床亲历，总结了针灸治疗急症十大法则：行气止痛法、活血消淤法、调气止血法、通腑导滞法、化气利水法、镇惊息风法、开窍醒神法、定喘法、清温泄热法、祛邪解毒法。

（二）擅于针药结合治疗疑难杂病

1. 痛症治疗经验 吴旭教授认为，针灸治疗痛证，述其大要，有如下几法。

（1）针法：《灵枢·刺节真邪篇》说，"用针之类，在于调气……一经上实下虚而不通者，此必有横络盛加于大经，令之不通，视而泻之，此所谓解结也。"说明针有"疏通经络"的作用，也就是《灵枢·九针十二原》中的"微针通其经脉，调其血气"的功用。

（2）刺血通络法：多用于郁、瘀、热等实证性病证。

（3）灸法：多用于阳气虚弱，湿寒凝聚，气血不畅的一些病证。有壮阳益气，驱散阴霾，化凝散瘀，活血通脉的作用。

（4）拔罐法：常用于邪气痹阻，气血瘀滞，以及气虚疲乏性的痛证，具有吸邪拔毒，畅通气血，寓补于通，调节阴阳的功能。

吴旭教授对痛症的治疗，还擅长使用腕踝针、皮内针、浮针、运动针，以及阻力针等多种方法，常根据患者病情辨证使用。

2. 调治顽固性面瘫

面瘫患者约占针灸科门诊量的三分之一，可以说，没有未治疗过该病的针灸医生。但该病总有少部分患者属于难治性的，这时，许多医生往往束手无策了。在临床上，有许多此类患者慕名而至以求吴旭教授"收拾残局"，确实吴旭教授临床在治疗顽固性面瘫及其诸多后遗症方面有专长！兹将其独特经验做一小结。

（1）灵活应用缪刺法：吴旭教授在针灸治疗面瘫时，每诊必观察患者患侧面部有没有抽动或挛缩的情况发生，嘱患者做多种面部表情动作，如偶尔发现抽动或挛缩时，则相应的局部减针或停针，视情况在远部或对侧加针；若观察到患者病变部位出现挛缩或痉挛现象时，则不再针患者患侧病变部位，而改针健侧的相应穴位或反应点，以防导致面肌痉挛、口眼连动症。当局部的挛缩或痉挛停止，对健侧的刺激量要稍大，稳定后才可酌情针刺患侧。吴旭教授认为，通过针刺健侧的经穴，能够抑制患者患侧经脉的亢奋之气，协调经脉的阴阳平衡。

（2）采用远道穴及通督温阳法治疗面瘫后遗症：吴旭教授对于治疗面瘫后遗症的治疗，局部取穴较少，多用合谷、足三里、三阴交、太冲等远道穴位。针对持续性弛缓性面瘫的病患采用以背俞及督脉等穴位为主的通督温阳法调治，为其一大临证特色。

（3）少用针，配中药：顽固性面瘫及其后遗症患者往往一直处于过度治疗中，吴旭教授时常让患者停止针灸一周，改为服用益气活血通络中药后，方继续给予针灸治疗。

（4）对一些面肌瘫痪久久不能恢复的"沉睡不醒"者宜少针多灸：吴旭教授在治疗时，对患者患侧往往少用针而多用灸法，取用下关、牵正、完骨等穴温针灸，根据后遗症所在部位选用四白、迎香、地仓、下关等穴进行隔姜灸，温经通络，调和气血。

3. 针药结合治疗胆囊炎、胆石症

吴旭教授从20世纪70年代从事急症针灸开始，就着手考虑胆病的治疗，在大量临床观察的基础上，形成了针药结合治疗胆囊炎胆石症的方法，取得令人瞩目的成就。现将其临床治疗该病独特经验摘要介绍如下。

（1）针灸处方

发作期：腓后点、胆囊穴。

随证配伍：痛在上腹部，取腓后点、足三里、太白、太冲。痛在胁下，肩背部反应痛，取腓后点、胆囊穴、背部阿是穴、肝俞、胆俞。

缓解期：膈俞、肝俞、胆俞、脾俞、胃俞、期门、不容、足三里、阳陵泉。

中药制剂：消石丸1号与2号（院内制剂）。

（2）吴旭教授总结治疗该病的心得

胆石症急性发作期，配电脉冲治疗，留针时间酌情增长，以止痛为主，可日行2~3次治疗。缓解期可隔日，或隔2日一次治疗，以理气和血调整肝胆系统功能为主，促进化石和排石。

胆石症患者临床上所出现的症状和体征，是肝胆系统代谢，乃至全身功能失调的结果与表现。一定意义上说，肝胆系统功能失常是病之"本"，产生的症状和体征则是"标"，临床治疗应当要标本兼顾。排石或手术取石是治标，但也是为恢复肝胆系统功能拓清了内环境。但是，清除结石不进一步恢复肝胆系统的生理功能，不根本扭转产生结石的病理机制，则会出现"今年摘了果，明年仍满枝"的现象。因此，吴旭教授强调标本兼顾，他为已手术者、不愿手术者、不宜于手术者拟制了丸剂。吴旭教授的前期研究发现，消石丸对胆石症具有良好的预防复发作用。患者术后已取出结石，但导致结石形成的病理机制仍然存在，通过消石丸的治疗，从根本上扭转结石形成的病理机制，恢复肝胆系统的正常生理功能，这应当是在预防和治疗胆系结石过程中不可缺少的重要一环。

（三）独特的针灸治疗方法

1. 针刺手法介绍

（1）吴旭教授的手法术式，可归纳为：单手持针、中指代押手单手持针，以拇、食二指夹持为主，中指为辅，中指在进针、行针过程中的作用比较独到，它有代押手功用，能避免进针疼痛，控制针感传导方向；控制捻转进针深度，便于浮刺，赞刺等点刺手法；便于盘、摇、努、摆等手法。单手持针能适应多种体位，上、下、远、近、正、反等均能运用自如，较双手法灵便。

（2）运针手法刚柔相济，多种刺激方法集于一体：吴旭教授运针时，腕、指关节活动配合，施行提插捻转都与盘、摇结合，此时针尾呈圆周运动，可融盘旋、摇头、摆尾于一体；便于酌情选用，随心组合。确如吴旭教授所言，"动如太极、力在针峰"。

（3）强调根据患者体质，调气为主，酌情补泻：吴旭教授特别强调，刺激量应根据患者的体质决定，手法以调理气机为主，徐进徐出，意在平和，忌急忌猛，避免过强刺激。今时人多不是古人所说的"布衣"之体，补泻之法在此基础上酌情施行，绝不应拘泥于某些"定数"。

（4）补泻方法不离共识，具体操作独具一格：吴旭教授遵从历代共识的补泻规则，诸如向内按添为补，向外抽提为泻，远随为补，近迎为泻，呼内吸出为补，吸内呼出为泻，以及阖补开泻等等。融和古今，在此基础上吴旭教授形成自己的手法。

1）三步进针法：单手持针，拇、食指持针，中指指腹抵住针身，露出针尖约一分，快速点触患者皮肤，一刺绝皮，再刺进入肌肉，三刺徐徐进入应到深度，得气后留针，按序针毕，根据病情来行针。

2）须行补法：紧按慢提法提插结合捻转、盘、摇等手法，约行针20~30秒，纯补结束于紧按时，再按豆许，顺势伴之于飞法可以加强内纳。阳中隐阴者，则行针结束于慢提时再提豆许，伴食指努数下，以加强泻力。

3）欲行泻法：紧提慢按法提插结合捻转、盘、摇等手法，约行针20~30秒，纯泻结束于紧提时，再提豆许，食指努数下，强化泻力。阴中隐阳者，行针结束于慢按时，再紧按豆许，以加强内纳。

以上行针在留针期间可重复1~2次，留针时间20~30分钟。出针时，补法在拇指前转顺势下按豆许，徐徐退针，中指随按针孔；泻法在拇指后转，同时顺势退针，不按针孔。

2. 针灸"通督温阳"临床治法

（1）"活子振荡"假说

吴旭教授曾经提出反映经络实质的"活子振荡"假说，其中谈到贯穿生命现象始终的"活子"在机体中通过遗传、"场"效应以及"振荡"等参与或决定生命的种种过程。在医疗中，强调通过适当的刺激方法，探求与机体的生理阈值出现谐振，促使系统迅速跃变为健康态。

诚然"活子振荡"目前依然为一个假说，要证明他尚有不小的难度，让大家理解并接受同样有很大的难度。活子振荡的核心首先是强调"活子"，即必须在活体上才有可能出现经络现象，换句话说，也只有在临床上、在人体上观察研究，才是最有可能取得第一手资料。

（2）临床上摸索出"通督温阳"治法

吴旭教授认为，临床针灸治疗应采用"综合激荡"的方法，每一个刺激的方法与指数都需要仔细摸索。"通督温阳"法正是吴旭教授在此理论指导下摸索得出的产物。

吴旭教授在临床治疗中，提出了"通督温阳"的理念，并将其运用于临床。同时也向他的学生与徒弟们讲解与传授，还提出发掘和完善该理念的要求。学生通过与吴旭教授的反复讨论，查找文献，临床研究观察，逐步体会到其中的深刻内涵，并将其作为一种针灸临床的治疗大法提出来。

"通督温阳"含义以经络学说为指导，并结合藏象理论，通过刺激督脉、太阳经为主的相关穴位，以疏通督脉及诸阳经经气，激发和加强阳气的温煦，推动气血在体内的运行，从而畅通气机，调和气血，恢复机体生理机能。

其关键内涵在于，温阳不是一味地使用温补或者火灸的方法，而是采用通督的手段，重在通调督脉之气。通过对督脉经气的疏通，加强了阳经经气推动全身气血运行的功用，从而促进和提高机体的功能。可以这样看来，通过采用通督的治疗手段，能使机体产生阳气温运的效应。

"通督温阳"法为吴旭教授近年来正式提出，在临床上首先用来治疗颈椎、腰椎等脊柱相关疾病，后来发现该方法对诸多脏腑功能低下的疾病，甚至在生殖系统疾病、肥胖、慢性疲劳综合征、顽固性面瘫的某一阶段调治，确能取得很好的疗效。

二、验案分享

（一）胆石症病案

邓某，女，41岁。工人。1985年4月24日22时20分急诊。患者诉胃脘痛6小时，呈持续性绞痛，呕吐三次，大便正常。已在某医院急诊处理（肌内注射阿托品）未效。患者有胃病反复发作史和急诊史。时诊绞痛难忍，时欲呕吐，不得安卧。查心肺（−），肠鸣音不亢进。胃脘部有明显压痛，墨菲征阳性，后背肝、胆俞压痛，腓后点有明显压痛。脉弦滑，苔根腻。查血常规白细胞计数为19.2×10^9/L，中性粒细胞82%，淋巴细胞18%，初步诊断为胆道感染，胆绞痛，遂以腓后点、胆囊穴合成一组电针，足三里、太白一组电针。留针30分钟，患者痛止，一小时后起针，欣然而返。嘱其进一步检查，以明确诊断。后经B超检查，结果提示：胆囊结石多枚，其大者1.8cm×0.9cm。遂转外科治疗。

按语：腓后点是吴旭教授在开展针灸急症工作过程中摸索出来的，主要用于治疗胆绞痛，但也有胆病诊断的提示作用。他在20世纪80年代初期，对以针刺腓后点为主治疗43例胆绞痛患者进行总结。疗效标准分为即时痛止、缓解、无效三级，43例中即时痛止者29例，占67.4%；缓解者（酸痛解除，尚有余痛，小痛或隐痛）12例，占27.9%；无效（酸痛基本没有解除，或一度缓解、痛止，又痛作）者2例，占4.7%。总有效率为95.3%。

（二）难治性面瘫病案

武某，女，43岁。患者右侧面瘫，予以针灸治疗，先后易医2次，瘫痪面肌功能恢复。但患者自觉患侧颧下不适，口角轻度上吊，下睑有阵发挛动。曾求治于数个西医院神经科，均无理想疗效，乃配合缪刺法观察1个月，自觉症状逐渐消失。巩固治疗1个月，患者面部基本正常。

按语：难治性面瘫经治久无反应，不少病发1个月、2个月，甚至3个月依旧者，病家着急，往往易医三四处。这样的案例亟易造成后遗痉挛，必须酌情施以远道调理，或局部隔姜艾灸，或酌情冲击性点刺，或加悬灸、加拔罐。每次复诊都要详细检查，有令休息十日半月或更久再针者，有改行缪刺者，全在细心观测。

（三）肾绞痛病案

杨某，男，24岁。棉麻公司职工。1985年4月17日20时10分急诊。患者主诉右腹痛5小时，呈阵发性剧痛，向阴部、大腿内侧放射。同年1月有类似发作，南京市第一医院、江苏省人民医院均诊断为右肾结石。时诊绞痛难忍，泛恶呕吐。尿检脓细胞0~1，红细胞（+++），尿蛋白微量。临床诊断为肾绞痛（右肾结石）。当即令患者左向侧卧，于右肾俞常规消毒，切指进针，缓慢斜向脊柱方向边捻边进，探及骨缘而下。针进2.3寸左右时患者诉说"好了"，疼痛顿然消失，几乎是针到痛止。留针半小时，患者快然而返。

按语：针灸治疗本症，取效的关键在于针刺方法。背俞穴的针刺方向斜向脊柱，要求刚好擦其骨缘，缓慢进针可达2.0~2.5寸（成人）。有时按法针刺到位，患者有疼痛若失之感；有时针虽"到位"，但疼痛减而未已，仍感疼痛不舒，只需稍加调针即可。医生应要求病家配合，肌肉放松，医生手法宜轻宜巧，宜慢宜稳，不可因求效心切猛然下针。下针过猛，一是患者不易忍受，有时感应猛然闪抵下肢，易致患者不由自主地剧烈收缩而折针或弯针；二是若针刺方向不准，易损内脏，所以不可不细心谨慎。

针后取效，一定要有足够的留针时间，并且在留针期间要经常行针，如接电针，则要经常变换频率、强度。若因得效而贸然起针，或得效后针置而不动，则可致疼痛再次发作而更剧，这时针刺需要更大的刺激参数，且剧痛也很不容易再控制，此时处理的时间要长得多。

（撰稿人：陆　斌、连晓阳）

第十节　许芝银

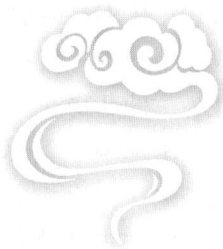

许芝银（1939—），男，汉族，安徽来安人，中国共产党党员。主任中医师，教授，博士研究生导师，享受国务院政府特殊津贴。他毕业于南京中医学院（现南京中医药大学）中医系六年制，1964年起工作于江苏省中医院，至今已从业50余年，是全国著名中医外科专家。1994年，许芝银被评为"江苏省名中医"，同年被授予"江苏省有突出贡献的中青年专家"称号，2016年被评为江苏省首届"国医名师"。他是第四、五、六、七批全国老中医药专家学术经验继承工作指导老师，曾任南京中医药大学中医外科教研室主任、江苏省中医院外科主任、江苏省中医院副院长；中华中医药学会甲状腺专业委员会主任委员、中华中医药学会外科分会副主任委员、江苏省中医药学会外科专业委员会主任委员、全国新药审评专家。

许芝银先后作为主编参编教材及著作12部，主编的临床方剂丛书《外科病实用方》获得华东地区科技图书一等奖。其科研成果曾获得"江苏省科技进步奖"三等奖1次、四等奖1次，"江苏省中医药科技成果奖"二等奖2次，获得国家专利2项。许芝银研发的治疗乳腺增生及乳腺癌的"丹鹿胶囊"已上市多年，在临床广泛应用，取得显著疗效。许芝银先后培养了硕士研究生20名、博士研究生24名、博士后1名。

一、学术经验

（一）腺体结节以"理气、化痰、祛瘀"为大法

腺体是人体内能分泌某些化学物质的组织，由腺细胞组成。一般分为内分泌腺和外分泌腺，它们对机体的代谢、生长、发育和生殖等生命活动起调节作用。腺体易引发结节病，甲状腺结节、乳腺结节好发于女性，发病率极高，临床表现多样。许芝银认为，凡是结节均属于体内有形肿块，病理因素以血瘀、痰凝、气滞为主，三者互为因果，各有侧重，通常血瘀为重，气滞为轻。治疗重点在于疏肝解郁、化痰散结、活血祛瘀，强调以"消"为主，临床屡获良效。

1. 理气　症见易怒烦躁、胸闷抑郁、失眠多梦善太息者，一般腺体上易多发结节，治疗时宜配以疏肝理气，健脾养血之品，柴胡、香附、橘核、佛手、玫瑰花疏肝理气，行气通滞；白芍、茯苓、当归，炒白术健脾养血柔肝。其中白芍一药，许芝银必用。芍药禀木气而治肝，禀火气而治心。联合用药可使患者全身自觉不适症状逐渐改善，不仅增强服药治疗之信心，而且有助于化痰破瘀药力之发挥。

2. 化痰　许芝银认为，痰是人体内津液不归正化而变生的病理产物，是对人体有害的致病因素。痰生成之后则必然阻碍气机，以致气机阻滞，气化不利，痰湿阻络，痰瘀互结，胶结成形，日益增大，

或居于体表，或发于脏腑，发于颈前则为瘿病，发于乳腺为乳癖。许芝银认为，凡是体表肿块、乳腺肿瘤、甲状腺肿瘤，均可从散结化痰大法治疗。许芝银常选用青皮、陈皮、法半夏、胆南星、白芥子等化痰为主的药物。

3. 祛瘀 患病时间较长，肿块难以消散，质地较硬，活动度差，舌质暗，有瘀斑，脉弦滑者，需用破瘀法治疗。除了常用的血府逐瘀汤、桃仁红花煎等方剂，许芝银认为，如果用药时非一般草木所能见效，肿块难以消散，肿硬明显，当以虫蚁搜逐，剔除顽痰凝瘀。许芝银选用水蛭、蜈蚣、全蝎、土鳖虫等虫类药，一般囊性结节选用水蛭、蜈蚣；实性结节选用全蝎、土鳖虫。配伍桃仁、莪术、红藤等以增强活血通络、化瘀消肿之功。

（二）温消流派，影响后世

许芝银首创温阳散结法，并形成温消流派，其影响巨大。许芝银认为，肿块不红不痛，不脓不溃，起病缓慢或迁延日久不愈者，属于中医外科辨证中疮疡的阴证范畴，临床多见伴有神疲乏力、畏寒肢冷、便溏、纳谷不香，舌淡苔白、脉沉细弱等虚寒之症，应寒者温之、虚者补之，温阳法旨在振奋人体阳气以化寒邪从而达到散结消块的目的。

"阳和汤"是王洪绪以"阳和通腠，温补气血"为原则创立的，许芝银对其进行改良。他认为，该方温阳力量不够，现在临床使用的肉桂品质下降，温通功效减弱。鹿角胶虽在《神农本草经》中列为上品，然而鹿角胶是鹿角熬制的白胶，其温阳之性缓和，偏于滋补精血。许芝银经常加用附子及桂枝，将鹿角胶换为鹿角，增强温阳通经之功。同时，加入破瘀化痰之如丹参、牡丹皮、桃仁、赤芍、红花增强破瘀的力量，还加入夏枯草、陈皮、青皮等增加化痰散结之力，加入党参、黄芪之品益气健脾。

许芝银在阳和汤的基础上形成经验方：麻黄 10g，鹿角片 10g，熟地黄 10g，制附片 10g，肉桂 6g，防己 10g，丹参 10g，夏枯草 10g，党参 12g，黄芪 12g，桃仁 10g，红花 3g，牡丹皮 10g，赤芍 10g，甘草 3g。其功能为益气活血，温阳散寒，破瘀散结。方中麻黄、鹿角片、制附片、肉桂温阳散寒，熟地黄滋阴补肾，阴中求阳；党参、黄芪、丹参、桃仁、红花益气活血，防己、夏枯草、牡丹皮、赤芍软坚消肿，甘草调和诸药。全方共奏温阳散寒、破瘀散结之功。该方用于甲状腺结节、桥本甲状腺炎、亚急性甲状腺炎后期、乳腺结节、乳腺癌、浆细胞性乳腺炎等。其中浆细胞性乳腺炎病情复杂，许芝银往往先予阴阳辨证，辨为阴证者，以该方加减治疗，偶加蒲公英、赤芍等药，临床常常取得良好的效果。同时，该方对于降低桥本甲状腺炎患者抗体有较好疗效。

（三）疾病应注重分期论治，辨证施治

1. 早期"清""泻"为主 许芝银认为，无论是甲状腺疾病还是乳腺疾病，早期均因情绪抑郁，肝郁化火不能疏泄所致，是表现出以"热邪""阳亢"为主要病机的疾病。例如，甲状腺功能亢进症、急性乳腺炎、亚急性甲状腺炎等。治疗时应以"清""泻"为旨，治以清肝泻火、泻火宁心为法，方用龙胆泻肝汤、白虎汤、黄连清心饮等化裁。例如，甲状腺功能亢进症患者，临床见面红目赤、消谷善饥、烦躁易怒等症状，以心肝火旺证型者较为多见，治疗以清心火，泻肝热为主，方用黄连 5g；清热燥湿，泻火解毒，配以龙胆草 5g、黄芩 10g、夏枯草 15g、生石膏 15g 等，使心、肝、胃之火皆清。乳痈初期，恶寒发热，虽为表证，但用药中亦会加入适量清热解毒之品，辨病用药，防微杜渐。急性乳腺炎成脓期，高热不退，硬块不消，红肿疼痛，皮肤焮红、灼热，患处拒按等症时，考虑为气血壅滞，郁而化热，热入血分，治疗以清热解毒、凉血止痛为主。许芝银以自拟清热消痈散加减治疗，蒲公英为清热消痈之要药，用 20g 为君药；牡丹皮 10g、赤芍 10g 以清热凉血；漏芦 10g 通经下乳；金银花 15g、连翘 10g 以退热解毒；皂角刺 20g、穿山甲 15g 以托毒排脓。注意用清热泻火法时，要注意顾护脾胃，不能

过用寒凉药物。许芝银常强调"切过度寒凉，反伤脾胃"，可考虑加用茯苓 10g、陈皮 6g、砂仁 3g、炒麦芽 10g 等健脾理气之品助脾胃运化。

2. 中期"养阴"为主 随着病情的发展，久病或病程较长者，蕴热基本已平，但易暗耗人体津气，故治疗上以益气养阴为主。益气养阴法是中医学"阳生阴长"平衡阴阳的治本之法。许老认为，腺体疾病日久，心、肝、胃火症状渐去，此时不能滥用苦寒之品，正所谓邪火伤正，气阴亏损，若复用苦寒之品，气阴倍伤，致沉疴难起。此时应该以益气养阴药为主，常以生脉散、一贯煎、天王补心丹化裁，许芝银善用太子参、生地、沙参以益气，白芍、麦冬、玄参以养阴，临证再根据症状配以化痰、活血、散结之品，标本兼治，气阴恢复，阴平阳秘，可巩固疗效，减少复发。

3. 后期"调节心肾"，以收全功 中医认为，心属火，藏神；肾属水，藏精。两脏互相作用，互相制约，以维持正常的生理活动。许芝银认为，清热养阴，实为调节心、肾，时时以降心火、益肾水为念，使其心神内守，体内各精微物质趋于平衡，则可减少瘿病愈后复发。西医学证实，瘿病乃内分泌疾病，由下丘脑-垂体-腺体轴系统调节，与中医观念合拍。许芝银以黄连、酸枣仁、茯神清心火、安心神，以生地黄、麦冬、玄参养肾阴，用黄芪以升腾肾水，抑制心火，再以绞股蓝茶时时饮之，缓缓收功。许芝银指出，"瘿"病以成，多则数年，少则数月，治疗时须假以时日，以缓图之。

（四）腺体疾病术后，以行气活血为主，喜用和药

患者术后虽然病灶得除，但仍有实证存在。由于手术创伤，经络受损，血脉不和，因此易发生创面的肿胀，甚至瘀血，局部的麻木不适、疼痛，其中大部分患者为隐痛或刺痛，也有少部分患者颈部甲状腺或者乳腺手术切口疼痛较剧烈。还有患者由于手术心理负担造成的肝郁气滞等，见舌淡红带紫气或有瘀斑瘀点，苔薄白，脉细弦。辨证当属于气滞血瘀，这是术后的基本病证。治疗当予以行气活血，但以行气为主，气为血之帅，气行则血行；活血为辅，防止活血太过导致创面发生出血从而产生新的并发症。方选复元活血汤作为基本方加减，用柴胡 10g、栝楼根 10g，当归 10g、红花 6g、炙甘草 5g、穿山甲 6g、桃仁 10g、桔梗 6g、山慈菇 10g、片姜黄 10g。

许芝银术后还喜欢用和药调畅肝气，调和脾胃。如甲状腺术后声音嘶哑者，多加胖大海、木蝴蝶、诃子、牛蒡子、罗汉果等以利咽开音，其中木蝴蝶具有疏肝和胃之效。对乳腺癌放化疗后呃逆频发，消化不良者，多加用旋覆花、代赭石、柿蒂等以降气化痰止呕，神曲、茯苓、陈皮、鸡内金、谷麦芽等理气和胃；伴咳嗽咳痰者，加紫菀、款冬花、紫苏子、白芥子、白前等以降气化痰；伴脘腹胀满、纳差者，加制半夏、厚朴、枳实等以燥湿消痰、下气除满；伴精神恍惚，常悲伤欲哭不能自主，睡眠不实，言行失常者，则取甘麦大枣汤以养心安神，和中缓急，补脾益气。

（五）用药不拘一格，重视现代研究成果

1. 打破"十八反""十九畏"戒规 对于中药配伍的禁忌"十八反"与"十九畏"，许芝银坚持在药理研究和临床用药经验的基础上，打破常规，有所创新，如治疗甲状腺或乳腺肿硬时，在辨证的基础上，以猛药起沉疴，常将法半夏与制附片同用。附子，走而不守，通行十二经脉，具峻补下焦元阳，驱逐在里寒湿之功。半夏，豁痰逐饮，温化痰饮水邪，尤其对病情中后期的治疗，两者配伍，辛开燥降，相辅相成，散脏腑经络、肌表上下的痰饮停滞，水湿得化，痰饮得消，往往收到较好疗效。

2. 善用雷公藤和麻黄、山慈菇和片姜黄等特色药对 雷公藤性苦、辛、温，具有活血化瘀，清热解毒，祛风除湿，消肿止痛，杀虫止痒之功。现代药理研究证明雷公藤有较强非特异性抗炎作用，具有以免疫抑制为主的免疫调节作用，可抑制自身抗体的产生，缓解和阻断由免疫反应所致的组织（如关节滑膜、肾小球基底膜、甲状腺滤泡等）炎症过程。麻黄中的麻黄多糖能够干预实验性自身免疫性甲状

腺炎所产生的甲状腺激素及相关抗体水平的变化。前期的动物模型研究和临床研究均发现其具有良好疗效。两者配伍，用于降低桥本甲状腺炎抗体的治疗。许芝银认为，其作用机理主要是通过抗炎及调节免疫功能实现的，确切机理需进一步探讨。但雷公藤对生殖系统有一定的影响，对尚未生育或近期希望生育的妇女最好避免使用。

山慈菇性辛、寒，有小毒，化痰解毒、散结消肿，常用于肿瘤患者，据患者的实际情况调整，一般从常用剂量开始，如无不适、不良反应等，则逐渐加量，一般用至10g，能明显促进肿瘤缩小。姜黄的提取物姜黄素具有很强的镇痛、抗氧化、抗炎、抗肿瘤、抗类风湿等作用，和山慈菇联用，可以更特异地对肿瘤细胞起到抑制作用。

二、验案分享

（一）温阳消瘿法治疗桥本甲状腺炎（甲减期）案

华某，女，36岁。2023年5月11日就诊。患者颈项肿硬，怕冷5年。近感颈部肿硬，吞咽有不适感，晨起眼睑水肿，神疲乏力，纳谷不香。舌淡，苔薄白，脉沉。查体：两侧甲状腺Ⅱ~Ⅲ度肿胀，质硬如橡皮，表面尚平，无压痛，无明显眼突。2009年5月4日甲状腺功能检查示：游离三碘甲状腺原氨酸（FT₃）0.6pg/ml、游离甲状腺素（FT₄）0.12ng/dl、促甲状腺激素（TSH）21μIU/ml、抗甲状腺球蛋白抗体（TGAb）787IU/ml、甲状腺过氧化物酶抗体（TPO-Ab）>1 000IU/ml；B超示：甲状腺弥漫性病变。西医诊断：桥本甲状腺炎（甲减期）。中医诊断：瘿病。证属脾肾阳虚，痰瘀互结。治宜益气温阳，破瘀化痰。予以扶正消瘿汤加减。处方：麻黄10g，制附子5g，肉桂3g，鹿角10g，白芥子10g，当归10g，白芍10g，牡丹皮10g，赤芍10g，法半夏10g，黄芪10g，党参10g，茯苓10g，陈皮5g，皂角刺20g，桃仁10g，徐长卿20g，甘草5g。14剂，每日1剂，水煎，分早晚2次温服。药后患者自觉甲状腺肿胀及怕冷症状明显好转，但甲状腺质地尚硬。上方随症加减，原方加红花10g，三棱10g，姜黄10g，服药2个月，患者甲状腺功能数值较前明显下降。FT₃ 3.3pg/ml、FT₄ 0.72ng/dl，TSH 4.23μIU/ml、TGAb 104IU/ml、TPOAb 487IU/ml。服药5个月，患者甲状腺肿胀消失，质地变软，B超检查甲状腺未见明显异常，患者自觉无明显不适。

按语：桥本甲状腺炎患者以颈部弥漫性肿大，晚期伴黏液性水肿为特征。许芝银认为，本病后期，久病必瘀，痰瘀互结而为甲状腺肿大，状如马蹄，硬如橡皮为主要特征；久病致虚，故面色少华，畏寒肢冷，气短乏力，甚则腹胀纳呆，水肿。结合舌质淡，苔薄白，脉沉细，辨证当为脾肾阳虚，痰瘀互结证。运用扶正消瘿汤加减治疗，收效显著。方中黄芪、党参补益正气；麻黄开腠理以达表；制附子、肉桂合用以温脾阳，补肾阳；鹿角填精补髓，强壮筋骨，借血肉有情之物以养血；白芥子能祛皮里膜外之痰，配合半夏、茯苓、陈皮、皂角刺共达化痰散结之效；桃仁、当归、赤芍药、牡丹皮、徐长卿补血活血、破瘀止痛，后期加用红花、三棱、姜黄加强活血化瘀之功效；甘草有化毒之功。全方共具补益气血、温阳散寒、破瘀化痰之效，使阳气得复，痰瘀得散，肿胀得消。

（二）补气养血治乳癌术后气血不足案

严某，女，55岁。2024年1月20日初诊。左侧乳腺癌术后2年余。患者术后化疗8个疗程，放疗25次，目前服用依西美坦片治疗。患者神疲乏力，面色少华，左上肢肿胀，纳谷不香，夜寐欠安，不易入睡，易醒，盗汗，醒后难入睡，二便调。舌淡，苔薄白腻，脉沉缓细。辨证为气血不足，血不养心。治以补气养血活血，养心安神。处方：当归10g，熟地黄10g，白芍10g，川芎10g，太子参10g，白术 10g，黄芪 10g，茯苓 10g，法半夏 10g，陈皮 5g，夜交藤 20g，合欢花 10g，天冬 10g，麦冬 10g，桃仁 10g，姜黄 10g，全蝎 2g，木灵芝 20g，灵磁石（先煎）20g，甘草 5g。28 剂，每日 1 剂，水煎，分早晚 2 次温服。

二诊，药后患者面见华色，左上肢肿胀较前好转，仍寐差，舌淡，苔薄白，脉缓。原方加茯神 10g、龙骨 20g，红景天 15g，鸡血藤 20g，丹参 10g 以安神活血化瘀，再服用 28 剂。

三诊，患者面色红润，左上肢肿胀较前明显好转，纳寐可，二便调。原方继续服用 28 剂以巩固疗效。

按语：选用八珍汤加减补气养血活血，加黄芪、木灵芝扶正固本。患者纳欠佳，舌淡，苔薄白腻，加陈皮、法半夏以健脾和胃化湿。患者服用依西美坦后，降低了体内雌激素水平，故而出现烦躁、寐欠佳、汗出等绝经前后诸症，许芝银兼顾药物引起的不良反应，将党参改为太子参，加天冬、麦冬益气养阴；加夜交藤、合欢花、灵磁石养心安神。患者术后上肢肿胀不适，与淋巴回流障碍有关，从气治，强调补益；从血治，注重消除；从水治，重视分利。气行则血行，消除瘀血；正气不虚，气能行津，津液输布正常，分利水湿，故加桃仁、姜黄、全蝎。

（撰稿人：张　舒、陈　晨）

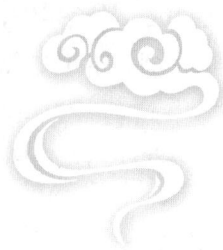

第十一节 李七一

李七一（1950—），男，四川巴中人，主任中医师，教授，博士研究生导师，原江苏省中医院副院长，第四至七批全国老中医药学术经验继承工作指导老师，享受国务院政府特殊津贴。他曾担任全国中医药高等教育学会临床教育研究会副理事长，中国医师协会中西医结合医师分会心血管病专业委员会副主委，江苏省中西医结合学会心血管专业委员会主委，中华中医药学会络病分会副主任委员、江苏省中医药学会络病专业委员会主任委员等职。

1975年，李七一大学毕业于江苏新医学院中医系，1987年研究生毕业于南京中医学院中医系内科专业，1984年结业于第二届全国中医内科师资班和全国医古文函授班，1994年出师于全国首批老中医药专家周仲瑛学术经验继承工作，1995年在日本大阪府立成人病医院心血管专科结业。

他是著名中医心血管病专家，擅长汗证、失眠等疑难杂症的治疗。他先后培养硕士、博士、博士后研究生43名，国家、省级学术继承人、省中医临床优才、省西学中高级人才研修项目、传承团队弟子等近30名。他共发表论文160篇，作为主编、副主编、编委参编专著20部，完成各级课题30项；获各类科技进步奖8项；发明专利6项，获江苏省名中医、江苏省有突出贡献的中青年专家等多项荣誉称号。

一、学术经验

（一）创养心托毒方治疗急性病毒性心肌炎

李七一认为，该病病机为正虚邪侵，即肺卫功能失调，心气不足，时邪病毒乘袭，循脉舍心；治予补气通阳，养血滋阴，活血复脉，调和营卫，托解邪毒，安定心神；依法拟养心托毒方，由人参、黄芪、甘草、五味子、麦冬、当归、赤芍、桂枝、板蓝根9味药组成，全方内蕴生脉散、炙甘草汤、当归补血汤、桂枝汤、养心汤、保元汤等精义于一。经临床研究，显效率和症状改善率分别为66.67%和80%，与使用地奥心血康相比有统计学差异。

（二）从痰瘀论治心血管疾病

李七一跟周仲瑛教授临证3年有余，掌握周老治病首重探明病机、辨证规范、灵变、立法复合、工择方药等学术思想和经验，且在对疑难病症诊治方面，形成了注重从痰瘀着眼的学术特点。

1. 创冠心平方治疗冠心病 李七一认为，冠心病病机以气阴两虚、痰阻血瘀最为常见，治疗立益气养阴、养血活血、宽胸化痰法，依法创制了"冠心平方"，药由黄精、当归、瓜蒌皮、三七与甘松组成。该方黄精补气健脾，养心润肺，益肾填精为君；当归养血活血，补中有行，补而不滞；黄精和当归相配源于《兰室秘藏》的"当归补血汤"，用黄精易黄芪，师其意而改其药，既留黄芪补气之功又防升阳助火之弊；三七活血化瘀通络与当归共为臣；瓜蒌皮取自《金匮要略》的"瓜蒌薤白白酒汤"，宽胸散结，化痰开痹为佐；甘松理气止痛，可治"卒心腹痛满"为使；佐使药主要为瘀、痰、气滞标实而设，而以化瘀为重。李七一围绕该方研究课题近20项，且已获国家专利并转让给药业集团开发新药。

2. 创心衰Ⅰ号方治疗心衰 李七一认为，心衰的基本病机为气虚阳弱、阴血不足、水湿瘀阻，而以气虚为基础，治予益气温阳、滋阴养血、活血利水、化痰软坚法，依法拟定了"心衰Ⅰ号方"，药为生黄芪、炙黄芪、山萸肉、麦冬、海藻、桂枝、生蒲黄、路路通。方中黄芪补肺健脾，益气固表，利水消肿，其中生者侧重固表利水，炙用偏于益气补中，肺气旺能助心血运行，又可司宣发肃降之职以布散津液滋养全身、通调水道下输膀胱，脾气旺则运化健，气血生化有源，水津上归于肺，不致停聚成痰水，以为君；山茱萸、麦冬滋阴养心宁神，收敛耗散之心气共为臣；生蒲黄祛瘀通脉，利水消肿，路路通行气宽中，通络利水，海藻软坚化痰，《本草崇原》谓其"主通经脉，故治十二经水肿"，共为佐药；桂枝和营、通阳、化气、利水以为使。临床研究提示：在常规西药治疗基础上，治疗组58例加用心衰Ⅰ号，对照组57例加用心衰Ⅰ号安慰剂，服用24周，综合疗效与症状体征积分、6分钟步行试验、前脑钠肽、左室射血分数治疗组均优于对照组，总有效率为66.07%，$P<0.05$，有统计学差异。

3. 创调早定悸方治疗早搏 早搏是由心脏某部位自律性增高、折返激动或触发活动所引起。根据搏动起源部位，可分为房性、室性和结区性早搏，其中以室性最多见，房性次之。患者常感心慌，各年龄段皆可发病，非器质性者多见于青年女性。本病主要与中医的"心悸""怔忡""结代脉"等病证相关。李七一认为，其基本病机是气阴两虚、痰瘀互阻、营卫失和，治予益气滋阴、养血活血、调和营卫、清心化痰、宁心定悸法，依法拟定"调早定悸方"，药由党参、麦冬、五味子、当归、丹参、白芍、桂枝、炙甘草、甘松、黄连、姜半夏组成。方中党参、麦冬、五味子益气复脉，滋阴生津；当归、白芍、丹参养血活血；桂枝通阳化气；甘松行气醒脾开郁；黄连苦寒清热燥湿，又佐制方内温药热之弊；半夏燥湿化痰降逆；炙甘草补脾益气，调和诸药。其中桂枝与白芍相伍，调和营卫，恢复脉律；桂枝与甘草相配则辛甘化阳，益气生脉；黄连同半夏同用则辛开苦降，调和寒热使阴阳平调，心律转常。

4. 创消脂祛斑方治疗高脂血症、脂肪肝、动脉斑块 李七一认为，高脂血症、脂肪肝、动脉斑块可从痰瘀互阻着眼论治，拟定具有化痰消脂、活血祛瘀、清热利湿的"消脂祛斑方"，药由泽泻、茵陈、荷叶、决明子、漏芦、丹参、郁金、鸡血藤、生山楂、柴胡组成。方中泽泻、茵陈、荷叶、决明子、漏芦清热利湿，化痰泄浊、软坚散结；丹参、郁金、鸡血藤、生山楂、柴胡养血活血、化瘀消癥；柴胡疏肝行气，助诸药化痰祛瘀，因"气行则痰化、瘀消"，且其属于肝经药，而肝为化脂之脏故特适。现代药理研究以上诸药均有调脂和抗动脉粥样硬化作用。

（三）创清热祛湿法论治汗证

李七一首次提出汗证以湿热为基本病理因素，并将繁杂的汗证分类简化为三，即自汗、盗汗和潮热汗，其中自汗病机分虚实，虚为气虚阳弱，实为湿火蕴蒸；盗汗病机为阴液亏虚、湿热内郁；潮热汗出病机为阴亏营热；头、手足汗多与中焦湿热相关，病位重在心与脾胃，病理性质以实证为主。辨证分5型施治，分别为：自汗实证的湿火蕴蒸证，治以清热祛湿、清泻阳明法，用自拟的石黄解汗方，药用黄连、黄芩、黄柏、栀子、生石膏、寒水石、知母、六一散、白术、干姜。自汗虚证的表虚失固证，治以益气固表、调和营卫法，用自拟的益气固表方，药用黄芪、山茱萸、党参、仙鹤草、防风、白术、桂枝、白芍、炙甘草、黄柏、知母。盗汗阴虚湿热证，治以清热燥湿、滋阴凉营法，用自拟的五黄增液方，药用黄柏、黄连、黄芩、生地、知母、熟地、当归。阴虚潮热证，治以滋阴凉营、清解虚热法，用自拟的益阴退潮方，药用生地、熟地、龟板、鳖甲、赤芍、知母、女贞子、墨旱莲、黄柏、地骨皮、水牛角片。热伏营血证，治以清营凉血法，用自拟的凉营息热方，药用牡丹皮、丹参、赤芍、生地、玄参、紫草、水牛角片、地骨皮。

（四）创地黄卧寐方治疗不寐

该方主治阴血不足、心肝郁热证；症见不寐，入睡困难，早醒，多梦纷纭，似睡非睡，或伴身热，出汗，心悸，烦躁易怒，溲黄赤，口干，脉细数，舌红，苔薄淡黄。方由生地、熟地、百合、白芍、牡丹皮、山栀、柴胡、香附、甘松、黄芩、黄连、熟枣仁、珍珠母、干姜组成，具有滋阴养血、柔肝疏郁、清心泻木之职。该方寓丹栀逍遥丸、百合地黄汤和黄连阿胶汤 3 方方意，其中熟地益肾补血养阴，生地滋心液而清营热；黄连、黄芩苦寒直折，清泻心肝之火，以上 4 药为君。白芍养血滋液，敛阴和营，柔肝缓急；百合养阴清心安神；牡丹皮清营中之伏火，山栀清肝热及三焦之火，导热下行，该 4 药为臣。君药、臣药相伍，阴血复，郁热除，心肾交，水火调，阴阳和，神安谧而寐可卧。柴胡、香附、甘松疏肝解郁，调达肝气，升散郁火，行气和胃共为佐药。酸枣仁养心益肝，安神助眠；珍珠母平肝潜阳、镇惊安神；干姜辛热，既能温中散寒，又可兼制方内寒凉药损脾碍胃之滋腻，以上 3 药为使。

二、验案分享

（一）从益气温阳、滋阴养血、活血利水、化痰软坚治疗心衰案

林某，男，56 岁，2017 年 10 月 10 日初诊。主诉：活动后气喘伴双下肢水肿 3 个月。

1 个月前患者在某西医院查心脏彩色超声心动图提示：扩张型心肌病，左心室 68mm，左心功能不全，射血分数 27.5%，心衰Ⅲ度。予以标准抗心衰治疗少效，建议中医治疗。刻下：胸闷，气喘，心悸，乏力，夜间不能平卧，伴口干，纳差，下肢水肿，小便偏少，大便自调；舌淡紫、少津，苔少，脉细无力。现服沙库巴曲缬沙坦钠片，每次 1 粒，每日 2 次；呋塞米，每次 2 粒，每日 1 次；螺内酯、美托洛尔缓释片每日各 1 粒。处理：继服已用西药；拟从气阳亏虚，阴血不足，水湿瘀阻治之。处方：生黄芪、炙黄芪各 30g，山萸肉 12g，麦冬、海藻各 15g，桂枝 9g，蒲黄（包煎）、当归、大腹皮各 10g，益母草 20g，路路通 30g。7 剂。每日 1 剂，水煎，分早、晚 2 次温服。

2017 年 10 月 17 日二诊，患者药后胸闷、气喘、心悸、乏力、水肿诸症均减轻，夜间基本能平卧，仍纳差，脘腹痞满，舌脉同前。处理：继服已用西药；方症相符，守法续治。处方：原方加炒苍术、炒白术各 12g，生薏仁、炒薏仁各 30g，青皮、陈皮各 10g。14 剂。

2017 年 10 月 31 日三诊，患者服二诊药后胸闷、气喘、心悸、乏力、水肿明显好转，脘腹痞满减轻，纳食有增，舌脉同前。处理：继服已用西药；二诊方去益母草、大腹皮。14 剂。

2017 年 11 月 14 日四诊，患者水肿已消退，胸闷、气喘、心悸、乏力不著，纳可便调，处理：继服已用西药，其中呋塞米减为每次 1 粒，每日 1 次；中药三诊方。14 剂。

此后，以上方为基本方随症稍有加减，经 7 个月的治疗，患者症情平稳，日常活动不受限。复查心脏彩色超声心动图提示：扩张型心肌病，左心室 56mm，EF 57%，轻度心衰。

按语：此案患者为扩张型心肌病，重度心衰，辨证为气阳亏虚，阴血不足，水湿瘀阻。一诊用心衰 1 号方加当归、益母草、大腹皮以加强养血、活血、行气利水之力。二诊又有脾虚失运之证，故加薏苡仁、苍术、白术、青皮、陈皮健脾祛湿，行气利水。三诊因水肿基本消除而去益母草、大腹皮。四诊患

者日常生活无胸闷、气喘、心悸、乏力，且水肿消而未复，故利水西药减量。此后患者经过7个月的治疗，各种症状均显著改善，日常活动如常，复查心脏超声心动图见左心室缩小，射血分数基本正常，取得满意疗效。

（二）滋阴养血、宁心安神、交通心肾与益气血、补肝肾、和脾胃、安心神治疗不寐案

陈某某，女，34岁，2012年7月2日初诊。患者不寐已经2年，现每晚仅睡3小时左右，且梦多不实，肛周湿疹，瘙痒；脉细弦，舌淡红，苔薄白。治以滋阴养血，交通心肾，宁心安神。处方：熟地黄、当归、半夏、蝉蜕各10g，枸杞子、白鲜皮、炒赤芍、白芍各12g，何首乌、夜交藤各15g，珍珠母（先煎）60g，苦参30g，黄连5g，肉桂（后下）3g。7剂。每日1剂，水煎，分早、晚2次温服。

2013年3月25日二诊，去年7月患者因不寐来诊，服药后睡眠改善，睡眠由每夜3小时增至能睡6~7小时，肛周湿疹、瘙痒止。近1个月来不寐复发，不易入睡，易醒，醒后难复眠，夜睡2~3小时，伴烦躁不安，腰酸背痛，腹部肠鸣，嗳气，神疲乏力，目干、痒，脉沉细小弦，舌淡红，苔薄白。治以益气血，补肝肾，和脾胃，安心神。处方：炙黄芪、熟枣仁、合欢皮各30g，党参、茯苓、茯神、首乌藤、苍术、白术各12g，仙鹤草15g，当归10g，珍珠母60g（先煎），黄连、吴茱萸各5g，肉桂（后下）3g。7剂。

2013年4月2日三诊，患者药后不寐好转，夜睡时间增加1~2小时，睡眠质量提高，腰酸、背痛、肠鸣、嗳气、目干痒均减轻，仍面色萎黄；脉沉细，舌淡黄，苔中后薄黄腻。方证相符，守法续治，二诊方增量，用熟枣仁45g、仙鹤草为30g，加枸杞子12g。7剂。

2013年4月9日四诊，服前药后不寐继续好转，夜睡6~7小时，入睡尚速，但易醒，醒后复眠偏慢，神疲乏力、烦躁、腰酸背痛亦续好转，纳谷、二便均调；脉细小弦，舌嫩红，苔薄白腻。药证相符，守法续治，三诊方加炒延胡索12g。14剂。

上方略加减服用治疗半月，患者不寐已经转为基本正常睡眠。

按语：根据本案患者主诉，结合证候、舌脉，四诊合参，审证求机，当属于阴血不足型"不寐病"。《灵枢·大惑论》载："病而不得卧者，何气使然？……卫气不得入于阴，常留于阳，留于阳则阳气满，阳气满则阳跷盛，不得入于阴则阴气虚，故目不得瞑矣"。基于此，治疗上以滋阴养血为大法，兼以交通心肾、宁心安神；方以四物汤与交泰丸加减，其中熟地、当归、白芍滋阴养血，夜交藤养血安神，枸杞子、何首乌补益肝肾，珍珠母重镇安神，赤芍清热凉血，黄连、肉桂交通心肾，半夏燥湿化痰。同时患者肛周湿疹瘙痒，是为湿热下注而伍入苦参、白鲜皮以清热燥湿、杀虫止痒，蝉蜕疏风清热。患者服药后，症状改善明显，睡眠时间由每夜3小时增至6~7小时，肛周湿疹痊愈，因辨证准确，主次兼顾而收捷效。

二诊间隔半年余，患者不寐复作，且伴烦躁不安，腰酸背痛，目干、痒乃肝肾阴亏于下，心火独亢于上而致，同时兼见腹部肠鸣，嗳气，神疲乏力等诸多脾气亏虚之症，治疗宜以补益气血，健脾化湿，滋养肝肾为主，以参苓白术散合酸枣仁汤加减，方中炙黄芪、党参补脾肺之气，酸枣仁、当归、首乌藤滋肝补肾，养血宁心，茯苓、茯神健脾宁心安神，仙鹤草、苍术、白术健脾行气，强体补虚，合欢皮解郁安神，珍珠母重镇安神，黄连、肉桂交通心肾，吴茱萸温中散寒。三诊时，患者诸症好转，望诊见其面色萎黄，伍入枸杞子，并增加酸枣仁、仙鹤草用量，以图加强滋补肝肾、养血安神之功。四诊时，患者诸症较前改善明显，唯腰部酸痛明显，前方加延胡索活血止痛。

该患者2次不寐病情均有较大差异，辨证、用药亦应随证变化而有较大不同，但均因方证相合而获佳效。

（三）清热燥湿、清泻阳明、温中散寒治疗汗证

刘某，男，41岁，2015年6月1日初诊。患者多汗已10余年，稍动则多汗，汗前身热，甚至安静状态下亦出汗，量大如淋，汗黏，夏日益甚，脘腹怕冷，小腹发凉，受凉及进冷食则易腹泻，近便溏，日2~3次，冬日四肢发凉，性情急躁，焦虑；平素易外感；脉滑稍数，舌偏胖，边尖红，苔黄腻。治以清热燥湿，温中散寒，疏肝柔肝。处方：生石膏、寒水石各60g（先煎），知母、黄柏各20g，黄芩、山栀、生黄芪、炙黄芪、柴胡、赤芍、白芍各10g，吴茱萸5g，黄连、肉豆蔻各6g，桑叶30g。7剂。每日1剂，水煎，分早、晚2次温服。

1周后二诊，患者出汗稍减，十去一二，情绪趋稳，脘腹怕冷好转，方证相符，守法续治，原方赤芍、白芍增至各30g，另加炙水牛角片30g（先煎）。14剂。

三诊时，患者出汗显减，十去五六，脘腹怕冷不著，便转实，日行1~2次。处方：二诊方去焦山栀，再服14剂。

四诊时，患者出汗续减，十去八九，脘腹怕冷明显好转，情绪稳定，且月来外感未作。处方：三诊方14剂，巩固治疗。追踪半年自汗未现。

按语：刘某之自汗，汗前身热，汗黏、苔黄腻而辨为湿热内蕴；夏日暑湿当令，与原内在湿热相合，故汗益甚。《格致余论·相火论》曰："火内阴而外阳，主乎动也，故凡动皆属火"，故活动后热甚而汗更多。方用石黄解汗方出入，其中黄芩清上焦心肺湿热，黄连清上中焦心胃湿热，黄柏清下焦膀胱大肠湿热，三药均为苦寒之品，寒能清热泻火，苦能泄热燥湿，合用则泻火燥湿之力甚强；栀子泄热除烦，泻三焦之火，导热下行，助三黄泻火燥湿；生石膏辛甘大寒，功擅清解、透热外出，以除阳明气分之热；知母苦寒质润，一则助石膏清热，二则滋阴润燥救已伤之阴津；因四肢发凉、脘腹怕冷，受凉及进冷食则腹泻，平素易外感，舌胖而辨为脾阳不足，日久及肾，运摄失司，卫外失固，故伍黄芪益气健脾固表，吴茱萸、肉豆蔻温中散寒涩肠，制约方内诸寒凉药；因患者性情急躁、焦虑故用柴胡、赤芍、白芍疏肝柔肝；桑叶疏散郁热，凉营祛汗。二诊获初效，提示辨证用药合理，增凉营之力再进；三、四诊多汗继续逐渐好转，药减可伤脾之山栀。因虚实、寒热、主次兼顾，拿捏适中，故取击鼓之效。

（撰稿人：李七一）

第十二节　符为民

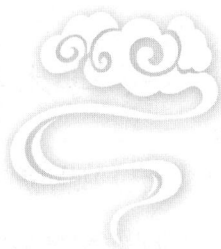

符为民（1940—2022），男，汉族，江苏江阴人，中国共产党党员，主任中医师，南京中医药大学教授，博士研究生导师。他先后任南京中医药大学附属医院（江苏省中医院）急诊科副主任、急诊中心主任、医教处处长、科教处处长，以及急诊中心、脑病中心学术带头人，新药中药临床研究基地常务副主任。他享受国务院政府特殊津贴，是全国老中医药专家学术经验传承工作指导老师，及江苏省老中医药专家学术经验传承工作指导老师，2016 年被评为江苏省老中医药专家传承工作室指导老师，2018 年被评为全国名老中医专家传承工作室指导老师。

早年间，符为民师从孟河医派江阴名医夏仁达先生。1957 年，符为民至江阴卫校中医专科学习，1960 年因品学兼优被保送到江苏省中医学校（现南京中医药大学）进修学习，1961 年至江苏省中医院内科工作，并参与内科教研室的教学工作。1979 年，他参加了江苏省第四批赴藏医疗队，赴西藏山南地区人民医院工作，其间，他每年都被评为援藏医疗队先进工作者，并在此光荣地加入中国共产党。1982 年，他被派到国医大师周仲瑛教授主持的"中医药救治流行性出血热临床课题"研究组，作为小分队的负责人之一，他带领医疗小分队分别到丹阳、常州、高淳、东海等地的传染病房工作。1992—1993 年，他连续两年获全国中医急诊先进个人奖，2013 年，他获中华中医学会中医急症特殊贡献奖。2016 年，《符为民急难病学术思想与临证经验》正式出版，2022 年《江苏省名中医符为民脑病学术思想与经验》正式出版。

作为著名中医急症及脑病专家，符为民教授创新发展了"瘀毒学说""脑腑蓄血学说""脾脑相关学说"，并提出"精准辨证"理论。符为民教授擅用活血祛瘀、化痰开窍、通腑泄浊诸法，巧配虫类药治疗多种急症及脑病，尤其擅长治疗脑出血、脑梗死、血管性痴呆、癫痫、帕金森病、颈椎病、腰椎管狭窄、失眠、偏头痛等神经系统疾病。符为民教授先后培养和带教留学生 100 余人，带教硕士、博士、博士后 28 名，带教各类各级中医学徒 20 余人，先后总结撰写并公开发表各种学术论文 178 篇，先后获得优秀论文奖 21 项，其中国家级 8 项，省级 10 项，市级 3 项；主编专著 6 部，参编 12 部；先后主持国家自然科学基金课题 4 项，江苏省省级社会发展课题 4 项，局级课题 2 项；先后获得国家中医药管理局科技进步一等奖 1 项，江苏省科技厅科技进步二等奖 2 项、三等奖 3 项、四等奖 1 项；先后获得江苏省名中医、江苏省优秀白衣战士、江苏省优秀知识分子、江苏省优秀科技工作者、江苏省优秀教师、江苏省突出贡献中青年专家等荣誉称号。

一、学术经验

（一）创新瘀毒学说，救治急难危症

瘀毒学说的形成与符为民教授早年参与"中医药救治流行性出血热临床课题"研究组密切相关。在救治流行性出血热危重患者的过程中，符为民教授对临床疗效反馈的总结，促进了瘀毒学说的形成，而后来对急难危症的救治过程，促进了瘀毒学说的进一步发展和完善。

瘀毒是指瘀和毒两种病理因素相互搏结，形成具有新的特质的复合病理因素。在其致病过程中，不仅有瘀和毒的共同参与，而且有瘀和毒之间相互胶结，有内在的因果关系，瘀重则毒盛，毒盛则瘀重；根据临床情况，瘀毒作为一种特殊的复合病理因素，与单纯的瘀和毒不同，它具有自身的特殊性，其普遍存在于外感与内伤杂病过程中。瘀毒为患，往往见于外感热病或内伤杂病病程中的严重阶段，此时，无形之热毒依附于有形之瘀血，相互搏结，使热毒稽留不退，瘀血久踞不散，两者互为因果，可致血液稠浊，血涩不畅，加重瘀血，血瘀又可蕴积化为热毒，而致血热之毒炽盛，以致病势不断演变恶化，瘀毒相搏于血分，出现各种变证。如瘀毒互结，热毒深入血分，耗气伤津，血液凝滞，气机郁遏，阴阳气不相顺接，气滞络瘀可致厥脱（如感染性休克）；若瘀毒相搏，血随气逆，上犯清窍，脑窍蓄血，扰乱神明，出现神志昏迷（如脑血管意外）；若瘀毒阻于下焦，肾与膀胱蓄血，血瘀水停，可致尿少、尿闭、尿中见血性膜状物（如流行性出血热并发急性肾功能衰竭）；若毒瘀蕴结，日久可形成癥积、痞块（如各种肿瘤疾病）等。

根据异病同治的原则，对于瘀毒病症采用凉血解毒散瘀法治疗。谨遵叶天士所说"入血就恐耗血动血，直须凉血散血"。临床上以甘寒微苦，解毒凉泻之药和辛苦微寒、散血消瘀之品同用，以凉解血分热毒，清热消瘀散血，此法实际上是凉血解毒与化瘀两法联用。通过凉血解毒，可清解血分之热毒，使其不致煎熬成瘀；通过散瘀，可使热毒失去依附，不致与瘀血胶结而难解难清，两法合用，起到清解血分热毒，消散血中瘀滞的目的。

临床常用的主药有水牛角、制大黄、生地、牡丹皮、赤芍、山栀、泽兰、紫花地丁、蒲公英、水蛭、地龙等。

（二）精研脾脑相关，强调脑病治脾

符为民教授认为，脾与脑不仅在物质基础上密切联系，在情志、智能等方面也密切相关。脾主运化，充髓荣脑，脾藏营而舍意，使情志平和，思维如常，智慧敏捷，故提出脾脑相关学说。

脾与脑不仅在生理上密切相关，病理上也相互影响。脾胃受损，五脏皆无生气，一则无力运化水谷，气血乏源，不能上荣头目，脑髓失去濡养，导致神机失用，表现为失忆、健忘、头痛、头晕；二则无以充填先天之肾精，不能补益脑髓，导致脑髓空虚，元神不固，出现神情呆滞，呆钝；三则脾气亏虚，清阳不升，浊阴不降，清窍不利，发为痴呆，同时会伴有头晕目眩、偏枯、耳目昏花等症状；四则水谷精微不能正常输布，聚湿生痰，流动不定，随气升降，无处不到，上至巅顶，内停脑窍，又因脾虚统摄无权，血溢脉外，瘀血内生，瘀血与痰浊相兼为患，痰瘀互结，闭阻脑窍，除可以引发中风、痴呆、眩晕、头痛等常见脑病外，还可以发生癫、狂、痫等神志失常之病变；五则肝脾不调，气机不畅，肝失疏泄，气郁痰阻，脑窍不利，表现为情志抑郁、精神失常等。

因此，符为民教授在脑病的治疗过程中尤其要重视调脾，如脾肾亏虚者，宜补脾益肾，充髓荣脑，临床常选用七福饮加味；痰瘀互结者，当健脾益气，祛痰活血，临床常选用归脾汤、补中益气汤、通窍

活血汤等；气郁痰阻者，拟健脾通气，开郁逐痰，常选用洗心汤加减。

（三）剖析脑府蓄血，治以活血通瘀

"蓄血"一词，首见于《伤寒论》，根据条文中关于蓄血证的论述，可推知蓄血证临床表现，有脑部症状，神志异常，包括如狂、发狂、谵语、烦躁和喜忘等；有腹部症状，包括少腹急结、少腹当硬满等阳明证。其病机为瘀热在里，循经入腑与血搏结，瘀热胶结，血脉瘀滞。因此，在治疗上，符为民教授强调"下血乃愈"，即活血通瘀。符为民教授通过临床实践，发现许多脑病，如脑出血、血管性痴呆、帕金森病等，其病理机制均与"脑府蓄血"有关，而运用活血通瘀法则每获良效。

1. 脑出血　"蓄血""蓄水""蓄毒"是脑出血后脑水肿的根本病理，"脑府蓄血"是脑出血的病理中心。脑出血后，蓄血于脑，百病丛生，轻则经络、脏腑功能失常，甚则元神败脱，出现阴阳离决之危候。

对于本病的治疗，符为民教授立活血通瘀为大法，研制"通脑灵"合剂，由大黄、水蛭等组成，方中水蛭为破血之品。通过临床观察发现，在治疗脑出血及改善患者生存质量、降低病残程度等方面具有独特的疗效。

2. 血管性痴呆　血管性痴呆属中医"呆病""善忘"等范畴，"脑府蓄血"的形成是血管性痴呆病理演变的关键。符为民教授在治疗上强调，应抓住"脑府蓄血"这一主要矛盾，以破瘀通络、化痰开窍为主，同时辅佐补肾填精，充养髓海。他创制了治疗本病的有效新制剂——"脑络通"浸膏，方由水蛭、制大黄、川芎、郁金、黄芪、枸杞子、菖蒲等组成，目前作为院内制剂应用于临床。

3. 帕金森病　帕金森病属中医"颤证"范畴，符为民教授认为，本病为本虚标实之证，肝肾精亏为本，脑府蓄血为标，对于本病的治疗，众多医家习从补益肝肾、滋阴息风入手，疗效欠佳。因肝肾亏虚，日久则精血不足，其血必瘀，且肾之阳虚血必凝，肾之阴虚血必滞。符为民教授主张针对"脑府蓄血"治疗，调补肝肾与活血通瘀并施，药物选择上常用水蛭配伍龟板，白芍配干地龙。龟板不仅能滋肝肾之阴，亦能化积祛瘀，与水蛭相伍而奏"血行风自灭"之功。

（四）倡导精准辨证，提高临床疗效

符为民教授认为，现代医学的精准医疗与中医学"辨证论治"理论有异曲同工之处，根据长期临床实践结合现代"精准医疗"的概念，他提出了"精准辨证"的理念，并着重强调三个方面。

1. 主症信息的精准性　主症的信息包括三方面，分别是患者的主诉、体征（包括四诊结果和西医的体格检查）、实验室和影像学检查。医生应认真倾听患者诉求、区别真伪、查体和阅读检查报告，只有主症信息精准，才能辨证正确。符为民教授常说，简单问几句，然后看舌、搭脉就能开出中药的是神仙，不是医生；只有全面收集主症信息才能抓住主症的关键，进而辨证准确。

2. 辨证过程的精准性　辨证过程是指动态辨证，现代医学把疾病分为初期、中期和晚期，针对不同时期使用不同的治疗方法。中医只有通过动态辨证，才能识别疾病是在哪些病理因素作用下发病，发病后的临床表现是怎样，在患者自身体质影响下发展趋势怎样，疾病是发展的，只有把握清楚动态辨证过程中的重要内容，才能够给予患者正确的治疗。

3. 辨证方法的精准性　辨证方法精准是指辨证方法灵活，临床中常精准使用以下三种辨证方法。

（1）辨病与辨证相结合：这种辨证方法虽然比较简单，但存在的主要问题是许多疾病存在共病现象，使得辨病变得并不重要。此外，许多主症在不同患者身上并非都能体现出来，比如临床所见的很多脑瘤患者初期根本没有任何临床症状，只有在体检中才能被发现。

（2）病理因素辨证：确定每一证候的理论指标，在诊断过程中直接套用相关的指标为依据进行辨

证。该辨证方法的基本思路就是对各种病理因素产生的症状进行分门别类，设计各症状的量表，进行评分，以确定是否为该病理因素的整形，由此派生出很多理论，如"血瘀论""血热论""痰火论"。这种辨证方法看起来似乎比较客观，也符合现代量化要求，但实际上摒弃了中医整体观念的基本内涵。

（3）主症辨证模式：这是经方派常用的辨证方法，主症辨证必须建立在医生具有丰富的临床实践基础上。此种辨证方法的不足之处在于对医生要求很高，而且辨证准确性容易受患者表达能力的影响和医生主观臆断的影响。所以经常出现同样的患者在不同的医生处就诊，结果治疗方案是完全相反的。

符为民教授认为，在临床上不能拘泥于"主症辨证""病理因素辨证"还是"辨病与辨证相结合"，而需要通过全面的辨证收集主症信息，使得主症信息精准，由于疾病总是不断变化和发展，辨证过程的动态性就是紧跟疾病的主症变化，审辨病性，抓住疾病的本质，并针对本质进行辨识，做到未病先知、知其传变、防患于未然，这样才是中医学的辨证思维。

二、验案分享

（一）祛痰化瘀法治疗眩晕案

王某，男，74岁，2021年3月12日初诊。症见头晕、头昏间作，伴头胀痛，行走欠稳，时有耳鸣，双目干涩，胸闷时作，夜寐欠安，二便调。既往有高血压、脑梗死病史，舌暗红，苔薄黄，脉弦滑。西医诊断：后循环缺血、高血压、脑梗死；中医诊断：眩晕（痰瘀阻窍证）。治法：祛痰化瘀，通利脑窍。方选涤痰汤合通窍活血汤加减，处方：胆南星12g，天竺黄12g，石菖蒲12g，煅青礞石30g，天麻15g，钩藤30g，赤芍10g，炒白芍12g，川牛膝12g，当归12g，水蛭3g，僵蚕10g，土鳖虫10g，地龙5g，全蝎7g，焦山楂30g，焦六神曲30g，大腹皮10g，陈皮5g，炙甘草5g。14剂，每日1剂，水煎，早、晚分服。

2021年4月2日二诊，患者诉头晕、头胀痛较前好转，仍有耳鸣时作，肠鸣阵作，大便稀。舌淡红，苔薄黄，脉弦滑。原方去煅青礞石、天竺黄、土鳖虫、地龙。14剂，每日1剂，水煎，早、晚分服。

2021年5月7日三诊，患者诉头晕较前改善明显，仍时有头胀痛，耳鸣时作，纳可，夜寐梦多，大便不成形，舌淡红，苔白，微腻，脉滑。前方改予半夏白术天麻汤加减，处方：法半夏10g，炒白术10g，天麻15g，陈皮5g，炒枳壳10g，煨木香3g，焦山楂30g，焦六神曲30g，茯神30g，首乌藤30g，炙甘草5g。14剂，每日1剂，水煎，早、晚分服。药后患者症状基本消失，随访3个月，头晕未发作。

按语：患者年老体衰，脾胃失健，无力运化水湿，久之聚而成痰，阻滞气机运行，气滞血瘀，痰瘀互结，阻滞脑窍，发为本病，辨证为痰瘀阻窍证。治疗以胆南星、天竺黄、石菖蒲化痰开窍；天麻、钩藤平肝息风；川牛膝、赤芍、当归等活血化瘀；陈皮、焦山楂、焦六神曲、大腹皮等健脾燥湿，梳理中焦气机；以水蛭、僵蚕、土鳖虫、地龙、全蝎搜剔脑络中痰瘀之邪，乃应叶天士所言"久则邪正混处其间，草木不能见效，当以虫蚁疏逐"，以"搜剔络中混处之邪"之意。《本草经疏》云，"礞石禀石中刚猛之性，体重而降，能消一切积聚痰结……消积滞，坠痰涎，诚为要药……因于脾胃不能运化，积滞生痰……豁痰利窍，除热泄结，应如桴鼓"，故加用煅青礞石，不但能豁脑中之痰积，更能通利脑窍。甘草调和诸药，防止伤正。全方共奏健脾祛痰活血、息风利窍之功。患者平素身体虚弱，正气不足，不能耐受虫类药及清热化痰药攻伐而一诊后见大便稀，故在邪气祛除大半后，二诊时减少虫类药及清热化痰药物的用量。三诊时患者头晕明显改善，改予半夏白术天麻汤加减，弃用虫类药及寒性药，意在顾护正气。

（二）益气活血通络法治疗腕管综合征案

韦某，女，36 岁，2017 年 11 月 6 日初诊。患者左手拇指、食指、中指麻木不适 2 周。患者 2 周前因劳累导致左手拇指、食指、中指麻木不适，腕关节刺痛，平素易疲劳，夜寐尚佳，纳谷如常，舌暗红苔薄白，脉细弦。外院查肌电图示：左侧正中神经腕以远损伤。西医诊断：腕管综合征；中医诊断：手痹（气血亏虚，筋络痹阻）。治法：益气活血，舒筋和络。方选黄芪桂枝五物汤加减，处方：黄芪 30g，桂枝 6g，赤白芍各 12g，全当归 12g，川芎 10g，红花 10g，丹参 30g，白僵蚕 10g，全蝎 5g，地龙 5g，土鳖虫 10g，熟地黄 30g，鸡血藤 30g，海风藤 20g，陈皮 5g，甘草 5g。14 剂，每日 1 剂，水煎，早、晚分服。

2017 年 11 月 20 日二诊，患者左手手指麻木感减轻，腕部刺痛感消失，考虑原法有效，守法进退，加防己 30g，14 剂，每日 1 剂，水煎，早、晚分服。2 个月之后随访，患者症状完全消失。

按语：患者平素劳累过度，劳则伤气，时值寒冬，气候阴冷，风寒客络，邪气留注肌肉、筋骨、关节，造成筋络壅塞，气血运行不畅，肢体筋脉拘急、失养。正如《素问·痹论》所云，"风寒湿三气杂至合而为痹"，该患者发病以气虚为本，感受外邪，导致血行瘀滞为标。《金匮要略》有云，"血痹阴阳俱微，寸口关上微，尺中小紧，外证身体不仁，如风痹状，黄芪桂枝五物汤主之"，故全方以黄芪桂枝五物汤为主方，起到益气温经，祛风散邪，补气通阳，养血除痹之功，又予丹参、红花联合 4 味虫类药，共奏活血破瘀之效，使顽痹祛，筋络通，正如叶天士所云，"风寒湿三气合而为痹，经年累月，外邪留著，气血俱伤，化为败瘀凝痰，混处经络，须用虫类搜剔，以动药使之无凝着，气可宣通"。全方攻补兼施，标本兼治，益气养血与活血化瘀并行，诸症可解。

（撰稿人：王永生）

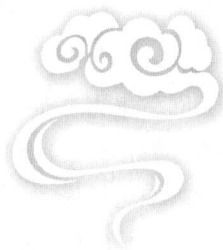

第十三节　金　实

金实（1943—），男，汉族，江苏南京人，南京中医药大学二级教授，博士研究生导师，主任中医师，第五、七批全国老中医药专家学术经验继承工作指导老师，全国名老中医金实工作室导师，江苏省名中医，享受国务院政府特殊津贴。他历任南京中医药大学中医内科教研室主任，江苏省中医院大内科副主任，江苏省中医药学会内科分会副主任委员，肝胆病专业委员会主任委员，江苏省重点学科中医内科学首席学科带头人，国家自然科学基金委员会评审专家，国家药品监督管理局新药评审委员，澳大利亚中医针灸联合会学术顾问，日本奈良县立医科大学、名古屋市立大学及德国埃尔朗根大学客座研究员，及多所大学客座教授等职。

金实1961年高中毕业后就读于南京中医学院医疗系。1967年毕业后，他被分配至重庆市城口县人民医院工作，历任中医科、门诊部、住院部负责人。1979年，他被母校首届中医内科研究生班录取，师从著名肝病泰斗邹良材大师。1982年，研究生毕业他留校从事临床、教学、科研工作至今。1984年，他创立江苏省中医院肝科专科门诊。在1989年，他与张梅涧主任合作创立了江苏省中医院风湿免疫科。1993年起，他以高级访问学者、客座研究员、客座教授身份，历访日本、德国、新加坡等国家。

金实是著名中医内科学专家，擅长内科疑难杂症的治疗，在风湿免疫性疾病及肝胆、脾胃疾病治疗方面颇有建树。他先后培养了中国、日本、韩国、新加坡、越南、德国、澳大利亚、非洲科摩罗等地的硕士和博士生60余人；主持和参与国家级、省部级科研课题10余项，成果获江苏省科技进步二等奖、三等奖、江苏省高等教育优秀成果二等奖等奖励10余项；主编《病毒性肝炎中医证治》《中西医结合肺脏病学》《疑难病症中医治疗研究》等著作10余部，作为主编、副主编参编全国高等中医院校研究生规划教材《中医内伤杂病临床研究》、新世纪全国高等中医药院校规划教材《中医内科学》等教材20余部，发表学术论文百余篇。

一、学术经验

（一）传承经典，潜心临床

金实教授师从邹良材先生，遍读经典，尽得心传，以治疗内科疑难杂症而闻名。他认为，《黄帝内经》为临床各科之理论基础，《伤寒论》《金匮要略》则为临床证治之规范，示人以法，使之有章可循。为医者，应勤求古训，博采众方，兼收并蓄，贴近临床。

1. 善用经方，巧治疑难杂症　金实教授善用经方辨治多种疑难杂症，如对大动脉炎胸闷身痛患者用黄芪桂枝五物汤加减，以补为通，结合以通为补，使得胸闷身痛迅速缓解，常取得较好疗效；对重症肌无力吞咽困难患者，用麦门冬汤加减，益气养阴，和胃降逆，配合祛风化痰和络药物，一两月后吞咽困难消失，进食大致正常。

又如患者张某，主诉身痛、低热4个月，红细胞沉降率升高（80mm/h），血红蛋白偏低（77g/L），红细胞2.8×10^{12}/L。西医诊断为风湿性多肌痛，经激素治疗1年多，效果不理想。患者发热无汗，身痛肿胀，生活不能自理，遂转求中医治疗。中医初按风湿热痹治疗，药用桂枝、生石膏、知母、忍冬藤等无效，继用温经散寒、祛风除湿法，症状亦无明显改善。金实教授四诊合参，辨证为寒热错杂，以风寒湿邪痹阻肌肉关节为主，郁热为次；另患者肌肤肿胀，"当汗出而不汗出，身体疼重"，且兼有发热，可归属为"溢饮"，遂以仲景大青龙汤加减祛风除湿，兼以清热。组方：麻黄10g，桂枝10g，生石膏30g，防风15g，白芷10g，制川乌8g，制草乌8g，全蝎5g，蜈蚣3条，威灵仙20g，广木香8g，生甘草5g。十余剂后，患者肌肤肿胀消失，疼痛减轻，继服数十剂，症状逐渐消失，红细胞沉降率、血常规检查正常，直至痊愈。

2. 紧抓辨证要点，异病同治　金实教授善用经方治疗内科病证，结合具体辨证要点，用同一经方治疗不同疾病，具有"异病同治"的辨证思维。例如，仲景云："妇人咽中如有炙脔，半夏厚朴汤主之。"即女性痰多，咽中似有食物梗塞，咯吐不出，又称"梅核气"，属痰气凝滞，多与神经症有关。内科多种疾病亦常出现咽喉异物感，金实教授对此善结合病证特点，随机出入。曾治疗慢性咽炎、干燥综合征、亚急性甲状腺炎、胆汁反流等不同疾病，抓住咽中梗塞不适之共同主症，以半夏厚朴汤为同一主方，根据疾病阴虚、痰凝、毒聚、肝郁之不同特点，分别佐以滋阴生津、化痰祛瘀、清热解毒、疏肝降逆之类，均取得满意疗效。

（二）师古不泥，卓立创新

1. 钻研肝病数十载，多有创见　金实教授认为，病毒性肝炎病位在肝脾及其络脉，病理因素为湿热郁瘀毒，治疗大法为疏肝运脾，化毒和络。20世纪90年代，金实教授访问日本归国后，在《中医杂志》上发表了附有肝穿刺病理的研究成果，并提出与乙型肝炎比较，丙型慢性肝炎潜伏较深，病毒反应较为和缓，病势缠绵，更易邪毒瘀结，耗伤正气，结症成癌。此外，他还提出相应治疗方法，为业界广泛认同，被高频次引用。

金实教授认为，自身免疫性肝炎病性属本虚标实，病机关键为肝络郁滞。针对此病机特点，金实教授制定了"流气和络"之法。所谓"流气和络"法，是指祛除湿、热、毒、瘀等邪气，以疏顺肝气，和畅肝络之法。金实教授认为，自身免疫性肝炎重在和，而不在补，用药应轻灵活泼，忌寒遏壅补。

原发性胆汁性胆管炎（PBC）是肝内细小胆管慢性进行性非化脓性炎症而导致的慢性胆汁淤积性疾病。金实教授认为，治疗应利胆和络，并提出疏肝行气，清肝泄热，运脾化湿，活血化瘀等利胆和络的方法，采用辨证与辨病相结合，常取得良好治疗效果。金实教授还以此发表多篇论文。此外，金实教授对硬化性胆管炎（PSC）及IgG4相关肝胆疾病亦有较多研究。

2. 创立风湿免疫科，力主辨证辨病结合　金实教授思维开阔，精钻业术，求真务实，反对空谈，重视疗效，及时吸取现代医学的最新成果，灵活运用于临床。他强调，在中医辨证的基础上结合辨病，加用一些辨病药物常能起到意想不到的效果。如对老年顽固类风湿关节炎患者适当加用雷公藤、青风藤、秦艽、青蒿等有免疫抑制作用的中药；对于，影响中轴关节及有遗传特点的强直性脊柱炎患者，重视补肾强督，养血活血通络治疗等等。

风湿免疫性疾病临床多有关节肿痛，肌肉疼痛，故归于中医"痹证"范畴。金实教授认为，风湿免疫病虽统称"痹证"，但病机特点不同，应同病异治。如外感者，宜用麻黄汤；内外皆寒者，宜用麻附细辛汤；寒热错杂者，宜用桂芍知母汤；沉寒痼冷者，宜用乌头桂枝汤；气血虚痹者，宜用黄芪桂枝五物汤等。

系统性红斑狼疮（SLE），肾虚为本，瘀毒为标，肾虚瘀毒为病机关键。治疗上应注重扶正祛邪，整体论证，补肾化毒为 SLE 活动期之治疗大法，并应根据瘀毒传变，随证论治。处方以狼疮静颗粒加减为主。狼疮静颗粒的临床科研成果获江苏省科技进步二等奖。

强直性脊柱炎病因为正虚邪乘，络脉涩滞；病机为肾虚内寒，骨痹筋急；病在脊柱，与肝、肾、脾相关。治疗强直性脊柱炎活动期当祛邪为务，缓解期宜寓攻于补，兼补肾养血，祛痰逐瘀，立益肾壮督、温阳逐寒为法，以强脊定痛汤加减为主治之。

干燥综合征病因为肺肾亏虚，与七情内伤、后天失调有关；病变在肺、胃、肝、肾，以肺为主；阴虚气郁络滞为其病机关键。治疗宜滋阴清热润燥，气郁络滞者，宜宣肺通络布津；病久者，应滋补肝肾，随证燮理阴阳。立宣肺布津、通络行滞大法，以生津颗粒处方加减为主治之。

纤维肌痛综合征以情志内伤，风寒湿邪乘袭为病因，"郁""痹"为病机关键。金实教授立宁心安神、祛风止痛为法，用消纤痛颗粒处方加减为主治疗。

（三）内科杂病，多从血络、气络、水络论治

早在 20 世纪 80 年代，金实教授即指导研究生开展肝病和风湿免疫疾病从络论治的研究，并逐步深化，突破"络"仅指血络的观点。金实教授认为气络和水络也归属于络脉系统，它们在人体内相互交织、相互作用，对身体健康起着重要的调节和保护作用。他提出，络是气血津液运行的微小通道，亦是邪气壅积的路径。金实教授对其他内科杂病从络论治，治法方药亦多有创意。

现代医学的偏头痛乃血管舒缩障碍，多属血络为病。金实教授运用活血定痛汤加减治疗，取得较好疗效，本方中的泽兰、炮山甲、川芎、当归活血化瘀，通络止痛；"高巅之上，唯风可到"，故用防风、白芷、蔓荆子祛风止痛，天麻、山栀、菊花、白蒺藜平肝息风，除烦定痛。本方对窍络失和的血管神经性头痛，及顽固性的偏头痛，常有良好的治疗效果。

重症肌无力是一种神经-肌肉接头处传递功能障碍的自身免疫性疾病，以颅神经支配的肌肉受累多见。金实教授认为，其属气络为病，病变有二，一为络滞而虚，由实致虚，起病急，多有风阳郁热，痰瘀实邪，治疗以通为补，邪去正自安，不可妄用补气之品；二为因虚而滞，起病缓，邪实不著，气血阴阳脏腑亏虚证明显。络气亏虚是本证的基本病机，应以补促通，重用黄芪补气和络。

对于因外分泌腺损害而致口干、眼干的干燥综合征，金实教授认为其属水络为病。根据阴虚津亏、肺失宣布、络道涩滞的病变特点，金实教授提出不仅要滋养既耗之阴津，更应致力于促进阴津的运行输布，制定出滋阴通络、宣肺布津的基本治则。临床除养阴润燥药物之外，常用紫菀、桔梗等药宣散肺气，鼓舞津液布散，畅通津液通道。常用桃红四物汤通络行滞，促进津液输布。

金实教授认为，正气亏虚，湿热瘀滞，胆络失和为原发性胆汁性肝硬化的基本病机，金实教授提出利胆和络的治疗大法。利胆和络具体表现为"清、疏、化"三法。清，即清热利湿、清泻肝胆；疏，即疏肝理气，利胆和络；化，即化瘀和络、化湿和胃。自拟利胆和络方为基础方进行治疗，主要药物组成有赤芍、姜黄、郁金、枳壳、金钱草、黄芩、甘草等。

（四）审证别因，用药或轻灵活泼，或强猛剽悍

金实教授强调审证求因，要求根据疾病的证候特点，辨证论治。用药平常中见其巧妙，随证用药轻灵，抑或剽悍。

金实教授治疗慢性萎缩性胃炎，选药倡导轻灵活泼，少用过于刚燥、苦寒、滋腻壅补之品。临证每多为虚实错杂之证，易兼夹气滞、血瘀、食积、湿阻、郁热。金实教授指出，此病当区别邪正虚实，分辨轻重缓急，如邪实表现，胀、痛、呕、逆等症状较重，当以行气活血、化湿清热、消食和中为主，待

症状减缓，再逐次加重扶正养胃之品。

金实教授亦常用强猛剽悍之品。风湿免疫性疾病多气血紊乱，邪实势沉，疼痛剧烈，多种药物难以控制。此时非剽悍不能灭暴寇，常选用雷公藤、川草乌、蜈蚣、全蝎、马钱子、青风藤等治"顽痹"的强效药物，以加强止痛效果，缓解病情。若久痛入络，必用土鳖虫、穿山甲、蜂房、壁虎等虫类药搜剔窜透祛邪之功，以搜剔经络风湿痰瘀之邪，使浊去凝开，气血调和，经行络畅，深伏之邪得除。

二、验案分享

（一）滋阴固肾，清化瘀毒治疗系统性红斑狼疮案

付某，女，21岁，2011年7月26日初诊。有系统性红斑狼疮（SLE）病史6年。2004年因发热，面部红斑，于南京军区南京总医院诊断为SLE，狼疮肾Ⅳ+Ⅴ型，继发股骨头坏死。长期使用激素等药物治疗，近年用药：泼尼松每日20mg，羟氯喹每日0.2g，环磷酰胺（CTX）每次0.8g，每2周1次。2011年7月19日检查示：抗核抗体（ANA）500U/ml，抗SSA抗体（+），丙氨酸转氨酶（ALT）74.6IU/L，天冬氨酸转氨酶（AST）36UI/L，尿蛋白（++），尿隐血（+），红细胞沉降率（ESR）83mm/h。西药治疗6年，病情未能控制，毒副作用明显，患者难以耐受，遂至门诊求诊。刻诊：面部红斑隐隐，向心性肥胖，光敏感，口干喜饮，指端受冷后苍白青紫疼痛，腰膝酸软，髋关节隐痛，下肢凹陷性水肿，大便干结，3日一行，苔薄白，舌红，脉细。辨证属肾阴亏虚，瘀毒内蕴。治法：滋阴固肾，清化瘀毒。处方：生地黄30g、山萸肉10g、菟丝子30g、牡丹皮10g、女贞子15g、黄柏10g、旱莲草15g、覆盆子30g、连翘15g、莲须15g、垂盆草45g、石韦30g、六月雪20g、雷公藤12g、鸡血藤25g、大枣15g。水煎服，每日1剂。

按语：系统性红斑狼疮是具有代表性的多脏器、多系统损害，并伴多种免疫学异常的自身免疫性疾病，可累及皮肤、黏膜、血管、关节、心、肾、血液、淋巴等全身组织和器官。中医并无系统性红斑狼疮病名，依其临床特点，可归属于中医"蝴蝶斑""阴阳毒"等范畴。金实教授根据多年临证经验，创立"补肾化毒"治法，并以此治法创狼疮方。狼疮方以生地黄、熟地黄补肾养阴为君，臣以山萸肉、菟丝子固本培元，青蒿、牡丹皮清热凉血，佐以白花蛇舌草、半枝莲、益母草、泽泻清热解毒利湿，更添清热养阴、清化瘀毒作用，全方标本同治、通补并行，共奏补肾化毒之功。研究发现，狼疮方联合西药常规治疗，可有效控制病情、调节免疫；促进激素顺利撤减；减轻西药毒副作用；明显提高远期疗效及患者生存质量，临床疗效优于单纯西药治疗，特别是在激素撤减时，能有效减少病情反复及激素依赖的发生，具有一定的临床参考和推广应用价值。该病例大量西药治疗6年，病情未能控制，加用中药后西药逐步撤减，病情逐渐稳定好转，2013年8月8日复诊时，症情基本缓解，仅活动时髋关节隐痛，泼尼松已减为每日10mg。检查尿常规、肝肾功能、血常规均正常，ESR由83mm/h逐步降为27mm/h，患者病情稳定5年多，目前仍在治疗观察中。

（二）疏肝理胃，健脾养血治疗肝硬化失代偿案

年某，男，23岁，2008年1月17日初诊。发现肝硬化3年，属失代偿期，因食管静脉曲张吐血，已住院两次，长期中西医结合治疗（已抗病毒）。2007年12月10日，患者因吐血第三次入住南京鼓楼医院，2007年12月26日出院，住院期间查胃镜示：食管静脉曲张（重度），慢性浅表性胃炎。医院多次建议换肝治疗，患者因经济困难，表示拒绝，遂转至门诊进行中医药治疗。刻诊：出血已止，仍倦怠乏力，胃脘胀闷时痛，有时泛吐酸水，大便日1次，苔白腻，舌淡暗紫，脉细涩。辨证属肝胃失和，气

血两虚，瘀阻络滞。治法：疏肝理胃，健脾养血，佐以和络。处方：炒党参 10g、白术 10g、陈皮 10g、法半夏 10g、白蔻（后下）4g、苏梗 10g、煅瓦楞子（先煎）20g、煅乌贼骨（先煎）12g、枳壳 10g、炒当归 10g、丹参 10g、牡丹皮 10g、路路通 10g、甘草 6g。水煎服，每日 1 剂。

上方随证逐步加入：清热解毒药（黄芩、连翘、叶下珠等）及化瘀消积药（莪术、牡丹皮等）。服用 3 个月，患者未再吐血，神倦乏力、胃脘胀痛均明显好转，仅胃脘有时胀闷，少量泛酸，轻度乏力，有时便溏。2008 年 4 月 16 日，患者于鼓楼医院复查胃镜示：食管静脉曲张消失，仅有轻度浅表性胃炎。上方随证加减治疗。2008 年 11 月 19 日，患者再次于鼓楼医院复查胃镜：未发现食管静脉曲张。观察 10 年，患者病情稳定，后因家庭经济困难，2018 年自行停药。

按语：肝硬化是一种常见的由不同病因引起的肝脏慢性、进行性、弥漫性病变，是在肝细胞广泛变性的坏死基础上产生的肝脏纤维组织弥漫性增生，并形成再生结节和肝小叶，导致正常肝小叶结构和血管解剖的破坏。病变逐渐进展，晚期可出现肝功能衰竭、门静脉高压，以及多种并发症。中医并无肝硬化病名，依其临床特点，可归属于中医"臌胀""黄疸"等范畴。临证中，不少医生一见到肝硬化就用大剂量活血化瘀的成药或者中药，以达到软坚散结、抗纤维化等目的，但是往往难以收效。金实教授认为，对于肝硬化出现门静脉高压及胃瘀血，不当的活血化瘀可促使胃瘀血加重，此时应强调疏肝运脾、清热化湿、凉血解毒的治则，使得"邪去则正安，毒去则肝宁"。同时，化瘀宜缓并持之以恒，汤剂中可选用丹参、当归、莪术、三七等药；丸剂缓图可加大黄、桃仁、山甲等药；治疗中首求病情稳定，坚持活血软坚调理。

（撰稿人：郭　峰、曹　晶）

第十四节　潘立群

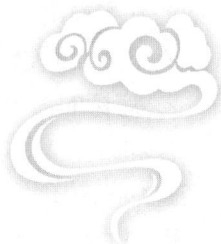

潘立群（1949—　），男，浙江温州人，南京中医药大学二级教授、主任中医师、博士研究生导师，安徽中医学院客座教授、江苏省重点学科带头人。

潘立群出生于中医世家。1968年10月，他于南京市第十中学（金陵中学）高中毕业后赴泗洪县插队；1974年6月，入职泗洪县管镇地区医院工作；1978年3月，考入南京中医学院，并于1982年12月毕业留校，直至2014年10月退休。

潘立群曾任国家级实验教学示范中心主任；南京中医药大学第一临床医学院外科学系主任、中医外科学教研室主任；江苏省中医院外科副主任。

潘立群完成教育部、国家中医药管理局、江苏省级教学研究课题8项。获各级教学奖12项。其中"外科临床基本技能训练和考核方法的研究与实践"于1997年为南京中医药大学首次获得国家级教学成果二等奖，被授予校"教学研究功臣"荣誉称号。他完成国家自然科学基金、"十一五"科技部支撑计划、教育部、国家中医药管理局、江苏省自然科学基金等课题15项。获中华中医药学会科学技术二等奖1项。2001年起享受国务院政府特殊津贴、2002年遴选为江苏省名中医。被评为全国优秀教师、全国老中医药专家学术经验继承工作指导老师；江苏省有突出贡献的中青年专家、江苏省高等学校优秀共产党员、江苏省高等学校教学名师、江苏省西学中高级人才研修项目师承导师、江苏省教育科研先进个人；获江苏省普通高等学校"红杉树"园丁奖，南京中医药大学教学研究功臣、首届优秀教师奖等荣誉称号。

潘立群曾担任国家自然科学基金委员会、国家药品监督管理局、国家发展和改革委员会药品价格评审中心、教育部学位与研究生教育发展中心、国家科学技术奖励工作办公室、中华中医药杂志、中国科技论文、南京中医药大学学报评审专家；北京大学图书馆中文核心期刊要目总览专家；中华中医药学会外科分会副主任、顾问。他曾发表论文131篇，著作12部，其中主编教材4部。

一、学术经验

（一）系统阐释病机学说

潘立群较早明确提出病机的主体地位及其审症求因，审因论治的构建过程是中医学的核心内涵，论点如下。

1. 病机的价值　中医学的核心是病机。这是因为中医学来自临证，又回归于临证，诊治过程和疗效是其唯一的存在依据。病机是病证的纲要，据此确立治则，进而遣方用药，这种理法方药的统一性是临证的基本准则。《素问·至真要大论》总结为："本乎天者，天之气也；本乎地者，地之气也；天地合气，六节分而万物化生矣。……谨候气宜，无失病机，此之谓也。"

2. 病机的内涵　病因、病位、关系构成了病机的三要素。"病因"是指临证思维的第一层次，具有表象性和自然属性。"病位"是指临证思维的第二层次，具有内藏性和人格属性。所谓内藏性就是将上述经过病机转化的病因归属于藏府，即藏府辨证，由此搭建了病机的人格框架。但它还需要"活"起来，而"关系"是使其活起来的灵魂，体现出生命科学整体、联系、动态、有序的系统特质。

病机的基础是藏象学说，《素问·六节藏象论》清晰地描述了基于功能态的以心、肝、脾、肺、肾为核心的五藏系统及其与四时自然之间阴阳变化的整体关系，也反映出象思维方法论的特色。《灵枢·本藏》："视其外应，以知其内藏，则知所病矣"，病机十九条即是运用这一方法论的典范。在这样的理论体系内，张仲景首先提出"观其脉症，知犯何逆，随症治之"的临证原则。据此，近代医家将"审证求因，审因论治"作为病机构建的规范而被广泛地运用。

3. 病机的哲学基础　东方文化母体孕育的中医学强调的是天人相应的元整体观，具有发生学的特征，所运用的是通过对临床表象的客观描述，以获取病机进而遣方用药为目的的悟性思维。其表现形式就是以病机的主体地位及其审证求因，审因论治构建过程为主要内涵的关系中心论。

西方文化母体催生的西医学强调的是天人对抗的合整体观，具有组合学的特征，所运用的是建立在分析定性计量基础上的边界清晰而苛刻的概念思维，其表现形式就是以病理靶点为主要内涵的实体中心论。

4. 病机的当代发展　现代理化资料对于当代中医的影响是客观的存在，无法回避。其定性、定量数据对于临证而言均非具象而是抽象，即需将其转化为如同"风、寒、暑、湿、燥、火"取类比象的象思维要素，是一种对于表象直觉冲击而产生的悟性——即"观物取象"进而"象以尽意"的心悟过程。就这一点而言，该抽象参与病机的构成，同样只具"见仁见智"的个性化特征而没有所谓的"标准化"，这是病机在当代的发展。

对于上述资料的定性、定量分析是西医的概念思维，符合当代科学界定的理性，但不是构成病机的悟性。

质言之，中医的核心是病机；西医的核心是病理。

（二）中医外科临证的创新

1. 重塑托法理论　托法是中医外科的特色治法。潘立群运用系统方法论将原来被分割、孤立的消、托、补三法结合肿、脓、溃疡三期，重塑为一个递进的过程而展开。他将肿疡期分为：肿疡之初，"灭其形症也"用消法；肿疡之后，"形症已成"用托法，促其成脓；脓疡期用托法，促其溃脓。溃疡期，又分为前期，用托法，促其排脓；后期脓尽，如生肌乏力则用补法。这样托法就贯穿于消、托、补三法之中，作为枢机，将外治法作为一个系统展开，进而以病机为核心将外治与内治法统一为相互配对的治法系统，用系统的治法面对系统的中医疾病，这是潘立群对中医外科学的理论贡献。

2. 肿瘤术后中医药的治疗　由手术所导致的解剖学改变必将引发相关脏器生理功能的变化，而中医病机的构建正是基于人体功能态的演变。因此，潘立群认为，中西医在术后功能态这一点上具有相互比较、渗透的关系。临证时应将相关的解剖重建、生理改变、病理诊断等指标经东方悟性思维抽象后纳入病机体系内成为新的病机要素，参与临证治疗，这是解决中医面向现代社会需求的重大理论与实践创新，他提出的运用"功能胃"理论和升阳举陷法治疗食管癌术后顽固性腹泻取得了显著疗效，在业界具有相当的影响力。

3. 乳腺疾病的中医诊治

（1）根据"冲任之脉起于胞内，为经脉之海……主上为乳汁，下为月水。"（《妇人大全良方》）以及女子乳头属肝，乳房属胃的功能解剖认识，潘立群将肾主冲任失调确立为发病之本，肝脾气机偏颇，气痰瘀结为发病之标。在夏桂成教授"调周法"理论的指导下，潘立群提出了基于月经生理的"调周消癖法"治疗乳腺增生病的学术思想，运用于临证疗效显著，具有很大的影响力。

（2）非哺乳期乳腺炎是常见的多发疾患，为自身免疫性疾病，不是手术和抗菌治疗的适宜病种，西医乏术。对此，潘立群在国内率先提出了在内托法"扶正逼毒外出"的基础上，参照乳导管解剖辅以小切口引流的创新治法，避免了盲目无序手术的弊端，为广大患者构建了安全有效的治疗规范，在国内被广泛认可。

4. 体腔内的中医外治法　潘立群在国内率先将提脓祛腐法运用于食管癌术后吻合口漏所致慢性脓胸的治疗中，救治了众多患者，并对其开展了基础和临床研究，以此培养了一批博、硕士生。在《中西医结合杂志》1991 年 8 期上，潘立群发表了研究论文，获得外科同行和社会的认可。这是中医面向现代社会需求的创新，更是继承与发展的体现，具有示范意义。

5. 肺结节的辨证要略　肺结节病灶都是在体检时由高分辨率 CT（HRCT）发现的，并没有症状和体征。只有影像学资料，如何辨证？潘立群认为，宏观无症则从微观入手：阅片。肺结节分为纯磨玻璃结节、混杂型磨玻璃结节、实性结节，望诊总体属痰；这是四诊从宏观向微观的发展。从痰的辨证角度而言，纯磨玻璃结节属痰饮、混杂型磨玻璃结节属痰浊、实性结节属痰核。从脾为生痰之源，肺为储痰之器的整体角度辨证，病位应为脾、肺。如此，在整体辨证的基础上将上述三种结节的影像学特征进行象思维的转化后作为病机要素参与肺结节的辨证治疗具有重大意义。潘立群认为，在坚守中医原创性理论的基础上，探索与现代生命科学的碰撞、渗透、转化是当代中医学面对的重大命题。

（三）创立中医模拟教学体系

在国内，潘立群率先进行了基于中医原创性理论指导下的中医临床模拟教学体系构建的探索，以冀解决中医类学生临床能力薄弱的顽疾。他首先开展了中医临床操作模拟教学改革，完成了江苏省"九五"规划课题"外科临床基本技能训练和考核方法的研究与实践"，于 1997 年获国家级教学成果二等奖，实现了南京中医药大学在教育教学改革研究领域获国家级大奖的零的突破，首次被授予"教学研究功臣"荣誉称号。与厂家合作投入生产他的国家发明专利——"标准化外科模型人"（standardized model for surgery，SMS），并运用于教学，由此引领了学校面向 21 世纪的教改热潮。

此后，他开展了基于"虚拟环境"下的以病机构建为核心的中医临床思维模拟教学改革，完成了江苏省"十一五"规划课题《中医临床思维能力模拟教学的研究与实践》，编制了教学软件（computer-based clinical simulation of TCM，CCS），创建了局域网络教室、中医外科案例式课程和模拟教学的承载体——"中医临床模拟教学医院"，该院于 2010 年被教育部确定为国家级实验教学示范中心，潘立群为主任。

（四）首提中医科研路线

潘立群在国内首次明确提出"以病机的主体地位及其表达的关系中心论为指导，系统地运用现存所有与生命科学相关的学术与技术之集成作为表征，是符合中医学术内涵的科研路线。"（《北京中医药大学学报》第 38 卷第 3 期）他在国家自然科学基金项目"补气生血治则的表征——当归补血胶原促愈机理的实验研究"等多项课题中践行了这一路线，对既往研究黄芪补气生血时所采用的以黄芪甲苷、黄芪多糖等单体、组分作为观察对象的传统路线进行了改革。潘立群认为黄芪补气生血的功能只有在当归补血汤类的整体系统中才能实现。补气生血治则在临床上的经典运用，体现出了中医所指认的血更多的是基于审证求因的病机抽象，而不是单纯靶点。那种肉芽鲜活红润、蓬勃生长的辨证所见，正是气血旺盛病机的内涵，也是血管新生、胶原代谢等生物学过程整体效应的"涌现"，这对于中医科研具有现实的示范意义。

二、验案分享

（一）加减透脓散辅以小切口引流治疗乳腺肉芽肿性小叶炎

徐某某，女，38 岁，2022 年 3 月 21 日初诊。患者左乳房因外伤而致疼痛结块，逐渐增大 10 日；外院穿刺病理示：肉芽肿性小叶炎。予抗生素、激素治疗，病情未减。

查体：患乳乳头凹陷，肿块于乳晕 1~5 点处向内、外侧蔓延，境界不清，表面隆起，质硬，肤色、温如常，范围约 20cm×11cm。

刻诊：左乳肿块胀痛，胃纳尚可，口无干苦，二便如常；舌暗淡紫，苔薄白腻，脉细弦滑。盖属不内外吹乳痈之痰瘀结滞，拟加减透脓散化裁：生黄芪 20g、生甘草 10g、皂角刺 10g、归尾 10g、升麻 6g、附子 6g，巴戟天 10g、丹参 10g，12 剂，每日 1 剂，水煎，早、晚分服；蜂蜜调制丁桂散外敷，每日一换。

2022 年 4 月 2 日二诊，患处红肿热痛，疮脚收缩，质尚硬无啄痛。口干稍苦，身无热，胃纳欠和，大便日行；舌淡红，苔薄腻，脉细滑数。痰瘀化热，原方去巴戟天，加山甲 6g，金银花、牛蒡子各 10g，14 剂，每日 1 剂，水煎，早、晚分服；改青敷膏外用。

2022 年 4 月 16 日三诊，患者患乳处红赤焮热灼痛，高肿应指。身热，T 38.0℃，口干苦，纳呆便干，下肢红斑结节疼痛，膝关节酸痛；舌红，苔薄黄腻，脉弦滑数。热盛肉腐为脓，二诊方去附子、升麻，加蒲公英、牡丹皮各 10g，漏芦 6g，7 剂，每日 1 剂，水煎，早、晚分服；于肿块应指处作平行于乳导管的小切口约 3cm，引流出大量白黄混杂液体和坏死组织，探查乳晕底及其外侧空腔硕大，冲洗后置入本院疮灵液纱布条引流，每日换药。

2022 年 4 月 23 日四诊，患者疮面收缩，引流液转浑浊，量较多。身热已退，口干苦，纳差，两便无异，下肢结节大部消散，膝无酸痛；舌暗红，苔薄腻，脉滑数。腐出未尽，余热内蕴，三诊方去牡丹皮、蒲公英、牛蒡子，加白芷 15g，改生黄芪 10g、生甘草 6g，21 剂，每日 1 剂，水煎，早、晚分服；换药照旧。

2022 年 5 月 14 日五诊，患者疮面暗红水肿，约 5cm×3cm，引流液黄黏，量少。口干不苦，胃纳转振，大便日行；舌嫩红，苔薄腻，脉细滑。气血初复、余热未尽，四诊方去山甲、皂角刺、金银花、漏芦、生甘草，改白芷 10g，加太子参、茯苓、生白术各 10g，陈皮 6g，21 剂，每日 1 剂，水煎，早、晚分服；改生理盐水引流条换药。3 周后，患者疮面肉芽鲜活红润，胃纳如常，遂原方消息，改生肌玉红膏换药，半个月而愈。

按语：透脓散是陈实功所创之名方。潘立群基于原方破血透达之品已具，故去川芎。方中生黄芪长于走表行水，托毒排脓，重用为君。增"国老"甘草，生用则清热托毒之力愈显，故以为臣。皂角刺促脓溃脓、山甲攻关夺隘，归尾重在活血，合用为佐。仿张锡纯升陷汤之意，加升麻以冀移深就浅，所以为使。全方合用，则有清热行瘀、托毒外达之功效，潘立群命其为"加减透脓散"：生黄芪、生甘草、皂角刺、山甲、归尾、升麻。

本案是肉芽肿性小叶性乳腺炎，属中医乳痈实证范畴。其特点是病灶局限于各级扩张的乳导管及周边，极少波及全乳且位置深在，实非切除及扩大切口之所宜。故取加减透脓散内服，外以箍集围聚之法透托逼毒，移深就浅，遂使平行于乳导管的小切口得以充分引流，如此既规避了复发又将乳房毁损风险降至最低，可满意地维护乳房外观和功能，较之西医的激素加患乳切除治疗无疑疗效更好，这是中医外科临床在当代的发展。

（二）提毒祛腐法治疗食管癌术后并发慢性脓胸

顾某某，男，52岁。因食管中下段癌术后并发吻合口瘘致左侧脓胸近3个月而于1989年2月1日再次入院。

入院时查见患者左胸壁切口前缘有一炎性窦口溢脓，探针可向左后外上方深入约12cm。X线胸部摄片示：左胸腔积液（7cm×4cm），与吻合口附近一软组织致密影相通，诊断为"左胸腔包裹性脓胸"，遂予甲硝唑液冲洗、负压吸引、抗炎、营养维持治疗1个月不效，故请潘立群中医会诊。症见病患消瘦，面色无华，干咳无痰，口干不苦；舌淡，苔少，脉细弱；局部溃脓同上。证属溃脓期，气血两虚，因无法内服中药，故予局部治疗。取五五丹药线提毒祛腐引流，每日1次。10天后，拔出药线时可见灰白色腐臭脓液流出，乃嘱患者咳嗽并沿切口线轻压胸壁即见多量脓腐溢出，约100ml。如此持续4天，脓液逐日减少，至第17天改用八二丹药线，6天后脓液转稀薄，窦壁肉芽暗红；即改九一丹药线继续引流，1周后无渗液引出，X线胸部摄片见左胸腔包裹性脓胸消失，遂予原切口胸壁加压包扎。2周后患侧胸壁沿肋床切口线凹陷，范围约20cm×6cm，局部干燥；复查全胸片：左侧胸膜增厚，脓胸消失。继经中西医综合治疗，患者恢复良好出院。

按语：提毒祛腐法是中医外科常用的外治法，其主药是升丹。高秉钧在《谦益斋外科医案》中言，"升降二丹，最为疡科圣药。升者，春生之气，既可去腐，而又能生新"。五五丹、八二丹、九一丹即是升丹的常用剂型，其有效成分是氧化汞（HgO）和硝酸汞［$Hg(NO_3)_2$］。Hg^+能和细菌呼吸酶中的SH基结合使之失活而表现出强大的杀菌功能。五五丹所生成的较高浓度HNO_3可使病变组织的蛋白质发生凝固性坏死脱落，低浓度（九一丹）又能刺激新生肉芽组织生长从而达到祛腐生新的目的，而以药线插入脓胸窦道则更有引流的作用。本案之所以单用甲硝唑液冲洗无效，原因就是脓胸已包裹无法被引流，在升丹药线提毒祛腐扩开了脓胸内瘘口及其纤维性间隔，引流、清除腐败组织之后，在原肋床切口上加压包扎，才真正达到了消除脓胸的目的。这对于已被术后吻合口瘘严重消耗的患者来说是一种易于接受的治疗方法，较之二次手术的风险更为稳妥，体现出中医外治法的优势。

潘立群认为，在中西医理论的指导下将传统中医外治法引入西医术后体腔内脓肿的治疗并取得良好疗效，这是继承与发展的守正创新。

（撰稿人：潘立群）

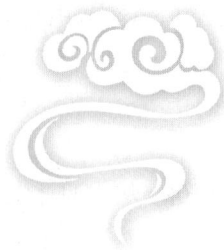

第十五节　黄桂成

黄桂成（1958—），男，江苏仪征人，主任中医师、教授、博士研究生导师，原南京中医药大学副校长，中国人民政治协商会议南京市第十三届委员会委员，2020年起享受国务院政府特殊津贴，第六批全国老中医药专家学术经验继承工作指导老师，国家中医药管理局"十二五"中医药重点学科南京中医药大学中医骨伤科学科带头人，现任世界中医药学会联合会骨伤科专业委员会副会长、全国高等中医药教育学会专家咨询委员会委员、教育部高等学校中医学类专业教学指导委员会委员、教育部中医学类专业教学指导委员会中医骨伤科学课程联盟理事长、江苏省中医药学会骨伤科专业委员会名誉主任委员，他曾任三届江苏省中医药学会骨伤科专业委员会主任委员、江苏省高等教育学会副会长、江苏省教育国际交流协会副会长、中华中医药学会理事等。

1977年恢复高考后，黄桂成成为首批就读于南京中医学院中医学专业学生，1982年，他留校在中医系中医骨伤科学教研室及江苏省中医院骨伤科工作。1986年，他在职攻读中医骨伤科学硕士研究生，1990年毕业获医学硕士学位。1995年，他任南京中医药大学中医骨伤科学教研室主任，1995年至2000年任南京中医药大学第一临床医学院副院长，2001年至2006年任南京中医药大学教务处处长，2008年至2018年任南京中医药大学副校长。1996年他被评为硕士生导师，2001年被评为教授，2002年被评为主任中医师，2003年任被评为博士研究生导师。

黄桂成从事中医骨伤科学临床、教学和科研工作43年，是上海石氏伤科学术传承人，擅长治疗骨折、颈肩腰腿痛及骨关节病。在建国家中医药管理局全国名老中医药专家黄桂成传承工作室，培养中医骨伤科学境博士、硕士研究生100余名，培养全国老中医药专家学术经验继承工作继承人2名。他主编《诸方受伤科医集》等学术专著3部，主编骨伤科研究生、本科生教材共7部，发表学术论文100余篇。主持国家自然科学基金面上项目2项、主持和参加其他各级自然科学和教育研究项目13项，其成果获国家级教学成果二等奖3项，江苏省高等教育教学成果奖特等奖2项，其他江苏省政府、教育厅教学成果奖3项，江苏省中医药科技成果奖4项。他曾获江苏高校"青蓝工程"优秀青年骨干教师、中青年学术带头人、江苏省对台工作先进个人等荣誉。

黄桂成是国家科技奖励评审专家，教育部科技成果奖同行评议专家、教育部普通高等学校本科教学工作水平评估专家、教育部高等学校中医学本科专业认证专家，石筱山伤科学术研究中心江苏分中心主任，国家自然科学基金同行评议专家。他是《中国中医骨伤科杂志》顾问、《中医正骨》杂志顾问委员会委员、《南京中医药大学学报》编委。

一、学术经验

黄桂成师从全国名老中医药专家诸方受教授，是上海石氏伤科学术传承人，经过长期临床实践探索，积累了较为丰富的治疗骨伤科疾病经验，并形成了自己的学术思想与观念。

（一）骨折治疗

1. 功能治疗观　黄桂成在多年的临床实践中，逐步形成了治疗骨折以尽快恢复肢体功能为目的的功能治疗观。他认为，四肢与躯干骨主要起支架、承重和运动功能，骨折后就会发生肢体功能障碍，因此，从根本上来说，治疗四肢与躯干骨折目的就是要尽快恢复肢体功能。功能治疗观的核心是处理好骨折复位固定等医疗措施与恢复肢体功能的关系。首先，是要争取解剖复位，进行合理的生物学固定，尽可能减少固定关节，指导患者积极有序进行练功活动和外用内服中药，患者的骨折愈合快，肢体功能恢复好。其次，对于有些复杂骨折，在解剖复位有较大困难时，强行进行解剖复位会加重局部损伤影响骨折愈合，此时主张功能复位即可。功能复位的标准是对线对位，对线是要求骨折部位的旋转移位完全矫正。对于成角移位，若关节活动与原方向一致，长骨干骨折成角移位，成人不宜超过 10°，儿童不宜超过 15°。至于对位，则要求长骨干骨折对位应达 1/3 以上，干骺端骨折对位应达 3/4 左右。对于长度的要求，儿童下肢骨折缩短 2cm 以内，成人不超过 1cm。功能复位的患者，经恰当的固定和练功用药治疗，肢体功能可以完全恢复。而有些骨折保守治疗复位不易，固定更困难，也可不追求功能复位，骨折可以愈合，其肢体功能也不受影响即可。如锁骨骨折有重叠移位，可用锁骨骨折固定带固定，骨折愈合后不影响肩部功能。

2. 内外兼治观　内外兼治观，即骨折局部与整体兼顾治疗。长期的临床实践中，黄桂成既强调采用手法复位达到解剖对位，或接近解剖对位，或功能对位；采用夹板或纸板固定，指导患者积极有序进行练功活动，以及局部外敷药物等局部外治疗法，又重视辨证内治。正如薛己撰《正体类要·序》曰："肢体损于外，则气血伤于内，营卫有所不贯，脏腑由之不和"。临床依据"跌打损伤，皆瘀血在内而不散也，血不活则瘀不能去，瘀不去则折不能续"和"瘀去、新生、骨合"理论，骨折内治一般采用三期论治。初期，由于筋骨脉络的损伤，血离经脉，瘀积不散，气血凝滞，经络受阻，治宜活血化瘀、消肿止痛，方用桃红四物汤加味。骨折局部血肿严重者，加用三棱、莪术、乳香、没药、水蛭等活血破瘀，其可减轻骨折断端血肿，以减少软骨内成骨的范围，加速骨折愈合。对于单纯胸、腰椎压缩性骨折蓄瘀而致的阳明腑实证，腰痛剧烈，大便不通，腹胀拒按，舌苔黄，脉洪大而数的体实者，用桃核承气汤加减，患者腑气得通，腰痛立即减轻。该法治疗可阻止胸、腰椎压缩性骨折腹膜后血肿引起肠麻痹造成肠毒素的吸收。中期，肿胀逐渐消退，疼痛明显减轻，但瘀肿虽消而未尽，骨尚未连接，治宜接骨续筋，用自拟接骨续断汤，方中重用接骨药自然铜、血竭、土鳖虫、骨碎补、续断等。后期，一般已有骨痂生长，治宜壮筋骨、养气血、补肝肾，用自拟加味八珍汤。内外兼治观指导下治疗骨折，愈合快，肢体功能恢复好。

3. 动静结合观　多年临床治疗骨折贯彻固定与活动统一原则，形成治疗骨折的动静结合观。临床治疗骨折复位后要用夹板或纸板等进行有效固定，防止骨折移位，但固定要不妨碍肢体功能锻炼，一般做到长骨干骨折，只固定骨干部分，不固定关节；近关节骨折，只固定邻近关节。固定后就要求患者进行患肢活动锻炼，锻炼动作要协调，循序渐进，逐步加大活动量，且患肢活动锻炼要贯穿于整个治疗过程中，按骨折早、中、后三期进行活动锻炼。早期，活动锻炼目的是消瘀退肿，加强气血循环，方法是使患肢肌肉做舒缩活动，但骨折部上下关节则不活动或轻微活动。例如，前臂骨折时，可做抓空握拳及手指伸屈活动，上臂仅做肌肉舒缩活动，而腕、肘关节不活动。下肢骨折时可做股四头肌舒缩及踝部伸屈活动等。健肢及身体其他各部关节也应进行练功活动。练功活动时以健肢带动患肢，次数由少到多，时间由短到长，活动幅度由小到大，以患处不痛为原则，切忌任何粗暴的被动活动。中期，固定2周以后，患肢肿胀基本消退，此时活动锻炼的目的是加强去瘀生新、和营续骨的能力，防止局部筋肉萎缩、关节僵硬及全身的并发症。除继续进行患肢肌肉的舒缩活动外，还要在医务人员的帮助下逐步活动骨折部上下关节。活动时动作应缓慢，活动范围应由小到大，至接近临床愈合时应增加活动次数，加大运动幅度和力量。例如，股骨干骨折，在夹板固定及持续牵引的情况下，可进行撑臂抬臀、举屈蹬腿、伸屈髋膝等活动；胸、腰椎骨折可进行飞燕点水、五点支撑等活动。后期，骨折已临床愈合，夹缚固定已解除，但筋骨未坚，肢体功能未完全恢复。此时活动锻炼的目的是尽快恢复患肢关节功能和肌力，使筋骨强劲、关节滑利。常取坐位或立位，以加强伤肢各关节的活动为重点，如上肢着重各种动作的练习，下肢着重于行走负重训练。在动静结合观指导下治疗骨折，固定骨折而不妨碍肢体活动，可以促进全身气血循环，增强新陈代谢，使骨折愈合和功能恢复齐头并进，患者痛苦少、骨折愈合快。

（二）筋伤治疗

1. 筋伤治疗当理筋　对一般的慢性筋伤疾病，可根据病情采用揉摩、推拿、点穴、按压、弹拨、分筋、拔伸等手法治疗，多可立即缓解病痛，临床疗效好。如劳损发作，局部疼痛肿胀较重者，手法以轻摩、点按为主，应避免采用重手法，若施以重手法，则会加重局部炎性反应，进而加重患者的病情；陈伤慢性疼痛者，手法宜重，要重按压、可弹拨等，轻则效果欠佳。

对于腱鞘囊肿稍大者，可采用推挤按压法，用双手拇指指腹从囊肿基底部一侧推挤，当囊肿固定后，迅速双拇指用力按压，即可压破囊肿，再按揉局部使滑液消散于皮下。

对于掌指关节或指间关节错缝者，采用牵推法整复。用一手握患腕以固定，一手掌握患手指牵引，同时拇指推患者掌骨或指骨近端，相对用力，并伸直掌指或指间关节，即可整复。

脊柱侧弯、棘突偏歪、脊柱椎间小关节错缝或滑膜嵌顿者，多采用手法调整脊柱平衡。对于颈椎棘突偏歪者，嘱患者取低坐位，用一侧肘部兜住患者下颌部向上提牵颈椎并左右旋转活动，另一手拇指抵住偏歪棘突，与颈椎旋转方向相反时用力向对侧推挤，即可拨正。对于脊柱棘突偏歪、椎间小关节错缝或滑膜嵌顿者，用坐位脊柱旋转复位法。患者端坐方凳上，两足分开与肩等宽，以右侧痛为例，助手面对患者，用两腿夹住患者左大腿，双手压住患者左大腿根部以维持固定患者的正坐姿势。自己立于患者之后右侧，右手自患者右腋下伸向前，绕过颈后，手指挟在对侧肩颈部，左手拇指推按在偏右棘突的后下角，当右手臂使患者身体前屈60°~90°，再向右旋转45°，并加以后仰时，左拇指用力推按棘突向左，此时可感到指下椎体轻微错动，或可闻及复位的响声。也可在患者侧卧位进行脊柱斜扳、斜推以矫正脊柱平衡。

2. 筋伤要恰当固定　对较重的筋伤疾病患者常采用外固定配合治疗。如神经根型颈椎病、脊髓型颈椎病、较重颈椎间盘突出症患者可采用颈托或围领治疗；腰扭伤、腰椎间盘突出症等患者可采用腰围固定；膝骨关节炎患者用护膝保护；足踝部创伤性关节炎患者采用护踝保护。筋伤配合外固定治疗，可以不同程度地提高临床疗效。

3. 筋伤内治多"从络论治"　慢性疑难筋伤病多为风、寒、湿、痰、瘀等致病因素痹阻络脉日久，气机阻滞所致。久病也可发生肾虚络脉不和，其临床治疗多"从络论治"，在正确辨证的前提下，分别采用温经通络、祛湿通络、化痰通络、化瘀通络、搜风通络、理气通络或补肾通络等方法进行治疗。如肩、腰、臀、膝八大寒筋劳作疼痛，局部怕冷或肢体发凉，属风寒痹证者，方仿桂枝附子汤，加土鳖虫、络石藤、海风藤等温通经络；若局部有肿胀，肢体重着，属风寒湿痹者，用独活寄生汤加减，加用青风藤、宽筋藤、全蝎等通络止痛。济生肾气丸，可用于治疗椎动脉型颈椎病。发作性头痛、眩晕，多为痰湿痹阻、蒙蔽清阳，方用半夏白术天麻汤合温胆汤化裁，加干地龙、水蛭等通络定眩。腰椎间盘突出症、神经根型颈椎病发作，一侧下肢或上肢放射性疼痛较重者，多属瘀血阻络，用身痛逐瘀汤化裁，加全蝎、蜈蚣等化瘀通络。腰椎管狭窄症，下肢疼痛，行走困难，间歇性跛行，多属痰瘀痹阻，方仿小活络丹，加僵蚕、乌梢蛇等搜风通络。黄桂成治疗慢性筋伤疑难病，多"从络论治"，其临床经验方椎晕宁、痹痛汤、三藤汤、温经通络汤等均应用藤类药和虫类药以通络。

4. 治筋伤注重"医养调护结合"　黄桂成治疗筋伤疾病注重"医养调护结合"。对于慢性严重的筋伤疾病，如严重的颈椎病、腰椎间盘突出症、膝骨关节炎、骨质疏松症等，他均向患者解释清楚病情发展及预后，解除患者心理负担，取得患者配合；对于劳损性疾病，要求患者不受凉、不劳累；对慢性颈、腰部疾病，他积极指导患者练功。通过"医养调护结合"治疗，提高了临床疗效。

5. 筋伤用针刺解痉镇痛　骨伤科慢性筋伤疾患急性发作，如落枕，患者颈部剧烈头痛，活动受限；神经根型颈椎病，有上肢放射性剧痛；腰扭伤腰部剧痛；腰椎间盘突出症腰部僵硬，腰部向下肢放射性剧痛等，黄桂成多采用针刺解痉镇痛。颈部取阿是穴、风池、大椎、肩井等穴，上肢取肩髃、臂臑、曲池、合谷等，腰部取阿是穴、腰眼、环跳、委中、阳陵泉、承山等穴。针刺用泻法，直刺后迅速提插捻转得气，留针 10 分钟，其间醒针 1~2 次，治疗后患者的剧烈疼痛明显减轻，有的患者疼痛可完全消失。

二、验案分享

（一）化痰通络、祛湿安神法（椎晕宁方）治疗椎动脉型颈椎病

王某，女，63 岁，2023 年 3 月 19 日初诊。患者 1 年前开始颈部酸胀疼痛不适，间有发作性头晕呕吐，左上肢麻木，颈部旋转活动受限。患者曾在外院检查，报告示：颈椎骨质增生，治疗效果不显。近 3 个月来，患者起床及转头时常发生头晕恶心明显，头痛头重，左上肢麻木酸痛，纳可，夜寐不安。查体：颈部压痛广泛，以左侧为著，臂丛神经牵拉试验弱阳性，旋颈试验阳性。舌暗，苔白厚腻，脉弦滑。诊断：颈椎病（椎动脉型）。证属痰湿阻络，蒙蔽清窍，治以化痰通络，祛湿安神。处方：法半夏 10g，天麻 10g，炒白术 10g，陈皮 10g，炒枳实 10g，姜竹茹 10g，茯苓 10g，甘草 10g，荜茇 10g，徐长卿 10g，煅牡蛎（先煎）20g，煅龙骨（先煎）15g，煅珍珠母（先煎）20g，水蛭 4g，干地龙 15g，葛根 10g，川芎 10g，佩兰 10g。7 剂。每日 1 剂，常法水煎，分 2 次服用。口服洛索洛芬钠片，每次 60mg，每日 3 次。

2023 年 3 月 26 日二诊，患者诸症明显好转，头痛头重减轻，偶有轻微眩晕，上肢麻木酸痛有改善，厚腻苔转薄腻。仍守原法治疗，原方加当归 10g、延胡索 10g。7 剂。每日 1 剂，常法水煎，分 2 次服用。

2 周后电话随访，患者头痛头晕完全消失，偶有颈部不适。

按语：椎动脉型颈椎病所致头痛眩晕多属于痰湿壅滞，气机失调，肝风内动，风痰上扰，蒙蔽清窍。治当化痰通络，祛湿安神。常用椎晕宁方（经验方）加减治疗。处方中半夏、天麻为治眩晕之要药，两者同用可燥湿化痰，天麻平肝息风，白术、姜竹茹、茯苓、陈皮、炒枳实、佩兰行气健脾化痰祛湿，消除生痰之源，荜茇、徐长卿可理气通络、下气止痛。水蛭、干地龙搜风通络，葛根、川芎引经兼解肌活血，煅牡蛎、煅龙骨、煅珍珠母三药合用，可平肝潜阳，重镇安神。甘草调和诸药。二诊患者药后头痛头重减轻，偶有轻微眩晕，治疗效果明显。因上肢仍存麻木酸痛，遂加当归、延胡索增强理气活血止痛之功效。

椎晕宁方治疗椎动脉型颈椎病大多可缓解患者颈部疼痛不适，明显改善患者头痛头晕的症状。

（二）温经散寒、祛风除湿、化瘀活络（痹痛汤）治疗腰椎间盘突出症

徐某，女，75岁，2023年12月21日初诊。患者腰痛及双下肢酸麻胀痛10年，加重10天就诊。患者10天前受凉劳累后腰痛及双下肢酸麻胀痛发作，小腿常抽筋，行走乏力、口干欲饮，纳可，二便调，舌紫，舌胖边有齿痕，苔少，脉紧。查体：腰骶关节压痛，有向下肢放射麻痛，直腿抬高试验阳性（35°）。外院MR检查报告示：腰椎间盘突出症、腰椎管狭窄症。诊断：腰椎间盘突出症。证属风寒湿痹、脉络瘀滞。治以温经散寒、祛风除湿、化瘀通络。处方：川桂枝10g，制附子（先煎）6g，泽泻10g，土茯苓10g，陈皮10g，醋延胡索15g，胆南星6g，熟地黄12g，甘草10g，牛膝10g，鸡血藤12g，萆薢10g，徐长卿10g，土鳖虫10g，烫水蛭1g，醋三棱10g，炒赤芍10g，焦六神曲10g，大血藤10g，青风藤10g，仙茅10g，片姜黄10g。14剂。每日1剂，常法水煎，分2次服用。嘱患者佩戴腰围固定，减少腰部负重活动，注意保暖。

2024年1月8日二诊，患者药后症状减轻明显，腰及下肢酸麻胀痛轻微，服药1周后小腿不再抽筋，行走稍有力，口已不再发干，腰部压痛及向下肢放射麻痛大减，直腿抬高已达50°。治守原法，原方加木瓜10g、全蝎3g。再服14剂。每日1剂，常法水煎，分2次服。

2周后家属来院，代患者诉，患者腰腿已无麻痛，仅下肢稍怕冷。嘱继续佩戴腰围保护，注意保暖。

按语：腰椎间盘突出症是指因腰椎间盘发生退变，在外力作用下使纤维环破裂、髓核突出，刺激或压迫神经根，而引起以腰痛及下肢坐骨神经放射痛为特征的疾病。患者高龄，肝肾不足，受凉复加劳累，风寒湿邪乘虚而入，致腰痛及双下肢酸麻胀痛发作。患者发病有10余年，病久瘀血阻络，肢体酸麻胀痛难愈。急则治标，针对发病因素及病机，治以温经散寒、祛风除湿、化瘀通络。方用痹痛汤（经验方）加减。方中桂枝、附子温经散寒通络，大血藤、青风藤、鸡血藤祛风宣痹通络，泽泻、陈皮、胆南星、土茯苓祛湿除痹，萆薢、徐长卿、延胡索理气止痛，醋三棱、炒赤芍、牛膝、片姜黄化瘀通络，牛膝兼有引经，土鳖虫、烫水蛭搜风通络定痛，仙茅、熟地黄补肾通络，焦六神曲、甘草调和诸药。诸药合用，风寒湿痹得除、脉络瘀滞得通，故临床疗效显著。二诊加木瓜、全蝎增加舒筋通络之功。该方治疗肢体痹痛筋伤疾患均有较好临床疗效。

（三）温经散寒、通络止痛法（温经通络汤）治疗膝骨关节炎

周某，女，74岁，2017年11月7日初诊。右膝疼痛3个月余，加重1周来诊。患者3个月前劳累后出现右膝关节疼痛，休息后缓解。近1周来因气温骤降，连续阴雨天气，患者右膝疼痛加重，活动不利，下蹲困难，腰酸怕冷，善太息，纳可，夜寐欠安，二便调，舌淡白，苔白腻，脉弦紧。查体：右膝肿胀明显，髌下压痛，屈伸活动受限，浮髌试验阳性。诊断：右膝骨关节炎。证属肝肾不足，寒湿痹阻。治以温经散寒，通络止痛。处方：制附子（先煎）10g，醋延胡索、熟地黄各15g，川桂枝、泽泻、薏苡仁、芥子、甘草、牛膝、佩兰、泽兰、猪苓、合欢皮各10g，蜈蚣2条，全蝎3g。14剂。每日1剂，常法水煎，分2次服用。嘱患者减少负重和下蹲动作，调畅情志，注意保暖。

2017年11月21日二诊，服药后，患者自觉右膝疼痛减轻，关节肿胀消退，上下楼梯仍有疼痛，稍能下蹲，寐渐安，舌淡白，苔薄微腻，脉弦。处方：上方去泽兰、猪苓，加鸡血藤12g，地龙15g，14剂。每日1剂，常法水煎，分2次服用。

2017年12月5日三诊，患者自诉右膝关节疼痛基本消失，爬楼梯时无明显疼痛，舌淡红，苔薄白，脉略弦。原方再服7剂，以巩固疗效。后患者恢复可，未再就诊，3个月后随访，病情未复发。

按语：膝骨关节炎是一个内外相因，虚实夹杂，诸邪共犯，多个病理产物共同导致的复杂疾病。其

以肝肾不足、筋骨失养为本，以风寒湿邪、滞留经络，久而瘀血阻络、甚则痰瘀互结为标，其关键是造成络脉不通，不通则痛。该患者高年肝肾不足，筋骨退化，复感寒邪，聚湿为肿。治以温经散寒、通络止痛法，方用温经通络汤（经验方）加减。方中附子、桂枝温经通络，泽泻、薏苡仁、泽兰、佩兰、猪苓利水除湿通络，熟地黄、牛膝补益肝肾，活血通络，其中，牛膝兼有引经下行之功。延胡索、芥子理气通络，蜈蚣、全蝎搜风通络，合欢皮利水安神，甘草调和诸药。诸药合用，共奏温经散寒、利水除湿、通络止痛之功效。二诊患者膝疼痛减轻，肿胀消退，苔为微腻，其水湿消除大半，原方去泽兰、猪苓，加鸡血藤 12g，地龙 15g，增强活血通络作用，再服 14 剂。三诊患者右膝疼痛基本消失，爬楼时无明显疼痛，再守原方服 7 剂，巩固疗效。

（撰稿人：黄桂成全国名老中医药专家传承工作室）

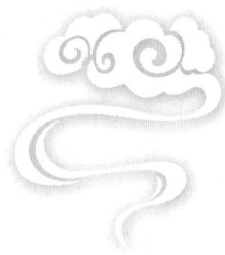

第十六节　周　珉

周珉（1949—），女，江苏南通人，南京中医药大学教授，主任中医师，博士研究生导师，享受国务院政府特殊津贴，是全国名老中医药专家传承工作室建设项目专家，全国老中医药专家学术经验继承工作指导老师，江苏省首批"333高层次人才培养工程"培养对象（第二层次），江苏省名中医。

周珉曾先后担任中国中医药学会内科肝胆病专业委员会副主任委员，中华中医药学会中药临床药理分会副主任委员，中华中医药学会博士学术研究会副主任委员，江苏省医学会会长，福建省自然科学基金项目函评专家，《江苏中医药》杂志主编。

周珉出身于五代中医世家，她秉承庭训，自幼受其父全国名老中医周筱斋教授的影响，立志学习中医。1986年，她获得硕士学位，1989年获博士学位。周珉从事中医临床、教学、科研及管理工作50余年，擅长诊治肝胆系统疾病、肿瘤和内科疑难杂症，秉崇"辨病辨证求准，遣方择药求精，每案诊治求效"的理念，博采众长，突出特色，取得明显的临床疗效。

周珉历任南京中医药大学第一临床医学院首任院长，南京中医药大学副校长，江苏省中医药管理局局长，江苏省卫生厅厅长，江苏省政协副主席等职，是第十一届中国人民政治协商会议全国委员会委员，党的十五大、十六大、十七大代表。

周珉曾主持并完成国家级和省部级课题10余项，获得国家级及省部级科技进步奖12项，转让科技成果1项，发表学术论文50余篇，主编或副主编出版学术专著10余部。

一、学术经验

（一）周珉教授肝胆系统疾病学术思想

肝既为刚柔之脏，亦为娇脏。肝为刚脏，是侧重强调了肝主疏泄的功能及"用阳"的一面；肝为柔脏，则强调了肝主藏血的功能及"体阴"的一面。周珉教授从长期的临床实践立论，认为"肝亦为娇脏"。

（1）从解剖实体看：正常肝呈红褐色，血流丰富，有"血之府库"之称，其质地与肺相似，柔软而娇嫩，脆弱易碎。

（2）从生理功能看：肝气通于春，春日阳气始生，万物复苏，草木刚刚开始萌芽，比较娇嫩。正如《中藏经》所云，"肝者……王于春。春乃万物之始生，其气嫩而软，虚而宽。"《医学衷中参西录》曰："人之元气，根基于肾，而萌于肝。凡物之萌芽，皆嫩脆易于伤损。"这些论述均说明肝还有娇嫩脆弱的特性。验之肝的生理，肝主疏泄，喜条达恶抑郁，不耐曲折，稍有不遂，即易郁滞。

（3）从病因病理看：七情内伤是内伤病的首要致病因素，而情志之为患，肝首当其冲。再如饮食失宜、过度毋容置疑，也易伤肝。饮食失宜，首先损伤脾胃，但其中暴饮暴食、酗酒、误食毒物等尤易伤肝，且脾胃损伤，纳运失常，或则气血生化无源，或则酿湿生热，均可影响及肝。肝为"罢极之本"，肝主筋，筋的功能活动以肝之阴血为物质基础，过度劳作则易耗伤肝血、肝阴。再如外感六淫，风为百病之长，风邪可兼夹其他五邪直接伤肝。所以说，无论是内伤还是外感致病因素，皆易伤肝，引起肝病。验之临床，许多常见病、多发病均与肝有关，在五脏疾病中，也以肝脏疾病为最多，故肝为娇弱易病之脏。正如李冠仙《知医必辨》云，"五脏之病，肝气居多。"张山雷《藏府药式补正》云，"肝气乃病理之一大门，善调其肝，以治百病，胥有事半功倍之效。"

（4）从临床治疗用药来看：肝病用药宜轻不宜重，宜少不宜多，宜和不宜伐，宜柔不宜刚。临床治疗用药导致脏器损害以肝脏最为常见。治疗肝病时，用药应选用轻清之品，剂量宜轻，药味宜少而精，宜用温和、和缓之药，不宜过用峻猛刚燥之品，不可一味戕伐、清解、通利，否则，肝之阴血受伐而病势反增。临证使用疏肝理气之剂，亦宜适当伍入柔润之品，才不致伤害肝体。如古有"柴胡劫肝阴"之说，逍遥散中用白芍、当归、甘草等药，柴胡疏肝散中的白芍、甘草等药，皆寓有柔肝之意。此亦即"养肝即是柔肝，柔肝便为疏肝"之义，体现了肝为娇脏的特点。

周珉教授认为，"肝既为刚柔之脏，亦为娇脏"是从不同的角度论述肝的生理病理特点。临证时必须谨记肝之刚、柔、娇的特性，依据其基本病理变化，把握好祛邪与扶正的关系，注意调气和血、疏清补泻、刚柔相济、互补为用。做到疏肝理气为其首要，养血柔肝不容忽视，护肝保肝贯穿始终，才能使最杂、最疑、最难的肝病治疗得得心应手，取得良好效果。

（二）周珉教授治疗肝胆系统疾病诊疗思路

1. 疏肝利胆，首当其冲 周珉教授认为，"气滞"是本病发病的原动力，肝胆失疏是发病基础，疏利肝胆是第一要务，临床常选疏肝理气药物，如柴胡、香附、延胡索、青皮、陈皮、枳壳等，胁痛明显加丝瓜络、路路通、川楝子等。周珉教授喜用药串"柴胡、香附、广郁金、片姜黄"疏肝理气活血止痛，明显气滞者效果极佳。临床常选用的利胆化石药物，如二金汤（海金沙、鸡内金），三金汤（再加金钱草），四金汤（再加郁金），茵陈、栀子、大黄、玉米须等，能够促进胆汁分泌，疏通肝内毛细胆管，促使胆囊收缩，舒张奥狄括约肌，降低血清胆红素。

2. 清热化（利）湿，必不可少 湿热既可自外感受，亦可因饮食不洁、饮酒过度由内而生。临床常选清热化湿药物，如茵陈、黄芩、夏枯草、龙胆草、蒲公英、酢浆草、金钱草、车前草、栀子、大黄等。对于消化道症状严重者，周珉教授喜用辛开苦降法，在上述苦寒（凉）药基础上，加用辛热（温）药物，如半夏、干姜、砂仁、厚朴、苏叶等，配伍同用，调寒热，畅气机，和脾胃，收效显著。

3. 活血化瘀，贯穿始终 肝能调畅一身之气血津液，湿热之邪胶着，最易阻遏气机，使肝之疏泄失常，气血运行不畅，瘀血内生；或湿热久羁血液，致血液稠浊而成瘀血；或病久正气亏虚，营血之气运行涩滞等皆可致瘀。病理因素为湿热郁结，日久成瘀。临床常选活血化瘀药物，如川芎、牡丹皮、丹参、桃仁、红花、赤芍。若患者瘀结日久，瘀象明显，当破血消瘀，常选三棱、莪术、水蛭。若疾病后期，气血亏虚者，以养血和血为主，常选当归、芍药、熟地、阿胶等药物。

4. 软坚散结，不容忽视 周珉教授认为，肝失疏泄，气机运行不畅，津液不运，停聚而成痰；肝失疏泄，无法推动血行，血行不畅，瘀血内生，日久痰浊、瘀血胶结，不宜消散，故活血化瘀的同时当软坚散结。治疗需疏肝通络，祛瘀化痰兼顾，若为肝经络瘀夹痰饮之证，则以新绛旋覆花汤为主，配半夏、陈皮等和胃化痰。现代研究表明，痰浊和瘀血在微循环及自由基损伤、血液生化指标等方面有着相同或相似的病理改变，不仅如此，他们还具有相同的物质基础。化痰法当与活血化瘀、疏肝利胆、清热化湿、通里攻下诸法配合使用。临床常选化痰软坚散结药物，如贝母、海藻、昆布，半夏、橘皮等；若痰结胶固难化者，选鳖甲、牡蛎、炮山甲等虫类散结药。

5. 通里攻下，灵活运用 胆为六腑之一，六腑以通为用，通则不痛，胆汁以通畅下行为用，胆汁不能通畅下行，则形成结石。即使是体虚患者，也要保持胆道和肠腑通畅，所以通里攻下尤为重要。通腑首选大黄，能泻下通腑，清热利胆，软坚散结，化石排石，用量宜从小剂量开始，临床随证配合理气、清热、活血、软坚药物，因势利导，釜底抽薪，使邪有出路，常常可以收到很好效果。有研究表明，大黄素能疏通肝内毛细血管，促进胆汁分泌，增加胆汁中胆红素和胆汁酸含量，疏通胆管和微细胆小管内淤积的胆汁，恢复组织细胞的正常代谢和血液供应。临床还常选其他通里药物，如芒硝、番泻叶、火麻仁、郁李仁、莱菔子等。

6. 调整体质，顾其根本（从本调治） 周珉教授认为，疾病缓解期的治疗往往更重要，疾病初期以肝郁脾虚、脾虚湿盛证多见，病位主要在肝脾，治当调肝和脾；疾病后期以肝肾阴虚、脾肾阳虚证多见，病位涉及肾，当肝、脾、肾同治。

二、验案分享

（一）萎缩性胆囊炎案

张某，男，15岁，南京人，学生。

2019年3月13日初诊，患者因右胁疼痛，于2018年5月1日查B超示：脂肪肝，胆囊结石（1.9cm×1.1cm），行保胆取石术。2018年10月27日复查B超示：胆囊壁粗糙，胆囊体积缩小，胆囊内壁不光整，考虑术后改变。2018年12月4日磁共振胰胆管成像（MRCP）示：肝内、外胆管未见异常，近胆囊底壁异常信号，积气？局部术后改变？必要时行CT检查。2019年3月3日于江苏省中西医结合医院再次查上腹部B超示：轻度脂肪肝，胆囊萎缩（3.4cm×0.8cm）。患者曾于多家医院就诊，均建议手术治疗。刻诊：体型偏胖，稍进油腻即右胁疼痛，术后疼痛发作10余次，口黏且苦，有异味，胃纳平平，大便日行2~3次，成形，小便无异，舌质红，苔淡黄腻，脉小弦滑。中医诊断：胁痛（湿热瘀郁，肝胆失疏）；西医诊断：胆囊保胆取石术后，萎缩性胆囊炎，脂肪肝。治法：疏肝利胆，清化湿热，活血化瘀。处方：醋柴胡8g，制香附10g，广郁金10g，片姜黄10g，炒黄芩10g，酢浆草20g，金钱草15g，蒲公英15g，法半夏10g，藿佩兰各10g，砂仁后下5g，赤芍12g，制大黄5g，焦楂曲各10g，海金沙（包煎）12g，青陈皮各5g，14剂，每日1剂，水煎，早、晚分服。

2019年3月27二诊，患者右胁疼痛未发作，胃纳可，口黏苦减轻，口中异味不著，大便日行2~3次，成形，小便无异，舌质红，舌苔薄黄，脉小弦滑。处方：2019年3月13日方加桃仁10g、红花6g、川芎10g、改制大黄6g，14剂，每日1剂，水煎，早、晚分服。

2019年4月17日三诊，患者右胁疼痛未作，口中有异味，大便日行2次，成形，胃纳可，小便色黄，舌质红隐紫，舌苔淡黄腻，脉小弦滑。处方：2019年3月13日方加桃仁10g、红花6g、牡丹皮9g、丹参12g、玉米须15g、改制大黄6g，14剂，每日1剂，水煎，早、晚分服。

2019年5月15日四诊（家人代诉），2019年5月12日江苏省中西医结合医院复查B超示：符合脂肪肝改变，胰腺脂肪浸润不能排除，胆囊体积小（4.7cm×0.8cm），脾门静脉未见异常。症情平稳，胃纳佳，大便日行2~3次，成形，小便无异，苔薄白腻，质暗红（照片）。中医诊断：胁痛（湿热瘀郁，肝胆失疏）。治法：疏利清化为主。处方：醋柴胡8g，制香附10g，广郁金10g，片姜黄10g，炒黄芩10g，酢浆草20g，金钱草15g，蒲公英15g，法半夏10g，藿佩兰各10g，制大黄6g，赤芍15g，生山楂

15g，荷叶 15g，泽兰泻各 10g，橘皮 6g，21 剂，每日 1 剂，水煎，早、晚分服。

2019 年 6 月 5 日五诊（家人代诉），患者右胁疼痛未作，胃纳可，大便日行 2~3 次，成形，小便色黄，舌质暗红，舌苔薄淡黄（照片）。处方：2019 年 5 月 15 日方加玉米须 15g，丹参 10g，14 剂，每日 1 剂，水煎，早、晚分服。

2019 年 6 月 26 日六诊，患者症情平稳，疼痛未再发作，胃纳佳，大便日行 2~3 次，成形，小便无异，苔薄淡黄，舌质暗红，脉小弦滑。处方：2019 年 5 月 15 日方加丹参 10g、川芎 10g、鬼箭羽 10g、玉米须 15g，14 剂，每日 1 剂，水煎，早、晚分服。

2019 年 7 月 17 日七诊，患者症情稳定，胃纳佳，大便日行 2~3 次，成形，小便无异，精神可，疼痛未发作，苔薄黄腻，质暗红，脉弦。处方：2019 年 5 月 15 日方加牡丹皮 9g、丹参 12g、川芎 10g、红花 5g、玉米须 15g，14 剂，每日 1 剂，水煎，早、晚分服。

2019 年 8 月 1 日八诊（家人代诉），患者无明显不适，胃纳佳，大便日行 2~3 次，成形，小便无异，精神佳，疼痛未发作。处方：2019 年 5 月 15 日方加牡丹皮 9g、丹参 12g、川芎 10g、红花 5g、鬼箭羽 10g、玉米须 15g，14 剂，每日 1 剂，水煎，早、晚分服。

2019 年 8 月 29 日九诊，患者于 2019 年 8 月 17 日在江苏省中西医结合医院复查 B 超示：脂肪肝；胆胰脾未见异常（胆囊 6.5cm×2.6cm）。刻诊：无明显不适，胃纳佳，大便日行 2~3 次，成形，小便无异，精神佳，疼痛未发作，苔薄腻淡黄，质暗红，脉弦，故拟茶饮善后。处方：生山楂 30g，荷叶 15g，决明子 30g，橘皮 12g，14 剂，每日 1 剂，泡服。

按语：本案患者舞象之年，体型偏胖，属胆囊结石行保胆取石术后，胆囊萎缩需手术切除者，以右胁疼痛为主诉，结合舌苔脉象，辨证属湿热瘀结，肝胆气机失于疏泄，治宜疏肝利胆，清化湿热，散瘀通腑。处方以疏肝和络汤、四金汤加减。方中柴胡、香附、郁金、姜黄、赤芍、青皮、陈皮疏肝行气，活络止痛；黄芩、酢浆草、金钱草、蒲公英清肝利胆；熟大黄泻下瘀热，破气通腑，半夏、藿香、佩兰、砂仁化湿健脾；焦山楂、焦六曲、海金沙、金钱草消食利胆，全方对气滞、湿热、瘀结、痰浊等病理因素皆兼顾到。

周珉教授曾总结肝胆系统疾病六大治疗原则，本病同样适用，分别是疏利肝胆，首当其冲；清热化（利）湿，必不可少；活血化瘀，贯穿始终；软坚散结，不容忽视；通里攻下，灵活运用；调整体质，顾其根本。临证时根据疾病不同时期病理演变阶段的病机特点，抓住各种病理因素，注重疏肝利胆、清热化湿、活血化瘀、软坚散结、通里攻下等治法，以辨证为前提，灵活把握。

（二）肝内胆管结石案

李某，男，68 岁，南京人。

2016 年 8 月 4 日初诊，患者于 2004 年因肝内胆管结石在当地人民医院行右肝及胆囊切除术，2016 年 8 月 1 日因右胁疼痛体检 B 超发现肝内胆管结石，血常规正常；肝功能：γ-谷氨酰转移酶 210U/L，余指标正常。既往史无特殊。刻诊：右胁连及后背胀痛，时有低热，体温波动在 38℃ 左右，胃纳尚可，大便日行 1~2 次，干结如粟，艰行不畅，小便色黄，舌质暗红，苔中浊腻，脉细弦。中医诊断：胆胀（湿热瘀结，肝胆失疏）。治宜疏利肝胆，清化湿热，活血化瘀。以柴胡疏肝散、四金汤加味。处方：醋柴胡 6g，制香附 10g，广郁金 10g，片姜黄 10g，青蒿（后下）15g，葎草 15g，茵陈 20g，炒黄芩 10g，金钱草 15g，酢浆草 15g，蒲公英 15g，制大黄 6g，炒枳实 15g，厚朴 6g，法半夏 10g，砂仁（后下）5g，豆蔻仁（后下）5g，鸡血藤 15g，鸡内金 10g，海金沙（包煎）12g，14 剂，每日 1 剂，水煎，早、晚分服。

2016 年 8 月 18 日二诊，患者两胁疼痛已除，无发热，时有口苦，偶有咽中痰滞，咯吐白黏痰，量不多，胃纳尚可，大便日行 1 次，成形，小便偏黄，舌质暗红，苔中薄黄，脉细弦。原方去青蒿，葎草、广郁金、制香附，改制大黄 8g，加浙贝母 10g、炙僵蚕 10g、陈皮 8g、桃仁 10g、杏仁 10g、冬瓜籽 12g，14 剂，每日 1 剂，水煎，早、晚分服。

2016 年 9 月 1 日三诊，患者胁痛未作，口苦不显，咽中痰滞不著，胃纳佳，大便日行 1~2 次，成形或偏软，小便无异，苔薄黄，质暗红，脉细弦滑。2016 年 8 月 4 日方去青蒿、葎草、广郁金、制香附、砂仁、豆蔻仁、茵陈、蒲公英，加怀山药 10g，潞党参 10g，丹参 10g，茯苓 10g，14 剂，每日 1 剂，水煎，早、晚分服。长期门诊服药，调整体质，病情稳定。

按语：患者老年男性，既往曾因肝内胆管结石行右肝及胆囊切除术，此次发病以右胁胀痛为主苦，结合舌苔脉象，辨证属湿热瘀结，肝胆失疏。治宜疏利肝胆，清化湿热，活血化瘀。处方以柴胡疏肝散、四金汤加味。方中柴胡、香附、郁金、姜黄、鸡血藤疏肝行气，活络止痛；青蒿、葎草、茵陈、黄芩、蒲公英、金钱草、酢浆草清肝胆湿热；大黄、枳实、厚朴泻下瘀热，破气通腑，半夏、砂仁、豆蔻仁化湿健脾；鸡内金、海金沙消食排石，全方对湿邪、热邪、瘀血、气滞、砂石等病理因素皆兼顾到。二诊时，患者右胁胀痛已除，去疏肝理气之郁金、香附，去清热作用较强的青蒿、葎草。同时加浙贝母、僵蚕，既化痰软坚散结，又祛风止痛，此诊又兼顾了风邪、痰邪两个病理因素。三诊时，加用益气健脾之党参、茯苓、山药，顾护脾胃，脾胃功能正常，水谷精气得以化生，正气充旺，祛邪补虚，砂石自除。

肝胆管结石发病率逐年上升，大多可采用手术治疗，但因术后残石率高，复发率高，并发症率高，治疗棘手。周珉教授认为，肝内胆管结石发作期，首先当疏利肝胆，再根据病理因素不同选择清化湿热，活血化瘀，软坚散结，通里攻下等治法；缓解期注意调整患者体质，顾其根本，为临床辨治本病提供思路。

（撰稿人：何　晶）

第十七节　吴承玉

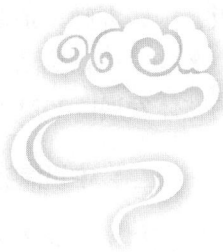

吴承玉（1950—），女，汉族，江苏海门人，中国共产党党员，南京中医药大学二级教授，博士研究生导师，国家中医药高等学校教学名师，江苏省高等教育教学名师，全国老中医药专家学术经验继承工作指导老师，全国名老中医药专家传承工作室专家，江苏省老中医药专家学术经验继承工作指导老师，江苏省重点学科中医诊断学学科带头人、国家中医药管理局重点学科中医诊断学学科带头人。她历任中华中医药学会中医诊断学分会副主任委员、名誉顾问，中华中医药学会体质分会副主任委员，世界中医药学会联合会中医诊断学专业委员会副会长。

吴承玉出身于中医世家。1977年，她在江苏新医学院（南京中医学院前身）中医系本科毕业，1994年，获医学硕士学位，师从著名中医诊断学专家朱文锋教授。

吴承玉从事中医临床实践工作55年，擅长治疗恶性肿瘤疾病、风湿免疫疾病、内分泌系统疾病及妇科相关疾病。

吴承玉先后培养国家级、省级传承人9名，博士、硕士研究生56名。她曾主持与主要参加国家级、省级科研课题10余项，发表论文210余篇，主编专著12部，主编与副主编教材21部。她主编的教材《中医诊断学》获首届"全国优秀教材"二等奖，《中医诊断学》精编教材被评为江苏省精品教材。"中医藏象辨证体系的理论构建与临床应用研究"获江苏中医药科学技术奖一等奖。

一、学术经验

（一）以象测藏，从症辨证，创建藏象辨证体系

多年来，中医辨证方法纷繁芜杂，给临床、教学和科研带来很大的困难。吴承玉经过40多年探索，在参阅大量中医基础理论文献，调查古今医案文献及进行前瞻性临床研究的基础上，提出以中医藏象理论为指导，确立"以象测藏，从症辨证"的辨证思维原理，创新辨证思维模式"主症（A）+次症（B）+舌脉（C）+辅助检查（D）"的组合规律，以五脏系统为核心，按病性分类立证，以规范化原则体现证的基本特性，确定证的诊断标准，创建完整、统一、规范的中医藏象辨证新体系，实现辨证的由博返约、返本归根。中医藏象辨证体系的研究获得7项国家级、9项省部级课题支持，已广泛应用于临床各科。

中医藏象辨证体系研究内容编入吴承玉主编的教材《中医诊断学》与专著《中医藏象学》第3版中，并有12篇专题系列论文在中文核心期刊《南京中医药大学学报》上发表，120余篇相关论文发表在核心期刊上。"中医藏象辨证体系的理论构建与临床应用研究"获2022年江苏中医药科学技术奖一等奖。专著《中医藏象辨证学》获国家科学技术学术著作出版基金资助，于2018年由人民卫生出版社出

版，国医大师王琦院士称其为"中医辨证学里程碑著作"。《中国中医药报》发表书评，4位国医大师、8位名老中医认为藏象辨证是临床内、外、妇、儿各科普遍的辨证基础，以学术发展推动了中医临床事业的整体发展。2023年《中医藏象辨证学》荣获首届世界中医药学会联合会国际贡献奖——著作奖三等奖。

（二）中西融通，多元结合，提出综合诊疗大法

在研究辨证新体系的同时，吴承玉在长期临床实践的基础上，提出符合中医当代临床的科学规范的、多元动态的开放性中医诊疗新体系，根据临床实际，灵活运用辨证论治、辨病论治、辨主症论治、微观辨证论治等多种方法，相互结合、补充完善。

吴承玉主编的《现代中医内科诊断治疗学》在2001年由人民卫生出版社出版。该书分上、下两篇。上篇分四诊、辨证、治则三部分，简要介绍诊断治疗的基础理论。下篇重点介绍内科230种常见病的概说、诊断、治疗三部分内容，概说部分包括病的定义、病名出处、别名、西医相关病种等；诊断部分包括诊断、鉴别诊断和辨证要点等；治疗部分包括现代治疗、辨证治疗和其他治疗（中成药、单方验方、药物外治、针灸疗法、推拿疗法、气功疗法、饮食疗法、护理与调摄）等。《现代中医内科诊断治疗学》出版后，在国内外引起强烈反响，《世界科学技术——中医药现代化》杂志评论："该书将传统中医和现代医学有机结合，对中医内科的230种疾病分别论述，使得艰深的中医内科变得脉络清晰又易于操作。该书反映了中华人民共和国成立以来中医内科诊断治疗的新成就、新发展、新技术、新方法，该书的出版不仅为中医临床内科提供了一部实用的工具书，也成为医学院校中医教学的重要参考教材。"

（三）治病求本，精勤不辍，临床践行仁德仁术

在50余年的临床诊疗工作中，吴承玉精勤不辍，以医德为先、医术为重，对疑难疾病悉心探研。近年来，每周坚持6次门诊，年平均门诊量达9000人次，诊疗病种涉及肿瘤（肺癌、乳腺癌、肝癌、胰腺癌、胃癌、肠癌、白血病、淋巴癌等）、免疫性疾病（类风湿关节炎、红斑狼疮、干燥综合征、硬皮病等）、代谢性疾病（痛风、高血脂、糖尿病等）、心脑血管疾病、消化系统疾病、骨关节病、妇科病等多种疑难疾病，为无数患者减轻痛苦、延长生命，吸引了全国各地及美国、加拿大等地的患者慕名求诊。

吴承玉对肺癌、肝癌、胰腺癌、胃癌、妇科肿瘤的研究尤深。她总结肿瘤疾病的病理特点与诊治原则，认为"瘀毒、痰毒、水毒互结"是导致肿瘤疾病"疼痛、水肿、出血"症状的病理本质，因此根据肿瘤多因素、多病理的特点，多靶点合力才能取得综合效应。

在临床用药上，吴承玉用方而不套方，方中寓活法，拟方注意药性寒热配伍、用量比重调整，注重整体平衡，一方含数方之义，回环往复，思虑周密。针对病情错综复杂的疑难疾患，既注重审清核心病机，立治疗大法，又注重整体调治，用药周到，细微处一药之加减皆有考究。她不用少见之药以僻制胜，而以配伍之功平中见奇，用药时还充分考虑不同体质、性别、年龄患者的生理特点，或大力健脾，或适度攻伐，或攻补兼施，使患者后天得运，吸收药力而不伤脾胃，同时未病先防，顾护患者其他脏腑系统，充分体现了中医治病求本、因人制宜的特点。

（四）悉心探研，精准组方，创制复方抗癌新药

数十年来，吴承玉先后参加完成国家重点基础研究发展计划（973计划）课题2项，主持完成国家级与省部级课题6项，主要参加国家级与省部级课题多项，获省部级奖6项、厅局级奖10余项，吴承玉在科研中反哺教学与临床，对学科与学术的发展作出了杰出贡献。

龙七胶囊是吴承玉创制的抗肿瘤复方中药，临床应用已逾40年。2006年龙七胶囊获国家临床试验批件，2007年获国家发明专利授权，2011年获批为江苏省科技成果转化项目。2012年至2015年完成

Ⅱ期临床试验。目前，龙七胶囊作为国家药品审评中心确定的首例试点新药，正在中药新药注册评审"中医药理论、人用经验、临床研究"三结合的临床证据体系下进行示范性研究，有望成为国家首例中药复方抗肿瘤创新药。

（五）传承创新，教书育人，弘扬中医思维文化

吴承玉曾任南京中医药大学中医诊断学教研室主任，江苏省优秀课程负责人，江苏省重点学科、国家中医药管理局重点学科中医诊断学学科、学术带头人，中央与地方共建特色实验室负责人，江苏省精品课程、国家级精品课程《中医诊断学》负责人。因其在教学方面有突出贡献，2011 年获评为江苏省教学名师，2016 年获评为国家中医药高等学校教学名师。

吴承玉带领学科团队研发《中医舌诊》《中医脉诊》等 5 项教学软件，2005 年率先建成中医诊断数字化实验室，2007 年首创远程临床实训系统，通过实时视频传输，真实再现临床四诊、诊病辨证、处方用药全过程，迄今受益学生已达万余人，成果获得江苏省优秀教学成果二等奖等省部级奖 4 项。

吴承玉以传承弘扬中医为己任，多次赴美国、意大利等地讲学，传播中医思维与文化。她于 2016 年自筹资金，为服务社会而创办非营利性质的玉承堂中医门诊部，作为南京中医药大学教学基地，为众多学子提供临床实习平台。此外，她在南京中医药大学设立"中医药传承与创新人才基金"，以期"承继岐黄道术，玉成医药学人"。因在中国传统医学领域取得杰出成就，为传承中华文化作出卓越贡献，被评为"江苏省 2017 中华文化人物"。

目前，吴承玉已培养国家级传承人 7 名、省级传承人 2 名、博士生 34 名、硕士生 22 名、本科导师制学生数十名，多位学生已成为临床与教学、科研骨干。2016 年，她与学生李杰同时获评为全国中医药高等学校教学名师，传为佳话。

数十年如一日，吴承玉秉持习近平"传承精华、守正创新"中医发展的时代理念，恪守道术并重，教学至勤至谨，力求尽善尽美，培养中医人才；临床、科研坚持中西医结合，运用现代科学语言阐释中医药理论，以中医药理论研究的创新推动中医临床与新药研发事业的发展，树立了新时代的中医药大师风范。

二、验案分享

（一）活血祛瘀、清肺化痰治疗肺癌案

严某某，女，53 岁。初诊日期：2012 年 11 月 14 日。

主诉：胸闷、咳嗽痰多 4 月余。

4 个月前，患者因胸闷、咳嗽就诊，当地医院诊断为左上肺腺癌。根据中医藏象辨证理论体系，将临床信息划分为 ABCD 四类，主症（A）：胸闷，咳嗽，痰多；次症（B）：纳谷不香，夜寐不佳，大便不畅，2 日一行；舌脉（C）：舌苔白腻，舌质暗红，脉沉细弦；辅助检查（D）：癌胚抗原（CEA）9.63ng/ml，神经元特异性烯醇化酶（NSE）36.76ng/ml。

西医诊断：肺癌。

中医诊断：肺癌，证属痰瘀阻肺兼阴虚。

治疗：治以祛瘀化痰，清肺散结，养阴通腑。

处方：地龙 10g，山慈菇 10g，牡蛎 15g，郁金 10g，三七粉（冲）4g，川贝粉（冲）4g，杏仁 10g，桔梗 10g，法半夏 10g，黄芩 10g，茯苓 15g，炒白术 15g，麦冬 15g，五味子 6g，厚朴 10g，炙甘草 6g。14 剂，每日 1 剂，水煎，分早、晚 2 次温服。

2012 年 11 月 28 日复诊，患者诉胸闷明显好转，纳寐可，二便调。CEA 4.94ng/ml，NSE 18.37ng/ml。随症加减继服中药，全身状况良好，纳寐可，二便调，CEA、NSE 降至正常。

按语：吴承玉根据中医藏象辨证理论体系认为，肺癌病位在肺，病性属痰瘀互结，基本证为痰瘀阻肺证，故治疗以消积方为主，活血祛瘀，清肺化痰。他提出了调阴阳以平为衡、护脾胃扶正益肺、通腑气肃降肺气等治疗大法。《诸病源候论·积聚病诸候》中有"积聚者，由阴阳不和，腑脏虚弱，受于风邪，搏于腑脏之气所为也"一论。吴承玉在治疗上注重调和阴阳，改善机体内环境，使原来失衡的阴阳气血重新达到动态平衡，并指出，此即防治肺癌的关键所在，应遵循"谨察阴阳所在而调之，以平为期"的原则。肺与脾在生理、病理上相互联系、相互影响。脾健运失职，影响肺的通调水道，水液停滞，聚而生痰饮，痰瘀交结于肺，形成癌肿。吴承玉临床非常注重顾护脾胃，在临证组方时常选用白术、茯苓等药，健脾益气，以确保患者脾胃健运，以达到"养正积自消"的治疗作用。肺与大肠构成表里关系，肺气肃降与大肠传导之间相互为用。吴承玉临证时对肺癌患者的腑气畅通尤为重视。他认为，肺癌患者若便秘不解，腑气不通，则邪无出路而肺气不降，常出现咳嗽、胸闷等症，临床上常选用杏仁、厚朴、大黄等药畅通腑气，腑通脏清则邪自出，咳嗽、胸闷等症状就随之缓解。

（二）病证结合、身心同调治疗乳癌案

褚某，女，51 岁。初诊日期：2017 年 2 月 25 日。

主诉：胸胁疼痛 9 月余。

2016 年 5 月，患者行左乳癌改良根治术，根据中医藏象辨证理论体系，将临床信息划分为 ABCD 四类，主症（A）：胸胁疼痛；次症（B）：心悸，夜寐易醒、难再入睡，大便偏干、时有不尽感；舌脉（C）：舌质暗紫，苔薄白，脉弦细数；辅助检查（D）：病理示左乳浸润性导管癌 II 级，（前哨淋巴结）淋巴结 2/3 枚见有癌转移。免疫组化 I-160554 癌细胞 ER（－），PR（－），CerBb-2（1+），Ki-67（+50%），CK5/6（＋），E-cad（－），P120 膜（++），SMMHC（＋），P63（－），Calponin（－），FISH 检测阴性。伴有双侧甲状腺结节，肝囊肿，胆囊息肉。

西医诊断：三阴性乳腺癌。

中医诊断：乳岩，证属痰瘀内阻肝系、兼脾虚湿困、心气阴两虚。

治疗：治以疏肝解郁、化痰祛瘀、健脾利湿、补气养阴。

处方：柴胡 6g，郁金 10g，浙贝母 10g，川楝子 6g，延胡索 15g，半枝莲 15g，白花蛇舌草 15g，王不留行 15g，皂角刺 6g，三七粉（冲）4g，茯苓 15g，生薏苡仁 15g，五味子 6g，麦冬 15g，炙甘草 6g。14 剂，每日 1 剂，水煎，分早、晚 2 次温服。

2017 年 3 月 11 日二诊，患者胸胁疼痛、心悸改善，夜寐欠安，纳食可，大便偏干。患者近日过敏性皮疹发作，身痒。舌质暗紫，舌苔薄白，脉细弦。上方改川楝子 10g、三七粉（冲）3g，加蝉蜕 10g，白芷 15g，以祛风止痒。28 剂，每日 1 剂，水煎，分早、晚 2 次温服。

2017 年 4 月 22 日三诊，患者无胸胁疼痛、心悸，夜寐改善，身痒好转，纳可，大便每日 1 次，舌质淡红，苔薄腻，脉细弦。上方去川楝子、延胡索、五味子。28 剂，每日 1 剂，水煎，分早、晚 2 次温服。

按语：三阴性乳腺癌是乳腺癌的一种特殊类型，侵袭性更强，复发转移率更高，患者往往情志失调，肝系病位特征表现明显，结合中医理论，吴承玉认为乳腺癌的藏象病位主要在肝，兼有脾、肾，痰、瘀是三阴性乳腺癌形成的病理基础。此外，三阴性乳腺癌更易发生淋巴转移，是由于瘀、痰更盛，久郁生热，复又情志不畅，气郁化火，炼津灼血，又成痰生瘀，如此往复，病情加重，火毒走窜生风，痰瘀滑腻黏滞，胶结成形，随经流注，而成斯疾。因此，火毒是三阴性乳腺癌转移的重要病性。三阴性乳腺癌患者往往性格偏执，或急躁易怒，或焦虑不安，须注重与其沟通交流，耐心疏导其不良情绪；若

患者情绪不稳，夜寐不安，可加用酸枣仁等养肝安神。

临床论治应合理运用抗癌中药。其一，根据病位精准选药，如选用柴胡、郁金引药入肝经，并根据患者转移部位不同，优选不同中药，如淋巴结转移者可用皂角刺消肿托毒；肺转移者可用杏仁、桔梗、法半夏、川贝粉等宣肺化痰；肝转移者可用柴胡、郁金、五味子等疏肝、护肝；脑转移者可用全蝎等活血化瘀、散结消痈；骨转移伴疼痛者可用全蝎、地龙、延胡索、三七粉等通络止痛、攻毒散结。其二，结合现代药理研究，中西医合参，优选具有广谱抗癌作用的中药，如皂角刺、半枝莲、白花蛇舌草等，现代药理研究发现其具有抑制肿瘤细胞生长、抑制肿瘤侵袭和转移及调节免疫功能等作用。

（三）理气疏肝、通降和胃治疗胃炎案

王某某，女，25 岁，学生。初诊日期：2018 年 11 月 5 日。

主诉：脘胁胀痛 1 周。

患者素有慢性胃病史，1 周前因与同学吵架出现脘胁胀痛，伴有嗳气，泛酸，有烧心感，饮食减少。根据中医藏象辨证理论体系，将临床信息划分为 ABCD 四类，主症（A）：胁肋部胀痛不适，嗳气，反酸，饮食减少，烦躁易怒；次症（B）：大便不畅；舌脉（C）：舌淡红，苔薄白，脉弦；辅助检查（D）：胃镜示慢性浅表性胃炎，HP（－）。

西医诊断：胃炎。

中医诊断：脘痞，证属肝胃不和。

治疗：治以疏肝和胃。

处方：柴胡 10g，郁金 10g，生白术 15g，当归 10g，茯苓 15g，炒白芍 10g，黄连 4g，木香 10g，苏梗 15g，陈皮 6g，瓦楞子 10g，炙甘草 4g。7 剂，每日 1 剂，水煎，分早、晚 2 次温服。

服药 7 剂后，患者脘胁胀痛、嗳气反酸未再发作，大便正常。

按语：胃为六腑之一，以通为宜。吴承玉重视胃腑的生理病理特点，根据药物不同性味功效以促进胃的通降。黄连味苦能降；木香、苏梗、陈皮等理气药利于胃气的上下通行；白术能鼓动胃气的运行。胃喜润恶燥，故慢性胃炎临证用药不宜过于辛燥，黄连苦燥、陈皮温燥，常配白芍、当归等养阴血，补而不腻。

吴承玉认为，慢性胃炎辨证用药必须结合辨病用药，治疗才更有针对性。其一，慢性胃炎多有 HP 感染，清热解毒祛湿为慢性胃炎抗 HP 感染治疗常法，临床常用黄连、半枝莲、白花蛇舌草、蒲公英等配以干姜、肉桂，寒温并用，以平为期，有助于调整胃腑的内环境，抑制 HP 生长。其二，由于病变类型不同，慢性胃炎患者的胃酸分泌量不同。如果胃酸过多，必须配合抑酸药，常用的抑酸药有瓦楞子、煅龙骨、乌贼骨等。如果胃酸过少，多伴阴血亏损，常用生地、白芍、麦冬、石斛等补养阴血。其三，可根据慢性胃炎疼痛性质选用不同的止痛药。延胡索适用于胃脘刺痛者，肉桂适用于胃脘冷痛者，苏梗、木香适用于胃脘胀痛者，黄连、牡丹皮、生地等适用于胃脘灼痛者。慢性胃炎止痛药常与抑酸药联合使用。其四，胆汁、胰液等十二指肠内容物流入胃中，刺激胃黏膜，可导致胆汁反流性胃炎。胆汁反流性胃炎与肝失疏泄、胆胃气逆关系密切。根据胆汁反流性胃炎发病原因，常用柴胡、郁金疏肝利胆，枳壳、厚朴行气通腑，黄芪、太子参补气收敛。诸法相伍，胆汁反流能明显改善。其五，萎缩性胃炎肠上皮化生为癌前病变，多属气阴两虚或气血不足。因此组方常用黄芪、太子参、灵芝、麦冬、当归等，以补气、养阴（血）；同时配合半枝莲、白花蛇舌草、石打穿等清热解毒之品，以促进萎缩及上皮化生的逆转。

由于慢性胃炎病变本位在胃，吴承玉治疗慢性胃炎时刻不忘顾护胃气。她认为活血药对胃有刺激而应慎用，或与太子参、党参、仙鹤草等扶正药配伍，或于饭后半小时服用。苦寒之品能败胃，应慎用或酌情减量，并与甘温之品配伍使用，如黄连配木香、干姜、甘草等。

（撰稿人：徐　征、任威铭）

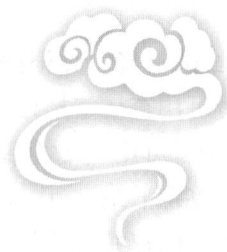

第十八节　朱永康

朱永康（1956—），男，江苏常熟人，中国共产党党员，研究生学历，硕士学位。江苏省中医院主任中医师、二级教授、博士研究生导师。他曾任大外科主任、普外科主任、南京中医学院外科教研室副主任。他是江苏省名中医，第二批江苏省老中医药专家学术经验继承指导老师，第六、七批全国老中医药专家学术经验继承工作指导老师，第一批全国优秀中医临床人才。

自 1979 年 2 月至今，他一直在江苏省中医院从事外科临床、教学和科研工作。1983 年至 1986 年，他攻读南京中医学院外科专业硕士研究生，师从全国著名中医外科学家，孟河医派、吴门医派传人许履和教授。他曾先后兼任江苏省中医药学会外科分会主任委员、中国中西医结合学会围手术期专业委员会副主任委员、中华中医药学会外科疮疡专业委员会副主任委员、江苏省中医药学会男科专业委员会副主任委员、国家自然科学基金项目评审专家、北京市自然科学基金项目评审专家、教育部学位中心论文评审专家、中华人民共和国国家发展和改革委员会药品价格评审中心专家、原国家食品药品监督管理局医疗器械审评专家、国家中医药管理局中医药科技咨询与评审专家、江苏省和南京市医疗事故技术鉴定专家库成员、江苏省卫生高级职称评审专家等职。

朱永康擅长诊治外科疑难杂症，在中西医结合治疗急腹症、中医药在外科围手术期的应用等方面进行了有益的探索和研究，逐步形成了较为完整的诊疗体系和规范，他所总结、提炼的"分阶段、有重点、多途径（方法）"的诊治思路，在救治重症胰腺炎、急性肠梗阻、胆道系统感染、腹部闭合性损伤等疾病时取效显著，使很多危重患者重获新生。

朱永康始终恪守治病救人和教书育人的神圣职责和使命，他主讲课程有《中医外科学》《外科急腹症学》等，他曾编写大学自编教材《中医男科学》、《中西医结合外科急腹症学》等，参加筹划和录制电视教学片《丹药的炼制》。他曾以第一作者发表论文 50 余篇，主编医学专著 5 部，副主编 5 部，参编 8 部。

2010 年，朱永康被授予全国卫生系统先进个人称号，2007 年他被授予第一批"全国优秀中医临床人才"称号，2020 年被授予江苏省名中医称号，2000 年被确定为江苏省"333 高层次人才培养工程"培养对象，1998 年被评为江苏省中医药科技教育先进工作者，2014 年被评为江苏省第三届百姓信任的医疗专家，2018 年被评为南京中医药大学优秀共产党员，2014 年荣获南京中医药大学首届优秀教师称号。

2021 年，"基于代谢组学的中医外科托法相关机制的研究"获江苏省中医药科技进步二等奖。2002 年，《现代中医临床手册》获华东地区优秀科技图书二等奖。1999 年，"保精片治疗慢性前列腺炎的研究"获江苏省中医药科技进步二等奖。1990 年，"许履和教授乳房病诊断系统"获江苏省优秀软件奖。

一、学术经验

（一）论"运脾法"治疗腹部外科手术后胃肠功能障碍

外科腹部手术后，由于疾病本身、术前肠道准备、麻醉、手术创伤、引流管的放置、腹腔的炎症、疼痛等多方面因素的影响，易导致不同程度的胃肠功能障碍，轻则表现为纳差、恶心、腹胀、疲乏等症状，重者可导致肠梗阻、营养不良、多器官功能衰竭等并发症，从而影响患者术后顺利康复。目前，由于对腹部手术后胃肠功能障碍发生的确切机制尚未明确，因此，现代医学仍缺乏针对性强且效果明显的治疗方法。中医药在围手术期的应用是一全新的领域，可很好地发挥其独特的作用和优势，是现代医学治疗方法的有力补充。

朱永康教授从事外科临床工作45年，擅长运用中医辨证思维治疗外科疾病，他在围手术期的中医药应用方面积累了丰富的经验，并在国内最早开展了围手术期中医药的应用和研究。朱永康教授对于腹部手术后出现的胃肠功能障碍的辨治有独特的见解和证治体会，他认为，大多数的术后胃肠功能障碍患者所表现的症状既不同于"痛、吐、胀、闭"的里热实证，也不同于单纯的脾胃虚弱证，而常表现脾运失常、气机阻滞的证候特征，故应注重保护和调节脾的运化功能，采用"运脾"之法，旨在调和脾胃、扶助运化，此法补中寓消、消中有补、补不碍滞、消不伤正。验之临床，疗效满意。

1."滞"是胃肠功能障碍病机的重点　朱永康教授临床发现，腹部手术后的患者胃肠功能障碍主要表现为恶心、纳差、腹胀、肛门排气排便减少或困难，其病机为脾胃运化功能失调，肠腑气机运行不畅，滞塞于中；同时，腹部手术后，由于疾病本身以及手术创伤等因素，患者均存在正气受损的情况。综合考虑，腹部手术后的胃肠功能障碍的病机重点是"滞"，证候类型属虚实夹杂证。

2."运"为胃肠功能障碍治法的核心　中医古籍对脾主运化功能重要性的阐述为临床正确应用"运脾"法提供了理论依据。《素问·经脉别论》曰："饮入于胃，游溢精气，上输于脾，脾气散精。""散精"正是对脾主运化功能的生动描述。《素问·灵兰秘典论》曰："脾胃者，仓廪之官，五味出焉。"说明脾胃为后天之本，气血生化之源，五脏六腑的濡养有赖于脾之健运。《景岳全书·饮食》记载："胃司受纳，脾司运化，一纳一运。"正式提出了脾主运化的概念。《幼科发挥》谓："胃者主纳受，脾者主运化，脾胃壮实，四肢安宁，脾胃虚弱，百病蜂起。"说明脾失运化则百病丛生。宋代著名儿科专家钱乙的名方异功散，就是在四君子汤中增加陈皮，使补而不滞、补运兼施。清代张隐庵在《本草崇原》中云："凡欲补脾，则用白术；凡欲运脾，则用苍术"，提出了运脾、补脾在药物应用上的差别。著名儿科泰斗江育仁教授在20世纪80年代提出了"脾健不在补贵在运"的观点，认为"欲健脾者，旨在运脾；欲使脾健，则不在补而贵在运也"。

朱永康教授基于经典医籍中对脾主运化的论述和名医前辈的学术经验，结合自己长期从事外科临床的实践和思考，他认为脾主运化功能，包括运化精微及运化水湿两个方面。腹部手术后患者出现的胃肠功能障碍，主要是脾主运化功能失司，精微运化失常导致脾虚积滞，水湿运化失常导致湿困中阻，故大多为虚实夹杂之证，治疗不宜单纯补虚或泻实，而应采用"运脾"之法。

3."运脾"之法尚需灵活变通　临床在应用"运脾"法时，还需根据腹部手术后患者不同的病机及临床表现，合理选方、精细配伍、灵活变通，切忌拘泥于一方一药。朱永康教授基于临床实际，归纳出常用的理气运脾法、化湿运脾法、和胃运脾法、益气运脾法等四法。

（1）理气运脾法，用于中气阻滞证：症见术后纳呆，嗳气频作，脘腹胀痛，叩之如鼓，便后或矢气后减轻，舌苔薄白，脉弦。由中焦气机壅滞，运行不利所致。治当理气行滞、开郁运脾，方选木香槟榔丸加减，常用药物有木香、槟榔、陈皮、香附、枳壳、佛手、香橼皮等。临床上本证型常与湿困、食积、脾虚证相兼出现，故常与化湿、消积、益气法合用。

（2）化湿运脾法，用于湿困脾胃证：症见术后胸闷纳呆，恶心呕吐，脘痞腹胀，口腻不渴，肢体沉重，怠惰嗜卧，大便稀溏，小便短少，舌苔厚腻，脉缓。由湿困脾胃，运化无权所致。治当化湿运脾，方选异功散加芳香化湿之品如苍术、佩兰、藿香、厚朴等，使湿浊内消，脾运复常，其中苍术一味，功专入脾，燥湿宽中，其性走而不守，尤属要药；若见泻下清稀、小便不利、舌苔白、脉濡等水湿内盛者，则加淡渗利湿之药如车前子、泽泻、茯苓皮等，使湿从下泄；若湿蕴化热者，当配黄芩、生薏苡仁、青蒿、六一散等清化之品。

（3）和胃运脾法，用于食积气滞证：症见术后纳差，脘腹胀满，嗳气酸馊，泛恶厌食，腹痛泄泻，大便腐臭，或夹不消化食物，舌苔腻。由脾运失常，食滞于中所致。治当运脾和胃、消食化积，方选保和丸加减。常用山楂、鸡内金、神曲、半夏、茯苓、陈皮、莱菔子、麦芽等以消食导滞，腹胀较重者，可酌加枳实、槟榔、厚朴等以行气导滞。

（4）益气运脾法，用于脾虚气滞证：症见术后精神不振，形体消瘦，面色少华，神疲乏力，动则易汗，纳呆厌食，大便不化，或食后即泻，舌质淡、苔薄白，脉细弱。由脾胃虚弱，运化无权导致。治当益气运脾，方选参苓白术散加减。常用党参、白术、茯苓、陈皮、山药、莲子、白扁豆、薏苡仁、砂仁、桔梗等。腹部术后患者宜补运兼施，使补而不滞，生化有源。此外，还需根据具体情况，确定补多运少或补少运多。

外科腹部手术后胃肠功能障碍，主要由于脾主运化功能失司导致，大多为虚实夹杂之证。其病机重点是气滞，治法关键在"运脾"，将"运脾"法灵活运用于临床，是中医药在外科应用的新的探索和实践。

（二）论传统外科"托法"之现代临床活用

托法又称内托法或托里法，是中医外科内治三大法则（消、托、补）之一。托法是用透托和补托的药物，使外科疾病的毒邪移深就浅，早日液化成脓，并使扩散之形证趋于局限，而邪盛者不致脓毒旁窜深溃，正虚者不致毒邪内陷，从而达到脓出毒泄，肿痛消退目的的治法。根据其作用及适应证的不同，托法又有透托和补托之别，前者用于肿疡已成，毒盛而正气未衰，酿脓而尚未溃破或溃而脓出不畅之证，以邪实为主；后者则用于肿疡毒势方盛，正气已虚，不能托毒外出，以致疮形平塌，根盘散漫，难溃难腐，或溃后脓水稀少，坚肿不消，并出现精神不振，面色无华，脉数无力之证，以正虚为主。

在历代中医外科医籍中，对托法的应用有不同的学术观点。注重内托法者，以元代齐德之《外科精义》为代表，谓"夫疮疽丹肿结核瘰疬……毒气不出，疮口不合，或聚肿不赤，结核无脓，外证不明者，并宜托里。脓未成者，使脓早成；脓已溃者，使新肉早生。血气虚者，托里补之；阴阳不和，托里调之。大抵托里之法，使疮无变坏之证。"强调"凡为疮医，不可一日无托里之药。"具体应用则需根据气血不足、阴阳不和等情况，分而别之，使正气充足、阴阳调和，毒邪移深就浅，或毒随脓泄，不致内陷故尔。明代陈实功在《外科正宗》谓："凡疮初发自然高起者，此疮原属阳症，而内脏原无深毒，亦且毒发于表，便宜托里以速其脓，忌用内消功伐之药，以伤脾气，脓反难成，多致不能溃敛。"又谓："疮初起，不高不赤，平塌散漫者，此乃元气本虚，急宜投托里温中健脾之药，务要催托毒气在外，庶无变症矣。"可谓一脉相承。

与之不同者，以清代王洪绪为代表，提倡治疗疮疡务求早期消散，以免毒邪深入，内攻脏腑。他在《外科证治全生集》中明确指出："且疽初起，即如平塌，安可用托？托则成患。余家之法，以消为贵，以托为畏，即流注瘰疬恶核，倘有溃者，仍不敢托，托则溃者难敛，故以消为贵。"他认为疮疡初起，即使疮形平塌亦宜使用消法，一则可使肿疡消散于无形，免其发展成脓而受刀针之苦，二则可防毒陷入里，酿成大疾，体现了中医未病先防、既病防变的预防思想。以上对托法应用的两种不同的学术观点，是基于各自的经验积累和对托法的不同认识而形成的，对后人均有启迪和指导作用。

朱永康教授认为，要正确应用好托法，应全面理解托法的内涵、组方原则、适应证等，并进行深入的思考和分析，真正做到师古而不泥古，才能在传承的基础上不断创新。

托法有狭义和广义之分，狭义之托法是针对疮疡中期，正虚毒盛，不能托毒外出，疮形平塌，根脚散漫，难溃难腐之证而确立的法则，应专指透托法。而广义之托法则使用范围极广，它与中医学中的扶正祛邪或攻补兼施法异曲同工。何以谓之？其一，从历代外科医籍所记载的托法方剂中不难看出，其组方大多包含了补益气血、活血化瘀、芳香剔邪、化痰散结、清热解毒、温经通阳、利湿泄浊、滋阴生津等药物，核心是补益类药物与祛邪类药物的有机结合。方中各类药物孰多孰少、孰轻孰重，并非一成不变，体现了中医学中方剂组成既有很强的原则性，又有很大灵活性的组方变化规律，也体现了中医证治疾病时强调因人、因时、因地制宜的整体辨证思维。其二，从托法最具代表性的透脓散和托里消毒散、托里透脓汤等的药物组成亦可见一斑。方中黄芪、人参（党参）为主要的补益药，黄芪生用为"排脓内托，疮痈圣药"；人参"主补五脏，安精神，定魂魄，止惊悸，除邪气"。皂角刺为代表性的透脓药。皂角刺辛散活血，药性锐利，直达疮所，为痈肿、疔肿未溃之神药。《本草汇要》有"皂刺，凡痈疽未成者，能引之以消散，将破者能引之以出头"的记载。临证时还需酌情配伍银花、连翘、紫花地丁、败酱草等以清热解毒；乳香、没药、川芎、芍药、丹参等以活血化瘀；白芥子、生牡蛎、僵蚕、贝母、玄参等以化痰软坚散结；白芷、升麻、牛蒡子、羌活等以芳香透达；萆薢、猪苓、茯苓、泽泻、生薏仁、赤小豆等以利湿泄浊；鹿角胶、熟附片、肉桂、炮姜等以温阳通络；熟地、白术、当归、红枣等以益气养血；生地、天冬、麦冬、石斛、女贞子、百合、龟板、鳖甲、知母、天花粉等以滋阴生津等，灵活多变，各尽其功，各取其效。

因此，朱永康教授认为，虽然托法和消法、补法共同构成了疮疡内治的三大法则，以适应疮疡的初期、成脓、溃后（或称肿疡期、脓疡期、溃疡期）的三个阶段，但在临床上，每一疮疡类疾病的不同阶段的界限难以截然界定，病情大多错综复杂，所以，托法作为治疗疮疡的枢纽，亦常与消法或补法结合使用，而贯穿于疮疡治疗的全过程，而不必拘泥于病之新久、疮形之高肿或平塌、脓疡之已溃未溃。临证之时贵在灵活应用，如痈疽（疮疡）初发，邪在表者，宜托里表散，用仙方活命饮或荆防败毒散；若肿疡热毒炽盛，正气已虚，宜清凉托毒，用四妙汤加味，此即托法与消法的结合，称为托消法或托散法。如疮疡溃后，正虚邪陷或正虚邪恋，则当补益气血，扶助正气，托毒外出。如气血素虚，无力溃脓，疮形平塌，根脚散漫，难溃难腐，脉虚者，用托里消毒散；脉细身凉者，用神功内托散。如正虚邪盛，无力托毒外出，毒陷脏腑，宜托里救逆，用四逆汤合生脉散。溃后气血耗损，宜托里生肌，用托里消毒散或内托生肌饮。疮疡溃后，余毒未净，宜清凉托毒，用加味四妙汤或内固黄芪汤。此为托法与补法之结合，称之为托补法或补托法。凡此种种，不胜枚举。正如《医学心悟》所说："一法之中，八法备焉……病变虽多，而法归于一。"要在灵活变化中不越乎规矩，诚能深思熟虑，自可融会贯通，所治切合病情，理应取效桴鼓。

朱永康教授在临床上，除将托法用于疮疡类疾病（如疔疮、痈疽、瘰疬、流痰、脱疽、流注等）外，还常根据中医学"证同治亦同""异病同治"的原则将其用于外科的其他疾病，诸如内痈（肺脓疡、肝脓疡、肾周脓肿、阑尾脓肿、腹腔残余感染、膈下脓肿、肠间脓肿等）、乳腺及甲状腺结节、前列腺增生、各种恶性肿瘤、慢性前列腺炎、烧伤等，积累了丰富经验，取得了良好的疗效。托法可以活用但不能乱用或滥用，其要点在于所治之病（证）必须具备正气虚弱（气血阴阳不足或亏损）和邪气结聚（热毒留恋、寒湿凝结、瘀血阻滞、痰浊胶黏、湿邪内阻等）。有是证、施是法、用是药。

综上所述，中医外科的托法是前人经过长期临床实践，不断总结提炼而成的一种特殊治法，是经验的积累和智慧的结晶，受到历代外科医家的重视，由此而形成的不同学术观点促进了对托法内涵的思考。随着对托法认识的不断全面和深化，其适应范围也由原来仅用于疮疡中期（脓疡期）到用于疮疡的三个不同阶段，再活用于其他外科疾病甚至外科以外各科的疾病，这正是中医药传承和创新的体现。

二、验案分享

（一）补中益气，化痰行瘀，软坚散结治疗前列腺肥大（癃闭）案

张某某，男，65岁，工人，江苏常州人。

2005年10月29日初诊，患者素体亏虚，又有内脏下垂病史。此次因劳累过度，突发小便不通而来急诊，予以保留导尿2天，口服抗生素、己烯雌酚等药物治疗。第3天拔除导尿管后，患者小便仍点滴难出，而求治于中医。刻诊：面色少华，神疲乏力，动则气短，纳谷不香，小腹坠胀疼痛，大便溏泄，日行2~3次，小便频数，滴沥而出，察其舌质淡，苔薄白根微腻，脉细弱。肛门指检：前列腺Ⅲ度肿大，质地硬韧，无结节及压痛。此为中气不足，痰瘀互结，气化无权。法当补中益气，化痰行瘀，软坚散结。方选通闭汤加减。处方：鳖甲10g，炮甲片10g，皂角刺10g，莪术6g，牡蛎30g，昆布10g，琥珀粉（另吞）2g，黄芪15g，党参12g，炒白术6g，炙升麻10g，柴胡6g，茯苓10g。14剂。每日1剂，水煎，早、晚分服。并嘱患者保持情志的顺畅、避免过度劳累、注意保暖防止感受风寒，忌食辛辣刺激之品。

2005年10月12日二诊，患者服用前方2周后，自觉症状好转，小便较前通畅，排尿亦较有力，然小便次数仍较频繁。效不更方，予以原方继服。

2005年10月26日三诊，原方再服21剂，除小腹仍有轻微重坠感外，患者无明显自觉症状，小便通畅，次数明显减少。遂改用补中益气丸，每次6g，日服2次；大黄䗪虫丸，每次3g，日服2次，以图巩固。

上述成药连续服用半年后停药，患者小便顺畅，无滴沥不尽及小便不通之症，小腹坠胀感消失，大便成形，每日1次，临床痊愈，随访半年未见复发。

按语：前列腺肥大是男性老年人的常见病，其发病率高达70%。主要临床表现为排尿困难、尿频、尿急等，且常因情绪急剧变化、过度劳累、感受风寒、过食辛辣刺激之品等激发前列腺组织急性充血肿胀，压迫后尿道而引起急性尿潴留，严重者影响肾脏功能，甚至危及生命。现代医学治疗本病有手术疗法和药物疗法（主要是性激素治疗）等，但前者易导致出血、感染、尿失禁、尿道狭窄、性功能障碍等并发症，后者则有较多的副反应，且均有一定的禁忌证。中医中药治疗本病的方法颇多，具有明显的特色和优势，可以降低手术率和由此带来的并发症，尤其是对高龄及有其他严重合并症的患者不失为明智的选择。

根据前列腺体积增大、质地变硬及排尿困难的特征，朱永康教授认为，本病当属中医"癃闭""癥积"范畴，应遵循"坚者，削之""积者，消之""闭者，通之"的治疗原则，自拟通闭汤［鳖甲10g、炮甲片10g、皂角刺10g、莪术6g、牡蛎30g、昆布10g、酒大黄10g、琥珀粉（另吞）2g］，方中鳖甲、炮甲片、生牡蛎、昆布味咸软坚，善消癥瘕积聚；莪术、皂角刺性峻善削，活血破瘀，消积止痛；酒大黄、琥珀入血降泄，直达下焦，活血逐瘀，利尿通窍。诸药相配，共奏软坚消积、通利开闭之功。此亦"坚积之平，非和平之药所能取捷"之意，验之临床，效果满意。临证之时，尚需根据上、中、下焦病位及兼夹证候的不同而灵活加减，如本例患者兼有面色少华，神疲乏力，动则气短，纳谷不香，大便溏

薄等中气不足之证，故通闭汤去大黄，合补中益气汤加减，以升提中气，脾运得健，清升浊降，则水道自通；如兼肺失宣降，咳嗽痰多，呼吸喘促等，当酌加黄芩、桑白皮、桔梗、前胡、杏仁等宣降肺气，上窍开则下窍通，亦即"提壶揭盖法"也；如兼肾阳不足，肾气亏虚，形寒肢冷，腰膝酸痛，头晕耳鸣等，可酌加淡附片、肉桂、胡芦巴、台乌药等温补肾阳，益肾化气，使肾阳得扶，气化复常，开阖有度，则小便顺畅。

（二）清热利湿，活血消肿法治疗痛风性关节炎（疮疡）案

王某某，男，70岁，江苏南京人。

2020年9月8日初诊，主诉：右足踝红肿疼痛近个月。患者于8月10日突然觉右足踝疼痛，次日出现发热，即去南京某医院就诊，当时查体温38.7℃，血白细胞总数及中性粒细胞均增高。诊断为右足部感染，予以静脉滴注头孢类抗生素7天，患者体温渐至正常，局部疼痛有所减轻，但因局部肿胀明显，活动受限而来我院就诊。刻下：右侧踝关节以下肿胀，皮肤潮红，肤温增高，足背内侧压痛，踝关节活动受限，行走不便。伴口渴欲饮，大便干结，舌质偏红，舌苔黄腻，脉滑而数。患者有高血压、高尿酸血症病史。初步诊断：痛风性关节炎。根据病史和临床表现，此属中医痹证和外科阳证疮疡范畴，良由平素喜食辛辣肥甘厚味，湿热内生，复受湿热之毒，蕴结局部所致。治拟清热利湿，活血消肿为法，方选解毒利湿汤（经验方）加减。处方：知母10g，黄柏10g，生地黄10g，牡丹皮10g，忍冬藤15g，连翘15g，川牛膝10g，赤芍10g，茯苓10g，炒王不留行15g，生石膏10g，天花粉10g，六一散10g（包）。7剂，每日1剂，水煎，早、晚分服。并嘱患者清淡饮食，忌食辛辣刺激之品；抬高患肢，减少行走。

2020年9月15日二诊，患者服上药7天，局部肿胀疼痛明显减轻，肤温已接近正常，关节活动改善，基本能正常行走，口渴好转，苔脉同前，复查血象正常。原方去生石膏、生地黄、天花粉；加萆薢10g，泽泻10g，泽兰10g，防己10g，以加强活血消肿之力。

2020年9月22日三诊，患者复诊诉药后局部肿胀大减，疼痛轻微，活动自如，观其舌苔已由腻变薄。予以三妙丸5g，口服，每日2次，以图巩固。

按语：本例患者有"有高血压、高尿酸血症"病史，平素嗜好烟酒。此次发病突然，右侧踝关节及足部红肿热痛，伴全身发热，无外伤及足癣病史。初步诊断为痛风性关节炎，本病与急性淋巴管炎（丹毒）表现为突发皮肤掀红，灼热疼痛有所不同，当属中医痹证范畴，亦可视为外科阳证疮疡。病初红肿热痛俱全，为湿热蕴结，痹阻不通，治疗重在清热解毒、利湿消肿，以验方解毒利湿汤加减，因伴有热邪伤津表现，故加生地黄、知母、天花粉等养阴清热之品，待热退以肿痛为主之时，适当减去清热解毒之药，加入活血利湿消肿的粉萆薢、泽兰、泽泻、防己等，使湿邪去而肿胀消，血脉通而疼痛除。

（撰稿人：朱永康）

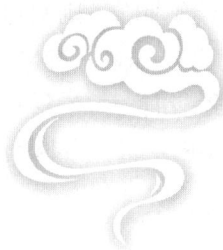

第十九节　周福贻

周福贻（1935—），男，上海市人，中国共产党党员，主任医师，教授，博士研究生导师。他是全国老中医药专家学术经验继承工作指导老师，江苏省名中医，享受国务院政府特殊津贴。

周福贻 1958 年毕业于江苏省中医学校（现为南京中医药大学）医科师资班，1960 年，毕业于河南平乐正骨学院骨科专修班，得聆平乐正骨传人高云峰院长的教诲，为他以后事业的发展奠定了良好的基础。他曾任国家药品监督管理局药品审评专家、全国高等中医院校骨伤教育研究会理事、江苏省医疗事故技术鉴定委员会专家库人员、江苏省职工工伤与职业病致残程度鉴定委员会委员，《中医正骨》杂志顾问委员会委员，《中国骨伤》《南京中医药大学学报》编委等职。

周福贻教授是江苏省中医院骨伤科、南京中医药大学中医骨伤科教研室学科奠基人，为医院和学校培养了 30 多名中青年医疗、教学骨干，为省内输送了 200 多名合格的骨伤科专业医生。他先后培养了硕士、博士研究生近 30 名，均已毕业参加工作，遍布全国各地，各自在本岗位发挥作用。周福贻教授从事临床工作 50 余年，积累了丰富的经验，在国内杂志上发表学术论文 40 余篇，主编著作 2 部。周福贻教授主持科研课题共 5 项，成果转让 2 项，获国家专利 1 项，获国家中医药管理局中医药科技进步奖 1 项。

一、学术经验

（一）"三步折顶法"治疗桡骨远端骨折

桡骨远端骨折是骨科临床常见的上肢骨折，大多数患者可选择保守治疗。整复手法是骨折复位成功的关键。周福贻教授认为，传统手法即采用掌屈纠正背侧移位，尺偏纠正桡偏移位的手法。实际上，骨折远端不仅是背侧移位，而大多是背侧旋转（向掌侧成角）。此时必须先纠正对位才能纠正成角，否则，在掌背侧移位的情况下极度掌屈腕将会造成骨折远端掌侧的嵌插、压缩或插入近端髓腔，从而使尺偏手法受到限制，无法纠正桡偏移位，甚至在斜形骨折时，常造成近端掌侧缘皮质骨折，骨折片竖立和插入骨折端而难以解脱，晚期会出现神经、血管、肌腱磨损、断裂等并发症。科雷氏骨折时，下尺桡关节常伴脱位或损伤，而尺骨下端多完好，故尺偏时受尺骨阻挡，桡偏移位整复手法常不够满意，必须用从桡侧向尺侧的侧向挤压整复手法才能纠正桡偏移位。所以桡偏移位并不能单靠尺偏动作来整复，还应包含有旋前整复手法以纠正远端旋后移位，这也是掌屈尺偏法应用不当易致失误的主要原因。科雷氏骨折必须先纠正桡偏移位，再以端提按压手法整复背侧移位，整复背侧移位的目的是恢复正常的掌倾角。周福贻教授总结出"三步折顶法"，第一步背伸折顶；第二步横挤折顶；第三步掌屈折顶。手法操作中，要做到稳、准、精，三步折顶，动作连贯，一气呵成，禁忌犹豫不决，反复操作，加大损伤。在施行整复时一定要恢复腕关节的生理倾斜，在施行手法时不要急于求成，首先要给予充分的牵引，力争一次达到解剖复位或近解剖复位，最忌在没有充分牵引下急于施行复位手法而又不能成功复位，反复施行复位手法，必然会加重创伤，影响腕关节功能的恢复。三步折顶法具有轻柔、灵巧、快捷的特点，患者普遍反映整复时痛苦小，比较容易接受。在治疗桡骨远端骨折的过程中，应充分贯彻"筋骨并重"原则，同时重视各肌腱等软组织的复位，腕关节功能恢复效果良好。

（二）股骨头坏死当治以补肝、益肾、化瘀、温痰

中医将股骨头无菌性坏死归属于"骨蚀""骨萎"范畴，髋关节的疼痛和行走障碍是其主要表现。周福贻教授认为本病的起因与肝肾的盛衰和气血的运行有关，"肝主筋，肾主骨，骨生髓"，肾水能充髓益精，滋养筋骨，使筋骨强劲，筋脉和顺。若肾水不足，骨髓失充，则筋骨衰弱，生长无力。气血有滋养和运行敷布精微之功能，气血充盈则运行有力，气至煦之，血至濡之；气血不足则运行无力，敷布失司。股骨头部位属髀枢，为气血罕到之处，一旦损伤，调治尤为困难。所以肝肾亏损，气血不足，损伤的骨端失去滋养，是本病的主要成因。筋骨既依赖肝肾精血的充养，又依赖肾阳的温煦。肝肾精亏，肾阳虚，气血运行不畅，瘀毒内结，不能充养温煦筋骨，会使筋挛、骨枯。因此其主要病性还是本虚标实，本虚是指肝肾亏虚，标实是指气滞血瘀，且标本互相影响，正如喻嘉言曰："新伤邪实，久病正虚，久病多瘀"。所以概括地讲其病因病机主要为肾虚血瘀。若外感邪实，又可演变为虚实夹杂。

疼痛是股骨头无菌性坏死的主要症状之一，且疼痛多为功能性疼痛，卧床或休息后疼痛即可消失和缓解。其原因有四：第一，因肝肾亏损、气血不足，筋骨萎弱，支撑无力所致，常见的激素性和酒精性的股骨头坏死即属此类，激素和酒精其实也是一种"药邪"，所谓"邪之所凑，其气必虚""血不濡内，气不卫外"而发为疼痛，这一原因的疼痛往往容易被忽视，事实上它们是股骨头无菌性坏死疼痛的主要原因。第二，因气滞血瘀所致，所谓"瘀不去，新难生""瘀去，则新生"，患者多因气血不足，运行乏力，加之"药邪"作祟而发为血瘀气滞，"不通则痛，通则不痛"，故新骨难以形成，修复不佳，表现为股骨头溶骨样变化，疼痛明显。第三，本病的发生发展，有着漫长的迁延过程，相当一部分患者是由于误诊而耽误了治疗，本病为虚损之症，风邪乘虚而客，故出现疼痛，呈现虚实夹杂之证候。临床表现为持续性疼痛且不因休息或不负重而减轻，故此持续性疼痛是精气亏损兼感风邪而以邪实为主的证候，遣方用药当辅以祛风除湿之剂，如威灵仙、羌活、防风、独活、秦艽等疏风通络。第四，因痰作祟，所谓"怪病皆因痰"，中医认为瘀血之形成与痰浊相关，痰湿痹阻，骨失肾阳之温濡，痰凝气滞，故疼痛，且疼痛往往得温则缓，遇寒则甚。

（三）从痰、瘀、水论治膝骨关节炎

膝骨关节炎是一种常见的以关节软骨病变为特征的慢性骨关节疾病。本病属中医学中"膝痹""骨痹"范畴，本病多与年老体衰、外伤劳损及感受寒湿有关。周福贻教授认为，膝骨关节炎临床以体肥年高之人多见，由于老年人肝肾渐衰，脾失健运，肾失蒸化而致水湿停滞，阻碍气机，易致痰浊血瘀留滞关节而致病。另一方面，所谓肥人多痰，体形肥胖之人形盛气衰，气虚运化无力，亦可聚湿生痰，痰瘀互结，引起关节肿胀甚至畸形。痰瘀水同出一源，痰瘀既是阴阳平衡失调，脏腑功能紊乱引起的产物，又是进一步引起水邪积聚的因素，正如唐容川所说，"血瘀既久，亦能化为痰水"。王肯堂也曾指出"瘀则液外渗，则成水也"。所以在膝骨关节炎中不可忽视水邪的作用。

周福贻教授从痰瘀水的角度采用活血化瘀、化痰利水法为主治疗，药用：川芎15g，丹参10g，红花10g，鸡血藤15g，半夏10g，白芥子6g，茯苓10g，陈皮10g，白术10g，牛膝12g。其中疼痛甚者加

制川乌 6g，制草乌 6g；肿胀甚者加泽兰 10g，泽泻 10g；偏气虚者加黄芪 30g，党参 15g；偏血虚者加当归 10g，白芍 10g；寒盛者加威灵仙 15g，桑寄生 10g；湿盛者加薏苡仁 10g，虎杖 10g。方中川芎、丹参、红花、鸡血藤活血化瘀，可以改善血液流变学和血流动力学的异常，降低骨内高压；半夏、白芥子化痰散结，通络止痛，用于痰湿阻滞所致的肢体关节疼痛；茯苓、白术健脾利水渗湿，可以消除关节间隙及其周围组织中多余的水分，而使肢体关节肿胀消退；牛膝活血化瘀，引血下行，为引经药。全方配伍，共奏活血化瘀、祛痰利水之功，故对痰、瘀、水互阻而致的膝骨关节炎，能起较好的治疗作用。

二、验案分享

（一）三步折顶法治疗桡骨远端骨折案

樊某某，女，70 岁。

初诊：患者跌伤致左腕部肿痛、活动受限 1 小时。

查体：左腕肿胀，桡骨下端压痛，伸屈活动受限，患肢末梢感觉及血运良好。

X 线摄影：左桡骨下端骨折，骨折端移位。

诊断：左桡骨下端骨折。

处方：以"三折顶"手法复位。复位成功后，在保持牵引下，将前臂从旋前位恢复到中立位。然后用 4 块小夹板常规固定，固定腕关节于中立位，悬吊患肢前臂于胸前。复查 X 线摄影示骨折对位对线良好。嘱患者注意小夹板松紧度，注意患肢末梢感觉及血运情况，注意功能锻炼，3 天后来院复诊，有情况随诊。

二诊：患者左腕部疼痛能忍受，患肢末梢感觉及血运良好。

处方："易层"贴敷外敷加小夹板外固定。嘱其注意小夹板松紧度，注意患肢末梢感觉及血运情况。注意功能锻炼。1 周来院复查。

三诊：患者左腕部疼痛明显减轻，左腕肿胀减轻，患肢末梢感觉及血运良好。复查 X 线摄影示骨折对位对线良好。

处方："易层"贴敷外敷加小夹板外固定。嘱其注意小夹板松紧度，注意患肢末梢感觉及血运情况。注意功能锻炼。2 周来院复查。

四诊：患者左腕部疼痛明显减轻，左腕肿胀基本消失，患肢末梢感觉及血运良好。

处方："易层"贴敷外敷加小夹板外固定。嘱其注意小夹板松紧度，注意患肢末梢感觉及血运情况。注意功能锻炼。2 周后来院复查。

五诊：患者左腕部疼痛不明显，左腕肿胀基本消失，患肢末梢感觉及血运良好。复查 X 线摄影示骨折对位对线良好，骨折线模糊。

处方：以中药熏洗方熏洗，行患肢腕部功能锻炼。伸筋草 10g，透骨草 10g，海桐皮 10g，苏木 10g，桑枝 10g，艾叶 10g，红花 10g。每日熏洗 1 次。

按语：桡骨远端骨折是骨伤科临床最常见骨折之一，中医学把此类骨折归属于"脱臼"，称之为"手掌根出臼""腕折伤"等。在其治疗上多采取闭合手法整复，小夹板外固定，充分体现了骨折治疗的"筋骨并重，动静结合"的指导思想，具有独特的优势，一直指导着骨伤科的临床和实践。

按语：周福贻教授认为，除正确使用好复位手法外，在骨折治疗过程中也应重视以下方面。①应力争早期复位。骨折后常合并软组织损伤而出现肢体的肿胀和疼痛，随着时间的迁延，肿痛加重，形成了保护性肌痉挛，增加了骨折复位的困难。周福贻教授认为，骨折复位的时间在伤后 1~2 小时内最为理想，由于此时伤肢肿痛较轻，软组织弹性尚存在，复位的成功率较高。②小夹板是中医治疗四肢骨折的传统固定材料，它具有弹性、韧性和可塑性良好的特点。小夹板外固定时应辅以压垫，所用压垫的厚薄、放置位置及夹板的松紧度必须适宜，以防止发生皮肤组织压迫坏死或骨折块移位。③合理地进行功能锻炼与治疗的效果密切相关。周福贻教授认为，在复位和固定后的早期，应鼓励患者每天定时进行肘关节的屈伸活动和手指握拳锻炼。在外固定解除后配合海桐皮汤为主方的外用熏洗药进行熏洗，有利于松解肌肉，疏利关节，促进功能的恢复。

（二）从"痰、瘀、虚"论治股骨头坏死案

赵某，男，43岁。

初诊：患者有饮酒史15年，每日饮白酒300g以上。2年前患者曾因右髋疼痛隐隐，伴右下肢疼痛去当地医院诊治，以口服中药治疗，症状不见好转，右髋疼痛逐渐加重，活动渐感受限，近半年来出现明显跛行，右下肢抽痛，右髋屈曲旋转受限。

查体：右髋腹股沟处明显压痛，右髋关节屈曲旋转受限，内旋30°、外旋45°、屈曲50°，右下肢较健侧短缩1cm。舌淡白，苔薄，脉沉细。

辅助检查：MRI示双侧股骨头坏死。

诊断：股骨头坏死。本病证属肝肾亏虚，气血瘀滞，治宜补益肝肾，活血化瘀。方选健骨活血汤加减。

处方：狗脊15g，肉桂10g，骨碎补15g，续断10g，怀牛膝15g，黄芪30g，紫河车10g，白术12g，当归12g，延胡索10g，陈皮10g，郁金10g，独活15g，白芷10g。14剂，每日1剂，水煎，早、晚分服。

嘱患者拄双拐，避免患肢负重，禁烟、酒和辛辣黏腻之品。

二诊：服药后患者疼痛明显好转，右下肢抽痛亦感减轻，但右髋活动无明显改善。

病程观察：继服半年后，患者右髋疼痛基本消失，1年后MRI检查示右股骨头坏死灶未见加重，左侧股骨头病灶消失。

按语：周福贻教授通过大量临床观察分析认为，正气不足、气血亏损、肝肾不足是股骨头发生的根本原因，并提出其病机有三，即瘀、痰、虚。局部损伤是本病发生的诱因，股骨头局部的损伤可导致全身虚损的加重，痰、瘀、湿更易停滞于股骨头局部，引起局部的气血痰湿瘀滞，经脉不通，终而发生股骨头坏死，因此，股骨头坏死是一种本虚标实的病症。大量临床病理表明股骨头坏死的很多原发病或诱发因素，如糖尿病、脂肪肝、气压病、代谢性疾病等均表现为中医的气血不足或肝肾亏虚之证，而劳损、负重、外伤等又往往是坏死发生的直接诱因。

以痰、瘀、虚三论为依据，结合前人和自己多年的临床经验，周福贻教授提出了虚实辨证、分期论治股骨头坏死的治疗原则。他认为该病早期以邪实为主，即痰瘀阻络为主，治疗上应活血破瘀、化痰散结、通络止痛；中期多虚实夹杂，但仍以邪实为主，故治疗以攻为主，攻补兼施，一方面破瘀化痰，一方面益气养血；后期则以虚损为主要病机，或肝肾不足或气血亏虚，治疗以补虚扶正为主，主要方法是益气养血、补益肝肾、强筋壮骨。本例患者有肾阳虚之表现故兼以散寒止痛。方中狗脊、肉桂、骨碎补、续断、怀牛膝温阳益肾，强筋壮骨；独活、白芷散寒湿、消肿痛；当归、延胡索祛瘀镇痛；陈皮、郁金开郁行气；紫河车、黄芪、白术健脾燥湿，补益气血。全方补肝肾、益气血、散寒湿、温经脉、强筋骨。本病病程长，促进新骨再生是本病的治疗目标，而如何减缓股骨头的坏死进程，甚至不使其进一步恶化是治疗本病的关键，也是治疗有效的标志。

（撰稿人：王培民、张　立）

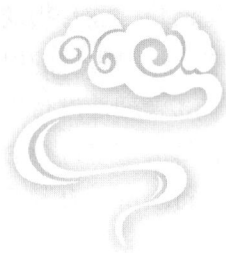

第二十节　王育良

王育良（1952—），男，汉族，河南南阳人，主任中医师，教授，博士研究生导师，江苏省名中医，原南京中医药大学附属医院（江苏省中医院）眼科主任、医务处长、院长助理，全国著名中医眼科专家。他历任全国中医眼科学会副主任委员，全国中西医结合眼科学会常委，江苏省中西医结合眼科学会主任委员、中国光学学会副理事长、光子生物医学会主任委员、江苏省医学会眼科学会委员、江苏省照明学会健康照明学会名誉会长，南京市医学会眼科分会副主任委员。

王育良出生于医学世家。1988年，他研究生毕业获医学硕士学位。1992年，他赴日留学，师从日本旭川医科大学吉田晃敏教授。1994年，他归国后把中医眼科现代化作为科室工作重点。1995年，他在江苏省率先建立近视治疗中心。1996年，组建高水平眼科中心，形成江苏地区在本领域从规模、设备、技术都领先的态势。他密切注视世界眼科最新动态，努力掌握最新技术，在许多方面为省、市眼科的发展起到了开拓的作用，并保持了与国际眼科临床技术的同步发展。在屈光诊疗、外用药研究及中西医结合眼病治疗方面，王育良也有很高的造诣，并处领先地位。他擅长白内障超声乳化、玻璃体视网膜、青光眼等手术，致力于中西医结合眼科发展。他曾主持国家"十一五"科技支撑计划、国家自然科学基金、高校博士点专项科研基金等10余项课题，主编《眼视光学》《脑视觉》《屈光备读》等专著多部，发表论文70余篇。

王育良曾获全国卫生系统先进个人、全国"郭春园式的好医生"称号，是第六批全国老中医药专家学术经验继承工作指导老师，江苏省有突出贡献的中青年专家，江苏留学回国先进个人。

一、学术经验

（一）眼体合参，综合辨证

人是一个有机整体，眼虽是局部器官，但与全身有着密切联系，整体辨证在眼科诊疗过程中至关重要，然而，眼科辨证又有其特殊性。临床上有不少患者眼部症状明显，而全身无症可辨，因此，亦不能只重整体而忽略局部。王育良认为，眼科辨证应整体与局部相结合，眼部症状与全身症状相结合，眼科检查与舌象、脉象相结合，多层次分析，综合辨证，才能定位、定性，确定证候，提出合理的治法与方药，切不可偏执一方。

脏腑辨证首先要抓住主要矛盾，先确定病变的主要脏腑，同时以八纲中的阴阳、寒热、虚实归纳证候，并结合精、气、血及津液进行辨证。五轮的病变，反映了所属脏腑的病变，五轮学说是从脏腑学说上发展起来的，也可作为局部辨证的方法，与其他辨证方法互相合参，运用于眼科临床。十二经脉中，除肺、脾、肾、心包经以外，有八条经脉是以眼部作为集散之处的，脏腑表里相通，可以说十二经脉直接或间接都与眼有关联。根据眼病的部位与经络循行的关系来归经，或从眼部五轮八廓所属脏腑来分经。一般说，三阳目病，多见外障；三阴目病，多见内障。眼科六经辨证应与八纲辨证、脏腑辨证、五轮辨证结合。

（二）辨证施治，强调治肝

"肝开窍于目"，肝与眼的关系最为密切。肝藏血，主疏泄，肝气和顺，气机经络舒畅。肝胆互为表里，若肝胆功能失调，则目疾丛生。其病或实，或虚，或虚实夹杂。实者，多为气火有余或湿热上犯；虚者，常为肝阴亏虚或肝血不足；虚实夹杂者，则以阴虚火旺及肝风内动多见。若情志不舒，肝郁气滞，目中玄府闭阻，神水积滞，可致眼珠隐隐作痛，甚则眼珠胀硬剧痛，视力骤降；若气病及血，气滞血瘀，可引起眼底血流滞缓或瘀塞，视物昏蒙或暴盲；若郁久不解，气血积聚，亦可形成眼部肿块。若肝胆实火，攻冲头目，可致目赤肿痛，羞明泪热，视物不清；若邪攻风轮，则抱轮红赤，黑睛生翳；邪热深入，燔灼黄仁、神水，则瞳神紧小，甚则黄液上冲。肝胆湿热则可致抱轮红赤，黑睛生翳；湿热熏蒸黄仁、神水，可成瞳神紧小、黄液上冲；湿热上泛神膏，则神膏混浊而成云雾移睛。若阴虚火旺，虚火灼伤风轮，则黑睛生翳，灼伤黄仁、神水，则神水混浊，瞳神紧小或干缺；虚火灼伤目中血络，血不循经，溢于络外，轻者云雾移睛，重则暴盲。

王育良在治疗眼病时，根据辨证经常采用疏肝理气法、补益肝肾法。①用解肝郁、调气机的药物组方，以治疗因肝气郁结所致之眼病。疏肝理气法不仅治疗原发性青光眼、球后视神经炎以及其他因精神创伤所致眼病，也用于治疗各种久治无效的复杂眼病。常用方剂有柴胡疏肝散、逍遥散等。王育良指出，理气药物多辛燥，对于阴虚之人须注意配伍或慎用。②用益精补血或温补肾阳的药物配伍组方，以治疗肝肾不足所致眼病。补益肝肾法是眼科最常用的补法。临床上，王育良灵活运用该法治疗眼科各种变性疾患、葡萄膜炎恢复期、眼底各种病症恢复期、视疲劳、屈光不正及某些先天性眼病等。常用的方剂有明目地黄丸、六味地黄丸等。同时，王育良也强调，治疗功能性眼病最好的方法是调肝，最佳时机是未发展到器质性病变的阶段。

（三）眼病多瘀，擅长活血

中医学认为，气血是构成人体的最基本物质，是脏腑经络等组织器官进行生理活动的物质基础。当气血功能障碍时，便可产生气滞血瘀，气滞血瘀是引发许多疾病的病因。眼是人体的重要器官，它的生理和病理过程都与全身各器官有着密切的联系，眼与各组织器官之间通过经络、脏腑和气血保持联系。全身各脏腑的功能失调，可反映在眼部；而眼部的疾病，也可通过经络、脏腑在全身反映出来。因此，眼科疾病的诊治，可通过全身用药而进行治疗。王育良认为，炎症期或一些全身病导致的眼部病变，多伴有微循环障碍，故在眼部炎症高峰期，眼血管病及多种眼病的活动期和进行期，应当不同程度地配伍活血祛瘀药，在必要时甚至可以采取暂时以活血化瘀为主的治疗方式。由于眼内组织自身的特殊性，无论是多血管的虹膜、脉络膜、视网膜还是无血管的角膜、玻璃体、晶状体等，都依赖机体代谢水平，一旦失去治疗机会，会导致不可逆的病理损害而影响视功能，甚至失明。

（四）重视脾胃，补肾治本

王育良认为，调理脾胃在眼病治疗中有重要意义。他指出，脾胃对维持生命活动起着决定性的作用。眼的营养主要依靠气、血与精，而血是由脾胃吸收水谷精微经过气化而成，所以脾胃与眼的营养也有一定的关联。气源于中焦，不论是先天或后天之气，非卫气不能滋生，而后天之精又依赖脾胃化生。

鉴于脾主运化而升清，胃主收纳而降浊，其清者，由脾气上升而"归之于肺""散精于肝""淫精于脉"，可以推测，眼之营养物质亦必然通过脾的运化而得到输送。故李东垣认为，"五脏六腑之精气皆禀受于脾而上贯于目。"由此可见，脾胃亦与眼能发挥视物辨色的固有功能密切相关。

王育良认为，要保持眼的健康，脾胃必须健壮。脾胃气虚，精气不能上濡，可发生营养不良性眼病；气虚则阴火旺盛，虚火上炎，邪害空窍，可发生很多急、慢性眼部炎症，如瞳神干缺、暴盲症等；由于脾虚而不能统血，血不循经流注，可导致眼内出血而严重影响视力。同时，脾胃为升降枢纽，脾胃升降失司，亦可导致眼的病理变化而发生多种眼病，如睑废、目闭不开等症多由于清阳下陷所致。《黄帝内经》指出："赤脉从下上者阳明病，宜下之、寒之。"足阳明胃经上行至目下纲，所以诸下睑及下方白睛、黑睛皆为阳明精气所至之处，因此，当这些部位发生病变时，都有可能与足阳明胃经有关。

王育良认为，内眼病的恢复期，无论先前是何种证型，调整后的治本方法均应以治肾为主。因肾经药能帮助尚处可逆范围的视网膜病损向好的方面转化，挽救部分视力，且炎症病变的后期，伤阴者居多，滋肾可以减少其复发的机会，同时，肾经药还是中医防治老年性眼病与抗衰老的常用药物。

（五）思路广阔，治病多法

王育良融古训和新知于一体，反复探索，不断总结，形成了自己的独特的临证特色。他思路广阔，善于思考，总结出多种治疗眼病方法和手段，并取得满意的疗效。例如，潜阳法是应用于阴阳失调、肝阳上亢证的治法。人体的阴阳平衡，精神乃治。阴阳失调，阴不敛阳，则有阳亢之势，其中肝阳最易上亢导致眼病。王育良运用辨证与辨病相结合的方法，将潜阳法广泛地运用于治疗内外眼病，如眶上神经痛、干眼、青光眼、中心性浆液性脉络膜视网膜病变、原田病等，取得了较好的疗效。

眼科常用潜阳方剂天麻钩藤饮、平肝熄风汤和养肝熄风汤中具有潜阳作用的药物有钩藤、牡蛎、珍珠母、菊花、地龙等。王育良在眼科临床与潜阳方配伍的常用药物有沙苑子、夏枯草、决明子、僵蚕、首乌、玄参、当归、贝齿、琥珀、水牛角等。其中决明子常用于大便干结的风热眼病，视疲劳；琥珀镇静止痛、活血祛瘀，常用于因热而瘀痛者，如虹膜睫状体炎、角膜溃疡；乳香太辛温，可用琥珀，能治疗失眠；水牛角清热解毒，平肝息风，用于角膜溃疡、虹膜睫状体炎。热极生风者，伴有眼与头部抽痛时，配合清热药同用，还可用于肝火上炎，或肝风上扰的眼胀痛、偏头痛，如青光眼。潜阳药大多具有明目退翳之功效，如石决明、珍珠母、羚羊角等，临床治疗角膜炎及葡萄膜炎时常常选用。潜阳药中的矿石类药，如石决明、磁石、珍珠母，常用来治疗视物昏蒙的内障眼病。

（六）以清热养阴散瘀为指导思想研制润目灵治疗干眼

中医学认为，肝开窍于目，泪为肝之液，肝肾同源，肾为水之下源，肺为水之上源，脾主运化水湿。若外感燥热之邪，内客于肺，致肺阴不足；或肝肾阴虚，致泪液生化无源，均可至神水将枯，引发干眼。王育良认为，阴精亏虚是干眼发病的基础，阴虚、内燥，虚火浮越，血气瘀阻，津液不能上营是本病发病的主要病机。王育良根据干眼的发病机理，在长期的临床实践中摸索出以清热养阴散瘀立法，遣以鬼针草、菊花、枸杞子组方"润目灵"内服。临床研究表明，润目灵具有促进泪液分泌、延长泪膜破裂时间、促进角膜病变修复的作用。

（七）眼病与光照节律的关系

王育良认为，"天人相应"是中医认识人体的理论基础，是从整体出发来系统地研究整体和各要素间的相互关系。人的生理、病理状态与自然环境密切相关，机体的阴阳盛衰与日、地、月的运行息息相应。其中光是自然环境与人类交互的最重要的信息源。就视系统而言，光照的变化是关键，包括光质

（照度、光谱）与节律（昼夜、四季）以及由此引起的人类视活动的改变，这些变化在不同窗口期也将影响机体、组织微环境的变化从而影响组织发育与功能，而中医治疗干眼就是从宏观到微观的系统闭环上，找到中医药干预的节点。

王育良认为，现代人类的光照光质、节律与以往发生了很大变化，人类所处的天然光照环境及固有的活动方式发生极大的改变：除人造白昼时间延长，人类生活规律发生改变外，视环境及人类活动状态也发生改变，从户外天然光下的远视距的立体运动视，变为室内人工冷光源下的近视距平固视。初期王育良的研究方向在节律上，认为人工光源改变了地球自转形成的日照、月球公转形成的月照等光照时相规律，当它与自然界正常昼夜交替节律不同步时，会影响人体固有的生物节律，引起眼球结构功能、生长发育变化。王育良参考夏桂成阴阳钟调控理论，拟定了"日钟阴阳方"，在证实了荧光灯光照可引起雄鼠眼压峰值紊乱，试用其方干预，结果用药组比单纯光照组眼压紊乱程度降低。于是，王育良进一步进行了近日节律改变对兔眼球发育的影响及中药干预作用的研究，结果发现，中药组和自然光组兔眼轴低于光照组；光照组眼压昼夜波动紊乱，无明显的峰谷，中药干预后眼压波形趋于对照组，出现明显的峰谷；中药组及对照自然光组视网膜褪黑素表达高于光照组。但王育良认为"日钟阴阳方"虽对实验动物有一定的调理作用，但临床按原方药长期使用不具有可行性。中医"治未病"多选用"药食同源"的配方，在"阴阳日钟调节法"理论指导下，王育良组成食疗方进行实验，结果显示，食疗组在第8、10周眼轴延长被显著抑制。王育良认为，如将食疗阴阳方研制成爽口的午时茶、夜宵饼，将会被近视窗口期患者所喜爱。

二、验案分享

（一）视瞻昏渺病案

陈某，男，57岁，2023年11月22日初诊。患者右眼视物模糊1周，口干欲饮，易疲劳，易发脾气，舌淡，边有齿痕。刻诊：右眼视物变形，视直如曲，视野中部有暗影。视力：右眼0.02（矫正），左眼0.04（矫正）。患者双眼角膜透明，前房深，晶体无明显混浊。眼底：双眼高度近视眼底改变，右眼黄斑区暗红病灶，左眼黄斑区见瘢痕及色素斑块。面色少华，喜叹息，舌苔薄白，舌质淡红，脉弦细。患者有高度近视病史。证属脾虚肝郁，气滞血瘀。治宜疏肝健脾，化瘀止血。方选逍遥散合蒲黄散加减。处方：白芍10g，炒白术10g，柴胡10g，茯苓10g，仙鹤草10g，郁金10g，生地10g，生蒲黄10g，蒲黄炭10g，大蓟10g，小蓟10g，侧柏叶10g，炒谷芽10g，炒麦芽10g，焦山楂10g，焦神曲10g，三七粉3g，炙甘草3g。14剂。常法煎服，每日1剂。

二诊，视力：右眼0.03（矫正），左眼0.04（矫正）。患者右眼视物模糊较前稍有好转。眼底：双眼高度近视眼底改变，右眼黄斑区暗红病灶，黄斑出血部分吸收。荧光素眼底血管造影（FFA）提示：右眼黄斑片状出血，与出血一致的遮挡荧光。患者诉近来睡眠欠佳，舌苔薄白，舌质淡红，脉弦细。效不更方，原方加首乌藤10g，茯神10g，炙黄芪10g。14剂。

按语：视瞻昏渺是以中心视力受损，随着年龄增加而发病率上升为特征的黄斑病变。好发于50岁以上人群，单眼或双眼受累，无明显性别差异，是常见的致盲眼病。近年随着我国人均寿命的提高，本病的发病率呈逐年增高之势。临床上根据有无视网膜下新生血管的生成而分为干性（萎缩型）和湿性（渗出型）两类，前者发病相对较多，本例患为湿性。

患者黄斑出血，面色少华，喜叹息，舌苔薄白，舌质淡红，脉弦细，以肝脾着手治疗，证属脾虚肝郁，气滞血瘀。治宜疏肝健脾，化瘀止血。方选逍遥散合蒲黄散加减，黄斑出血早期，可采用侧柏叶、大小蓟凉血止血。炒谷芽、炒麦芽健脾，焦山楂、焦神曲预防中药苦寒败胃。本案早期不用黄芪，因黄芪可以补气摄血，对于出血性疾病恐早期温性太过，补气易出血，待出血部分吸收后，可去部分止血药物，加炙黄芪。

（二）络瘀暴盲病案

张某，男，50 岁，2023 年 11 月 22 日初诊。左眼视力下降半月余，患者于半个月前无明显诱因出现左眼视力下降，近来感眼前黑影增多。无疼痛，无眼红。FFA 示：左眼视网膜静脉阻塞，可见大片与出血灶一致的遮蔽荧光。刻下视力：左眼 0.05。左眼底：颞上色泽灰暗，散在出血灶，呈喷射状火焰状出血，累及黄斑，中心凹反光未见。患者喜叹息，舌边尖可见瘀点，脉涩。

辨证思考：据患者舌脉，辨为气滞血瘀证，治当软坚散结，活血化瘀，理气通络。

处方：生蒲黄 10g，熟蒲黄 10g，生地 15g，茜草 10g，柴胡 10g，白芍 10g，白术 10g，石菖蒲 10g，远志 10g，茯苓 12g，泽泻 10g，山栀 10g，黄芩炭 10g，大蓟 10g，甘草 3g。14 剂。常法煎服，每日 1 剂。

二诊，患者左眼前黑影较前明显减少，仍感左眼视物模糊、变形、颜色发暗。视力：左眼 0.08。左眼底：颞上色泽灰暗，出血灶较前明显吸收，黄斑部黄白色渗出灶，中心凹反光未见。患者喜叹息，舌边尖可见瘀点，脉涩。瘀血逐渐吸收，病程后期考虑要软坚散结，原方加夏枯草 10g，炮姜 3g。14 剂。

按语：患者平日少言，喜叹息，询问之胁肋两侧稍有胀感，故辨证为肝气郁结。患者诊断为视网膜中央静脉阻塞，因情志不舒，肝郁气滞，日久化火，迫血妄行，血溢络外，故辨证为气滞血瘀。治当调理气机，活血化瘀，软坚散结，方选逍遥散合生蒲黄汤加减。柴胡疏肝理气，白芍柔肝，白术健脾益气，茜草、生熟蒲黄化瘀止血。患者黄斑部水肿，再加茯苓、泽泻渗水利湿，以助水肿消除。治当软坚散结，活血化瘀，理气通络。后期由于病程长，要不忘软坚散结，故加入夏枯草等。

（撰稿人：张传伟、左　晶、施立新）

第二十一节　奚肇庆

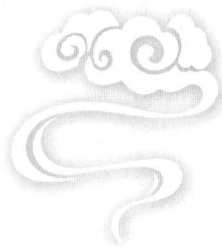

奚肇庆（1949—），男，江苏无锡人，主任中医师，二级教授，博士研究生导师，博士后指导老师，江苏省名中医，江苏省老中医药专家传承工作室指导老师，江苏省中医院温热病中医流派研究所所长，第七批全国老中医药学术经验继承工作指导老师，国家中医药管理局中医防治传染病专家、江苏省突发公共卫生事件专家咨询委员会医疗救治组成员，江苏省甲型 H1N1 流感省级医疗救治专家组中医类组小组长，江苏省新型冠状病毒感染的肺炎医疗救治专家组中医组组长，主持编写《江苏省人感染 H7N9 禽流感中医药防治技术方案（2013 年第 1 版）》，国家重点临床专科急重症学术带头人。他现任中国民族医药学会急诊分会副主任委员、世界中医药联合会学会呼吸病专业委员会常务理事。他曾任中华中医药学会急诊分会副主任委员、江苏省中医药学会肺系疾病专业委员会主任委员、江苏省中医药学会急诊专业委员会主任委员。

1977 年，奚肇庆毕业于江苏新医学院，并在江苏省中医院工作，1988 年，他获得硕士学位。奚肇庆共培养博士 23 名、硕士 21 名、博士后 3 名、中医临床学术继承人 10 名、师带徒 17 名、西学中人才 2 名、名医工作室传承团队弟子 24 名。他曾主持国家自然科学基金、国家及省部级课题 15 项，制定国家中医临床路径 2 项，国家级中医药防治方案 7 项，国家发明专利 4 项，发表专业论文 184 篇，主编各类教材、专著 17 篇。他曾荣获国家及省级科学技术进步二、三等奖 7 项，转让科技成果 3 项。

奚肇庆曾荣获江苏省优秀共产党员、江苏省名中医、江苏省人民政府抗人感染 H7N9 禽流感先进个人、江苏省抗击新冠肺炎疫情先进个人、江苏省最美医务工作者、江苏省知识型职工标兵、江苏省中医药科教先进工作者等荣誉称号，荣获江苏省五一劳动奖章。

一、学术经验

（一）以湿疫理论辨治新冠，从防到治全程把控

2020 年以来，新型冠状病毒感染疫情肆虐。奚肇庆教授结合叶天士《温热论》从"湿疫"辨治理论，认为"湿"邪易与热相合，形成温热之邪，既可从外感受，也可由内而生，常以脾胃为中心，病因病机表现多阴阳交错，寒热并见。湿疫初期的轻症，采用疏风透表、轻清化湿的羌活、紫苏、杏仁、橘皮、前胡、薄荷等药物治疗。湿邪流连，当分消上下，则予杏仁、厚朴、半夏、柴胡、茯苓、竹茹、枳实、白术、陈皮、甘草等。湿与温合，邪伏募原，治以辛开苦泄，辛开常入草果、槟榔、菖蒲等芳香辟秽之品，开达募原；苦泄则以小陷胸汤、泻心汤随证治之；燥屎下之可用小承气汤、槟榔、枳实、青皮等。对于新型冠状病毒感染重症，奚肇庆教授认为多属痰热壅肺证，热与湿结，流连气分，邪盛正虚，

须顾其阳气。治以麻杏石甘汤宣肺清热，祛湿解毒的基础上，加生晒参或西洋参、甘草、白术等补气益胃，冀其战汗透邪，以挫热势。恢复期邪退正虚，湿邪伤气，"宜令病者安舒静卧，以养阳气来复"，减少食复、劳复，予黄芪、白术、太子参、茯苓、陈皮、炒谷芽、焦楂曲等健脾益胃，益气养阴以善其后。

奚肇庆教授以"湿疫"主证为基础，研制中医药防治新型冠状病毒感染专方"羌藿祛湿清瘟合剂"。方中羌活味苦、辛，疏风化湿解热治邪闭憎寒，壮热无汗；苍术气味辛烈，《本草经集注》载其"除恶气，弥灾疹"，透表祛湿为君。紫苏叶，行气宽中，消痰利肺，散湿解热（《本草纲目》）；佩兰，除胸中痰癖，芳香化浊辟秽《名医别录》；藿香芳香辟秽；青蒿、柴胡、薄荷轻清透达同为臣药。枇杷叶、焦六神曲轻宣肺脾之气，甘草调和诸药，共为使药。诸药相合，共奏祛湿清瘟之功。奚肇庆教授提出"轻苦微辛，芳化湿浊"的概念，从而丰富发展了温病湿疫苦辛透泄的治法，为治疗湿疫温热病提供了新的思路与方法。并研制了"芪参固表颗粒"，先安未受邪之地，以奏扶正固表、疏风理气、健脾祛湿功效。

（二）"卫气营血"分期辨治人感染 H7N9 禽流感

奚肇庆教授认为，人感染 H7N9 禽流感可归属于温病学疫病范畴，以"卫气营血"传变阐释人 H7N9 禽流感的病变，可将本病分为初期、进展期、危重期和恢复期。初期卫气同病，痰热壅肺，卫营同病；进展期气营两燔，疫毒壅肺伏于募原；危重期内闭外脱；恢复期邪退正虚，气阴两伤。"温邪则热变最速"，奚肇庆教授提出中药早期应用，予泄卫透营、清气透表之法，可阻断卫气、卫营向营血、厥脱证的转化。湿与温合，邪伏募原，应予辛开苦泄；热与瘀搏，当加入散血、凉血之品；温热邪盛正虚，须顾其阳气，安未受邪之地。治疗初期多从卫气、卫营同病辨治，药用银翘散、上感颗粒、麻杏石甘汤、宣白承气汤加减。出现喘息痰多夹血丝，烦躁发热，为病邪渐入营分，可予清营汤、葶苈大枣泻肺汤、千金苇茎汤加减。进展期热邪迅速入里，高热喘憋，为气闭毒蕴、气营两燔证，方选白虎加人参汤、清宫汤等加减。若邪伏募原，流连气分，夹湿夹痰，予芳香泄湿，方选达原饮、人参达原饮、三仁汤等加减。恢复期予以养阴之品，以防食复、劳复。

（三）从温病"透表清气法"论治外感发热

奚肇庆教授认为，外感发热（高热）属"温病"，于是提出"清气为核心，截病是根本"，应用"透表清气法"及早截断病情。"透"即透邪外出。邪在表者，开泄郁闭，疏畅气机，使病邪有外达之路。邪入气分，津未伤者，仍可开泄上焦，清热透表，驱邪外达。邪初入营，仍可透热转气，透邪外出。以"透表清气"理论组方的"上感颗粒"，柴胡味苦，性微寒，解表退热，黄芩善清泻肺火及上焦实热，与柴胡配伍，一散一清，清解邪热；羌活辛温发散，善于升散发表，合柴胡可加强其疏邪解表之力，可避免全方过于寒凉，并有较强的祛湿止痛作用，三药共为君药。石膏清热泻火、解肌透热，清胃热、除烦渴，青蒿清热泻火，芳香透散，青蒿与黄芩配伍，可助黄芩清表里郁热，缓解邪郁少阳之恶心纳差。薄荷散表清热，大青叶清热解毒，鸭跖草清热泻火力强，全方体现"卫气同治、卫营同治，清热透表"之意。

（四）从温病"伏毒"理论辨治恶性血液病发热

奚肇庆教授针对恶性血液病发热的病机，提出"伏毒论"。他认为，此病多为"营血伏毒，外邪诱发，血热瘀毒，正不胜邪"，病程中可出现热毒炽盛、气阴两虚、热伤血络的病机变化，并提出以"清气泄热，凉营透邪"之法论治。奚肇庆教授认为，温邪阳性属热，故提出"温者清之"的原则。邪在卫分、气分即用清气泄热，凉营透邪并重的治法，早期清热解毒，可直折伏遏温毒，抑制病源，截断或缩短病程。选方用药则自拟"清解凉血方"，以羌蓝石膏汤合犀角地黄汤加减，药如银花、连翘、知母、生石膏、黄芩、牡丹皮、生地、玄参、板蓝根、升麻、鸭跖草等，截断营血证的变化。金银花、羌活清热解毒透表，石膏辛甘大寒，以制气分内盛之热，知母苦寒质润，一助石膏清肺胃热，一借苦寒润燥以滋阴；水牛角清热凉血，生地、玄参协同水牛角清血分热毒并凉血止血；赤芍清营凉血，牡丹皮清热凉血散瘀，白花蛇舌草、黄芩、板蓝根清解热毒。现代药理学研究发现，鸭跖草、黄芩能抑制白血病细胞生长，有广谱的抗菌作用。总之对于恶性血液病发热的治疗，以"清热解毒"法贯穿始终，并随证佐以"养阴生津""凉血止血"之法收功。

（五）纵横分论辨治咳嗽，以胸痹方论治肺疾

奚肇庆教授认为，咳嗽当分纵横论治。横向当分风、痰两证；纵向应分上、中、下三焦。横向分风咳、痰咳论治：风痰咳嗽，常见于急性咳嗽，系风邪为患，可夹寒、夹热、夹燥，辨治当以治风为本，疏风宣肺，利咽止咳，方以玉屏风散和止嗽散加减。痰咳咳嗽，多为内伤咳嗽，治以清热肃肺，化痰止咳，方药以止嗽散、参苏饮合千金苇茎汤加减，药如人参（党参、生晒参）、苏子、前胡、桔梗、枳壳、陈皮、贝母，芦根、桃仁、薏苡仁等。

纵向分三焦论治："治上焦如羽，非轻不举"，常用气清味薄，辛香入肺，轻巧灵动，具升降之性的药物，如杏仁、生薏苡仁、制半夏、桑叶、连翘、芦根等。"治中焦如衡，非平不安"采用肺胃同治之法，药用姜半夏、茯苓、枳实、生姜、陈皮、葶苈子等，肃降肺胃之气。"治下焦如权，非重不沉"治在肝肾，常以阿胶、牡蛎、鳖甲、熟地、五味子等滋补肝肾，咸寒滋阴，宣降肺气，化痰止咳，以合之意。

奚肇庆教授对慢性肺系疾病，崇《金匮要略·胸痹心痛短气病脉证治》，研制出复方薤白胶囊，获国家发明专利。方中薤白味辛苦，通阳宣痹，降逆泄浊；瓜蒌性寒微苦，蒌仁滑润，寒可荡热，滑可涤垢；半夏通壅开结，展气豁痰；酒轻扬以行药势，散结以通血脉；黄连泄热化痰，合薤白苦辛开郁，合瓜蒌、半夏清热涤痰。全方具有通阳宣痹、止咳平喘、理气化痰的功效，寓通于清、寓开于泄，药精效著。

（六）益气养阴扶正论治肺癌

奚肇庆教授认为，癌症初期以邪实为主，痰湿、气滞、血瘀、郁热与毒互结；中期则以正虚邪实并见；晚期以正衰为主，毒瘀仍留，若气阴两虚并存，耗气伤阴而出现气阴两虚及阴阳俱虚之证。其中，鳞癌多见气虚痰湿证，腺癌以阴虚内热证为多，小细胞癌中结节型多见气阴两虚证。病因为风邪癌毒，病机属正虚毒蕴，治疗当以益气养阴扶正为主，虫类祛邪解毒药为辅。方选玉屏风合沙参麦冬汤加减，药用黄芪、太子参、白术、白芍、防风、沙参、天冬、麦冬等以益气养阴。对伴有肺热症状的，常予养阴清肺为法，加用玄参、桑白皮、瓜蒌、杏仁、百部、川贝母等，对于肿瘤后期阴阳俱虚的患者，给予滋阴温肾为法，加用生地黄、熟地黄、黄精、山茱萸、仙茅、肉苁蓉、补骨脂、附子之品。奚肇庆教授认为，邪深毒藏是肺癌发生、传变、转移的重要原因，治疗常配用露蜂房、守宫、僵蚕、蜈蚣、全蝎、土鳖虫等。蜂房味甘性平入胃经，具有解毒散结抗癌作用，肺癌邪深毒藏，非虫类走窜之品不能直达病所，松动病根。蜂房内空质轻、轻清上浮，取象类比，形同于肺；守宫流动搜剔直达病所，直达肺络。对咳嗽、痰多的肺癌患者，奚肇庆教授喜用息风止痉，化痰散结之法，药用解毒利咽的僵蚕、防风以疏风化痰，解毒散结。

（七）从气论治术后肺结节

多发性肺结节的患者手术后元气受损，气血亏虚，且术后患者常出现紧张焦虑不安。奚肇庆教授认

为，肺结节为有形实邪，患者多有郁滞之象，诸郁以气郁为始，故"气"贯穿始终，气虚为本，气郁、痰瘀为标。治疗常以补气为主，养血为辅，通阳散结、化痰散结为佐，疏肝理气、化瘀散结为使。奚肇庆教授擅用黄芪补益肺气，合防风益气固表，酌情选用南北沙参、太子参、党参、西洋参、生晒参、红参等补益肺气。气虚则易血亏，补气需兼顾养血，常配当归补血养血，白芍柔肝养血，熟地滋阴补肾养血。奚教授临证中注重化痰之法，常以川贝、半夏、胆南星、大贝母、茯苓、薏苡仁等化痰之品。若术后痰多，伴有胸腔积液，常予葶苈子合紫苏子降泄肺气，通调水道，化痰平喘，若痰多不易咳出，常予桔梗合陈皮理气健脾，宣肺排痰。常用木香、佛手合用疏肝理气和胃，黄连、吴茱萸肝胃同调，辛开苦降。若患者情绪忧郁、失眠，常予合欢皮、合欢花安神解郁，使五脏安和，肝气调达。若胸中烦躁易怒，常加栀子清热泻火除烦热，烦热除则肝气得舒。气郁痰阻，日久则瘀，则在化痰同时常兼活血化瘀之品，如桃仁合杏仁，或桃仁合薏苡仁，莪术合丹参等。适当佐入软坚散结或清热解毒散结之品，如生牡蛎、山慈菇，白花蛇舌草、石见穿、肿节风、夏枯草。

二、验案分享

（一）益肾固元，涤痰开窍法治疗多系统萎缩病案

姚某某，女，65 岁，2023 年 5 月 22 日初诊。主诉：肢膝疼痛、漏尿、神呆不语，不能行走 3 月余。华山医院确诊为多系统萎缩，帕金森综合征，肥厚型心肌病，类风湿性关节炎，重度骨质疏松。现轮椅推入，双膝肿痛，气喘痰鸣，咳痰黄黏，漏尿不知尿意，尿床，间歇性认知障碍，神呆不语，或躁狂，或若癫强笑，手足战掉，大便尚调。舌质淡紫胖，苔淡黄腻，脉细小弦滑。辨证属虚损痰闭证，治以补益精血，清热涤痰，祛湿蠲痹，予固元醒神汤加减。处方：黄芪 15g，当归 10g，天麻 12g，沙苑子 10g，益智仁 12g，蜜远志 8g，石菖蒲 8g，熊胆粉 1g（分冲），威灵仙 12g，生薏苡仁 25g，桑白皮 12g，醋芫花 5g，大枣 10g，川贝粉（分吞）4g。9 剂，水煎，每日 1 剂，分两次温服。

2023 年 5 月 31 日二诊，患者颜面渐泽，略露笑容，言语渐出，謇涩缓慢，双膝肿痛显轻，在助步器携扶下，站立并缓行十余步，气喘痰鸣渐平，躁狂减轻。舌质淡紫暗，裂纹，苔淡黄腻，脉细弦小数，原方踵进。

2023 年 6 月 7 日三诊，患者发热 38.4℃（腋下），汗多痰白黏，新冠病毒抗原阴性。舌质淡紫，暗齿印裂纹，苔淡黄腻，脉细弦滑数，原方加西洋参 6g、生石膏 25g，去芫花。

2023 年 6 月 19 日四诊，患者体温正常，神疲乏力，有行走意向，肢体重心不稳，多语自语。舌质淡紫暗齿印裂纹，苔淡黄腻，脉细弦滑小数，原方踵进。西洋参增至 8g，加芫花 5g，苍术 10g，去石膏。

2023 年 6 月 28 日五诊，患者颜佳，已能自行起立，助步器扶助行走，精神亦佳，躁烦十去其七，左下肢浮肿，大便日行。舌质淡暗红，裂纹瘀点，苔中薄黄腻，脉细滑数，原制出入，去威灵仙，加猪茯苓 12g、防风 8g、防己 8g。7 剂。

2023 年 7 月 5 日六诊：病史同前，舌质淡暗红，裂纹瘀点，苔中薄黄腻，来人索方，原方 7 剂踵进。

2023 年 7 月 12 日七诊：病史同前，咳痰量多色白质黏，左下肢红肿瘙痒，携扶下尚能行走，语言謇涩，或有幻觉，舌质淡紫，苔淡黄腻，中裂纹。加胆南星 8g、桑枝 12g、牡丹皮 6g，去芫花。7 剂，复方薤白胶囊 2.1g，1 日 3 次。

2023 年 7 月 19 日八诊：颇佳，精神转振，能独自自行站立，辅助可步行 20M，能执行指令性动作，下肢浮肿，舌质淡紫红裂纹，苔薄，原方 7 剂，继服。

2023 年 7 月 26 日九诊：精神转振，首次在室外辅助可行数十米，胃纳有增，大便日一行，晨起思睡，左下肢红肿瘙痒已除，去胆南星、桑枝、防己、牡丹皮，原制踵进。

2023 年 8 月 21 日十诊，患者颇佳，能在小区依靠助行器辅助行走，小便知便意，未再尿床，大便后自行擦手纸，言语渐清，下肢浮肿减退未愈，肢体挛急，下肢乏力，肌肤瘙痒。舌质淡紫红裂纹，苔淡黄腻。处方：西洋参 8g，黄芪 15g，当归 10g，防风 10g，炒白芍 10g，鹿茸 2g，天麻 12g，沙苑子 10g，蜜远志 8g，石菖蒲 8g，猪苓 12g，生薏仁 30g，甘草 4g。14 剂，水煎，每日 1 剂，分两次温服。

按语：多系统萎缩为进展性自主神经功能障碍。患者辨证为虚损痰闭证，治以益肾固元，涤痰开窍，予自拟方"固元醒神汤"去鹿茸，加熊胆粉清肝除烦，生薏苡仁祛风湿蠲痹痛，桑白皮泻肺平喘，芫花逐水涤痰。投药即效，二诊效不更方，原制踵进。三诊患者感冒，发热，故加西洋参、生石膏清热护津，去芫花。《药性论》芫花"治痰饮癖积，不能行步"之功不虚。七、八、九诊，患者能表达简单词语，独自自行站立，故去胆南星、桑枝、防己、牡丹皮。患者诸症改善后，去熊胆粉、益智仁、大枣，加鹿茸填精固元，强壮筋骨，白芍、甘草缓急和营。

（二）从气虚论治术后肺结节病案

何某，女，35 岁，2021 年 9 月 4 日初诊。

患者行左肺上微小浸润性腺癌术后 4 月余。咳嗽咳痰不著，劳累后气短，切口恢复尚可，情绪易烦躁，纳寐尚可，二便尚调，月经量多。舌质淡紫暗，苔薄白微腻，脉细小弦。辨证为积聚，气血亏虚，痰气交阻，治以益气养血、疏肝理气、化痰散结。处方：生晒参 8g（另煎），炒紫苏子 10g，黄芪 12g，当归 10g，麸炒白术 10g，炒白芍 10g，桂枝 7g，醋青皮 7g，陈皮 7g，郁金 10g，醋莪术 12g，茯苓 15g，山慈菇 9g，白花蛇舌草 15g，仙鹤草 15g，甘草 4g。7 剂，水煎，每日 1 剂，分 2 次温服。复方薤白胶囊 6 粒，每日 3 次。

2021 年 9 月 11 日二诊，精神尚佳，颜面润泽，药后诸症渐平，夜寐安，纳便尚调。患者诉其有甲状腺结节。舌质淡紫暗，苔薄白微腻，齿印，脉细小弦滑。效不作大更张，上方加夏枯草 10g，14 剂。

2021 年 9 月 25 日三诊，患者乏力气短已除，体重增加 3kg，精神亦佳，情绪较前好转，纳便尚可，夜寐安。舌质红，苔薄白，脉细小滑。效不作大更张，上方去仙鹤草，14 剂。

2021 年 11 月 7 日随访，患者甲状腺结节由Ⅲ类转为Ⅱ类，两肺微小结节≤3mm。

按语：患者肺结节术后出现气短乏力，且情绪易烦躁，此乃元气大伤，气血亏虚，痰气交阻所致，故治以益气养血、疏肝理气、化痰散结兼活血化瘀。以生晒参补益元气，合黄芪可增强补益脾肺气之功，当归养血补血，炒白术、炒白芍，一可健脾补气，一可柔肝养血，共奏益气养血之功。醋青皮、陈皮、郁金疏肝理气散结，紫苏子降气化痰，茯苓健脾化痰，莪术活血化瘀，山慈菇、白花蛇舌草散结软坚。术后元气大伤，胸阳受损，予桂枝、甘草温通阳气，并配合复方薤白胶囊通阳气，散结节，加用仙鹤草扶正祛邪。患者舌苔微腻，结合今年气候湿气较重，奚肇庆教授常予羌活祛湿清瘟合剂祛湿清热解毒，宣肺健脾。二诊加用夏枯草清肝经热并散结。三诊因气短乏力已除，且体重小增，故去仙鹤草。随访患者甲状腺结节Ⅲ类转Ⅱ类，两肺微小结节改善，此病案体现了奚肇庆教授从气虚论治术后肺结节思想。

（撰稿人：张文曦）

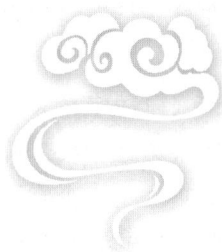

第二十二节　朱　佳

朱佳（1960—），男，汉族，江苏连云港人，主任中医师，教授，博士研究生导师。原江苏省中医院副院长，享受政府特殊津贴，第七批全国老中医药专家学术经验继承工作指导老师、中华中医药学会肺系病分会第三届委员会副主任委员、世界中医药学会联合会过敏性疾病专业委员会副会长、首届中国研究型医院学会中西医结合呼吸病专业委员会副主任委员、中华中医药学会内科分会第八届委员会常务委员、江苏省中医养生学会副会长、江苏省中医药学会肺系疾病专业委员会主任委员（2008—2017年）、江苏省名中医、全国优秀中医临床人才、江苏省中医药领军人才。

1982年，他毕业于南京中医学院，在江苏省中医院、江苏省中医研究院工作，从医42年。他先跟师于吴门医派李石青名老中医，后师从于国医大师周仲瑛、徐景藩教授。他擅长呼吸系统疾病的中医、中西医结合诊治，如顽固性咳嗽、气喘（慢性阻塞性肺疾病、支气管哮喘、肺间质纤维化）、肺癌等中医诊治，以及亚健康、内科疑难杂病的中医药及膏方治疗。

朱佳参加"中药新药用于治疗咳嗽变异性哮喘的临床研究技术指导原则""中国咳嗽指南"等多项专家共识的讨论制定。他先后主持了国家自然科学基金课题、省部级科研课题6项，培养硕士和博士生58人。他曾获江苏省科学技术奖三等奖1项，中华中医药学会科学技术奖二等奖1项，江苏中医药科学技术奖一等奖1项，南京市科学技术进步奖1项，发明专利2项，参编论著10余部，发表学术论文100余篇。

一、学术经验

朱佳教授对肺系疾病的诊治，注重人与自然、脏腑之间的整体关系，强调辨证求机，药随机转，知常达变。

（一）首辨外感内伤，强调内外合邪而为病

肺为清虚之谷，五脏六腑之华盖，又与大气相通，肺系疾病的发生、复发与加重皆与肺的生理、病理特点密切相关。凡外邪袭人，不从皮毛而必由鼻窍而入，故六淫外邪最易侵袭肺卫。又因肺为娇脏，不耐邪扰，由六淫、毒气、烟雾、粉尘等"外感"袭肺者固然多见，但因脏腑失和所生风、痰、瘀、火之邪上扰于肺而发病者也不乏见。脏腑气、血、阴、阳之虚是外感易入的病理基础。如阳气不足，卫外不固则邪更易侵；阴血亏虚，风火内伏则更易招风引火，风火相煽。如在哮喘发病过程中，外风引动内邪是哮喘发作的始动环节；在辨治肺纤维化时气虚风寒易犯，阴虚燥热易伤。

（二）审证求机，重视痰瘀，脏腑生克

1. 辨证求机 治病求本，是针对病因、病机予以根除。"求机"的过程，就是辨证的过程。在顽固性咳嗽的辨证中，针对咳嗽的发生的特点，季节变化、吹风则易发作，咽痒阵咳，痰少质黏，伴大便溏泄，舌质淡胖，脉细弦，右寸浮而关弱，则分析为病因为风、痰，病位在肺与脾，病机乃肺脾两虚，风痰内伏，内外合邪。

2. 重视痰瘀 在肺系疾病演变中，"痰瘀"尤为重要。肺脏自病与他脏及肺者均可导致痰浊阻肺。痰瘀同源，痰可酿瘀，瘀能生痰，痰瘀更易互结。痰、瘀既是病理产物，痰瘀内阻又可成为致病因素。痰瘀互结可引起两方面的变化，一方面表现在形态上，如支气管肺癌、机化性肺炎、肺间质纤维化以及哮喘和慢性阻塞性肺疾病气道重塑的形成等病理变化均与痰、瘀相关；另一方面，痰瘀互结，阻于肺内，势必导致肺气壅滞而使肺失宣肃，气机升降出入功能失常。肺气上逆，在临床可表现为咳、喘、哮、闷等症，因通调失职，津液输布失常，聚而生痰成饮，甚则水泛为肿，使病性进一步加重。

3. 注重脏腑五行生克 肺为五脏六腑之华盖，咳喘诸症，病位虽然在肺，但与他脏密切相关。

（1）肺与脾肾：凡咳喘久嗽多痰，必责之于脾；亦有肾阳不足，水津不化而为痰者，多伴有喘息可鉴。治疗喘咳久病痰多者，重在治脾以杜痰源。以喘息为主，动则尤甚者，主在治肾，以清痰本；发作期以治肺为要，宣散表邪、化痰降气；缓解则重在调补脾肾，尤以肾为主。因肾为五脏之根，精气足，则根本得固。

（2）肺与大肠：肠腑的通畅，直接关系到肺气的通降，尤其是在呼吸重症及温热病中，是邪气有无出路的重要标志。重症肺炎，或有呼吸衰竭机械辅助通气者，多因痰热壅肺，津气耗伤，肺气不降，腑气不通，致喘逆胸满，腹胀便秘，舌苔黄燥，急当泻肺通腑，腑气一通，邪有去路，热毒（痰）下，津气得存，有助于肺功能的改善，帮助患者早日脱机。

（3）肺与肝胃：木火刑金致咳嗽、哮喘发作临床最为常见，症见呛咳，干哮，痰少而粘黏，胁肋胀痛，口苦，脉弦是其特征，女子多发于经前，经行不畅，治当疏理肝气，泻肝清肺，方选如四逆散、泻白散之类。若胃气上逆，或肝胃气逆乘肺，肺胃失和，升降失常，亦可致咳嗽、哮喘等发作，典型表现为呛咳少痰，或夜间发作，伴胸骨后烧灼、疼痛，两胁不舒，呕恶泛酸，进食后尤甚。治疗当以肺为标，肝胃为本；平喘为标，降逆为本。故治以疏肝和胃，降逆下气。方剂酌选旋覆代赭汤合半夏厚朴汤、左金丸、半夏泻心汤加减。

（三）辨证识病，多维思辨，知常达变

1. 病证结合之思辨 病证结合，即在辨证的同时，结合西医病因诊断，可以开拓思路。如咳嗽变异性哮喘，应把握其夜间阵发性干咳等特点，从风痰气火论治，即按哮喘治疗每多收效。

2. 应四时主气之思辨 四时主气不同，感邪有异，临床表现各具特征。如春令主升，风木气胜，症见口苦痰黄者，可伍以小柴胡汤；夏令天暑地湿，伍以银花、黄连、滑石；长夏湿气困遏，可加厚朴、苍术、薏苡仁、佛耳草；秋令燥气津伤，当伍以沙参、贝母、瓜蒌；冬令寒凝闭肺，则以苏叶、半夏、炙麻黄、金佛草辛温宣肺为主。

3. 体质辨识之思辨 体质辨识，蕴含着中医的辨证思维。其中特禀之体，即过敏之体质，由于对花粉、尘螨、异味，或饮食物等的异常敏感，决定了其发病特点。如明显的季节性，或对过敏物质的敏感性。发病后的症状亦具有特征性，如常常因痒而咳，或伴有喷嚏、流涕，或目赤目痒，或皮肤风团湿疹等，此类患者的治疗原则为"脱敏调体"，可在辨证的同时配伍使用脱敏汤（柴胡、防风、

乌梅、蝉蜕、灵芝），或四草四皮汤（紫草、茜草、旱莲草、甘草、地骨皮、白鲜皮、冬瓜皮、牡丹皮）等。

4. 六经欲解时之思辨　针对临床上一些顽固特殊的咳嗽患者，特别是发有定时的咳嗽，运用仲景"六经欲解时"理论进行治疗，常收奇效。如夜间 22 时~凌晨 2 时咳嗽，符合"太阴欲解时"，说明病在太阴，阴凝不开，阳气阖降受阻，气机逆乱，肺主一身之气，肺气首当其冲，肺失宣降则咳嗽就易于发作，用理中汤开太阴、祛阴寒，以利阳气收藏。一降一开，阳入阴出复常，气机升降出入有序，则肺气宣肃复常，不止咳而咳自愈。凌晨 1~6 时为"厥阴欲解时"，咳嗽以凌晨 1~3 时为甚，符合"厥阴欲解时"，此时正值两阴交尽，由阴转阳，一阳初生，"厥阴之上，风气治之"，可用四逆散加桂枝、杏仁、乌梅，使风木疏泄正常，气机调畅，肺气得降，则咳喘导致的胸闷可平定矣。也可用乌梅丸加减治疗。

（四）治疗肺癌，复方大法，以平为期

正气亏虚、痰瘀毒结、气机郁滞、升降失常为肺癌的基本病机特点，治疗原则当以"扶正祛邪""以通为用""以平为期"，治重于肺，更重安和五脏，旨正气不衰，痰浊得化，血瘀得除，癌毒得消，肺络得通，脏腑调和，气血调畅，阴平阳秘，肺复清虚之体、宣肃之职，气机升降自如，肺气和，则呼吸利矣，以期平稳度过余生。

1. 益气养阴以扶正，解毒散结攻逐邪　"邪之所凑，其气必虚"，气阴亏耗，痰瘀互结，癌毒阻肺是肺癌致病的主要病机。治疗当以益气养阴扶正，解毒散结祛邪为治疗大法。用药上多选用天冬、麦冬、百合、南沙参、北沙参、太子参、天花粉、生山药等以益气养阴扶正；山慈菇、浙贝母、夏枯草、藤梨根、蜀羊泉、半枝莲、白花蛇舌草、龙葵等清热解毒散结。

2. 注重整体调五脏，抑木培土以生金　肺癌手术、放疗、化疗、靶向及免疫治疗后，患者常会出现疲乏、腹泻、皮疹等各种副作用，甚至出现耐药、病情进展、生活质量下降，因而多伴有抑郁、焦躁，尤多见于女性，可从心肝气郁化火伤阴论治。以焦山栀、酒黄连清心泻火，酸枣仁、首乌藤养血除烦，合欢米（花）、合欢皮解郁安神，浮小麦、红枣甘缓心气。又因肺癌病程日久，癌毒结聚体内，耗夺人体气血，损伤脾胃，生化乏源，气血愈加亏虚，复加情志不遂，肝气失疏，进而木旺乘土，土壅木郁，临床多表现为胸胁胀闷、夜寐不安、纳少乏力、自汗、气短等肝气郁滞、肺脾气虚之证。治疗可用黄芪、党参、柴胡、香附、郁金、木香等药以疏肝理气解郁；焦山楂、焦神曲、炒谷芽、炒麦芽等药以健脾护胃和中；太子参、山药、炒白术、白扁豆等药以益气培土生金。

3. 扶阳化气消阴积，病症结合兼参变　"阳化气，阴成形。"万物负阴而抱阳，肿瘤形成，亦当如此。治疗中可结合扶阳化气，消散阴结之法，常用小剂量淫羊藿、巴戟天、制附子等扶阳化气，佐以醋鳖甲以消散阴积，合之以燮理阴阳。此外，肺癌为病，极易生变，常见变证主要包括骨转移、术后疼痛、恶心呕吐等。临证应之，当病症结合，审证求机，药随机转，知常达变。如术后伴久郁化火而致咯血者，常加用焦栀子、黛蛤散、仙鹤草等药以清肝泄热止血；若伴有骨转移者，多配用骨碎补、川续断、桑寄生等药以补肝益肾强骨；若术后或放化疗过程中出现恶心干呕，嗳气饱嗝者，常加入旋覆花、代赭石、姜竹茹等药以降气化痰止呕。

4. 喜用虫药起痼疾，巧辨诸症寻经方　肺癌致病，病程日久，邪深毒痼，久而流窜脏腑，伏藏经络，非虫药所不及，虫药多血肉有情之品，且性猛走窜，搜剔通络，无所不至，虽多有毒性，却能以毒攻毒，加之配伍精当，亦可增效减毒，发挥极佳疗效。故临床多喜用炒蜂房、焙壁虎、焙蜈蚣、炙全蝎攻毒散结，醋鳖甲、生牡蛎软坚散结，僵蚕、地龙通络散结。投用虫类药需要遵循因时、因人、因证之原则，审度病机，灵活运用。

二、验案分享

（一）扶正解毒、化痰降逆法治疗肺恶性肿瘤伴脑转移行走困难案

消某，男，69岁。2023年7月31日初诊。主诉：双下肢行动不利1月余。患者1个月前无明显原因出现下肢无力，逐渐加重，行走困难，需坐轮椅外出，在院外就诊，经胸部CT、头颅MRI等检查后诊断为"肺癌脑转移"，采用靶向治疗1周，因反应较大而停用。患者诉胃中不适，泛吐酸水，大便干结，2~3日1行，下肢微肿，不能行走，需靠轮椅，咳嗽有痰不多，舌质暗胖，苔腻淡黄，脉细弦。查体：两肺呼吸音粗，干、湿啰音阴性，下肢无明显凹陷性水肿。既往有吸烟史50年。西医诊断：肺恶性肿瘤伴脑转移。中医诊断：痿证（精血不足）、肺积（痰湿毒结）。证属：肝肾气血不足，痰湿毒结于肺，肝胃气机上逆。治法：补益肝肾气血，燥湿化痰解毒，调肝理气降逆。处方：黄芪30g，党参20g，生薏苡仁30g，蜜桑白皮10g，枸杞子10g，醋鳖甲10g（先煎），制天南星10g，法半夏10g，旋覆花（包煎）10g，煅代赭石30g（先煎），紫苏梗10g，麸炒枳实10g，煅瓦楞子30g（先煎），浙贝母10g，炒牛蒡子10g，酒地龙15g，麸炒僵蚕10g，炙全蝎6g，焙蜈蚣6g，猪苓30g，醋莪术10g，白花蛇舌草30g，半枝莲30g，焦楂曲各10g，炒谷麦芽各15g，甘草5g。14剂，每日1剂，水煎，早、晚分服，每次200ml。

2023年8月10日二诊，患者药后自我感觉有效，能扶物站立行走，胃中和，不吐酸水，大便仍干结，不咳，舌胖色淡，苔薄腻。治守前法，原方加瓜蒌仁30g。14剂，每日1剂，水煎，早、晚分服，每次200ml。

2023年8月28日三诊，患者行走基本无障碍，大便2日一行，舌质胖暗红，苔薄腻，脉细弦，小便有泡沫。原方去瓦楞子，加厚朴10g，山萸肉10g。14剂，每日1剂，水煎，早、晚分服，每次200ml。

2023年9月26日四诊，患者症情稳定，下肢乏力，能行走自如。舌质暗红，苔薄黄腻脉细弦。右上肢不适。初诊方加鸡血藤15g，片姜黄10g，去旋覆花。14剂，每日1剂，水煎，早、晚分服，每次200ml。

按语：患者老年男性，阴气自半，又嗜烟五十余载，致肺脾气伤，肝肾亏损，痰湿毒结，气血暗耗，正气不支，癌毒走窜，筋脉失养，而发为本病。因肺气上逆可见咳嗽；肺与大肠相表里，肺虚气弱，肠腑传导无力，故致大便干结不畅；肠腑不降则胃气上逆见胃中不适、泛吐酸水。脾主四肢肌肉、肝主筋、肾主骨，中宫亏虚，气血乏源，肝肾不足，筋脉失用，故致下肢痿软无力；脉弦乃气机瘀结不畅之象，苔腻淡黄为痰湿瘀浊郁而化热之征。

综上分析，病机总属气血不足，痰湿毒结，肺胃失降，浊气上逆。治法为健脾滋阴，燥湿祛瘀，和胃降逆。方中黄芪、党参、生薏苡仁、甘草益气健脾；枸杞子滋肾润肺补肝；醋鳖甲滋阴散结；制天南星、法半夏燥湿化痰降逆；旋覆花、煅代赭石、紫苏梗、煅瓦楞子降胃逆止泛酸；醋莪术、麸炒枳实行气破血消积；焦山楂、焦六神曲、炒稻芽、炒麦芽消食开胃助运；蜜桑白皮、浙贝母、炒牛蒡子清肺止咳；酒地龙、麸炒僵蚕、全蝎、蜈蚣活血通络祛瘀；白花蛇舌草、半枝莲、猪苓解毒利湿化瘀。

全方特点，一是气阴双补，补而不燥；二是补通双用，通而不耗正气；三是重视中宫脾土之重要性，即是气机升降之中轴，又是肺金之母，故健脾开胃降胃之药颇多；四是毒深病重则药量大，尤其是活血通络祛瘀之虫类药，地龙、僵蚕、全蝎、蜈蚣共四种，共助通络逐瘀之效。

二诊收效后，加瓜蒌仁泄肺降胃后大便干结有好转。三诊加厚朴助瓜蒌等降气通便，山萸肉养肝阴

以防风动。四诊时患者已经行走自如，加用鸡血藤、片姜黄以增养血通络散瘀消积之效。

（二）清肝和胃、降逆止咳法治疗胃食管反流性咳嗽案

金某，男，46岁。2023年3月13日初诊。主诉咳嗽1年余。起病之始咽中不适，继之咳嗽，无明显季节性，1年来，先后多次胸部CT检查均未发现异常，肺功能正常，用过布地奈德福莫特罗吸入粉雾剂、孟鲁司特钠、氯雷他定、枸橼酸喷托维林片，以及中药止咳药等均无效。刻下：咽痒，干咳无痰，咳引胸痛，声哑，咳甚气急，咽中有痰，呼吸不畅，伴有嗳气反酸，咽干口苦，大便正常，小便色黄。舌脉：舌胖暗红，苔薄黄腻，脉细弦。查体：心肺无异常。西医诊断：胃食管反流性咳嗽。中医诊断：咳嗽（肝胃郁热证）。证属肝胃郁热、气逆乘肺。治法：清肝和胃，降逆止咳。选方：旋覆代赭汤加减。处方：旋覆花（包煎）5g，代赭石（先煎）15g，法半夏10g，厚朴10g，炒枳壳10g，苏梗10g，云茯苓15g，蝉蜕5g，杏仁10g，炒黄芩10g，醋柴胡5g，前胡10g，金沸草12g，炙乌贼骨30g，炙百部10g，车前草15g，延胡索10g，炙甘草6g。14剂，每日1剂，水煎，早、晚分服，每次200ml。

2023年4月3日二诊，患者药后反酸改善，咽干口苦减轻，咳嗽有痰，量少，如胶冻样痰，咳则气急，既往有吸烟史。舌胖苔黄微黄，脉细弦。原方加炙麻黄5g，桑白皮10g，木蝴蝶3g。14剂，每日1剂，水煎，早、晚分服，每次200ml。

2023年8月1日，患者因发热咽痛就诊，追问4月份咳嗽药后情况，称二诊后药服7剂，咳嗽即止未再发，反酸嗳气亦未出现。

按语：患者咳嗽一载，因有吸烟史，通常中医辨治多从痰湿阻肺等治疗，西医也多从慢性支气管炎或慢性阻塞性肺疾病去论治，用过抗生素、化痰止咳药，以及吸入激素等，但均未见疗效。结合病史，本案属慢性咳嗽，根据引起慢性咳嗽的常见病因，从患者临床表现来看，有明显的反酸，嗳气，咽中痰滞感等症状，均为胃食管反流的特征，虽无食管pH监测检查，亦可诊断胃食管反流性咳嗽。结合其他症状及苔脉，患者有咽干口苦，舌质红，苔薄黄微腻，脉细弦，考虑为肝胃郁热、气逆乘肺，痰气交阻，肺失清肃所致。方取旋覆代赭汤合半夏厚朴汤加减。药用旋覆花、代赭石降逆下气；柴胡、黄芩疏肝清热；枳壳、苏梗理气和胃；杏仁、厚朴、前胡、金沸草、百部下气止咳；半夏、茯苓燥湿化痰；蝉衣疏风利咽；车前草清肺止咳；延胡索、乌贼骨行气活血、制酸止痛；甘草调和诸药。诸药合用，共具清肝泻火、降逆和胃、下气止咳之功效。二诊，患者反酸等症状均明显改善，但咳嗽缓解不显著，且咳则气急，既往有吸烟史，提示有肺闭不宣之象，加麻黄、桑白皮以清宣肺气，木蝴蝶利咽开音，并有护膜益胃之功。

经云："五脏六腑皆令人咳，非独肺也"，胃食管反流性咳嗽，因胃而引起，但与肝密切相关，最终亦离不开肺，本案从肝、胃、肺同治，体现了病症结合、脏腑辨证的思维理念。

（撰稿人：朱　佳）

第六章

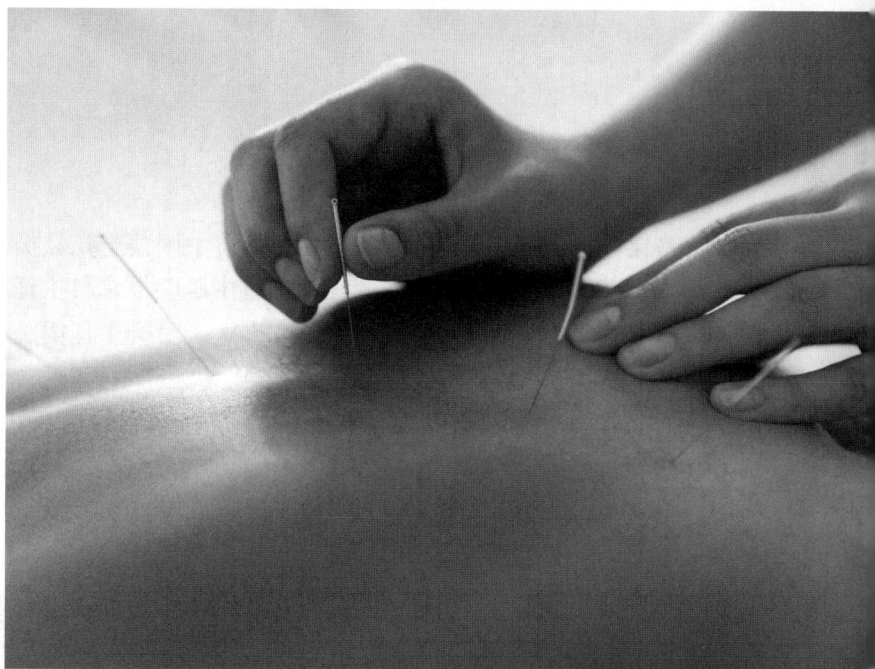

江苏省名中医

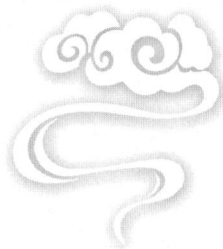

第一节　邵铭熙

邵铭熙（1939—），男，江苏无锡人，中国共产党党员，南京中医药大学教授，主任中医师、博士研究生导师，江苏省名中医。曾任江苏省中医院推拿科主任，曾兼任中华中医药学会推拿分会副主任委员、中华中医药学会推拿分会小儿推拿专业委员会主任委员、江苏省中医药学会推拿专业委员会主任委员、江苏省卫生高级职称评审委员会委员、《江苏中医药》杂志编委。

1958 年 3 月，邵铭熙在苏州市中市联合诊所学医；1958 年 8 月，在苏州市中医专科学校学习；1959 年 3 月，在江苏省中医院行医；1986—2002 年，担任江苏省中医院推拿科副主任、主任；1993 年 8 月，在江苏省中医院任主任中医师；1994 年 8 月，在南京中医药大学任教授、博士研究生导师；2001 年 6 月起享受国务院政府特殊津贴。

邵铭熙教授作为著名伤科推拿专家，有着丰富的医疗经验，其代表性的特色技术有四指推法、后扳拔伸法、芒针透刺等，他擅长治疗骨折，脱位，急、慢性软组织损伤，如颈椎病、腰椎间盘突出症、椎管狭窄症等，以推拿手法治疗为主，佐以药物、针刺，其效显著，对急性腰扭伤、落枕、岔气等病症，其效独特，对慢性腹泻、失眠、痛经、小儿遗尿、小儿斜颈等内妇儿科疾病等亦见其彰。同时，作为南京中医药大学推拿学学科、江苏省推拿重点专科主要负责人之一，邵铭熙教授为推拿学学科和重点专科建设作出重要贡献。

邵铭熙教授主编《中医药研究与临床·推拿研究》《实用推拿学》《中医住院医师必读丛书·针灸推拿科学》《按摩学基础》《实用推拿手册》《中医推拿学全书》等著作。他主持并完成"古今推拿理论及临床资料搜集整理暨编著《实用推拿学》""四指推法镇痛及临床机理研究""膏摩治疗软组织损伤的临床及实验研究""灵仙通络丸治疗腰椎间盘突出症的临床与药理研究"等省级课题。

一、学术经验

（一）三大特色手法

1. **四指推法**　四指推法是以拇指指腹或偏峰，与示、中、环三指指腹相对用力于一定的部位或穴位上，通过前臂的摆动，带动腕关节的屈伸，四指协同作往返方向的直线推动，同时拇指和其他三指作相对用力提拿的一种手法。

四指推为四指推法流派的基本手法，特点是柔和渗透，柔中有刚。其接触面积可大可小，刺激量可强可弱，适用于颈项腰背及四肢，具有舒筋活络、温通气血、活血止痛等功用，可作为骨伤推拿临床中常见的颈、肩、腰腿痛病症的基本治疗手法。由于治疗部位的大小及接触面不同，在施术过程中，推和拿在具体运用时各有侧重。一般而言，部位较大，接触面平坦处，运用四指推法应适当增长"推"力，"拿"力次之，如腰背、臀部；相反，部位小，接触面是弧形部位，则适当增大"拿"力，"推"力次之，如肩颈部及四肢。

2. 芒针透刺 芒针是一种特制的长针，一般用较细而富有弹性的不锈钢丝制成（古时用银质制成），因其形如麦芒，故称为芒针。芒针疗法远在《黄帝内经》中即有记载，将其纳为长针。《灵枢·九针论》曰："八者，风也。风者，人之股肱八节也。八正之虚风，八风伤人，内舍于骨解腰脊节腠理之间，为深痹也，故为之治针，必长其身，锋其末，可以取深邪远痹。"又如《灵枢·官针》曰："病在中者，取以长针。"芒针适用于治疗邪深病久之痹证。芒针疗法不仅运用于内科、妇科、儿科等疾病的治疗，而且芒针具有独特的止痛作用。邵铭熙教授一般选 5 寸或 7 寸针，针的粗细从 26~30 号不等。他认为，芒针因其身长，故能达到毫针所不及的部位，能做到一针多穴，这样能更好地疏通经络，以"通"达到机体的"松、顺、动"。而且它能够激发机体内在的抗痛功能，提高痛阈，达到抑制痛觉及其不良反应的目的。

治疗急性痛症的主要原则是"通"，通则不痛。采用长针斜刺腰部阿是穴，以行气通络止痛，疏松、松解紧张、痉挛的肌肉，从而达到"松、顺、动"的目的，这样，亦可避免常规推拿的刚劲在治疗过程中增加患者痛苦之弊端，真正做到"法之所施，使患者不知其苦"，针推结合，动静结合，省时省力，疗效极佳。

3. 后扳拔伸法 医者立于患者患侧，以一手大拇指指腹为附着点，按压棘旁压痛点或其小关节错位的棘突旁，并用力向健侧顶推；另一手前臂环抱健侧下肢，使膝部附着于医者之肘内侧，并向后上方徐徐牵引，同时缓缓用力向后上方扳动，至患者能耐受为度。再向后上方稍用力突然扳动，此时医者大拇指下和患者同时感到"咔嚓"一声，以示达到目的。

本法是临床常用的一种手法，具有滑利关节、理筋整复、松解粘连、恢复腰部功能的功效。临床上常用于治疗腰部急、慢性损伤，腰椎小关节紊乱，腰椎退行性脊柱炎，腰椎间盘突出症及腰椎管狭窄症等。

（二）中西结合，病证互参

邵铭熙教授在临床实践中，主张衷中参西，应用现代医学的生理、病理、解剖、生物力学等理论知识，做到辨证与辨病相结合。骨伤病症既从风寒湿痹阻、气血瘀滞、痰瘀阻络、肝肾亏虚、气血不足等加以辨证；同时也充分认识到西医之软组织扭挫伤、纤维化、钙化、骨质增生、椎间盘突出、椎管狭窄等造成的无菌性炎症、水肿、粘连、神经根刺激受压等病理变化的客观存在，从中、西两方面正确认识，分析疾病，运用中医推拿辨证施术。

（三）主张推拿手法柔和深透，灵活多变

邵铭熙教授主张"法之所施，使病家不知其苦，方为手法"的思想理念，他在临床操作中，力求"机触于外，巧生于内，手随心转，法从手出"。四指推法推拿流派手法柔和深透，柔中有刚，刚柔相济，强调以柔顺为要旨，其主要手法和辅助手法相互协调，相得益彰。四指推法要求动作准确，灵活多变，临床操作中正确掌握"推"和"拿"的相互关系，在人体不同部位，灵活增减"推"和"拿"的成分，真正做到因人、因部位制宜。若适当改变四指推的力量分配和用力方向，可形成融合点、按、推、揉、拿、弹拨等众多手法于一体的多功能、复合型四指推法。

（四）建立推拿治疗三原则、六治法

邵铭熙教授从中医病因病机分析，骨伤病症早期以风、寒、湿、气滞、血瘀等邪实为主；中期邪实

伤正，引起不同程度的气、血、阴、阳的虚损；后期邪实渐去，正气未复。因此，邵铭熙教授提出推拿治疗三大原则：早期以祛邪为主，中期祛邪兼顾扶正，后期治疗以扶助正气为主。推拿临床中，对常见骨伤病症创立了六大治法：①重视整体，上病下治，左右同治；②经筋为病，以痛为腧；③气血为病，治法迥异；④急则缓之，以柔克刚，缓则重之；⑤合而围之，分而治之；⑥因人、因时、因病、因部位制宜。

（五）主张分期辨证治疗腰椎间盘突出症

腰椎间盘突出症是推拿科的常见病、多发病，主因腰椎间盘各部分（髓核、纤维环及软骨板），尤其是髓核，有不同程度的退行性改变后，在外界因素的作用下，椎间盘的纤维环破裂，髓核组织从破裂之处突出（或脱出）于后方或椎管内，导致相邻的组织，如脊神经根、脊髓等遭受刺激或压迫，从而产生腰部疼痛，进而出现一侧下肢或双下肢麻木、疼痛等一系列临床症状。属中医学"腰痛""腰腿痛"范畴。邵铭熙教授临证时，将腰椎间盘突出症分为急性发作期、迁延缓解期、康复期，进行分期论治，体现了中医学"三因制宜"的理念。

1. 急性发作期　此属神经根水肿期。患者多表现为腰腿疼痛较甚，痛有定处，腰背僵硬，拒按，舌质多紫暗或有瘀斑，脉弦紧或涩。

（1）推拿治疗

治则：舒筋通络，活血止痛。

取穴：大肠俞、膀胱俞、秩边、环跳、承扶、委中、阳陵泉、悬钟、昆仑、阿是穴。

手法：四指推法、擦法、点按法、对抗牵引后扳拔伸法等。

操作：

1）患者俯卧位，医者立于患侧，施四指推法或擦法于腰臀部及下肢约5分钟。

2）循经点按上述诸穴，每穴30秒。

3）患者俯卧位，助手分别固定腋下及患侧踝部进行对抗牵引约1分钟。

4）对抗牵引后扳拔伸法施于患椎。

（2）长针透刺，配合拔罐：患者俯卧位，在腰部阿是穴处施5寸长针透刺法，小幅度提插并作振颤。病变部位在上部腰段时，针尖方向向下，针身与脊柱平行刺入；病变部位在下部腰段时，针尖方向向外下方，针柄与脊柱呈60°刺入。

（3）中药治疗：桃仁10g，红花10g，伸筋草10g，落得打10g，炙乳香6g，炙没药6g，川续断10g，牛膝10g，炒枳壳10g，陈皮6g，香附10g，生甘草6g等。腰痛日久者加防风10g以祛风通络；苔黄腻者加全瓜蒌30g以清化痰热；腹胀大便不通者加制大黄6g以通腑气。

（4）护理调摄：绝对卧床休息1周，卧硬板床。仰卧位，小腿腘窝处垫高，放松腰大肌，以充分减低脊柱应力，减轻腰椎间盘内压，防止突出加重和腰椎畸形失稳。卧床期间，患者在床上可作四肢关节的屈伸活动，以免发生肌肉的废用性萎缩。

2. 迁延缓解期　患者此期病情趋向稳定，患者腰腿疼痛减轻，腰椎侧弯不明显或仅有下肢疼痛、麻木，行走不利。多表现为腰腿疼痛缠绵，转侧、屈伸不利，下肢畏寒，舌质淡，苔薄白或腻，脉象沉紧或濡缓。

（1）推拿治疗

治则：温经通络、活血化瘀。

取穴：肾俞、命门、秩边、环跳、承扶、委中、阳陵泉、绝骨、昆仑、阿是穴。

手法：四指推法、擦法、点按法、擦法、腰椎改良斜扳法等。

操作：

1）患者俯卧位，医者立于患侧，施四指推法或滚法于腰臀部及下肢约 5 分钟。

2）循经点按上述诸穴，每穴 30 秒。

3）小鱼际擦腰骶部督脉及膀胱经，往返数遍，透热为度。

4）侧卧位，患侧在上，调整腰椎角度，施改良斜扳法于患椎。

（2）中药治疗：桑寄生 12g，赤芍 10g，狗脊 12g，牛膝 10g，地龙 10g，黄芪 12g，全蝎 5g，伸筋草 10g，红花 10g，全瓜蒌 12g，炙蜈蚣 2 条，甘草 6g。痛甚者加制川草乌各 6g 以温经止痛；畏冷加附片 10g 以温阳通络；气虚加大黄芪剂量至 20~30g 以益气活血；苔白腻者加石菖蒲 10g、茯苓 15g、白术 10g 健脾化湿。

（3）护理调摄：相对卧床休息 1 周，卧硬板床。下床活动时，需佩戴围腰以支持和制动，避免弯腰取物，如需弯腰应保持上身直立下蹲再取物。禁忌腰椎旋转时弯腰，保持脊柱直立。另外，寒冷天气腰部应注意保暖。

（4）康复训练：症状初步消退后宜尽早开始卧位腰腹肌运动，指导直腿抬举收腹，五点支撑法腰背肌锻炼，即仰卧，以枕部、双肘、双足跟为支点向上挺胸，尽量使腰和背离开床面。活动量和强度要循序渐进，运动部位要先四肢，后腰部，逐渐恢复到正常活动，避免腰椎过度屈曲或过伸的动作。

3. 康复期 患者腰腿疼痛进一步减轻，或有肌肉萎缩，行走腰腿酸痛不适，久行愈甚。多表现为腰腿疼痛悠悠，酸软乏力，劳累后加重，或兼有腰腿发凉，手足不温，舌质淡，脉沉细。

（1）推拿治疗

治则：益肾健腰，松解粘连。

取穴：肾俞、命门、秩边、环跳、承扶、委中、阳陵泉、绝骨、昆仑、阿是穴。

手法：四指推法、擦法、点按法、擦法、弹拨法、运动关节类手法等。

操作：

1）患者俯卧位，医者立于患侧，施四指推法或滚法于腰臀部及下肢约 5 分钟。

2）循经点按上述诸穴，每穴 30 秒。

3）掌擦腰骶部肾俞、命门、八髎，透热为度。

4）弹拨患侧坐骨结节股二头肌腱附着点，同时直腿抬高患肢数次，幅度由小渐大。

（2）中药治疗：桑寄生 10g，独活 10g，狗脊 12g，牛膝 10g，杜仲 10g，赤芍 10g，当归 12g，熟地 10g，川芎 10g，茯苓 10g，防风 10g，甘草 6g。痛甚加制川草乌各 6g，白花蛇 15g 以加强搜风通络、活血止痛；畏寒肢冷者加附片 10g，桂枝 6g 以温阳通络；正虚者加党参 12g、黄芪 12g 以扶助正气。

（3）中药熏药：桑寄生 10g，独活 10g，羌活 10g，路路通 10g，鸡血藤 15g，鹿衔草 10g，桑枝 10g，络石藤 10g，香橼皮 6g，苏木 10g，红花 10g，赤芍 10g，桂枝 5g，细辛 3g。患者半卧于中药熏蒸仪内，将裸露的腰部对准熏蒸窗，加热熏蒸，保持舱内温度 42℃，时间为 30 分钟，每日 1 次。

（4）康复训练：无神经根刺激或当神经根刺激症状基本消除时，应作腰椎柔韧性练习，恢复腰椎活动度。练习包括腰椎屈伸、左右侧弯及左右旋转运动。以平稳、缓慢节奏进行，幅度尽量大但以不引起明显疼痛为度，宜在坐位进行，以便固定骨盆，排除下肢替代腰椎的运动。同时配合腹肌练习，以求平衡脊柱，但应根据腰椎曲度、骶骨前倾角大小及腰背肌与腹肌肌力对比有所偏重。先少量活动，以后逐渐增加运动量，以锻炼后身体无严重不适为度，持之以恒，疗效的维持与功能锻炼成正比。

二、验案分享

（一）芒针透刺治疗梨状肌综合征病案

张某，男，38岁，干部，于2006年8月22日初诊，患者3个月前，因抬重物不慎，即感右侧臀部疼痛，且向右侧下肢放射，口服止痛药及热敷处理，疼痛有所好转。近两周来，疼痛加剧，行走欠利，下蹲尤剧。查体：右侧臀部及梨状肌部位有一条索结节。直腿抬高试验60°以下疼痛明显，大于60°后疼痛减轻。诊断：梨状肌综合征。治疗取右侧环跳穴，沿梨状肌采用芒针透刺治疗，治疗1次后，患者疼痛即明显减轻，巩固2次后，诸症消失。

按语：芒针，即长针，《灵枢·九针十二原》载有"八曰长针，长七寸……长针者，锋利身薄，可以取远痹"，故长针具有宣通气血，解痉止痛之功效。本案治疗梨状肌综合征急性发作的主要原则是"通"，通则不痛。采用芒针透刺右臀部阿是穴，活血通络、解痉止痛，以达"松、顺、动"之功。

（二）对抗牵引下后扳拔伸法治疗腰椎间盘突出症病案

李某，男，48岁，记者，于2006年10月26日初诊，半个月前，患者因室外采访，露风受凉后，渐感腰部酸胀不适，经卧床休息后，腰痛未减，且疼痛向左下肢放射，时有麻胀不适，活动欠利，遂来推拿科住院治疗，查腰椎MRI示：L_4/L_5椎间盘向左后方突出。查体：腰椎生理弧度变直，左侧腰肌紧张，腰L_4、L_5棘突左旁开1cm处有压痛，且向左下肢放射，左环跳穴、委中穴、承山穴处压痛，直腿抬高试验左30°，右90°，加强试验左（＋），右（－），踇趾背伸肌力及跖屈肌力左右正常。腰部活动度为前屈30°，后伸15°，左右旋转均为10°。诊断：腰椎间盘突出症（L_4/L_5）。治疗先采用四指推法松筋解痉，再行对抗牵引下的后扳拔伸法理筋整复，术后患者顿感轻松，示复位成功。

按语：对抗牵引下后扳拔伸法是一种力量较大，应用范围广泛的独特手法。它首先通过对抗牵引以松解紧张的腰部肌肉、筋膜和韧带，松动腰椎和椎间各小关节，然后通过后扳拔伸以整复错位错动关节，改变神经根与椎间盘的位置关系，以减轻或消除神经根的受压、牵拉或刺激，从而达到解除腰部症状的目的。临床适用于因腰部软组织损伤和骨关节病变所引起的疾患，包括腰部急、慢性损伤，腰椎退行性关节病，腰椎间盘突出症，腰椎管狭窄症等。

（撰稿人：张仕年）

第二节　张继泽

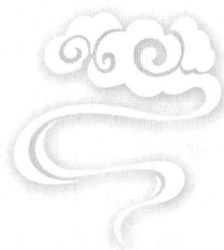

张继泽（1926—2023），男，汉族，江苏丹阳人，主任中医师，原江苏省中医院副院长，原江苏中医护士学校校长，孟河医派第四代传人。他曾任全国中医学会江苏分会理事、南京分会副会长。

高中毕业后，张继泽跟随其父亲张泽生研习中医。1945年，张继泽成功考取上海中医专门学校，1950年，他至苏南卫生干部学校学习。1952年，他到卫生部主办的中医进修学校第六期师资班学习；1953年，至江苏省卫生厅中医科工作；1960年，至苏南行署卫生处工作；1971年，到南京青龙山煤矿医务处工作；1975年，调任江苏省中医院办公室主任；1976年，担任江苏省中医院唐山抗震救灾医疗队队长；1991年，担任《江苏中医药》杂志编委会主任；2014年，全国名老中医药专家张继泽传承工作室获国家中医药管理局批准建立；2022年，《孟河医派名家张继泽临证经验集锦》正式出版。

张继泽是中医脾胃病专家，他擅长慢性萎缩性胃炎、胃及十二指肠溃疡、慢性结肠炎等病的辨证论治。他先后培养和带教了包括日本、韩国、新加坡、越南和马来西亚等地的本科生、硕士和博士研究生50余人。发表学术论文近30篇，主编《张泽生医案医话集》《医海拾贝》。他主持研究的"张泽生教授诊治脾胃病"电脑软件在1981年获江苏省科技成果四等奖。1994年，他荣获"江苏省名中医"称号；2013年，荣获江苏省医师学会"医师终身荣誉奖"。

一、学术经验

（一）序贯法逆转慢性萎缩性胃炎

张继泽早在1981年即撰文指出，慢性萎缩性胃炎经积极正确的治疗是可以逆转的。他采取序贯法治疗萎缩性胃炎，具体分为二个步骤。

第一步，先针对不同的病机加以辨证论治，常分为四型论治：①中虚气滞证：主症为胃脘隐痛，痞胀不舒，喜热喜按，得食则缓，舌苔薄白或白腻，舌质偏淡，脉细。方用小建中汤或黄芪建中汤加减；②肝胃不和证：主症为胃脘胀痛，连及两胁，常因情志不畅而病情加重，以女性占多数，呕吐反酸，频频嗳气，舌苔薄黄或红，脉小弦。方用柴胡疏肝饮加减；③胃阴不足证：主症为胃痛隐隐，或如火灼，食欲缺乏，口干口渴，嘈杂如饥，五心烦热，大便干结，舌红少津，苔少或花剥，脉细数。方用沙参麦冬汤或一贯煎加减；④气滞血瘀证：主症为胃脘疼痛，经久不止，状如针刺，食后痛甚，入夜痛剧，疼痛固定不移，或有黑便，舌质偏紫或有瘀点，苔薄黄，脉细涩。方用血府逐瘀加减。对兼有夹湿、夹痰及食滞等兼症者，在治疗时应加用相应的治疗药物。痰湿重者加二陈汤（并加炒苍术）、炒薏苡仁、茯苓；因饮食不慎者重用砂仁、炒山楂、鸡内金、炒谷麦芽等。胃痛明显者常加白芷、浙贝母、延胡止痛；胃胀常用枳壳、青皮、枸橘李、刀豆壳、川朴、佛手以消胀。呃逆多的常用丁香、柿蒂、槟榔；嗳气多的常用降香、代赭石；胃部怕冷的常用桂枝、白芍（白芍须倍于桂枝量）。有胃酸的常用左金丸加煅瓦楞、煅乌贼骨、白芍、浙贝母以止酸。有溃疡的常用白及粉、三七粉加藕粉调服治溃疡。而舌苔厚腻重用炒茅白术、陈皮、法半夏、川朴以化湿痰。大便偏干的常用枳实、全瓜蒌、决明子通便。而大便次数偏多者用煨木香、炒建曲、炮姜。胃纳不香者用炒山楂、鸡内金、砂仁、炒谷麦芽。

当临床症状已趋稳定，则转入第二步骤论治，即改用益气活血、调中和胃方，重用益气活血，和防癌之品，坚持守方治疗，以促使胃黏膜萎缩、肠化逆转。药物上常用党参或黄芪、太子参益气，当归、川芎、红花活血，重用生薏苡仁、半枝莲、白花蛇舌草防癌抗癌，同时加用保护胃黏膜的木蝴蝶、凤凰衣等品。坚持服药 3~6 个月，使胃部气血流畅，损伤黏膜得以修复。

（二）六大组分开具膏滋方处方策略

膏滋方以补益为主，且服用周期长、组成药物众多、特定服用时令、口感要求高，因此，膏滋方的组方策略除基本的辨证论治、整体诊治要求外，还有更严格的组方策略。张继泽指出，一张成功完美的膏滋方，一般应包含以下六大组成成分。

一是贵重补品：即名贵滋补药，每张膏滋方一般要根据患者条件加 1~3 种，这些药品均需另煎冲入或打粉兑入膏内，以使药材能煎透，上等药材能够充分利用，以免浪费。张继泽常用的贵重补品有西洋参（另煎兑入）100g、红参 60~100g、野山参 10~15g、冬虫夏草 10~20g、蛤蚧 1~2 对、紫河车 100g、川贝粉 30g 等。

二是一般补品：即补阴、补阳类中药，可根据情况选用 5~7 种。其中张继泽喜用的补阴（血）药物有山萸肉 100g、制何首乌 100g、当归 100g、赤芍 100g、山药 150g 等。补阳（气）药物有生晒参150~200g、潞党参 150g、太子参 150g、炙黄芪 150g、淫羊藿 100g、补骨脂 100g、熟附片 50g 等。

三是治疗药品：即针对患者具体体质、症状的辨证结合辨病用药，一般可选择适用的中药 20~40味。如系脾肾两亏的腹泻，则用健脾补肾的止泻方药；血压高肝肾不足则用滋阴潜阳的降压中药。此外，还包括对兼症的调理，如胃纳不香者可加开胃药，睡眠差者加安神药，咳嗽者加止咳化痰药，血脂高者加降脂药等。这部分药物需组合有序，要注意药物的协同功效，尽量选择一药有多效的品种。

四是收膏品：膏滋方要少用或禁用矿石类、贝壳类中药，草药亦要适当控制，一是熬不出膏滋，二是影响口感。要加 4~6 味容易出膏滋的中药，以增加出膏量，否则膏滋不稠。这类药物多为根茎果仁类的药物，养阴方面如生熟地各 120g、制黄精 120g、肥玉竹 120g、天麦冬各 100g、川石斛 100g、川百合120g、黑料豆 120g、女贞子 120g；温阳方面如肉苁蓉 100g、菟丝子 100g、骨碎补 100g、益智仁 120g、仙茅 100g 等。还常用清阿胶（烊冲）100g 补血，鹿角胶 100g 温阳，龟甲胶和鳖甲胶 100~240g 滋阴。

五是药膳品：针对阴虚、阳虚的不同而加用一些食用补品，以增加出膏量和改善口感。一般用 5~7味，亦可增加补益功效。如阴虚（血），张继泽常用白果 150g，莲子 200~250g，黑枣 120g；如属于阳虚（气），张继泽则用龙眼肉 120g，核桃肉 200~250g，红枣 150~250g。大便干结的还可用蜂蜜 250g、饴糖 250g 等。一般用冰糖或绵白糖 500~1 000g 收膏（糖尿病患者要用元贞糖或木糖醇 50~150g）。有阿胶（烊冲）等则加黄酒适量助溶。

六是健脾助运品：膏滋方不能一味猛补，否则服后胀气，故膏滋方中还必须适量增加健运脾胃、助消化、防滋腻碍胃之品 2~3 味，所谓"滋而不腻""补而不滞"也。张继泽喜用的健脾助运品如山楂150g、炒薏苡仁 150g、广陈皮 100g、广木香 100g、法半夏 100g、神曲 150g 等。

另外，膏滋方除应根据病情及辨证施治原则选择药物外，还应注意多选出膏率较高的药物，否则做出的膏滋清淡如水，口感亦不好。一般根茎类、种子类药物含胶质、植物蛋白、固体成分多，出膏率较高。所以养阴方面可用生地、熟地、制黄精、肥玉竹、天冬、麦冬、川石斛、川百合、黑料豆、女贞子、山萸肉、龟板、首乌、灵芝等；温阳则可用淫羊藿、制附片、肉苁蓉、仙茅等；补气如党参、黄芪等；补血如当归、丹参等；同时要加用胶类，如阿胶（烊冲）、鹿角胶、龟甲胶和鳖甲胶等，使膏滋更浓稠。另外开膏滋方时少用矿石类、贝壳类、草类中药，否则熬出的膏滋稀薄，口感质地欠佳。但也有少数的例外情况，如高血压肝阳亢盛，又有痰湿偏重的患者，则只能用清膏。

（三）创制 5 个疑难病症验方，临床疗效显著

张继泽除对脾胃病诊治有专长外，对其他疑难杂症亦有较深造诣。他创制治疗高胆红素血症专用方（青黛，明矾，玉金，大黄），曾治疗一位长期不明原因高胆红素血症的患者，该患者全身黄染，不思饮食，中西医治疗多年不能起效，而服张继泽此方后，总胆红素、直接胆红素、间接胆红素均降至正常范围，至今身体康泰。安徽滁州张女士患头痛 10 年，痛势如锥，到处求治不效，张继泽给其服用了治疗顽固性头痛的专用方（白芷、僵蚕、葛根、川芎、钩藤、天麻等），服药 3 个月后其头痛痼疾彻底治愈。张继泽的儿子幼时患有严重的哮喘，每因感冒而诱发，苦不堪言，张继泽让其连服 2 年自己研制的支气管哮喘预防专用方（蛤蚧、紫河车、地龙、五味子），哮喘未再复发。其他还有治疗癫痫的专用方（韭菜地里的地龙与绞肉一起包水饺）、乳房小叶增生专用方（橘叶、牡蛎、昆布、海藻）等均有良好效果。

（四）胃病常用小偏方

1. 白芷、浙贝母、延胡索治疗胃痛 此三药合用可除顽固性气滞胃寒之痛。其中白芷辛温入阳明，一般用于治风寒头痛，可取其解痉作用，张继泽用于治疗胃部受寒凉而引起的痉挛性疼痛。浙贝母寒润，可保护胃黏膜。浙贝母配白芷，能防白芷辛温伤阴之弊。延胡索所含延胡索碱有镇痛、镇静、安神作用，可显著提高机体痛阈，为行气活血止痛要药。

2. 枸橘李、刀豆壳治胃胀 适用于肝气犯胃、胃气壅滞之顽固性胃胀。枸橘李、刀豆壳性温疏散，两药相伍，疏肝理气、和胃消胀，且温而不燥，对痰气壅阻之胀痛亦有显效。

3. 参三七、白及、藕粉治胃肠溃疡 适用于胃及十二指肠溃疡、糜烂性病变，或出血性病变血止后的巩固治疗。其中三七微苦，温，入肝、胃、大肠经，能止血散瘀，消肿定痛，可治溃疡病伴上消化道出血。白及苦、甘、涩，微寒，入肺、肾经，能收敛止血，消肿生肌，可治消化道出血、咯血、吐血、便血及口腔黏膜病。此药质极黏腻，性收敛，粉剂常服能封填破损，溃败可托，死肌可去，脓血可洁，有托旧生新之妙。藕粉甘、咸、平，能益血止血，调中开胃，消食止泻，用于胃中出血后的康复。三药合用，无寒热之弊，使化腐生新之力协同增效。一般在每晚临睡前取三七粉 1g、白及粉 2g、藕粉 1匙，冷开水调匀或在炉火炖至黏稠后服用。服后不能再饮水或进食，以免药膜流失。连服 1 个月，对溃疡出血的治疗和修复均有确切疗效。

4. 蒲公英、黄芩治幽门螺杆菌（HP）感染 幽门螺杆菌（HP）感染是导致胃炎发作、持续、萎缩化的重要因素，因此，中医亦要重视对幽门螺杆菌（HP）感染的治疗。可在辨证用药的同时，加入具有清热解毒燥湿之功的黄芩、蒲公英二药，一般连续使用 1 个月以上即可起到理想的治疗效果。

二、验案分享

（一）胆胃同治，理气降逆治疗胆汁返流性胃炎案

李某，男，58 岁，2006 年 9 月 21 日初诊。胃镜检查示：胆汁反流性胃炎。半年来，患者经常在

空腹及进食后出现胃脘胀痛，有灼热感，嗳气频作，伴有食物上泛，少腹亦胀，矢气频多，大便或溏或干，日行1~3次，胃纳一般，夜寐易醒。舌苔薄白，脉弦细。证属胆胃不同，和降失司。治拟胆胃同治，理气降逆。处方：醋柴胡5g，炒白术10g，川楝子10g，黄芩10g，川厚朴10g，苏梗10g，苏叶10g，降香10g，陈皮10g，木香10g，蒲公英15g，白芍15g，玄参12g，炒枳壳12g，代赭石30g。

服用上方治疗3个月后，患者胃脘胀痛、胃中灼热感、食物上泛、少腹胀均已消退，嘱其遵守日常注意事项。患者病情稳定，未再发作。

2007年2月复查胃镜提示：轻度浅表性胃炎。反流性胃炎已消退。

按语：胆汁反流性胃炎亦称碱性反流性胃炎，是指由幽门括约肌功能失调或行降低幽门功能的手术等原因造成含有胆汁、胰液等十二指肠内容物流入胃，使胃黏膜产生炎症、糜烂和出血等，减弱胃黏膜屏障功能，引起H^+弥散增加，而导致的胃黏膜慢性炎症。以胃脘痛、胀满、嘈杂、烧灼、嗳气呕苦为主要表现，归属于中医学胃脘痛、嘈杂、痞满、呕苦、呕胆、胆瘅等范畴。究其原因，一是情志怫逆，木郁不达，横逆犯胃；二是脾胃不足，土虚木乘、土壅木郁。胆胃不和，肝胆疏泄失职，横逆犯胃及脾，脾胃升降失司，故可见心烦喜呕、默默不欲饮食之少阳证。若胆火炽盛犯胃，胃失和降，胃气上逆，出现呕吐苦水，甚则出现呕吐黄涎等症。正如《灵枢》中所云，"邪在胆，逆在胃；胆液泄，则口苦，胃气逆，则呕苦"。《张氏医通》中亦云，"邪在胆经，木善上乘于胃，吐则逆而胆汁上溢，所以呕苦也"。胆和胃均属六腑，胃的消化、吸收、排空有赖胆的疏泄。而胃属土，胆属木，木可克土，胃的发病多与胆木疏泄失调有关，故"邪在胆，逆在胃"。而胃失和降，又可致土壅木郁，肝郁不舒，气机失调，胆胃不和而致胆汁代谢失常，胆汁非但不能下入肠中发挥其助脾运化之功，反而逆流入胃，损伤胃黏膜，从而引发胃脘部持续性烧灼样疼痛、呕吐苦水、嗳气、嘈杂等症。

因此，枢机不利、升降失司、胆胃不和为本病主要病机，胆胃同治、理气降逆为其治疗大法。方中醋柴胡疏泄肝胆、和解少阳枢机为君药；川楝子归肝经，能清肝火，泄郁热，与柴胡、枳壳、陈皮、川厚朴、降香合用以加强疏利肝胆之气机；白术健脾益气，白芍敛阴养血柔肝，与柴胡合用敛阴和阳，调达肝气，使柴胡无耗阴伤血之弊；黄芩与柴胡相合清泄肝胆之火；蒲公英清热解毒又能泄降滞气。结合苏梗、苏叶、木香、代赭石诸药，共奏利胆和胃、理气降逆之功。全方注重调畅气机，降逆而不伤正，清热不忘养阴，虚实兼顾。

张继泽在运用药物治疗的同时，还强调对患者生活方式的调理。首先，要改变一些不良的生活习惯，主要是要戒除烟、酒等不良嗜好，避免进食辛辣、油腻之品以减少对胆胃的刺激，多进食新鲜蔬菜，烹调时多用清蒸，少用油煎方法；其次，要注意情志调摄，戒怒、少生气，尤其女性患者更需注意。最后，要避免左侧卧的睡眠方式，要坚持右侧卧睡。反流性胃炎多数由胆汁逆向反流引起，向左侧睡往往使胆汁易反流入胃，幽门关闭不全者更容易发生，而改在右侧卧一定程度上会改善这种弊端。如是则能收"事半功倍"之功。

（二）疏肝健脾法治疗泄泻案

盛某，男，60岁，2008年8月5日初诊。患者于2003年行结肠癌手术，术后一切正常。去年年底以来，患者大便溏烂不实，每日2~3次，每隔5~6天即突然腹泻1次，隔日又转好，多次做粪便常规、粪便培养检查未发现异常。历经多方中西药物治疗，未有明显改善，甚为痛苦，每次泄泻发作严重时，需自服盐酸洛哌丁胺等药缓解。患者平素胃脘痞胀不舒，腹鸣矢气，胃纳不香，舌苔黄偏腻，脉濡细。证属肝木乘脾，健运失司。治宜疏肝健脾。处方：醋柴胡5g，炒苍术10g，炒白术10g，川楝子10g，煨木香10g，台乌药5g，小茴香5g，煨葛根15g，大腹皮12g，香橼12g，石榴皮12g。水煎服，每日1剂。

上方加减治疗 2 月余，患者胃脘胀、腹鸣诸症悉除，大便基本成形，日行 1~2 次。

按语：泄泻是以排便次数增多，粪质稀薄或有不消化食物，甚至泻出如水样为主症的病证。宋代陈无择在《三因极一症证方论·泄泻叙论》中指出，"喜则散，怒则激，忧则聚，惊则动，脏气隔绝，精神夺散，以致溏泄。"从而告诫后人，情志失调亦是导致泄泻的原因之一。《景岳全书·泄泻》中有"凡遇怒气便作泄泻者，必先以怒时夹食，致伤脾胃。"并引用痛泻要方主治土虚木乘，脾受肝制，升降失常之泄泻。清代叶天士在《临证指南医案·泄泻》中更明确提出久患泄泻，"阳明胃土已虚，厥阴肝风振动"，须以甘养胃，以酸制肝，用泄木安土之法。

本案患者结肠癌术后，脾本已虚，追问其病史得知工作中经常遇事易怒，焦虑不安，久之肝气横逆犯脾，导致脾虚运化失健，清浊不分而成泄泻之症。肠鸣、矢气均为肝郁气滞乘脾表现。张继泽在选用具有疏肝理气的柴胡疏肝散同时，又以苍术、白术二味同用，健脾燥湿。大腹皮行气通滞、石榴皮酸敛固涩，一通一收，相辅相成。诸药合用，组合有序，肝脾同治，历经 2 月余的调治，而终获效。

（撰稿人：陈四清）

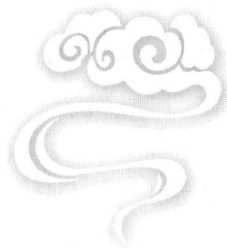

第三节　胡铁城

胡铁城（1939—），曾用名为铁成、吴铁诚、一生、逸生，男，汉族，江苏江阴人，主任中医师，原江苏省中医院老年科科主任、南京中医药大学教授，孟河学派传人。他曾任江苏省中医院医教处主任、院职称改革办主任，江苏省中医药学会老年病专业委员会主任委员。

初中毕业后，胡铁城于当地小学任教，同时师从江阴当地名医胡国祥、汤卓英学习中医。1958年起，胡铁城从事中医临床。1959年，他在江阴卫生学校中医专修班进修；1960年，在南京中医学院伤寒温病教研组进修1年；1961年，他进入江苏省中医院内科工作；1975年，参加江苏省赴藏巡回医疗2年。1989年后，他从事老年干部医疗保健工作，同时负责江苏省中医院医教处、职称改革办相关行政工作。1992年，他担任老年医学科首届科主任，并获评为江苏省卫生厅老干部局"乐于奉献"先进工作者。1996年，他受聘成为《保健时报》记者。1977年，他开始脾胃、心系课堂教学工作。2011年，经江苏省中医药管理局批准成立江苏省名老中医胡铁城教授学术经验传承工作室。

胡铁城教授从事中医临床及教学、科研50多年，他擅长运用中医经典理论、经方调治老年病及内科杂病。他先后带教和培养了院内、院外，包括海外的学生数百人，先后发表论文36篇。"止痢灵""降脂灵"课题在1986年获江苏省科技奖。胡铁城教授根据临床实例研制的院内制剂"珍枣胶囊""泄浊通瘀颗粒"治疗失眠、痛风取得较好临床疗效。1989年，他参与江苏省中医药管理局编写中医病历书写规范的工作。1992年，他受国家中医药管理局的委托任《中医病症诊断疗效标准》编委，担任内科主编，并负责后期校对出版工作。胡铁城教授编著了《中医内科病名研究》《实用中医老年病诊疗手册》等4部著作。2014年主编《胡铁城诊治老年病临证经验撷要》（人民卫生出版社）。

一、学术经验

（一）诊治老年病学术思想辑要

1. 老年生理、病理的认识　胡铁城主任认为，不论男女，到天命（50岁）之年以后都要步入老年前期阶段；人之衰老，不仅是"形态改变"，更主要是"功能衰退"。形、神是人体生命活动的外在表现，为阴阳所化生，阴精和阳气则是形、神的物质基础。人体形充神旺则是健壮的标志；形败神衰则是衰老的象征。

2. 对老年病病机的认识　胡铁城主任认为，"精气亏虚""气血衰少"是老年疾病的病理基础。精（血）、气是人体生命活动的本质，人的生理病理变化都是精、气变化的反映，《景岳全书》说"精盛则阳强"，"阳强则寿"，而"年四十而阴气自半"，由于精气亏损，常可导致阴阳失调。常因阴虚而致阳亢，导致气血失调，产生如阴虚火旺，阳升气逆，血随气升等病理变化结果，而"风、阳、痰、火、瘀"则是老年性疾病的病理因素。

胡铁城主任认为，随着年龄的增长及当今生活、社会环境的改变，老年疾病谱也出现了一些新的变化。总的说来，老年病以退行性、虚损性为主，同时多病兼夹，症状不典型，在老年病中多是随着年龄增长而发病率明显增多的常见病，如中风、胸痹、痴呆、眩晕、骨痹、颤证、便秘、失眠、肿瘤等，大都几个病证同时出现。

3. 对老年病治则治法的认识　胡铁城主任认为，"调节阴阳、调气活血、标本兼顾、通补兼施"是治疗老年性疾病的基本原则。老年病范围广泛，病种繁杂，加之病因病机不同，临床表现各异，尤其身染数疾，症状繁杂，主症不突出，五脏六腑皆伤，令人无从下手者，从调补气血着眼往往可收明显疗效；调理阴阳，当重气血，以气为先，气生血长，精气自沛。老年脏腑系统及其功能衰竭，具有多虚、多瘀、多痰，本虚标实，虚实互见的生理病理特点，应将标本兼顾、通补兼施的原则贯穿于老年病治疗的始终，达到随机变法而不失规矩，原则性与灵活性有机统一。

针对许多身患绝症而元气亏虚的老年人，胡铁城主任多主张不要贸然攻伐，而应扶正固本以图带病延年。因久病元气大亏，邪少虚多，此时只宜扶正气顾本元，苟以度日，非为不治其病，实为延其所寿。胡铁城主任强调要时刻顾护胃气，切中病机当下则下，祛邪当中病即止，切不可妄加攻伐而过伤正气。针对阴阳两虚证，胡铁城主任注重扶阳、滋阴，阴阳双补，温润并行。

（二）运用经典理论治疗老年疾病

1. 诊治老年失眠疾患　脏腑虚损、精血不足是老年原发失眠的基本病理生理基础，劳倦、情志内伤是老年失眠的诱发因素，阴虚火旺是老年原发失眠最主要的病机特点，兼夹痰瘀是老年原发顽固性失眠的病理所在，痰瘀互结，胶着难消，为老年顽固性失眠的主要病理因素。阳虚也可导致老年原发失眠，在临床实践中确实也有因"心阳虚损，浮越于上"导致失眠的病例，多见于心功能不全患者，《素问·生气通天论》明确指出，"阳气者，精则养神，柔则养筋"，提示阳气充足是神安志和的基础。

胡铁城主任认为，对于老年失眠，阴虚火旺证型最为多见，治疗宜滋阴降火，清心安神。方以朱砂安神丸和酸枣仁汤加减。常用黄连、生地黄、酸枣仁、珍珠母、夜交藤、知母、柏子仁、茯神等。此为院内制剂珍枣胶囊之基础方，临床疗效颇佳。

2. 诊治老年痛风疾患　脾肾亏虚是老年高尿酸血症的本虚特点，浊瘀互结是老年高尿酸血症的标实之象。从病理因素而言，痰与瘀均是机体脏腑失调的病理产物，同时又成为致病因子，日久则疾病缠绵难愈。胡铁城主任认为，"湿浊"和"瘀血"既是老年高尿酸血症的标实之象，也是主要的病理因素，且贯彻病程的始终，泄浊通瘀法是老年高尿酸血症的基本治则。此外，配以活血通瘀之品，瘀血祛则水液输布通畅，可促进浊毒之泄化，两者相辅相成，驱逐湿浊、痰瘀，亦利于脏腑功能的恢复。据此创立院内制剂泄浊通瘀方，方由苍术、黄柏、薏苡仁、牛膝、制附子、大黄等药组成。方中以二妙（苍术、黄柏）清热燥湿以除湿热，两药相合清流洁源，标本兼顾，共为君药，辅以薏苡仁甘淡微寒，主降泄，既健脾利湿，又长于祛除肌肉筋骨之湿邪，主治筋脉拘急之湿热痹阻筋骨之病，少加牛膝既助活血之力，又引诸药直达病所，配合大黄清热泄浊，通瘀活血，附子温肾泄浊使得湿浊从前后二阴而出，共奏泄浊通瘀之效。此方切合老年以虚损成瘀，夹湿瘀内阻为主的病理机制，突出了治病求本，纵观整体，辨证用药的特点。

3. 善用柴胡剂调治老年杂病　胡铁城主任临证中运用经方得心应手，尤擅长运用柴胡剂。小柴胡汤有和枢机，解郁结，畅三焦的作用，是和解少阳半表半里的基础方，即所谓"土得木而达"，用之仲景称为"上焦得通，津液得下，胃气因和，身濈然汗出而解"，攻补兼施，寒热同调，温而不燥，寒而不凝。陈修园曰：可达"左右逢源，左宜右有"。胆腑调畅，阳明胃可降浊，太阴脾可升清，三焦气机通达，水升火降，气通津布，太阳表气可调和，故凡表里寒热虚实气血津液各种病症均可加减使用，热病可解热，郁证能解郁，配补药可扶正祛邪；配血分药，可行气而活血；配生津药，解热而生津；配利水药，行气以利水；配助阳药，调气以通阳；配祛寒药，行气以祛寒；配养阴药，行气以养阴。胡铁城主任深惜柴胡剂之旨，在老年病临床中，临证变通，加减运用，善用柴胡剂调治老年胆囊疾患、老年郁证、老年脾胃疾患、老年失眠等等，治标祛邪不伤正，寒热并用，肝脾同调，切合老年患者的病机特点，疗效卓著。

（三）内科杂病临床诊治特点

1. 勤求古训，博采众方 胡铁城主任常说"非详究古人治验，不能识治法之奥"。医案齐备理法方药，是先贤治验的原始记载，犹如木匠之绳墨，能示人以规矩。胡铁城主任在临床实践时经常翻阅医案，对辨证施治大有裨益，所遇一些疑难杂症，或久治不效的病例，往往可以从前人的医案中得到启示或借鉴。

胡铁城认为，方证学（方与证结合研究）是仲景学说之核心，《伤寒论》是公认的临床医学经典著作，我们所要继承的，首先是仲景经方，其次是局方、金元诸家和清代温病学家的时方。不拘何方，都要反复实践。针对经方我们一方面要核定其适应证，总结主证主方，方与证相适宜，即以方名其证，把方与证相对地稳定下来，如见"胸满烦惊"知其为柴胡加龙牡汤证，见"少腹急结"为桃仁承气汤证，通过"方剂辨证"找到"执简驭繁"的方法。另一方面我们运用经方还要知常达变，紧紧抓住经方的方义，广泛地运用于内科杂病，如胡铁城主任运用桂枝加龙骨牡蛎汤加减治疗心悸、失眠、汗证等均取得良效。

经方、时方是历史上形成的两大用药派别，胡铁城主任认为，医家临证要根据临床经验，或用经方加减，或用时方增损，或经方时方配合，辨古方之制为我所用，或参酌数方之意融为一方，或参以单方、验方，随机层次组成新的处方。因病无常病，药无常方，古人治一病，立一方，何药为君，何药为佐，君以何药中病之的，佐以何药达病之里，孰升孰降，孰补孰泻，何者养营，何者和卫，大有精义存于其间，后人需穷究其义，不可挟持偏见，生搬硬套，漫无变通，妄使方药。

2. 随机应变，得心应手 胡铁城主任认为，临证要先认病识证，察其病机，然后随证立法，选方用药。其中识证乃属关键所在，所谓"谨守病机，各司其属"，识证比认病、立法、遣药更重要。不少患者病情表现错综复杂，往往一时难以把握病机，辨证难，施治难，获效犹难，可宗《医述》"治重病先须用药探之，方为小胆细心"之观点，效而行之以治难症，先以轻清平和之小方探其病机，病情好转者可少少加量，静观药效，若方不对证，则再作推敲，对辨证不明，真假疑似者，先以缓药投之；拟用峻补者，先予平调；拟用攻剂者，可先重药轻投，如无反应，再作调整，反复辨析以提高疗效。

至于用药，不在药多，而在精炼，主次轻重得当；不在量大，而在轻灵对证，权衡斟酌，制方用药，才能恰到好处。此外，胡铁城主任立方用药善于补消共用，温清合用，升降并用，如治心脏病胸闷而痛，喜枳壳与桔梗同用，以畅利通达胸膈之气机；治非特异性溃疡性结肠炎之慢性泄泻，常用乌梅丸集补泻温清之用而治之，恢复胃肠之功能；老年下肢水肿多夹有血瘀，胡铁城主任认为此乃"血脉不利"，故常在健脾益肾化气利水基础上加用活血化瘀之品，多能取得奇效。

治慢性病、调理病，用药取王道为好，精炼轻灵，胡铁城主任多着眼于脾胃后天之本。因脾胃为生化之源，许多疾病可以通过调治脾胃而获效。尽量少用、慎用燥烈滋腻或腥臭苦涩之品，谨防"水去则荣散，谷消则卫亡，荣散卫亡，神无所依"。胡铁城主任学古而不泥于古，临床用药往往根据自己的经验，如治疗气火咳嗽，用泻白散加减时，常用桑叶易桑皮，桑叶既可宣散风热，又具凉肝清火之功，而桑白皮仅能泻肺且易恋邪，非肺热而喘，不宜早用，用药以对证胜病为宗旨，不可图新制奇，也不可依样画瓢、一味抄袭先人，否则会适得其反。

3. 临床施治要"专精则一""逐个调治"　张景岳主张："凡看病施治，贵于精一"，他认为"盖天下之病，病态很多，其本则一；天下之方，治法难多，对证则一。"老年病不论急性感染性病，或者慢性疾病，其病理标本虚实，错综复杂，或无明显主症，或可多个主症，如何把握好患者的主要病理的主要方面，抓住疾病的本质，属寒、属热，在气、在血，在脏、在腑等，"一拔其本，诸证尽除矣"。这是施治关键，"本"的正确与否，直接影响疗效。在用药方面，亦要精练，抓住主要方面，予以 6~8 味药即可，君臣佐使，严谨配伍。若辨证正确，用药泛泛，方药杂乱，亦会影响疗效，药味多而力不专，配伍不严谨，相互牵制而疗效平平，所以老年病施治之要"专精则一"。

"逐个调治"是根据老年性疾病的临床特点而决定的，由于老年人多脏器功能逐步衰退，一旦病变，往往几个脏器同时病变，或者无明显症状，或者症状很多，在病理机制亦较复杂，应抓住主要脏器病变的主要方面和次要方面，分别先后施治，正谓徐大椿《用药如同用兵论》所提出"一病分治之，则用药寡可以胜众"的方法，逐个调治。或者"数病而合治之，则并力捣其中坚，使离散无所统，而众恙溃"。合理用药，方药精炼，如茧抽丝，逐个调治，有利于疗效的提高。

二、验案分享

（一）心肺同治疗心衰案

邵某某，女，80 岁。2012 年 12 月 12 日初诊。

患者有"冠心病、心衰、肾功能不全"病史多年，心前区胀闷，活动后气喘，腹胀，双下肢乏力，大便次数多，但每次量少，舌暗，苔少，脉沉细。证属气阴两虚，心失所养。治宜益气养阴，行气活血。处方：炙黄芪 50g，丹参 30g，当归 12g，天花粉 15g，太子参 15g，玄参 30g，天麦冬各 10g，全瓜蒌 15g，桂枝 10g，枳实壳各 20g，莱菔子 30g，桃杏仁各 10g，熟大黄 18g，煅龙牡各 30g，酸枣仁 30g，柏子仁 30g，炙甘草 5g。10 剂，水煎服，日 1 剂，早晚分服。

2013 年 1 月 22 日二诊，患者诸症好转。此后以原方为基础加减，患者病情平稳。

按语：胡铁城主任治疗慢性心功能不全主张心肺同治，心主血脉，无论外感还是内伤，损及心脉，均可致心气不足，心血瘀阻，肺主气、主宣发肃降、主治节，有助心行血之功，心气不足累及于肺，其气必虚，进而肺失治节，最终血瘀水停。胡铁城主任善用大剂量黄芪配伍丹参、当归益气活血利水为君，瓜蒌、枳实、莱菔子以泄浊理气宣降，强调辨证施治，随证化裁，若患者伴有便秘、抑郁、失眠皆可诱发或导致心功能不全加重，加大黄、枳壳、焦山栀、郁金、合欢花，重用酸枣仁、柏子仁、珍珠母、煅龙骨、煅牡蛎以泄热，养心宁心，补通并用。

（二）辨证辨病相结合诊治皮肤病案

杨某某，女，36 岁。2013 年 9 月 11 日初诊。

患者一周前无明显诱因双手出现红色湿疹，皮肤瘙痒，抓后渗出津水，舌红苔黄腻，脉浮数。证属血热风扰，热毒内蕴。治宜凉血祛风，清热解毒。处方：生地黄 10g，赤芍 10g，牡丹皮 8g，绿豆衣 12g，蝉蜕 5g，荆芥 10g，白鲜皮 10g，连翘 15g，银花 15g，桔梗 6g，地肤子 10g，生甘草 5g。7 剂，水煎服，日 1 剂，早晚分服。

二诊，药后患者皮疹已渐消，瘙痒不显，原方继服 14 剂后皮疹渐愈。

按语：胡主任认为，本病的特点是皮疹多形，剧烈瘙痒，本病的病因主要为风、湿、热，但有内、外之分，外风、湿、热属于六淫邪气，内风、湿、热系脏腑功能失调所生，前者属外因，为致病的条件，为标；后者属内因，为发病的基础，为本。外因通过内因起作用，本病的发生以内因为主。湿疹是由于禀赋不耐，风湿热浸淫肌肤而成，或因脾失健运或营血不足，湿热逗留，以致血虚风燥，肌肤失养所致。治疗上采用辨证论治的方法，常能取得较好的疗效。该患者疹色红，瘙痒，舌红是血热之象，瘙痒、脉浮属风邪侵袭，渗水、苔黄说明体内有湿热，湿热内蕴变生为毒，发于体表而为皮疹。证属血热风扰，热毒内蕴，以生地、牡丹皮、赤芍凉血活血，所谓"治风先治血，血行风自灭"。以蝉蜕、荆芥祛风邪，绿豆衣、白鲜皮、连翘、银花、地肤子清湿热解毒，桔梗使湿毒热邪外散，生甘草清热解毒调和诸药。临证时需灵活，兼顾凉血、祛风、除湿、清热、解毒，且清热解毒之时未取大寒凉之品，需注意勿伤正气，需酌情补养气血。

（撰稿人：孙云霞）

第四节　许建安

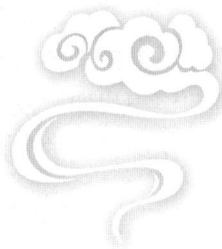

许建安（1947—），男，江苏灌南人，中国共产党党员，主任中医师，教授，博士研究生导师，江苏省名中医。他曾任江苏省中医院骨伤科主任，南京中医药大学中医骨伤科学教研室副主任，中华中医药学会骨伤科分会理事，江苏省中医药学会骨伤专业委员会主任委员，江苏省骨质疏松委员会副主任委员，中华中医学会骨伤分会常务委员，世界中医药学会联合会骨伤科专业委员会常务委员，《中国中医骨伤科杂志》编委等。2009年，他任首批江苏省老中医药专家学术经验继承工作指导老师，并于2010年成立江苏省名老中医药专家许建安传承工作室。

1965年，许建安结业于南京中医学院附院学徒班，跟随著名骨伤科专家施和生学习5年，此后留院一直从事骨伤科临床工作。1991年，他参加由国家人事部、卫生部、国家中医药管理局共同开展的首批"全国名老中医药专家学术经验继承"工作，随师诸方受教授学习3年，1994年结业。许建安教授学贯中西，并融中西医理论与思维方法于一体，在继承、总结前人经验的基础上，逐步形成了一整套疗效独特的正骨治伤的学术体系，对其学术思想和理论体系加以整理和挖掘有极为重要的临床指导意义和实践价值。他先后主持各级、各类课题10余项，出版著作4部，发表学术论文40余篇。

一、学术经验

（一）颈椎病诊治经验

颈椎病是中老年人的常见病，多发病，其发病年龄趋向年轻化，与颈部的长期劳累有很大的关系。颈椎病根据临证表现而有不同分型，可归属于中医学"痹证""痿证""瘫证""痉证"和"眩晕"等范畴。风寒湿邪留连于经络则麻木不仁；病邪深入，内传于脏腑，则导致脏腑之痹。痹，即是阻闭不通的意思。风寒湿之邪，乘虚侵袭，引起气血运行不畅，经络阻滞，日久痰浊瘀血，阻于经络，深入关节，变生以疼痛为主要表现的疾病。颈椎病之"痹"，其部位主要在脊背和督脉，并可窜及四肢经络，导致项背和四肢痹痛，或麻木，或无力。只表现为麻木和无力而不痛者，属于"痿证"，甚者四肢无力不能行走、二便失禁，属"瘫证"之范畴。亦有表现四肢拘紧麻木，屈伸困难，步态不稳者，则类似于"痉证"。以眩晕、头痛为主要表现者属"眩晕"范畴。

许建安教授根据多年诊治颈椎病经验，制成经验方"灵仙解肌汤"，其药物组成为：威灵仙15g，粉葛根12g，片姜黄10g，关防风6g，鹿衔草15g，京赤芍6g，当归尾12g，蜈蚣2条，白芥子6g，明天麻6g，川桂枝6g，桑枝12g，生甘草5g。本方针对外邪侵袭，风寒湿邪停滞于肌肉、关节、经络，使经脉阻滞，气血失畅，以致颈项疼痛不适，活动欠利之颈椎病，症见颈项疼痛不适，活动欠利，伴有头痛、眩晕、上肢麻木者。选药组方，达到舒筋活络，祛风除湿，解痉止痛的功效。基础实验研究表明，灵仙解肌汤具有明显的消炎、解痉、镇痛、改善微循环的作用。其作用机制主要是促进血液循环，改善组织代谢，发挥活血化瘀，祛风化湿，解痉止痛的作用，从而促进炎症的消散吸收，减轻或消除神经及结缔组织的充血水肿，抑制纤维化，缓解或去除疼痛，达到治愈颈椎病的目的。

（二）"两步三法"治疗颈性肩周痛

颈性肩周痛是指具有颈椎病的病理改变基础，以顽固性肩周疼痛为主诉的一组综合征，或称其为颈椎病颈型。临床多见又常久治不愈，或稍缓即复发，迁延日久。患者临证以肩周剧烈疼痛为主诉，活动受限或不受限，查体除局部软组织痉挛外无明显阳性体征，颈椎 X 线摄片可见颈椎曲度变直，呈退行性变，肩关节 X 线摄片多无异常。本病的发生多由颈椎间盘或钩椎关节、椎间关节等退变，相关组织水肿、变形，压迫了邻近的神经、血管组织而造成的一种综合征型病变，临床常与"落枕"相混淆，主要区别在于落枕有典型诱因，自愈倾向强烈；而本病可无明显诱因，病变常迁延不愈或反复发作，如未得到正确治疗，可以不断加重，或演变为其他类型的颈椎病。许建安教授根据多年临床经验，采用自创的"两步三法"治疗本病，取得良好疗效，具体步骤方法介绍如下。

第一步（第一法）：采用相当于体重 20% 的重量做卧姿颈椎牵引。滑轮固定于与患者鼻尖等高水平的头顶直线位，牵引时间 20 分钟左右。

第二步（第二法）：采用颈肩六法做推拿按摩。①松肩软颈。采用揉法放松颈肩部软组织。②牵臂舒筋。将双上臂交替上牵抖动，进一步松解颈肩肌。③散指点穴。用双手散指点击颈肩部风池、天柱、天容、肩井、大椎、天宗等穴位。④牵托斜扳。在前屈颈位托举下颌及后枕部斜扳，只求松动、不求响声。⑤梳头摇橹：以肩关节为圆心，将上肢做全方位旋转动作，该上肢屈肘位时呈梳头、摇橹状。⑥卧拍项肩。取俯卧位、拍打揉擦颈项及肩背，再次松解软组织，收功。

第三法：外用药膏。将院内自制的伤科 2 号膏调成糊状，外敷于患者颈项、肩胛部，绷带包扎，嘱患者 24 小时后自行取去。每日 1 次或隔日 1 次，20 次为 1 个疗程。1 个疗程结束后休息 1 周，开始下 1 个疗程，全部患者治疗 2 个疗程。

首先采用卧姿牵引，是为了解除椎间隙的紧压状态，使周围软组织放松，缓解相关组织的痉挛，其牵引要点是方向准确，即顺应颈椎生理弧度走向，标准是患者感觉牵引下颈肩部舒适，无任何不适感。在重量上，以往多采用与头颅等重，约占体重 10% 为宜。许建安教授主张在卧位下可以增加到占体重 20% 左右，以患者舒适与有牵引感为度。一定时间后开展手法治疗，必须做到轻柔、细致、劲气内敛，尤其斜扳只求活动，松动椎间关节，不图听到响声以追求戏剧效果，这一点是保证治疗安全最为重要之处。根据临床初步观察，中药使用与否和疗效关系很大。由于方中选用了活血化瘀、祛除痰湿的南星等药，其刺激性颇大，临床使用中必须严密观察，防止皮肤过敏反应发生，一旦发生过敏，往往在用药后 6~12 小时内局部红肿、发痒、有炽热感，必须立即停药。局部外用醋酸氟轻松乳膏等，一般 3 天左右可以缓解。

（三）骨质疏松症诊治经验

原发性骨质疏松症包括绝经后骨质疏松症（Ⅰ型）和老年性骨质疏松症（Ⅱ型），其最大危害是易并发脆性骨折，日益成为影响中老年人健康的重大问题。以腰背痛为代表的骨痛是原发性骨质疏松症的首要症状。中医自古无骨质疏松症之名，但究其发病机制和临床表现，当属中医学所描述的"骨痿""骨枯""骨痹""肾虚腰痛"等的范畴。宗古参今，许建安教授分析认为本病的发生首先责之年老体衰，正气亏虚，骨失充养，尤其关乎肝、脾、肾三脏；其次亦与体虚受邪，寒瘀痹阻经络有关。骨质疏松症患者正虚不荣、邪痹不通均可致痛，《儒门事亲》说："不仁或痛者为痹，弱而不用者为痿"，以腰背痛为主的骨痛是骨质疏松症患者的首要临床表现和就诊原因，虚痛者腰脊酸软无力、痛觉隐隐、绵绵不绝；实痛者腰背痛有定处，痛而拒按，转侧不利。

许建安教授在临证治疗原发性骨质疏松症时，强调谨守病机，辨病辨证相结合，他将本病分为四型。①肾精亏虚型：又可分为两个亚型即肾阳虚和肾阴虚型。肾阳虚型表现为腰背疼痛，畏寒肢冷，得温则舒，遇寒加重，小便清长，夜尿频多，舌淡苔白，脉沉；肾阴虚型表现为腰背疼痛，腰膝酸软，耳鸣，五心烦热，潮热盗汗，舌红苔少，脉细数；②脾肾气虚型：面白无华，手足浮肿，四肢乏力，懒言少动，舌淡苔白，脉虚弱；③肾虚血瘀型：腰背疼痛，严重者起坐时剧痛，神疲乏力，抽筋，形寒肢冷，耳鸣，尿频，舌质紫暗，舌苔薄白，脉沉细涩；④肾虚血亏型：多有腰背疼痛，四肢乏力，肢端麻木，面色㿠白，头目眩晕，夜寐欠佳，心烦多梦，舌质淡，舌苔薄白，脉细数。

许建安教授根据多年临床经验，总结形成治疗原发性骨质疏松症的经验方"壮骨益髓汤"，药用熟地20g，杜仲12g，黄精12g，淫羊藿15g，菟丝子10g，骨碎补10g，牛膝10g，茯苓10g，山药12g，金樱子10g，芡实8g，枸杞子12g，生甘草5g。本方针对"肾虚"之根本，补肾填精，强筋壮骨。方中重用熟地，甘而微温，滋肾填精益髓；臣以淫羊藿补肾壮阳，牛膝、枸杞子、杜仲、黄精补肝肾养血而强筋；菟丝子、芡实、金樱子既增强补益肝肾功效又固秘精气；骨碎补补骨镇痛，再辅以山药、茯苓淡渗脾湿而化滞，诸药合用，补泻兼顾，开合相济。临证可根据具体证候加减化裁，肾阳虚者，去芡实、骨碎补，加鹿角、益智仁；肾阴虚者，去茯苓，加龟板；脾肾气虚者，去淫羊藿、芡实，加以阿胶、桑葚、泽泻；肾虚血瘀者，则加丹参、川芎等；肾虚血亏者，加当归、阿胶等。

二、验案分享

（一）温肾宣痹、活络止痛法治疗颈椎病案

陈某，男性，62岁

初诊，患者3个月前跌伤，此后渐起双臂酸痛，CT检查示：颈椎间盘突出。予推拿牵引治疗后有缓解，现仍觉难受不适。查体：颈椎活动可，两侧肩井压痛，压颈试验（+）。脉细涩，舌苔薄白。CT示：颈椎间盘突出。诊断：颈椎病。治宜扶正祛邪，标本兼顾。拟以温肾宣痹，活络止痛。处方：明天麻10g，制狗脊10g，川续断10g，怀牛膝10g，川桂枝10g，淡附片10g，巴戟天10g，细辛6g，伸筋草12g，炒白术10g，生薏苡仁15g，生甘草6g。7剂，每日1剂，水煎，早、晚分服。

二诊，患者药后症轻。颈后酸痛，偶有头昏，睡眠不安，两腿乏力。此为肝肾阳虚久矣，不能濡养筋脉所致。再拟温经活络，平肝安神。处方：明天麻10g，杭菊12g，川芎10g，白蒺藜10g，姜半夏10g，葛根20g，细辛6g，生甘草6g，淡附片10g，炒白术10g，广木香10g，生薏苡仁15g。7剂，每日1剂，水煎，早、晚分服。

三诊，患者药后自觉肩臂疼痛不显，两腿乏力明显好转。头昏已消，仍觉睡眠不安。再拟温经活络，镇静安神。处方：川芎10g，细辛3g，淡附片10g，姜半夏10g，远志12g，磁石（先煎）20g，生薏苡仁15g，鹿衔草15g，杜仲12g，生甘草6g。7剂，每日1剂，水煎，早、晚分服。

按语：颈椎病的主要病因病机是肝肾不足，风寒湿邪乘虚而入，结于筋脉肌腠之间，久滞不散，加之劳伤过度，扭闪挫跌，复致筋脉受损，瘀阻络脉，不通则痛，迁延难愈。本病属中医学痹证范畴。《素问·痹论》云："风寒湿三气杂至，合而为痹也。其风气胜者为行痹，寒气胜者为痛痹，湿气胜者为着痹也……以冬遇此者为骨痹；以春遇此者为筋痹；以夏遇此者为脉痹；以至阴遇此者为肌痹；以秋遇此者为皮痹……五脏皆有合，病久而不去者，内舍于其合也。故骨痹不已，复感于邪，内舍于肾；筋痹

不已，复感于邪，内会于肝；脉痹不已，复感于邪，内会于心；肌痹不已，复感于邪，内舍于脾；皮痹不已，复感于邪，内舍于肺；所谓痹者，各以其时重感于风寒湿之气也……痛者，寒气多也，有寒故痛也。其不痛不仁者，病久入深，荣卫之行涩，经络时疏，故不通，皮肤不营，故为不仁。其寒者，阳气少，阴气多，与病相益，故寒也。其热者，阳气多，阴气少，病气胜，阳遭阴，故为痹热。其多汗而濡者，此其逢湿甚也。阳气少，阴气盛，两气相感，故汗出而濡也。"其发病因于肝肾阳虚，筋脉失养，复感风寒湿邪或跌仆闪挫，瘀血阻络所致。从辨证来看，属本虚标实之证，治宜扶正祛邪，标本兼顾。温肾宣痹汤旨在温肾宣痹，活络止痛。诸药合用，补泻并举，药切病机，相辅相成。

（二）三期辨证治疗腰椎间盘突出症案

张某，女性，72 岁

初诊，患者腰痛 3 年，今年加重，但仍可农作，查腰椎 CT 报告示：L_3/L_4、L_4/L_5、L_5/S_1 椎间盘膨隆。建议不进行体力劳动。诊断：腰椎间盘突出症。治以补益肝肾，宣痹止痛。处方：全当归 12g，川牛膝 10g，红花 6g，青风藤 12g，鸡血藤 12g，川杜仲 10g，生薏苡仁 15g，淡附片 10g，细辛 3g，制狗脊 10g，泽泻 10g，生甘草 10g。14 剂，每日 1 剂，水煎，早、晚分服。

二诊，患者家属来述，药后患者症状明显减轻，1 个月前腰部再次扭伤，腰腿酸痛加重，上星期查腰椎 CT 示：L_4/L_5 椎间盘轻度突出。处方：全当归 12g，丹参 10g，川杜仲 10g，泽兰 12g，制狗脊 10g，鸡血藤 12g，川桂枝 10g，淡附片 10g，细辛 3g，生薏苡仁 15g，白茯苓 12g，生甘草 10g。14 剂，每日 1 剂，水煎，早、晚分服。

三诊，患者家属来述，患者症状已不明显。处方：全当归 12g，丹参 10g，川杜仲 10g，泽兰 12g，鸡血藤 12g，川牛膝 10g，生薏苡仁 15g，淡附片 10g，细辛 3g，桑寄生 12g，泽泻 10g，生甘草 10g。14 剂，每日 1 剂，水煎，早、晚分服。

四诊，病史同前，患者症状不显，继服原方 14 剂。处方：全当归 12g，丹参 10g，川杜仲 10g，泽兰 12g，鸡血藤 12g，川牛膝 10g，生薏苡仁 15g，淡附片 10g，细辛 3g，桑寄生 12g，泽泻 10g，生甘草 10g。14 剂，每日 1 剂，水煎，早、晚分服。

五诊，患者近 2 个月来，右侧腰腿痛加重，上周查腰椎 CT 示：L_5/S_1 椎间盘突出，L_5 椎体滑脱。症状以下午为明显，服上药有胃病反应。原有浅表性胃炎。查体：右大肠俞、秩边、承山压痛，直腿抬高左 80°，右 45°~60°。处方：防风 10g，葛根 15g，泽兰 10g，泽泻 10g，木瓜 10g，鸡血藤 12g，川桂枝 10g，川牛膝 10g，淡附片 10g，生薏苡仁 15g，细辛 6g，白茯苓 12g，生甘草 6g。7 剂，每日 1 剂，水煎，早、晚分服。

六诊，患者药后诸症均有减轻。处方：防风 10g，葛根 15g，泽兰 10g，泽泻 10g，木瓜 10g，鸡血藤 12g，川桂枝 10g，川牛膝 10g，淡附片 10g，生薏苡仁 15g，细辛 6g，白茯苓 12g，生甘草 6g，炒白术 10g，焦山楂 12g。7 剂，每日 1 剂，水煎，早、晚分服。

按语：腰椎间盘突出症早期以风、寒、湿、气滞、血瘀等邪实为主；中期邪实伤正，可引起不同程度的气、血、阴、阳的虚损；后期邪实渐去，正气未复。从中医学之风、寒、湿、痰、瘀、肾亏、血虚等方面加以分析，骨伤病证常从风寒湿痹阻、气血瘀滞、痰瘀阻络、肝肾亏虚、气血不足等加以辨证。

腰椎间盘突出症早期瘀血痹阻经脉，血气不能通达肢体，濡养筋骨肌肉者为筋痹；腰椎间盘突出症后期久治不愈，肝失疏泄，影响脾肾胃功能，使精、气、血生化之源虚弱，气血不足，不能濡养筋骨者为痿躄证，从而条理分明，虚实有辨，为临床诊断、辨证、分型和治疗带来极大方便。许建安教授在为该类患者论治时，补益肝肾常用淡附片、细辛等，以补益肝肾为主，但不拘泥一味滋补，而是兼用行气活血之品。腰椎间盘突出症病证错综复杂，辨证论治时还要配合其他治疗方法。

（撰稿人：王培民、张　立）

第五节 殷 明

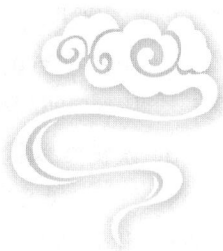

殷明（1944—），女，汉族，江苏镇江人，江苏省中医院儿科（全国重点学科）主任中医师、学科带头人之一，江苏省名中医（2002 年）。她是江苏省无锡曹氏中医儿科 21 代传人曹颂昭的弟子，全国著名儿科专家江育仁的学生。江苏省名老中医药专家学术经验继承工作指导老师（2009 年）；江苏省名老中医药专家殷明传承工作室指导老师（2019 年）；江苏省西学中高级人才研修项目导师（2021 年）。

殷明曾任江苏省中医院儿科行政副主任，曾兼任江苏省中医学会儿科专业委员会副主委；江苏省中西医结合学会外治法专业委员会副主委；中华中医药学会小儿推拿专业委员会副主任委员；中国中医药研究促进会小儿推拿外治专业委员会副主任委员；江苏省医学气功协会副会长。现任世界中医药学会联合会小儿推拿专业委员会理事会顾问。

1958 年，殷明初中毕业，被江苏省中医院附属卫生学校录取，学至课程结束。1960 年底，殷明由卫校直接保送进入江苏省卫生厅主办、南京中医学院（现南京中医药大学）及江苏省中医院承办的全国首届"中医师带徒班"学习。她跟随江苏省中医院张泽生、曹鸣皋、邹良材、李石青等名医抄方、试诊。1962 年，她定向学习儿科，又随儿科名医江育仁、曹颂昭、徐惠之临诊，至 1964 年毕业，留江苏省中医院儿科工作。

殷明发表学术论文及文章百余篇，她曾主编及参与编写专著 10 余部。其中，个人专著《按摩养生》在 1992 年由江苏科学技术出版社出版；参编《江育仁学术经验选集》在 1996 年由天津科学技术出版社出版；主编《杂合以治——殷明儿科临证心悟》在 2014 年由人民卫生出版社出版；她编写的《曹颂昭儿科学术思想及经验》编入《中医儿科流派研究》在 2023 年由人民卫生出版社出版。

殷明常年临床带教本科生、硕士、博士研究生，以及美国、澳大利亚、爱尔兰、日本、韩国、新加坡、加拿大等国的留学生与进修生。

一、学术经验

殷明从事中医医、教、研工作六十载，在疾病形成、防治思路、传承创新等方面，积累了一些经验，并形成了个人的学术思想。

（一）疾病形成的主要因素

疾病形成有外因（六淫）、内伤（七情）、不内外因（饮食、外伤、遗传等）三方面的因素。外因只有通过内因才能产生疾病，所以需要从体内去寻找疾病的根源。

1. 由"毒"致病论 "毒"是泛指人在生存环境中的有害物在体内的沉积。这是疾病和衰老的根源。因此，殷明主张治病必先疏通其排毒渠道或增强脏腑的排毒功能，扶正祛邪，给邪（毒）以出路。

2. 作息不当论　《黄帝内经》曰："人以天地之气生，四时之法成"。人们的生活起居，皆在无形中受天地阴阳、四时生长收藏规律的影响。因此，只有顺应自然规律作息，才能天人和谐，身体健康。

3. 饮食致病论　不当的饮食在体内沉积的废物，也是导致疾病的原因。特别是小儿脾常不足，再加喂养不当，乳食停滞极易生病。因此，殷明主张饮食均衡、顺应季节、饥饱适度、因人而异。防治小儿病更当顾护脾胃，注重消导。

4. 药物致病论　治病用药不可不及，亦不可太过。小儿脏腑娇嫩、老人脏腑功能衰减，稍有不慎极易受损。因此，殷明主张用药精选、中病即止。

5. 情志致病论　太过的情志，会损伤脏腑的功能而致病。因此，殷明主张治病需要从多方面调摄好医患双方的情绪，减少负面情绪对疾病的影响。

（二）防治疾病的临床思路

1. 整体平衡，五脏通调　人体以及人与自然、社会、家庭等环境是不可分割的整体，而且"百病之源，五脏为根"。因此，防治疾病不仅需要从自然、社会、家庭等整体调控使其平衡；还需要五脏通调，才能百病不生。

2. 动态辨证，精准施治　中医认为，同一种疾病，可因季节、病因及个体的不同而表现各异。因此，殷明主张因人、因时、因地制宜，只有动态辨证才能精准施治。

3. 药少量小，中病即止　这是中医处方用药的又一特色，此皆源于《黄帝内经》。特别是小儿五脏六腑成而未全，全而未壮，稍有不慎极易受损，大多病轻易治。因此，用药宜少，用量宜小，贵在精选，中病即止。

4. 多种疗法，杂合以治　《黄帝内经》提出"圣人杂合以治"，如用药、针灸、推拿、导引等，灵活选用多种疗法以治病。

5. 医护结合，缺一不可　中医治疗疾病离不开服药、膳食、精神、摄生、饮食、起居、情绪等方面的护理。因此，在治病的同时，应恰当地指导患者相关的护理常识，以助疗效。

（三）传承创新的治病历程

1. 从单一用药到多种疗法　殷明步入儿科临床后，逐步领悟三位老师治病用药的特色：江育仁用药偏温，选药少而精，主张多种疗法；曹颂昭精于辨证，处方平稳，主攻疑难病症；徐惠之用药大刀阔斧，用药直入病所。20世纪60年代中期，每逢夏季流行性乙型脑炎、冬季麻疹肺炎流行，江育仁运用参附龙牡救逆汤挽救了不少麻疹肺炎伴心衰患儿的生命；运用热痰风理论，救治高热、昏迷、抽风的"乙脑"患儿，皆取得满意疗效。

1985年，国家卫生部委托山东中医学院及其附院举办"全国小儿推拿师资学习班"，江育仁推荐殷明参加学习（一学年）。从理论到实践，殷明全面地学习了小儿推拿以及山东地区小儿推拿的特色。在结业时，她总结出《山东小儿推拿三大流派》，并于1986年发表在《山东中医学院学报》上，这对此后小儿推拿在全国的普及和发展起到了一定的推动作用。此后殷明又自学易经和主要源于经络学说的针灸、刮痧、外敷、导引（气功）等，发现这些疗法常能迅速取效。

人的疾病是多种多样的，且对各种疗法的敏感性均存在着差异。如有的患者对药物敏感；有的患者不愿服苦药而乐于接受推拿、针灸；有的患者甚至需要综合几种疗法等。自古历代医家均重视多种疗法"杂合以治"。如今推崇"杂合以治"，不仅是传承，更是提升疗效而创新。

2. 从单纯治疗到防治并重　中医自古主张治未病，《黄帝内经》云："圣人不治已病治未病，不治已乱治未乱。"是说凡事皆需预防为先。人们正常的生活和工作状态，是通过适度的饮食、运动以及精神调摄等养生方法和手段来实现的。所以，在治病的同时，需要根据患者不同的疾病、年龄、体质，以及不同的季节等，交代患者各方面的宜忌，才能减少疾病的发生或复发。

临床很多的病症，皆由违背"人与天地相参，与日月相应"的养生原则所导致。应该顺应大自然春生、夏长、秋收、冬藏的规律，如不宜在冬藏的季节天天去沐浴，甚至去泡温泉、桑拿等。挑选食物的品种亦需顺应季节。此外，还需因人而异，根据不同疾病向患者交代各种适宜的保健方法。一般小儿病以呼吸、消化道疾病为多，预防要从饮食、衣着入手；成人特别是妇人以情志病居多，预防要从情志、生活起居入手；老人以脏腑功能衰减性疾病居多，预防要从饮食、精神等多方面调补入手等等。

（四）治疗疾病的临床经验

1. 治疗儿科病症的经验 ①小儿用药不能太苦、药味不能太多、药量不能太大。②1岁以内的婴儿，首选小儿推拿治疗。③不能接受口服药者，可改为各种外治法。④针刺不宜留针者，可用半刺法。⑤各种痛症（非器质性）患者治疗首选腕踝针。⑥婴儿吐乳症首选"火丁疗法"。⑦小儿脑瘫首选头皮针、半刺督脉或加局部推拿。

2. 选用多种疗法的经验 ①上感发热：刮背部膀胱经加挤捏背俞穴。②小儿咳嗽：半刺太渊、天突、肺俞，或加推拿或加口服中成药。③哮喘：中药汤剂加刺四缝或腕踝针。④腹泻（包括轮状病毒肠炎）：选小儿推拿手法，或针刺气海，或中药敷脐。⑤便秘：宜用顺时针摩腹加捏脊（向下）法。⑥肌肤痒疹：中药煎水外洗加耳尖刺络。⑦气血瘀堵者，根据不同病症，选择不同的背俞穴刺络放血。⑧哮喘（缓解期）甲襞微循环异常者，可搓摩、屈伸、挤捏手指掌及前臂。⑨成人体虚：宜先半刺百会、气海、太渊、足三里等等。

二、验案分享

（一）小儿推拿加中药治愈百日咳案

雷某，男，4个月6天。2024年4月2日初诊。主诉：发作性痉咳伴憋气1月余。来诊时患儿痉咳发作、明显憋气，面唇发绀，烦躁不安，痰多色黄或白，无热，声哑，汗多，胃纳一般，大便日行3~4次，质黏。舌苔薄黄腻，舌质红。查体：心（-），两肺喘鸣音。曾于2024年3月14日在南京某院摄胸片，结果提示：支气管炎。予红霉素治疗5天未效，经检查确诊为百日咳。于2024年3月19日转入南京某传染病院住院治疗，静脉用头孢、红霉素、地塞米松、白蛋白，再加雾化等综合治疗13天，因患儿咳嗽未能缓解而来中医门诊。诊断：百日咳（痉咳期）并发毛细支气管炎。辨证：痰湿化热，闭堵肺络，肺失宣降，脾失健运。治法：降逆平喘，宣肺散邪，健脾化痰。①小儿推拿：先捏拿肩井加拍背，再揉二马、掌小横纹、总筋、乙窝风。②方选：射干麻黄汤合葶苈大枣泻肺汤加减。处方：炙麻黄3g，淡射干2g，枇杷叶、葶苈子、紫苏子、桑白皮、陈皮、炙百部各5g，炒麦芽10g，厚朴2g，生甘草3g，5剂，每日1剂，水煎分多次温服。③护理：暂时减少进奶量，宜加适量米汤补充，少量多次进食，食后保持直立体态，以利呼吸道通畅，减少呕吐的发生。

2024年4月9日二诊，患儿药后发作性痉咳已除，未见憋气发绀，仅为声咳，面色已转正红，精神安宁，吮奶正常，大便日行4~5次，臭气明显。舌苔薄、色淡黄，舌质偏红。体查：心（-），两肺喘鸣音消失。诊断：同前。辨证：肺家邪痰已去过半。治法：转拟肃肺健脾化痰。①处方：桑白皮、枇杷叶、炙百部、炒苍术各5g，炒麦芽10g，陈皮3g，生甘草、炒黄芩各2g，5剂，每日1剂，服法同前。

②小儿推拿：拍背，补脾经，清肺经，揉二马、掌小横纹、总筋、乙窝风。③护理：同前，可适当增加进奶量。

2024年4月16日三诊，患儿药后仅偶咳有痰。胃纳显增，每次吮食量达170ml，大便或干或稀，减至日行1~2次，仍臭，腹鸣。体查：心肺（－）。辨证：肺家邪痰未尽。治法：健脾清肺化痰。方选：杏苏二陈汤加减。药用；桑白皮、枇杷叶、苏子、陈皮、茯苓各5克，法半夏3克，生甘草、淡射干各2克，5剂，每日1剂。水煎、服法同前。护理：嘱进食量不可猛增，注意避免再次外感。药后不日即痊愈。

按语：百日咳是一种由百日咳鲍特菌引发的急性呼吸道传染病，临床症状较重，甚则威胁生命安全。中医根据其痉咳、憋气、烦躁、面唇发绀的危象，当即先予捏拿肩井、拍背，以宣通肺气以平喘。待痉咳稍缓，再揉二马、掌小横纹、总筋、乙窝风，以扶正清化痰邪。同时根据辨证选方用药，并嘱合理喂养、精心护理。经外内合治、医护合一，痉咳很快缓解，面色恢复正常，肺部喘鸣音消失，体现了中医多种疗法治疗该病的优势。

（二）多种疗法治愈带状疱疹后遗三叉神经痛案

王某，女，86岁，江宁区人。2011年11月25日初诊。主诉：右侧面颊、头皮疼痛半个月。半个月前患者被诊断为带状疱疹，经南京某皮肤病研究所诊断、治疗，带状疱疹虽愈，但右侧面颊、头皮频繁发作抽搐样剧烈疼痛、泪水直流，甚至彻夜难眠，胃纳一般，便干难行，两日1行，舌苔薄白、舌质淡，脉细小弦。诊断：带状疱疹后遗三叉神经痛。辨证：余邪流注少阳，经脉闭塞不通。治则：疏通少阳，温经散寒，活血通络。外治：①腕踝针，取右上2、3；②针刺，取太阳、头维、听宫、颊车穴，留针半小时。③推拿，点按风池、翳风穴各3~5下，按后加揉。方选：逍遥散加减。药用炒柴胡5g，赤白芍、全当归、制乳香、没药、三棱、莪术各10g，川芎5g，细辛3g，5剂，每日1剂，水煎，连服7天。护理：忌食辛辣、生冷，局部避风直吹。

7天后复诊，患者药后疼痛显减，仅头皮痒痛，大便干结转润，日行1次，胃纳正常，舌苔、脉搏同前，以原方加蝉蜕5g，豨莶草15g。7剂继服。腕踝针、针刺、护理同前。

三诊，患者药后头皮痒痛亦减，仅前额局部偶有疼痛，舌苔薄白、舌质由淡转稍红，脉搏细弱，是病后气血耗损之象。以原方加生炙黄芪各10g，生葛根5g。又进7剂而痊愈。电话随访四年余，患者疼痛未再发作。

按语：带状疱疹后遗三叉神经痛，疼痛时间短则数个月，长则可达3年，甚至10年以上。疼痛部位在三叉神经分布区域内。根据三叉神经痛的部位，中医辨证为邪在少阳。疼痛乃经脉闭塞不通之象，故治从少阳入手，可温经通络，可养血通络。再配合推拿、针刺以助药力，取效迅捷，体现了多种疗法的优势。

（三）从精神疏导入手治愈不孕症（黄体功能低下）、经前期出血案

潘某，女，37岁。因其想生二胎，先后到南京某专科医院妇科及内分泌诊疗中心向两位高级专家咨询，于2013年11月7日和9日，两次查促卵细胞生成素（FSH）27.6mIU/ml（正常值4.6~8.6mIU/ml）、雌二醇（E2）15.00pg/ml（正常值18~63pg/ml）。血查肝、肾、甲状腺功能均正常。11月13日，子宫B超示：内膜0.62cm，左卵巢2.9cm×1.7cm×1.9cm，右卵巢2.2cm×2.0cm×1.7cm、内见无回声区1.3cm×1.0cm，左右卵泡各2~3枚，左侧最大卵泡0.7cm，右侧最大（－），盆腔积液少量。诊断为不孕症（经前期出血、黄体功能低下）。

2013年11月15日来我处初诊。主诉：月经前期（提前10天）半年余。经期长至9~10天，经色

正常，胃纳尚可，大便日行，舌苔白腻、舌质正红、边有齿印，脉搏细弦、尺脉较弱。辨证：脾肾阳虚，寒湿内蕴，气血不足，心肝失养。治则：温阳健脾化湿，益肾柔肝宁心。方选：平胃散合桂附地黄丸加减。处方：苍术、陈皮各 10g，川朴 3g，制附子、炒柴胡各 5g，山茱萸、淮山药、生熟地、牡丹皮、丹参、泽泻、泽兰、茯苓神、生麦芽、益母草各 10g。7 剂，每日 1 剂，水煎服。护理：忌食生冷。

同年 11 月 22 日复诊，患者药后自觉舒适，面色稍华，体力有增，苔腻化薄、色淡黄，脉搏较前稍有力。辨证：脾阳来复、寒湿渐化，治宗原法。取原方去川朴，加炒白术 10g。继进 14 剂。11 月 30 日，患者再次查血，各项指标均恢复正常。

12 月 6 日三诊，患者体力又增，月经仅提前 2 天，经期缩短至 7 天，胃纳一般，大便日行，夜寐梦多，舌苔薄、色淡黄，舌质转偏红，脉搏较前有力、尺脉稍弱。辨证：脾肾阳虚来复。治宗原方去益母草、泽兰，制附子改为 3g，加炙黄芪、当归、炙远志、陈皮各 10g。14 剂。

12 月 20 日四诊，患者体力又增，唯仍寐差，舌苔薄黄、舌质正红，脉搏较前有力。拟原方加合欢皮 10g，继进 21 剂。

2014 年 1 月 10 日五诊，患者药后夜寐转佳，舌苔薄黄、舌质偏红，尺脉较前有力。治法同前，上方继进 28 剂。因月经逾期 2 天未至，1 月 22 日于某医院专科检查，报告示：绒毛膜促性腺激素 1 000.00mIU/ml，DIL-HCG 8 604mIU/ml，孕酮>40.00ng/ml。诊断为早孕。

按语：患者月经不调半年，经诊断不孕症后，情志不遂，经温馨疏导，结合准确辨证、恰当用药，遂见效迅捷，如期生下一个健康男婴，现今已逾 9 周岁。

（撰稿人：殷　明）

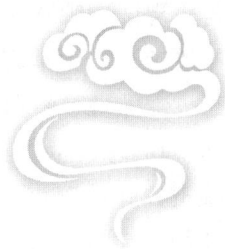

第六节　汤昆华

汤昆华（1942—2014），女，汉族，江苏南京人，主任中医师、教授。1996年，她组建江苏省中西医结合学会妇产科专业委员会并任首届主任委员，连任10年。1999年，她晋升为教授，2004年获江苏省名中医称号，2009年被江苏省卫生厅聘为江苏省老中医药专家学术经验继承工作指导老师。

1966年，汤昆华毕业于南京中医学院医疗系（六年制本科）。1966年起，她在四川盐亭县人民医院任住院医师，其间跟随名医南京市中医院付宗翰院长、南京名医侯席儒、沈济时、王问儒、曹鸣皋等老师学习。1971年起，她在安徽省全椒县人民医院先后任主治医师、副主任医师，1976年获全椒县科技进步先进个人奖。1988年，她在江苏省中医院任副主任医师、门诊部主任，1994年晋升主任中医师。汤昆华善治中医妇科病，尤以月经不调、闭经、多囊卵巢综合征、不孕为专长。

汤昆华主持的课题"中药宫颈宁栓治疗宫颈糜烂的临床实验研究"于2000年获得江苏省中医药科技进步一等奖，她将其有偿转让给药厂。汤昆华曾在省级刊物上发表及在学术大会上交流论文30余篇，作为副主编出版专著2部，音像制品1部等。她培养学术继承人4名（许家莹、王东红、柳静、刘音吟）。

一、学术经验

（一）善用清法调治月经病

清法是中医治疗八法之一，汤昆华教授常用清法治疗月经先期、月经量多、崩漏、痛经、经断复来、倒经、闭经等。治法有清热凉血、清热泻火、滋阴清热、清胃润燥法等。清法的用药常以黄芩、黄柏合用，可清热凉血止血，配伍山栀、龙胆草等可增强苦寒清热泻火之功；配伍龟板，乃取固经丸之意，用于治疗热性出血效果甚佳；配伍大黄、全瓜蒌又可清泻胃热，活血通经。凡是血热气火性月经病，其症状在经前期尤为明显，行经期也有所见，故清法主要用于经前期、经期。至于经后期、平时期则较为少用，如确要应用者，常须配伍滋阴养血之品方能获效。汤昆华教授论文"清法在月经病中的应用"一文曾获安徽省自然科学优秀论文三等奖。

（二）经促排卵重分虚实

汤昆华教授在调治月经病的过程中重视促排卵，尤其重视分实证和虚证。如在闭经和多囊卵巢综合征的治疗中，无排卵或排卵不畅者，由肝郁气滞、痰湿热瘀阻、经脉络道不通或不畅所致，此属实证；亦常见肝肾不足、气血亏虚者，排卵动力不足或卵子发育不成熟，以致卵子缓行或行不动、停滞不前或无卵可排。在治疗方药中，清热化痰、活血化瘀、调养肝肾、补益气血应分而治之，每取良效。汤昆华教授在经间期常运用补肝肾、益气血之品，如紫河车、党参、黄芪等；亦用理气活血、化湿通络之品以促排卵，如茯苓、瞿麦、车前子、生薏仁、白芥子、丹参等；理气药常用柴胡、佛手、绿梅花，活血通络药如皂角刺、川芎、丹参、丝瓜络等，取一二味用之尚可。临证中辨证论治时结合现代理化检查，诊断病情予以辨病，在处方用药时做到辨证与辨病相结合。如治疗气血亏虚型闭经时，查血雌激素水平低下，选用紫河车，既能益肾填精、补气养血，从药理分析上又能提高雌激素水平。对经腹腔镜检查发现卵泡膜较厚，卵子不宜穿透者，选用炙土鳖虫、五灵脂、三棱、莪术等活血化瘀药以促进排卵。

（三）滋肾、疏肝、调脾治疗闭经

闭经是妇科病常见病之一，也是不孕症、高催乳素血症、多囊卵巢综合征等多种疾病的一个症状。汤昆华教授认为，闭经病位以肾、肝、脾为主，肾虚、血虚是发病基础。其治疗大法为滋肾养血、疏肝调脾。汤昆华教授常以自拟的滋阴润燥、养血通经经验方"瓜石六味汤"为主方，根据不同症状加减施治。对子宫性闭经着重补益肝肾、益气养血；对卵巢性闭经从肾阴虚或肾阳虚进行调补；垂体性闭经为肝肾、气血双补；下丘脑（中枢性）闭经除以肝肾、气血双补外，还要酌情分别加用疏肝理气、活血化瘀、温经散寒、祛湿导痰、软坚散结等法施治。对无明显症状的闭经患者、查血清雌激素低下者以补肾填精为主；孕激素低下者以补肾温阳为主；雄激素高者以清热平肝为主；催乳素高者以清肝和络回乳为主。汤昆华教授经验，重用炒麦芽，降低催乳素效果较佳；对黄体生成素与促卵泡激素比值不正常者以疏肝行气、活血通络为主；若患者不但雌激素水平低下，且子宫偏小者，汤昆华教授提出可分期、分段用中西药交替使用，能起到滋养和促进子宫发育的互补作用。在排卵期时，汤昆华教授重视疏肝调气，活血化瘀，常加用经验药瞿麦、车前子、柴胡、皂角刺等。经上法治疗后冀以建立有排卵的、连续的、自主的、有规律的月经，有利于受孕，可治疗不孕症。

（四）临证妙用药对，事半功倍

汤昆华教授认为临床诊疗用药中，药对非常重要，若配伍得当，能达到事半功倍的效果。

1. **当归配白芍** 为临床常用药对。白芍味苦能泄，入营能通血脉；当归辛、甘，温润，甘温能和血，辛温能散寒，既补血养血，又能柔肝、活血、止痛。白芍配当归属养阴血药对之一，酸甘化阴，临床使用，养血滋阴功效最佳。同时亦有温经祛瘀，调经止血、养血柔肝，临床使用广泛。

2. **紫石英配龟板** 龟板性微寒，味微咸，具有补心肾，滋阴降火，潜阳退虚热等功效。常被制成龟板胶，用于滋阴潜阳，益肾健骨，补血止血，治疗骨蒸潮热，筋骨痿软，眩晕耳鸣，失眠健忘，遗精盗汗，月经过多等多种病症。紫石英配龟板可滋补肾阴肾阳、填补肾中精血，对闭经、多囊卵巢综合征、卵巢早衰等辨属肾虚患者尤为适用。

3. **紫石英配紫河车** 紫河车乃血肉有情之品，大补阴精阳气，以胞益胞，紫石英温煦子宫，起引导之功。两药合用乃填补肝肾与镇摄冲脉之品结合，均药性温和，纯补不伐，治疗女子诸虚，共奏填补之效。常用于阴阳交亏之闭经、不孕、滑胎、产后虚赢等。

4. **瓜蒌配石斛** 瓜蒌甘、苦，性寒，归肺、胃、大肠经，清热化痰，宽胸散结，润燥滑肠；石斛甘，寒，归胃、肺、肾经，生津益胃，养阴清热。二药同用，滋阴清热，益胃生津，用于肝肾阴虚、阳明燥热所致阳明津液枯竭冲任失养，月经稀少、后期、闭经、高催乳素血症等疾病。

5. **桑叶配石决明** 桑叶苦、甘，寒，归肺、肝经，不但能疏散风热，清肺润燥，还能清肝明目。汤昆华教授认为桑叶有止汗之功。石决明咸，寒，归肝、肾经，平肝潜阳，明目去翳。二药配伍，既能清散肝热，又能平肝潜阳，用于治疗妇女更年期综合征、卵巢功能早衰，证属肝阳上亢、肝热内郁之证。

6. 瞿麦配车前子　瞿麦苦寒，利小便，清湿热，活血通经。车前子甘、淡、微寒，清热利尿通淋。二药在排卵期配伍，可以改善血运，滑利通窍，起到促进排卵的作用，用于闭经、月经不调、不孕等疾病。

（五）重视膳食调理，倡导综合治疗

妇科病尤其闭经、不孕、多囊卵巢综合征发病原因颇多，如自然生态、生活工作环境变化，情志不畅，工作压力大，饮食失调，缺乏体能锻炼等诸多因素的影响。因此，除药物治疗外，还需针对病因加以改善和纠正，其中尤要重视饮食的合理搭配。汤昆华教授在20世纪90年代曾做过调查，发现主食量（谷类食物）不足者占患者总数较大比例，患者常常节食、限食，有的每天仅吃主食50~100g，甚至拒食主食，粒米不沾，每以荤腥果蔬充饥，虽见体重骤减，但易反弹，或见体重不减反而增肥，易发生月经不调、不孕、闭经、围绝经期综合征、特发性高催乳素血症、多囊卵巢综合征等疾病，严重者可危及生命。女性以血为本，月经是生殖系统发育成熟、身体健康与否的敏感指标。经、带、胎、产以血为用，能源不足，气血亏损，胞络胞宫失养空虚，以致妇科疾病丛生。汤昆华教授出诊每嘱患者主食量的摄入要以古代经典为宗旨，以中国营养学会颁布的膳食标准为衡定量，谷类食物量占50%~60%为基础，建立合理平衡的饮食结构，源源不断的补养气血，营养身体，周而复始，生生不息。

现代生活节奏快，压力大，不注意安排休息时间，深更半夜不睡，阳光普照不起，以车代步，更不主动参加体育锻炼，作息无规律，生物钟紊乱，更谈不上天人相应，适应自然规律，因而易于情绪烦躁易怒，肝气郁滞，肝火肝阳上亢，气血失养，内分泌失调，以致很多妇科病出现发病率高、年轻化趋势。汤昆华教授提倡对妇科病尤其是闭经、多囊卵巢综合征、不孕症、卵巢早衰、更年期综合征等综合治疗，在饮食、情绪、运动、作息、药物治疗五个方面齐头并进，全面保障广大妇女的身心健康。

二、验案分享

（一）滋养肾精法治疗闭经病案

患者，女，21岁，2009年4月18日初诊。主诉：停经1年。患者既往月经规则，1年前因节食减肥而月经停闭，服用戊酸雌二醇片和地屈孕酮片3个月，月经按月来潮，停药后又闭经。现症：停经1年，情志抑郁，有轻度厌食倾向，饮食极少，寐欠安，二便尚调，舌偏红，苔薄，脉细。西医诊断：继发性闭经；中医诊断：闭经，证属阴虚火旺。治宜滋肾养阴，调理冲任。给予瓜石汤加减，处方：干地黄15g，当归10g，白芍15g，白术10g，茯神15g，天麦冬各10g，酸枣仁15g，知母6g，瞿麦10g，益母草15g，女贞子10g，菟丝子15g，北沙参10g，巴戟天10g，合欢皮10g，夜交藤15g，炒谷芽、炒麦芽各15g，石斛10g，紫河车8g。同时嘱患者调整饮食、合理锻炼。7剂，每日1剂，水煎，早、晚分服。服药后，患者月经未潮，上方去瞿麦、菟丝子、巴戟天，加鸡血藤15g、全瓜蒌10g、沙苑子10g。服药2个月，月经仍未潮。上方去天麦冬、知母、北沙参，加紫石英10g、淫羊藿20g、山楂10g、建曲10g。服药2个月，月经仍未潮，患者饮食渐正常，情绪较前好转，夜寐安。以上方去谷麦芽，治疗6个月，月经始来潮。月经来潮后采用补肾调周疗法，经后期用益肾滋阴，处方：干地黄15g，当归10g，白芍15g，丹参10g，白术10g，茯神15g，天麦冬10g，炒枣仁15g，女贞子10g，沙苑子10g，菟丝子15g，合欢皮10g，青陈皮各6g，夜交藤15g，枸杞子15g，紫河车8g。经间期在益肾养阴的基础上，上方去天麦冬，加紫石英10g、柴胡3g、瞿麦10g、皂角刺10g，以温阳活血疏肝理气；经前期益肾温阳，佐以疏肝理气，处方：生熟地各15g，当归10g，白芍15g，丹参10g，白术10g，茯神15g，女贞

子 10g, 菟丝子 15g, 川续断 10g, 寄生 10g, 合欢皮 10g, 淫羊藿 20g, 巴戟天 10g, 仙茅 10g, 青陈皮各 6g, 紫河车 8g, 制香附 10g, 益母草 15g; 经期停服。如此继续服药半年, 月经规则, 周期 36~40 天, 经期 7 天, 量中, 无痛经, BBT 双相。

按语: 本例患者因节食减肥, 已有轻度厌食, 导致气血津液生化匮乏, 血虚气少, 肾精不足, 冲任失养, 引起闭经。汤昆华教授认为, 治疗应予滋养肾精之法。患者初诊时肾阴不足, 以阴虚内热为主, 故给予瓜石汤加减治疗; 服药后患者阴虚症状明显减轻, 汤老师认为患者长期节食, 久病阴虚, 阴损及阳, 且脾胃虚弱, 气血生化不足, 导致肾精不足, 临床上应采用平补肾阴肾阳之法, 佐以血肉有情之品如紫河车以填补肾精, 同时佐以健脾开胃、疏肝理气活血之品; 待月经来潮后再给予补肾调周之法, 以恢复正常阴阳转化。

（二）滋肾健脾法治疗更年期综合征案

患者, 女, 47 岁, 2010 年 4 月 24 日初诊。主诉: 停经 10 个月, 烘热汗出 20 天。患者月经停闭10 个月, 近 20 天烘热汗出, 难以忍受, 每日 20 余次, 心烦闷, 乏力, 自述难受几欲自杀, 患者无胸闷、心慌等不适, 纳差, 寐安, 二便调。苔薄, 舌尖红, 脉弦细。患者于 2006 年行左侧卵巢切除术, 既往有甲状腺功能亢进症病史, 控制良好。西医诊断: 围绝经期综合征; 中医诊断: 绝经前后诸证, 证属阴虚火旺, 心肾不交。治以滋肾健脾, 调理冲任。予桑石仙草汤加减。处方: 生熟地各 12g, 山萸肉10g, 山药 15g, 牡丹皮 10g, 茯神 15g, 石决明 5g, 桑叶 15g, 当归 5g, 白芍 15g, 佛手片 10g, 浮小麦30g, 女贞子 10g, 旱莲草 12g, 沙苑子 10g, 白蒺藜 10g, 菟丝子 20g, 钩藤 10g, 碧桃干 15g, 夜交藤20g, 鸡内金 10g。14 剂, 每日 1 剂, 水煎, 早、晚分服。

二诊, 患者药后烘热汗出缓解, 乏力缓解, 纳可, 夜寐多梦, 二便调。苔薄, 舌尖红, 脉弦细。B超示: 子宫、附件外观未见异常。予上方出入。处方: 生熟地各 12g, 山萸肉 10g, 山药 15g, 炒枣仁15g, 茯神 15g, 石决明 15g, 桑叶 15g, 当归 5g, 白芍 15g, 知母 6g, 碧桃干 15g, 浮小麦 30g, 夜交藤20g, 钩藤 10g, 白薇 10g, 制首乌 12g, 女贞子 10g, 旱莲草 15g, 莲子心 3g, 沙苑子 10g, 白蒺藜 10g, 菟丝子 20g。14 剂, 每日 1 剂, 水煎, 早、晚分服。如此随证加减, 治疗 2 个月症状全消。

按语: 患者因"停经 10 月, 烘热汗出 20 天"就诊, 西医诊断为围绝经期综合征; 中医诊断为绝经前后诸证。围绝经期患者肾气渐衰, 水不涵木, 肝失柔养, 肝阳上亢; 肾阴不足, 不能上济心火, 心肾不交, 心火偏旺, 导致烘热汗出、心烦失眠、头晕目眩、急躁易怒、腰膝酸软等症状。证属阴虚火旺, 心肾不交。以滋肾健脾, 调理冲任治疗。用桑石仙草汤加减（经验方）, 方中桑叶、石决明清肝泻火, 明目止汗; 熟地、淮山药、山萸肉养血滋阴、补精益髓, 使肾水充足而制约虚火; 菟丝子、淫羊藿、巴戟天益肾助阳以阳中求阴; 当归养血活血; 白芍和血敛阴柔肝。若伴有心烦者加山栀、知母、莲子心; 汗出加浮小麦、糯稻根、碧桃干。辨证准确, 加减得当, 故 2 个月而诸症全消。

（撰稿人：许家莹、柳 静、刘音吟）

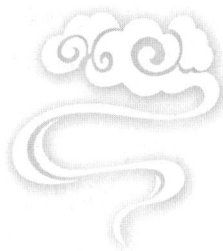

第七节　韩树人

韩树人（1936—），江苏江都人。他因家境清贫，15岁才入学，启蒙较迟，但他志在习医。1959年9月起，他在南京中医学院医疗系学习，并于1965年7月毕业。1965年8月，他进入江苏省中医院内科工作，师从中医大家曹鸣皋教授、李石青教授。1987年，他任南京中医学院副教授，1992年6月任江苏省中医院肺内科主任、学科带头人，1993年7月任中医内科主任医师，2002年他被评为江苏省名中医。在他任职期间，曾先后兼任南京中医药大学硕士生导师，原卫生部药理研究基地管理委员会委员，江苏省中医学会肺系疾病专业委员会委员及顾问，《南京中医药大学学报》编委等职。

韩树人根据其多年临床经验，先后自拟处方，制成"生黄止血丸""润肺合剂""痰热合剂"等中成药；先后负责完成江苏省内外中药新药临床验证；负责多项省级研究课题，参加并完成的"风温及肺痨中医证型及X线诊断"研究课题在1993年获省级科技进步一等奖；参加"薤白制剂对慢性阻塞性肺疾病及肺动脉高压影响的临床和实验研究"，1998年获省级科技进步三等奖。他参加编写了《中医影像诊断学》等书，2010年《韩树人肺系病经验集萃》出版。

韩树人教授为江苏省名中医，擅长慢性阻塞性肺疾病、支气管哮喘、支气管扩张、慢性咳嗽的辨证论治。他先后培养和带教了包括日本、韩国、新加坡、越南和马来西亚等地的本科生、硕士和博士研究生百余人，他曾发表学术论文近30篇。

一、学术经验

（一）治疗慢性阻塞性肺疾病重视扶正祛邪

1. 肺胀治标，务在清肺化痰（饮）　感受外邪是肺胀标实证候加重的重要诱因，因六气皆从火化，故肺胀标实见症中热证（包括寒热夹杂证）多于寒证，且寒证只是暂时的。肺胀治标，临床运用清法（包括温清并用）多于温法。因此，清肺化痰是治疗肺胀标实证的重要措施。若痰热兼表虚者，阳旦汤合桂枝加厚朴杏子汤化裁；痰热蕴肺（或有表证）常用定喘汤、越婢加半夏汤、厚朴麻黄汤等化裁；肺经痰热伴有少阳经见症者，可投小柴胡汤、柴枳半夏汤加肺经药；如痰热蕴于肺胃，小陷胸汤加味；若痰饮化热，恒用小青龙加石膏汤治之；若寒热虚实并见，木防己汤、泽漆汤加减；痰热兼腑实之候，宣白承气汤、礞石滚痰汤加减；肺经痰热兼有心阳不足者，薏苡附子败酱散加减等。必须指出的是，运用清法不可过用苦寒，免伤脾胃之气。

2. 标本之治，应配活血化瘀　年老久病，不但多虚，而且多瘀。气虚则血行无，痰浊阻气，亦能影响血行，终致气病及血，肺病及心（包括血脉），而致血行瘀滞；血行瘀滞，亦影响肺气肃降。故活血化瘀与清肺化痰、扶正固本是治疗肺胀的重要法则，临床轻则用桃仁、红花、丹参，重则加用水蛭、虻虫。

3. 肺胀治本，重在肺脾肾　大凡罹肺胀之疾者，多为久病年老之人，久病多虚，血气已衰，元气易耗而难复，故治当重补。即使有邪实一面，亦当重视扶正，不可片面强调祛邪。肺胀之初，病浅症轻，不耐操劳，稍劳则气短，平时易于外感，此乃肺气虚弱，始及于肾，治宜玉屏风散、参苏饮、桂枝新加汤等。若舌红少苔，夹有表证，可用《外台秘要》葱白七味饮、加减葳蕤汤化裁；如无明显表证，可在补肺方中加熟地等。肺胀日久，肺病及肾，下元亏虚，治当补肾纳气，常用"五紫培元煎"（自拟方）：紫河车、紫衣胡桃肉、紫石英、紫丹参、紫苏子、党参、熟地为主，随证加减。若兼有咸痰、灰黑痰、沫痰者，予金水六君煎、黑地黄丸加减。若肾虚伏饮兼夹外感，选用阳和饮；至于肺肾不足，气阴两伤，恒用三才汤、琼玉膏、人参蛤蚧散、参麦地黄汤之辈，亦可用西洋参、冬虫夏草、蛤蚧、川贝母（有痰）按比例配制，烘干研末服之（每次 2g，每日 2 次）。若患者肺、脾、肾，上、中、下三焦同病，症见胸闷，咳喘，动则尤甚，饮食极少，终日不知饥，或有湿痰水饮偏盛之候，此时滋腻蛮补无益，当先治中州，补脾扶正，资其化源。临床常用六君子汤、参苓白术散加减治之。若属气阴两伤，可用六君子汤加沙参、麦冬，或用麦门冬汤加味。如兼痰饮水湿偏盛之候，又当参标实治之。

（二）治疗哮喘主张"哮喘专主于风"

哮喘的病理因素，历来宗朱丹溪"哮喘专主于痰"之说。韩树人根据其多年的临床经验认为，风邪是引发哮喘的重要因素（痰瘀是哮喘发作时的病理产物）。哮喘发作呈突发性，速发速止，符合风为阳邪，善行数变的特征。然而邪有外风与内风之分，外风多指风伤于肺，内风又有脾风、肝风之别。外风始受于肺，肺失宣肃，津液不布，凝聚为痰，阻塞气道，可致咳致喘致哮。"脾风"之说，始载于《素问·风论》。对过敏体质的人来说，诸兽、禽、鱼、虾及肥甘等物，食之均可助湿生痰，化火动风，引发哮喘（热哮）；若属脾虚之体，恣啖生冷致脾阳不振，痰饮内停，阴寒内生，寒主收，亦可诱发哮喘（寒哮）。内风之肝风，乃因风气通于肝，风甚则痉，致支气管痉挛，哮喘发作。因此，哮喘的发作，从病因病机，到临床见证，以及治法方药，总离不开一个"风"字，故提出"哮喘专主于风"也。

（三）治疗咳嗽在八纲及脏腑辨证的同时注重因时而治

咳嗽是肺系常见病症之一，其发病及症状的缓急变化，常因时令及时辰而异。《杂病源流犀烛》谓："咳之为病，又有四时昼夜之异"，并立有"咳嗽四时昼夜论"。因此，治疗咳嗽，不仅要辨其病程的久暂，寒热虚实的病理属性，脏腑病位所在，还当顺应其发病季节及昼夜时辰变化的规律，因时而治。

1. 顺时令用药

春令咳嗽：春为肝木当令，病位虽然在肺，涉及于肝。故临床多用柴胡配伍。如病发春令，或发热，或伴有少阳经见症，常以小柴胡汤为主方，痰热加贝母、瓜蒌；痰饮加干姜、五味子；若伴恶风、自汗等表虚见症，宜柴胡合桂枝加厚朴杏子汤加减；如伴心烦内热，投柴胡栀豉汤加前胡、桔梗、杏仁、枇杷叶等。

夏令咳嗽：夏令气候炎热易引动心火。故治夏令咳嗽，如伴寒热身痛，口渴，心烦，汗出等，常用黄连香薷饮加桑白皮、杏仁、枇杷叶；若表证不著，投黄连止嗽散加减治之；如咳嗽，口黏，苔腻，胸闷纳减，当加藿香、佩兰、杏仁、薏苡仁、车前子、六一散等；若暑热耗气伤津，咳嗽，心烦，口渴多饮，汗多，常用白虎加人参汤（或竹叶石膏汤）加肺药；如素体阴虚，咳嗽与便秘并，用宣白承气汤化裁；若属肾阴亏虚，水不济火，症见失眠，心烦，干咳少痰，舌红少津，脉细数等，可用黄连阿胶汤加减，心肾同治。

秋令咳嗽：秋为肺金当令，然秋燥犯肺，有温凉之分。凉燥常用杏苏散化痰润燥；温燥方用桑杏汤治之；如热伤肺，干咳无痰，咽喉干燥，口渴，苔薄少津，舌尖红，治当清肺润燥，选用喻嘉言《秋燥论》中清燥救肺汤加减；若属肺胃阴伤，干咳不已，口舌干燥而渴，舌红少苔，可投沙参麦冬汤，滋养肺胃津液。

冬令咳嗽：冬为寒水司令，太阳寒水司天，故临证凡遇咳嗽，恒用麻黄汤加减，如属风寒外感，痰饮内伏，常用小青龙汤；若属肾阳不足，外感风寒，表里皆寒者，麻黄附子细辛汤加味。总之，冬令咳嗽，外感风寒者多用麻黄、桂枝配剂；肾阳不足者恒用附子、肉桂组方治之。

2. 辨时辰选方

晨起咳嗽：《柳选四家医案》云，"晨起咳嗽，劳倦伤脾，积湿生痰"也。脾为生痰之源，肺为贮痰之器，晨起咳嗽痰多，多属脾虚痰湿偏盛。《张泽生医案》亦云，"晨间起床，断续咳嗽，咯出白黏痰后，可以整天不咳"，亦为此意。法从化痰方中佐以健脾助运，以杜生痰之源。方取苓桂术甘汤合苏杏二陈汤、平胃散等化裁治之。

上半日咳嗽：《柳选四家医案》谓，"上半日嗽多胃火，痰必黄稠，二陈加贝母、石膏、竹茹，降胃火也"。《图书集成医部全录》主张用上方再加黄连；《医门法律》咳嗽论又有"上半日咳，多火在阳分，宜白虎汤"。因"平旦至日中，天之阳，阳中之阳也"，故上半日为阳旺之时，咳甚，多属肺胃内蕴痰热，治多以白虎汤合泻白散加二陈汤主之以清胃化痰肃肺治之。

下午咳嗽：午后为阳中之阴之时，为阴虚阳旺之际。《丹溪心法》曰，"午后嗽，多阴虚火动，痰黑黏滞，六味作汤。"又谓"黄昏咳，肾经阳虚阴弱，虚火上炎也，当补脾肺，生肾水，不可专用嗽药。"及"黄昏嗽者，是火浮于肺，不宜用凉药，宜五味子、五倍子敛而降之"等论述。《医门法律》咳论载"下半日咳多，火在阴分，宜四物苓连汤"。《柳选四家医案》又有"咳甚于夜间，肌热于午后，此阴虚也"。总之，午后及黄昏前后咳著，痰少黏滞，多为阴血不足，气火上炎。血虚者用四物汤，阴虚者用六味地黄汤，而补肺阿胶汤、清燥救肺汤亦为常用之方。

夜间咳嗽：夜间为阴中之阴之时。《柳选四家医案》谓"喘咳不能卧息，入夜更重，清晨稍安，盖痰饮乃水寒阴浊之邪，夜为阴时，阳不用事，故重也"以肾气丸加减治之。又曰"秋冬咳甚，气冲于夜，上逆不能安卧，形寒足冷，显然水泛而为痰沫，当从内饮门治，若用肺药，则谬矣。"故常用肾气丸、苓桂术甘汤、苓甘五味加姜辛半夏杏仁汤等，俾如离照当空，而后阴邪尽扫。另有《韩树人教授因时治咳经验谈》云"因情志抑郁，五志化火，上刑肺金，阴血暗耗，致咳嗽气逆，子丑更甚，难于平卧。子丑乃肝胆旺时，木火炎威无制，脉象左弦，右濡数……拟养血清肝火，培中土而生肺全"，对此法之治，又当别论。

二、验案分享

（一）清滋降火，化痰宁络治疗支气管扩张咯血案

赵某某，男，67岁。1997年8月4日初诊。患者在1988年确诊为右中叶肺不张，支气管扩张。外科建议手术治疗，病者未允，但又担心长期服用西药有副作用，故转投中医治疗。诊时述：平素黄痰较多，偶夹血痰，昨又咯血2~3口，继而痰中带血色红，咳嗽，咳痰色黄，量较多，口干，纳可，夜寐欠佳，舌鲜红无苔，质碎裂，脉小带弦。处方：南沙参15g，生地12g，炒山栀12g，牡丹皮10g，生石膏（先煎）30g，大贝母10g，合欢皮15g，生薏苡仁15g，茜草15g，冬瓜子15g，白茅根15g。处方14剂。每日1剂，水煎分2次口服。

1997 年 8 月 18 日二诊，患者药后咯血渐止，咳嗽时作，痰多色黄，日约 10~20 口，纳可，夜寐欠佳，二便调，舌脉同前。方宜养阴清肺，化痰止咳。处方：南沙参 15g，天冬 12g，麦冬 12g，生地 15g，百合 15g，炒黄芩 10g，鱼腥草 20g，金荞麦 15g，银花 10g，杏仁 10g，冬瓜子 15g，合欢皮 15g，桔梗 6g，芦根 15g，生甘草 5g。处方 14 剂。每日 1 剂，水煎分 2 次口服。

1997 年 9 月 1 日三诊，患者咳嗽有减，咳痰色黄，痰量明显减少，日约 7~8 口，近日脘部时有隐痛发胀不适，纳谷欠佳，寐安，舌红质裂，脉小。寒凉太过，慎防伤中，治宜清养化痰，兼顾和中。处方：南沙参 15g，麦冬 12g，百合 15g，茯苓 12g，银花 10g，冬瓜子 15g，杏仁 10g，合欢皮 15g，炒白术 10g，枳壳 10g，桔梗 6g，陈皮 5g，炒谷麦芽 15g，芦根 15g，生甘草 5g。处方 7 剂。每日 1 剂，水煎分 2 次口服。

1997 年 9 月 8 日四诊，患者服清养化痰，肃肺和中之剂后，脘部隐痛发胀已除，咳嗽不甚，咳痰日数口，色白或淡黄，舌红质裂依旧，脉小，治守原法，前方稍作增减。处方：上方去白术，枳壳。加山药 12g，薏苡仁 15g。处方 14 剂。每日 1 剂，水煎分 2 次口服。随诊患者临床症状继续好转，服药后，自行停药。

按语：支气管扩张症是因多种易感因素长期反复作用而导致支气管树异常扩张兼有肺实质持续性炎症的反应性疾病。中医古代文献尚无支气管扩张症的病名记载，据其临床表现，相当于中医学"咳嗽""咯血""肺痈"等范畴。韩树人认为，其病位在肺，与胃、肝、肾三脏相关。其病理性质为本虚标实。病有热盛与阴虚之别；火有实火与虚火之分。火热亢盛，阴虚火旺，灼伤肺络是支气管扩张症咯血的基本病机，治疗用药强调突出"清""滋""止"三方面。清即清肺（及胃、肝）凉血，直折其火；滋即滋阴润肺，壮水灭火；止即凉血止血、化瘀止血。正如唐容川在《血证论》中所指出的"离经之血，虽清血鲜血，亦是瘀血"。故临床应用清热泻火、滋阴降火之时，又当勿忘祛瘀止血。

本案初诊综观舌脉症状乃属肺阴亏虚，气火夹痰上干，娇脏失肃，肺络不宁，拟方清滋降火，化痰宁络。药用生石膏、山栀子、牡丹皮、冬瓜子、大贝母、薏苡仁清气、清火、清痰；南沙参养阴润肺；生地黄养阴生津凉血；茜草、白茅根清热凉血；合欢皮既可悦心安神，又可清热化痰。续诊中，大法未变，随证加减，化裁进退，疗效满意。

（二）扶正气，化瘀毒，畅情志治疗肺癌骨痛案

患者丁某某，男，70 岁。2016 年 3 月 9 日初诊。患者于 2011 年 5 月行左上肺癌手术。在 2016 年，患者出现右侧肩关节酸胀疼痛，确诊肺癌右肩关节骨转移，全身及局部治疗后病情进展。患者不愿再次接受全身化疗，门诊给予塞来昔布口服止痛治疗，并逐渐升级为吗啡类药物止痛，患者右侧肩关节酸胀痛缓解，但随着药物服用时间延长，症状改善程度逐渐下降，并出现神志恍惚，饮食量下降、大便干结等止痛药物不良反应。患者及家属自行降级为曲马多口服，肩关节疼痛缓解不明显，试以中药治疗。就诊时：患者右侧肩关节疼痛，疼痛以晚间为著，口干，纳差，大便偏干，夜寐差。就诊时患者语声低微，不愿多言（儿媳将其诊治经过阐述），情绪低落，额眉紧锁，舌红少苔，舌底脉络迂曲增粗，脉细弦。韩树人与其交谈时，避重就轻，使患者分散对肿瘤肩关节转移出现进展的关注度。处方：炙黄芪 30g，灵芝 15g，天冬 15g，麦冬 15g，炒白术 10g，茯苓 15g，茯神 15g，酸枣仁 15g，柏子仁 15g，珍珠母（先煎）30g，生龙骨（先煎）30g，当归 10g，红花 6g，莪术 10g，白花蛇舌草 30g，透骨草 15g，炙甘草 5g。处方 10 剂。每日 1 剂，水煎分 2 次口服。西洋参 10g，另煎代茶饮。

2016 年 3 月 19 日二诊，患者自行表达，自述精神有所好转，肩关节疼痛十去其三，饮食稍有增加，但肩关节疼痛仍以夜间为主，夜寐改善不明显，舌质红，苔少，脉细弦。上方加桂枝 15g，鸡血藤 30g，秦艽 10g，土鳖虫 3g。处方 14 剂。

2016年4月2日三诊，患者肩痛、精神继续改善，睡眠有所好转，但仍不能多进食，二诊方药去柏子仁，茯神，加焦山楂15g，炙鸡内金10g。处方14剂。

2016年4月16日四诊，患者诉肩痛可以忍受，基本可安睡，饮食量平稳渐好，效不更方，嘱其继续口服，并告知若持续有效，可减为2天1剂，患者遵嘱执行。

按语：结合患者病史及临床症状，韩树人分析认为，患者年已古稀，又受手术创伤之苦，劳损正气，耗伤营阴；气血亏虚，营阴不足，皆至经络失和，骨脉失养，不荣则痛。气虚无以行血，血滞为瘀，癌积困扰，日聚成毒，瘀毒互结，凝于骨脉，不通则痛。病久心志不宁，心血受损，暗耗真气阴血，更至骨脉失充，不荣则痛。病为虚实夹杂，真气营阴不足，心志受损为虚，瘀毒阻滞为实，又以虚为主，治疗必均兼顾。治以益气滋阴养血，化瘀通络，宁心顺志，以四君子汤、血府逐瘀汤、养心汤、天王补心丹加减化裁。药用西洋参、炙黄芪、灵芝补益正气；天冬、麦冬滋心、肺二阴；炒白术、茯苓益气健脾；当归、红花、莪术补血活血，通络逐瘀；白花蛇舌草解毒散结；透骨草舒筋活血止痛；并以茯神、酸枣仁、柏子仁、珍珠母先煎、生龙骨宁心顺志安神。二诊患者疼痛虽有缓解，但夜间疼痛缓解不明显，韩树人分析认为，因夜间血行较缓，瘀阻加重，且瘀血为阴邪，夜属阴，同气相求，故夜间痛甚。再因夜间阳气弱，加之患者古稀之体，阳气偏虚，升腾乏力，无力鼓动脏腑精气上行，凝于骨节，疼痛明显，治疗需加强温阳通络化瘀，以桂枝温通经脉；鸡血藤、秦艽舒筋通络；土鳖虫破血逐瘀散毒。三诊患者疼痛情绪睡眠皆有改善，但脾胃功能尚未恢复，韩树人在前方基础上稍减安神之品，酌加健脾开胃，取山楂健脾消食，佐以行气散瘀；以鸡内金健脾开胃，消食化痰。四诊患者症状基本改善，韩树人继续鼓励患者，强调心志顺，气血畅，瘀血消，病痛缓。

（撰稿人：魏　瑜）

第八节　曹济航

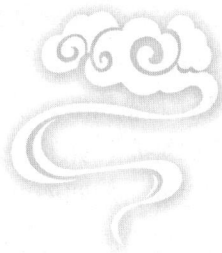

曹济航（1942—2024），男，汉族，江苏南通人，中国共产党党员，江苏省名中西医结合专家，中西医结合主任医师、副教授。原江苏省中医院耳鼻咽喉科科主任，他曾任中华中医药学会耳鼻咽喉科分会副主任委员、中国中西医结合学会耳鼻咽喉科专业委员会委员、江苏省中西医结合学会耳鼻咽喉科专业委员会常务副主任委员、南京中西医结合学会理事会理事、国家药品监督管理局药品审评中心专家、《中国中西医结合耳鼻咽喉科杂志》编委。

1968年，曹济航毕业于南京医学院医疗系。1969—1975年，在江苏省军区124医院耳鼻咽喉科工作。1975—1984年，他在南京军区军医学校耳鼻咽喉科教研组任营职、副团职教员。1985—1989年，他在中国人民解放军第八一医院耳鼻咽喉科任主治军医。1989年10月，转业到江苏省中医院耳鼻咽喉科，担任科副主任（主持工作），1991年起担任科主任。1996年，他带领的江苏省中医院耳鼻喉科被国家卫生部认定为重点专科（建设单位），并在1999年通过专家验收被认定为全国中医耳鼻咽喉科医疗中心。

曹济航是著名中西医结合耳鼻喉科专家，熟练开展全喉、半喉、颈廓清、鼻恶性肿瘤切除等高难度手术，开创省中医院耳鼻喉手术治疗的先河。他跟师干祖望教授，总结了一套中西医结合治疗"耳鸣耳聋""颈动脉痛综合征与舌骨综合征"等的经验。他曾公开发表医学论文25余篇，主持研发院内制剂"清咽袋泡剂"，主持"脉络宁防治庆大霉素中毒性聋的实验研究"等2项科研课题。2002年荣获"江苏省名中西医结合专家"称号。

一、学术经验

（一）明晰耳鼻咽喉相关头面部疼痛特点，精准辨治此类顽疾

曹济航深耕临床多年，善治耳鼻咽喉科疾病引起的各类头面颈部疼痛，病种多达数十种，他根据临床经验明确提出头面颈部疼痛与耳科相关的疾病有急性中耳炎、慢性化脓性中耳炎及其颅内并发症、中耳癌、耳带状疱疹；与鼻科相关的疾病有急性鼻炎、萎缩性鼻炎、鼻中隔偏曲、急慢性鼻窦炎；与咽喉科相关的疾病有急慢性鼻咽炎、茎突综合征、翼钩综合征、鼻咽癌、颈动脉炎、舌骨综合征；头面部神经痛有三叉神经痛、舌咽神经痛、翼管神经痛（非典型面部痛）、鼻睫神经痛。曹济航详细阐述此类顽疾的临床特点，中西医结合，精准辨治，大大减轻患者痛苦。

舌骨综合征为此类顽疾中的一种，临床少见，曹济航对本病的治疗有独特见解。针对舌骨解剖形态结构异常者，曹济航常采用利多卡因局部封闭注射治疗或外科手术治疗；针对舌骨附着性腱鞘炎，他提出本病为"风邪入络"之证，多为风寒湿外邪与机体内在因素外内相合所致，风邪善动而不居，易袭阳

位，夹湿、瘀滞于头颈经络，致气血不和，气滞血瘀，不通则痛，又与舌骨周围邻近组织或上呼吸道炎症有关，常伴上焦热象，临床运用疏风清热、活血通络法治疗。常用桑叶、金银花等药疏散外感风邪，兼散上焦热邪，消肿止痛；柴胡、延胡索等药活血行气止痛。曹济航认为舌骨综合征为舌骨关节之病，不似寻常耳鼻喉科外感风邪致咽痛之病，常用虫类搜风之品，如全蝎、地龙、露蜂房、土鳖虫等搜剔伏骨之邪，透邪外出。曹济航治疗本病还常用络石藤，一方面祛风通络，清热凉血止痛，另一方面，络石藤凉血消肿，为治疗咽喉肿痛的专药，曹济航运用中药治疗本病疗效甚佳。

（二）从"心"出发，五脏共调论治耳鸣耳聋

曹济航认为，脏腑功能失调引起耳部气血失和是耳鸣耳聋的重要病因病机。肾开窍于耳，心寄窍于耳，心为五脏六腑之主，耳与其他脏腑的关系离不开"心"的主导。

耳听命于心，心经气血通过络脉直通于耳。曹济航认为，耳受心之气血涵濡，心气畅通，则血脉通利，听觉灵敏；心神失守，心火上炎，则耳失静谧，发为耳鸣；心气亏虚，耳脉不充，则耳聋失听。近年来心火上炎型耳鸣耳聋比例越来越高，此类患者发病急，鸣声嘈杂，伴心烦、情绪急躁、夜寐差，失眠等，可见舌红、苔薄黄，脉弦，曹济航常重用龙齿，以其凉肝经之血、清心中之烦热，又有镇心安神之功；黄连、莲子心、灯心草、栀子等清热除烦；五味子收敛心气，与龙齿共奏安神之效；石菖蒲通络开窍，使邪去气通，耳闷堵塞得愈；当归祛瘀通窍，推动血液运行。此外，曹济航认为老年患者多以心气虚、心血不足为主，病程较长，听力渐进性下降，此为心病之虚证。心血不足，心神失养，则耳窍失荣，可见耳鸣、听力下降，伴有心悸、乏力、眩晕、失眠多梦等，常用柏子仁、酸枣仁、白芍、茯神、远志养心安神，专补心气；党参、黄芪益气健脾宁心；莲子心清心中之郁热、除烦；五味子收敛耗散之心气。

耳为肾所主，需心阳温煦，心肾水火既济，精血互生，共奉于耳。素体肾阴不足或情志内伤，则心火不能下济肾水，阴不制阳，病及耳神。曹济航发现心肾同病之耳鸣，多蝉鸣样，昼轻夜重，常伴头晕目暗，腰膝酸软，男子或有遗精，女子或有白淫，盗汗，手足心热，常用狗脊、菟丝子、肉苁蓉、骨碎补、淫羊藿等温肾阳，鸡血藤、当归、何首乌滋阴养血，枸杞子、白芍、生地等滋肾阴，使肾水上升而心火不充，心火下降使肾水不寒。

心主行血，脾主统血，心血上注于耳，则耳窍得养。耳鸣患者多睡眠较差，曹济航认为，其人长久失眠，则心阴耗损，脾失健运，耳窍失养，此类患者除了耳鸣、耳聋，尚有疲倦乏力、面色萎黄，或有痰多胸闷、头重如裹等，常用补中益气汤，健脾益气，升提脾气，将后天之精输注于耳，故而耳聪目明。

肝主疏泄，心藏神，精神紧张者，日久易肝郁，气郁化为心火，上炎耳窍，神明受扰，则耳窍猝然失聪，火聚耳窍则致耳鸣。曹济航临床发现耳鸣耳聋起病突然者，多为肝病，因郁怒而发或明显加重，耳鸣如风、雷、潮水声，兼有耳闭塞感、眩晕、目红面赤、烦躁易怒、口苦咽干，常伴头晕头胀、尿黄、胸胁胀痛，常用石决明、龙骨、牡蛎、鳖甲等重镇息风；菊花、桑叶疏肝祛风；天麻、牛膝、茯苓等补益肝肾，引火下行。

肺主调节，与心同居于上焦。曹济航发现，少数耳鸣耳聋患者发病前常有外感病史，发病较急，耳聋多为轻度低频听力下降，耳鸣以闷响声为主，另可见舌红、苔薄白，脉浮，多为心肺同病，肺失宣降，临床治以宣肺祛邪，活血通窍，予三拗汤加减，常配以桑叶、荆芥、桔梗、路路通等祛风散邪，石菖蒲、荷叶、藿香等芳香开窍。

（三）中西医结合治疗耳鼻喉科多发病、疑难杂症

1. 健脾渗湿通窍法治分泌性中耳炎　反复发作的分泌性中耳炎临床常采取鼓膜穿刺抽液、鼓膜置

管治疗，一则增加化脓性感染的机会，二则不能达到充分引流的目的。曹济航在此基础上，施以化湿通窍法抑制鼓室黏膜渗出分泌物，临证中多从"痰湿"论治，若脾虚湿停，失其健运，当降不降，则湿浊停聚于耳，治当健脾渗湿通窍，擅用党参、白术等健脾渗湿，木香、乌药等行气化湿；如患者口干烦热，舌苔黄腻或白腻苔，脉弦，分泌物黏稠或呈胶冻状，属痰热互结于肝胆经，上犯耳窍，临床常用全瓜蒌、杏仁、清热化痰，菖蒲、路路通行气开窍。

2. **理气活血通窍法治顽固性咽鼓管功能不良**　耳为清窍，浊气上逆，阻塞清窍，则致耳胀。曹济航结合现代医学中咽鼓管的解剖特点提出耳胀初发者多因风邪外袭致咽鼓管阻塞，鼓室内负压，耳闭久病者则因邪实入络，气滞血瘀，致清窍脉络不通，出现顽固性咽鼓管功能不良。辨治时当重用理气药疏通气机，引清阳上达、浊阴下降，常用青皮、陈皮、木香、柴胡等，在此基础上，选用活血祛瘀药，如川芎、赤芍、丹参、桃仁、红花。曹济航提出顽固性咽鼓管功能不良多为气血凝滞，阻塞耳窍，气行则血行，气滞则血瘀，着重点应在理气，参以活血开窍，予理气活血通窍方治疗本病。验方源自通气散（《医林改错》），方中理气药选用乌药、木香、枳壳、青皮、防己、大腹皮；活血药选用桃仁、红花、泽兰；引经药选用柴胡、葛根；通窍药选用石菖蒲、路路通，诸药相合，理气化瘀，升清开窍，药少效专。此外，脾胃为后天之本，气血生化之源，处方时需顾及脾胃，加六曲、麦芽健脾和胃；若兼气虚，可加黄芪。

3. **活血化瘀法治疗突发性聋**　曹济航临床观察认为，突发性聋的发病与内耳缺血、供血不足等因素密切相关。从血液流变学角度观察，患者的血液黏度高于正常值，而应用活血化瘀方剂之后，血液黏度有所减低。清代王清任提出，耳聋者若查外无表证，内无里证，所见皆是血瘀之证。曹济航古今结合，运用活血化瘀通窍法治疗突发性聋，临床常用红花、赤芍、菖蒲等活血化瘀通窍，少数患者眩晕明显加钩藤、菊花。配合西医激素冲击治疗及中医针灸、耳穴的等外治法综合治疗，疗效较单纯西医治疗明显提高。

4. **清热解毒法治疗耳廓多发性软骨膜炎**　耳廓多发性软骨膜炎是一种以耳廓红肿、痛痒、渗出为特点的自身免疫性结缔组织病，曹济航善用激素、免疫抑制剂等治疗，同时结合临床，总结本病中医病机为邪热循肝胆经上行于耳，夹痰湿上窜耳廓，痰浊凝滞而为肿，热毒壅盛，血脉瘀阻而热腐肉败。故其还善用清热解毒、祛风渗湿、活血凉血等治法，常遣龙胆泻肝汤或五味消毒饮，热毒炽盛者加黄连、黄柏，痰湿重者加大贝母、苍术；风盛者加蝉蜕、干地龙等。中西医结合治疗，整体调节，常能达到良好疗效。

5. **温肾固摄法治疗上气道咳嗽综合征**　上气道咳嗽综合征是以鼻腔分泌物倒流咽部而产生咳嗽、咽异物感等症状的疾病。西医治疗药物缺乏，部分患者可采取手术治疗，但患者接受度较低。曹济航从多年临床经验中发现上气道咳嗽综合征患者常合并多涕，局部检查可见鼻腔黏膜苍白但无水肿，鼻腔无脓性分泌物，曹济航继承国医大师干祖望经验，利用缩泉丸治疗本病。他认为该病为肾阳不足、纳气失权所致，肾气摄纳无力，任其涕液倒流，刺激咽部引起咽异感，故选用"缩泉丸"加味最为有效。临床常用乌药、益智仁温脾肾，散寒固摄；炒白术健脾益气；诃子肉、石榴皮温阳收敛。

二、验案分享

（一）清心降火止鸣法治疗心火上炎型耳鸣案

韩某某，女，58 岁。2021 年 3 月 23 日初诊。患者耳鸣伴脑鸣半年余。双耳听力稍差，拒噪音，夜眠欠安，时有烦躁，易疲劳伴头晕，二便基本正常。查体见双耳鼓膜完整、内陷，舌质红、苔薄黄，脉小弦。结合患者症状、体征，辨证为心火上炎。治宜清心宁神。处方：煅龙齿20g、煅珍珠母20g、莲子心5g、灯心草3g、柏子仁12g、生地黄10g、酸枣仁10g、当归10g、炒白芍12g、玄参12g、茯神30g、蜜远志10g、黄连3g、肉桂4g、丹参20g、五味子10g、胆南星6g、仙茅10g、首乌藤20g、焦六神曲15g。14剂，常法煎服。

2021年4月8日二诊，患者服药后耳鸣感觉好转，听力恢复不明显，情绪放松，较前好转，头晕减轻，自觉怕热，夜寐稍安。药已奏效，在原方基础上稍作加减。上方去肉桂、仙茅、炒白芍，加淡竹叶10g、白茅根10g、菊花10g、益母草10g、地骨皮10g、桑葚10g、钩藤10g、天麻10g。14剂。

2021年4月27日三诊，患者耳鸣较前明显减轻，听力好转，饮食欠佳，食欲差，腹胀。药已奏效，在原方基础上稍作加减。上方去茯神、胆南星、钩藤、天麻，加黄芪20g、熟地黄10g、砂仁3g、焦山楂15g。14剂。嘱患者平时调畅情志，忌食辛辣、油炸及刺激性食物，多吃青菜、水果及蜂蜜等。

按语：耳鸣指无相应的外界声源或电刺激，主观上耳内或颅内有声音感觉的病症。耳鸣发病率逐年增高，心神类疾病，如失眠、抑郁症、精神类疾病的发病率亦明显增高，且这些患者往往兼有不同程度的耳鸣表现。耳鸣患者中，具有心血不足、心肾不交、心火上炎表现的比例明显增加，说明随着社会变迁、生活节奏加快、各种压力加大，疾病谱出现了变化，不仅影响了耳鸣的发病率，还影响耳鸣的病因病机，"心因"的影响愈来愈显。

心与耳经络相通，藏神功能相联系。《素问·缪刺论》曰："邪客于手足少阴太阴足阳明之络，此五络，皆会于耳中"。心与耳通过经络相互连属，音自耳入，耳受心气、心血涵濡，闻声辨音，判其上下远近。心气畅通，心血充盈，血脉通利，心气推动心血循脉上注于耳，则耳脉畅通，听觉灵敏。

本案患者耳鸣明显，并有颅内脑鸣，在噪音环境情绪更急躁，偏于实证。同时伴有夜寐不安，头晕，舌质红，苔少，脉细数，均为心火上炎的典型表现。曹济航以煅龙齿、煅珍珠母重镇安神，加用莲子心、灯心草、生地黄以加强清心火之功。在清心降火的同时，加用酸枣仁、茯神、五味子、柏子仁以宁心安神，又以当归、首乌藤、桑葚滋阴养血，黄连、肉桂交通心肾。全方兼顾清心、安神、滋阴，符合本案发病的病因病机，诸药合用，组合有序，取得了显著的临床疗效。曹济航在运用药物治疗的同时，还强调对患者生活方式的调理，避免进食辛辣、油炸及刺激性食物，多吃青菜、水果等，辛辣之品容易滋生内热，上扰心神。

（二）疏风清热、活血通络法治疗舌骨综合征案

周某，男，51岁，2022年11月3日初诊。患者右颈侧疼痛半年余，半年前患者出现右颈侧疼痛，进食无异常，右颈侧不适胀痛，无放射痛。患者平素易生闷气，伴有咽部异物感，有时耳鸣，拒噪音。体格检查：咽后壁充血，伸舌居中，扁桃体I度肿大，右侧舌骨大角压痛，舌苔薄黄尖红，脉弦数。证属气滞血瘀证，治拟祛风通络、行气活血。处方：桑叶10g，金银花10g，醋延胡索10g，炒白芍6g，麸炒僵蚕10g，酒地龙10g，全蝎5g，柴胡6g，蜈蚣粉（冲服）2g，鸡血藤10g，络石藤10g，麸炒枳壳10g，焦六神曲15g。14剂，常法煎服。

二诊，患者服药后症状缓解，舌骨大角处疼痛消失，自觉喉咙干燥，夜寐不安，多梦。体格检查：咽后壁稍充血，伸舌居中，扁桃体I度肿大，右侧舌骨大角压痛不显，舌苔薄黄尖红，脉平。在原方基础上加玉竹10g，干石斛10g，炒酸枣仁10g，蜜远志10g。14剂，常法煎服。

按语：舌骨综合征相当于中医学"慢喉痹"，是由于舌骨过度运动造成其附着的肌肉、肌腱和韧带发生退行性病变产生腱鞘炎或滑囊炎，或由舌骨大角处骨质过度增生或钙化等引起。常出现长期反复的上颈部、下面部疼痛，呈进行性加重，吞咽尤甚，可放射至不同部位，如耳、下颌部、颞颌关节及咽部。《黄帝内经》提出"风寒湿三气杂至，合而为痹也"。叶天士认为"正气为邪所阻，脏腑经络，不能

畅达……风寒湿三气得以乘虚外袭，留滞于内，致湿痰浊血，流注凝涩而得之"，在风、寒、湿、热的基础上提出了痰瘀及其合而为病的因素，认为久病必瘀。曹济航根据本病反复发作，局部肿痛顽固的特点，结合临床经验，施以疏风清热、行气活血之法，通络止痛。

本案中患者右侧颈痛半年余，疾病日久，平素易生闷气，拒噪音，咽后壁充血，舌苔薄黄尖红，脉弦数，为气滞血瘀，兼有上焦热象。方中用桑叶、金银花疏风散热，清上焦之热，金银花又为外科要药，可消痈解毒，行痈肿部位气血；柴胡、白芍、延胡索、炒枳壳同用共奏行气之效，柴胡、白芍为行气常用药对，可疏肝理气，柔肝敛阴，醋延胡索为理气止痛要药，其中含有生物碱成分，具有天然止痛的功效。曹济航认为经络不通，以辛为治，血络瘀滞得除则气机调畅，本病的病位在骨，患者病程半年以上，久病则邪正混处其间，草木不能见效，当以虫蚁疏逐，对于邪留经络之证，主张"非迅疾飞走不能效""须以搜剔动药"，方中重用僵蚕、地龙、全蝎、蜈蚣搜剔攻坚、逐瘀通络止痛；鸡血藤补血行血，通经活络，络石藤祛风除湿、通络消肿；最后以神曲和胃调中收尾。二诊时患者诸症缓解，咽干不适，夜寐多梦，前方的基础上加用玉竹，干石斛清热养阴通络、炒酸枣仁、蜜远志清热生津、安神除烦。

（撰稿人：吴拥军、薛姗姗、马　俊）

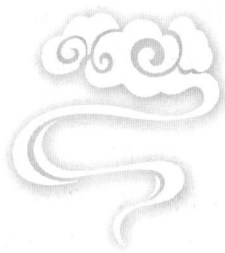

第九节　马永桢

马永桢（1941—），女，汉族，江苏南京人。主任中医师，教授，江苏省名中医。江苏省中医院风湿免疫科主要创建人之一，亦曾任风湿科行政主任，并兼任江苏省中医学会风湿病专业委员会主任委员，中华中医药学会风湿病学会委员，全国中医诊治"红斑性狼疮"协作组成员。1996年，她晋升为主任中医师，2002年被评为江苏省名中医。

马永桢主任于1960年至1964年在南京中医学院继承班学习，经过2年半的中医理论学习后，她有幸拜师国家级名老中医邹云翔、许锡彦、曹鸣皋名下临床学习。在他们的悉心指导下，马永桢主任深化了课堂中所学的理论知识，领悟了老专家高超的医术、高尚的医德。1964年毕业后，马永桢主任进入江苏省中医院成为一名白衣战士。在临床诊疗和教学工作中长期受到国医大师周仲瑛和汪履秋教授的亲自指导和无私传授，由住院医师逐步成长为主任医师、教授。

在繁忙的临床工作中，马永桢主任注重医、教、研结合，运用中医理论指导临床实践，形成了自己的风格和特色。20世纪70年代，全国中医院校普遍缺教师和教材，马永桢主任参加了江苏省中医院组建的"中医内科临床教研组"工作，也参加了周仲瑛教授亲自主持下的多部内科教材编写工作，同时也完成了大量的课堂教学任务。选科后马永桢主任重点专研风湿免疫科，在临床中，她积累了许多心得和体会。1982年，她被送往全国高等医学院师资进修班学习，并在2003年被南京中医药大学派往澳门科技大学中医学院工作，主要承担临床和教学工作。

马永桢主任先后带教学生约60名，其中境外留学生约20名，境内本科生、硕士生30余名，博士生约3名。她参加编写中医教材约8部，发表学术论文约30篇，还曾主编《中医内科临证备要》《中医用药及护理》等应用性书籍。她曾参加并完成科研项目共7项，以本人为第一完成人的有2项，分别是于2001年获得江苏省科学技术进步奖三等奖的"津血源治疗干燥综合征临床与实验研究"以及科研成果于2003年成功转让的"热痹消治疗急性痛风性关节炎"。她参与多项临床研究及新药研发项目，如"止痢灵合剂治疗急性痢疾的研究""降脂I号、II号对高脂血症的临床研究"等，先后获江苏省科学技术进步奖四等奖。

一、学术经验

（一）对待免疫系统疾病，尤应重视阴阳平衡学说

古人云："阴平阳秘，精神乃治，阴阳离决，精气乃绝"，说明阴阳平衡对于人体的健康至关重要，免疫性疾病更是离不开此平衡。临证中一旦出现阴阳偏颇，免疫系统就会出现混乱，进而出现不同的

疾病表现。

1. 气虚卫弱

（1）反复多次感冒，免疫力低下。

（2）易发关节类疾病：风寒侵袭，寒凝气滞，关节疼痛不已。

（3）风湿性多肌痛：四肢肌肉多部位疼痛。

（4）倘气虚津液失布，留而生痰聚湿，临床可表现为脂膜炎、纤维织炎及各类结节，如肺结节、皮肤结节、骨与肌肉结节等。

2. 阳虚失煦　阳气在人体是动力、精气、根本，其形成分先天、后天两类。先天者受之于父母；后天者多由摄生不当、冒雨涉水、寒湿侵袭等，损伤元阳。若元阳不足，体质屡弱，临床表现可见畏寒怕冷，畏风拒风，四末发凉，极易外感，稍不留神则感寒出现胃痛、腹泻。阳虚失煦者在免疫性疾病中可见到以下疾病。

（1）寒湿痹证，如：老年性骨关节炎。

（2）脾肾阳虚，督脉失和，如：强直性脊柱炎。

（3）阳虚气血不足，推动运行无力，如：系统性硬化症。表现为面部皮肤紧绷，皱纹减少，假面具面容，手指腊肠样改变，皆由阳虚运迟，精微不能通达四末、皮肤、肌肉、经络。

（4）血栓闭塞性脉管炎，同样也因阳虚失于温煦，指端供血不足，甚则闭塞不通，最终可发生溃烂和干性坏疽。

3. 阴血亏虚　阴血者首先是来自父母之馈赠，后天则依赖饮食精微之吸收，方能维持正常。阴血充足，肝肾得以滋养，心脾得以滋润，则虚阳不易萌动，阴阳互合而成正气。倘久病之体，气血亏虚，则阴阳失衡。倘以阴虚为主，日久阴虚生内热，耗液伤津，则易为病。其中女性尤易受伤，盖因女子有经、带、胎、产，先天之生理特性，如月经、妊娠、哺乳、操心、劳神等等。所以特别容易出现阴血津液亏耗之病证。

（1）贫血：女性最常见的有缺铁性贫血、失血性贫血，免疫性疾病中还有溶血性贫血，免疫性肾病亦可引起贫血，如系统性红斑狼疮、痛风，长期可出现蛋白尿、肾功能损害而见肾性贫血，表现面色㿠白无华，头晕心慌乏力等。

（2）系统性红斑狼疮：常见面部散在或对称性红斑，皮肤对紫外线敏感。此外，还可出现发热、关节疼痛、脱发、口腔溃疡、浆膜腔积液、肾炎蛋白尿、血管炎等，女性多发，该病早期常表现为阴虚体质，继而有阴虚内热表现，甚则热毒内盛，损肝伤肾，灼伤血络，表现为血虚络损。

（3）白塞综合征：该证以反复出现口腔溃疡、阴部溃疡和葡萄膜炎，也即所谓口、眼、生殖器三联征为特征，受损部位以血管和各系统脏器为主。患者多年轻，男性发病率高，其病理亦以阴虚内热，虚火伤及黏膜为主。

（4）干燥综合征：这是以症状特点而定名的免疫性疾病，中医认为病之根本在于阴虚内燥，虚热内生，伤津耗液。

（5）痛风性关节炎及银屑病关节炎：皆由阴虚生内热，内热夹湿流注在关节，表现关节红肿热痛。痛风病久还可出现痛风性结节及痛风性肾病，尿路结石。而银屑病关节炎则累及四肢大关节、脊柱和骶髂关节，关节肿痛、压痛、晨僵，晚期关节畸形，活动障碍。

（6）结节红斑：常表现皮下散在结节，以小腿伸侧多见，略高出皮面，呈鲜红或暗红色，表面微热，消退后可遗留暂时性色素沉着，此为瘀热内聚，经络失疏所致。

总之一旦阴阳失衡，免疫系统处于低下或亢奋状态，即可出现诸多表现不一的病证，医者首要任务是平调阴阳，原则以实者泻之，虚者补之，以期阴阳平衡方为上策。同时提倡规律的生活，合理的膳食，充足的睡眠，健康的心理，宽容的心态，才能有充沛的体力，以维护强健的免疫系统来抵抗病魔的侵害。

（二）对干燥综合征的认识

近 20 年来，干燥综合征已成为风湿免疫科的常见病之一，女性患者多于男性，发病年龄以 40~50 岁多见，但近年来临床发现该病发病有年轻化的趋势。

该病中医认为属燥证，伴有关节疼痛者又称为燥痹。燥证又有外燥和内燥两类。外燥者，大多感于风热，伤津耗液，气运太过，进而导致燥邪横逆。内燥者，感邪以后，多由过用大热辛燥之品，液耗津伤，筋脉失濡，伤及内脏。素体肝肾亏虚者，由先天不足或家族遗传性体质，临床以肝肾亏虚在先，一旦受邪容易显现此特点。另外，患者以女性居多，盖因女子有经带胎产之生理特性，如平时缺乏调理及保养，或长期家事繁忙，或遇天癸将竭之年，肝肾亏虚、心脾不足，阴伤血耗更易显露。故该病发病的病理表现总以阴虚液耗，燥热内生为主，甚则肝肾亏虚，髓海不足。但内外因又常是互相影响的，所以马永桢主任提出，该病的治疗原则总不离滋阴润燥，具体辨证时应根据疾病所累及的脏腑有别，病情深浅不一，分别以滋阴六法治疗。

1. 甘寒滋润法 本法适用于肺胃津伤，燥热稽留者，多见于干燥综合征的早期和轻型。临床表现以口干少津，口舌经常破溃，素易感冒，或咽干作燥，咳而少痰，苔薄质干红，脉细数。方药常选沙参麦冬汤合竹叶石膏汤化裁。药物：南北沙参、天麦冬、玉竹、白芍、生石膏、知母、天花粉、寒水石、芦根、生甘草等。

2. 养血润燥法 本法适用于心脾两亏，血虚燥热者，多见于中年女性或更年期妇女。可见面黄少华，贫血貌，头昏目涩，口干鼻干，极易疲乏，素易焦虑烦躁，失眠多梦，肌肤毛发枯燥，舌嫩红少津，苔少，脉细。方药可选地梅四物汤合黄连阿胶汤。药物：当归、生熟地、炒白芍、乌梅肉、阿胶、胡黄连、茯神、女贞子等。

3. 育阴润燥法 本法适用于肝肾阴虚、燥热内生者，多见于干燥综合征中症状较典型者。症状表现为两目干涩，口干唾液极少，形体瘦削，五心烦热，精神萎靡，少寐多梦，腰膝酸软，舌光龟裂，脉细数。方药以明目地黄丸合大补阴丸。药物：枸杞子、菊花、当归、生熟地、沙苑子、玄参、淮山药、谷精草、决明子等。

4. 清营凉血法 本法适用于阴虚燥热偏盛者，为干燥综合征中较严重的证型。表现目干，口干，鼻燥，面部烘热，唇红，易于破溃，舌干无津、无苔，舌质殷红，脉细小而数。方药可选犀角地黄汤加味，药物：重用水牛角、牡丹皮、丹参、生熟地、白芍、生甘草、龟板、秦艽、白薇、地骨皮等。

5. 养阴蠲痹法 本法宜用于肝肾阴虚且湿瘀阻络者，常见于干燥综合征合并类风湿性关节炎的患者，又可称之为重叠综合征者。症状除口目干涩外，且形瘦骨节疼痛，甚或强直畸形，舌红苔光质有裂纹，脉细涩。方药以滋血汤（和剂局方）合舒筋汤（妇人良方）化裁。药物：当归、首乌藤、熟地、川芎、秦艽、鹿衔草、片姜黄、徐长卿、白花蛇、全蝎、赤白芍等。

6. 滋阴通瘀法 本法适用于阴虚络痹，营运滞涩者，以干燥综合征病程长久或合并硬皮病者，症状表现除口目干燥外，还可伴毛发焦枯，指节肿痛发僵，皮肤光亮弹性减弱，甚则增厚发硬，女性舌光无苔，舌质暗红有瘀斑，脉细涩。方药可选归芍地黄汤合大黄䗪虫丸、莪术散（证治准绳）化裁，药物：当归、赤白芍、牡丹皮、丹参、水牛角、生地、桂枝、制大黄、䗪虫、莪术、桃仁、景天三七等。

诊疗工作中，干燥综合征的症状表现大多不离养阴润燥，但随着患者的早期发现、早期治疗，经常遇到一些特殊表现者。

（1）表现脾虚气弱者，虽有口干、目干，但舌苔厚腻，表面水滑，舌淡胖，疲劳无力，睡眠不佳。

见于本病发病早期，仅表现脾虚气弱，气血不足，血气不通达四肢，故乏力，血不养心故夜眠不佳。因脾为气血生化之源，脾为四肢营养之母，人体免疫力的源泉，故此类患者暂不宜滋阴而转以健脾助运，方选参苓白术散、玉屏风散、珍枣胶囊治疗。

（2）原有干燥综合征累及肺间质纤维化改变者。患者无胸闷不适，无咳嗽咳痰，偶有咽干咽红，苔薄腻舌不红，口水充足，脉细滑。患者情绪紧张，欲服药控制肺部病情，在中医辨证无明显阴虚证，但患有干燥综合征已数年，故从培土生金法扶正固表，益气补肺，生津护液并举。方选百合固金汤、一贯煎化裁。

总之，中医仍强调各人各体质，虽同为干燥综合征，但临床可有不一样的表现。所以有必要因人因病分别用药，不可拘泥于一格，掌握好辨证论治，虽滋阴润燥法是其主流，但针对不同体质的人，也需要个体化辨证，分别施治方为良方。

二、验案分享

（一）益气温经通络法治疗产后风湿案

郭某，女，25岁，工人。1983年3月初诊。患者新产1个月，因受凉，始见两肩臂疼痛，继而波及肘、腕、指节等关节，局部未见明显肿胀。但肢端偏凉，汗出津津，畏寒怕风，苔薄质淡红，脉细。病属产后气血亏虚，营卫失调，风寒乘袭，痹阻经络，正虚不能抗邪外达。治拟调和营卫，温经散寒。方选黄芪桂枝五物汤加味。处方：黄芪15g，桂枝10g，赤、白芍各10g，白术10g，防风6g，鸡血藤12g，制川、草乌各6g，秦艽10g，宣木瓜6g，生姜2片，红枣6枚。每日1剂，水煎，分早、晚2次温服。

患者药后关节疼痛减轻，守原方续进，共服药24剂，肘、腕、指关节等关节疼痛基本消失，惟右肩关节尚有疼痛（与经常俯撑喂乳用力有关）。后因患者上班服汤药不便，改服人参荣丸善后调理。

按语：本案以气血亏虚为本，风寒乘袭为标，治疗原则采用标本同治，但重在治标。方中以黄芪桂枝五物汤益气和营，配制川草乌、秦艽、木瓜以温经散寒、祛风通络。产后络痹，多以百脉空虚、气血双亏为本，兼以调摄不当，或冒风寒冷湿，外邪乘虚而袭；或因过早劳动，久站久坐，伤及正气，络脉失养所致，一般以体虚邪乘最为多见。故治疗一方面需益气养血，调和营卫以扶其正；一方面还需疏风散邪，温经通络以祛其邪。究以扶正为主，或祛邪为重，还应根据个体情况而别。偏于邪实者，祛邪为急，扶正为次；偏于正虚者，宜扶正为主，祛邪为次。总之，宜揣度其虚实而灵活处理。

黄芪桂枝五物汤为《金匮要略》所载之方，主治"血痹，阴阳俱微……外证身体不仁"。本方药物组成即桂枝汤去甘草，加黄芪。方中重用黄芪以补气，桂枝温经散寒通络，两者同用补气温经通络，使桂枝直达病所以祛除外邪。白芍和血敛阴，与桂枝同用，解肌发表，调和营卫。姜、枣既可调和营卫，又具护脾和胃，宜于虚体胃弱者。总之，本方主要效用为补气活血，通阳行痹。本方药少力专，若调配适宜，用于治疗产后络痹，功效卓著。倘症状表现以卫表不固为主，可加防风、白术，以玉屏风散固护卫表；气虚血滞络痹者，加入补阳还五汤，益气活血行痹；阳虚寒甚者，可加鹿角霜、制川草乌，温经散寒；血虚络脉失养者，则宜加入四物汤、归脾汤，养血和络；若肝阴不足，筋脉失养，则宜配伍二至丸以滋阴润筋；或有气血双亏、络痹瘀滞者，可在补气养血基础上，少佐地龙等虫类药，补中寓通。

（二）凉血通瘀法治疗混合性结缔组织病案

患者徐某，女，39岁，因低热，面红如妆，周身肌肉酸胀痛，疲劳乏力，口干喜饮，夜眠极差，夜尿频多。平时烦躁易怒，大便 3~4 日一行，艰行如栗，苔根微黄腻，舌边尖红，口中津液尚多，患者病后曾于西医院检查，免疫指标异常，抗核抗体测定（ANA）>500AU/ml，抗核抗体谱：抗 nRNP/Sm 抗体（＋），抗 Sm 抗体（±），多项抗体均呈（±），IgG 偏高 27.14g/L，尿蛋白（＋），诊断为混合性结缔组织病（MCTD），已接受西药治疗 3 个月，症状改善缓慢，要求配合中药治疗。

患者面红如妆，系血管炎的表现，肌肉酸痛、疲劳无力，当属邪阻经络，络脉不通则痛；而烦躁易怒、夜尿频多、睡眠不佳、大便干结乃阴虚内热、络脉肌腠受损，营血被扰，舌边尖红提示阴虚内热。中医当从脉痹、肌痹论治，方选：玉女煎合增液汤化裁。处方：南沙参 10g，生地 8g，麦冬 8g，炒白芍 12g，生甘草 6g，忍冬藤 20g，桑枝 20g，粉丹皮 8g，紫草 15g，蚕沙 10g，茯苓 12g，秦艽 12g，川牛膝 12g，威灵仙 15g，茅芦根各 15g。28 剂，每日 1 剂，水煎，分早、晚 2 次温服。

1 个月后患者症情有减，症状未已。原方加地锦草 15g，乌梢蛇 12g，加强疏通经络，消痹止痛之效，近期复诊西医复查各项指标亦明显稳定。

按语：该患者血管炎在前，据其称十多岁即表现面红如妆，30 多岁才发现合并肌肉关节疼痛，疲劳乏力，说明患者阴虚体质早已存在，故从脉痹合并肌痹治疗较妥帖。此次或因劳累过度、操心劳神，导致阴虚内热显露，日久病邪不去，瘀热痹阻脉络进一步受损，诸症逐日加重，故需配合中药治疗，首当辨清阴阳虚实，确定病理所在，而后施以对应处理用药。一旦瘀热清泻，则重点转为养阴和络。另则注意阴虚更易产生内燥，燥热则血枯，需防其他合并症的出现，例如，干燥综合征。

患者面红如妆，系血管炎的表现，肌肉酸痛、疲劳无力，当属邪阻经络，络脉不通则痛；而烦躁易怒、夜尿频多、睡眠不佳、大便干结乃阴虚内热、络脉肌腠受损，营血被扰，舌边尖红提示阴虚内热。中医当从脉痹、肌痹论治，方选：玉女煎、增液汤化裁。方中重用南沙参、生地黄、麦冬、白芍养阴清内热；粉丹皮、紫草清热凉血；忍冬藤、蚕沙、秦艽、桑枝、川牛膝清热通络；茅芦根、茯苓、生甘草健脾利湿；诸药合用，共奏养阴清热、凉营和络、利湿通痹之效，临床疗效显著。

（撰稿人：方　樑）

第十节 王 钢

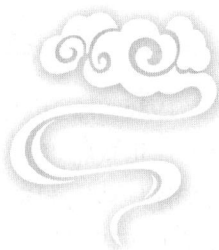

王钢（1956—），男，汉族，山东海阳人，主任中医师，二级教授，博士研究生导师，1992年至2005年任江苏省中医院肾内科主任、学科带头人，是国家中医药管理局全国中医肾病医疗中心协作组组长，1998年起享受国务院政府特殊津贴，2002年获评江苏省名中医，是孟河医派第4代传人。现任南京中医药大学附属南京博大肾科医院党支部书记、院长，第七批全国老中医药学术经验继承工作指导老师，邹氏肾科医术非物质文化遗产传承人，世界中医药学会肾病专业委员会会长。

王钢教授分别于1988年、1991年、1998年三次以访问学者、高级访问学者身份到日本北里大学医学部、东京大学医学部研修西医肾病学、病理学、分子生物学新技术；1996年任主任中医师、硕士研究生导师；1997年任南京中医药大学教授；1998年任博士研究生导师；2013年任二级教授。

20世纪90年代，王钢教授在江苏省中医院创建了首个国家中医药管理局全国中医肾病医疗中心、重点学科、重点实验室等，培养了肾病科优秀人才梯队，为邹氏肾科可持续发展作出了努力。他在中医肾病临床开创新理论、新治法、新方药35项，为中国中医肾病学发展作出成绩。他曾荣获国家人事部"百千万人才工程国家级人选"，原卫生部"优秀归国人员"，教育部"做出突出贡献的中国博士学位获得者"，江苏省"做出突出贡献的中青年专家"。王钢教授培养医学博士、博士后、硕士18名，师带徒6人。他承担国家科技部、国家自然科学基金、原国家卫生部等课题负责人15项；获省部级科技进步奖13项（第一、第二负责人）；获国家发明专利2项，发表论文183篇；出版肾脏病专著20部。

一、学术经验

（一）从风论治肾病论

1978年，王钢教授大学毕业后加入邹燕勤教授领导的肾内科团队，将本院皮肤科治疗红斑狼疮皮肤损害的双藤合剂（雷公藤、鸡血藤）加入甘草并改名为肾炎合剂用于治疗慢性肾脏病，并以此进行临床研究。1980年底，王钢教授撰写了《中医药治疗慢性肾炎50例疗效分析》，1983年撰写了《中医辨证施治加肾炎合剂治疗慢性肾炎90例临床分析》，经过余承惠老师的修改，两篇论文分别于1981年、1984年在《中医杂志》和《南京中医学院学报》上发表，这是国内有关临床使用雷公藤复方治疗肾病的学术论文。1984年，王钢教授根据邹氏补益肾元的治肾理论在原肾炎合剂的成分中加入了生黄芪、山茱萸，改名为肾炎合剂Ⅱ号方；1990年进一步制成肾炎灵颗粒剂；1996年又浓缩制成肾炎灵片；并根据《黄帝内经》"风水""肾风"理论，选用祛风通络代表药雷公藤为主药开创了从风论治肾病的新治法。本研究成果1999年获江苏省人民政府科技进步二等奖。

（二）运用益气养阴法治疗慢性肾脏病气阴两虚证

1986 年，王钢教授提出慢性肾炎脾阳虚证明显减少，气阴两虚证增多肾，同时找出了发生变化的原因，正式将气阴两虚证作为一个独立证候提出，并创新运用计算机数据分析慢性肾脏病气阴两虚证病机变化规律，制定了慢性肾脏病辨证分型新标准，成为全国中医肾病领域试行标准，在 2002 年正式列入《中药新药临床研究指导原则》持续至今。此外，王钢教授还筛选新指标对慢性肾脏病气阴两虚证本质进行系列研究。益气养阴法（黄蛭益肾胶囊）治疗组总有效率明显优于肾炎四味片对照组，且远期疗效稳定，进一步肯定了该治法方药的临床实际应用价值。该研究 1990 年获得江苏省人民政府科技进步三等奖。1999 年根据国家药品监督管理局（1999）ZL-13 号批文，由 7 家中药临床研究基地开展了黄蛭益肾胶囊Ⅲ期临床随机、双盲、双模拟试验，共观察慢性肾炎气阴两虚证，或兼有血瘀、水湿证患者433 例。黄蛭益肾胶囊治疗组总有效率为 75.96%，肾炎四味片对照组总有效率为 57.03%，疗效优于对照组（$P<0.01$）。2002 年获国家三类新药证书（国药准字 Z20020086）。

（三）运用健脾益肾补气法治疗慢性肾脏病脾肾气虚证

20 世纪 80 年代初，王钢教授回顾了中医对慢性肾炎辨证分型的不同历史阶段特点，分析了慢性肾炎分型证治的变迁过程，通过对慢性肾炎住院病历的分析，发现脾肾阳虚、肝肾阴虚证所占比重逐年下降，而脾肾气虚、气阴两虚证逐渐增多，但脾肾气虚证所占比重仍高于其他各型，提示脾肾气虚证已成为慢性肾炎最常见的证型。王钢教授分析总结了慢性肾炎脾肾气虚证产生和增多的原因，他认为素体虚弱、劳欲不节、药物损伤是导致气虚证的主要原因。通过对慢性肾炎气虚证患者临床生化、免疫、分子生物学等各项指标检测的结果综合分析，王钢教授明确了慢性肾炎气虚证本质的部分微观辨证指标，结合慢性肾炎气虚证的病机特点及临床表现，他制订了慢性肾炎气虚证的诊断标准。王钢教授运用健脾益肾补气法治疗慢性肾炎气虚证，并将其方药定型提取制成院内制剂健肾片。在临床中，该药可显著改善和消除慢性肾炎气虚证的症状，有效地降低尿蛋白，近期总有效率高达 86.48%。此外，王钢教授还进一步开展了健肾片的制剂工艺、质量标准、药理药效学研究。该研究成果，在 1997 年获江苏省人民政府科技进步四等奖。该成果转让连云港康缘药业，目前已完成国家中药新药Ⅲ期临床试验，正在整理临床资料申报新药中。

（四）运用益肾泄浊通络法治疗慢性肾衰竭肾虚浊瘀内阻证

1984 年，在攻读邹云翔老师的博士学位时，王钢教授参与了卫生部科技司的课题——"慢性肾功能不全辨证论治的临床规律和原理研究"。1992 年，王钢教授担任肾内科主任后，在邹燕勤老师指导下，全面推进了这项研究与新药开发的进程，他将邹云翔教授经验方保肾甲、乙丸重组改成保肾片进行新药开发。采用多中心、随机、双盲双模拟、阳性药物平行对照方法，研究了保肾片对慢性肾衰竭肾元虚衰、湿瘀内阻的疗效，并同时开展了保肾片的药理药效学、分子细胞学等基础研究。该课题研究成果在1992 年获江苏省人民政府科技进步二等奖，在 2010 年获得国家新药证书时保肾片名称改为参乌益肾片（国药准字 Z200100051）。新药上市后 10 年，王钢教授又带领博士生对参乌益肾片治疗慢性肾脏病Ⅱ~Ⅴ期的临床安全性进行了综合评价，论文发表在《中国中西医结合肾病杂志》上。

（五）对清利湿热法治疗慢性肾脏病的疗效及机理研究

2000 年，王钢教授申报上了国家中医药管理局课题——"湿热伤肾的临床、病理和细胞因子改变及中药干预的研究"。利用现代医学成果，从临床、病理、细胞因子等方面分析了湿热形成的相关因素，通过对慢性肾炎肾穿刺患者湿热与病理表现的统计分析，寻找湿热伤肾的病理学特征。采用改良的反复注射小剂量牛血清白蛋白制作符合中医湿热毒邪伤肾致病特点的系膜增生性肾小球肾炎（MsPGN）模型，探讨湿热伤肾的病理形态学特点，研究了湿热伤肾大鼠机体防御抗炎因子 IL-10、IL-13 和 IL-1ra 与致炎因子 PDGF、TGF-β1 的变化情况，从细胞因子角度探讨湿热伤肾的微观本质，并从体内和体外两方面研究了补气益肾、清热利湿中药复方肾炎灵片对湿热伤肾大鼠模型病理形态变化、炎症细胞因子、抗炎细胞因子及其 mRNA 表达的干预作用。此外，还研究了肾炎灵片对肾小球系膜细胞增殖和细胞因子网络调控的影响，进一步说明湿热伤肾的客观本质及益肾清利作用的深层机理。

（六）创用虫类药治疗慢性肾脏病

1978 年受南通中医院朱良春国医大师用虫类药治疗顽痹的影响，王钢教授认为类风湿性关节炎、风湿性关节炎、强直性脊柱炎都可以引起继发性肾脏病而出现尿蛋白，于是系统整理了虫类药治疗水肿、腰痛、关节痛、月经痛等古代及近代文献，并开始在临床治疗肾脏病时有目的选用虫类药物。①蟋蟀和蝼蛄，"性通利，治小便闭"，有较好的利尿作用；②蝉蜕和僵蚕，祛风利咽散结、消尿蛋白；③地龙和乌梢蛇，祛肾脏之风、通肾脉之络，治风火湿毒内扰于肾；④全蝎和蜈蚣，祛风解毒、开瘀通络，主治顽固肾病、气血毒瘀凝滞之症；⑤水蛭和土鳖虫，破血瘀、散积聚、通经脉、利水道，治气分无效之顽固的血分水肿。1987 年，王钢教授首先在《中医杂志》发表了"10 种虫类药在治疗肾小球疾病中的应用"。在临床中，王钢教授治疗目前常见的膜性肾病顽固性尿蛋白时将 3 种虫类药合用；治疗慢性肾衰竭时加用水蛭等，在临床上提高了治疗效果。

（七）创用中药外敷穴位治疗尿毒症

1986 年，王钢教授从硝酸甘油贴膜治疗心绞痛联想到用中药打粉外敷双肾区经皮透入治疗肾萎缩、尿毒症。具体方法是将中药肾衰外敷方打成细末加有增强经皮透入吸收作用的桂氮酮（Azone），在双肾俞穴、神阙穴外敷治疗尿毒症，经临床使用证明确实有一定疗效。1989 年，王钢教授在《中医杂志》上发表了相关论文，并引起了很大的反响，这也为后期的各类中药外敷治疗开了先河。

（八）创用中医中药多途径多靶点论治慢性肾衰竭

用中医中药多种制剂、多种途径、多靶点联合治疗慢性肾衰竭的方法，有一个逐渐联合的临床研究使用过程。20 世纪 50、60 年代主要用中药汤剂口服，每日 2~3 次治疗慢性肾衰竭；70 年代创新使用了以大黄为主的中药保留灌肠；80 年代初、中期，邹云翔教授开发研制了治疗慢性肾衰竭的保肾甲丸（脾肾气虚、脾肾阳虚）、保肾乙丸（气阴两虚、肝肾阴虚），当时在临床已经常用中药辨证方+保肾甲（或乙）丸+中药保留灌肠来联合治疗。1984 年，王钢教授攻读博士期间又将刚刚在中医临床上使用的丹参注射液、川芎嗪注射液静脉滴注用于辅助治疗慢性肾衰竭。1986 年，王钢教授又创新发现中药外敷肾俞穴、神阙穴辅助治疗慢性肾衰竭有效。到 1987 年，已基本组合了中药汤剂+保肾乙丸+中药保留灌肠+川芎嗪注射液静脉滴注+中药穴位外敷 5 种不同制剂、多途径、多靶点联合应用治疗慢性肾衰竭的方法。此方法的应用，明显提高了治疗慢性肾衰竭的临床效果，遂逐步推广到全国。1995 年，王钢教授总结了前 8 年的临床验证数据与经验，撰写论文"中医多途径给药延缓慢性肾衰病程进展的远期疗效"发表在《南京中医药大学学报》上。

（九）创用中医中药三联疗法论治难治性肾病综合征

难治性肾病综合征属于中医学"顽固性水肿"的范畴，是肾内科的疑难病症。王钢教授首先在辨证论治上下功夫，对难治性肾病中医病机和难治因素的理论进行探索。他将20世纪80年代对慢性肾炎证型的研究、气阴两虚证的研究、虫类药治疗肾病的研究、雷公藤复方及大剂量黄芪治疗肾病综合征的研究、慢性肾衰竭辨证论治规律研究等课题的精华总结归纳，提出临床治疗难治性肾病综合征的中医中药三联疗法，即辨证论治+雷公藤复方颗粒+黄芪注射液。王钢教授用此疗法治疗难治性肾病综合征90例，并与西药对照组进行比较，经过对患者进行6个月~12个月的随访，结果发现，中医三联疗法综合治疗难治性肾病综合征的近期总有效率为87.78%，能起到降低蛋白尿和保护肾功能作用，随访复发率仅为11.66%。本方案在多个医疗单位推广应用，证明具有较好的可操作性和可重复性。2003年，该研究成果"中医药治疗难治性肾病综合征的临床研究及其分子生物学机理研究"获江苏省政府科技进步奖二等奖。

（十）运用《黄帝内经》"反佐法"治疗疑难肾脏病

王钢教授在跟随邹云翔教授查房或门诊时，常会看到他应用反佐法，例如，在大量应用养阴药时加入少许肉桂，或在大量应用温阳药时加入少许黄连。1984年，王钢教授在成为邹云翔教授的博士以后，每周跟邹老抄方时请教这种配伍经验，邹云翔教授就写了他的一张常用方——治疗口腔溃疡的"导阳归肾汤"，其在大量养阴清火药中加入肉桂，起到导阳归肾的反佐作用。后来，王钢教授在临床上用这张处方治愈了许多因使用激素、环孢素而出现的口腔溃疡、牙龈炎的患者，并根据《普济方》所载用附子捣贴涌泉穴的方法治疗肾性高血压，将反佐疗法扩大到数法兼施或内外兼用、多途径巧用治疗肾脏病重症，在临床上起到明显效果。在2019年，王钢教授撰写了"《内经》反佐疗法在内科疑难杂病中的应用探讨"一文，总结了邹氏肾科医术三代专家对《黄帝内经》"反佐疗法"的认识：反治法、寒热反佐、配伍反佐、服药反佐、外治反佐、炮制反佐皆属于反佐疗法，并结合验案介绍了在实际临证过程中反佐疗法的应用原则和体会，该文发表在《南京中医药大学学报》上，同年还在《南京中医药大学学报》发表了"《内经》所蕴含的中医肾病证治思路探讨"一文。

二、验案分享

（一）健脾益肾、活血利水法治疗水肿案

陈某，女，54岁，2010年2月出现双下肢水肿，小便泡沫增多，尿蛋白（+++），行肾穿刺活检病理示：膜性肾病Ⅳ期。曾给予泼尼松、雷公藤多苷片、他克莫司及中药治疗，效果不显。2020年3月15日辗转来王钢教授门诊。患者乏力明显，少气懒言，活动后稍有胸闷气喘，双下肢凹陷性水肿，大量泡沫尿，大便每日2~3次，便溏，舌质淡红有紫气，脉沉缓。查血清白蛋白15.4g/L，24小时尿蛋白定量6.12g，B超示：双侧胸腔积液。王钢教授认为，"诸湿肿满，皆属于脾"，加之自2010年发病至今已有10年，久病及肾。辨证为脾肾气虚、水瘀交阻，治以健脾益肾、活血利水。处方：黄芪40g，防己12g，茯苓皮40g，车前子（包煎）80g，猪苓15g，泽兰30g，白术12g，玉米须30g，雷公藤20g，益母草15g，越橘叶15g，葫芦瓢30g，生地黄15g，赤芍12g，川芎15g，姜半夏10g，陈皮6g，生甘草6g，小红枣10g。28剂，常法煎服，每日1剂，水煎，分早晚2次服。

2020年4月13日二诊，患者症状较前明显缓解，双下肢水肿减轻。复查24小时尿蛋白定量3.36g，血清白蛋白22g/L，原方改黄芪60g，雷公藤30g，去益母草，加桃仁10g，红花6g。28剂，用法同前。

2020年5月12日三诊，患者水肿已消退，精神渐振，稍有腰酸乏力，复查24小时尿蛋白定量1.09g，血清白蛋白30g/L，上方改茯苓皮20g，玉米须15g，去防己、葫芦瓢，加杜仲15g，怀牛膝10g，

续断 15g。治守前法，巩固疗效。随访半年，患者尿蛋白逐渐转阴性。

按语：本案中医诊断"水肿"病，患者大量蛋白尿，胸腔积液，双下肢重度浮肿，少气懒言，纳食不香，一派脾虚湿盛之相，以防己黄芪汤合四物汤补气益肾、活血利水，配以大剂量茯苓皮、车前子、葫芦瓢，重药轻投，淡渗利水；雷公藤祛风通络；陈皮、半夏、小红枣健脾和胃，以去雷公藤之毒性。二诊时患者蛋白尿减退，水肿渐消，且无热相，也无胃胀，增大补气利水生黄芪和祛风通络雷公藤用量，并加用活血分桃仁、红花，祛风通络，行气活血，气血同调，且增强行气利水消肿之效。三诊时患者水肿得退，减少淡渗利水之品，用杜仲、断续、怀牛膝等加强益肾功效，守法守方，继续门诊辨证调治，半年后尿蛋白完全转阴性。

（二）益气养阴、和络泄浊法治疗肾劳案

陈某，女，52岁。初诊日期为2010年8月15日。患者2010年7月因乏力、消瘦、泡沫尿至某医院就诊，查血肌酐270μmol/L，诊断为慢性肾功能不全。2010年8月行肾穿刺活检术，病理示：硬化性肾小球肾炎（20个小球中，16个小球完全硬化），慢性肾脏病3期。就诊时，患者面色无华，少气乏力，腰部刺痛，易感冒，反复咽痛，口干，手足心热，下肢浮肿，舌质偏红，有紫气，苔根黄腻，脉细弱。查血肌酐265μmol/L，尿蛋白（++），尿隐血（+++）。王钢教授辨证为肺脾肾气阴两虚，湿浊瘀交阻。治拟利咽健脾益肾，和络泄浊清利。处方：北沙参15g，制僵蚕15g，牛蒡子10g，苍术6g，薏苡仁15g，茯苓皮20g，车前子（包煎）40g，泽兰15g，杜仲15g，怀牛膝15g，山茱萸12g，积雪草15g，莪术15g，赤芍15g，猫爪草15g，石韦15g，六月雪15g，生甘草6g。共15剂，常法煎服，每日1剂，每日2次。

2010年8月29日二诊，患者药后咽痛好转，查血肌酐降为232μmol/L，尿蛋白（++），尿隐血（+++）。上方加凤尾草30g，土茯苓30g。30剂，每日1剂，常法煎服。

2010年9月30日三诊，患者已续服45天以上中药治疗，咽痛、手足心热、口干苔腻等湿热之象已消退。治转养肺健脾益肾，活络泄浊清利。上方去制僵蚕、牛蒡子，加麦冬10g，生黄芪30g。30剂。常法煎服，每日1剂。

继上药加减，治疗一年，血肌酐稳定在132~156μmol/L，尿蛋白（+），尿隐血（++）。

按语：本病案中医诊断"肾劳"病。经肾穿刺确诊"硬化性肾小球肾炎、慢性肾脏病3期"，辨证为肺脾肾气阴两虚，湿浊瘀交阻。一诊先拟利咽清利，佐以补益肾元、和络泄浊；二诊加入泄浊排毒清利湿热之品；三诊咽痛、手足心热、口干苔腻等症状缓解，治转从本论治，改为养肺健脾益肾、和络泄浊方加减，守方巩固。本案论治方药合证，君、臣、佐、使巧妙配合，益气养阴和络泄浊并举。求和法缓治，远寒热之性，弃苦辛之味，俾精气相生，使正复邪退。

（撰稿人：王 钢）

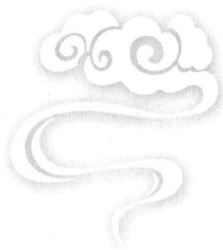

第十一节　熊宁宁

熊宁宁（1951—），男，汉族，江苏南京人，医学博士，主任中医师，教授，博士研究生导师，江苏省名中医，南京市劳动模范，国务院政府特殊津贴。历任江苏省中医院肾内科副主任，临床医学研究所副所长，国家药物临床试验机构副主任，国家中药临床试验研究中心（南京）主任，医院的临床试验研究中心主任，临床药理科主任，国家中医药管理局中药临床评价重点研究室主任，科教处处长，科技处处长。兼任国家中医药管理局伦理专家委员会主任委员，世界中医药学会联合会伦理审查委员会第一届、第二届、第三届理事会会长，中华中医药学会中药临床药理分会第二届、第三届委员会副主任委员，世界中医药学会联合会临床疗效评价专业委员会第一届、第二届、第三届理事会副会长，中华中医药学会全国首届中医瘀血证专业委员会副主任委员，中国毒理学会临床毒理专业委员会第四届委员会委员，中华全国青年联合会第六届、第七届委员会委员，中国人民政治协商会议江苏省第九届、第十届委员会委员、常委，医卫体育委员会副主任，中国人民政治协商会议南京市建邺区第九届、第十届委员会委员、常委、副主席。指导硕士及博士研究生18人。

主要学术贡献

（一）首先报道中医辨证论治能够延缓慢性肾衰病程进展

在导师邹云翔教授、指导老师邹燕勤、黄新吾等老师的指导下，进行慢性肾衰中医药治疗的研究。慢性肾衰的治疗目标之一是延缓病程的进展。中药治疗是否能够延缓慢性肾衰的病程进展？采用以血清肌酐倒数（1/Scr）和病程（月）为坐标进行直线回归分析，以斜率 b 值的变化评估慢性肾衰病程进展速率的新方法，观察以"保肾气"为原则的中医辨证论治治疗前后慢性肾衰的病程进展，发现治疗后慢性肾衰的病程进展与治疗前相比明显延缓；慢性肾衰伴少量尿蛋白者的疗效明显优于大量蛋白尿者；慢性肾衰伴高血压组的病程进展延缓4倍以上，并与血压正常组之间差别不显著，高血压组的这一结果还与合并使用降压药控制血压相关。

采用切除约70%肾组织的方法制作大鼠慢性肾衰实验模型。26只SD系雄性大鼠根据血肌酐、参考体重、尿素氮、尿蛋白进行配对，随机分为补肾中药保肾乙丸治疗组和病理对照组，两组饲料配方及食量一致，观察15周。结果提示，保肾乙丸有减轻大鼠氮质潴留作用（可能与其中制首乌的通便作用有关），但没有减轻大鼠残留肾的小球高灌注和高滤过所导致的蛋白尿和肾小球硬化。

鉴于临床和实验研究结果提示补肾法对慢性肾衰伴大量蛋白尿者疗效较差，分析认为肾炎大量蛋白尿提示肾小球存在免疫性炎症反应，中医辨证属湿热瘀毒久留体内，改用清利湿热法治疗。观察以清利湿热法治疗的 16 例慢性肾炎肾衰伴大量蛋白尿患者的治疗效果，结果发现，该法明显减轻蛋白尿量，延缓了肾衰病程进展。

（二）首先报道慢性肾衰不宜用温阳药的机理

慢性肾衰常见阳气虚证，有临床使用温阳药治疗后肾衰病情加重的报道，但机理尚不清楚。临床观察 29 例慢性肾衰患者，并以 20 例正常人对照，发现慢性肾衰患者的畏寒肢冷、乏力等阳气虚证候的病理基础是甲状腺功能减退。这种低代谢证候群是机体的一种保护性适应机制，与减退的肾功能相适应。温补肾阳药能提高甲状腺功能，但减退的肾小球滤过功能不能与这种提高了的代谢水平相适应，导致代谢产物滞留体内，氮质血症加重。因此，慢性肾衰阳虚证应慎用温阳药。

（三）提出"湿热伤肾是慢性肾炎基本病机"的新观点

与余江毅医师一起系统研究并首先报道了肾炎湿热证的动物模型、慢性肾炎湿热证的病理特点与辨证客观指标。

肾小球肾炎的发病与感染有关，免疫复合体肾炎占 85%。各种致病微生物感染后，可在体内形成免疫复合体，并沉积于肾小球，引起肾小球肾炎，这也是导致肾炎病情复发，加重和迁延不愈的重要因素。这一病理过程，中医辨证认为湿热毒邪所导致的病理变化。

反复小剂量注射牛血清白蛋白造成家兔系膜增殖性肾炎属于循环免疫复合物介导性肾损伤，其发病机理与人类反复感染后导致的慢性进行性肾炎相似，亦与中医湿热毒邪致病的病理过程类似，因此该模型具有病证兼备的特点。复制该模型进行肾炎湿热证研究，其所表现的循环免疫复合物（CIC）增高及肾小球系膜细胞增殖是湿热滞留伤肾的表现，而红细胞免疫复合物花环率增高是机体的防御性反应。清利湿热中药治疗有效亦证明免疫复合物介导性肾损伤与湿热病理之间的相关性。

分析 256 例原发性肾小球疾病湿热病理与肾功能、水湿、血瘀、正虚诸证、实验室指标等多因素的关系，结果提示，水湿化热是形成湿热病理的重要途径；湿热易与热毒兼夹为患；湿热久留阻络致瘀，使病情反复难愈，迁延缠绵。湿热毒邪是影响肾小球肾炎病程的主要病理因素，湿热不但与肾炎的病情活动有关，而且也是导致和加重肾功能损害的重要因素之一。循环免疫复合物（CIC）及红细胞免疫复合物花环率增高，肾小球系膜增生，尿 N-乙酰-β-葡萄糖苷酶（NAG）和尿唾液酸（SA）增高可作为肾炎湿热证辨证的客观指标。

（四）研制治疗慢性肾炎湿热证新药——黄蜀葵花胶囊

在慢性肾炎湿热证发病机理的理论指导下，创造性地研制开发了中药新药黄蜀葵花制剂。在国内首先解决了原料药材黄蜀葵花的种植、栽培管理、烘干包装等技术，实现了产业化生产。根据对黄蜀葵花植物的根、茎叶、子房与种子、花瓣等部位化学成分的分析，通过药效实验和临床疗效观察，筛选确定药用部位为花瓣，并参与制订黄蜀葵花药材省级质量标准。根据消炎与利尿的功效及其化学成分，确定有效提取部位及制备工艺。并完成了抗炎（包括家兔系膜增殖性肾炎模型、大鼠嘌呤霉素肾病模型）、利尿、抗血小板聚集的药效学实验，以及毒性实验。该项研究先后获江苏省科学技术进步奖三等奖、二等奖，获发明专利证书。研究成果转让江苏苏中药业集团股份有限公司。在 1999 年获得国家新药证书，国家重点新产品证书，被列入《国家基本用药目录》。2023 年度产值超过 13 亿元。

（五）国家中药临床试验研究中心（南京）的研究建设

在刘沈林院长、李七一副院长的领导下，承担国家科技部的"国家中药临床试验研究中心（南京）"

的建设工作，并于 2003 年通过国家科技部组织的专家验收，承担国家科技部"九五""十五"重点科技项目（攻关）计划，国家高技术研究发展计划（863 计划），"十一五"科技支撑计划，重大科技专项等科研课题。其研究成果先后获江苏省科学技术进步奖三等奖、二等奖，中华中医药学会科学技术奖二等奖，教育部科学技术进步奖二等奖。

1. 机构管理 我院药物临床试验机构的管理始终坚持以"诚信"为基石，以药品临床试验管理规范（GCP）为准则。从 1999 年起，医院内推行电子病历作为药物临床试验的源文件，保证临床研究数据的可溯源。研制临床研究数据采集系统，并与医院电子病历系统一体化，以使医生研究者能够在不占用临床诊疗时间的同时，完成Ⅱ、Ⅲ期临床试验项目。根据机构规范管理的需要，研制药物临床试验管理系统、伦理审查系统、试验药物管理类系统，保证机构管理遵循 GCP 准则。此外，还研制了电子病例报告表系统、多中心随机化分配系统、Ⅰ期临床试验系统，以满足中药临床试验的需要。获得多项计算机软件著作权。

参与国家药监局《药物临床试验质量管理规范（GCP）》的修订工作。

2. 研究伦理 与国际研究伦理审查的准则和规范接轨。主编出版《临床试验机构伦理委员会操作规程》《伦理委员会制度与操作规程》《涉及人的生物医学研究伦理审查指南》《伦理审查体系认证标准与审核指南》。

世界卫生组织授权翻译《伦理审查工作的视察与评价（WHO. Surveying and Evaluating Ethical Review Practices）》。新冠疫情期间，经世界卫生组织授权，翻译出版《传染病暴发伦理问题的管理指南（WHO. Guidance For Managing Ethical Issues In Infectious Disease Outbreaks）》。

承担国家药监局 2010 年颁布的《药物临床试验伦理审查工作指导原则》的起草工作。这是我国第一部研究伦理审查工作的指南性文件。承担国家药监局高级研修学院 GCP 培训班的药物临床试验伦理审查的授课任务 20 年。

参与研究伦理审查管理规范、伦理审查平台、伦理审查体系认证的工作。

承担国家中医药管理局 2010 年颁布的《中医药临床研究伦理审查管理规范》（国中医药科技发〔2010〕40 号）的起草工作。这是我国中医药系统第一部研究伦理审查工作的规范性文件。

承担国家中医药管理局 2011 年颁布的《中医药临床研究伦理审查平台建设规范》和《中医药临床研究伦理审查平台建设质量评估要点》（国中医药办科技发〔2011〕34 号）的起草工作。这是我国首部伦理审查平台建设规范和质量评估要点，明确要求临床研究基地应从组织机构、伦理委员会、伦理委员会办公室、研究人员等方面建立完整的受试者保护体系。

承担世界中医药学会联合会伦理审查委员会 2012 年颁布的《中医药临床研究伦理审查平台评估标准》（SCM-C 0001-2012）。承担世界中医药学会联合会 2013 年颁布的《伦理审查体系评估标准》（SCM 0011-2013）的起草工作，这是我国首部伦理审查体系评估的学会标准。

承担国家认证认可监督管理委员会 2014 年颁布的《涉及人的生物医学研究伦理审查体系要求》（CNCA/CTS0008-2014）的起草工作。这是我国首部伦理审查体系的认证标准。此外，还承担了我国第一家伦理审查体系认证机构（世界中医药学会联合会）的质量手册、程序文件、作业指导书和记录表格等管理文件的起草工作，以及伦理审查体系认证审核员培训教材的起草工作。

3. 中药临床评价 病证双重诊断与评价是中药临床研究的特点。熊宁宁教授首先提出中药适应证候设计不能一成不变地套用现有的证候诊断标准，应根据具体试验药物的处方与功效设计相应的目标疾病和适应证候；中药适应证候的诊断指标包括试验药物目标疾病的效应指标和证候属性指标，而疗效评价仅仅是对试验药物目标疾病的效应指标进行评价，不应包括证候的属性指标，避免疗效虚高。

研究并在江苏省中医院临床试验项目中推行中药临床试验适应证设计及其疗效评价技术、探索性临床试验设计技术、个案研究方案设计技术、多中心临床试验随机化方案设计技术、中药非双盲设计临床试验疗效评价技术、安慰剂对照设计技术等，发表了相关论文。

世界卫生组织授权翻译《支持草药产品临床试验所必须的信息（WHO. Operational Guidance：Information Needed to Support Clinical Trials of Herbal Products）》，《数据与安全监察委员会的建立及其职能的操作指南（WHO. Operational Guidelines for the Establishment and Functioning of Data and Safety Monitoring Boards）》。

（六）研制医疗研究电子病历

医生在临床诊疗的同时进行研究工作，会导致医疗与研究工作时间冲突的问题。在方祝元书记、吴文忠院长的领导下，2022年熊宁宁教授设计完成《医疗研究电子病历的需求与原型设计》。临床研究的数据源自医疗数据，是医疗数据中的一部分。因此，通过设置所定义的研究数据，使得软件系统能够识别并提供适当的工具，帮助医生快速且不遗漏的记录这些数据，就可以实现在不占用医生临床诊疗时间的前提下，高效地完成医疗和研究数据的采集。与此同时，计算机系统自动生成研究数据的统计报表。2023年江苏省中医院医疗研究电子病历上线运行，目前有上百个临床研究项目使用该系统。

（七）临床专业研究生持续性医学英语教育的研究实践

在担任科教处处长期间，负责临床医学专业研究生医院实习工作，针对大部分医学专业研究生尚不能熟练阅读英文医学专业文献的问题，组织开设《医学专业英语》课程，提出研究生在医院实习期间的"持续性"医学专业英语教学，以原版 *CECIL TEXTBOOK OF MEDICINE* 为教材，倡导"大量快速阅读"的教学方法。考核情况表明，学生阅读英文医学专业文献的总体均分从41分提高到80分以上，实现了预期的教学目标。

（撰稿人：熊宁宁）

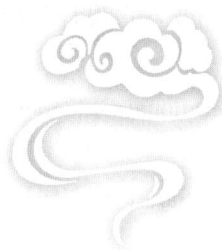

第十二节　马朝群

马朝群（1964—），男，江苏丹阳人，中共党员，医学博士，南京中医药大学教授，主任中医师、博士研究生导师，江苏省名中医。现任江苏省中医院重庆医院党委书记，原江苏省中医院副院长，兼任中华中医药学会外科分会副主任委员、江苏省中医药学会外科专业委员会主任委员。

1987年，马朝群从南京中医学院（现南京中医药大学）中医系本科毕业；2009年获医学博士学位，他师从全国老中医药专家学术经验继承工作指导老师、江苏省国医名师许芝银教授。马朝群长期从事临床、医院管理和卫生政策研究，临床业务擅长治疗普外科胃、肠、胆、胰、甲状腺等疾病及术后肠粘连、毒蛇咬伤、水火烫伤。作为南京中医药大学博士研究生导师，马朝群先后指导硕士、博士30余名；以第一或通讯作者发表SCI及核心期刊论文60余篇；主编《许芝银甲状腺疾病临证精要》；承担江苏省重点研发计划等项目10余项，参与的课题"治疗乳腺增生新药丹鹿胶囊（克乳痛胶囊）开发研究"获得2017年度中华中医药学会科学技术奖三等奖。2020年，马朝群荣获"江苏省名中医"称号。

一、学术经验

（一）内外兼施辨治丹毒

马朝群教授辨治下肢丹毒善从"湿、热、毒"入手，重视气血，兼顾清热解毒化湿，临证多以五神汤化裁，辅以经验方四黄苦地汤冷湿敷，内外合治，颇见疗效。马朝群教授亦根据不同证型施治，灵活化裁。对于湿重于热型，临床多见自觉身体沉重乏力，纳谷不香或恶心呕吐，或小便不利者，则加用清热祛湿之品，如萆薢祛水湿，分清浊；泽兰走血分，治水肿，除痈毒；泽泻善"渗湿热，行痰饮"，与牛膝合用，又可泻相火，保真阴。对于热重于湿型，临床多见患处局部红赤肿胀，灼热疼痛，甚者可见水疱、紫斑者，则加用黄芩、黄柏之类直折火势以泻相火而除蒸，牡丹皮、赤芍、虎杖之类走血分以散疮疡而凉血。表证甚者，临床多见病起突然，恶寒发热，头痛频作，酌加牛蒡子、荆芥之品除风邪、解肿毒、消疮疡。肿胀甚者，临床多见下肢皮肤肿胀，兼及全身浮肿，甚则已成大脚风者，加用防己、猪苓之品苦以燥湿、寒以清热，以泻丹毒血分湿热。

马朝群教授注重中医外科内服外敷结合理念，创制经验方四黄苦地汤冷湿敷治疗丹毒。方中生大黄为君药，性味苦寒，具有清热解毒、活血散瘀的功效，用之使瘀血去，则新血自生、气血则通；黄连、黄柏、黄芩味苦性寒，共为臣药，皆有清热燥湿、泻火解毒的功效，助生大黄加强清热利湿之力；苦参、地肤子为佐药，祛风除湿止痒。诸药合用，共奏清热利湿、解毒化瘀之功。瘙痒重者，加白鲜皮、荆芥；热重者，加金银花、连翘、蒲公英、紫花地丁、紫草；瘀重者，加牡丹皮、牛膝、赤芍、马齿苋等；湿重者，加车前子、丝瓜络等。湿敷法属中医外治法之溻渍法中的溻法，是指将饱含药液的纱布或棉絮湿敷患处的方法。溻渍法使药物通过肌腠毛窍、脏腑及经络作用于全身，以达疏通气血、止痒祛风、软坚散结等目的。临床使用中，每剂药物煎得药液约200ml，待自然冷却后，用纱布浸泡药液，取出后拧半干，以不滴水为度，冷湿敷患处。方证合拍，内外兼治，故能药到病除。

（二）调和气血论治肠结

马朝群教授认为术后肠粘连（肠结）的形成主要由于手术致气血失和、通降失司，致使肠道痞塞不通，"气血逆乱"是本病形成的根本病机，治当首先明确诊断，病证结合，辨证施治，尤以调和气血为重，并注意饮食、情志等方面的调适。具体来说，马朝群教授认为手术对人体造成的影响主要包括三个方面：一是金创利刃，损伤经脉，血溢脉外，血不归经而形成瘀血；二是手术对人的心理活动也会造成一定的影响，使肝失调达、疏泄失常，导致肝郁气滞等；三是手术耗伤人体气血，王清任在《医林改错》中记载，"元气既虚，必不能达于血管，血管无气，必停留而瘀"，即气虚血瘀，瘀血又导致气机失调，影响血液的正常运行，加重血瘀。气机失调日久，津液布散障碍，水湿停聚，久而酿生湿热，壅结肠道；另外气滞、血瘀等致气血失调，胃肠功能紊乱，通降失司，肠道痞塞不通，产生腹痛、呕吐、腹胀、便闭等胃肠道症状。日常生活中若调节失宜，则易感受寒邪，寒性凝滞，影响气血，致肠粘连反复发作。

因此，马朝群教授强调从气血理论辨治肠结，治疗以调理气机、活血化瘀、理气通腑为主，并宗全国名中医刘沈林教授之经验，常选排气方加减：木香10g、茯神10g、枳壳10g、青皮6g、陈皮6g、莱菔子10g、乌药10g、香附10g、佛手10g、大腹皮10g、广藿香10g、苏梗10g、炒白芍15g。另外根据患者气血之虚实，随证加减。

一是从气虚论治。"气为血之帅"，"中焦受气取汁，变化而赤，是谓血"，气能生血、行血，气虚则生血不足，致气虚血虚。患者常表现为神疲乏力，腹部隐痛时作，少气懒言，大便或干或溏，舌淡，苔薄，脉细或细弱。辨证属气虚血虚、兼夹血瘀。治法应以补气养血活血为主，随证加减，方选参苓白术散或四君子汤，配以活血养血之药。

二是从气滞论治。肠粘连患者因疾病反复发作，病痛缠身，常心理负担较重，情志抑郁。患者常见腹胀明显，或有胀痛，平素情志不畅，舌有紫气，脉弦或涩。辨证属气滞血瘀，治予理气止痛，配以活血化瘀之药，同时嘱患者调畅情志。方予柴胡疏肝散、暖肝煎加减，配以桃仁、红花、郁金、赤芍等活血化瘀药。

三是从血瘀论治。马朝群教授认为，肠粘连患者病情反复发作，日久难愈，"久病必有瘀"，且手术因素、气滞、气虚等均可致瘀，故瘀血常贯穿疾病始终。患者常见病程日久，腹痛反复发作，疼痛较剧，且有定处，或伴有便秘，舌有紫气或瘀斑，脉涩。证属瘀阻肠络。治疗应以活血化瘀为主，方选膈下逐瘀汤、少腹逐瘀汤加减。肠粘连患者多有明显纤维组织增生，一般的活血化瘀药常药力不及，故加莪术、三棱、乳香、没药等以增逐瘀之效。

四是从血虚论治。肠粘连患者多见血瘀，瘀血不祛则新血不生，易形成血虚；且患者手术耗伤气血，气虚生血乏源亦致血虚，使脏腑组织失养。患者常见面色无华或少华，精神不振，腹部隐痛，舌淡，脉细弱，辨证属气虚血瘀证。治当补气养血为主，兼以活血，方拟四物汤合参苓白术散加减。

另外，马朝群教授还强调治疗本病要内外合治，创制经验外用方加减暖脐散，本方由小茴香、吴茱萸、肉桂、丁香和艾叶组成，可温通行气，调畅气机，促进胃肠功能恢复。同时，马朝群教授还认为肠粘连"防"大于"治"，注重"治未病"思想在疾病防治中的应用，对肠粘连患者不仅要调理饮食、养生保健，遵守上古之人提出的"法于阴阳，和于术数，食饮有节，起居有常，不妄作劳"的养生法则，防止肠粘连愈后复发，或变生他证，进而达到"形与神聚，而尽终其天年"。

（三）分期辨治消弥痰核

马朝群教授认为，良性颈部淋巴结肿大初起实证居多，以热毒、痰浊为主，治疗以清热解毒、化痰消结为治则。痰热证初期症状轻或兼证不显者，可应用清热消结茶饮方，其组成为金银花 10g，野菊花 10g，夏枯草 5g，浙贝母 5g，天山雪莲 5g，陈皮 5g，枸杞子 5g。该方中金银花、野菊花合用为君药，功在清热解毒；夏枯草着重清热消肿散结，浙贝母侧重清热化痰散结，此两味为辅君之臣药，加强消结之效；天山雪莲活血通络，陈皮理气化痰，此两味为佐药，其理在消结之法不能唯散结，而需从整体思维出发，气顺则痰消，痰消则结散。火热之毒为阳邪，盛则耗阴，枸杞子药食同补，滋阴而不腻，且其味甘，可改善茶饮方口感。全方共奏清热解毒，化痰消结作用。

疾病中后期，可因患者长期情志不佳而使气机不畅，致将军之官疏泄不利，气机循经郁结于颈部，气滞则痰凝，气郁则化火，气血痰火相互搏结则生瘀毒。随着疾病进展，中土脾脏也会受到累及。脾主运化，若脾健运如常，则水谷精微运布周身，若精微津液不布，则内生痰湿。若肾阳温煦不足，水液无力推动则积聚成痰；若肾阴滋养不足，则蕴蒸水液亦为痰。另外，风温痰热为外邪，同气相求，其在脏腑必引动体内之痰邪，外感痰热与内生之痰相互搏结，邪气蕴蒸，则使痰热酿为瘀毒，累及诸脏。因此，临床当分期论治，随证立方。

1. 风热炽盛证　为疾病初期常见证型，一般由外感风热毒邪所致，症见颈部淋巴结肿大疼痛，可伴发热、咽喉肿痛、齿龈肿痛、头痛、咳嗽等外感表证，常表现为溲赤，便干，舌红苔薄黄，脉浮数。治法为疏风清热，解毒消结，方选银翘散合五味消毒饮加减。

2. 湿热蕴结证　因外感热邪夹湿，湿热搏结成痰所致。症见颈部淋巴结肿大疼痛，局部皮肤红肿，皮温升高，常伴口苦口干，可伴发热，大便时干时稀，小便色黄，舌红苔黄腻，脉滑数。治法当拟清热利湿，化痰解毒。方选黄连解毒汤合萆薢渗湿汤加减。

3. 肝郁痰热证　病机为肝郁气滞，气郁化火，痰火搏结。症见颈部淋巴结肿大，疼痛伴咽喉不适，痰干难咯，口干口苦，胁肋疼痛，平素情志不舒，易怒或常郁郁不乐，舌红苔黄，脉弦数。治法为疏肝理气，清热化痰。方选开郁散加减。

4. 脾虚痰瘀证　各种原因导致脾气或脾阳亏虚，内生痰湿，瘀结颈部所致。其症见颈部淋巴结肿大，或伴疼痛，常因思虑过度或劳累过度加重，痰质黏，大便溏稀，舌淡苔薄白，或边有齿痕，脉滑或濡，兼有一派气虚阳虚之象。治法为健脾祛湿，化痰除瘀。方选参苓白术散合化痰破瘀之药加减。

5. 瘀毒内蕴证　常在疾病后期，因痰热内结与脏腑，酿而发为瘀毒。症见淋巴结肿大，疼痛部位固定不移，面色常晦暗，舌暗苔薄白，舌下络脉紫气，脉紧或涩。治法为化痰破瘀，散结解毒。方选桃红四物汤加减。

6. 阳虚痰凝证　因脾肾阳虚，水湿不化，凝而为痰。症见颈部淋巴结肿大，肿结长久难消，反复消长，易感怕冷，腰膝酸软，面色少华，大便溏稀，小便清长，舌淡苔白，脉沉细。治法当拟温肾运脾，化痰散结。方选阳和汤合补中益气汤加减。

二、验案分享

（一）内外兼施辨治丹毒案

后某，男，54 岁。2020 年 9 月 10 日初诊。主诉：左下肢红肿、疼痛 5 日余。患者于 5 天前不慎刮伤，致左小腿皮肤微微破损，继则局部皮肤见小片红斑，稍有红肿，边界清楚，略高出皮肤表面，按之褪色，放手后立即恢复，皮温升高，肿痛明显，后皮肤红斑范围逐步扩大至整个小腿外侧，遂至当地诊所治疗，对症治疗后疗效不佳，特前来就诊。刻下：左下肢红肿，皮温升高，稍有压痛，伴神疲乏力，胃纳不香，便秘溲赤，大便 2~3 日一行，夜寐欠佳。舌红，苔薄黄腻，脉滑数，体温正常。西医诊断：左下肢丹毒；中医诊断：丹毒（湿热瘀滞型）。治法：清热解毒，利湿消肿。治疗：外用四黄苦地汤冷湿敷，内服五神汤化裁。外用方：生大黄 30g，黄连 30g，黄柏 30g，黄芩 30g，苦参 30g，地肤子 30g。冷湿敷于患处，7 剂，每日 1 剂，每次 30 分钟，每日 3 次。内服方：金银花 20g，紫花地丁 20g，黄芩 10g，黄柏 10g，生地黄 10g，牡丹皮 10g，炒赤芍 10g，茯苓 10g，粉萆薢 10g，泽兰 10g，泽泻 10g，车前子（包煎）10g，防己 10g，川牛膝 10g。7 剂，每日 1 剂，水煎，早、晚分服。同时嘱患者多卧床休息，患肢抬高，多饮水。

9 月 17 日二诊，患者左足背、小腿肿胀明显减轻，体温正常，纳谷一般，夜寐安。外用仍以四黄苦地汤冷湿敷患处，7 剂；内服以原方加焦山楂 12g、焦神曲 15g、炒麦芽 12g。7 剂，每日 1 剂，水煎，早、晚分服。

9 月 24 日三诊，患者皮温正常，肿消痛减，食欲好，二便正常，夜寐安，后未复发。

按语：丹毒是一种突发皮肤变红、色如丹涂脂染的急性感染性疾病，其主要表现为突然起病，局部皮肤变赤、色如红丹、焮热肿胀、肤温升高、迅速扩大，同时伴有恶寒发热、周身乏力的全身症状。现代医学认为，丹毒是由溶血性链球菌从皮肤或黏膜的细微破损处侵入皮内网状淋巴管所引起的急性炎症性疾病，常规以抗生素治疗，疗程较长，易出现耐药现象，复发率高。中医学认为丹毒多由湿热火毒侵犯，血分有热所致。

本案患者年过半百，素来体弱，气血俱虚，脾胃运化功能失常，易受外邪侵扰，湿邪浸淫蕴久化热，熏蒸肌肤引发丹毒。四诊合参，辨为湿热瘀滞证。外用四黄苦地汤湿敷患处，方中大黄清热解毒、活血散瘀，黄连、黄柏、黄芩、苦参清热解毒利湿，地肤子祛风除湿止痒。诸药合用，具清热利湿、解毒化瘀之功。"治外必本于内"，内服五神汤化裁，以清热解毒、分利湿热。内外治法同用，标本兼顾，湿热得除，脉络得通，肿消痛减。如此既可较快地治愈疾病，又能固本以防复发。

（二）膈下逐瘀汤治疗肠粘连案

倪某，女，47 岁，2016 年 12 月 1 日初诊。患者 14 年前因"胃穿孔"行手术治疗，术后恢复可。2 年前患者出现腹部疼痛，痛时恶心欲吐，辗转于各大医院，先后于妇科、消化科、泌尿外科就诊，未查明原因，诊断不明，痛时予解痉、镇痛药治疗，用药后可缓解，但不能控制疼痛发作，疾病反复。1 个月前，患者出现脐周胀痛加重，时作时止，止时如常，受凉或食油腻荤腥食物后疼痛加重，无恶心呕吐，无恶寒发热，大便不爽，时有便秘，舌紫暗，脉弦涩。血常规、腹部平片、胃肠镜检查均未见明显异常。西医诊断：肠粘连；中医诊断：肠结（瘀阻肠络，兼夹气滞）。治予活血化瘀、理气止痛。方予膈下逐瘀汤加减，处方：当归 10g、红花 6g、炒赤芍 10g、炒白芍 10g、延胡索 10g、牡丹皮 10g、红藤 15g、败酱草 15g、青皮 10g、陈皮 10g、厚朴 10g、茯苓 10g、薏苡仁 20g、黄芩 10g、枳实 10g、甘草 5g。14 剂，每日 1 剂，水煎，早、晚分服。

2016 年 12 月 22 日二诊，患者腹痛症状减轻，舌淡，苔薄腻，脉弦滑，嘱原方 28 剂继服。

2017 年 1 月 12 日三诊，患者药后腹部疼痛明显减轻，发作次数减少，大便偏溏，原方加苍术 10g、炒白术 10g、淮山药 10g。28 剂，每日 1 剂，水煎，早、晚分服。

2017 年 2 月 16 日四诊，患者诉药后诸症明显缓解，二便调，调整处方：枳实 10g、厚朴 10g、当归 10g、红花 6g、干姜 4g、茯苓 10g、苍术 10g、炒白术 10g、淮山药 10g、青皮 10g、陈皮 10g、赤芍 10g、炒白芍 10g、乌药 10g、延胡索 10g、甘草 5g。28 剂，每日 1 剂，水煎，早、晚分服。并嘱患者平素调畅情志，注意休息，避免劳累，合理饮食。后随访半年，患者诸症未作。

按语：马朝群教授认为，肠粘连的防治，当从气血着手，用药当重用理气活血之药，如当归、红花、红藤、牡丹皮、赤芍、炒白芍等活血养血而不伤阴，青皮、陈皮、厚朴、延胡索等理气止痛，茯苓、薏苡仁健脾益气，枳实、黄芩、败酱草清泄肠腑，甘草调和诸药，全方共奏活血化瘀、理气止痛之功，以达气血调和。同时辅以心理疏导，疗效益佳。

（撰稿人：马朝群）

第十三节　王培民

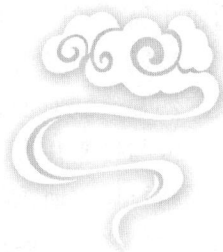

王培民（1963—），男，山东文登人，主任医师，教授、博士研究生导师，石氏伤科第五代传人，江苏省名中医，江苏省中医院博士后流动站合作导师，全国名老中医药专家诸方受传承工作室主任，全国名老中医药专家周福贻传承工作室主任，全国老中医药专家（诸方受教授）学术经验继承人，第二批全国优秀中医临床人才研修项目培养对象、江苏省中医药领军人才。现任江苏省中医院骨伤科主任兼大外科主任，南京中医药大学中医骨伤科学教研室主任，担任江苏省中医药学会骨伤专业委员会主任委员、首届中国中医药研究促进会运动医学分会会长、中华中医药学会骨伤科分会常务委员、中国老年学和老年医学学会副主任委员等。

1986年，王培民从南京中医药大学毕业，先工作于中国中医研究院骨伤研究所，为以后的科研工作打下坚实的基础；随后于江苏省中医院工作至今，师承于全国名老中医诸方受教授。2002年，他读博期间跟随全国名老中医周福贻教授学习，擅长运用虫类药、中药外治等中医药特色治疗骨伤科疾病。从事中医骨伤科临床与研究工作38年，培养硕博士近百人。

王培民曾主持国家科技部支撑计划、国家自然科学基金面上项目、江苏省科技厅社会发展重点项目等多个国家及省部级项目；曾获江苏省科学进步二等奖1项，江苏省中医药科学技术奖一等奖1项，中国中医药研究促进会科学进步二等奖1项；共发表论文300余篇，其中SCI论文40余篇；主编著作4本，获得专利9项。

一、学术经验

（一）虫类药治疗颈椎病

王培民教授认为，颈椎病在现代人群中具有显著的时代特点。生活节奏快、工作强度大、体育锻炼少、饮食不规律、情志常抑郁焦虑等，这些具有显著时代特点的诱发因素使得现代颈椎病患者中很难再找到某一单纯证型。绝大多数患者具有虚实夹杂、寒热错杂的共性特点。以"虚实夹杂、寒热错杂"为基础，可再细分两类，一类主要以中老年颈椎病患者多见，证型为肝肾不足、虚瘀夹杂。第二类主要以青中年颈椎病患者多见，证型为脾肾两虚、痰瘀互结。

在颈椎病辨治过程中，王培民教授的经验主要是选择全蝎、蜈蚣、地龙、土鳖虫、僵蚕等。其中蜈蚣、全蝎、土鳖虫偏向于搜风止痛。蜈蚣和全蝎的药力峻猛，善于走窜搜风；土鳖虫药力相对和缓，善于消磨痼疾。蜈蚣药性温燥，攻毒散结、通痹止痛，尤其对于风、寒、湿作祟的痹痛疗效显著。全蝎性平，息风止痉、通痹止痛，更适用于风邪作祟的行痹。土鳖虫味咸、性寒，长于破血散瘀、续筋接骨、活血止痛，尤以咸能软坚散结，更擅长治疗血瘀壅积、瘀久化热诸证。颈椎病以颈项部疼痛为主、病程相对较短、痛点相对固定，以风寒湿秋冬季或夏季空调冷风直中容易诱发，常选蜈蚣。痛点不固定，伴头痛明显，或有明显的急性剧烈发作和慢性缓解的起伏病程者，优选全蝎。颈项部以酸楚胀闷不适为主，或与疼痛并重，位置固定不移，舌暗紫明显，或常伴便秘者，常选土鳖虫。地龙、僵蚕、蜂房偏向于通络止痛。地龙药性偏咸寒，咸能降泄、软坚，寒能清热降火，因此其通络止痛的功效内涵清热、利水、化瘀之义。僵蚕药性辛、咸，平，其通络止痛的功效内涵祛风、化痰、散结之义。颈椎病颈项部疼痛，伴有肩臂灼痛、双目干涩热痛或热秘，舌质焮红者，优选地龙。伴有颈项、肩臂酸沉僵硬，头晕目眩，精细动作控制力下降者，宜选僵蚕。

（二）"以痛为枢、截断扭转"理念治疗膝骨关节炎

中医治疗膝骨关节炎主要基于"骨痹""痹症""历节风"等不同的临证实践，遣方用药多依据各方医家的实践经验。王培民教授提出，对膝骨关节炎症状的认识，应重点关注贯穿病程始终的疼痛，这就是"以痛为枢"；对膝骨关节炎证候的认识，须清晰理解病程进展中"寒热兼杂"的多元化病机。由于不同脏腑对于不同邪气的易感性存在差异；同一病邪虽"有诸内必形诸外"，但病位不同其症状也会存在很大区别。同时，慢性疾病发展的不同过程，不同体质对疾病所产生的影响，诸多治法对病程所造成的不同干预等，都是导致慢性疾病病机复杂化的直接原因。所以慢性疾病出现虚实夹杂、表里同病、寒热并见的病症，是十分常见的。膝骨关节炎作为骨伤科一类典型的慢性疾病，本身就决定了其病机复杂的必然属性。一方面膝为筋府，为肝所主；肝血不足，无法荣养，不荣则痛；另一方面，肾主骨而生髓，肾气不足、肾阳衰惫，都会引起髓不能充的虚性作痛；或气血不能正常为肾气、肾阳所激发鼓动，输布于四肢百骸，气滞血瘀，邪实而痛。虽然虚性疼痛多以缠绵迁延、恶寒喜温为特征；而实性疼痛多以急性发作、红肿热痛为特征。但两者在实际辨证中，却往往很难准确地界定或鉴别，又常常同时并存，亦可分属同一病例的不同阶段。这就决定了膝骨关节炎治疗理、法的选择，方、药的配伍，应当力争在复杂的病因病机中"执简驭繁"，对虚实夹杂、寒热并见的症状双管齐下，才能有效地控制膝骨关节炎病情。

王培民教授认为，既往对于膝骨关节炎对因治疗的研究集中于软骨修复等环节，控制疼痛仅被简单地作为对症处理，这局限了膝骨关节炎治疗的临床思维。疼痛是膝骨关节炎漫长病程中最早发生的症状，并将伴随疾病全程，疼痛无法被有效控制往往是治疗失败的重要原因。疼痛症状作为患者就诊的核心主诉，以及医者疗效评价的核心关注，对其认识应当提升到新高度。"截断扭转"原为我国著名中医姜春华教授针对温病复杂病机和急进病程所提出的，其强调在繁复病机速难理清的情况下，需通过强有力的干预措施，首先遏制住主要症状以截断病情进一步的发展；然后再从容辨证，力求以点带面、逐步扭转疾病的整体进程。王培民教授认为，"截断扭转"的理念对于膝骨关节炎治疗具有特殊的借鉴价值。因为膝骨关节炎的慢性病程中往往也会出现急进性的病程进展，以及突发难以控制的疼痛症状。一方面久病之机复杂，难以迅速把握；另一方面病位常在局部，病本却往往需要追溯到肝肾、脾胃的本源；很难通过短期的药物干预，面面俱到解决全部问题。因此，明确主要矛盾，制定可行方案，是膝骨关节炎治疗的关键。王培民教授根据多年的临床经验总结，形成了治疗膝骨关节炎的中药综合治疗方案，对于早期膝骨关节炎，以寒湿为主，多用中医外治法治疗，包括自拟的仙叶沐足汤泡脚舒筋通络，"易层"贴敷局部外用温经通络；对于中晚期膝骨关节炎，多以肝肾亏虚为本，寒、热、湿、瘀等兼杂，治则以中药口服联合外治，口服中药主要有经验方"膝痹宁"主治寒、湿、瘀邪所致诸证，以温经散寒、柔肝养血为治则；经验方"滑膜炎方"主治湿、热邪所致诸证，以清利湿热、强筋健骨为治则。根据此法治疗膝骨关节炎疗效显著。

（三）肩关节脱位特色复位手法

肩关节是人体中最灵活的大关节，同时也是稳定性较差的关节，外伤引起的肩关节脱位占全身四大关节脱位的 40.1%。以前脱位常见，其整复方法，见之临床者，不下数十种之多。如拔伸托入法、手牵足蹬法、椅背整复法、柯氏回旋法等。因为脱位引起的患者紧张恐惧和疼痛刺激使其肩周围肌肉痉挛，传统的拔伸牵引往往需要较大的对抗力量，对术者及患者的体力消耗非常大。柯氏回旋法利用杠杆原理复位，较为省力，但有严格的适应证，对老年骨质疏松患者极易发生肱骨骨折。

王培民教授在传统复位手法的基础上摸索形成的两种单人肩关节脱位复位手法："膝顶伸引旋转"法及"回旋-过举"法。

"膝顶伸引旋转"法：①"膝顶"。患者通过腋窝将上身重量靠在术者膝顶部，有依靠感及被保护的感觉，有利于消除恐惧紧张心理，放松紧张痉挛的肌肉。②"伸"。依靠术者膝顶支点、利用自身重力作用使上肢下垂外展外旋，并嘱其尽量前伸如欲取物状，旨在诱导患者意念上主动伸展，有助于进一步松弛肩关节周围紧张肌群。此时关节囊皱襞消失，纤维关节囊完整部分变得舒展平滑，而关节囊前下部破损裂口变得开放通畅，有利于肱骨头滑入。③"引"。屈肘均衡施压可增加向下牵引力，以弥补重力对抗肌肉牵张力之不足，促使肱骨头复位。屈肘位下压牵引较传统的伸肘位拔伸牵引更易使肱二头肌放松，避免肱二头肌长头腱紧张对肱骨头的嵌顿和阻挡，不仅省力，还可使复位成功率明显提高。④"旋转"。在上述伸引放松的基础上，轻轻左右摇摆前臂使上臂反复做内外旋转动作，配合膝顶，脱位的肱骨头即可克服较小阻力越过关节盂前缘，逆脱位路径经关节囊前下部破损裂口滑入关节腔，使复位准确、稳妥且安全。

"回旋-过举"法是患者取仰卧位，术者位于患者患侧，一手轻度轴向牵引患肢并逐渐前屈外旋过顶，多可复位，若未能复位，可同时配合腋窝推挤脱位的肱骨头，此法通过上举外旋将脱位的肱骨头旋离关节突的卡压，并使前方破损的关节囊松弛，肱骨头可自行滑入。

王培民教授认为，"膝顶伸引旋转"法及"回旋-过举"法能诱导患者意念上主动伸展，结合体位上的放松，充分调动了患者的主观能动性，使其主动参与到复位过程中，配合复位。患者消除或减轻了紧张、恐惧感，痉挛的肌肉得到松弛，复位时则省力易行，能够避免医者使用蛮力、暴力，提高复位成功率，同时也减轻复位过程中患者的疼痛。

二、验案分享

（一）运用虫类药治疗颈椎病案

谢某，女性，39 岁。

初诊：颈部不适半年，痛连胸背部，得温则舒，伴上肢疼痛，沿神经根支配区走行。胃纳较差、消化不良，大便溏烂，月经色淡，经期延后。咽喉不爽，似有异物。面色㿠白，夜间入睡浅，情绪比较低落抑郁，入睡困难、睡眠浅且易醒。舌质胖而淡红、边有齿痕，苔薄白，脉弦紧。诊断为颈椎病。治法以温补脾肾、化痰散瘀、通络止痛。方以葛根汤加参苓白术散为主方化裁，虫类药物的使用主要是僵蚕、地龙。

处方：葛根 10g，桂枝 10g，甘草 6g，白芍 10g，党参 10g，茯苓 15g，茯神 15g，山药 18g，炒白术 10g，延胡索 10g，醋柴胡 6g，乌梅 6g，僵蚕 10g，地龙 10g，葛根 10g，海风藤 10g。7 剂，每日 1 剂，水煎，早、晚分服。

二诊：药后症状有所改善，守方一周。

三诊：2个月后患者复发，再次就诊，辨证仍属脾肾两虚、痰瘀互结，仍以前方治疗两2周。2周后患者症状缓解，未再发作。

按语：颈椎病是骨伤科门诊最常见的病种，除了手术治疗，保守治疗是至关重要的环节。非甾体抗炎药、脱水剂、激素类、神经营养药物是目前西医临床最常用的药物方案，选择较少、疗效有限。中医既往是将颈椎病按照症状纳入"痹症""痿证""眩晕"等范畴，王培民教授在辨治颈椎病的过程中，经过大量的临床实践和系统的学术传承，对其病因病机、治法理念、理法方药等均有自己独特的见解，他治疗青中年颈椎病以"脾肾两虚、痰瘀互结"为基本证型进行辨治。脾肾两虚主要以阳虚为主，脾肾阳虚则温煦功能异常，颈项部疼痛以畏寒喜暖，同时运化功能失常，可导致胃纳较差、大便溏烂；月经色淡、经期延后、面色㿠白、情绪低落、睡眠较差易醒也是脾肾阳虚不振所致。此外，阳虚则影响水液温化和气化，水停则化痰，患者咽喉不爽、似有异物感等，与情绪低落、痰气结内等均有一定关系；舌质胖而淡红、边有齿痕，苔薄白，脉弦紧，均是脾肾阳虚、痰瘀互结之象。治法以温补脾肾、化痰散瘀、通络止痛。主方以葛根汤加参苓白术散，并经验性地配伍运用虫类药物。

（二）温经活血通络法治疗膝骨关节炎案

杨某，女性，63岁。

初诊：患者2年前出现双膝不适，劳累后见膝上缘肿胀，休息后可缓解，畏寒畏风；寐差，纳谷不馨，晨起口苦明显；因膝痛入睡尤其困难；小便正常，大便干结便秘，舌淡红体胖嫩可见齿痕、苔白腻，脉沉迟、左部脉微弱较显。曾就诊于当地多家医院骨科，行X线、磁共振成像（MRI）影像检查示：膝骨关节炎、半月板损伤、关节腔积液。实验室检查排除类风湿性关节炎、血清阴性脊柱关节病等。西医诊断为膝骨关节炎；中医诊断为痹证（膝痹）。辨证为寒凝痹阻，气郁血虚。以温经散寒，柔肝养血为治则，治以"膝痹宁"方加减。

处方：淡附片10g，制狗脊10g，巴戟天10g，生薏苡仁15g，郁金15g，神曲15g，炒白芍10g，丹参10g，黄芪20g，石斛30g，远志12g，金银花10g，山萸肉30g，知母12g，醋乳香6g，醋没药6g，当归20g，忍冬藤15g。7剂，每日1剂，水煎，早、晚分服。联用仙叶沐足汤睡前沐足及"易层"贴敷局部外敷。

二诊：患者膝关节疼痛、肿胀均减。患者自诉畏寒、恶风显著好转，睡眠改善，晨起口苦及便秘亦好转，胃纳仍欠佳。

处方：桂枝10g，山萸肉30g，厚朴15g，焦山楂30g，生薏苡仁15g，炒白芍10g，川牛膝10g，独一味10g，生甘草10g。14剂，每日1剂，水煎，早、晚分服。联用仙叶沐足汤睡前沐足及"易层"贴敷局部外敷。

三诊：患者左膝关节活动度及疼痛程度较前好转。守方两周。

按语：膝骨关节炎是骨伤科门诊的常见病，多发生于中老年人，亦可见于青年人。临床以关节疼痛（活动时加重）、肿胀或畸形为主要表现，多因长期负重和膝关节的慢性劳损引起，本病日久可见关节畸形，且致残率高，严重影响人们的生活质量。西医保守治疗主要包括营养软骨及非甾体抗炎药等，手术治疗主要包括关节镜治疗手术和人工膝关节置换手术等。本病属于中医学"痹证""痿证"范畴，以汤药内服、针灸理疗、传统膏药，或中药外敷为主要治疗方法，以缓解关节疼痛、肿胀症状，治疗的基本理念是给患者一个不痛的、有功能的膝关节，然而此类患者存在痛觉敏感，包括冷刺激痛敏感和机械刺激痛敏感，这种痛觉敏感状态与普通的疼痛状态迥异，且多数患者合并抑郁、焦虑等症状，因而单一西药很难针对疾病的多个症状进行调节改善，而这正是中医的优势所在。中医学认为"肾主骨，肝主筋""膝为筋府""肝喜条达而恶抑郁"，因此将"补肝肾，强筋骨""柔肝养肝""疏肝解郁"三法有机结合治疗本病。膝痹宁温经散寒、柔肝养血，本案以该方化裁，加用黄芪补气以活血；当归、丹参活血通络；醋乳香、醋没药活血化瘀；远志安神定志；忍冬藤通经活络；金银花清解风热，消因瘀化热所致关节疼痛；石斛、知母滋补阴液、濡养经筋，兼制诸药燥性。针对膝骨关节炎以肝肾不足、风寒湿夹杂为本，寒凝气滞、血瘀化热、寒热错杂为标，病程日久常又瘀郁相兼的复杂病机，本案诸药合用，既能温经通络、散寒止痛，又能清解瘀热、解毒止痛，配合仙叶沐足洗剂，疏肝解郁、理气止痛，局部外用温经通络之效的"易层"贴敷，直达病灶，取得了显著的疗效。

（撰稿人：张　立）

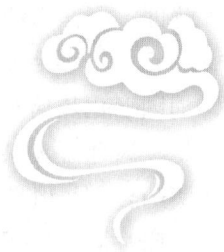

第十四节　王瑞平

王瑞平（1961—），女，汉族，江苏启东人，主任中医师，医学博士，教授，博士研究生导师。她在1998年至2001年任江苏省中医院血液肿瘤科副主任，2001年至2019年任科主任，现任中华中医药学会精准医学分会副主任委员、中华中医药学会肿瘤分会常务委员，历任中国抗癌协会肿瘤传统医学专业委员会常务委员、江苏省中医药学会肿瘤专业委员会主任委员等职。

1982年，王瑞平从南京中医学院中医系本科毕业，至江苏省农垦局江心沙农场医院工作；1989年，她获南京中医学院医学硕士学位，师从国医大师徐景藩教授，同年7月至江苏省中医院肿瘤科工作；2000年任硕士生导师，2002年任主任中医师，2006年任教授，2008年获南京中医药大学医学博士学位，2009年任博士研究生导师。

2007年，王瑞平被国家中医药管理局授予首届"全国优秀中医临床人才"称号，2009年被列为江苏省中医药领军人才，2020年被评为江苏省名中医。

王瑞平曾主持国家级、部省级、厅局级科研课题17项，曾获中华中医药学会科学技术奖二等奖1项，获江苏省科学技术奖二等奖1项，江苏中医药科学技术奖一等奖1项、二等奖2项，发明专利5项，在国内外核心期刊发表论文150余篇（SCI论文17篇），先后培养硕士研究生和博士研究生70余人。

一、学术经验

王瑞平教授倡导扶正法为治疗恶性肿瘤的根本大法。肿瘤的发病由各种致病因素作用于机体，造成机体的阴阳失调，脏腑亏虚，治疗当以扶正培本为主，达养正积自除的目的。肿瘤患者术后脏腑功能虚损，术后化疗则正气愈虚，故其基本病机为气血亏损，脏腑虚弱，邪毒深踞，流注复燃。肿瘤术后重点在于"养正"，而养正为养脏腑正气，非独一派补益，需结合脏腑功能特征，或疏泄并用，或调柔缓急，或寓消于补，或消散结合，共奏养正消积之功。治法以健运后天脾胃为主，兼补先天肾气。从脾胃论治贵在"调脾胃"，"调脾胃"的方法有益气健脾、理气和胃、运脾化湿、涩肠止泻、消食开胃、降逆止呕等。

（一）肝脾并治、祛瘀有节治疗肝癌

肝癌的病位在肝、脾、肾三脏，但病因病机复杂，因人而异。临证中患者多为数种病因病机交织而成，但肝癌病机总属本虚标实，本虚为肝肾阴虚，脾胃虚弱，标实为气郁、湿热、瘀毒。

1. 滋水涵木以柔肝　肝阴亏虚是肝癌发生的病理基础。肝体阴而用阳，阳易亢而阴易损。除年老起病的患者多见肝阴虚外，湿热之邪或气郁化热均可耗损肝阴。肝阴虚日久必将耗伤肾阴。基于"乙癸

同源"和"虚则补其母"理论，治疗上多通过滋肾阴以养肝阴，即"滋水涵木"法以柔肝。药物上选酸甘阴柔之品，常用枸杞子、白芍、山茱萸三味组合；若偏于气阴两虚，配合黄精、五味子气阴双补；若偏于阴血亏虚，则配合当归、桑葚滋阴养血。

2. 解郁安神以疏肝 肝气郁结与肝癌的发生、发展互为因果。肝癌的诸多病理因素如气滞、湿聚、血瘀、热毒均可以肝郁为先导，身患恶性肿瘤也可造成患者的精神负担，加重肝郁之证。但临床中肝气郁结的征象往往较为隐匿，需从询问患者的平素性格，观察其言语举止，结合症状来辨明。睡眠障碍往往能反映肝郁的存在，且治疗上采用解郁安神法往往疗效卓著，常用药如绿萼梅、合欢皮、百合、远志；失眠严重者加酸枣仁、茯神、夜交藤、龙齿。

3. 调脾和胃贯三期 脾胃受损是肝癌病机的重要环节。"见肝之病，知肝传脾，当先实脾。"因此，从脾胃论治对肝癌的治疗尤为重要。肝癌的不同阶段均存在脾胃功能失调，"调脾胃"应贯穿肝癌治疗的始终。肝癌早期，脾胃病变以实证多见，常为木郁土壅、湿阻中焦，临床表现有胁腹胀闷，甚至疼痛，伴呕恶、纳呆、厌油等，治疗当理气化湿，开胃消食，常用药如香橼、佛手、枳壳、扁豆、刀豆壳、炙鸡内金、焦三仙等。若疼痛明显，可加延胡索、广郁金等行气止痛。肝癌中期，脾胃病变多属虚实夹杂，常为脾虚湿蕴。临床表现有乏力、纳差、困倦、中满、便溏等，治疗当健脾化湿，和胃消食，常用药如党参、山药、薏苡仁、炒白术、茯苓、扁豆、炙鸡内金、焦三仙等。肝癌晚期，脾胃病变以虚证居多，常属气阴两虚，脾失统血。临床表现有极度消瘦、头晕、乏力、纳少、口干、各类出血等。治疗当益气养阴、健脾统血、和胃消食。常用药如黄芪、太子参、黄精、山药、石斛、五味子、白术、侧柏炭、地榆炭、炙鸡内金等。

4. 祛瘀解毒须有节 活血化瘀对改善肝癌患者的瘀血症状发挥着显著作用，肝癌患者多合并有凝血功能低下。因此，在使用活血化瘀类药物时，常根据患者瘀血症状的程度，结合凝血功能，灵活使用活血化瘀药。若瘀血重而凝血功能正常，应破血逐瘀，常用药如三棱、莪术、桃仁、红花、全蝎、蜈蚣、地龙等；若瘀血重而凝血功能低下，应活血止血，常用药如牡丹皮、丹参、三七、赤芍，且应密切监测患者凝血功能及关注患者出血情况。若瘀血轻而凝血功能障碍，应慎重使用活血化瘀药。解毒抗癌能在一定程度上控制肝癌的发展，根据既往临床经验结合现代药理研究，针对肝癌常使用半枝莲、重楼、石见穿等解毒抗癌。王瑞平教授强调，解毒抗癌类中药多为苦寒之品，易损伤人体阳气，尤其是脾胃之阳，临证使用时应兼顾患者脾胃功能，适可而止，必要时配合温中健脾之品。

（二）扶正培本、养正消积调治胃癌术后

胃癌为本虚标实之恶疾。胃癌术后患者脾虚更甚，气血生化乏源，正气虚损，无以抗邪，更易使局部残留邪毒滋生蔓延，最终形成虚虚实实之局面。

1. 益气健脾，滋阴润燥 胃癌术后胃气不生，阴液失养，故气阴两伤为常见证型。脾喜燥恶湿，胃喜润恶燥。如何把握燥湿之度、气阴之侧重实为治胃癌关键。症见少气懒言，纳差乏力，苔薄白，脉细弱，当益气重于养阴，但不能温燥伤阴，药用太子参、党参、白术、茯苓、黄芪、山药等平补胃气，养胃以生气血；当症见唇干口燥，夜寐欠安，舌红少苔，脉细数，当以养阴为重，但不能滋腻碍胃，药用天麦冬、南北沙参、玉竹、石斛等平复胃阴，润燥养胃。若脾虚复又生痰湿，则见不欲饮食，恶心欲吐，舌苔白腻，脉弦滑，则当以二陈汤加减，温化痰湿，开胃复食。在胃癌术后以益气养阴之法治疗的同时，王瑞平教授也常佐以石见穿、浙贝母、半枝莲等抗癌中药之品消癥散结，以共奏养正消积之功。

2. 养肝和胃，理气调血 脾胃均居中焦，脾主升，胃主降，为人身气机之枢纽。胃癌术后患者常因手术或化疗等因素而使枢纽运转不利，导致气机不畅。再者，胃癌术后患者脾胃之气更受损伤，脾胃更为虚弱，则气血生化不足无以养肝，而肝血不足则易血虚肝郁，或肝郁化火，或肝郁气滞，或肝郁

血瘀，或肝脾不调，而伴见脘痛连胁，嗳气频繁，或见呃逆、抑郁、失眠、烦躁、眩晕、盗汗、大便不畅、泄泻等症状。故在健脾益胃基础上，常要考虑到使肝血充盈，气血调畅，常加白芍、酸枣仁、枸杞、何首乌等以补血养肝柔肝，加柴胡、香附、绿梅花、佛手、合欢皮以疏肝理气，加当归、郁金、丹参等理气活血通滞而使胃和肝柔，气血通畅，共助养正消积之效。

3. 固肾培本，调和阴阳　肾、脾分为先后天之本，两者共同充养人体一身正气。《素问·水热穴论》云："肾者胃之关也，关门不利，故聚水而从其类也。"肾作为人体气血精微之关，可防止人体精微从二便无度下泄。肾的开合有度，保持人体气血津液充足。若肾阳不足，脾失温煦，致脾阳虚衰，水湿停聚为痰。痰浊结块，形成阴邪，耗损阳气，损伤脾胃。王瑞平教授认为，胃癌术后损伤正气，先天之气易受波及，久之肾阳易衰，临床常见手足发冷，喜静恶动，小便清长，大便溏薄等肾阳不足之症，故方中须加固肾培本，调和阴阳之品。且胃癌术后脏腑亏损，不耐重补，当少用肉桂、附子等辛温大热之品，而以川续断、杜仲、女贞子、墨旱莲、益智仁、乌药等性弱味薄为主，性不偏颇，缓缓补肾固精，以达长效。先天阴阳得以调和平衡，才能与后天之本互相充养，使正气得助，鼓力抗邪，实为扶正抗癌之长久之计。

（三）清热解毒、养阴生津治疗放射性损伤

放射性损伤是恶性肿瘤放射治疗常见并发症，从中医学观点来看，放射是热毒性杀伤因素，当属外感热邪范畴。其基本病理变化为毒热过盛，阴津受损，治疗应以清热解毒、养阴生津为基本大法。临床应根据各种放射性损伤的感邪轻重、受邪部位、疾病阶段、病机演变等分别采用或合用清热解毒、清热凉血、凉血化瘀、清热养阴、养阴生津、养阴行血等治法。临床常见以下4种证型。

1. 热毒上犯证　多见于放射性口腔损伤。放射线之热毒上犯，津液受损，肺失濡润，症见发热，鼻燥，口渴咽干，口腔、咽部肿痛，吞咽不利，干咳无痰，大便干结，小溲赤热，舌边尖红，苔薄黄而燥，脉数或浮数。治以清热透表，生津润燥。常用银花，连翘，板蓝根，牛蒡子，桔梗，桑叶，北沙参，麦门冬，杏仁，瓜蒌，芦根，薄荷（后下），甘草。

2. 肺热壅盛证　多见于放射性肺炎，常合并感染。火毒灼肺，痰热内蕴，肺失宣降，症见发热，咳嗽气促，咳痰黄稠，或痰中带血，烦渴，胸闷胸痛，舌红苔黄，脉滑数或洪数。治以清热化痰，宣肺止咳，佐以养阴行血。常用麻黄（先煎去上沫），杏仁，石膏，桃仁，苇茎，薏苡仁，黄芩，鱼腥草，知母，浙贝母，瓜蒌，丹参，虎杖，南沙参，生甘草等。

3. 热毒壅肠证　多见于放射性直肠炎。热毒壅盛，燔灼气血，肠络受损，症见身热烦躁，口干欲饮，腹痛时作，肛门坠胀，里急后重，大便下血，小便短赤，舌红苔黄或舌绛无苔，脉数。治以清热解毒，凉血止血。常用水牛角，生地，赤芍，牡丹皮，地榆炭，槐花，仙鹤草，茜草炭，红藤，薏苡仁，茯苓，谷芽等。

4. 肺胃阴伤证　多见于放射性损伤的后期。热毒久蕴，灼伤肺胃之阴，阴虚内热，气血凝滞，症见形体消瘦，低热，干咳少痰，口舌干燥，多饮而纳差，心烦，失眠，舌质红，少苔，脉细数。治以清养肺胃，滋阴生津。常用沙参，麦冬，玉竹，石斛，生地，玄参，当归，白芍，杏仁，桑白皮，丹参，百合，太子参，竹叶，甘草等。

5. 关于血瘀　临床所见，放射性损伤的中医辨证常兼夹血瘀。放射线侵袭，热毒壅滞，津亏血滞，气血不畅，故本病一旦发生，其病理演变常向"血瘀"方向发展。瘀血一经形成，阻碍气机，致津液不能输布，热毒瘀血搏结，互结为患，内伏于五脏六腑，暗伤阴津，而致血行涩滞，阴虚燥热，虚实夹杂，缠绵难愈。临床采用清热解毒、养阴行血治疗，使热毒渐清，阴津得复，瘀滞消散。在此基础上还可适当选用当归、赤芍、牡丹皮、丹参、红藤、虎杖等活血祛瘀之品。

二、验案分享

（一）养阴益肺解毒方治疗放射性肺炎案

徐某，男，61岁。初诊日期：2009年4月20日。主诉：咳嗽气喘伴发热10天。

患者2008年9月出现反复咳嗽，时有低热，于当地医院查胸部CT示：左下肺软组织块影约4.0cm×4.5cm，纵隔及肺门多发淋巴结肿大；行肺穿刺病理示：小细胞肺癌，2008年10月24日开始行依托泊苷和顺铂（EP）方案化疗4个周期。2009年2月10日复查CT示：左下肺肿块缩小至2.0cm×2.2cm。2009年2月16日开始放疗，共计30次，放疗期间患者咳嗽时作，未予特殊处理。2009年4月10日患者咳嗽加剧，胸闷气喘，高热不退（39.8℃），经胸部CT检查诊断为左肺放射性肺炎。予大剂量抗生素及糖皮质激素等治疗，患者高热渐退，但低热不清，咳嗽频作，动则气喘，胸闷心慌，口干欲饮，大便干结，夜寐不安。舌暗红少苔，脉细数。西医诊断：小细胞肺癌合并放射性肺炎；中医诊断：咳嗽（阴虚毒蕴证）。病机：放射热毒灼肺，痰热内蕴，耗伤肺阴，肺失宣降，气血瘀滞。治法：养阴生津，清肺解毒，活血化瘀。治以养阴益肺解毒方加味。处方：南沙参15g，麦冬15g，玉竹15g，石斛15g，生地黄15g，玄参15g，当归10g，白芍10g，杏仁10g，丹参10g，百合15g，太子参15g，桑白皮15g，鱼腥草15g，虎杖15g，甘草5g。10剂，每日1剂，水煎，早、晚分服。

4月30日二诊，患者药后低热已退，咳嗽减轻，痰少难咯，胃纳欠佳，口干口渴，大便偏干，舌红苔薄，脉细数。原方去白芍、虎杖，加金荞麦15g、天花粉10g、瓜蒌仁10g、鸡内金15g、炒谷麦芽各15g，28剂。

5月29日三诊，患者食欲增加，疲乏无力，夜寐多梦，二便调畅，舌质稍红，苔薄白，脉细。二诊方去杏仁、桑白皮、鱼腥草、生地黄、瓜蒌仁，加黄芪15g、山药15g、阿胶珠10g、仙鹤草15g、酸枣仁15g，28剂。

6月29日四诊，患者诸症缓解，后予益气养阴解毒抗癌基本方加减治疗，随访3年，患者病情稳定。

按语：本案体现了王瑞平教授在治疗放射性损伤时立足辨证的观点，他认为本病的基本病机为毒热过盛，阴津受损，治疗应以清热解毒、养阴生津为基本大法。本案病机乃阴虚毒蕴、瘀血阻络，治以养阴生津、清肺解毒、行血化瘀，以养阴益肺解毒方加味。方中南沙参、麦冬、玉竹、石斛养阴生津益肺胃；生地黄、玄参滋阴清热以润燥；当归、白芍、丹参和阴养血又活血；百合、杏仁润肺止咳安心神；桑白皮、鱼腥草、虎杖清热解毒祛瘀血；太子参、甘草培土生金复津液。二诊患者热退，去虎杖、白芍，见痰少难咯、胃纳欠佳、口干口渴、大便偏干，加天花粉、金荞麦、瓜蒌仁以生津化痰、清肺通便，加鸡内金、谷麦芽健脾和胃。三诊患者乏力、多梦，去杏仁、桑白皮、鱼腥草、生地黄、瓜蒌仁，加黄芪、山药、阿胶珠益气健脾养肺，仙鹤草补虚解毒抗癌，酸枣仁养心安神。四诊患者诸症缓解，采用益气养阴解毒抗癌基本方加减调治，扶正培本，巩固疗效，延长生命。

（二）健脾益肾法治疗原发性肝细胞性肝癌案

患者宫某，男，56岁。初诊日期：2021年7月10日。主诉：确诊肝癌5天。

患者1个月前无明显诱因下出现体重减轻，半个月前出现周身乏力，自觉低热，伴夜间盗汗，右上腹时有隐痛。甲胎蛋白：2 247.6ng/ml。肝功能：天冬氨酸氨基转移酶51U/L，碱性磷酸酶270U/L，γ-谷氨酰基转移酶92U/L。上腹部MRI平扫+增强：肝癌伴多发转移。既往"乙肝大三阳"病史。确诊为原发性肝细胞性肝癌伴肝内多发转移，7月8日起予仑伐替尼靶向治疗。患者体倦乏力，右上腹时有隐痛，胃纳欠佳，口淡不渴，夜间盗汗，小便色稍黄，服用仑伐替尼后，大便质稀，日行3次。舌淡，苔薄黄腻，脉弦尺脉弱。西医诊断：原发性肝细胞性肝癌；中医诊断：肝癌（脾肾两虚证）。病机：旧有宿根（乙肝病毒），日久酿毒，毒邪踞肝，横逆犯脾，久病及肾，脾肾亏虚。治以健脾益肾，方选参苓白术散加减。处方：党参15g，炙黄芪20g，炒山药20g，炒白术20g，炒薏苡仁30g，陈皮10g，绿萼梅6g，茯苓15g，芡实15g，诃子肉10g，酒萸肉15g，鸡内金15g，白扁豆15g，垂盆草15g，焦山楂15g，六神曲15g，炒稻芽15g，炒麦芽15g。14剂，每日1剂，水煎，早、晚分服。

2021年8月14日二诊，患者继续靶向治疗中，服用前方后食纳好转，大便成形，日行2次。新增口腔溃疡，胸背部散在皮疹，瘙痒不显，舌淡红，苔薄黄，脉弦细。复查肝功能正常。前方去诃子肉、垂盆草、鸡内金、六神曲，加白残花6g，仙鹤草15g。14剂，每日1剂，水煎，早、晚分服，外用本院制剂黄芩油膏。其后随症加减。

2021年12月3日三诊，复查MRI示肝脏病灶缩小，肝功能持续正常。患者胃纳可，口疮偶发，皮疹瘙痒不显，二便尚调。舌淡红，苔薄黄，脉弦细。患者病情稳定，主方不变，随症加减。

按语：此案患者为王瑞平教授治疗肝癌典型案例，该患者首诊为肝癌晚期，靶向治疗中，服用仑伐替尼3天，出现腹泻症状，因而考虑腹泻为仑伐替尼相关不良反应。结合四诊，辨证为脾肾两虚证，治以健脾益肾，考虑到患者服仑伐替尼仅3天，后期腹泻有加重可能，先安未受邪之地，以顾护脾胃，涩肠止泻为主，方选参苓白术散加减。方中党参、炙黄芪、炒山药、炒白术补气健脾；炒薏苡仁、茯苓、白扁豆健脾渗湿；芡实、诃子肉、酒萸肉补脾益肾，涩肠止泻；鸡内金、焦楂曲、谷麦芽和胃助运；绿萼梅、陈皮疏肝理气；垂盆草保肝降酶。二诊，患者乏力、纳差、腹泻均好转，舌质转红，考虑前方得效，效不更方，守法继进。前方加用仙鹤草解毒抗癌、补虚，患者新增口腔溃疡，胸背部散在皮疹，仍考虑为仑伐替尼相关不良反应，加用口腔溃疡经验用药白残花，及靶向药物相关性皮疹经验用药黄芩油膏。此案首诊时为肝癌晚期，制定治则时仍以扶正为本，暂缓化瘀解毒，选方以参苓白术散加减，用药中正平和，以免药过病所，务求不伤脾胃。

（撰稿人：王瑞平、李　豫）

第十五节　卞卫和

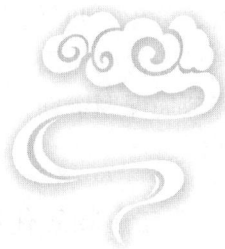

卞卫和（1961—），女，汉族，江苏启东人，主任中医师，现任中华中医药学会乳腺病分会副主任委员，世界中医药学会联合会乳腺病专业委员会副会长，江苏省中医药学会乳腺病专业委员会名誉主任委员，江苏省中西医结合学会乳腺专业委员会荣誉副主任委员，江苏省老年学学会老年健康教育与促进专业委员会副主任委员。

1984年，卞卫和于南京中医学院中医专业毕业，同年分配到南通市中医院内科工作，1988年调至江苏省中医院普外科工作，2011年2月创建乳腺外科任科副主任（主持工作），2013年任乳腺外科主任。卞卫和从医40年，擅长治疗各种乳腺疾病。她曾主持国自然基金1项，作为主要研究者参加国家级项目4项，主持及参与江苏省科技厅及江苏省中医药管理局科研课题8项；曾获江苏省科学技术进步奖二等奖1项，中华中医药学会科学技术奖二等奖2项，三等奖1项，发表论文50篇；主编、副主编及参编医学书籍7部；培养硕士研究生23人。

2007年，卞卫和被评为江苏省卫生行风先进个人；2012年被评为江苏省中医院先进个人；2014年获得江苏省有突出贡献的中青年专家称号，同年获得江苏省中医院名医的称号；2017年被评为南京市五一巾帼标兵及江苏省巾帼建功标兵；2020年获江苏省名中医荣誉称号；2022年被评为江苏省中医院劳动模范。

一、学术思想

（一）创制"疏肝宁心调阴阳方"解决临床疑难病症

乳腺癌内分泌治疗是激素受体阳性乳腺癌的重要治疗，治疗时长达5~10年之久，内分泌治疗的药物会产生类绝经综合征，出现潮热汗出、易激动、抑郁或烦躁、失眠、疲乏、心悸、骨骼肌肉痛、头痛、眩晕等症状，严重影响患者生活质量与治疗依从性。根据长期临床观察与经验总结，卞卫和主任认为，乳腺癌术后患者素有情志不畅，加上内分泌药物的副作用，可导致气机逆乱，气血运行不畅，脏腑功能失调。肝郁化火，浊火扰心，则心神不宁；肝肾同源，心肾水火相济，肾水不济心火则导致心火独亢，热扰心神。人体是一个有机整体，其机能之正常，正气之充沛，皆有赖于体内阴阳平衡，当肝、肾、心三脏功能失调，气血阴阳紊乱，不能濡养温煦各脏腑，不能推动机体的正常生理活动，最终打破机体阴阳平衡，导致机体阴阳失衡，则出现潮热汗出、情绪不稳、心悸失眠、头晕目眩等一系列类围绝经期症状。卞卫和主任分析其病机特点，将其归纳为肝郁肾虚，心阳受扰，阴阳失调，并确立调理阴阳，疏肝解郁，宁心安神的治疗大法，创制"疏肝宁心调阴阳方"（仙茅、淫羊藿、黄柏、知母、酸枣仁、郁金、五味子）。应用于临床 20 余年，数千名患者服用本方，疗效满意，未见任何副作用。卞卫和主任形成自己疏肝宁心调阴阳理论，此理论为国内首创，曾获江苏省中医药管理局课题资助，卞卫和主任公开发表多篇相关学术论文，在国内有较大影响力，得到同行专家广泛认可。

（二）将氧化应激与阴阳平衡有机结合创新治疗思路

卞卫和主任在乳腺癌中医药诊治方面，创新性提出调控阴阳平衡理论，将现代医学氧化应激与阴阳平衡有机结合，形成治疗乳腺癌新的理论体系。卞卫和主任重视中医药治疗肿瘤的整体观念与辨证论治，重视对患者的生理功能的宏观调节，他认为对多数的肿瘤患者来说，局部治疗是不能解决根治问题的，还必须从整体观点来看待肿瘤。中医的辨证实际上是一个对机体失衡的内部环境的辨别过程，辨证的结论是对内环境失衡的部位、性质、程度等参数的描述。应用中药治疗肿瘤的根本目的是恢复机体内部环境的平衡，即通过调节体内环境、增强抗邪能力以达到控制肿瘤生长、抑制肿瘤转移的目的。卞卫和主任认为中医治癌不等于抗癌，临床受西医学思维影响，西医化疗，中医也用清热解毒、化痰散结的中药，这些药物有一定的抗肿瘤药理作用，但完全寄希望于中药口服杀灭癌细胞的可能性较小，临床上也证明完全以攻伐药物组成的中药方剂往往很难获得满意的疗效。相反，以扶正、调理为原则的方药常常有令人满意的疗效，说明辨证论治精准使用中药对失衡的内环境进行调节，使机体内环境朝着不利于肿瘤发展的方向改变，应该成为中医治疗肿瘤的立足点。

卞卫和主任筛选出三黄煎剂用于治疗难治性三阴乳腺癌，并系统地观察了其临床疗效，"三黄煎剂规范化治疗三阴性乳腺癌临床前瞻性研究"获江苏省中医药管理局重大课题资助。卞卫和主任主持并完成了国自然基金项目"三黄煎剂基于 Aurora 激酶 A 抑制调控乳腺癌细胞分裂与血管形成的实验研究"，积极探索中医药治疗乳腺癌的作用机理，为提高乳腺癌患者的生存质量，延长生存，进行了从临床到机制的创新性研究工作。

（三）学经典用经方治疗乳腺良性疾病

乳腺良性疾病是临床上常见病、多发病，患者往往焦虑不安，唯恐结节癌变，中医药治疗对其有很好的特色优势。对于乳腺增生病、乳腺结节的发生，卞卫和主任认为其与情志、饮食、劳倦等因素有关。情志不畅，则气机郁结，久郁伤肝，以致肝失疏泄，气机失调，郁滞邪聚，阻塞乳络，不通则痛；气郁痰凝，结聚成块，故见乳房肿块。女子乳头属肝，乳房属胃，脾胃相连，若饮食不调，损伤脾胃，则痰浊内生，经络阻塞，结滞乳中而成乳癖。劳倦过度，损伤元气，肝肾不足，而致冲任失调，气血瘀滞，结聚于乳房，可致乳房疼痛及结块。总之，乳腺良性疾病的主要病机是肝郁脾虚，冲任失调。乳腺增生病的乳腺增厚以及增生的结节、囊肿都以肿为共同的临床特征，卞卫和主任用经方柴苓汤（柴胡、半夏、黄芩、人参、甘草、白术、猪苓、茯苓、泽泻、桂枝、生姜）治疗，患者服用后往往反馈不仅乳房胀痛好转，焦虑急躁的性格也改善了许多。柴苓汤的方药看似简单，但临床运用疗效奇佳，也体现了经方的魅力。

卞卫和主任根据个人经验，研制出治疗乳腺良性疾病的小膏方"乳舒膏"，服用方便，疗效满意，临床常常供不应求。

由于卞卫和主任在乳腺疾病诊治方面有丰富的经验，在业内有较大的影响力。2013 年，他主持国家中医药管理局项目"乳癖中医临床诊疗指南修订研究"。2015 年他主持"乳核"中医临床诊疗指南修订，受到国内同行广泛认可与高度赞誉。

（四）乳腺炎症纯中医治疗屡建奇功

卞卫和主任在乳腺炎治疗方面，对非哺乳期乳腺炎的诊治，在既往清消、温消的基础上，透过此疾肿痛溃脓的表象，分析其为本虚标实的阴证疮疡，提出了寒温并用、标本兼顾、内外合治的治则。内外兼治是中医药治疗本病的特色，强调未溃重内治，已溃重外治。未溃重内治旨在通过温阳化痰、疏肝清热、祛瘀化湿、益气生肌等治疗，让肿块消散；已溃重外治是以提脓化腐、清创祛腐、拔毒生肌等为治法，用膏药外敷、药捻引流、刮匙搔刮、洞式清创、挂线等手段，发挥传统中医非药物治疗的优势，全方位帮助患者修复创伤，形成了以辨证分型、辨病分期，内外兼治的独特治疗体系。非哺乳期乳腺炎的病证复杂，病程漫长，经过本方法的治疗，大大地缩短了疗程，减轻了患者痛苦，同时还能够很好地保持患者乳房的外形。

哺乳期乳腺炎，抗生素治疗往往影响哺乳，尤其是经抗生素治疗后，乳腺的炎性肿块僵硬，既不消散也不化脓，严重影响排乳通畅。卞卫和主任早期用中药解表清热，疏肝通乳治疗加手法通乳，临床上屡建奇功。对已经形成僵块的乳腺，通过疏肝理气，温阳化痰，活血通乳，加上外敷芒硝的治疗，僵块也能慢慢消散。这样的治疗方法，保证了母乳喂养的持续。

（五）手足泡洗方治疗手足综合征解决临床实际问题

手足综合征（hand-foot syndrome，HFS）又称掌跖感觉丧失性红斑综合征，是一种发生相对频繁的剂量限制性局部皮肤毒性反应，可由蒽环类、卡培他滨等多种化疗药物引起。其早期症状表现为手足掌、趾面出现红斑、肿胀或麻刺感等，严重可由水疱进展至溃疡，这些症状的发生会影响肿瘤治疗的继续进行。中医认为手足综合征的产生是由于药毒内积，营血运行不畅，瘀血内阻，久瘀化热，热伤营血，营伤血疲，肌肤失去营阴的滋养与濡润，则四肢出现手足综合征的表现，如色素沉着、瘙痒、脱屑、疼痛、干裂、肿胀、溃烂等。卞卫和主任以清热化瘀、消肿止痛、活血生肌为治疗大法，拟手足泡洗方（苦参、赤芍、牡丹皮、丹参、白芷）煎煮后冷湿敷及泡洗，能迅速缓解局部的瘙痒、疼痛及渗出溃烂，有力地保证了乳腺癌患者规范治疗的正常进行。在江苏及周边地区大凡乳腺癌治疗中出现手足综合征都会来江苏省中医院乳腺外科取手足泡洗方医治。经过三年的临床观察与剂型改革，"一种用于抗手足综合征的中药组合物及制备方法与应用"于2023年4月获国家发明专利（专利号：ZL202110517259.3）。

二、验案分享

（一）疏肝宁心调阴阳方治疗乳腺癌内分泌治疗副反应案

曹某某，女，45岁。2020年6月1日初诊。左侧乳腺癌切除术后1年余。患者2018年10月29日在外院行左乳单纯切除+前哨淋巴结活检术，术后病理示：浸润性导管癌（Ⅱ级），刺激素受体（ER）、孕激素受体（PR）阳性。目前口服他莫昔芬内分泌治疗。近来汗出、潮热明显，夜寐欠安，口干欲饮，纳尚可，二便调。舌质红苔薄，脉细弦。西医诊断：乳房恶性肿瘤；中医诊断：乳岩。辨证：阴阳失调，肝郁肾虚，心神不安。治法：疏肝宁心，调理阴阳。治以疏肝宁心调阴阳方加味。处方：柴胡6g，郁金10g，淫羊藿10g，仙茅10g，知母6g，黄柏10g，淡竹叶10g，紫贝齿20g，五味子10g，酸枣仁10g，煅龙骨20g，煅牡蛎20g，生地黄10g。14剂，每日1剂，水煎，早、晚分服。

6月15日二诊，药后患者汗出潮热明显好转，睡眠转安，口干不显。舌质偏红、苔薄，脉细弦。

心肝之火有所降泄，继予疏肝宁心、调理阴阳。上方去紫贝齿、煅龙骨、煅牡蛎，继服14剂，每日1剂，水煎，早、晚分服。

6月29日三诊，患者所有不适症状消失，夜间安寐，口不干。舌质淡红、苔薄，脉细弦。患者仍在乳腺癌内分泌药物治疗中，经治症状缓解，恐日后病情有所反复，并嘱其保持心情放松，起居适宜，饮食平衡，拟疏肝健脾、益气活血剂间断服用。

按语：乳腺癌是女性恶性肿瘤发病率之首，其中激素依赖性乳腺癌约占乳腺癌的50%以上。他莫昔芬作为非甾体类雌激素拮抗剂，是绝经前乳腺癌患者内分泌治疗的常用药物，能有效地延长乳腺癌患者生存期。但长期服用他莫昔芬，其抗雌激素或类雌激素作用会引起下丘脑-垂体-卵巢轴的平衡失调，导致机体内分泌失调及自主神经系统功能紊乱而出现类似围绝经期综合征症状，降低了患者服药的依从性，导致乳腺癌复发转移率升高。因此减轻他莫昔芬副反应也是治疗的重要方面。

中医学认为，人体能具有的稳定内环境，是通过阴阳的平衡、互根、消长转化来实现的。当某些因素导致阴阳失衡，就会打破内环境的稳定，从而出现一系列不适症状。乳腺癌患者长期口服内分泌治疗药物，致体内气机发生逆乱，气血运行不畅，脏腑功能失调，最终打破机体阴阳平衡，导致阴阳失调，出现潮热汗出、心神不宁、情绪不稳、月经失调等症。本案即为乳腺癌术后行内分泌治疗所致脏腑功能紊乱，阴阳失调的病例，以疏肝宁心调阴阳方疏肝解郁、宁心安神、燮理阴阳，方中仙茅、淫羊藿为君药，补肾壮阳；黄柏、知母为臣药，可泻肾火坚阴，制约阳药燥热之性，使水火既济；柴胡、郁金疏肝解郁，调畅气机；酸枣仁、五味子养心安神，敛气止汗，合郁金清心解郁安神。加淡竹叶、紫贝齿清热宁心，煅龙骨、煅牡蛎收敛止汗，生地黄滋阴清热。诸药相伍，阴阳平调，刚柔共济，补阳而不致太过，滋阴而不致太腻，如此肝气得疏、肾气得充、心神得养，则气血调和。二诊时诸症好转，去敛汗之药，继中药调治，以巩固疗效。

（二）透脓散治疗非哺乳期乳腺炎的辨证治疗案

段某某，女，23岁，2021年5月18日初诊。因发现右乳肿块2月余就诊。患者2个月前无意间扪及右乳肿块，后肿块持续性增大伴红肿热痛，至外院行肿块穿刺病理示：炎症。经中西医治疗后肿块较前稍缩小，但局部皮肤破溃，纳可，寐安，二便调。怕冷，舌质淡胖，苔薄，边见齿痕，脉细滑。专科检查：右乳稍大于左乳。右乳内上方可扪及一肿块，大小约5.0cm×5.0cm，质地僵硬，压痛，边界不清，局部肤色潮红、肤温稍高、皮肤破溃，肉芽水肿，分泌物少。双乳头未挤出溢液，左乳及双侧腋下未扪及肿大淋巴结。患者抑郁，正在服用抗抑郁药物。西医诊断：非哺乳期乳腺炎；中医诊断：粉刺性乳痈，辨证：阳虚痰凝证。治疗予温阳散寒，补气托毒。以阳和汤合透脓散加减，处方：鹿角片（先煎）10g，熟地黄10g，炒芥子10g，炮姜5g，生黄芪30g，皂角刺10g，牡丹皮10g，赤芍10g，当归10g，柴胡10g，川芎10g，肉桂（后下）5g，蒲公英15g。14剂，每日1剂，水煎，早、晚分服。外治：疮灵液外敷溃口。

2021年6月1日二诊，患者右乳肿块较前稍软，溃口未愈，但肉芽新鲜。原方加麻黄5g、路路通10g，加强温阳化痰，通络消肿治疗。14剂，每日1剂，水煎，早、晚分服。

2021年6月15日三诊，患者右乳肿块依然，溃口已愈合。右乳头下方新发一肿块4日，大小约3cm×2cm，触痛明显，肤色不红，肤温不高。舌质淡体胖苔薄，边见齿痕，脉细滑。患者头发油腻，面色萎黄。更方为柴苓汤，以和解少阳、渗水利湿、温阳化气。嘱其局部热敷。处方：柴胡10g，姜半夏10g，党参10g，黄芩10g，干姜2g，红枣15g，茯苓20g，炒白术20g，泽泻20g，猪苓10g，桂枝6g，蒲公英15g，炙甘草5g。14剂，每日1剂，水煎，早、晚分服。

2021年7月1日四诊，患者右乳肿块明显较前消散，精神状态明显好转，不再服用抗郁药物。效不更方。原方 20 剂继续服用，每日 1 剂，水煎，早、晚分服。服 5 天停 2 天。继续局部热敷。

2021 年 7 月 24 日五诊，患者右乳肿块较前明显缩小，质地较前变软，舌质淡体胖苔薄，边见齿痕，脉细弦。继续柴苓汤间断口服。

半年后患者复诊双乳 B 超未见占位性病变。病告痊愈。

按语：非哺乳期乳腺炎近年来发病率明显增多，由于病程长，反复发作，破溃后形成瘘管，可以继发细菌感染，长久不愈。手术治疗影响乳房外形，也难免复发，患者深感烦恼。对非哺乳期乳腺炎的认识及诊治，中医应按疮疡的诊治原则先辨阴阳，患者虽为炎症，经治红肿热痛已退，局部溃口周围皮肤潮红，皮温稍高，而溃面肉芽水肿，溃口周围组织僵硬，怕冷，舌质淡胖，苔薄，边见齿痕，脉细滑，均为阳虚寒凝，气血偏虚，不能托毒外出的表现。因此给予温阳化痰的阳和汤合益气补血透脓托毒的透脓散治疗，1 个月的时间，溃口愈合，肿块软化。患者抑郁，情绪低落，面色萎黄，头发油腻，溃口已愈，整体辨证仍有肝郁脾虚，湿盛阳乏的一面，因此给予和解少阳、渗水利湿、温阳化气的柴苓汤治疗，也取得了较好的疗效。对非哺乳期乳腺炎的认识及诊治，中西医是完全不同的两个体系，西医多采用激素、抗生素、手术切除等治疗，疗程及不良反应是许多患者不愿意接受的。中医辨证论治，根据全身情况辨清阴阳，分清虚实，对证治疗，并内外兼治。对于非哺乳期乳腺炎卞卫和主任的治疗目标是最小的创伤、最好的功能、最少的复发、最美的外形、最短的疗程、最简的疗法、最少的费用，最终保住乳房。这样的理念与疗效临床广受患者青睐。

（撰稿人：胡萌萌）

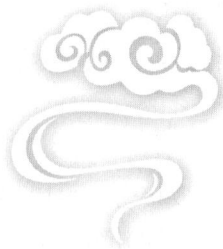

第十六节　卢　苏

卢苏（1956—），女，河北遵化人，主任中医师，教授，博士研究生导师。1983 年，她毕业于南京中医学院（现南京中医药大学）中医系，1983 年至今在江苏省中医院妇科工作，1995 年至 1998 年任江苏省中医院妇科副主任，1999 年至 2015 年任江苏省中医院妇科主任，1997 年至 2015 年任南京中医药大学第一临床医学院妇科教研室副主任。她是江苏省"333 新世纪科学技术带头人培养工程"培养对象。2020 年获江苏省名中医荣誉称号。历任中华中医药学会妇科分会常务委员，中国民族医药学会妇科专业委员会常务理事，江苏省中医药学会妇科专业委员会主任委员，江苏省中西结合学会生殖医学会专业委员会副主任委员，江苏省医学会妇产科分会委员等。她是原国家食品药品监督管理总局药品注册审评专家咨询委员会委员，国家科学技术专家库专家，江苏省科学技术咨询专家库专家等。

卢苏从事妇科医教研工作 41 年，中西结合，内外兼修，擅长治疗妇科生殖内分泌疾病、妇科肿瘤疾病等。她曾主持、承担"十五""十一五"国家科技部攻关项目及科技支撑计划重大项目、国家自然科学基金项目 7 项，省部级、厅局级课题 15 余项；研发医疗机构制剂 1 项；成果技术转让 1 项。"中医女性生殖节律理论创新及临床应用"获 2011 年度江苏省科学技术奖一等奖（排名第三）、"更年期综合征阴虚型诊治的临床和实验研究"获 2001 年度江苏省科学技术奖二等奖（排名第二）、"单孔腹腔镜技术在妇科的应用"获 2013 年度江苏省卫生厅妇幼保健新技术引进一等奖（排名第二）。她培养了南京中医药大学硕士、博士研究生 70 余名；在核心期刊上发表专业论文 121 篇；编撰专著及教材 7 部。

一、学术经验

卢苏教授师承全国著名妇科专家国医大师夏桂成教授，运用"调周法"治疗妇科生殖内分泌疾病；师承江苏省名中医陈丹华教授，辨证与辨病相结合治疗妇科功能及器质性疾病；师承江苏省名中西医结合专家贺慧琴教授、傅友丰教授，治疗妇科肿瘤疾病。

卢苏教授工作在临床一线，精进医术，传承创新，初步形成了中医药治疗妇科生殖内分泌疾病的学术观点及学术理论，对常见病、多发病及复杂疑难疾病的中医诊疗有独特的经验。

（一）绝经综合征

作为主要研究者，卢苏教授开展流行病学、临床疗效评价、基础研究以及中药制剂研发等系列研究工作。

1. 卢苏教授提出"心（脑）-肾"病机理论，她认为本病源之于肾，发之于心，病机关键为心肾失济、阴阳失衡。肾阴亏虚、天癸衰竭为发病基础；心肾失济、阴阳失衡为发病主因。肾藏精，主生殖。肾气的盛衰，决定了女性天癸的"至"与"竭"，月经的"潮"与"绝"，生殖机能的"盛"与"衰"。心藏神，主血脉。心者，君主之官，神明出焉，心（脑）是主宰和蕴藏神明的重要器官，脉道血海通达盈满受心气主宰。肾水上济，心火下降，水火相交，阴阳相贯，维持女性正常心（脑）-肾-子宫轴功能；肾水不足，心火偏亢，心肾失济，阴阳失衡，绝经综合征血管舒缩症状、自主神经失调症状、精神神经症状旋发。

2. 卢苏教授拟定滋阴降火、爕理阴阳治疗法则，研发清心滋肾方（莲子心 5g，黄连 3g，钩藤 15g，炒酸枣仁 15g，干地黄 10g，丹参 10g，山萸肉 9g，浮小麦 30g），制定出绝经综合征潮热、出汗 5 级量化评分标准，形成了疗效确切的中医药规范化治疗方案，其治疗绝经综合征普通患者及恶性肿瘤术后特殊患者安全有效。卢苏教授主持"十一五"国家科技支撑计划重大项目，取得"更年期综合征阴虚火旺证中医治疗方案、新药"成果，其研究报告收录于国家科技部报告服务系统，该治疗方案直接推广应用于基层医院。

3. 卢苏教授深入方药研究，在国内先期开展药物作用于 KNDy 神经元通路缓解绝经期潮热研究，确定"清心滋肾方"影响下丘脑 KNDy 神经元-体温调节中枢功能的作用靶点，发现"清心滋肾方"治疗绝经期潮热不同于雌激素的下丘脑双向调节机制，对绝经期潮热治疗策略的创新具有重要应用价值。此外，卢苏教授还完成"舒坤颗粒"医疗机构制剂研制及成果技术转让。

（二）多囊卵巢综合征（PCOS）

1. 卢苏教授认为，肾虚痰湿为本病的病机关键。本病多发于青春期，影响女性患者一生。宗中医"治未病"及"整体观"宗旨，结合现代医学理论，卢苏教授提出早期干预治疗 PCOS 的观点。"二七而天癸至""经水出诸肾""痰之本，水也，原于肾"归纳了青春期 PCOS 患者的证候特征，病因病机为天癸失序，痰阻胞脉。肾虚为本，痰湿为标，厘定其中医证候靶点为"胞宫和肌肤"。肾虚兼夹痰湿为患，而出现临床"月经稀发、闭经、多毛、痤疮、肥胖"等多联症。

2. 卢苏教授临床注重青春期"二七"这一关键时期，她将 PCOS 的异质性和痰湿证候的多端性与补肾涤痰中药的多靶点效应紧密结合，拟定补肾涤痰汤（熟地黄 12g，当归 12g，山萸肉 9g，菟丝子 12g，苍术 10g，白术 10g，茯苓 10g，白芥子 9g，连翘 10g，香附 9g），将补肾与涤痰并举，结合"调周法"，在改善糖、脂代谢异常的同时，调节生殖功能，取得临床疗效。早期干预治疗为降低育龄期不孕症，代谢综合征、围绝经期子宫内膜癌变和心血管疾病等远期疾病发生率打下基础。

3. 卢苏教授进一步方药研究，发现"补肾涤痰汤"通过调控 mTOR 通路和三羧酸循环通路等改善 PCOS 患者糖脂代谢和降低睾酮水平，明确"肾虚""痰湿"是 PCOS 糖脂代谢紊乱的基本中医病因病机。目前，通过检测卵巢基因表达情况，从生殖相关基因靶点层面深入研究，以探讨"补肾涤痰汤"改善 PCOS 造成的女性生殖机能异常的机制。

二、验案分享

（一）滋阴降火、交通心肾法治疗绝经综合征案

孙某，女，56 岁，2020 年 6 月 8 日初诊。患者近 4 年潮热间作、失眠、眩晕、情绪易波动。2012 年于复旦大学附属肿瘤医院行"经腹全子宫切除术+双侧附件切除术+盆腔淋巴结切除术+腹主动脉旁淋巴结切除术"。术后诊断："子宫内膜浆液性癌ⅢC2"。术后化疗 6 次，随访至今。生育史：1-0-2-1。否认高血压、糖尿病、冠心病病史。刻下：烘热汗出，胸面为主，烦躁易怒，口干口苦，纳欠反酸，头昏腰冷，难寐易醒，尿频便干，舌红少苔，脉弦细数。实验室检查：雌二醇（E2）<20ng/L，卵泡刺激素

（FSH）95.17mIU/ml，黄体生成素（LH）42.13mIU/ml。西医诊断：绝经综合征；中医诊断：绝经前后诸证，心肾不交证。治则：清心泻火，滋阴补肾。治以清心滋肾方加减。处方：莲子心 6g，黄连 3g，钩藤（后下）15g，炒酸枣仁 15g，山萸肉 9g，枸杞子 10g，丹参 10g，浮小麦 30g，炙龟甲（先煎）10g，龙齿（先煎）15g，续断 15g，白及 6g。14 剂，每日 1 剂，水煎，分早、晚 2 次温服。

2020 年 7 月 1 日二诊，患者烘热汗出症状大为减少，夜寐转佳，然便次增加。前方去白及，加木香 6g。14 剂，每日 1 剂，水煎，分早、晚 2 次温服。

2020 年 7 月 20 日三诊，患者诸症改善，鲜有烘热，唯手足心汗。改山萸肉为女贞子 15g。14 剂，每日 1 剂，水煎，分早、晚 2 次温服。

2020 年 8 月 10 日四诊，患者诸症已平，前方继服 14 剂收功。

按语：绝经综合征是妇科常见病、多发病。伴随着卵巢功能的衰退，女性会出现多种绝经相关症状，潮热出汗是最典型表现，情绪变化、睡眠障碍、生殖泌尿道感染、心血管疾病、骨质疏松症等都可能随之而来。绝经综合征属中医妇科学"绝经前后诸证"范畴。

《素问·上古天真论》记载："女子……七七任脉虚，太冲脉衰少，天癸竭，地道不通，故形坏而无子也。"绝经前后诸证源之于肾，发之于心。本病案病起于妇科恶性肿瘤手术加化疗之后，天癸骤竭，阴分叠损，情绪波动，心火上炎。心之功能，既主神明，又主血脉，两者密切相关。《丹溪心法》有云："心之所藏，在内者为血，发外者为汗，盖汗乃心之液。"肾阴虚衰，心液外泄而潮热、汗出；肾阴虚衰，心神失主而烦躁、焦虑、失眠。正如《景岳全书》中说："真阴精血不足，阴阳不交，而神有不安其室耳。"心肾两脏，双向调节，在总体上维持其升降动静的相对性平衡。基于上述心（脑）肾病机观，以心（脑）肾既济理论为核心，在本案绝经前后诸证虚实寒热错杂的疾病演变过程中，把握肾衰、心（脑）肾失济这一重要病机，以清心滋肾、燮理阴阳为治则治法。拟清心滋肾方加减化裁。方中莲子心、黄连清心泻火，下交于肾；山萸肉、枸杞子补肾填精，上交于心；钩藤平肝宁心，取"心为肝之子"之意；酸枣仁养血安神，丹参和血安神，龟甲、龙齿滋阴潜阳，镇心安神；另随症加浮小麦除烦止汗，续断强腰固膝，白及收敛护胃。全方力在滋阴降火，燮理阴阳，交通心肾。二诊时便次增加，木香易白及以行气调肠。三诊时唯手足心汗，女贞子易山萸肉以滋阴清热。四诊时诸症已平，继服 14 剂而收功。

遵循女性生长壮老的自然规律，临证治疗绝经前后诸证，把握绝经过渡期心（脑）肾失济的病机关键，以清心泻火，滋阴补肾，交通心肾，燮理阴阳为治疗大法，如此水火相济，脏腑协调，方可有效缓解和控制绝经综合征症状，使患者平稳度过更年期。

（二）补肾调经、涤痰化湿法治疗多囊卵巢综合征案

孙某，女，18 岁，2023 年 1 月 29 日初诊。患者月经后期、稀发伴月经量少 3 年余。因学业紧张，间断药物治疗。末次月经（LMP）：2022 年 11 月 1 日，经量偏少，经色偏暗，无血块，无痛经。未婚，否认性生活。刻诊：停经 3 个月。带下不显，面部痤疮，神疲腰酸，纳可便调，寐迟略胖。舌质淡红，舌苔薄白，脉沉细濡。妇科超声：子宫，42mm×32mm×27mm，中位，形态正常，边界清晰，内部回声均匀，内膜清晰，厚度约 8mm，附件，左侧卵巢 30mm×17mm，右侧卵巢 27mm×17mm，形态规则，内部结构清晰。西医诊断：月经不规则，多囊卵巢综合征？中医诊断：月经后期，肾虚痰湿证。患者月经 3 个月未行，首拟益肾扶阳，活血调经法，补肾助阳方合加味失笑散。处方：当归 10g，炒白芍 10g，菟丝子 10g，淫羊藿 10g，紫石英（先煎）10g，续断 10g，丹参 10g，鸡血藤 10g，炒苍术 10g，炒白芥子 10g，连翘 10g，合欢皮 10g。10 剂，每日 1 剂，水煎，分早、晚 2 次温服。予地屈孕酮片，每次 10mg，每日 2 次，口服 10 天。当归 10g，炒白芍 10g，醋香附 10g，益母草 10g，醋五灵脂 10g，蒲黄炭 10g，茜草 10g，大蓟 10g，小蓟 10g，女贞子 15g，墨旱莲 15g，连翘 10g。5 剂（经期服），每日 1 剂，水煎，分早、晚 2 次温服。

2023 年 2 月 22 日二诊，LMP：2023 年 2 月 10 日，经量中等，经色转红，经期 7 天，未见血块，亦无腹痛，唯觉腰酸。刻诊：经周 13 天，带下量中，色清，面部痤疮明显，纳可便调，寐迟依旧，舌淡苔薄腻，脉象沉细濡。2023 年 2 月 13 日血性激素检查：睾酮（T）89.58ng/dl，雌二醇（E2）26ng/L，黄体生成素（LH）12.10mIU/ml，卵泡刺激素（FSH）5.88mIU/ml，催乳素（PRL）12.4ng/ml，抗米勒氏管激素（AMH）10.97ng/ml；甲状腺功能三项：促甲状腺激素（TSH）2.138μIU/ml，三碘甲状腺原氨酸（T3）3.2pg/ml，甲状腺素（T4）0.92ng/dl。西医诊断：多囊卵巢综合征；中医诊断：月经后期，肾虚痰湿证。治以补肾调经、涤痰化湿法，补肾涤痰汤加减。处方：熟地黄 12g，当归 12g，山萸肉 10g，菟丝子 10g，炒苍术 10g，炒白术 10g，茯苓 10g，炒薏苡仁 15g，炒白芥子 10g，连翘 10g，醋香附 10g，荷叶 10g，14 剂，每日 1 剂，水煎，分早、晚 2 次温服。

2023 年 3 月 22 日三诊，患者家长代诉，患者服药后月经按时来潮，LMP：2023 年 3 月 10 日，量中色红，略微腰酸，6 天干净。刻诊：经周 13 天，带下量中，面部痤疮减少，纳可寐安，二便尚调。2023 年 2 月 26 日血查血清脱氢表雄酮（DHEA-s）：510.0μg/dl，性激素结合球蛋白（SHBG）：19.6nmol/L，葡萄糖（GLU）：4.35mmol/L，葡萄糖（120 分钟）：5.83mmol/L，胰岛素（INS）：6.10μIU/ml，胰岛素（120 分钟）：48.31μIU/ml。守方继服。14 剂。

2023 年 4 月 19 日四诊，家长代诉，LMP：2023 年 4 月 5 日，期、量、色、质同前。刻诊：经周 15 天，面部痤疮明显好转，纳寐可，二便调。原方去薏苡仁，加垂盆草 10g 再服 14 剂。药后随访，患者月经定期来潮。嘱控制饮食、增加运动，避免熬夜，保持心情舒畅；观察月经情况，复查性激素水平。

按语：多囊卵巢综合征（PCOS）是一种发病多因性、临床表现多态性的女性生殖内分泌疾病。以雄激素过高的临床或生化表现、持续无排卵、卵巢多囊改变为特征，常伴有胰岛素抵抗和肥胖。青春期 PCOS 患者就可有众多临床表现，病因至今尚未阐明。中医妇科学每从"月经后期""闭经""癥瘕"等辨治 PCOS。病情复杂，容易反复。

《素问·上古天真论》记载："肾者主水，受五脏六腑之精而藏之。"本病肾虚痰实，本虚标实。肾为先天之本，藏精气而主生殖。肾气为肾精所化，《妇人大全良方》有云："肾气全盛，冲任流通，经血渐盛，应时而下。"肾为水火之脏，阴阳之宅，癸水不足，阴虚及阳，阳亦不足，气化失司，水湿停聚，痰湿壅阻。就妇科月经病而言，其痰湿产生的主要原因在于肾。治疗上补肾为主，兼以化痰，补肾调经，涤痰化湿；补肾涤痰汤主之。本案患者"肾-天癸-冲任-胞宫"生殖轴功能失调，肾虚痰湿为主要病因病机，且兼夹肝、脾功能失常变证。肾虚天癸失序，痰湿脂膜阻滞，冲任不能相滋，胞宫藏泄失职，则经水不利；肾虚及脾，气化失职，水湿停滞，酿成痰饮，而肥胖窠囊；肾虚及肝，郁久生痰，溢于肌肤，而面部痤疮。方中熟地黄"主补血气，滋肾水，益真阴。"当归活血补血，为妇科要药，熟地黄与当归相配共为君药，补肾填精，滋阴养血，促进精卵成熟；山萸肉合菟丝子"善补而不峻，益阴而固阳"则为臣药，补肾固精，助运阳气，启动氤氲之气；苍白术燥湿健脾，益气补中，消痰利水，可去诸经中湿；茯苓、薏苡仁，乃清补之品，益脾而不滋腻，淡渗除湿，补脾安神；白芥子、连翘，辛开苦降，利气豁痰，消肿散结，白芥子搜剔内外痰结，连翘实则疮家圣药，上述六味同为佐药；另加用香附、荷叶、垂盆草，"利三焦，解六郁"，行气升阳，调经保肝，可为使药。全方补肾、涤痰并驱，补先天肾气不足精血亏虚的同时，涤荡皮内膜外顽痰；滋阴助阳，阳生阴长，化痰通络，和血调经；同时兼调肝脾，以杜绝生痰之源，而事半功倍。

PCOS 是需要终身管理的疾病，青春期女性的性腺功能初启，对青春期 PCOS 及早进行初筛和诊治，无疑有益于女性一生的健康。

（撰稿人：卢 苏）

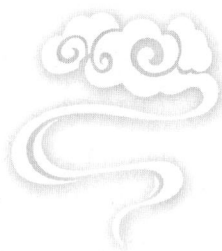

第十七节　叶　柏

叶柏（1961—），男，汉族，江苏南京人，主任中医师，教授，博士研究生导师，江苏省名中医，原江苏省中医院消化科副主任，中国中药协会消化病药物研究专业委员会副主任委员，江苏省脾胃病专业委员会名誉副主任委员，世界中医药学会联合会消化病委员会常务理事，中华中医药学会脾胃病分会委员会委员。

1984年，叶柏毕业于南京中医学院；1984—1987年，他在江苏省中医院内科工作；1987—1990年，在南京中医学院攻读硕士研究生，师从第一届国医大师徐景藩教授；1990年，毕业后在江苏省中医院消化科工作至今。1994年，叶柏在北京医科大学进修临床药理学；1995—1996年，在南京鼓楼医院进修西医消化病学。

叶柏擅长溃疡性结肠炎、慢性萎缩性胃炎、肠易激综合征、功能性便秘、胃食管反流性疾病、消化性溃疡、肝硬化、胆囊炎等病的辨证论治。他培养硕士、博士研究生70余名；作为课题负责人承担了国家中医药管理局、江苏省自然科学基金、江苏省中医药管理局课题近10项；获江苏省科技进步二等奖和江苏省中医药管理局科技进步二等奖各1项，中华中医药学会科技进步三等奖1项；作为第1作者和通讯作者，在核心期刊发表学术论文100余篇，其中SCI收录2篇，获南京市优秀科技论文二等奖1项，三等奖2项；参加编撰医学专著10余部。他曾是第二批全国优秀中医临床人才研修项目培养对象、江苏省"333高层次人才培养工程"中青年科学技术带头人。

一、学术经验

（一）溃疡性结肠炎证治管见

1. **溃疡性结肠炎（UC）属"内疡"**　叶柏教授认为，UC作为一个独立的疾病，发病有其特点，临床上常有腹痛、脓血便等症状；肠外表现有坏疽性脓皮病、阿弗他溃疡；肠镜下黏膜有出血、糜烂、溃疡；病理上有炎性细胞浸润、隐窝脓肿、杯状细胞减少；在临床上采用生肌愈疡的方法治疗有效；与痈疡的主要特点非常相似，所以提出本病属中医"内疡"范畴，可称之为"肠疡"。

2. **脾肾两虚是发病之本**　脾主运化，为后天之本，饮食不节，起居不时，以致脾胃受伤，水谷不能化为精血，合污下降，泻痢作矣，故张介宾云，"泄泻之本，无不由于脾胃"。肾藏精，真阴真阳居于内，为先天之本。先天不足，肾阳虚弱，不能温煦脾阳，导致脾阳亦虚；肾阴亏虚，不能滋养脾阴，脾阴不足，运化失健，皆可导致下痢。故《景岳全书》明确指出"凡里急后重，病在广肠最下之处，其病本不在肠而在脾肾。"

3. **病变部位可涉及肝肺心** 脾与肝是木土乘克关系，脾虚易为肝木乘侮而成肝郁脾虚之证，正如《景岳全书》所云，"凡遇怒气便作泄泻者……盖以肝木克土，脾气受伤而然。"肝肾乙癸同源，肾虚水不涵木，往往导致肝木失调。《灵枢·本枢》谓"肺合大肠"，若肺热移肠可致便血、泄泻；肺气不固，则大肠传导失常，泄泻、痢疾久延不愈。《素问·至真要大论》云，"诸痛痒疮，皆属于心"，其中"疮"即疮疡，而"痛痒"则指患者出现疼痛、瘙痒的症状。《灵枢·本神》曰，"所以任物者谓之心"，心为五脏六腑之大主，也是说人的感知来源于心，而"痛""痒"这两种感觉应由心所感知。唐代王冰言："心寂则痛微，心躁则痛甚，百端之起，皆由心生，痛痒疮疡，生于心也。"《灵枢·痈疽》言："营卫稽留于经脉之中，则血泣而不行，不行则卫气从之而不通，壅遏而不得行，故热，大热不止，热盛则肉腐，肉腐则为脓……故命曰痈"。综上所述，痛痒疮疡的形成由"热""瘀"作祟，与"心主血脉"、"藏神"、属"热"相关。

4. **湿热血瘀为发病之标** 发病之初或发作期，邪实为主，湿热之象明显；缓解期以本虚为主，但由于湿性黏滞，与热互结后，更加缠绵难清，临床仍可见大便夹黏液，口苦等肠腑湿热症状。血瘀也是UC的重要病理因素。现代研究发现，近50%的UC患者有不同部位的微血栓形成，UC患者血液常处于高凝状态，其血液具有浓滞性、聚集性、黏滞性特点。清代王清任谓，"泻肚日久，百方不效，是总提瘀血过多"，所以湿热血瘀是发病之标。

5. **重度UC病机为湿热化火，瘀毒互结** 重度UC病机为湿热化火，酿毒入血，煎熬血液，致血行瘀阻，瘀毒互结，血脉损伤，便血无度而有肠风脏毒之虞，往往需要清热解毒，凉血活血治疗。

6. **难治性UC病机为寒热夹杂，多脏同病** UC多为本虚标实之证，脾肾阳虚为本，湿热血瘀为标，所以寒热虚实错杂是本病的又一特点。由于人体是一个有机整体，脏腑之间密切联系，互相影响，往往导致多脏同病，这是难治性UC主要病机。

7. **活动期从疡论治** 在本病活动期可以吸取外科治疗痈疡经验，在清热化湿，行气活血基础上，配合生肌敛疡的治疗方法。

8. **重症患者需配合解毒凉血** 重症患者需清热解毒，凉血活血，加用犀角地黄汤、黄连解毒汤、银花、金汁、甘中黄等药。

9. **缓解期扶正为主，佐以清化活血** 缓解期本虚为主，主要是脾肾阳虚，部分患者有肝郁气滞，肺气不固，心神不宁的病机变化，常兼有湿热血瘀的病理因素，治疗当以扶正为主，健脾温肾，如兼有肝郁气滞者予以调肝理气，肺气不固者补肺固肠，心神不宁者清心宁神，同时佐以清化活血，减少复发。

10. **临证细节，尤须重视**

（1）清化湿热，不可过于苦寒：UC为本虚标实之证，在发作期虽然表现为肠腑湿热证，但往往兼有脾肾不足，所以用药不可过于苦寒，否则损伤脾胃阳气，无力祛邪外出。即张景岳所谓："凡欲治病者，必须常顾胃气，胃气无损，庶可无虑。"

（2）扶正固本，仍需兼顾清化活血：由于本病湿热血瘀贯穿始终，病情进入缓解期后，虽然本虚为主，但仍有标实存在，所以不必拘泥久病必须用补法，还需兼顾标实。

（3）生肌敛疡，促进溃疡愈合：本病由于有气滞血瘀，脂络受损，肉腐血败成疡的病理变化，所以可以吸取外科治疗痈疡的经验，采用生肌敛疡的治疗方法，提高临床疗效。选用黄芪、白及、白蔹、血竭、诃子、地榆等药物。

（4）久泻滑脱，合理采用收敛固涩：久泻属脾肾阳虚，用收涩药没有异议，但如舌苔腻，湿邪未尽，用收涩药有闭门留寇之弊，然而此时正气已虚，泄泻不止，更伤正气，病体难复，只要不是舌苔厚腻，可配合化湿药同用，常可收到很好效果。

11. **内服结合灌肠，提高治疗效果** UC常是从直肠向上扩展，呈连续性病变，可以直至盲肠，发展成全结肠炎，偶有倒灌性回肠炎，中药灌肠可以直达病所，发挥作用，而且避免了药物对胃的刺激，具有较好的疗效。常用药物有地榆、白及、石菖蒲、黄柏、苦参、诃子、云南白药、青黛、锡类散等。

12. 控制病情复发，需要维持治疗 本病易于反复发作，所以维持缓解，控制复发是治疗 UC 的重要方面。在病情缓解后，仍需要服药三年以上，不可中病即止。

（二）调肝运脾法治疗腹泻型肠易激综合征

本病以腹痛伴有便溏为主要临床表现，《医方考》曰："泻责之脾，痛责之肝，肝责之实，脾责之虚，脾虚肝实，故令痛泻"，所以主要病机为肝郁脾虚。

1. 肝脾不调以肝郁为主 肝属木，喜条达，恶抑郁，主疏泄，具有调畅气机，调节情志活动和疏土助运的功能。若疏泄太过，横逆克脾，或土虚木贼，气机失调，可见泄泻。如叶天士所谓，"肝病必犯土，是侮之所胜也，克脾则腹胀，便或溏或不爽"；若疏泄不及，木不疏土，土壅失运，亦可致泻。目前的生物-心理-社会医学模式提出"脑-肠轴"异常是本病的发病机制之一。而中医认为情志活动与肝关系最为密切，情绪不畅会影响肝的疏泄功能，导致肝脾不调，即"肝-脾轴"之间的异常，它是泄泻、腹痛的主要发病机理，与现代医学"脑-肠轴"异常的观点类似。

2. 脾虚以脾气虚、脾阳虚多见

（1）脾气虚是发病的基础：饮食不节，脾胃受损；或思虑过度，耗伤脾血；或体劳过其，"形体劳役则脾病"（《脾胃论·脾胃胜衰论》），伤及脾气，均可使脾胃运化失常而致泄泻，如《景岳全书·泄泻》称，"泄泻之本，无不由于脾胃"，而脾气亏虚，则易为肝木所乘，而成土虚木乘之证，所以脾气虚是发病基础。

（2）脾阳虚是常见病机：过食生冷、外寒直中、年老体弱、禀赋不足、久病重病、过用苦寒药物，以及命门火衰等原因均可损伤脾阳，叶天士云，"太阴湿土，得阳始运"，导致水谷运化失常；或泄泻日久，气虚及阳，釜底无薪，运化失权，加重便溏。

3. 证候虚实互见，寒热夹杂 本病主要表现为虚寒证候，但由于同时兼有肝郁气滞，气滞日久每易化热，所以往往合并肝经郁热证，正如清代王旭高所说："五志郁极，皆从火化"。而湿邪久蕴肠腑也易化热，所以常出现寒热错杂的临床表现，这也是本病治疗困难，容易反复的原因。

4. 调肝宜疏肝、柔肝、敛肝

（1）调肝首先要疏肝理气：情志失调易致肝郁气滞，根据"木郁达之"的原则，所以调肝首先要疏肝理气，调畅气机。常用疏肝之方有柴胡疏肝散、四逆散、小柴胡汤、逍遥散，药有柴胡、陈皮、木香、香附、生姜、薄荷等。

（2）柔肝、敛肝以制肝气横逆：①柔肝。肝为藏血之脏，血属阴，故肝体为阴；肝为刚脏，喜柔润，恶刚燥，《岳美中论医集》中指出，"肝性多郁，宜泻不宜补，肝性至刚，宜柔不宜伐，内寓相火，极易变动"，故调肝时应顺肝之体阴特性，以具有育阴养血的药物，养其肝阴而制其肝用，酸、甘之品大多有滋补阴血之效。临床常用白芍、木瓜、当归、生地、酸枣仁、乌梅、麦冬、枸杞子等。方如一贯煎、芍药甘草汤、逍遥丸、四物汤等。②敛肝。针对肝疏泄太过，肝气横逆造成的肝郁脾虚证，治疗常用敛肝和阴法，以制约肝气横逆，保护脾土不受戕害。敛肝之品常用白芍和木瓜相伍，两者为血中阴药，敛肝之气，酸收相合，兼可缓中止痛，收涩止泻。《本草求真》云，"气之盛者，必赖酸为之收，故白芍为敛肝之液，收肝之气，而令气不妄行也。"白芍、木瓜配伍防风、陈皮，疏肝、柔肝、敛肝，使其理气而不辛燥，养阴而不滋腻。

5. 健脾贵运，运脾贵温

（1）健脾贵运：运脾法乃扶助运化、调和脾胃之意。泄泻日久，脾虚生湿，湿困中州，气化遏阻，若单纯用补，则呆胃滞脾，脾为气血生化之源，只有脾健能运，精微生化有源，脾虚才能恢复，所以健脾贵在运，而不在补，在治疗时要选用健脾助运的药物，如白术、茯苓、山药、薏苡仁、焦建曲等药物，在健脾助运基础上加用补益脾气的药物，如党参、黄芪等，同时配合使用理气药，如陈皮、木香等，使补而不腻，补而不滞。

（2）运脾贵温：《临证指南医案》曰，"太阴湿土得阳始运"，所以要使脾运化功能恢复正常，水谷精微得以化生，就必须温补脾阳，而且温补脾阳也有补益脾气作用，即所谓"少火生气，气食少火"，有助于脾虚的恢复，所以运脾贵在温。

6. 用药经验

（1）"五味"相配，抑木扶土：重视对"五味"的选择配伍。甘以补脾，常用药物如党参、白术、茯苓培土实脾；辛以理气通阳，疏调肝脾气机，如陈皮、防风、木香；苦以清热，如黄连、马齿苋，叶天士认为，"诸寒药皆凝涩，唯有黄连不凝涩"，且与辛药相伍，能宣通气机；酸味药能敛阴柔肝制木，如白芍、木瓜。

（2）调理中焦，用药贵平：吴鞠通谓，"治中焦如衡，非平不安"，治疗中焦脾胃病，药性以平和为上，所以益气健脾常用白术、茯苓等甘平之品，避免应用滞气碍胃，耗伤气阴的大甘大苦之药。正如《证治汇补·泄泻》所云，"补虚不可纯用甘温，太甘则生湿，清热不可纯用苦寒，太苦伤脾，兜涩不可太早，恐留滞余邪，淡渗不可太多，恐津枯阳陷。"

（3）升阳止泻，祛风化湿："脾宜升则健，胃宜降则和"，脾主运化，升清，如脾失运化，不能升清，上输精微至肺，则可导致泄泻，即《黄帝内经》所云，"清气在下，则生飧泄"。临证见患者泻后便意未尽，下腹有坠胀感时，可配伍升清祛风之防风、荆芥、葛根、荷叶升清止泻，而且祛风药还有化湿作用，如《医宗金鉴·泄泻》所说"如地上淖泽，风之即干"。

（4）温运脾阳，佐以清热：本病虽以脾胃虚寒为主，但往往兼有湿热之标，所以治疗时要以温运脾阳为主，佐以清热，用炮姜、肉豆蔻、益智仁配黄连，使清热不过于苦寒，坚阴而不过温，寒热并行而不悖。

二、验案分享

（一）清肠解毒，活血敛疡法治疗溃疡性结肠炎案

林某，男，64岁，2021年3月16日初诊。主诉：腹泻、便血1年，加重1周。

患者于1年前无明显诱因下出现腹泻，最多每日3~5次，不成形，夹便血，当地西医院查肠镜示：溃疡性结肠炎。予美沙拉嗪口服，但腹泻、便血未见好转。近1周来患者腹泻加重，大便日行5~6次，大便夹脓血，里急后重，便前腹痛、腹胀，口干苦，胃纳尚可，小便色黄，舌紫苔薄黄腻，脉细。查体：左下腹轻压痛。2021年3月3日肠镜检查示：溃疡性结肠炎（左半结肠）。西医诊断：溃疡性结肠炎（慢性复发型，E2，活动期，中度）；中医诊断：久痢；证属大肠湿热，气滞血瘀，化火酿毒，脂络受损，肉腐为疡；治拟清肠化湿，凉血活血，解毒敛疡为法。处方：白头翁10g，黄连3g，黄柏10g，秦皮15g，血见愁15g，煨木香6g，炒当归10g，赤芍15g，苍术10g，炒薏苡仁30g，荆芥炭15g，地榆炭15g，侧柏炭15g，生地炭15g，白茅根30g，白蔹10g。共14剂，每日1剂，水煎，早晚分服。另予美沙拉嗪每次1g，每日4次。

2021年4月4日二诊，患者大便日行2~3次，基本成形，脓血便明显减少，腹胀消失，偶有腹痛，口干苦减轻，胃纳可，舌暗苔薄微黄，脉细弦。初诊方加防风10g，徐长卿15g，去白蔹。14剂，其余治疗同前。

2021年4月25日三诊，患者诉脓血便基本消失，大便日行2次，成形，无腹痛、腹胀。予原方28剂，其余治疗同前。

2021年6月3日四诊，患者自诉下腹隐痛，大便日行1次，成形，无脓血便，无里急后重，胃纳可，舌暗苔薄白，脉细。2022年5月27日复查肠镜示：溃疡性结肠炎，所见结直肠黏膜稍粗糙充血。病理示：（乙状结肠）黏膜轻度慢性炎；（直肠）黏膜间质中轻度慢性炎细胞浸润，隐窝结构排列尚规则。二诊方去白头翁、血见愁、白茅根、荆芥炭、地榆炭、侧柏炭、生地炭、赤芍，加炙黄芪15g，白芍15g、陈皮10g，干姜3g、炙甘草5g。连服14剂。美沙拉嗪每次1g，每日2次。

患者一直于门诊随诊服用中药和美沙拉嗪，2022年6月15日来诊，自诉腹痛不显，大便日行1次，成形，脓便血未作。

按语：本案为UC患者，中医辨证为大肠热毒证，采用清肠化湿，凉血活血，解毒敛疡治法，予自拟方白血汤加减治疗。方中白头翁具有清热解毒、凉血止痢作用，为君药；黄连、黄柏、秦皮清热解毒，燥湿止泻，与白头翁相合为仲景之白头翁汤；血见愁凉血止血，散瘀止痛，与白头翁汤配伍，增强清肠止血效果，共为臣药；用木香行气导滞，当归、赤芍凉血活血，即刘河间"调气则后重自除，行血则便脓自愈"之意；苍术、薏苡仁燥湿利水；地榆炭、侧柏炭、生地炭、白茅根清热解毒，凉血止血，中医认为"红见黑即止"，炭类药物有很好的止血作用；白蔹清热解毒，敛疡生肌，共为佐药；全方清肠化湿，凉血解毒，活血敛疡。二诊患者便血、腹泻明显减轻，但仍有腹痛、大便不成形，加防风祛风胜湿，升清止泻；徐长卿调气活血止痛；去白蔹减方药苦寒之性。四诊时，患者腹泻、便血基本缓解，仅有轻度腹痛，复查肠镜报告提示：溃疡性结肠炎缓解期，此时患者湿热渐去，脾阳不足，气机不畅，原方去白头翁、血见愁、白茅根、荆芥炭、地榆炭、侧柏炭、生地炭、赤芍等清热解毒，凉血止血之药，加炙黄芪、炙甘草补脾益气，干姜温中散寒止痛，白芍养血和营，合炙甘草缓急止痛，陈皮健脾理气，使全方补而不滞。维持治疗1年，患者病情稳定。

（二）疏和清热法治疗反流性食管炎案

张某，男，45岁，2023年5月5日初诊。胸骨后灼热疼痛反复发作3年，伴反酸，嗳气，胃胀、胃痛，情绪不畅时加重，胃纳尚可，舌红苔薄黄，脉弦。胃镜示：食管炎，食管裂孔疝，慢性萎缩性胃炎。证属肝胃郁热。治拟疏和清热合法。用化肝煎合左金丸加减。处方：青陈皮各6g，牡丹皮10g，炒白芍15g，栀子10g，泽泻15g，浙贝母10g，黄连6g，吴茱萸1g，炒海螵蛸（先煎）30g，煅瓦楞子（先煎）30g，莪术10g，仙鹤草15g。14剂，每日1剂，水煎，早晚分服。

2023年5月20日二诊，患者药后胸骨后灼痛好转，胃胀、胃痛明显减轻，舌暗苔少，脉细。郁热渐清，胃阴不足。原方加麦冬15g，滋养胃阴。14剂。

按语：本案患者由于食管裂孔疝导致反流性食管炎，出现胸骨后灼热疼痛、反酸、嗳气、胃脘胀痛，病情在情绪不畅时加重，舌质红苔薄黄，脉弦。证属肝郁化热，横逆犯胃，胃气不和。治宗尤在泾"实者疏瀹，虚者润养"原则，治拟疏和清热合法。采用化肝煎合左金丸加减。方用化肝煎解肝气之郁，平气逆而散郁火；左金丸助化肝煎泻肝清热；配乌贼骨、煅瓦楞制酸止痛；患者有慢性萎缩性胃炎，为胃癌前期状态，现代研究报道，莪术、仙鹤草对胃癌前期病变有较好疗效，故加用莪术、仙鹤草治疗慢性萎缩性胃炎。药后胸骨后灼热痛、胃胀痛减轻，舌暗，脉细，乃郁热渐清，胃阴不足，原方加麦冬滋养胃阴，以善其后。

（三）温中化饮治背寒案

倪某，女，58岁。2009年4月13日初诊。主诉：背寒1年余。

　　患者 1 年前淋雨后出现背寒如巴掌大，嗳气，吐清涎，胃胀，胃纳欠香，大便软，日行 1 次，舌暗苔薄，脉细。因忆《金匮要略》有"夫心下有留饮，其人背寒冷如巴掌大"，和"病痰饮者，当以温药和之"条文。辨证痰饮中阻；拟方温中化饮。用苓桂术甘汤治疗。处方：云茯苓 15g，炒白术 10g，嫩桂枝 6g，炙甘草 5g。14 剂，每日 1 剂，水煎，早晚分服。

　　4 月 30 日二诊，患者背寒已除，呕吐、胃胀亦平，胃纳增加，大便成形，舌淡苔薄白，脉细。原方 14 剂，巩固疗效。

　　按语：患者背寒 1 年余，如巴掌大，《金匮要略》云，"夫心下有留饮，其人背寒冷如巴掌大"，与患者所述症状完全一致，辨证为痰饮内阻，中阳不足；根据《金匮要略》中"病痰饮者，当以温药和之"理论，拟方温中化饮，用苓桂术甘汤治疗。药后患者背寒消失，效如桴鼓，可见仲景理论之精辟。经典来自临床，对临床确有指导作用。

　　　　　　　　　　　　　　　　　　　　　　　　　　　　　　　　（撰稿人：叶　柏）

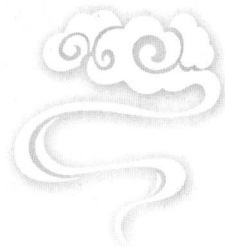

第十八节　史仁杰

史仁杰（1963—），男，汉族，江苏溧阳人，主任中医师，医学博士，博士研究生导师。现任江苏省政协委员、世界中医药学会联合会虚实挂线专业委员会第二届理事会副会长、中国中医药信息学会肛肠分会理事会副会长、《中国肛肠病杂志》编委等职务。

1980年，史仁杰考入南京中医学院中医系本科学习；1985年本科毕业后分配到江苏省中医院肛肠科工作；1988—1991年，在成都中医学院肛肠专业硕士学习；1991年至今，在江苏省中医院肛肠科工作。1996年，史仁杰被公派到日本研修肛肠外科9个月；1997年，被确定为全国老中医药专家学术经验继承工作继承人，师从于朱秉宜主任医师。

史仁杰被评为江苏省医学重点人才、全国优秀中医临床人才，是江苏省"333高层次人才培养工程"培养对象。现任江苏省政协委员

史仁杰曾主持国家、省局级课题共6项，获"江苏省科学技术进步奖"三等奖和"新中国成立60周年中医科普图书著作奖三等奖"各1项；在学术期刊发表学术论文共115篇，出版著作21部（主编10部，副主编4部）。史仁杰擅长治疗便秘、腹痛、肛门直肠痛和肛门坠胀等疾病，在2020年获评为江苏省名中医。

一、学术经验

（一）首提直肠切诊

中医古今文献均无关于直肠切诊的记载，史仁杰教授认为直肠指诊可作为切诊的补充，故称其为"直肠切诊"，并对其进行了系统的研究。

1. 直肠切诊的正常象　直肠切诊在正常人表现为肠腔无灼热感或冷感，肠壁柔软光滑，干湿适度，厚薄均匀；手指在肠腔无黏滞感及受压感、狭窄感；患者无异常不适。

2. 病理象及其意义

（1）热象：直肠腔内温度较高。热象主热证，常见于发热、肛周脓肿、便秘、直肠炎等病症。大热见于热毒炽盛或里热积滞；微热为阴虚内热和湿热。

（2）凉象：直肠腔内的温度较低。凉象主虚寒证，常见于虚寒性体质、阳虚便秘或虚寒性腹痛。

（3）湿滑象：直肠腔及腔壁湿滑。湿滑象主湿、主虚、主寒，主要见于寒湿内盛、脾虚湿盛。常见病症为炎症性肠病、肛窦炎、直肠黏膜下脓肿、腹泻等。

（4）燥象：直肠腔壁干燥少津。燥象主热、主燥、主阴血不足、津液耗伤，常见于实热内结、血虚

肠燥、燥热内结、阴血不足或津液不足证。

（5）涩象：直肠腔壁黏滞，进退或转动手指时阻力较大，或有黏滞、包裹感。涩象主燥，主湿滞，常可与燥象、湿象相兼。燥涩象主阴血、津液不足性便秘；湿涩象主湿滞、脾虚湿热。涩象常见于便秘和炎症性肠病。

（6）硬象：直肠壁发硬而不柔软。硬象见于湿热积滞、瘀热互结、热毒郁结、痰浊结聚证，常见于炎症性肠病、肛管直肠炎、肿瘤、直肠黏膜下脓肿、血吸虫病性直肠炎等病症。硬象多与厚象同见。

（7）厚象：肠壁部分或全部增厚。厚象主湿热、热毒、虫疳、癌瘤等，多见于湿浊积滞、瘀血凝聚、热毒积滞证，可见克罗恩病、血吸虫直肠病、直肠肿瘤等病症。厚象常多与硬象合见。硬厚象者不能扪及明显的包块，有别于包块象。

（8）包块象：直肠壁内可扪及包块。包块象主痰、瘀、积聚、热毒，见于痰瘀互结、痰浊积聚或热毒、湿热积滞之证。包块软者多为痰湿或痰浊，包块硬者多为痰瘀互结。常见于直肠息肉、肛管直肠癌、直肠间质瘤等病症。

（9）宽象：直肠腔宽大，肠腔空虚。宽象主正常，亦主阴血及津液不足，多见于习惯性便秘、血虚便秘等病症。

（10）窄象：直肠腔窄小，甚至手指难进。窄象主瘀滞、主痰浊、癌瘤、外伤，多见于直肠克罗恩病、直肠癌瘤、手术或外伤后等。

（11）松弛象：直肠壁松弛、黏膜叠积、移动性大。松弛象主气虚、阳虚、气血不足，多见直肠脱垂、直肠黏膜内脱垂、老年性肛管直肠松弛、肛门失禁等病症。

（12）挤压象：检查者手指受到来自肠周的挤压。挤压象主虚、主湿，多见于气血阴阳不足之证，尤其是中气下陷证，亦见于脾虚湿热、湿热下迫、脾虚湿盛、气虚气滞证，常见于便秘（出口梗阻型便秘）、炎症性肠病、直肠脱垂或直肠黏膜内脱垂等病症。挤压象患者常有排便困难和排便不畅、肛门坠胀等表现。

（13）前突象：直肠阴道隔松弛向前呈囊袋状重度突出。前突象主气虚、血虚、肾虚，见于女性便秘患者。

（14）敏感象：患者对指诊检查难以耐受，或有抵抗反应。敏感象主实、主风、主痛、主热，多见于风热下迫、气滞血瘀、热毒炽盛证，亦见于炎症性肠病、肛管直肠炎、肛窦炎、放射性肠炎、急慢性腹泻、肠易激综合征腹泻型等病症。

（15）迟钝象：患者对指诊检查感觉迟钝，或直肠腔内大量粪便但患者并无反应。迟钝象多主虚，多见于与阳虚、肠燥、血虚、气虚者，见于阳虚便结、血虚便结、肝郁脾虚、脾虚气滞证，以及直肠性便秘、老年性便秘、习惯性便秘病症。

（16）疼痛象：指诊时患者肛门疼痛不适。疼痛象主热、主瘀滞，多见于燥热内结、风热下迫、热毒炽盛、气血瘀滞证，亦见于肛裂、肛周脓肿、肛管直肠炎、肛窦炎、放射性肠炎、血栓性外痔、子宫肌瘤等病症。

（17）残便象：直肠腔内残存粪便多。残便象主虚、热结、湿滞，多见于阳虚里结、阴虚肠燥、血虚肠燥、燥热内结、脾虚湿滞证，亦见于各类便秘病症。通常，少量小颗粒硬便残留多为阴虚肠燥；大量干硬粪块留存多为燥热积滞或血虚肠燥；软便或先干后软便多为脾虚失运；溏便残留多为脾虚或气虚；溏便黏腻则为湿热之象或脾虚湿热。

直肠切诊可以有效指导临床辨证，尤其是患者症状少、症状及四诊资料不典型时，直肠切诊往往成为辨证的关键依据。直肠切诊还须结合望诊、闻诊进行辨证。

（二）肛门坠胀的诊疗经验

以肛门坠胀为主诉的患者在临床日益多见，但在国际疾病分类中尚无"肛门坠胀"的病名。目前，对其发病机制无明确认识，亦无有效治疗方法和治疗指南。对于该病，史仁杰教授提出如下观点。

1. 肛门坠胀症是发生于肛门直肠部位的特殊的肠易激综合征，或可称之为"肛门直肠易激综合征"。本病发病机理不明，时作时止，无症状时如正常人；目前未发现有器质性病变；顽固难治，这些特点与肠易激综合征相似。

2. 肛门坠胀症主要病机为气血不足，导致筋脉失养。同时常夹有湿滞、气滞、痰阻、血瘀等因素。

3. 从西医的角度来看，推测发病与骶神经功能障碍或炎症有关。其病位在骶 2 至骶 4 神经所支配的区域，直肠指诊时可以在骶神经支配区域触及疼痛触发点，采用骶神经阻滞疗法或刺激疗效有效。

4. 肛门坠胀症常伴有肛门直肠痛，两者病机相同。肛门直肠痛是肛门坠胀的特殊类型。

5. 治疗以补益气血为主，以八珍汤为基本方，加用枳壳、木香、延胡索、制香附、桔梗、薤白等药对症处理。

（三）对黏滞性便秘的诊疗经验

对于大便软而质地黏滞，排出困难的病症，目前缺乏明确认识，没有诊疗规范或诊疗指南。史仁杰教授将此类病症称之为"黏滞性便秘"，并对其病因病机、证型及辨证要点、治法等作了系统研究。

本病的病机主要为气血亏虚和脏腑功能衰退，兼夹气滞、湿阻或湿热阻滞、阴虚津亏。证型主要分为脾虚失运证、湿阻气滞证、脾虚湿热证、阴虚湿热证、气血两虚证。分别采用健脾助运、行气导滞、健脾利湿清热、滋阴清热利湿法、益气养血治疗。代表方为黄芪人参汤、升阳除湿汤、半夏泻心汤、六味地黄汤合三妙丸、八珍汤为代表方，临证根据患者具体症状调整用药。

二、验案分享

（一）补脾升阳泻火法治疗溃疡性结肠炎脾虚火旺证案

患者蒋某，男，67 岁。

2023 年 9 月 25 日首诊，患者诉 1 年前开始出现便溏，大便次数增多，日行 7~8 次，量少，质稀带有黏液，偶有少量便血。于外院行结肠镜检查报告：回肠末端炎症，溃疡性结肠炎。舌略红，苔薄，脉细略弦。西医诊断：溃疡性结肠炎；中医诊断：腹泻（脾虚火旺证）。处方：柴胡 6g，黄连 2g，党参 3g，羌活 4g，炙甘草 4g，生石膏 5g，黄芩 3g，升麻 3g，麸炒苍术 4g，黄芪 4g。14 剂，每日 1 剂，水煎，分早、晚 2 次温服。

2023 年 10 月 9 日二诊，患者诉服前药后大便次数减少，日行 2~3 次，大便已成形，伴少量黏液。舌淡红，苔薄，脉细微弦。处方：柴胡 6g，黄连 2g，党参 5g，羌活 5g，炙甘草 4g，生薏苡仁 10g，防风 4g，生石膏 5g，黄芩 3g，升麻 3g，麸炒苍术 6g，黄芪 4g，麸炒白术 6g。28 剂，每日 1 剂，水煎，分早、晚 2 次温服。

2023 年 11 月 13 日三诊，患者诉服前药后，大便仍日行 2~3 次，成形，有时仍有少量黏液。舌淡红苔薄，脉浮略弦。处方：柴胡 6g，黄连 2g，党参 5g，生石膏 5g，黄芩 5g，升麻 3g，羌活 5g，炙甘草 4g，生薏苡仁 10g，白头翁 10g，白芍炭 6g，麸炒苍术 6g，黄芪 4g，麸炒白术 6g，熟地黄 6g。28 剂，每日 1 剂，水煎，分早、晚 2 次温服。

按语：溃疡性结肠炎以脓血便和腹泻为主要症状，患者常伴有腹痛、神疲、消瘦、低热等症状。对于本病，西医主要采用美沙拉嗪或柳氮磺吡啶治疗，并辅助抗生素、糖皮质激素、益生菌等药，重症患者有时需要手术治疗。中医对本病的治疗，主要采用辨证结合辨病的方法治疗，除中药煎剂内服外，尚有中药保留灌肠、穴位贴敷、针灸等多种治疗方法。

本案患者以大便稀溏、便次增多，伴有黏液便或血便为主症，结肠镜检查是本院的主要诊断依据。根据本病的症状特点，结合舌脉表现，辨为脾虚火旺证。其病机及治法正如李东垣所言："饮食损胃，劳倦伤脾，脾胃虚则火邪乘之，而生大热。当先于心分补脾之源，盖土生于火，兼于脾胃中泻火之亢甚，主生化之源。"

治疗以补脾胃泻阴火升阳汤为基本方，并随症加减用药。方中以黄芪健脾益气为主药。辅以党参、炙甘草甘温益气；苍术健脾燥湿；柴胡、升麻升举清阳，并除肝脾经郁热佐以羌活胜湿；黄芩、黄连、石膏清热散火燥湿作用。全方共奏补脾益气升阳，清泻阴火之功。二诊时加用生薏苡仁、白术增强健脾之功。

本案处方中药量较小，但患者服药后疗效明显。这是因为"中焦如衡"，脾胃本已虚弱，运化力差，故用药宜轻。与药量小相配合，李东垣提出"服药之时宜减食，宜美食"，减食的目的也在于减少患者脾胃受纳和运化的负担，"美食"则有益气血、助药力之功。

（二）健脾益气养血兼清热利湿法治疗肛门坠胀脾虚血亏证案

患者张某某，男，61 岁

2023 年 11 月 30 日初诊，患者肛门坠胀不适 7 年，有时伴有肛门疼痛。发病以来曾在多家医院就诊治疗，症状未能减轻。刻下：肛门坠胀不适，有时肛门疼痛，大便日行 1~2 次，质稀溏，排便欠畅。3 个月前患者在外院作胃镜检查提示为慢性胃炎，结肠镜检查未发现明显异常。舌淡，重度齿痕，苔薄腻，脉细，右脉弱，左脉略弦数。西医诊断：肛门坠胀；中医诊断：肛肠病（脾虚血亏证）。处方：黄芪 20g，党参 15g，炙甘草 10g，柴胡 4g，麸炒枳壳 8g，蜜升麻 4g，炒黄柏 4g，熟地黄 10g，茯苓 10g，焦山楂 10g，炒海螵蛸 20g，生山药 15g，麸炒苍术 10g，煨木香 2g，金钱草 15g，麸炒泽泻 10g，防风 6g，羌活 6g，紫丹参 6g。14 剂，每日 1 剂，水煎，分早、晚 2 次温服。

2023 年 12 月 14 日二诊，患者服前药后肛门坠胀感逐渐减轻，已经不显，但肛门仍偶有疼痛，大便成形，前端色黑。舌淡，重度齿痕，苔薄，脉细涩略数。原方去柴胡、羌活，炒黄柏增至 8g，加蜜桂枝 2g、苦参 3g、醋延胡索 10g。14 剂，煎、服法同前。

2024 年 1 月 1 日三诊，患者服前药后肛门坠胀感不显，肛门疼痛较前明显减轻，大便偶色黑。舌淡，舌边中度齿痕，苔薄，脉细略涩。原方加法半夏 10g、老鹳草 10g。14 剂，煎、服法同前。

2024 年 1 月 15 日四诊，患者服前药后肛门坠胀未作，肛门疼痛不显，大便形色正常，舌淡红，轻度齿痕，苔薄，脉细略涩。原方 14 剂，煎、服法同前。

按语：史仁杰教授认为，本案患者的肛门坠胀不适有 7 年之久，来诊时患者肛门坠胀，或伴有肛门疼痛。大便稀溏，日行 1~2 次，排便不畅。舌淡红，重度齿痕，苔薄腻，脉细，略弦数。脉症合参，辨为脾虚血亏兼有湿热证，故予健脾养血兼清热利湿法治疗。方选李东垣调中益气汤加减。方中用黄芪、党参、山药、甘草健脾益气；苍术燥湿运脾；黄柏、苦参、金钱草、泽泻清利湿热；配伍少量防风、羌活祛风胜湿；柴胡、升麻引肝脾清阳上升，并有疏解肝脾经气郁滞的作用。熟地养血补血，加少量丹参、延胡索活血行气止痛；桂枝、老鹳草解肌去痹通络；炒海螵蛸抑酸护胃，焦山楂消食化滞。

（三）补益气血健脾清热燥湿导滞复法大方治疗黏滞性便秘案

患者，男，赵某某，56岁。

2022年5月26日初诊，患者近一年来出现大便先干后溏，质黏，排便不爽或有残便感，伴夜寐早醒，入睡困难。10年前曾行垂体良性肿瘤切除术，2年前因脑积水行积水引流术。舌淡红，苔薄微腻，脉细涩。中医诊断：脾系病（脾虚湿滞证）。西医诊断：粘滞性便秘。处方：黄芪15g，党参15g，炙甘草6g，柴胡5g，升麻4g，当归6g，炒白芍10g，炒鸡内金8g，生白术10g，法半夏10g，醋青皮3g，枳实6g，姜厚朴3g，苦参6g，知母15g，玄参10g，生山药10g，生牡蛎15g，首乌藤30g，生龙骨15g，炒酸枣仁15g，槲寄生15g。14剂，每日1剂，水煎，分早、晚2次温服。

2022年6月14日二诊，患者服前药后大便黏滞减轻，较前易解，残便感减轻，夜寐改善。舌淡红，苔薄微腻，脉细略涩。原方生山药增至15g，苦参改为8g。14剂，煎服法用前。

2022年7月25日三诊，患者服前药后大便黏滞进一步减轻，现排便基本通畅，因故停药半个月，大便又现黏滞，排便不畅。舌淡红，苔薄，脉细涩。原方黄芪增至30g，当归改为10g，加玄参15g、黄柏8g。14剂，煎服法同前。

2022年8月8日四诊，患者大便成形，质不黏，排便畅，夜寐等均改善。舌淡，苔薄，脉细。原方14剂，煎服法同上。

按语：本案患者以大便质软但黏滞难解为主症。对于大便不干硬或先干后溏，质黏滞，伴有排便困难或有残便感的病症，史仁杰将其命名为"黏滞性便秘"。史仁杰认为，黏滞性便秘是在人体气血阴阳亏虚、脏腑功能弱的基础上，加之湿浊、气滞、痰浊等病理因素，所导致的虚实夹杂，寒热错杂的病症。本案患者已届中年，有脑垂体肿瘤手术史及脑积水史，有气血亏虚、脏腑功能弱的基础，其难以入睡，夜寐早醒为血不养心、心阴不足的表现，脉细涩乃气血亏虚之象。大便先干后溏、便质黏滞、排便不爽或有残便感，是脾虚失运、湿浊内生、湿热交热、湿阻气机的表现。

国医大师周仲瑛认为，不同疾病、个体差异及其证候的多变性，决定了辨证方法的复杂性和灵活性。针对疾病发生发展过程中多种病理因素并存的复杂病机，周老提出了集数法于一方、熔攻补于一炉的复法大方。周老认为复法大方是"针对疑难病症的一种有效的、值得深入研究的治疗方法，能充分发挥中药多途径、多靶点、多环节的综合疗效优势"。

通过学习和继承周老的学术思想和经验，史仁杰针对患者本虚标实，兼证复杂多样的特点，在本案中采用补益气血结合健脾助运，清热燥湿，行气导滞的方法治疗。以李东垣调中益气汤和张锡纯十全育真汤方为基础方，结合病、症进行用药加减。方中用黄芪、党参、生白术、生山药健脾益气养血；当归、白芍、知母、玄参、首乌藤滋阴养血兼以通络；柴胡、升麻、枳实、厚朴、法半夏、青皮调畅气机，行气导滞；黄柏、苦参清热燥湿，炒酸枣仁、生牡蛎、生龙骨养血安神定志。通过治疗，患者的体质得到改善，症状逐渐消失。

（撰稿人：史仁杰）

第十九节　史锁芳

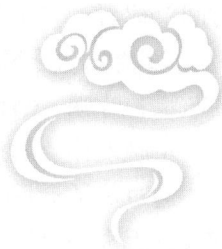

史锁芳（1962—2021），男，汉族，江苏丹阳人，长江学者、主任中医师、教授、博士研究生导师、科副主任。江苏省名中医、全国优秀中医临床人才、江苏省中医药领军人才、江苏省优秀中青年中医临床人才、江苏省中医院呼吸科学术带头人。

史锁芳师承于金陵医派李石清教授，后又师从国医大师周仲瑛教授、国医大师夏桂成教授、全国名中医单兆伟教授、吴门医派曹世宏教授、龙砂医派顾植山教授。他先后担任世界中医药学会联合会五运六气专业委员会第一届理事会副会长、世界中医药学会联合会呼吸病专业委员会第三届理事会副会长、江苏省中医药学会肺系专业委员会主任委员、江苏省中医药学会五运六气研究专业委员会副主任委员等。

1981年，史锁芳就读于南京中医学院中医系中医专业。1986年，本科毕业后他被分配至江苏省中医院工作，1999年取得南京中医药大学中医内科专业博士学位。从医35年来，史锁芳以崇高的医德和精湛的医术救治了无数患者，对肺系病症、内科杂病中医治疗以及五运六气理论、经方、量效关系理论运用等有较深研究。

史锁芳先后培养博士、硕士研究生70余名；主持国家级课题4项，省级课题5项，厅局级课题4项，获中华中医药学会科学技术二等奖1项、三等奖2项，江苏中医药科学技术一等奖2项、三等奖1项；拥有发明专利7项；研制院内制剂3个、研制院内清膏制剂5个；发表医学论文200余篇；主编国家卫生健康委员会"十三五"规划教材《中医内科学·呼吸分册》等医学专著10部，出版医学科普书籍8部。

新冠病毒感染疫情发生以来，史锁芳临危受命，先后作为国家援鄂中医医疗队（江苏队）队长、江夏大花山方舱医院业务副院长、江苏省卫生健康委新冠肺炎防控中医专家组成员、江苏省卫生健康委新冠肺炎防控中医康复专家组组长，多次奔赴武汉、吉林、南京疫情前线开展新冠肺炎诊疗工作，受到"国家卫生健康委员会、人力资源社会保障部、国家中医药管理局"三部联合表彰，授予"全国卫生健康系统新冠肺炎疫情防控工作先进个人"称号；受到江苏省人力资源社会保障厅表彰，授予"新冠肺炎疫情防控记大功奖励"。但终因积劳成疾牺牲在抗疫战场上。

一、学术经验

（一）巧用仲景"六经欲解时"理论，治疗定时发作病症

史锁芳教授充分理解仲景"六经欲解时"的理论，融会贯通于疾病诊治过程中，对于发病有明显

时间节律者，多按此理论治疗。针对发热热峰有定时，如下午 3 时至晚上 9 时的发热，符合"阳明欲解时"，寓意阳气合降受阻，故用小承气汤通降阳明以利恢复阳明之"合"，疗效快捷；针对发作于下半夜的咳嗽、哮喘、咯血、胸痛、盗汗、失眠等病症，按照"厥阴欲解时"运用乌梅丸治疗，疗效显著；针对"早晚发作"病症，从"少阳阳明欲解时"选用大柴胡汤调节气机升降多可获显效。

通过灵活运用"六经欲解时"理论，并遵"三阴三阳""开阖枢"之旨及昼夜阳气运行规律，"谨候气宜，无失病机"，因势利导，常获事半功倍之效。

（二）通达五行生克制化，善用运气思维处理复杂疑难病症

1. 运用脏腑气化特性，遵循五行生克制化规律，全程论治肺系病症　通过多年临床实践，史锁芳教授发现肺系病症多有外感、咳、喘、痰、瘀发作演变特征，他总结提炼出肺系病早、中、末期不同阶段采用不同治法：早期多为邪实在表，治疗予以疏散宣发为原则。出现痰邪，影响肺之宣肃功能，则可宣肺化痰，兼以健脾助运。痰阻气道，气机不畅，出现气喘；病情渐进，正气亏虚，肺虚不能主气，肾虚不能纳气，皆可致喘；至病程终末期，由肺及肾、由肺及心，三脏亏虚，气虚不能行血，血停经络而为瘀，则需肺肾同治、肺心同治。治疗时采用整体着眼、全程论治方案，可化繁为简、提纲挈领，提高肺系病各阶段的辨治效果。

2. 遵"天人合一""顺天以察运，因变以求气"，善用运气思维处理疑难杂症　五运六气学说是探讨自然变化的周期性规律及其对人体健康和疾病影响，进而研究把握自然动态周期规律，进行治病、养生（治未病）方法的一门学问。若当年属于厥阴风木司天，少阳相火在泉，脾土不及运气特征，则很多患者除有各个专科病症表现外，还兼有风木之象及脾虚证候。因此，每每按照运气思维，配合运用或单独使用"敷和汤""白术厚朴汤"疗效显著。再比如，根据运气特征，针对 2017 年冬（丁酉年）—2018 年春（戊戌年）终之气少阴君火加临太阳寒水的运气格局，流感发热患者多表现外寒内燥型的，采用《备急千金要方》葳蕤汤治疗多可获得"1 剂即热退"的效果。

（三）擅从量效关系，应用大剂补气补肾方法救治重危疑难病症

史锁芳教授经多年临床实践发现，多种肺系疾病迁延至重症阶段都可以出现"虚喘""浮肿"（肺心病、心衰、呼衰）之候。这类"喘肿"重候，多具肺肾不足、心肾亏虚共性病机，此时可以遵循"异病同治"治则，采取"虚则补之"方法，确立补益肺肾、纳气平喘、温阳（心）补肾治法。由于这些"喘肿"候多由肺系慢性病反复迁延形成，具有病程久、虚衰极的特点，史锁芳教授治疗这类虚喘患者时选用势大力沉重剂屡起沉疴，疗效确凿。因此，在准确辨证保证安全的基础上，史锁芳教授善用大剂黄芪、熟地、附子方法治疗肺心病、呼吸衰竭的虚喘重症。

如对肺系缠绵难愈之慢性咳喘，乃蕴病久伤肾之机，史锁芳教授主张运用大剂量熟地，每每用到 30~80g，取其量大力沉之功，藉其"静重之妙"屡获攻坚拔塞之功。对于阳虚寒伏，肺虚及肾，符合"脉微细，但欲寐"之证者，使用附子常能获得意外之效。经过多年的实践，史锁芳教授总结出一整套运用大剂量附子的经验，即采用"据证递增"法，灵活使用制附子。附子用法大致分 6 档，即 30g~40g、45g~65g、70g~90g、95g~120g、130g~160g、165g~180g。具体应用时，根据患者病情及服用后的反应，采用每周递增法，循序渐进，逐步加大用量。

（四）创"湿疫"论治新型冠状病毒感染初起，立"扶土生金，益气养阴"促新型冠状病毒感染康复

通过领导并参与国内多地抗击新型冠状病毒感染的疫情防控，取得丰富的临证经验，史锁芳教授认

为新型冠状病毒感染属于"湿疫"范畴，其病因为"湿疫疠气"，病位在肺，累及脾胃，基本病机是邪盛正虚、湿疠闭肺、气机失司，积极推行"1+4+N"的中医诊疗方案（1是指：国家方案的"清肺排毒汤"；4是指：4张协定方为辅；N是指：应对个性化治疗特殊情况N种方案为从），灵活运用内服外治等多种疗法，取得了满意的疗效。史锁芳教授尤其重视疫疠湿浊，提倡分消走泄、调畅气机之法，善用达原饮、升降散治疗。

针对恢复期患者，史锁芳教授创制扶土生金康复方治疗肺脾不足证，通过临床观察，其总有效率高达94.38%，能有效改善此类患者细胞免疫和体液免疫功能指标；创制益气养阴颗粒治疗气阴两虚证，有效率达96.67%，对恢复期患者肺功能和免疫功能均有较好的提升作用。

除使用中药内服外，史锁芳教授还擅长针灸外治法、养生功法、心理治疗、食疗等其他传统疗法，且简便有效。史锁芳教授在武汉中医方舱医院任职副院长期间，运用《黄帝内经》运气理论，开展并推广"太极开阖六气针法"，常取得立竿见影之效，临床效验颇多。

二、验案分享

（一）健脾益肾肃肺法治疗间质性肺病案

张某，男，60岁，山东兖州人氏，2009年3月23日初诊。在当地医院查胸部CT示：两肺广泛纤维化病变。刻下：自诉吸气不畅快，自觉吸不到位，咽部如梗，无明显咳喘，时有肠鸣，大便不实，舌苔淡黄薄腻，舌质淡暗，脉细。诊为气阴两虚，脾肾亏乏，肾不纳气，治拟双补气阴，健脾补肾，纳气平喘。处方：熟地15g，苍白术各10g，干姜4g，五味子5g，太子参15g，炒山药20g，冬瓜仁15g，生薏苡仁20g，芦根20g，补骨脂15g，茯苓10g，桑皮10g，丹参20g，杏仁10g，砂仁（后下）3g，白檀香6g，射干10g，郁金10g。水煎服，日进1剂，分2次服用。

进药10剂后复诊，患者呼吸不畅已有缓解，咽部梗物感亦有消除，仍大便不实，原方改熟地35g，加陈皮、谷芽、炒六曲、制南星各10g，桔梗6g，枳壳6g。

一周后三诊时，患者自觉呼吸不畅已明显好转，大便已实。

按语：慢性肺系疾病患者，多为老年体虚久病之人，临床除见有咳嗽、咳痰、气喘等肺系症状外，绝大多数还伴有腰酸腿软、神疲乏力、形体消瘦、心慌盗汗、痰味发咸等虚弱表现。从该类患者的病机特点来看，久病正虚，肺脾肾俱已衰惫，若时值气候更替，极易外感六淫邪气，出现急性发作症状，内外合邪，加重基础病。遵循"未病先防"和"即病防变"的治未病原则，以及"急则治标，缓则治本"的思路，史锁芳教授在慢性呼吸系统疾病未出现明显急性发作时擅用黑地黄丸填补肾阴，健壮脾气，敛肺止咳，扶正以祛邪，尤其适用于肾虚又兼有脾虚的老年患者。

黑地黄丸，因古方中熟地、苍术两味需炒黑使用而名。本方首载于金元四大家刘河间著《素问病机气宜保命集》卷下。本方药仅四味，但配伍巧妙。熟地滋阴养血，苍术燥湿健脾。配以干姜温运中焦，健壮脾气，五味子酸柔，收敛止咳，固涩正气。诸药合用，滋而不腻，温而不燥，共奏补脾益肾之功。

史锁芳教授赞同张景岳"中药四维"的观点，认为熟地作为四维之一为补肾填精之要药，非常药可取代。对于脾虚不重而肾阴极虚患者，常重用熟地，用量在20~30g之间，甚者40~50g。《本草汇言》曰："熟地入少阴肾经，为阴分之药，宜熟而不宜生。是以阴虚不足，血气有亏，精髓耗竭，肾水干涸，……或大病之后足膝乏力，诸证当以补血滋阴、益肾填精之剂，熟地黄足以补之"。

本案患者初诊症状辨证属肺肾两虚，肾不纳气，肺气不能敛降。初诊已见明显肾虚征象，提示本证绝非一日而成，久病入络，需考虑活血化瘀之法。此外，大便不实，为脾气虚弱之象，苔黄薄腻，似有湿热。拟健脾益肾肃肺为大法，稍兼活血清利。黑地黄丸补肾健脾为主方，另加山药、白术、薏苡仁、茯苓、砂仁健脾化湿，再配伍丹参等活血药物。药后半个月，患者症状已见解除，提示辨证准确，绝非臆断之所为。临证只要遇见咳喘久作、痰多味咸、气短息促、大便偏溏，即可运用该方。史锁芳教授临床亦灵活掌握此二药的用量，若脾虚不甚，则熟地倍苍术，若脾虚较重，则苍术倍熟地，且苍白术同时运用，并另加健脾和胃之品，以资中焦化源。

（二）基于厥阴欲解时运用乌梅丸论治哮喘

王某，男，40岁，2014年6月13日初诊。患者有支气管哮喘10年，近2日受凉后发作。刻下：哮喘于下半夜3—4时易发，发时喉鸣，气喘，胸闷，伴咽堵，痰多色黄、鼻塞喷嚏，有气上冲，心烦热，口渴，脚冷恶寒、便溏，舌苔薄黄、质暗，脉细。辨证属痰热壅肺、复感风寒、客寒包火、寒热错杂、肺失宣降，病发于下半夜（3—4时），符合"厥阴欲解时"，治以辛温散邪、苦寒清里、调节阴阳。拟乌梅丸加减。处方：乌梅35g，肉桂4g，细辛3g，黄连3g，炒黄柏10g，当归10g，党参15g，花椒4g，制附子8g，干姜9g。7剂，水煎服，日进1剂，早晚各1次。

2014年6月20日二诊，患者诉药后夜间喉鸣气喘已除，黄痰量仍多，纳寐可，原方加入葶苈子15g，桑白皮15g，地骨皮15g，炙甘草5g以增清化痰热之功，14剂，调理尚安。

按语：《素问·阴阳离合论》载，"是故三阳之离合也，太阳为开，阳明为阖，少阳为枢……三阴之离合也，太阴为开，厥阴为阖，少阴为枢"。开、阖、枢其中一方失调，则阴阳的离合异常，气机升降出入失常，故疾病发生。《伤寒论》厥阴病欲解时，"丑至卯上"，而乌梅丸正是厥阴病代表方，除具有温清补泻之外，尚兼气化浮沉，较大剂量的乌梅配黄连、黄柏，既补厥阴之体又可降泄敛阴，合入少量桂枝、附子、细辛等辛甘发散之品，升降相因，以降为主，既可补厥阴之体，也无碍厥阴之用的弊端，对于平衡厥阴体用、调和阴阳离合、恢复气机运行及人体气化具有重要作用。

本案哮喘患者发于下半夜3—4时，符合"厥阴病欲解时"，且有气上冲感、口渴、心烦、脚冷、便溏等上热下寒、阴阳之气不相顺接的厥阴病特征。史锁芳教授选用乌梅丸改丸为汤剂，并加大乌梅用量取其"味酸平，主下气，除热，烦满，安心。"该方辛开苦降、缓肝回阳、息风降逆。整方辛、甘、酸、苦合用，寒温并施，气血同理，肺肝心脾兼顾，调畅气机，适合寒热错杂、气机逆乱之证。史锁芳教授在临床具体应用时，若用常规辨治疗效欠佳，而见厥阴阖降异常、气机升降出入失常所致的肝气横逆脾胃（呕恶、泛酸、嘈杂、泄泻等），肝木化火刑金（咳嗽、咯血、哮喘等），及肝肾下虚、阳气上盛（心烦、不寐、头晕）等时，用之效佳。

（三）运用五运六气理论治疗汗证

李某，男，68岁，2020年5月26日初诊。主诉：夜间汗出1周。刻下：夜间汗出，量较多，心烦燥热，舌尖麻痛，口干，入睡困难，纳可，二便正常。舌暗红，苔少偏干，左脉细，右脉滑。西医诊断：多汗症；中医诊断：汗证（阴虚燥热）。治法：滋阴清热，固表止汗。予当归六黄汤加减；处方：当归10g，熟地黄15g，生地黄15g，炙黄芪15g，黄连6g，黄芩10g，黄柏10g，浮小麦20g，淡竹叶10g，南沙参10g，炙甘草5g。7剂，日1剂，水煎，分2次服。

2020年6月4日二诊，患者诉服上方后夜间汗出未见明显改善，量仍多，仍燥热、舌尖麻痛，口干减轻，睡眠未好转，舌暗苔薄，脉浮滑。考虑今年运气特点"少阴君火司天"，患者心火偏甚，改用正阳汤加减。处方：白薇15g，川芎10g，当归10g，白芍10g，玄参10g，桑白皮10g，旋覆花（包煎）6g，炙甘草5g，栀子6g，淡豆豉6g，浮小麦30g，煅牡蛎（先煎）20g。7剂，日1剂，水煎，分2次服。

2020年6月12日三诊，患者诉服上方后夜间汗出、心烦燥热明显减轻，舌尖麻痛、入睡困难较前改善，仍有口干，舌淡红苔薄白，脉细弦。予二诊方去煅牡蛎，加淡竹叶 10g、天花粉 10g。7 剂，日 1 剂，水煎，分 2 次服。电话随访患者多汗后再发作。

按语：五运六气理论是中医基础理论体系的重要组成，其以天人相应的整体观为核心思想，认为自然界五运六气的变化与人体五脏和六经的气化相应。《素问·气交变大论》言"五运太过不及下应民病"；陈无择借此理论创"三因司天方"。史锁芳教授遵《素问·五常政大论》"必先岁气，毋伐天和"原则，守《素问·五运行大论》"顺天察运，因变求气"思想，在临床基于运气理论应用三因司天方治疗各种疾病，经验颇丰。

本案患者初诊有汗出燥热、口干、舌暗红、苔少偏干、左脉细、右脉滑等阴虚火旺征象，以当归六黄汤滋阴清热、固表止汗，方证本无不适之处，但患者服后症状未见明显改善。二诊时考虑当年运气特点，全年少阴君火司天，并且发病时当处"三之气（5 月 20 日至 7 月 22 日）"，此时客气乃少阴君火，且"汗为心之液"，故改用司天方正阳汤以清心泻火，加栀子豉汤辛苦寒，可清可宣，清以除少阴之火，宣以防凉降太过；浮小麦甘凉走心，既可敛汗，又可补少阴之阴而除少阴之热；煅牡蛎咸寒，咸抑心火，煅之又取收涩止汗之功。三诊时患者诸症改善，尚有口干，效不更方，去煅牡蛎，加淡竹叶、天花粉，淡竹叶甘淡寒走心以清补少阴，天花粉甘微苦寒以生津，改善汗出津伤之态。诸药共奏清心泻火除烦之功，则天人关系得调，热去汗止。

正阳汤乃针对"少阴司天，阳明在泉"所设的司天方，主治心火偏甚、燥热太过诸症，症见心烦心中痛、燥热、汗出、咯血、目赤、小便灼热涩痛等。方由白薇、玄参、川芎、桑白皮、当归、白芍、旋覆花、炙甘草、生姜组成，其方药性味特点为咸苦酸寒。《素问·藏气法时论》曰："心欲软，急食咸以软之"，故用咸以抑火。玄参味苦咸，咸抑心火；白薇苦咸寒以清热；桑白皮甘寒悦肺、白芍酸以益金，两者相配以防火灼肺金；当归、川芎和血以助心主血脉之用；旋覆花下行以降火；生姜、炙甘草护中，调和诸药。诸药相配，心火得清，燥热得平，肺金不伤。

（撰稿人：李　磊）

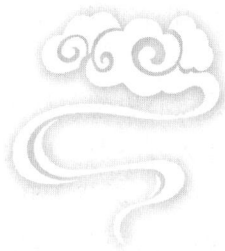

第二十节　孙　伟

孙伟（1959—），男，江苏张家港人，中国共产党党员，主任医师，教授，博士研究生导师，江苏省中医院肾内科主任，江苏省名中医，享受国务院政府特殊津贴。

1983年，孙伟毕业于南京中医学院中医专业，1987年取得硕士学位，2004年获得博士学位。此后，他先后任中华中医药学会肾病分会、慢病管理分会副主任委员，江苏省中医药学会肾病专业委员会、慢病管理专委会主任委员，世界中医药学会联合会肾脏专业委员会副会长，中国中西医结合学会肾脏疾病专业委员会常务委员、江苏省医学会肾脏病学分会常务委员等职。他是第二批江苏省老中医药专家学术经验继承工作指导老师，国家中医药管理局重点学科、重点专科带头人。2003年起，孙伟先后被江苏省卫生厅评为江苏省中医药领军人才、江苏省优秀医学重点人才、江苏省有突出贡献中青年专家、江苏省"333高层次人才培养工程"中青年科技领军人才（二层次）。2007年被国家中医药管理局评为首批"全国优秀中医临床人才"。2016年获南京地区"十佳医生""人民群众最满意卫生工作者"等称号，被授予南京市五一劳动奖章。

孙伟师承国医大师朱良春、邹燕勤教授，继承邹氏肾病"保肾气"的治疗原则，提出慢性肾脏病"护肾延衰"的中医学术思想，创新性地提出慢性肾脏病"肾虚湿瘀"的中医核心病机，以及"益肾清利、和络泄浊"的治则治法，并通过大样本多中心的临床研究验证了该理论能有效延缓慢性肾脏病的疾病进展和提高生活质量。孙伟从医40年，在中西医肾脏病学和中医养生保健方面有较深造诣，特别在运用补肾健脾、清化湿瘀理论治疗肾炎蛋白尿、血尿；运用补肾健脾、和络泄浊理论治疗慢性肾功能衰竭方面尤为擅长，对糖尿病肾病、狼疮性肾炎、尿酸性肾病、泌尿系统感染和结石等疾病有丰富的治疗经验。每周3次门诊，3次查房，院外会诊，年门诊量超过8 300人次，救治患者遍布海内外，深受患者爱戴。

孙伟先后主持各级科研课题28项，包括国家科技部十一五重大疑难疾病项目、江苏省科技厅重点病种研究项目各1项，国家自然科学基金项目4项，还牵头主持国家中医药管理局国际合作大型多中心随机对照临床研究项目；他曾先后获中华中医药学会科技成果奖三等奖2项、江苏省科技进步奖二等奖5项、三等奖3项、江苏省中医科技奖一等奖2项；主要参与研制肾炎灵颗粒剂、健肾片、芪雪虎归浸膏等；发表论文近500篇，其中SCI论文45余篇；著有医学专著27部，包括《现代中医肾脏病学》《中医肾脏病学》《肾病和血液病疑难病症辨治和验案》等；指导硕士研究生150余名，博士研究生50余名，境外硕士、博士研究生20余名。

一、学术经验

孙伟学术理论传承于孟河医派的邹氏肾科，邹氏肾科创始人邹云翔教授是中医肾病的开拓者，他提出了慢性肾脏疾病"保肾气"的原则，其后国医大师邹燕勤教授传承发展这一理论，形成"补益肾元"的治肾理念。孙伟师从邹燕勤国医大师，他在多年临证中创造性地提出了慢性肾脏病"护肾延衰"理论。

（一）慢性肾脏病"护肾延衰"理论核心

孙伟教授认为慢性肾脏病核心病机是"肾虚湿瘀"。肾虚以肾气虚为主，肾气亏虚是本病发病的内在基础，湿、瘀是加重病变的基本环节。肾气不能蒸腾水湿，膀胱气化不利，导致水液输布和排泄障碍，水液内停，湿为阴邪，愈久化热，变为湿热，湿热之邪蕴胶于肾，难以消除，也是本病缠绵难愈的关键。湿热久不化解，病久入络，由湿致瘀。肾病发生和恶化是因湿致瘀，湿瘀互结。所以治疗上，以益肾为本，辅以健脾，顾护肾气，温补肾阳，使封藏之本得以保证。清利湿热，活血化瘀，使得湿热瘀血之邪得去，故以益肾清利、和络泄浊为主要治则。此外，在不同阶段还要各有侧重，慢性肾脏病早期，病机以脾肾亏虚，湿热内蕴为主，治疗侧重益肾清利；慢性肾脏病 3 期、4 期，病机在肾虚湿热基础上，又有病久入络，气血不和，故治疗侧重和络；而在慢性肾脏病 5 期，此时瘀毒内停，久病虚损，故治疗除"益肾清利"外，更侧重清泄浊毒。

对于慢性肾脏病的治疗，孙伟教授认为慢性肾脏病是一种不断进展恶化、终至尿毒症的疾病，尚未有能阻断疾病进展的治疗方式。故本病的治疗目标是"三延一高"，即延缓进展、延迟透析、延长生活、提高生活质量。护肾即"顾护肾气"，延衰即延缓疾病进展、延迟慢性肾脏病患者进入透析时间、延长患者生命。对于慢性肾脏病而言，平稳即是好疗效，尤其是进入肾功能不可逆的中、晚期，抓住疾病主要矛盾，以补脾益肾为先，辅以清利湿热、活血和络、泄浊排毒等祛邪之法，达到阴阳平衡，气血和顺，即可延缓病情进展。

（二）倡导着眼大局、整体治疗观

对于慢性肾脏病的治疗，国外指南主要是对症治疗，包括调整电解质紊乱、高血压、高血糖、蛋白尿、贫血、骨代谢异常等等，在临床实际治疗中，常常会出现过度关注某一方面，出现治疗偏颇。例如，过度治疗贫血，导致血肌酐升高过快，加速患者进入终末期肾脏病的进度；一味追求尿蛋白转阴，过分使用免疫抑制剂，出现各种副作用。基于此，孙伟教授提出了"慢性肾脏病治疗整体观"的概念，这与中医基础理论中的"人体是一个有机的整体"观念一致。他认为，应该将慢性肾脏病作为一个整体来看，更应该将患有慢性肾脏病的人作为一个整体，而在这个整体中，需要解决的最终问题是提高患者生存率和提高患者生活质量，所以我们在实施过程中，应以这两者为核心目标。慢性肾脏病是一个不断进展的疾病，且病程有类似"自由落体"的特点，进展不断加快。所以中医治疗需顺其势以化之，不可拦头截断，过刚易折，应以补益为主，辅以祛邪，逐步深入，达到平稳，最终方可以柔克刚，以平制进，久久为功，长期稳定。

（三）构建"三层四法"治疗体系

慢性肾脏病发病过程是不断加速进展的，不可能如手术一般立马见效。所以在治疗中应遵循"由快到慢、由慢到稳、由稳到降"的三层次疗效原则，病患双方互信互应，对于慢性肾脏病的蛋白尿和血肌酐等的改善都以类似原则应对。在中医治疗开始阶段，首先要明辨致病因素和病理产物，尤其分辨不同湿邪的病变脏腑和程度；其次是关注瘀血和浊毒情况。在此阶段，治疗以祛邪解毒为主，通过清化湿热、活血和络、泄浊解毒等方法，尽快解除致使病情加重的各类病理因素，从而使快速下降的肾功能进展速度能变为较为和缓下降。如第一阶段初步显效，病情进展速度得以控制，则在祛邪解毒基础上，加用补益肾气之药。肾气充盛，外邪得除，则下降的肾功能得以稳定。肾与心经脉相连，水火相济；肾与脾为先后天相互资益；肾与肝乙癸同源，精血同源；肾与肺为水之上下源，金水相生。故五脏皆与肾相连，补肾不忘他脏。五脏调和，正气存内，经过长期治疗，则可让蛋白尿和血肌酐不断下降，肾功能逐渐恢复，达到"慢""稳""降"三个层次的疗效。

"湿"和"瘀"是慢性肾脏病最重要的病理产物和致病因素，两者可单独致病，更多的则是同恶相济。随着病程发展，两者会以"水湿""湿热""湿浊"和"湿毒"等形式存在。形式多变，轻重不一，如不能仔细甄别，精确定位，则不能祛邪解毒，釜底抽薪。针对此种病邪，孙伟教授提出"解毒四法"，即"清化解毒""芳化湿毒""通腑泻毒"和"渗利湿毒"，辨别治之。如见脾不运湿，水泛为肿，则可用"渗利湿毒"法，方用五皮饮加减。如见湿热内蕴，恶心呕吐，可用"清化解毒"法，方用苏叶黄连汤加减。如见湿热湿偏重者，阳气内郁，可用"芳化湿毒"法，方用藿朴夏苓汤加减。如见寒湿内结，阳虚便秘者，可用"通腑泻毒"法，方用大黄附子汤加减。

（四）重视调护，慢养二三

慢性病除积极治疗外，更需要日常生活中的调养。孙伟教授总结出一套适用于慢性肾脏病患者长期坚持的日常生活养护经验"4个二到三"，即每日2~3次出汗，2~3次大便，2 000~3 000ml 小便，每日不超过2~3两瘦肉相当荤菜。出汗可以使皮下静脉血流量增加，同时可以带出水分，排除少许毒素。每日不但要频频多饮水，还要有2~3次顿服热水250ml 左右，或热水冲澡、中药足浴，使皮温升高明显汗出。汗出当缓缓而发，切忌大汗淋漓。每日2~3次排便，可以减少大便在大肠内停留时间，减少肠源性毒素的生成，降低内毒素水平。而对于慢性肾脏病患者，每日尿量偏多一些，达到2 000~3 000ml，则同样可以清除体内代谢废物，使各种代谢过程顺利进行。此外，通过对临床患者观察，发现韭菜、大蒜、葱、海鲜之类烘热生冷之品也不可多食。三分治、七分养，才能让慢性肾脏病患者长治久安。

二、验案分享

（一）慢性肾衰竭案

陈某某，女，81岁。2017年1月26日初诊。患者10年前体检时查血肌酐110μmol/L，未予重视及诊治。2017年1月查血常规：红细胞$2.61×10^{12}$/L，血红蛋白78g/L；尿常规：蛋白（＋）。血生化：尿素氮20.24mmol/L，肌酐441.7μmol/L，血碳酸氢盐19mmol/L，白蛋白36.9g/L，尿酸539.6mmol/L。平时血压、血糖正常。

就诊时症见：头晕乏力，纳食不佳，时有干呕，夜寐欠安，不易入睡，夜尿3次，尿中有泡沫，大便日1次，成形。舌淡红，苔薄白腻，脉弦。尿常规：蛋白（＋），隐血（±）。西医诊断：慢性肾脏病5期；肾性贫血；代谢性酸中毒。中医诊断：肾衰（脾肾气虚，湿浊内蕴，升降失司）。治法：益肾健脾，和络泄浊，佐以辛开苦降，调和脾胃。处方：生黄芪30g，潞党参15g，黄连3g，淡干姜5g，紫苏叶12g，明天麻15g，川芎15g，炒当归15g，茯神15g，石韦20g，土茯苓30g，怀牛膝15g，厚杜仲20g，川断肉15g，泽兰泻各15g，菟丝子15g，灵磁石15g，鸡血藤20g，六月雪30g，生麦芽20g。30剂，每日1剂，水煎，分早、晚2次温服。

二诊，患者倦怠乏力减轻，睡眠不沉，易醒，纳尚可，夜尿3次，大便日行2次，成形，舌淡红，苔白腻，脉弦。前方加合欢皮15g以活血解郁，宁心安神，30剂。

三诊，患者纳食增加，乏力减轻，睡眠改善，夜尿3次，大便日行2~3次，成形，舌淡红，苔薄白腻，脉弦。血生化：肌酐420μmol/L，尿素氮15.2mmol/L，尿酸488μmol/L，钾4.46mmol/L，钙

2.16mmol/L，钠 138.9mmol/L，磷 1.31mmol/L，白蛋白 36.9g/L，血清碳酸氢盐 25.2mmol/L；血常规：红细胞计数 3.15×10^{12}/L，血红蛋白 92g/L。上方去泽兰泽泻，生麦芽，加芡实 15g，益智仁 15g 以固精缩尿，处方：生黄芪 30g，潞党参 15g，黄连 3g，淡干姜 5g，苏叶梗 12g，明天麻 15g，川芎 15g，炒当归 15g，茯苓神 15g，石韦 20g，土茯苓 30g，怀牛膝 15g，厚杜仲 20g，川断肉 15g，菟丝子 15g，灵磁石 15g，鸡血藤 20g，六月雪 30g，大芡实 15g，益智仁 15g。30 剂，每日 1 剂，水煎，分早、晚 2 次温服。

四诊，患者纳可，无腹胀，寐安，大便日行 1~2 次，成形，夜尿 2 次，精神可，疲劳乏力感不明显。舌淡红，苔薄白微腻，脉弦。血生化：肌酐 419μmol/L，尿素氮 15.4mmol/L。患者症状较前明显好转，血肌酐下降，继续给予益肾健脾，清利活血泄浊之剂。其后 3 年，患者坚持中药煎剂口服，血肌酐维持于 410~540μmol/L 范围，尿酸维持在 435~544μmol/L 范围，血红蛋白波动于 90~119g/L，血白蛋白维持在 34.9~44.2g/L，未进行透析，提高了患者晚年的生存质量。

按语：慢性肾脏病属本虚标实，脾肾气虚贯穿疾病的始终，治疗过程中当时时固护脾胃，补益肾气。对于补肾药，孙伟教授常选厚杜仲、怀牛膝、川续断、槲寄生、菟丝子等药，这类药味厚质润，温而不燥，多入脾、肾两经，善于益气温阳，既可以益肾填精以补先天之精，又可以促进后天水谷精微的运化吸收，补后天之本，使人体之气得充。补气药常用黄芪、党参、白术、山药；补血药常用当归、鸡血藤、灵磁石。其中灵磁石一药，味辛、咸、寒无毒，入肾、肝、肺经，《本草纲目》记载：磁石法水，色黑而入肾；《本草经疏》记载其入足少阴，兼入足厥阴经。清代徐灵胎《神农本草经百种录》曰：磁石补肾，……坚筋壮骨，……收敛正气，以拒邪气。磁石富含铁质，加入益气补血方中则功效倍增，且无胃肠道刺激等副作用。对于气血亏虚，贫血比较明显的患者，尤其适用。

对于慢性肾脏病 4 期、5 期的患者，此时浊毒内蕴，脾胃升降失司，患者可表现为纳食减少，恶心呕吐，给予麦芽、苏叶醒脾和胃，干姜、黄连辛开苦降。其中，苏叶辛、温，归肺、脾经。辛温能散，气薄能通，上走入肺，宣上焦肺气，中走脾胃，畅中焦脾气，外透于表，轻宣透邪，一药三功。黄连味苦性寒，干姜辛温，两者相配，一温一寒，一辛一苦，一宣一降，共奏辛开苦降之功。

中晚期的肾衰竭患者，临床上可出现不同程度的并发症，治疗要兼顾原发病和并发症，以期延缓疾病进展。该期是进展至终末期肾病的关键时期，是延缓患者进入替代治疗的重要关口。临床上，此期浊毒之象日益明显，尿素氮、血肌酐进一步升高，肾脏逐渐萎缩，肾小球逐步硬化，治疗上当加强活血化瘀、解毒泄浊药物的使用，使邪有出路。同时要始终注意顾护肾气，勿过用寒凉攻伐，或温燥助阳之品，多增一分元阳，多复一分真阴，则多留一份生机。

（二）糖尿病肾病案

冀某，男，55 岁。2019 年 2 月 13 日初诊。患者既往糖尿病病史 15 年，现用门冬胰岛素 30 注射液早 20ul，晚 13ul 皮下注射控制血糖，平时血糖控制可。高血压病史 5 年，现口服硝苯地平控释片，每次 30mg，每日 1 次，血压控制尚平稳。2 年前，患者发现血肌酐 110μmol/L，后逐渐上升。就诊时症见：腰酸乏力，自觉精力不足，甚至难以应对日常工作，纳不佳，寐可，尿中泡沫多，夜尿 1~2 次，大便干结难解，2~3 日一行，双下肢轻度水肿，舌质淡红，苔白厚腻，脉沉弦。血生化：肌酐 219μmol/L，白蛋白 39g/L；24 小时尿蛋白定量 7.4g；肾脏 B 超：大小正常。西医诊断：慢性肾脏病 4 期，糖尿病肾病，高血压病。中医诊断：肾衰病（脾肾气虚，湿浊内蕴）。治法：益肾健脾，活血清利、泄浊解毒。方药：糖肾肾衰方加减，处方：生黄芪 30g，潞党参 15g，制苍术 15g，炒白术 15g，老苏梗 12g，广郁金 15g，川芎 15g，炒当归 15g，土茯苓 30g，六月雪 30g，厚杜仲 20g，怀牛膝 15g，玉米须 30g，鬼箭羽 20g，晚蚕沙（包煎）20g，干荷叶 20g，穿山龙 30g，白花蛇舌草 30g，陈葫芦 20g，全蝎 4g，虎杖 20g，积雪草 30g，石韦 20g，制大黄 10g。30 剂，每日 1 剂，水煎，分早、晚 2 次温服。

二诊，患者腰酸乏力减轻，双下肢无水肿，纳可，饭后时有腹胀，大便日 1 次，仍偏干，夜尿 1~2 次，尿沫多，舌质淡红，苔厚腻渐化，脉弦细。血生化：肌酐 210μmol/L，白蛋白 40.9g/L；尿蛋白定量 8.7g。上方去干荷叶、晚蚕沙，加广木香 10g、陈皮 10g。30 剂，水煎服，每日 1 剂，水煎，分早、晚 2 次温服。

三诊，患者无明显腰酸乏力，腹胀已消，大便日 1 次，不干，纳尚可，夜间时有下肢抽筋，尿沫仍多，舌质淡红，苔薄白微腻，脉弦细。血生化：血肌酐 228μmol/L，白蛋白 38.7g/L；24 小时尿蛋白定量 4.6g，上方加槐花 20g，木瓜 15g。30 剂，每日 1 剂，水煎，分早、晚 2 次温服。

四诊：下肢抽筋次数减少，全身皮肤起荨麻疹，瘙痒难耐，纳食可，夜寐不沉，大便日行 2~3 次，不成形，舌质淡红，苔薄白，脉小弦。血生化：血肌酐 210μmol/L，白蛋白 39.6g/L；24 小时尿蛋白定量 4g。上方去制大黄，加地肤子 15g，煅龙骨 20g。30 剂，水煎服，每日 1 剂，水煎，分早、晚 2 次温服。

五诊：患者饮食睡眠转佳，皮肤瘙痒亦明显减轻，大便日 1~2 次，成形，舌质淡红，苔薄白，脉弦细。复查血生化：血肌酐 206μmol/L，白蛋白 39g/L；24 小时尿蛋白定量 4.1g。继以糖肾肾衰方加减治疗。

目前患者已随诊 1 年余，血肌酐稳定在 200μmol/L 左右，尿蛋白定量稳定在 4~5g 之间。

按语：该患者糖尿病肾病诊断明确，以孙伟教授经验方——糖肾肾衰方为基础加减治疗，效果显著。糖肾肾衰方组成如下：生黄芪 30g、潞党参 15g、制苍术 15g、老苏梗 12g、虎杖 20g、积雪草 30g、鬼箭羽 20g、穿山龙 30g、白花蛇舌草 30g、石韦 20g、土茯苓 30g、六月雪 30g、陈葫芦 20g、玉米须 30g、制大黄 10g、厚杜仲 20g、菟丝子 15g。当今社会，糖尿病肾病导致的肾衰竭进而引起尿毒症的病例越来越多，将成为未来肾透析患者的主要人群。这类患者主要症状为浮肿、面目虚浮、面色灰滞、神疲乏力、腰膝酸软、大便不爽、夜尿频多等，舌质胖大舌苔厚腻、舌下瘀脉显见，脉濡滑或弦滑或沉弦。证属脾肾衰惫，湿瘀互结，浊毒内蕴。处方以扶正祛邪立论，以黄芪、党参、苍术、杜仲、菟丝子等益肾健脾、兼以运脾化湿、归经入脏；以穿山龙、白花蛇舌草、虎杖等清热化湿解毒，以积雪草、鬼箭羽活血和络，用石韦、土茯苓、六月雪泄浊解毒，用陈葫芦、玉米须和大黄渗利通腑、前后分消，最后有老苏梗一味，起和胃醒脾解毒之效，主要为防止长期服用中药引起的胃肠不适。从君、臣、佐、使来说，黄芪、大黄、六月雪为君药，清化和络泄浊之品为臣药，其余淡渗利湿、和胃解毒之品为佐使药。诸药合用，起到扶正固本、补气活血、泄浊解毒之效，有效延缓糖尿病肾病引起的肾衰竭症状和指标。方中并无降糖、降压之品，中药作用重点在延缓肾衰进展，降压、降糖及维持酸碱和电解质平衡所当已然。

本案患者初诊时纳差、乏力，舌苔厚腻，考虑体内湿浊明显，在党参、黄芪、苍白术、苏梗健脾行气的基础上，加干荷叶、晚蚕沙和中化湿，使胃有所资，脾得转输。患者大量蛋白尿，在穿山龙、白花蛇舌草、虎杖等药清热解毒的基础上，加用虫类药全蝎搜风剔络，控制蛋白尿。久病必瘀，久病入络，以当归配合积雪草、鬼箭羽活血和络。患者下肢水肿，在陈葫芦、玉米须淡渗利水的基础上，加广郁金、川芎行气利水。土茯苓、六月雪、大黄泄体内浊毒，使邪有出路。二诊，患者饭后腹胀，大便仍偏干，加广木香行气助运，舌苔已渐化，故去干荷叶、晚蚕沙。三诊，患者大便正常，下肢抽筋，加木瓜柔肝缓急，同时因血肌酐较前升高，加槐花加强泄浊之功。四诊，患者皮肤瘙痒，夜寐不安，加地肤子、煅龙骨祛风止痒、镇静安神，因其大便次数增多，故暂去制大黄。五诊，患者诸症平稳，守法守方继进。

总之，该患者以糖肾肾衰方为基础，随证加减，在孙伟教授处治疗 1 年余，肾功能保持稳定，蛋白尿亦明显减少，该患者体质虚损较明显，用药应力求积渐邀功，平稳和缓，在辨证治疗过程中尤当注意"谨候气宜，无失病机"。

（撰稿人：孙 伟、陈继红、赵 静）

第二十一节 孙轶秋

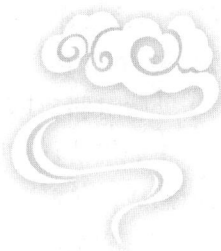

孙轶秋（1955—），男，1982年12月毕业于南京中医学院，获学士学位。现任江苏省中医院儿科主任中医师、教授、硕士研究生导师。他曾任江苏省中医院儿科主任、中华中医药学会儿科分会常务委员、中华中医药学会全国首届中医瘀血证专业委员会委员、全国中医药高等教育学会儿科教学研究会第三届理事会理事、国家人事部中医高级医师考试命题专家、国家中医药管理局"十一五"重点专科建设小儿急性咳嗽病（急性支气管炎）协作组组长、江苏省中医药学会儿科专业委员会主任委员、江苏省医学会儿科分会肾脏病学组委员、江苏省中医药学会科普专业委员会委员、江苏省及南京市医疗事故技术鉴定委员会委员、南京市科委医药科技评审专家库成员、南京市中医学会儿科分会副主任委员、南京市医学会儿科分会委员等。2009年获江苏"百姓信任的医疗专家"称号、2013年获评为"南京中医药大学首届优秀教师"、2015年获评为"南京市最美儿科医师（最佳口碑）"、2020年获"江苏省名中医"称号。

孙轶秋于1975年8月参加工作，任大队赤脚医生。他从事儿科医疗、教学、科研40余年，主要研究儿童肾系疾病、变态反应性疾病。他对儿童肾病综合征、急慢性肾炎、紫癜性肾炎、狼疮肾炎、乙肝病毒相关性肾炎、慢性尿路感染、皮多肌炎、网状青斑、变应性血管炎、血小板减少紫癜、哮喘、咳嗽、反复呼吸道感染、腹泻、厌食、腹痛、汗证、风湿病等有深入研究，尤擅长诊治过敏性紫癜性肾炎。他曾主持完成部省厅级科研项目3项，参加科研课题10项；获中华中医药学会科技进步奖二等奖1项、中国中西医结合学科技进步奖二等奖1项、南京市科技进步奖二等奖1项、江苏省中医药科技进步二等奖1项；转让新药1项；申报实用新型专利2项。他培养硕士研究生45名，师带徒培养基层优秀中医10名，他曾发表学术论文50余篇，主编学术专著3部、副主编参编10余部。

一、学术经验

三步九法治疗儿童过敏性紫癜肾炎

1. 风湿热毒为病因，瘀热阻络贯始终 儿童过敏性紫癜的发病机制主要为素有血热内蕴，感受风、热、湿、毒之邪扰动血络；或食用动物蛋白、虾蟹海货等动风之品；或因虫咬；或因误用辛温发散，以致风热互结为患，灼伤血络，血热妄行，外溢肌肤，内迫胃肠，甚则及肾而发为本病。《医宗金鉴》记载："感受疫疠之气，郁于皮肤，凝结而成。大、小青紫斑点，状如葡萄，发于遍身，惟腿胫居多"。根据其发病急、变化多、关节疼痛游走不定、皮肤紫癜常伴瘙痒等特点，认为病因当属"风"；紫癜多发于下肢，甚则水疱溃烂，则属"湿"；其早期色多赤紫，鲜如锦纹，或伴吐衄下血，则属"火、热、毒"。离经之血，即是瘀血，关节肿痛，皮疹紫暗，压之不褪色，皆为"瘀血"所致。正气不足、免疫功能失调是内因，外感时邪是诱因，强调"风、热、湿、毒、瘀"为患，其中"热、瘀"是发病关键。由于外感时邪、热毒内伏、化火动血，络伤血溢，湿热互结，瘀阻脉道，水液内停而发为本病。

正如王清任《医林改错》中"瘟毒在内烧炼其血，血受烧炼，其血必凝""血受热，则煎熬成块"，瘀由热成，热瘀互结，往往使邪热稽留不退，瘀血久踞不散，所谓"热附血而愈觉缠绵，血得热而愈形胶固。"瘀热相互为患，阻滞搏结，血不循经则血液溢出常道而成离经之血，即"瘀血"。正如《血证论》中云："凡系离经之血，与荣养周身之血已暌绝不合……此血在身，不能加于好血，而反阻新血之化机"，以致出血不易停止，病情反复，迁延不已，虚实夹杂，亦可成气血亏虚证以致不能摄血、生血、行血。因此，在本病的发生发展过程中，瘀血阻络，贯穿始终。

2. 凉血化瘀为大法，治疗要分三部曲　瘀血阻络，贯穿始终，是其病机特点，只有纠正"瘀热阻络"的病理环节，才能阻止病情的进一步发展。由此可见，只有血热得清，瘀血得行，才能使血络畅通，血循常道，则出血自止，水肿自消。治疗上，孙轶秋教授提出"早期清热解毒、活血凉血祛风；中期解毒护阴、化瘀凉血；后期益气养阴、活血清利"三部曲，并倡导活血化瘀、脱敏调免疫的治疗原则应贯穿始终的思想。《黄帝内经》强调要"和血"、去"恶血"，"热者寒之""坚者削之，客者除之……结者散之，留者散之"；缪氏《本草经疏·续序例》"血热宜清之、凉之""血瘀宜通之"；《丹溪心法·衄血》："衄血，凉血行血为主"。因热盛迫血妄行，阳络伤则血外溢，阴络伤则血内溢，离经之血又可致瘀阻而发斑。《温热经纬·叶香岩外感温热篇》说："入血就恐耗血动血，直须凉血散血。"唐容川《血证论》："故凡吐衄，无论清凝鲜黑，总以祛瘀为要"，故以凉血化瘀为治疗大法，选用犀角地黄汤加减化裁。该方首载于《备急千金要方·吐血》："犀角地黄汤治伤寒及温病，应发汗而不汗之，内蓄血，及鼻衄、吐血不尽，内余瘀血，大便黑，面黄，消瘀血方"。本方主治热入血分证，原方共四味药：犀角、生地黄、芍药、牡丹皮。由于犀角现已禁用，目前应用此方皆取水牛角代替，且因水牛角药力明显小于犀角，故应加大剂量，多用20~30g。在此基础上选加虎杖、大青叶、黄柏、牛膝、地肤子、白鲜皮、紫草、徐长卿、海风藤、清风藤、鸡血藤、栀子、黄芩等。

3. 虚实寒热细辨证，遣方用药遵九法

（1）祛风清热，凉血安络：用于风热伤络证，症见全身紫癜布发，以双下肢及臀部为多，对称分布，颜色鲜红，大小形态不一，可融合成片，或伴有痒感，伴有发热，微恶风寒，咳嗽，咽红，或见腹痛、关节痛、便血、尿血，舌红苔薄黄，脉浮数。方选犀角解毒饮化裁。常用水牛角、银花、连翘、牛蒡子、薄荷、板蓝根、生地、牡丹皮、紫草、甘草。咳嗽者，加杏仁、桔梗、前胡、款冬花；皮肤瘙痒者，加地肤子、白鲜皮、蝉蜕；腹痛者，加白芍、广木香、延胡索；关节痛者，加秦艽、威灵仙、牛膝；尿血者，加大小蓟、白茅根。

（2）清热解毒，凉血化瘀：用于血热妄行证，症见起病急骤，皮肤瘀斑瘀点密集成片，色泽鲜红，伴鼻衄，或有发热，面红，咽干，心烦，渴喜冷饮，大便干，小便黄，舌质红绛，苔黄燥，脉数。选犀角地黄汤化裁。常用水牛角、生地、牡丹皮、赤芍、紫草、大小蓟、山栀。皮肤紫癜量多且反复发作者，加知母、白鲜皮、苦参；尿血者，加藕节炭、三七粉；便血者，加生地榆、槐花炭；便秘者，加牛蒡子、生大黄；热象明显者，加生石膏、知母；目赤者，加青黛、菊花；头痛头晕者，加延胡索、天麻；抽搐者，加地龙、钩藤、车前子、牛膝。

（3）清热利湿，通络止痛：用于湿热痹阻证，症见皮肤紫癜布发，多见于关节周围，尤以膝踝关节为主，关节肿胀疼痛，肢体活动受限，或伴腹痛、泄泻，舌质红，苔黄腻，脉滑数或弦数。方选四妙丸化裁。常用苍术、黄柏、牛膝、薏苡仁、白术、紫草、桑枝、独活、六一散。紫癜鲜红者，加生地、牡丹皮、赤芍；关节肿痛，活动受限者，加秦艽、威灵仙；水肿者加泽泻、车前子、茯苓皮；腹痛者，加白芍、广木香、延胡索。

（4）清热解毒，凉血通腑：用于肠胃积热证，症见起病急骤，皮肤瘀斑、瘀点密集成片，色泽鲜红，伴有腹胀腹痛、痛势剧烈，辗转反侧，难以安卧，甚则便血呕血，大便干结，心烦易怒，舌质红绛，苔黄燥，脉弦数。方选葛根芩连汤合小承气汤化裁。常用葛根、黄芩、黄连、大黄、枳实、生地、牡丹皮、赤芍、紫草、蝉蜕、甘草。便血者，加生地榆、槐花炭；便秘者，加牛蒡子、玄参、决明子；腹痛者，加延胡索、木香。

（5）滋阴清热，凉血化瘀：用于阴虚火旺证，症见皮肤紫癜时发时隐，晚重早轻，病程迁延，伴手足心热，潮热盗汗，腰背酸软，头晕耳鸣，舌红苔少，脉细数。方选知柏地黄丸合二至丸化裁。常用知母、黄柏、生熟地、牡丹皮、紫草、泽泻、茯苓、女贞子、旱莲草。尿血者，加大小蓟、茜草；尿蛋白多加六月雪、玉米须、荠菜花、石韦、鱼腥草；尿中白细胞多加白茅根、六一散；血压增高加天麻、钩藤。

（6）益气健脾，滋阴补肾：用于气阴两虚证，症见病程较长，紫癜反复发作，隐约散在，色泽淡紫，伴神疲倦怠，面色欠华，手足心热，潮热盗汗，舌质淡，苔薄白，脉细数无力。方选玉屏风散合生脉饮化裁。常用黄芪、白术、防风、太子参、麦冬、五味子、生熟地、茯苓、山萸肉、女贞子、旱莲草。食欲不振者，加砂仁、焦楂曲；紫癜反复，色淡者，加鸡血藤、首乌、白芍；午后低热颧红者加知母、地骨皮；多汗者，加煅龙牡、瘪桃干；夜寐欠安者加酸枣仁、茯神。

（7）化瘀通络，平肝息风：用于热瘀脑络证，症见紫癜起病或急或缓，紫癜散发或密布，病程中或紫癜消退后出现头痛，或头部有抽掣感，紧缩感，或肢体麻木，或抖动抽搐，或目赤或便秘，舌质红，苔薄黄，脉弦数。方选桃红四物汤合天麻钩藤汤化裁。常用桃仁、红花、生地、当归、川芎、赤白芍、牡丹皮、地龙、天麻、钩藤、大黄、车前子等。

（8）凉血活血，温经通络：用于寒热错杂证，症见紫癜反复，迁延不愈，斑片状色素沉着，或有局部皮肤溃烂结痂，夏季减轻或不发，冬季易发，遇冷加重，怕冷，手脚不温，二便正常，舌苔腻淡黄，舌质正常或偏红，脉弦涩。此类证候多见于色素性紫癜，环状红斑，变应性血管炎。方选黄芪桂枝五物汤合知柏地黄汤化裁。常用黄芪、白术、防风、赤芍、白芍、桂枝、鸡血藤、知母、黄柏、生地、牡丹皮、青风藤、紫草等。紫癜晦暗，怕冷严重，冬季易生冻疮者，加麻黄、附子、细辛。

（9）益气健脾，养血止血：用于气不摄血证，症见病程较长，紫癜反复发作，隐约散在，色泽淡紫，早上轻，晚上重，伴神疲倦怠，面色欠华，心慌气短，或自汗易感，舌质淡，苔薄白，脉细数无力。方选归脾汤化裁。常用黄芪、当归、白术、茯苓、远志、龙眼肉、酸枣仁、甘草等。肉眼血尿者，加牡丹皮、大小蓟、侧柏叶；镜下血尿者，加云南白药、蒲黄炭、仙鹤草、阿胶；多汗易感者，加煅龙牡、瘪桃干、桂枝、白芍；蛋白尿者，加六月雪、海风藤、玉米须、石韦、凤尾草、车前草、鱼腥草。

4. 先安未受邪之地，保护肾元防传变　肾为先天之本，小儿阳常有余，阴常不足，肾常虚，瘀热不去，耗气伤阴，久必及肾，导致肾络损伤。现代医学认为，过敏性紫癜是全身性小血管炎，肾脏因其自身特殊结构，极易受累，肾脏受累程度直接决定本病病程及预后。《素问·四气调神大论》云："是故圣人不治已病治未病，不治已乱治未乱，此之谓也。夫病已成而后药之，乱已成而后治之，譬犹渴而穿井，斗而铸锥，不亦晚乎！"张仲景《金匮要略·脏腑经络先后病脉证》云："上工治未病，何也？……夫治未病者，见肝之病，知肝传脾，当先实脾。"同样，这种思想也可用于紫癜性肾炎的预防。在预防紫癜并发肾损害方面，根据"上工治未病"之古训，孙轶秋教授提出"见癜之病，知癜传肾，当先滋肾清利"这一未病先防，早期干预的学术思想，对于过敏性紫癜患儿，早期有尿 β2-微球蛋白或尿 NAG 酶升高者，或皮疹消退后尿 NAG 酶及溶菌酶正常者，即投予滋肾清利之品，以先安未受邪之脏，预防早期肾脏损害。常用黄柏、旱莲草、玉米须、茜草、车前草、大小蓟、白茅根。实践证明滋肾清利之品早期应用能够降低肾损害的发生率，减轻肾损伤的程度，获得远期疗效。

5. 蛋白尿关乎肺脾肾，施药强调八项注意　对于儿童紫癜肾病的治疗，孙铁秋教授认为，水肿、蛋白尿的发生发展与肺、脾、肾三脏俱虚，水液代谢功能失调有密切关系，其中脾、肾两脏尤为关键，故治疗的要点重在补脾肾，益肺气，利水湿，固精微，使脾肾脏气充足，精微不会外泄，水湿自行其道，则水肿、蛋白尿可消。本病属本虚标实证，浮肿易治，尿蛋白难疗，因此，消除蛋白尿是治疗关键。对于顽固性蛋白尿的治疗，除补肾健脾为主法之外，临证强调八项注意：①"中气不足，溲便为之变"，要使用升提中气药。常用药如黄芪、人参、升麻、柴胡、葛根。②湿热不去，蛋白难消，特别是使用激素后，易造成隐性感染，内生湿热，因此，要使用清热利湿。常用药如黄柏、鱼腥草、车前草、凤尾草、石韦。③血不利则为水，久漏宜通，要使用活血化瘀药。常用药如川芎、益母草、泽兰、丹参。④风能胜湿，升发清阳，要不失时机地使用解痉祛风药。常用药如海风藤、青风藤、鸡血藤、大血藤、银花藤、雷公藤。⑤涩可固脱，要使用固涩药。常用药如龙骨、牡蛎、芡实、覆盆子、鸡冠花、糯稻根。⑥应用虫类药物。常用药如蝉蜕、全蝎、蜈蚣、乌梢蛇。⑦应根据使用激素及免疫抑制剂的不同阶段，辨证用药。⑧宏观辨证与微观辨证相结合。实践证明，感染是诱发本病复发的重要因素，尤以呼吸道感染为多。因此，调和营卫，益气固表，经常使用。对于气阴不足，肺脾两虚，多汗易感者，可用生脉饮、玉屏风散、桂枝龙牡汤复方图治，以巩固疗效，减少复发。

二、验案分享

（一）祛风清热凉血通络治疗儿童过敏性紫癜案

李某，7 岁，2014 年 3 月 20 日初诊。

患者 3 天前感冒，轻度发热，咳嗽不剧，未治疗。昨晚发现双下肢膝关节以下出现散发红色丘疹，对称分布，颜色鲜红，形态不一。无腹痛、关节痛。血常规正常，血小板计数 $285×10^9$/L，小便常规阴性。伴有发热，咳嗽，咽红，大便偏干。舌红苔薄黄，脉浮数。西医诊断：过敏性紫癜。中医诊断：紫癜（风热伤络证）。方选犀角解毒饮加减，处方：水牛角 25g、生地 10g、牡丹皮 10g、银花 15g、连翘 10g、牛蒡子 10g、薄荷 5g、大青叶 15g、杏仁 10g、白鲜皮 15g、地肤子 15g、黄柏 6g、紫草 15g、甘草 3g。7 剂，每日 1 剂，水煎，分服 2 次。

二诊，患者药后发热已解，咳嗽未平，紫癜减轻，颜色变淡，未出现新皮疹，小便常规阴性。原方去银花、连翘、牛蒡子、薄荷。加银花藤 15g，牛膝 10g，黛蛤散（包煎）10g，旱莲草 15g，14 剂，每日 1 剂，水煎，分服 2 次。

三诊，患者紫癜消退，咳嗽已平，大便正常，小便常规阴性，舌质偏红，苔薄黄。原方去白鲜皮、地肤子、紫草、黛蛤散、杏仁。加太子参 15g、白术 10g、防风 6g、山萸肉 10g。21 剂，每日 1 剂，水煎，分服 2 次。

四诊，患者诸症悉解，未见反复。予知柏地黄丸，1 次 6 粒，1 日 2 次；玉屏风颗粒，1 次 5g，1 日 2 次。服用 1 个月，停药观察，未再复发。

按语：《外科正宗·葡萄疫》记载，"葡萄疫，其患多生小儿，感受四时不正之气，郁于皮肤不散，结成大小青紫斑点，色若葡萄"。本病由外感风热与里热相搏、热毒化火，迫血妄行而成。治以疏风清热，解毒凉血为法。方中水牛角、生地、牡丹皮、大青叶、紫草清热解毒，凉血化瘀；银花、连翘、牛蒡子、薄荷疏风清热、解毒利咽；杏仁宣肺止咳；黄柏、白鲜皮、地肤子清热化湿祛风止痒；甘草清热解毒，调和诸药。全方共奏清热解毒，凉血化瘀，祛风除湿之功。二诊风热已解，余痰恋肺，血热未清，故去疏风清热解表之品，加银花藤、牛膝、黛蛤散、旱莲草以清肺化痰，滋阴凉血，祛风通络。三诊紫癜消退，咳嗽已平，气阴不足，血热未清，故去清肺化痰，祛风化湿之品，加太子参、白术、防风、山萸肉以益气养阴，固表防感。

（二）清热化湿凉血滋肾治疗儿童紫癜性肾炎案

王某，12 岁，2006 年 5 月 28 日初诊。

患儿 10 天前吃海鲜后出现双下肢紫癜，高出皮肤，在当地医院就诊，给予酮替芬治疗，皮疹退而未尽，仍然反复。刻诊：症见四肢皮肤紫癜，稀疏分布，颜色暗红，无腹痛关节痛，无发热咽痛，大便正常，出凝血时间、肝肾功能均正常，血小板计数 390×10^9/L 稍高。尿常规：隐血（++）、蛋白（+-）。舌质红，苔腻黄，脉数有力。西医诊断：紫癜性肾炎。中医诊断：紫癜、尿血（湿热伤络）。方选犀角地黄汤合三妙丸加减，处方：水牛角 25g、生地 10g、牡丹皮 10g、赤芍 10g、苍术 10g、黄柏 6g、牛膝 10g、白鲜皮 15g、地肤子 15g、大青叶 15g、青风藤 15g、六月雪 20g、茜草 15g、小蓟 15g、甘草 3g。21 剂，每日 1 剂，水煎，分服 2 次。

二诊，患者紫癜消退，但留有色素沉着，尿隐血（+）、蛋白（+-）。原方去大青叶、苍术、牛膝、地肤子、白鲜皮。加太子参 15g、白芍 10g、防风 6g、大蓟 15g、玉米须 15g、六月雪 20g、鱼腥草 15g。21 剂，每日 1 剂，水煎，分服 2 次。

三诊，患者皮疹未发，尿隐血、蛋白阴性，乏力，入睡出汗。原方去水牛角、太子参，加黄芪 20g、白术 10g、山萸肉 10g。21 剂，每日 1 剂，水煎，分服 2 次。

四诊，患者未感冒，未发皮疹，小便正常。再予知柏地黄丸，1 次 8 粒，1 日 2 次；黄芪口服液 1 次 1 支，1 日 2 次。服用 1 个月，随访未再复发。

按语：患儿素禀血热内蕴，复因食海鲜发物而感受湿热之邪，两热相搏，迫血妄行，血溢脉外，肾络受损而发病。治以清热化湿，凉血活血，滋肾清利为法。方中水牛角、生地、牡丹皮、赤芍、大青叶清热解毒，凉血化瘀；苍术、黄柏、牛膝、白鲜皮、地肤子清热化湿，祛风止痒；青风藤清热解毒，通络化湿；茜草、小蓟凉血止血；六月雪、黄柏、茜草、小蓟化湿清热，滋肾清利；甘草清热解毒，调和诸药。全方共奏清热化湿，凉血化瘀，祛风通络之功。二诊患者皮疹消退，尿常规：隐血（++）、蛋白（+-）。毒热虽解，血热未清，湿邪化而未尽，气阴受损，肾失清利。故去解毒祛风之品，加太子参、白芍、防风益气固表；大蓟、玉米须、鱼腥草滋肾清利。三诊患者尿隐血、蛋白阴性，乏力有汗。余邪未尽，正气未复，故去水牛角、太子参。加黄芪、白术、山萸肉以补肾益肺，固表止汗。四诊一切正常，渐入坦途，给予成药知柏地黄丸滋阴降火，凉血滋肾；黄芪口服液补气健脾，巩固疗效。

（撰稿人：孙轶秋）

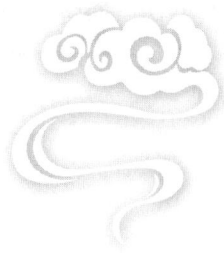

第二十二节　严道南

严道南（1954—），男，汉族，江苏无锡人。教授，主任中医师，博士研究生导师。他曾任南京中医药大学耳鼻喉科教研室主任、世界中医药学会联合会耳鼻喉口腔科专业委员会副会长兼秘书长，中华中医药学会耳鼻喉科分会副主任委员兼秘书长、江苏省中医药学会耳鼻喉科专业委员会主任委员，国家中医药管理局"十二五"重点学科（中医耳鼻喉科学）带头人。江苏省有突出贡献中青年专家、江苏省"333高层次人才培养工程"（第二层次）培养对象，江苏省名中医。

1982年，严道南在南京中医学院（现在为南京中医药大学）中医系毕业后，留校在中医系耳鼻喉科教研室任教师，同时在附属医院耳鼻喉科任医师。他长期师从国医大师干祖望，并且在临床、科研和教学工作实践中总结提高。1985年至1994年，他担任耳鼻喉科教研室副主任，1995年至2017年担任耳鼻喉科教研室主任。1997年至2003年，他兼任江苏省中医院耳鼻喉科副主任，2007年到2010年兼任干祖望名老中医工作室主任。

1995年，严道南被评为硕士生导师，2003年被评为博士研究生导师。他先后培养博士22名，硕士36名；发表学术论文150余篇，先后作为主编、副主编参编《中医耳鼻咽喉科学》教材10余部、学术著作20余部。他曾主持并完成国家级和省部级科研项目10余项，成果获得江苏省高等教育教学成果奖二等奖1项，江苏省科学技术进步奖三等奖和国家中医药管理局中医药科学技术进步奖三等奖各1项。

一、学术经验

（一）临床先学老师验方，重视实践创新

1982年，严道南进入中医耳鼻喉科临床工作，跟随干祖望学习。干祖望是现代中医耳鼻喉科的创始人，他把中医理论和耳鼻喉科临床相结合，创造了干氏耳鼻喉科理论体系。严道南从干祖望那里学到了运用中医理论分析耳鼻喉科病症的方法，学到了许多确有成效药方。干祖望说，一个验方要有临床疗效，应该遵守"固定安排，灵活运用"的原则。所谓固定安排，就是处方有一定的"君臣佐使"配伍方法；所谓灵活运用，就是要根据每个患者的特点，对处方作灵活加减。

声音嘶哑病症在临床上很常见，清代叶天士把声音嘶哑病机概括为"金实不鸣、金破不鸣"，对医界影响很大，意思是大凡声音嘶哑疾病，可以从肺金的虚实来论治。干祖望认为，现代技术超越了古代，用喉镜可见声带情况，观察到古人不能看到的声带肿胀、声带小结等表现，所以不能局限于古人所说的"肺"的虚实，应有突破。临床实践表明对于声带肿胀、声带小结和息肉采用活血化瘀方法治疗效果更好。干祖望在清代《温疫论》方剂"三甲散"的基础上加入三棱、莪术等药物，创制了"丹青三

甲散"，治疗嗓音病确有疗效。严道南对"丹青三甲散"进行了分析，发现处方中的"三甲"，即穿山甲、鳖甲、土鳖甲（土鳖虫），具有良好疗效，但是其中穿山甲和鳖甲两味，药价比较贵，能否通过现代"循证医学"的临床研究，选择其他药物替代，同样取得良好疗效？经过认真的临床和实验研究，严道南研制成了既秉承干祖望学术思想，又具有创新意义的、采用活血化瘀中药为主的"润喉开音颗粒"，主持完成的国家中医药管理局科研项目，成果获得国家中医药管理局和江苏省科技进步奖三等奖，并且申报了专利，进行了新药开发。

（二）读书先学古典经方，重视配伍分析

从汉代张仲景的《伤寒杂病论》起，中医学辨证论治方法日益成熟。张仲景的方剂成为长期以来备受推崇的古典经方。严道南认为，经方对中医临床的指导作用十分重要。有些病证直接使用经方效果就很好，但是多数情况下需要灵活运用才能有更好的疗效。

怎样灵活运用经方？最重要的是分析方剂的配伍规律。经方的配伍规律是多样性的，有的采用寒凉药配伍治疗热证，有的采用温热药配伍治疗寒证。最值得研究的是针对寒热错杂、虚实夹杂病症，经方中常有温、凉、攻、补等多种药物的配伍。其中"小青龙汤"的配伍就很有特点。小青龙汤一般用于外感风寒，内有寒饮的病证，现代研究把小青龙汤用于治疗变应性鼻炎的报告也很多。变应性鼻炎常见体质虚寒，外感风冷的证候。如果不做加减变化，照搬《伤寒论》原方小青龙汤治疗变应性鼻炎，也常常有效。如果加减变化使用，则更能扩大使用范围。严道南分析小青龙汤的药物组成后认为，其中的五味子、麻黄、桂枝、乌梅四味药是小青龙汤治疗变应性鼻炎的经典配伍，在此配伍中，桂枝、麻黄辛温发散能解除表寒。同时有五味子、乌梅酸甘敛阴，对麻黄、桂枝的发散有制约作用。张仲景《伤寒论》中的"麻黄汤"和"小青龙汤"都用麻黄、桂枝配伍，作用都是发散表寒，但是由于方中加上其他药物配伍不同，效果就不一样。麻黄汤可用于治疗风寒感冒，小青龙汤的麻黄、桂枝发散作用受到五味子和乌梅的制约，作用就不再仅仅是发汗解表，而是起到抵御外寒、充实肺气作用，这对于治疗变应性鼻炎很有帮助。小青龙汤配方里还有干姜，如果在治疗变应性鼻炎的方剂中也选用干姜，则更适用于肺脾虚寒病证。

（三）鼻病先看寒热辨证，重视寒热兼夹

鼻病在耳鼻喉科最常见，在中医的病名有鼻窒、鼻渊、鼻鼽等。明代医家张景岳曾提出，鼻病要重视寒热辨证。他说："（鼻）大都常塞者多火，暴塞者多风寒，当以此辨之。"意思是鼻塞患者平时可能有内热，急性发病时有多因为感受风寒。严道南认为，这一理论对变应性鼻炎的辨证论治十分有用。

变应性鼻炎在现代工业化社会发病率越来越高。严道南对此作了深入研究，主持完成了国家自然科学基金课题"变应性鼻炎化学介质和中医辨证相关性研究"、国家科技部课题"变应性鼻炎中医治疗方案研究"等。通过研究，创制了"益气温阳方""鼻敏2号合剂"等有效方剂，在全国10家大医院联合临床试验也取得了良好效果。随着研究的深入，对变应性鼻炎的辨证方法有了独到心得。

1. 变应性鼻炎患者虚寒证偏多。患者的临床表现为发作性鼻痒、喷嚏连作，鼻塞，清涕量多，遇寒发作或加重常形寒肢冷，这些都是虚寒证的表现。也有少数患者属于热证，有怕热、口干，甚至鼻出血等热象。

2. 变应性鼻炎虚寒证患者常出现寒热兼夹。变应性鼻炎的病程和疗程比较长，患者在较长时间的生活中会受到很多方面的影响，例如环境方面有变应原变化、气候变化等；饮食方面有饮酒、辛辣刺激等，人际交往方面有喜怒哀乐情绪变化，还可能有高血压、心脏病等其他疾病伴随，凡此种种都会在病程中引起病症的变化。

3. 诊治变应性鼻炎，先要明确是寒证还是热证。同时要注意虚寒证患者也可能在某一段时间变成热证，或者出现寒热夹杂证。对此，严道南常常给患者开出偏温热处方的同时，另包一点大黄之类凉性药物，如果在治疗过程中出现"上火"的热证表现，可以临时在煎药时加入一点凉性药物。严道南说，在处方中将温性药和凉性药一起用，不会像热水凉水混合变成温水一样的互相削弱作用，而是服药后凉药和温药会分别去解决不同的寒热临床症状。

（四）咽喉先看虚实辨证，重视本虚标实

咽喉是饮食和呼吸通道，有些咽喉疾病可能引起呼吸困难或吞咽困难，十分危急。因此严道南认为，遇到咽喉疾病，需分缓急，先看虚实辨证。急性咽喉病症多为实证，可以中医药治疗，也可以中西医结合治疗，防止危重症产生。慢性咽喉病，常常表现为"疑、难、杂、顽"证，对此也要区分虚实证候。古代医家朱丹溪论及咽喉，开篇就说"喉痹大概多是痰热"，说明咽喉病痰热等实证多、羸弱的虚证少。针对目前中医临床上较常见的几种咽喉疾病，严道南有以下观点。

1. 慢性咽炎，虽然因病程较长，中医虽有"久病必虚"之说，但实际上患者是局部病变为主，全身体质都比较好，即使有些患者怕冷、食少、瘦弱，也多表现为虚实夹杂、本虚标实。其中，伴有慢性扁桃体炎、阻塞性睡眠呼吸暂停低通气综合征等病的，更是实证为主。

2. 小儿腺样体肥大，部分家长希望不做手术而用中医药治疗。小儿稚阴稚阳，有体虚的一面，但是腺样体的实质肿大，中医辨证属于痰浊凝滞，实证为主，或为虚实夹杂。

3. 慢性喉炎、声带水肿、声带小结、声带息肉，从病程长的角度看有"虚"的因素，从水肿、息肉等有形病变看，属于气滞、血瘀、痰凝，属实证，或虚实夹杂。

综上，咽喉疾病实证多、虚实夹杂多，纯粹虚证少。治疗时不宜纯用补气药物，否则补气太过，"气有余便是火"，反而对咽喉不利。

二、验案分享

（一）变应性鼻炎案

刘某，男，40岁。2023年10月14日初诊。反复发作鼻痒、喷嚏连作、鼻塞、清涕量多。患者3年前开始出现发作性鼻痒、喷嚏连作、鼻塞、流清涕等症，每在疲劳后或遇寒后发作，易感冒，感冒时多不发热，但鼻塞、喷嚏、鼻涕等症状更加重，鼻塞及喷嚏在运动后稍减轻。曾在其他医院检查到"粉尘螨过敏"，用过西药氯雷他定、布地奈德皮喷雾剂等治疗。开始发病时用西药有效，近年来用西药效果已不显著。平时有皮肤过敏。腰酸肢冷，口干，喜饮，大便偏干，1日1次。局部检查：鼻黏膜偏红，两下鼻甲肿大，鼻腔内有较多清稀分泌物。舌质淡红，苔薄白。脉细弱。诊断：变应性鼻炎。证属脾肾虚寒，肺经有热。治以补益脾肾，兼清肺热。处方：黄芪10g，熟地10g，干姜5g，桂枝10g，麻黄6g，五味子10g，乌梅10g，广地龙10g，紫草10g，墨旱莲10g，甘草3g，红枣10g。（嘱煎药时自加鲜生姜3片）。14剂，每日1剂，水煎，早、晚分服。

10月28日二诊，患者鼻痒、喷嚏减轻，夜间仍鼻塞，鼻涕转稠厚而粘，量不太多。口干减轻。大便正常，每日1次。检查：鼻黏膜淡红，两下鼻甲轻度肿胀。舌淡红，苔薄白，脉细。治从原法。处方：黄芪10g，干姜5g，桂枝10g，麻黄6g，五味子10g，乌梅10g，广地龙10g，紫草10g，墨旱莲10g，甘草3g，红枣10g。14剂。煎药及服药方法同前。

11月11日三诊，患者诸症均基本缓解，有时晨起仍有喷嚏及鼻涕。鼻腔检查：鼻黏膜已正常。舌

淡红，苔薄白，脉细。原方去麻黄，加党参 10g，继续服 14 剂，作为善后调理。

按语：治疗变应性鼻炎，最重要的是分清寒证和热证。常见寒证多、热证少，但也有很多是寒热夹杂证。本案所见鼻涕清稀、黏膜色淡、脉细，都是虚寒表现，患者在非冬季即怕热，是有热象掺杂。分析主次，定性为虚寒为主，兼有内热，选用处方以补益脾肾的黄芪、熟地作为君药，方中干姜、五味子、乌梅、桂枝、麻黄的配伍出自小青龙汤，严道南认为这是治疗变应性鼻炎的"黄金搭档"。患者虚寒明显者，屡投屡效，如果虚寒不明显，去干姜，剩余四味配伍仍有良效。本案属虚寒而兼有热象，干姜用量选择 5 克，如果虚寒较甚，干姜用 10 克。还加入紫草、墨旱莲凉性药物，对温热之药略加制约。

二诊时，患者肾虚症状已不明显，故去熟地。紫草和墨旱莲配伍治疗变应性鼻炎，是严道南从干祖望临证学到的治疗变应性鼻炎要药。干祖望把这两味药加上茜草组成"脱敏汤"，用于变应性鼻炎肺经蕴热证。如果患者不属于虚寒证，脱敏汤的三味药可以单独用；寒热夹杂时可以配伍温药同用。

三诊时，患者症情初步缓解。严道南认为，变应性鼻炎是容易反复发作的疾病，若治疗得当，一个月左右初步缓解。此时有两个选择，一是停药，以后若复发再治疗；二是中药继续调理两三个月，可以增强免疫功能，巩固疗效，减少日后复发。

（二）腺样体肥大案

周某，男，5 岁。2023 年 3 月 9 日初诊。鼻塞、睡眠打鼾，有时鼻涕较多，如清水样。外院拍鼻咽部 X 线片有腺样体肥大，曾建议做腺样体切除术。患儿家长希望非手术治疗。局部检查：两下鼻甲肿大。声导抗检查：两耳鼓室图 B 型。舌苔薄白，脉细。诊断腺样体肥大伴咽鼓管阻塞。证属肺脾气虚，痰浊凝滞。治以健脾益气，化痰散结。处方：黄芪 10g，桂枝 5g，麻黄 5g，五味子 10g，广地龙 10g，醋乌梅 10g，大枣 15g，桔梗 6g，焦六神曲 10g，焦山楂 10g，炙甘草 3g，茜草 5g，紫草 5g，积雪草 10g。14 剂，每日 1 剂，水煎，早、晚分服。

3 月 23 日二诊，患者诸症减轻。原方加白芷 10g。14 剂。

4 月 6 日三诊，患者鼻塞、打鼾等症缓解。复查声导抗接近正常。停止用药。

按语：儿童鼻塞、睡眠打鼾，要考虑变应性鼻炎和腺样体肥大两种疾病。诊断腺样体肥大，严道南提倡先行声导抗检查，不要太多拍 X 线片，这样做的优点是避免患儿 X 线辐射。由于伴有咽鼓管阻塞的腺样体肥大患儿病情相对较重，因此这样更能找出需要手术的患儿。对于希望非手术治疗的腺样体肥大患儿，可以采用中西药物治疗。中药治疗腺样体肥大是肯定有效的，但是疗程有长有短。如果家长信心不足，或者小儿服中药有困难，仍然可以选择腺样体手术。患儿出现咽鼓管阻塞，越早治疗效果越好。如果病情持续一年或数年，即使再切除腺样体，咽鼓管功能恢复可能仍较困难。腺样体肥大伴有变应性鼻炎，严道南认为应从治疗变应性鼻炎入手，兼顾治疗腺样体肥大。治疗过程中要重视患儿睡眠打鼾情况和声导抗指标的恢复。

（三）慢性喉炎案

邢某，女，38 岁，教师。2023 年 4 月 8 日初诊。声音嘶哑 4 年，时轻时重。患者 4 年前因多言出现声音嘶哑，咽喉不适，其后声音嘶哑反复发作。近月来因讲课较多，声音嘶哑加重，伴咽喉干燥，常常清嗓，有痰不易咯出。食欲尚可，二便如常。局部检查：咽部充血，咽喉壁淋巴滤泡增生。两声带充血、肿胀，前中 1/3 处稍隆起，声门闭合差。舌质淡红，苔薄白。脉细弱。诊断：慢性喉炎。证属气滞血瘀痰凝。治以理气活血，化痰开音。处方：三棱 10g，红花 10g，牡丹皮 10g，赤芍 10g，当归 10g，土鳖虫 10g，广地龙 10g，浙贝母 10g，桔梗 10g，积雪草 10g，甘草 3g，红枣 10g。（嘱煎药时自加鲜生姜 3 片）。14 剂，每日 1 剂，水煎，早、晚分服。

4月22日二诊，患者药后声音嘶哑程度减轻，咽喉咳痰较轻松。但食欲稍差。检查：咽部及两声带充血、肿胀减轻，前中1/3处稍隆起。声门闭合较前改善。舌质淡红，苔薄白。脉细弱。原方去土鳖虫，加焦山楂10g，焦六神曲10g，14剂。煎药方法同前。

5月6日三诊，患者声音嘶哑明显减轻，咽喉不适诸症均基本缓解。原方去广地龙，加党参10g。再服14剂，巩固疗效。

按语：慢性喉炎经常用嗓工作的人员，例如教师、播音员、营业员等比较常见。本案患者是一名教师，平时用嗓较多。时间一长，罹患慢性喉炎，声带水肿。因为是声带局部病变为主，病程虽然较长，并无全身虚弱之象，故治以活血、化痰为主。

处方用三棱、红花、当归、土鳖虫等行气活血，化瘀通络，配以浙贝母、桔梗等化痰散结开音。方中选用的活血化瘀药物活血力量强，故取得效果较好。其中土鳖虫属于药性较猛的药品，使用时间不宜太长，中病即止。治疗过程中尤其要注意患者食欲有无变化，如果有食欲减退，要减去药性较猛的药物，增加山楂、六曲治疗顾护脾胃、改善食欲的药物。

慢性喉炎患者平时应该避免嗓音疲劳。确因工作需要，不能禁声，也应尽量避免大声。中药治疗的正能量会使声音嘶哑减轻，用嗓不当的负能量会使疾病加重，治疗和调护过程就是要尽量增加正能量，减少负能量。

（撰稿人：严道南、陈旭青）

第二十三节　余江毅

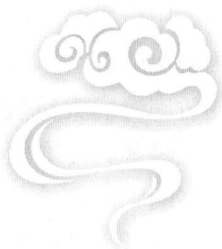

余江毅（1961—），男，江苏如皋人，南京中医药大学教授，主任中西医结合医师，博士、博士后导师，江苏省名中医。他现任中国中西医结合学会内分泌专委会糖尿病肾病专家委员会主任委员、中国微循环协会中医与微循环专业委员会主任委员、中国医师协会中西医结合医师分会内分泌与代谢病学专委会副主委、中国中医药信息学会内分泌分会副会长、中国中医药研究促进会糖尿病专业委员会副主任委员，国家自然科学基金项目评审专家、国家基本药物目录评审专家、国家科学技术奖励专家库中医药专家、国家中医药管理局中医药科技咨询与评审专家库专家。

1983 年，余江毅毕业于南通医学院，早年任职于如皋市人民医院。1987 年，他考入南京中医学院，师承孟河医派名中医龚丽娟老师，1990 年入职江苏省中医院，2000 年任南京中医药大学硕士生导师，2002 年创立江苏省中医院内分泌科并任科主任，2009 年任博士研究生导师，2015 年任教授，2021 年获评江苏省名中医。

余江毅教授从事中西医结合内分泌代谢病基础与临床研究 30 余年，对糖尿病肾病、糖尿病周围神经病变、亚急性甲状腺炎等诸多疾病有独特诊疗经验。他牵头制定行业指南 2 部，发表论文 286 篇，其中 SCI 论文 40 篇，培养硕士、博士研究生 150 余人。他先后承担国家自然科学基金面上项目 4 项、国家科技支撑项目 1 项，省部级课题 8 项；获国家发明专利 6 项；获江苏省科学技术奖一等奖 1 项、江苏省科技进步奖二等奖 1 项、三等奖 2 项，南京市科技进步奖三等奖 1 项。

一、学术经验

（一）从湿热、瘀血论治糖尿病肾病

余江毅教授在糖尿病肾病诊治方面，率先提出"病初即可及肾""因实致病"等理论，他认为"糖毒、脂毒酿生湿热，内蕴于肾"为糖尿病肾病早、中期的病机特点。消渴虽有上消、中消、下消之分，临证或以肺胃热盛为主，或以气阴两虚为主，但五脏阴阳过盛或不及皆以肾之阴阳为根本，肾阴与肾阳相互协调平衡，才能使全身阴阳和谐，故"肾消"病初即可及肾。"湿热煎液成瘀，湿瘀互结，损伤肾络"为糖尿病肾病中、晚期主要病机特点，湿、热、瘀等邪实既为病理产物又为致病因素，是蛋白尿发生发展的条件。湿热之毒困于肾，损伤肾脏系膜细胞、肾小球上皮细胞等，引起肾脏炎症。病久致瘀，湿瘀互结，气机不通，血运不畅导致肾脏纤维化。这一理论突破了"久病及肾""肾无实证"的传统概念，并提出"湿热与炎症相拟合，湿瘀互结与纤维化相拟合"的中西医结合新观点，阐述了糖尿病肾病动态演变和全周期发展规律，并指出中重度糖尿病肾病（G3a、3b 期）是临床防治的关键窗口期。

用药方面，根据糖尿病肾病的病因病机特点，余江毅教授常治以清热利湿、活血化瘀通络，重用清热利湿解毒药，如茯苓、猪苓、石韦、凤尾草、泽泻、白英、白花蛇舌草等，先将邪实去除，而后再重补益脾肾。大量蛋白尿期可重用黄蜀葵花，用量可达 60~90g，有清热通淋、消肿解毒之功，药理学可以减轻肾脏纤维化、抑制免疫、纠正代谢紊乱、减轻炎症损害。余江毅教授根据这一理论基础，结合其丰富的临床经验及大量实验结果，创制院内制剂甲花片，芪葵颗粒及协定膏方糖肾一、二、三号膏，复方黄葵膏，昆葵保肾膏等，显著提高了临床疗效。"糖肾方"为余江毅教授治疗糖尿病肾病的经典方剂，组成为：黄芪、太子参、山茱萸、淮山药、石斛、茯苓、猪苓、大腹皮、枳壳、制香附、黄蜀葵花、六月雪、白英、白花蛇舌草、石韦。功效：健脾益肾、利水渗湿。方中重用黄芪为君药，可补气固表、利水消肿，现代医学研究表明，黄芪可改善肾脏循环，抗缺氧，调节免疫功能，使尿蛋白水平下降。以太子参、山茱萸、淮山药、石斛为臣，太子参益气健脾，山茱萸温补肝肾，淮山药健脾益肾，石斛滋阴清热，四药与君药相须为用，补脾肾之不足，滋阴及温阳并举。猪茯苓、大腹皮利水消肿，枳壳、香附行气，配合黄蜀葵花、六月雪、蜀羊泉、蛇舌草、石韦清热解毒为佐，起到清热解毒，行气利水，降低蛋白尿之功效。其中黄蜀葵花清利活血，消肿解毒，具有显著降低患者蛋白尿，延缓肾功能退化的作用。以上诸药合用，脾肾阴阳俱补，补中有泻，水肿自消，蛋白尿得降，病痛自除。晚期加用活血药物，如水蛭、红花、桃仁等，虫类药物不仅活血化瘀效佳，现代医学研究证明其还具有利尿消肿、减少蛋白尿的功效；纳差者可加白豆蔻、白术；便秘者可加大黄、玄参。

（二）扶正祛邪分期辨治亚急性甲状腺炎

余江毅教授认为，亚急性甲状腺炎发病多与外感风热毒邪有关，并将疾病发展过程分为三个阶段。早期以外感风热、毒邪壅结颈部为主，热毒壅滞颈前，局部气机阻滞，不通则痛。常伴有寒战发热、咽痛、疲劳乏力以及颈部疼痛等症状，以实邪为主，重在祛邪。治以疏风清热、解毒散瘀，常用"银莲解毒方"，组方为：银花、连翘、牛蒡子、荆芥、防风、大青叶、板蓝根、蒲公英、半枝莲等。余江毅教授考虑到疾病初期患者甲状腺激素浓度急性升高在一定程度可影响肝脏功能和胆汁代谢，常伴有肝功能损伤，当辅以茵陈保肝利胆。余江毅教授强调，即使实验室指标未见肝功能损伤，也应添加少许保肝中药，以求"未病先防"。

中期以痰凝热结为主，肝主疏泄、调畅全身气机，肝脏气机不畅日久，气郁化火耗伤津液，煎灼血脉，津凝为痰，血滞为瘀，痰瘀壅滞颈前，结为有形实邪，表现为发热消退，全身症状轻微，但甲状腺结节明显，或甲状腺肿大质韧，疼痛不显或可有轻微压痛，重在化痰散结，佐以清热解毒。鉴于情志因素及体质差异，余江毅教授临证尤崇"因人制宜"之原则。热象不显、气郁痰结者，治以行气化痰为主，凉血活血为辅，常以夏枯草、大贝母、法半夏、牡蛎、天花粉、白芥子等化痰散结药与银花、连翘、蒲公英、半枝莲等清热解毒药同用。火邪炽盛者，继予"银莲解毒方"加减，酌加凉血活血、清泻肝热之品。素体阴虚、心慌汗出明显者，当配伍生地黄、麦冬、天冬、鳖甲、玄参等滋阴降火，辅以酸枣仁、茯神、浮小麦、牡蛎等宁心敛汗。

后期涉及肝、脾、肾三脏，所谓"壮火食气"，随病情进展，耗气伤脾，热盛灼津，致肝肾阴虚，阴损及阳，症见脾肾阳虚之象。脾为气血生化之源，肾阳乃人体诸阳之本，脾肾阳虚则无力鼓动血脉，气血双虚，颈前肿痛不得消散。多表现为瘿肿，疼痛不甚或隐痛，面白无华，神倦乏力，形寒怕冷，纳呆便溏，气短懒言，口干咽燥，腰膝酸冷，失眠多梦，舌淡苔薄，脉沉细等甲状腺功能减退的症状，治拟补脾益肾扶助正气，"温肾消瘿方"为余江毅教授治疗亚急性甲状腺炎后期的经验方，具有益气温阳、阴阳互济等功效。常用药物有党参、黄芪、白术、山药、茯苓、菟丝子、淫羊藿、地黄、山萸肉、当归、怀牛膝、石斛等。

（三）行气、化痰、活血序贯治疗甲状腺结节

余江毅教授在长期临证中发现，随着现代社会的发展，情志因素对甲状腺结节形成的影响越来越大。肝郁气滞常为本病始发因素，但气滞有别于气郁，气滞乃气机阻滞之意，饮食不节、素体虚弱等均可导致，而气郁多因"忧、思、怒"等情志异常，如喜怒不节、忧思过度等不良情绪导致肝失疏泄。郁在先，滞在后，气郁日久则气机失调而气滞，气滞则津液不布，又木郁克土，使脾失健运，水湿不运，聚湿生痰，气滞痰凝，血行瘀阻，结于颈前，发为瘿病。

余江毅教授认为，甲状腺结节的诊治需辨证与辨病相结合，虽然"气、痰、瘀"贯穿本病发展的各个阶段，但每个环节偏重不同。瘿病初期多因精神紧张、烦躁易怒、忧思过度等因素导致情志不遂，肝失疏泄，气机郁结，气郁日久则气滞，气滞则津液运行无力，凝聚成痰，壅于颈前。本期临床表现主要为颈前肿胀，有憋胀感，颈肿时大时小，质地柔软，自觉咽中异物感，伴精神抑郁，胸闷不舒，纳差，舌质淡红，苔白或微黄，脉弦滑。证属肝郁气滞，痰气交阻，治以理气解郁，兼以化痰，临证常用行气散结方：厚朴、枳壳、制香附、虎杖、郁金、延胡索、煅牡蛎。本病发展到中期，肝郁气滞日久，木郁克土，脾土失健，水液布化失司，阻于颈部而为痰凝。临床症见：颈部肿大，颈前肿块质地柔韧或稍硬，多不疼痛，活动良好，伴见疲倦乏力，食欲缺乏，舌淡红或暗红，苔薄白，脉濡或脉沉细等。证属脾虚痰阻，治以化痰散结为主，兼以健脾，临证常用化痰散结方：法半夏、浙贝母、青皮、陈皮、白术、茯苓、瓜蒌皮、夏枯草、半枝莲、煅牡蛎。本病发展到后期，气郁痰凝日久，津液不运，血液运行受阻，血脉瘀滞，而致痰瘀互结，聚于颈前。症见：颈前肿大，肿块坚硬而韧，活动度差，咽中异物感，伴面色晦暗，或胸胁刺痛，纳差，舌质紫暗或有瘀斑，苔白腻，脉弦或涩。证属痰瘀互结，以活血化瘀消痰为主，临证常用破瘀散结方：莪术、桃仁、皂角刺、石见穿、徐长卿、牡丹皮、鬼箭羽、猫爪草。

二、验案分享

（一）从湿热瘀阻论治糖尿病肾脏病医案

陆某某，男，45岁。2016年10月21日初诊。主诉：发现血糖升高15年，双下肢浮肿加重1个月。

2014年，患者体检时发现血肌酐167μmol/L，24小时尿蛋白定量（UTP）2.74g，诊断为糖尿病肾脏疾病（DKD）。2016年1月起，患者血肌酐逐步升高，双下肢浮肿。刻诊：面色白，乏力，小便不利，舌淡、苔黄微腻，脉弦。查体：T 36.5℃，BP 154/96mmHg，双下肢中度水肿。实验室检查：血白蛋白24.3g/L，血肌酐321.3μmol/L，24小时尿蛋白定量4.037g。四诊合参，中医辨病为消渴肾病，辨证为湿热瘀阻，脾肾亏虚。在强化控制血糖、血压基础上，治以清利湿热，补益脾肾。处方：生黄芪30g，太子参15g，山萸肉15g，淮山药15g，槲寄生10g，杜仲10g，怀牛膝15g，制大黄10g，水蛭3g，黄蜀葵花30g，蜀羊泉30g，白花蛇舌草10g，半枝莲15g，六月雪30g，石韦30g，大腹皮15g，茯苓皮45g，玉米须30g，泽泻15g。

服用上方治疗2周后，患者双下肢浮肿症状消失，倦怠乏力、小便不利等不适均较前明显缓解，舌淡、苔微腻，脉弦。复查血白蛋白30.7g/L，血肌酐288.7μmol/L，24小时尿蛋白定量3.585g。患者门诊定期随访治疗，病情稳定，近期血肌酐波动在230μmol/L，24小时尿蛋白定量3g左右。

按语：糖尿病肾脏病是糖尿病最严重的慢性并发症之一，是引起终末期肾病和心血管死亡的主要原因之一。临床以蛋白尿和肾功能下降为主要特征，病至中、后期易出现乏力、双下肢水肿、少尿等临床

表现，归属于中医学"消渴肾病"的范畴。其中，湿热是消渴肾病的始动因素，与现代医学炎症、微炎症相拟合。徐灵胎云，"有湿则有热，虽未必尽然，但湿邪每易化热。"湿邪为病，阳气受遏，气有余便是火，火与湿相合，即为湿热。湿热致瘀是消渴肾病的核心病机。朱丹溪在《丹溪心法》中提出"血受湿热，久必凝浊。"李梴在《医学入门》同样提出"湿热致瘀"理论，"盖阳气无形，阴血有质，必湿热泣血，而后发为痛疽"。湿邪阻遏气机，气滞不行，血运涩滞，发为瘀血；热邪内郁，煎熬津血，血液浓缩，凝滞成瘀；湿热久羁，化燥伤阴，深入营血，血凝为瘀，阻于肾络。湿热瘀阻日久，损伤脾肾，加重脾肾亏虚。

本医案充分体现了余江毅教授清利湿热，祛邪以扶正治疗糖尿病肾脏病的治疗思路。方中黄蜀葵花、蜀羊泉、六月雪、石韦、白花蛇舌草、半枝莲清利湿热；大腹皮、茯苓皮、泽泻、玉米须淡渗利湿；生黄芪、太子参、淮山药健脾；大黄泄浊；山萸肉、槲寄生、杜仲、怀牛膝补肾；水蛭活血化瘀。该患者治疗前肾小球滤过率已低于 $15mL/(min \cdot 1.73m^2)$，处于终末期肾病，余江毅教授在辨证论治的基础上重用清利湿热药，经治疗后肾功能稳定在 G3b 期，延缓肾损害进一步进展。门诊随访，根据患者病情，酌情调整用药，清利湿热、和血通络贯穿于治疗始终，辅以益气养阴，补益脾肾。

（二）从风热毒邪犯表治疗亚急性甲状腺炎初期案

张某，女，47 岁。2021 年 11 月 16 日初诊。患者 10 日前受凉后出现发热（温度最高 38℃），伴咽痛咳嗽，无鼻塞流涕，自行口服莫西沙星、苏黄止咳胶囊后未见好转，后逐渐出现颈前区疼痛，心慌乏力，汗出等症状。刻诊：颈前区肿胀疼痛，低热，体温波动在 37.5~38.0℃，咽痛明显，畏吞咽动作，怕热多汗，纳差，寐欠安，大便偏干，小便调。查体：咽部轻度充血，甲状腺Ⅱ度肿大，质韧，双叶触痛明显，舌红苔薄黄，脉浮数。甲状腺功能：TSH（促甲状腺激素）<0.01μIU/ml，TT3（三碘甲状腺原氨酸）2.39ng/ml，TT4（甲状腺素）266.7ng/ml，FT3（游离T3）9.9pg/ml，FT4（游离T4）5.33ng/dl，ESR（红细胞沉降率）：80mm/h；超敏 C 反应蛋白：119.72mg/L；血常规：白细胞计数 $9.36×10^9$/L，中性粒细胞百分比 74.7%，淋巴细胞百分比 16.1%，单核细胞百分比 8.5%；肝功能：ALT（丙氨酸转氨酶）56U/L，AST（谷草转氨酶）28U/L。西医诊断：亚急性甲状腺炎初期。中医诊断：瘿痈初期。辨证属初期外感风热毒邪，治当疏散风热，清解热毒，处方：金银花 45g，半枝莲 30g，连翘 10g，玄参 16g，夏枯草 20g，蒲公英 30g，大青叶 30g，茵陈 20g，桑叶 16g，丹参 20g，炙甘草 10g。14 剂。每日 1 剂，水煎，早中晚饭后半小时温服。

2021 年 12 月 8 日二诊，患者服上方 14 剂后颈前区疼痛较前明显好转，甲状腺仍肿大，无明显压痛，体温基本正常，咳嗽间作，咽痛较前减轻，无心慌手抖，纳寐可，二便调。相关检验指标均较前好转，亚急性甲状腺炎进入中期。

按语：发热、放射性及转移性痛、甲状腺组织损伤和全身性炎症反应等是亚急性甲状腺炎的主要临床表现，中医可归属于学"瘿痈"等范畴。瘿痈初期以实邪为主，多为急性起病，乃风温犯表，入里化热，热毒壅滞颈前，局部气机阻滞，不通则痛。《素问·金匮真言论》云，"东风生于春，病在肝，俞在颈项"，春季乃自然界转暖而风气偏盛之季节，风温之邪易生，肝与春气相通，人体以肝气为旺。若此时外感风温之邪，则易使肝脏生发太过而化火、上逆，毒邪攻于颈项，临床可表现为咽痛，颈前区不适、触痛明显，伴或不伴有恶寒发热、全身乏力酸痛等，是全病程临床症状最明显的阶段，治当疏风散邪，兼清热解毒。考虑到甲状腺激素浓度急性升高在一定程度可影响肝脏功能和胆汁代谢，瘿痈初期亦常伴有肝功能损伤，当辅以茵陈、虎杖等保肝利胆药。

本案患者为中年女性，初诊以颈前区疼痛伴发热为主症，结合体征及实验室检查结果确诊为亚急性甲状腺炎初期（中医：瘿痈初期）。患者外感风温之邪，邪从火化，毒热内盛，循经搏结于颈前，舌红、苔薄黄、脉浮数均为风温邪毒袭表，郁而化火的表现，属疾病初期症状，予余江毅教授经验方"银莲解毒方"疏风散邪、清热解毒、活血止痛。方中金银花疏散风热、清热解毒而不伤胃，重用为君，临床可用至 30~60g/d；半枝莲清热解毒、散瘀消肿，亦可保肝护肝，与金银花相须为用，以增疗效；连翘清热泻火、散结解毒，与金银花配伍既能疏散风热、清热解毒，又可辟秽化浊，兼顾温热病邪易蕴而成毒及多夹秽浊之气等特点；玄参、大青叶散风热、利咽喉、祛毒邪，兼能滋阴、散结、凉血；夏枯草、蒲公英泻火清热，兼祛痰浊、消瘀结、除肿块；茵陈、桑叶可清利肝胆之热，主治肝火上攻所致的咽喉肿痛、发热手抖；热毒壅结必致气血瘀滞，故清热解毒的同时，加用丹参凉血活血、消毒散结；使以炙甘草，缓肝和脾、缓急止痛。诸药合用，效如桴鼓。

（撰稿人：黄莉吉）

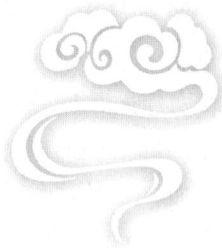

第二十四节 谷云飞

谷云飞（1960—），男，汉族，江苏南京人，中国共产党党员。南京中医药大学教授，主任中医师，博士研究生导师。他曾任江苏省中医院肛肠科主任、大外科副主任、中医外科学系主任，江苏省中西医结合学会理事、江苏省中西医结合学会大肠肛门病专业委员会主任委员。现任江苏省中医院炎症性肠病诊疗中心首席专家，世界中医药联合会肛肠病专业委员会副会长，中国中西医结合学会大肠肛门病专业委员会常务委员、炎症性肠病（IBD）专家组组长，中国医师协会肛肠专业委员会常务委员，江苏省中西医结合学会炎症性肠病专业委员会主任委员。

1982年，谷云飞毕业于南京中医学院本科中医专业，1993年于南京中医学院中医外科学专业研究生班毕业。他在临床第一线从事肛肠专业医疗、教学和科研工作40余年，师从著名肛肠疾病专家朱秉宜教授。2010年，他主编出版了《朱秉宜肛肠病学术思想和临床经验》。

谷云飞是著名中医肛肠病专家，擅长诊治炎症性肠病、便秘、环状混合痔、复杂性肛瘘、直肠阴道瘘、肛管直肠脱垂、结直肠良恶性肿瘤等疑难复杂疾病。他指导培养硕士和博士研究生70余人；发表学术论文40余篇；主持包括国家自然科学基金等不同级别课题6项，主编教材和专著4部；获江苏省科技进步奖三等奖1项；牵头制定2个中国专家共识意见。2020年，他荣获"江苏省名中医"称号。

一、学术经验

（一）传承"运脾学说"，治疗疑难肠病

运脾学说始于北宋，医家张隐庵在《本草崇原》中首次提出"运脾"之说，当代著名儿科专家江育仁教授在此基础上建立了运脾理论，并提出"脾健不在补而贵在运"的学术观点。谷云飞教授在实践中进一步发展了"运脾"理论，用于治疗多种肠道疾病，获满意的临床疗效。

1. 运脾通便治便秘 慢性功能性便秘是常见疾病，其病机多属脾虚气弱，肠道运化失司，治疗当以运脾通便为治则。谷云飞教授以运脾理论为指导，创制运脾通便汤（生白术、枳实、南沙参、北沙参、党参、杏仁、桔梗、紫苏叶、乌梅、陈皮、焦山楂、焦神曲），并开发出院内制剂运脾通便合剂，临床疗效显著。运脾通便汤，白术为君，枳实为臣，两者一升一降，旋转中焦之气，可使补而不滞、消而不伤，相得益彰。口渴甚，津液亏虚，燥屎难下者，与增液汤合用；燥热内结者，加炒黄芩、全瓜蒌、决明子；腹痛甚者，加赤白芍、木香；舌质紫暗兼有瘀血者，加炒当归、桃仁；腹胀甚者，加青皮、厚朴、柴胡。如气虚明显者，可配伍黄芪、淮山药；血虚明显者，配伍当归、白芍、熟地黄；阳虚明显者，可配伍肉苁蓉、牛膝；阴虚明显者，可配伍玄参、麦冬、石斛；肾阳虚明显者，配伍菟丝子、淫羊藿。

2. **运脾抑瘤治未病**　结直肠癌是我国常见的恶性肿瘤，其发病率和死亡率在我国全部恶性肿瘤中分别位居第 3 位和第 5 位。结直肠腺瘤被称为"癌前病变"，我国绝大部分结直肠癌均在结直肠腺瘤基础上发生。目前，结直肠腺瘤治疗上多采用内镜下切除，但镜下切除后仍有较高复发风险。因此，亟需探索一种有效防治结直肠腺瘤的方法，降低结直肠癌的发病率。谷云飞教授应用运脾理论，研制了运脾抑瘤汤（党参、黄芩、白术、苍术、茯苓、薏苡仁、黄芪、防风、赤芍、乌梅、佩兰、陈皮），用于防治结直肠腺瘤镜下切除后复发，取得显著疗效。结直肠息肉主要病机为脾虚湿盛，脾虚水湿运化失常，可引发痰湿内聚，肠道气机不畅，有湿热、痰结、瘀血互结发为息肉。方中以白术、苍术为君药，运脾祛湿，辅以党参、黄芪、茯苓、薏苡仁，增强健脾利湿之功，配以黄芩、佩兰、赤芍、乌梅、陈皮，理气、清热、化浊、消瘜肉。

（二）师古创新，首创多种"微创新疗法"

1. **保留括约肌挂线法**　在继承传统中医挂线疗法的基础上，谷云飞教授研制的新疗法既能治愈高位复杂性肛瘘，又能最大限度地保护肛门功能。

2. **肛瘘侧移黏膜瓣术、肛瘘内口加强封闭术**　临床观察在治愈复杂性克罗恩病肛瘘和高位复杂性肛瘘同时完全不损伤肛门外括约肌，符合国际外科"微创化"趋势，已获医院新技术奖。

3. **痔肛垫修复完全肛管上皮保留术**　在完全保留肛门功能的前提下，治愈环状混合痔，优于目前指南推荐的手术方法，已获医院新技术奖。

4. **袋形缝合肛门内括约肌保留术**　在不损伤肛门内括约肌的前提下，治愈三期肛裂，优于目前指南推荐的手术方法，解决了临床肛裂术后，高龄患者易发肛门失禁的难题。

（三）博采众长，制定共识，推动行业规范发展

1. **2019 年牵头制定《克罗恩病肛瘘诊断与治疗的专家共识意见》**　随着疾病谱的变化，许多少见疾病逐渐变为常见疾病，比如炎症性肠病。但许多专科医生对这些疾病缺乏了解，常常误诊、误治。谷云飞教授牵头组织本领域专家，总结国内外该领域研究进展，结合文献、专家经验，依据循证医学原则，制定了《克罗恩病肛瘘诊断与治疗的专家共识意见》，在全国推广应用，使广大克罗恩病患者获益，填补了我国在该领域的空白。

2. **2021 年牵头制定《肛门良性疾病手术加速康复外科专家共识》**　加快康复外科是 21 世纪外科学一个革命性新理念和新的治疗康复模式。国内已在结直肠、肝胆、胃和胰十二指肠等手术中开展并获得成功，但尚缺少针对肛门良性疾病手术的加速康复外科方案。为此，谷云飞教授牵头组织本领域专家制定了《肛门良性疾病手术加速康复外科专家共识》，为我国肛门良性疾病手术加速康复外科的规范开展提供了指导意见。

二、验案分享

（一）运脾通便法治疗便秘案

张某，女，65 岁。初诊日期：2018 年 4 月 26 日。主诉：排便困难 10 年余。

10 年前，患者开始出现排便困难，大便干结，3~4 日排便 1 次，甚至 1 周不解，苦不堪言。自感腹部胀痛不适，无便意，周身乏力，用力努挣则汗出短气，食纳欠佳，夜寐不安，小便通畅。舌质红、胖大有齿痕、苔薄白，脉弱。实验室检查：大便常规未见异常，肠镜检查未见异常。便秘患者生活质量量表（patient assessment of constipation quality of life，PAC-QoL）评分总分 93 分。西医诊断：慢性功能性

便秘；中医诊断：便秘（脾虚气弱证）。治法：运脾通便。予运脾通便汤加味。处方：生白术 70g，枳实 30g，南沙参 15g，北沙参 15g，党参 15g，杏仁 10g，桔梗 10g，紫苏叶 10g，乌梅 20g，陈皮 5g，焦山楂 15g，焦神曲 15g，全瓜蒌 15g，槟榔 10g，生甘草 3g，7 剂。每日 1 剂，水煎，早、晚分服。嘱患者多食蔬菜水果，养成每日早晨定时排便的习惯，适当运动。

2018 年 5 月 2 日二诊，患者症状好转，大便初始比较干结，后质软成形，但仍 2~3 日一行，周身乏力明显好转，口干，舌脉同前。PAC-QoL 评分总分 75 分。初诊方基础上加玄参 15g、麦冬 15g，14 剂。

2018 年 5 月 16 日三诊，患者大便明显改善，排便 1~2 日 1 次，每日晨起排便时偶有不顺，肠鸣较多，矢气时作，大便质软。PAC-QoL 评分总分 53 分。二诊方去槟榔，加青皮 3g，14 剂。

2018 年 5 月 29 日四诊，患者精神状态较前明显好转，周身乏力减轻，排便次数为每日 1 次，纳可，夜寐安，舌淡、苔薄白，脉弱。三诊方继服 28 剂。

经治疗，患者排便次数明显增多，日行 1 次，质软成形，生活质量得到明显改善，PAC-QoL 评分总分 17 分。

按语：本案患者自感腹部胀痛不适，无便意，周身乏力，用力努挣则汗出气短，故辨证为脾虚气弱证。脾气虚弱，则肠胃之气易虚，传化糟粕能力不足，无力运行大便，故排便周期延长；脾虚难以运化、传输水谷精微，难为肠胃行其津液，则肠腑失于濡润而干涸，故粪质硬结干燥；所谓久病必虚，脾气耗损，脾胃虚弱，运化无力，全身气机气化滞涩不畅，糟粕内停肠道，便秘愈发严重。方中白术配伍枳实，运脾导滞，使补而不滞；党参补中益气、健脾益肺，与白术配伍，共奏运脾益气之功；杏仁、桔梗、紫苏叶宣肺肃肺，调理气机；南北沙参共补肺阴，养胃生津；乌梅酸甘生津，滋阴养血；全瓜蒌润肠通便；焦山楂、焦神曲、陈皮三药合用健脾理气消积，旨在开痞通滞；槟榔善行胃肠气滞，消积通便；甘草调和诸药。二诊患者大便仍偏干，伴有口干，遂加玄参、麦冬生津润燥。三诊患者排便情况已明显改善，但矢气肠鸣较多，遂去槟榔，改用青皮理气化滞。四诊时，患者排便已恢复正常，日行 1 次，周身少气乏力症状明显改善，遂三诊方继服以巩固。本案采用运脾通便汤重用白术以取其健脾益气之功效，全方以补为主，兼以消痞，寓消于补，治之以缓，符合老年便秘患者脾虚气弱的病机特点。

（二）挂线疗法治疗克罗恩病肛瘘案

谷某，男，40 岁。2021 年 5 月 20 日初诊。2010 年，患者确诊克罗恩病伴狭窄、肛瘘。2010 年 7 月 6 日因幽门狭窄梗阻行胃大部切除术，予美沙拉嗪、硫唑嘌呤、阿达木单克隆抗体、鼻饲全肠内营养治疗。胃、十二指肠、小肠溃疡愈合，肛旁肿痛、流脓水反复发作。2017 年 11 月 2 日至 2021 年 1 月 14 日，行 5 次肛瘘挂线引流术。肛瘘不闭合，迁延不愈，且有新发脓肿。局部检查：5 点、10 点 2 条高位经括约肌肛瘘，9 点 1 条括约肌外肛瘘，9 至 11 点新发脓肿，距肛缘 4cm 可触及狭窄环，食指勉强通过。2022 年 1 月 7 日将 5 点肛瘘行传统切开挂线术。2022 年 4 月 26 日，5 点肛瘘愈合，狭窄环松解，食指可顺利通过，将 10 点肛瘘行侧移黏膜瓣术，9 点肛瘘行保留括约肌挂线术。2022 年 9 月 1 日，肛瘘完全愈合，至今未复发。

按语：克罗恩病复杂性肛瘘被国际炎症性肠病组织定义为"难治性炎症性肠病"。单靠药物保守治疗，很难奏效。若迁延不愈，可能导致永久性人工造口的致残性结局，严重影响患者的生活质量。

本案患者，先行传统的切开挂线术，治愈一处肛瘘，松解了狭窄，为下一步微创手术创造了条件；再行侧移黏膜瓣术和保留括约肌挂线术，既治愈了肛瘘，又最大限度地保护了肛门功能，避免了完全性肛门失禁的灾难性后果。传统与现代自主创新的微创手术结合历经 8 月余，而获满意临床结局。

（撰稿人：谷云飞）

第二十五节　汪　悦

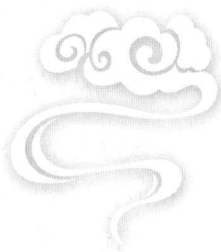

汪悦（1960—），男，汉族，江苏兴化人。南京中医药大学二级教授，江苏省中医院主任中医师，中医内科学硕士、博士研究生导师，江苏省名中医。兴化医派传人，兴化安丰汪氏中医第八代传人。他曾任南京中医药大学党委常委、第一临床医学院院长、常务副院长、江苏省中医院副院长等职。现任世界中医药联合会风湿病专业委员会副会长、中华中医药学会风湿病分会名誉副主任委员、江苏省中医药学会常务理事、江苏省中医药学会风湿病专业委员会荣誉主任委员、江苏省中医药学会内科专业委员会副主任委员、南京中医药学会副理事长，国家级教学团队中医内科学教学团队带头人、国家级一流本科课程中医内科学课程负责人。

1978—1983年，汪悦于南京中医学院（现南京中医药大学）中医系读书，1983年本科毕业后留校任教。1985—1987年，他于南京中医学院中医内科学研究生班学习，师从其父（全国知名中医、著名中医内科学专家、风湿病大家汪履秋教授），攻读中医内科学风湿病方向硕士研究生；1995—1999年，于南京中医药大学攻读中医内科学博士学位，师从全国名中医、著名脾胃病专家、孟和学派传人单兆伟教授；2004—2007年师从第三批全国老中医药专家学术经验继承工作指导老师、著名中医肝病专家、吴门医派传人尤松鑫教授。汪悦先后多次赴新加坡、瑞士、澳大利亚、美国、法国等国以及我国台湾、澳门等地讲学或学术交流。

汪悦教授主要从事中医内科学的教学、临床和科研工作，擅长中医治疗风湿性关节炎、类风湿性关节炎、骨关节炎、干燥综合征、痛风、高尿酸血症、强直性脊柱炎、白塞综合征、系统性红斑狼疮等风湿病及内科杂病的中医治疗。他曾先后主持国家自然科学基金项目"基于神经肽VIP研究肺肠合治法治疗干燥综合征的机制"、江苏省自然科学基金项目"痹痛灵对类风湿性关节炎作用机制的研究"等10多项部省级以上课题的研究。"补肾化毒方药治疗系统性红斑狼疮理论探讨及免疫作用机制研究"获江苏省科技进步奖二等奖1项，"痹痛灵最优处方确定及免疫机制影响探讨"获中华中医药学会科学技术奖三等奖1项，"医教协同，'三融通'中医临床教学体系创新与实践"等获国家级教学成果奖二等奖3项，省级教学成果奖10余项，获国家发明专利6项。他共发表学术论文250余篇，其中SCI论文20余篇；编写学术著作50余部，其中主编、副主编30余部；指导硕士、博士研究生150余名。

一、学术经验

汪悦教授从医40余年，临床经验丰富，坚持中医辨证，强调审证求机，选方用药力求精准，对风湿病的诊治更是独具匠心，强调辨证与辨病相结合，辨证为主，辨病为辅；擅用经方，但师古而不泥古，活用巧用，灵活加减；重视祛邪，不忘扶正；用药宗仲景治痹特色，每多温散走窜，但在急性活动阶段，苦寒清热亦不偏废。

（一）风湿顽痹，重在温散宣通

类风湿关节炎以肢体关节肿痛、僵硬、变形为临床特征，隶属于中医学"痹证"范畴，尤其与"顽痹"相似。汪悦教授治疗本病多从祛风通络着手，取得了较为满意的疗效。

1. 病理关键，风湿痰瘀痹阻经络 类风湿性关节炎的病因主要是外感风寒湿之邪。病久风寒湿之邪痹阻经络，气血津液运行受阻，或久痹正虚，推动无力，气血津液运行迟涩，则可形成痰浊与瘀血。因此，风湿痰瘀痹阻经络是本病病机的关键所在，治疗以提出治疗以祛风、宣湿、化痰、消瘀为原则。风为百病之长，六淫之首，外邪致病多以风邪为主，治疗本病当以疏风散邪为先。湿为阴邪，其性重浊黏滞，最易痹阻络脉，故燥湿之法也很重要。"百病多因痰作祟"，陈士铎亦指出，"然而风寒湿之邪，每藉痰为奥援，故治痹者必治痰。"痛久入络，久痹必瘀，活血化瘀必不可少。因此，祛风、宣湿、化痰、消瘀之法四位一体，缺一不可。朱丹溪"上中下通用痛风方"熔此四法于一炉，对本病甚为合拍。汪悦教授以该方为基础，结合多年的临床经验制定了治疗本病的基本方——加减痛风方。该方主要由麻黄、苍术、防风、桂枝、防己、威灵仙、制南星、桃仁、红花、鸡血藤、全蝎、雷公藤等组成。汪悦教授经临床反复验证并经拆方研究加减痛风方创制了治疗本病的验方——痹痛灵，并获国家发明专利，获批江苏省中医院院内制剂。

2. 关节肿痛，重在祛邪通络止痛 本病初期或急性发作期关节肿痛明显，多以邪实为主，因为此时肢体关节疼痛肿胀较为剧烈，而疼痛肿胀乃邪气痹阻经络、气血运行不畅所致，所谓"诸痛为实"也。治疗重点在于祛邪通络，邪气一去，络脉舒通，气血流畅，痹痛自除，所谓"通则不痛"也。此时切不可滥施补益，以免闭门留寇，邪恋不去，而致病情缠绵不愈。祛邪要根据病邪的特点针锋相对，大举进攻，直剿病邪，处方遣药要准、要狠，药物剂量相对宜大，病重可一日二服。本病初起邪袭肌表，病势尚浅，还可用疏表开腠、解肌发汗的方法，因势利导，祛邪外出。临证根据病情的轻重选择发汗散邪药，轻者如羌活、防风、白芷之类，重者必投以麻黄、桂枝等辛温之品。

3. 病证多寒，用药每投温散走窜 寒主收引凝滞，寒邪偏胜则疼痛剧烈，故痹痛多以寒邪为主因，寒与风湿相合而成风寒湿痹，或寒湿郁久化热，而致寒热夹杂，纯属热证者较为鲜见。《素问·痹论》曾指出："痛者，寒气多也，有寒故痛也。"治疗本病多以温药为主，即便是风湿热痹也要在清热的同时配以温散之品，不可一味寒凉清热，以免湿遏不化。此外，温药也有利于经络的疏通。此即《黄帝内经》"逢热则纵"之意。由于本病病程较长，寒邪较深，必投以温热之重剂方能取效，轻则如麻黄、桂枝、细辛等，重则附子、乌头。此外，在临床上还常用枝藤、虫蚁等祛风通络药，这类药物亦多为性温之品，对病久邪气沉伏筋骨者用之多有良效。虫蚁之品，其性走窜灵动，可搜剔络中之邪。临床常用青风藤、雷公藤、海风藤、络石藤、鸡血藤、油松节、桑枝等枝藤类药及乌梢蛇、全蝎、蜈蚣、露蜂房、地龙等虫类药。

（二）燥痹之证，重在治肺脾肾

干燥综合征以口干、眼干为主要表现，属中医"燥痹"范畴。汪悦教授认为，干燥综合征属全身性疾病，治疗要从整体出发，重视脏腑，尤其是对肺、脾、肾的调治。早期应重在从肺治标为主，以润肺燥为大法；中期多从脾胃论治，或养胃阴，或补脾土；后期多从肾论治，或滋肾水，或温肾元。

1. 养阴润燥，宣肺布散 肺主气，司呼吸，通调水道而为水之上源。肺为娇脏，在体合皮，燥邪易伤于肺，若肺虚则卫表不固，更易受燥邪、毒邪侵袭，发为燥痹。干燥综合征最常见的证型是肺阴不足，养阴润燥为基本大法，每用沙参麦冬汤、益胃汤、增液汤加减，药如沙参、麦冬、石斛、玉竹等。

肺主宣肃，肺的功能正常对于保证津液的正常输布起到至关重要的作用，若肺气受损，则宣降失司，水津失布，出现鼻燥咽干，皮毛憔悴枯槁，干咳少痰等。治疗予宣肺通络布津之法，选药宜轻清，不宜重浊，补肺不宜温燥，润肺切忌滋腻，常用药有杏仁、紫菀等。燥痹日久，阴虚络滞，临床应加桃仁、红花、丹参、当归、赤芍等活血化瘀之品，血活津生。

2. 补气健脾，气复津还　脾主运化，开窍于口，其华在唇，在液为涎，涎为口津，上行于口。若脾失健运，气血生成乏源，津液生成不足或津液不能经脾上输于肺，则出现口干、眼干、肤干等，进而发为燥痹。另外，气能生津、化津，气虚则津无以化生，气虚则加重津亏之象，脾气虚弱，脾不升清，也会导致津液无法布散全身，导致口、眼干燥进一步加重，加重燥痹病情的发展。脾气虚弱，易致水湿内停，因而湿浊内生，沉积在关节、肌肉等处，则会出现关节、肌肉疼痛、僵硬等症，另可见食少便溏，疲劳倦怠，舌淡红，苔薄少津，脉细。方多用参苓白术散加减，药用白术、茯苓、桔梗、莲子、党参、黄精、砂仁、山药、薏苡仁、甘草等。治疗脾虚之证，多用味甘之品，叶天士《温热论》云"甘守津还"，以白术、山药最为常用。白术补气健脾，生津止渴；山药味甘，性平而润，轻补而不腻，微香而不燥，既能补气，又能养阴，对本病气阴两伤者尤宜。健脾务在摄气生津，只宜甘淡清养，升阳益气。

3. 补肾滋阴，资水生津　肾为"五脏阴阳之本"，主水藏精，若肾阴亏虚，则水液代谢失调，津液输布异常，干燥综合征的患者往往有舌干红、猖獗齿的表现，这是由于口中唾液分泌不足所致。肾在液为唾，且齿为骨之余，五脏燥盛日久，"穷必及肾"，五脏之阴不能归于肾，则肾阴不足，肾阴不充又无法滋养五脏。临床多用六味地黄丸、一贯煎、麦味地黄丸、左归丸等补肾滋阴，以求肾阴充足而脏腑形体官窍得以濡润。药如熟地黄、山茱萸、何首乌、枸杞子、龟板、鳖甲、女贞子、墨旱莲等。肺肾阴虚证见咳嗽、潮热、腰酸，肺与肾为母子之脏，润肺即为补肾，治当以麦味地黄丸，金水相生，肺肾相滋，药如百合、麦冬、生地黄、熟地黄、玄参、白芍、当归、贝母、桔梗；心肾不交证见失眠、心悸、胸闷，则以生脉饮合六味地黄丸交通心肾，药如黄连、肉桂、玄参、生地黄、麦冬。此外，燥证日久，除了阴虚之外，可阴损及阳，出现神疲乏力，畏寒肢冷，腰膝酸软，四肢欠温，小便清长，舌淡胖，脉沉细等脾肾阳虚之候，此时则当佐淫羊藿、杜仲、菟丝子等温肾健脾。

二、验案分享

（一）桂枝芍药知母汤加减治疗类风湿关节炎案

倪某，女，68岁。2022年6月2日初诊。全身多关节疼痛38年。

患者38年前出现双手指小关节疼痛，乏力，握拳不利，后逐渐出现第二、三指间关节变形，肩、肘、膝、踝关节疼痛。刻下：全身多关节疼痛，双手指间关节变形，双踝肿胀疼痛，晨僵明显，关节受凉后疼痛加重，口苦，寐浅，舌暗红苔根黄，脉弦。西医诊断：类风湿关节炎，中医诊断：痹证，中医辨证为寒热错杂证。治当温经清络，蠲痹止痛。方选桂枝芍药知母汤加减。处方：炒白芍10g，桂枝10g，防风10g，防己10g，秦艽10g，全蝎3g，川牛膝15g，土茯苓30g，黄芩15g，金银花10g，茯神10g，片姜黄15g，法半夏6g，生地黄15g，青风藤15g，炙甘草6g。14剂，每日1剂，水煎，早、晚分服。

2022年6月21日二诊，患者药后痛减，足踝肿显，午后明显，胃部不适，便溏，日行2次，舌薄腻，脉细弦。查ESR（红细胞沉降率）105mm/h，RF（类风湿因子）152U/ml，CRP（C反应蛋白）44.2mg/L，CCP（抗环瓜氨酸肽抗体）17.8RU/ml。前方去炒白芍，加麸炒苍术10g，雷公藤10g，鸡血藤 15g，干姜 6g，生薏苡仁 30g。14 剂，每日 1 剂，水煎，早、晚分服。

2022 年 7 月 8 日三诊，患者关节痛减，足部疼痛，怕风，不耐久站，头晕，大便时溏，苔薄，脉细。前方去黄芩、鸡血藤，加天麻 10g，黄芪 15g。14 剂，每日 1 剂，水煎，早、晚分服。

2022 年 7 月 26 日四诊，患者关节肿痛减轻，头晕消失，大便时溏，寐仍浅，苔薄腻，脉弦细。前方加远志 10g，煨木香 6g。14 剂，每日 1 剂，水煎，早、晚分服。

2022 年 8 月 9 日五诊，患者关节肿痛减轻，足部活动不利，大便正常，苔薄腻，脉弦细。前方去天麻、煨木香、干姜，加威灵仙 10g。14 剂，每日 1 剂，水煎，早、晚分服。

2022 年 8 月 23 日六诊，患者病情好转，足痛不显，走路较前便利，大便稍溏，舌红，脉弦细。查 ESR 58mm/h，RF 60U/mL，CRP 14.5mg/L。前方加黄芩 15g。14 剂，每日 1 剂，水煎，早、晚分服。后续以六诊方为基础随证加减调理，2 个月后随访，患者疼痛不显，嘱其门诊长期随诊。

按语：桂枝芍药知母汤出自《金匮要略·中风历节病脉证并治》，临床多用于类风湿关节炎寒热错杂证。该证在临床最为常见，多见于类风湿关节炎病情不稳，反复发作的患者，以怕风恶寒为全身表现，而局部关节红肿热痛。治疗既要散全身之寒，也要兼顾关节局部的湿热之邪。施治时须温凉并用，但应辨别寒热之轻重，或以温散为主，或以清热为要。该案例患者初诊时其关节肿痛明显，虽有受凉后疼痛加重等寒湿表现，但观其舌色舌苔可查热象，故在桂枝芍药知母汤基础上加以金银花、黄芩、生地黄，清热同时顾护真阴。患者久病数十年，沉痼之疾也，邪气久羁，痰浊凝结，气血运行不畅，关节肿痛畸形，须用虫类搜刮之品，投以全蝎搜风止痛。风湿流注患者筋脉关节，且湿性下趋，故可见下肢足踝肿胀，药加防己利水消肿，兼祛风止痛。痛在上肢，用片姜黄、青风藤；痛在下肢，加川牛膝。患者口苦，寐浅，投以法半夏燥湿和胃，茯神安神。秦艽祛风除湿清热，土茯苓胜湿解毒。二诊患者诉药后痛减，但有便溏，盖其脾胃不强，前方所投寒凉之品之力稍过，故去炒白芍，加干姜温中散寒。检查示炎性指标突出，加雷公藤祛风解毒。足踝肿显，湿甚，且观其舌苔薄腻，加苍术燥湿健脾，鸡血藤活血通络，生薏苡仁清热祛湿除痹，兼以止泻。三诊患者关节痛减，仍有便溏，再去苦寒之黄芩；头晕，加天麻平肝息风；怕风明显，加黄芪益气固表。四诊患者关节肿痛有减，寐仍浅，加远志安神益智，巩固疗效，兼安夜寐；腹泻仍在，加煨木香辛温行气。五诊患者无头晕及便溏，去天麻、煨木香、干姜；足部关节筋脉活动不利，加威灵仙辛散温通，其性善走，通行十二经脉，既能祛风湿，又能通经止痹痛。六诊患者关节活动受限明显缓解，疼痛明显减轻，观其舌象红，复查炎性指标较前降低明显，但仍高于常人，热象仍在，加投黄芩清热巩固。

（二）沙参麦冬汤治疗干燥综合征合并间质性肺炎案

刘某，女，45 岁，因"发热咳嗽 1 个月，口干半个月"于 2018 年 3 月 12 日就诊。患者 1 个月前无明显诱因出现低热，体温 37.5~37.7℃，伴阵发性咳嗽，咯白黏痰，至南京某医院住院治疗，查总抗核抗体：1∶320（＋）；抗 Ro-52（＋）；唇腺活检：符合慢性炎症细胞浸润 4 级；胸部 CT 示：两肺间质性炎症，下叶显著。诊断为"干燥综合征、间质性肺炎"，予甲泼尼龙和环磷酰胺治疗后患者体温降至正常，咳嗽咳痰减轻，出院后患者继服激素类药物控制病情。15 天前，患者自觉口干明显加重。刻下：口唇干燥，饮不解渴，干食难咽，双目干涩，时有胸闷气喘，手指末端肿胀，盗汗乏力，纳寐欠佳，大便干结，2 日 1 行，舌质红，苔薄腻，脉细数。西医诊断：干燥综合征，间质性肺炎。中医诊断：燥痹，证属燥伤肺胃，阴虚津亏证。治宜养阴润肺，益胃生津，方用沙参麦冬汤加减。处方：南北沙参各 10g，麦冬 10g，太子参 15g，芦根 20g，土茯苓 30g，炒苏子 10g，黄芩 10g，金银花 10g，瓜蒌皮 10g，法半夏 10g，郁金 10g，丹参 15g，生甘草 6g。14 剂，每日 1 剂，水煎，早、晚分服。

4 月 2 日二诊，患者药后胸闷好转，口干明显，偶有咳嗽咳痰，夜间汗多，寐差，大便偏干。原方去炒苏子、郁金，加石斛 10g，百合 10g，糯稻根 15g。14 剂，每日 1 剂，水煎，早、晚分服。

5 月 10 日三诊，病情好转，口干减轻，偶有胸闷咳嗽，出汗减少，余情尚可，遂以上方继续加减治疗 2 月余，后续随诊患者稍有口干，无胸闷、咳嗽等不适，汗出可，二便调，夜寐安和。

按语：患者就诊时口干及肺部受累症状明显，发病时间较短，根据相关检查结果，西医诊断为干燥综合征、间质性肺炎。中医辨病为燥痹，根据患者间质性肺炎病史及口干、胸闷、咳嗽、盗汗、便干及舌脉等症状，辨证属燥伤肺胃，阴虚津亏证。外感燥邪袭肺，肺阴亏耗，素体阴虚，阴亏液燥，故见口干，咳嗽，痰少黏稠，发热，盗汗等；燥伤于胃，则见大便干结，脉细稍数；胃失和降，脾气不升，布津功能受阻，故口干舌燥。治以清养肺胃，生津润燥为治疗大法，方选沙参麦冬汤加减，药用南北沙参、麦冬、芦根清肺化痰、益胃生津，太子参益气养阴，丹参、郁金清热活血，苏子、黄芩、瓜蒌皮、法半夏清热润肺化痰，土茯苓、金银花清热解毒，生甘草甘缓和胃、调和诸药。此方中太子参、南北沙参、丹参四参合用，各显其效，气阴双补，肺胃同养，清补并施，兼顾病程中血瘀之患，主次分明，条理清晰，达到了扶正祛邪、脏腑同调、既病防变的效果。

（撰稿人：汪　悦）

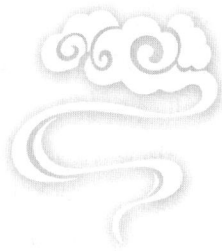

第二十六节　陆启滨

陆启滨（1959—），女，汉族，江苏启东人。江苏省中医院妇科主任中医师（二级），南京中医药大学教授，博士研究生导师。她曾任江苏省中西医结合学会妇产科专业委员会副主任委员。她是全国优秀中医临床人才，江苏省中医药领军人才，江苏省第三层次"333新世纪科学技术带头人培养工程"培养对象，江苏省有突出贡献的中青年专家，江苏省名中医。江苏省第十一届、第十二届人民代表大会代表，江苏省党外知识分子联谊会副秘书长、文化卫生专委会副主任，南京中医药大学党外知识分子联谊会副会长。

1982年，陆启滨毕业于南京中医药大学（原南京中医学院）中医系，获学士学位，同年12月来江苏省中医院妇科工作，1988年攻读南京中医药大学中医系中医妇科专业研究生，获硕士学位。2022年，名老中医药专家陆启滨传承工作室获江苏省中医药管理局批准建立。

陆启滨从事中医及中西医结合妇科临床、教学、科研工作42年，师从国医大师夏桂成、著名中医妇科专家陈丹华及西医妇产科专家杨钟灵教授，专长于妇科月经病、不孕症、更年期综合征、复发性流产、盆底松弛等疾病的诊治。其研究成果获江苏省科学技术奖一等奖、二等奖、三等奖各1次、获中国中西医结合学会科学技术奖三等奖1次和江苏中医药科学技术奖一等奖2次。她曾先后培养硕士、博士研究生70余人，发表学术论文140余篇；主编著作2部，参编著作2部。

一、学术经验

（一）补肾健脾，清热和血安胎，治疗抗心磷脂抗体（ACA）阳性免疫性流产

抗心磷脂抗体阳性免疫性流产是妇产科难治病之一，其病因、病理复杂，临床缺乏特效药物治疗，西医用激素及抗凝药物治疗副作用明显，传统中医学古籍中对本病治疗亦无记载。陆启滨教授将中医安胎理论与现代生殖免疫学理论相结合，自1996年起率先进行流产类疾病的中医药诊治专病研究，提出补肾健脾，清热和血安胎的治疗原则，在补肾健脾的扶正基础上，将清热和活血化瘀药物联合，应用于复发性流产患者，既能降低ACA抗体滴度，改善胎盘绒毛微循环血栓状态，促进气血流通，又能固护胎元，促进胚胎发育。近30年来，陆启滨教授在应用中医药诊治ACA阳性免疫性流产方面积累了丰富的临床经验，总结出一套行之有效并具有中医特色的临床诊疗方案，针对脾肾两虚，血热夹瘀型ACA阳性免疫性流产，研制出院内制剂"安子合剂"，临床疗效显著，长期临床应用未发现明显毒副作用和不良反应，且价格低廉，易于服用，在避免西药副作用方面具有特色优势。该制剂推广应用于江苏省内多家中医院和中西医结合医院，深受同行认可。

近年来，针对复发流产脾肾阳虚者，陆启滨教授又研制了新的院内制剂"安胎颗粒"（现名温肾暖宫合剂），治疗免疫性和黄体功能不足性流产，亦取得满意疗效。

（二）滋阴益肾，清肝宁心，治疗更年期综合征

陆启滨教授跟随导师国医大师夏桂成教授，开展更年期综合征的临床和科研工作，包括流行病学调查、临床疗效评价、作用机制探讨以及中药制剂研发等系列研究已持续近40年，在理论和临床方面有较为系统、全面、深入的认识。采用清心滋肾汤（原名更年新方）为基本方加减，有效缓解更年期综合征，在改善临床症状的同时，明显提高了患者的生活质量，临床疗效不断提高，总有效率达90%以上，且避免了长期应用激素治疗的副作用。

围绕更年期综合征的研究方向，陆启滨教授先后培养了硕士、博士研究生10余名，发表相关学术论文30余篇，参与研究"十一五"国家科技支撑计划"更年期综合征中医治疗方案"课题2项，参加全国及省级更年期综合征相关学术讲座10余次，参加国际国内相关科普讲座20余次，参加国家级及省级电视节目讲座3次、视频网络讲座5次，参编更年期综合征科普书籍1部。"更年期综合征阴虚型的诊治的临床和实验研究"成果获江苏省科学技术奖二等奖1次。

陆启滨教授辨治更年期综合征的特色经验。

1. 病证特点认识　更年期综合征中医病名为绝经前后诸证，根据其病症分类特点，陆启滨教授提出四大主证：一者，月经紊乱或绝经；二者，烘热出汗（阵发性潮热、潮红、出汗）；三者，睡眠障碍（失眠、早醒、多梦）；四者，情志异常（心烦易怒、胸闷心悸、抑郁焦虑）。体征：出现女性生殖器官及全身的衰老萎缩体征。实验室检查：血清性激素指标符合雌激素水平下降（E2）、垂体激素上升（FSH、LH）及抗米勒管激素（AMH）下降状态。

2. 病因病机再认识　结合自身临床实践，陆启滨教授对更年期综合征进一步深化了中医病因病机的认识，强调因生理、心理、社会等诸多因素引起天癸肾气衰退得过早、过快、过甚，以及应竭未竭，反耗肾阴，以致心肾不交，水火失济，阴阳失衡而致病。其中肾气衰退，天癸绝竭，胞宫闭塞是发病前提和基础，而心肾、肝肾、脾肾功能失调在发病中起重要作用。陆启滨教授提出肾阴偏虚为本，心肝火旺为标，后期阴虚及阳，脾肾两虚；标本相关，不可分割。因更年期综合征症状繁多，病理复杂多变，难以把握，必须注重心（脑）中枢的调控，才能综合调节更年期不同阶段体内的阴阳平衡。

3. 辨证要点归纳

（1）脏腑辨证：主要与肾、心、肝、脾及胞宫等脏腑相关。

（2）寒热辨证：以热为主，或寒热兼夹。

（3）虚实辨证：以虚为主（阴虚），或虚实夹杂（夹有痰、湿、瘀血）。

（4）分期辨证：早期以肾阴偏虚，心肝火旺为主；中期肾阴偏虚，心肝火旺，兼夹阳虚；晚期阴阳两虚，上热下寒，上为心肝火旺，下为脾肾阳虚。

4. 治疗方案特色

（1）更年期止血方案：量多者，清化固冲，拟清化固冲汤（四草汤合加味失笑散加减），药用马鞭草15~30g、鹿衔草20~30g、茜草炭10g、益母草10~15g、失笑散10g、地榆炭10g、煅龙齿20~30g、陈皮6g、炙甘草5g。量少者，活血通经，予五味调经散，药用丹参10g、赤芍10g、泽兰10g、红花10g、益母草15g、香附10g、柴胡6g、川牛膝10g、鸡血藤15g、生山楂10g、川芎10g、枳壳10g、炙甘草5g。淋漓不净者，滋阴清热固冲，予漏红方（保阴煎合二至丸、失笑散加减），药用干地黄10g、黄芩炭10g、黄柏10g、炒白芍10g、旱莲草10g、茜草炭10g、侧柏炭10g、失笑散10g（包煎）、炒川断10g、煅牡蛎20~30g、炒山药10g、山萸肉10g、炙甘草5g。保守治疗出血不止者，必要时行诊刮术

或激素治疗。贫血者，纠正贫血；贫血严重时，及时住院输血；因器质性病变引起的贫血，在纠正贫血的基础上，必要时手术治疗。

（2）非出血期基本方案：拟滋阴益肾，清肝宁心为大法。主方以更年新方，药用钩藤 10~15g、川连 3~5g、莲子心 3~5g、炒白芍 10g、炒山药 10g、茯神 10g、太子参 15g、浮小麦 30g、酸枣仁 10g、山萸肉 10g、瘪桃干 10g、煅青龙齿 20~30g、煅紫贝齿 20~30g、炙甘草 3~5g。火旺甚者加夏枯草 6~10g、黄芩 10g；汗多甚者加糯稻根、煅牡蛎；失眠甚者加柏子仁、百合；阴虚甚者加干地黄、麦冬；胸闷抑郁甚者，加郁金、合欢皮、远志；阴虚及阳者根据不同情况加温肾阳、温脾阳、温心阳之品。

（三）健脾补肾，固元升提，治疗盆底功能障碍性疾病

1998~1999 年，陆启滨教授受江苏省人民政府派遣赴日本爱知县肿瘤中心临床研修，回国后率先在科室开展老年妇女盆底松弛的盆底重建手术，填补了科室盆底脏器脱垂的阴式手术空白，经过近 30 年的不断改进和完善，手术日臻成熟。阴式手术创新课题获江苏省中医院新技术、新项目三等奖 1 次。对非手术治疗的盆底功能障碍性疾病以及盆底手术后预防性复发者，陆启滨教授认为，中医主要病机为脾肾两虚，中气下陷，提出健脾固肾，补气升提为治疗大法，以固元升提汤为主方加减，治疗子宫脱垂、阴道前后壁膨出轻中度患者，每日 1 剂，水煎，早晚分服，连服 2~3 个月。本方组成有党参、黄芪、炒白芍、炒白术、柴胡、升麻、枳壳、当归、续断、杜仲、炙甘草。方中重用黄芪、党参为君药，甘温补气健脾，益肾固元；白术、甘草、续断、杜仲助参芪健脾补肾，共为臣药；当归、白芍养血补血，使气有所附，气有所载，脏器归元，为佐药；柴胡、升麻升阳举陷，为使药。诸药合用，共奏健脾补肾，固元升提之功。脘腹作胀者，加佛手；便秘者，加肉苁蓉、火麻仁；尿频或失禁者，加芡实、覆盆子、桑螵蛸、乌药；便溏者，加砂仁、煨木香；失眠者，加酸枣仁、柏子仁；畏寒肢冷者，加桂枝、淫羊藿；腰膝酸软者，加牛膝、狗脊等。经本方加减治疗多例中老年及产后术后盆底功能障碍、脏器脱垂患者，均取得良好临床疗效。固元升提汤在 2021 年被收录于《新一届江苏省名中医效方 100 首》一书中。

二、验案分享

（一）安子合剂治疗 ACA 阳性流产及继发性不孕案

韩某，女，33 岁，因"结婚 7 年，屡孕屡堕，流产后未避孕未孕 1 年余"初诊。患者曾因抗心磷脂抗体（ACA）阳性而自然流产 3 次，流产后 1 年余未避孕而未孕。月经 35~45 天一行，清宫后经量明显减少。刻下：经周第 9 天，面色少华，神疲乏力，大便偏软，腰膝酸软，心烦易怒，失眠多梦，舌暗红，苔薄白，脉细弦。查血 ACA（+）。生育史：0-0-3-0。西医诊断：免疫性流产；继发性不孕症。中医诊断：滑胎；不孕症。证属脾肾两虚，心肝气郁，夹有瘀血。治拟补肾健脾，清肝宁心，理气活血。经后期用滋肾生肝饮合越鞠丸加减，处方：丹参 10g、赤白芍各 10g、炒山药 10g、山萸肉 10g、炒丹皮 10g、茯神 10g、川续断 10g、菟丝子 10g、太子参 15g、炒白术 10g、郁金 10g、钩藤 10g、合欢皮 10g、炙甘草 3g。7 剂，每日 1 剂，水煎，早、晚分服。

二诊，患者经周第 16 天，见极少量拉丝状白带，腰微酸，下腹隐痛，心烦寐差。舌暗红，苔薄白，脉细弦。按经间期论治，原方基础上加调气血促排卵药，7 剂。

三诊，患者经周第 23 天，基础体温（BBT）高相 6 天，乳胀，心烦寐差明显好转。舌暗红，苔薄白，脉细弦。治以滋阴助阳，疏肝调经，拟毓麟珠合越鞠丸加减。处方：丹参 10g、赤白芍各 10g、炒

山药 10g、柴胡 6g、牡丹皮 10g、茯神 10g、川续断 10g、牛膝 10g、太子参 15g、白术 10g、苍术 10g、郁金 10g、鹿角霜 10g、炙甘草 3g。7 剂。

四诊，患者经周第 30 天，BBT 高相 13 天，乳胀，小腹隐痛，腰酸，夜寐多梦，舌红，苔薄腻，脉细弦。按经期论治，疏肝理气，活血调经，五味调经散加减。处方：苍术 10g、香附 10g、牡丹皮 10g、生山楂 10g、丹参 10g、赤芍 10g、泽兰 10g、益母草 15g、延胡索 10g、五灵脂 10g、红花 10g、牛膝 10g。炙甘草 5g。5 剂。

按上法调治 3 个月，治疗过程中，除经期外，均服用安子合剂 125ml，每日 2 次。复查血 ACA（－）。停药次月未避孕，月经过期未潮，自查尿妊娠试验阳性；查血 β-HGC 231.80mIU/ml，确认妊娠。因见极少量阴道流血，腰酸，小腹隐痛，患者恐再次流产，故住院保胎。拟补肾健脾，清热和血安胎，处方：太子参 15g、炒白芍 10g、炒山药 10g、山萸肉 10g、茯苓 10g、盐杜仲 10g、菟丝子 10g、桑寄生 10g、炒白术 10g、苎麻根 30g、黄芩炭 10g、丹参 10g、炙甘草 5g。同时继服安子合剂 125ml，每日 2 次，阴道流血渐止，腰酸腹痛症状均有好转。停经 64 天时，复查血清妊娠激素，雌二醇（E2）1 604.00ng/L，孕酮（P）28.88ng/mL，绒毛膜促性腺激素（β-HCG）96 183.00mIU/mL。盆腔 B 超提示：宫内 3.6cm×2.7cm 妊娠囊，内见胚胎回声及胚心搏动。停经 79 天时，临床症状基本消除。盆腔 B 超提示：宫内妊娠囊 6.7cm×4.2cm，内见基本成形的胚胎，胎心搏动良好。孕期多次复查 ACA 抗体均阴性。患者出院后带回安子合剂巩固治疗，一直服至妊娠 4 个月停药。后随访得知，患者足月顺产，母子平安。

按语：ACA 阳性流产属免疫性流产，因 ACA 抗体滴度增高，损伤了胎盘绒毛血管内皮细胞，形成微循环血栓，阻碍胚胎血供所致。该患者因 ACA 阳性而 3 次流产，属中医"滑胎"范畴。安子合剂是治疗 ACA 阳性流产的院内制剂，其组成包括补益、清热、活血三个方面，免疫功能紊乱者，属中医的正虚，故要补益；滑胎者有心火、肝火和胎火，故要清热；ACA 阳性者，有胞宫微循环障碍、血栓形成可能，故要活血和血。该病重在孕前治疗，待抗体转阴后再考虑妊娠。孕后安胎仍需严防 ACA 复阳导致胚胎丢失。本例患者通过分阶段治疗，故受孕、安胎成功。此外，在整个治疗过程中，陆教授特别重视"心（脑）"中枢的调节作用，强调只有宁心安神，解除思想顾虑，保持情绪乐观，才利于促进胚胎健康发育，此即"心安则胎安"之理。

（二）更年新方治疗更年期综合征案

患者王某，女，48 岁。因"月经紊乱 1 年余，烘热出汗半年"初诊，患者近 1 年来月经期量、色、质均紊乱，半年后烘热出汗明显，阵发性面部潮红，失眠多梦，胸闷心慌，烦躁易怒，神疲乏力，纳呆脘痞，口干，周身不适，关节酸痛，面肢微肿，血压波动，舌红苔薄，脉细弦。因周身不适，曾看过心内科、内分泌科、神经内科、骨伤科等，做过心电图、心脏彩超、胸部 CT、血糖血脂及肝肾功能、甲状腺激素、盆腔 B 超、头颅、全腹 CT 及 MRI 等多种检查，均未发现明显异常；服用过多种中西药物，症状亦未见明显好转。近来无法正常工作，且难以与人相处。陆教授根据患者年龄、性激素水平（FSH 85.17mIU/ml、LH 35.72mIU/ml、E2<20ng/L、AMH 0.01ng/ml）及临床症状等，考虑西医诊断：更年期综合征。中医诊断：绝经前后诸症。证属肾阴偏虚，心肝火旺，阴阳失调。治拟滋阴益肾，清肝宁心，佐以助阳。予更年新方加减，处方：钩藤 10g、黄连 5g、莲子心 5g、茯神 10g、太子参 15g、浮小麦 30g、煅青龙齿 30g、怀山药 10g、山萸肉 10g、合欢皮 10g、酸枣仁 10g、瘪桃干 10g、淫羊藿 10g、炙甘草 5g。14 剂，每日 1 剂，水煎，早、晚分服。2 周后，患者烘热出汗、失眠、心悸诸证均明显好转。效不更张，击鼓再进，原方加减，连服 2 个月，所有症状基本消失。以后稍有反复，继拟原方加减治疗，仍有疗效。

按语：《黄帝内经》云，"七七，任脉虚，太冲脉衰少，天癸竭，地道不通，故形坏而无子也"。绝经前后诸证，证情复杂，持续时间长短不一。本案患者正值七七之年，临床以月经紊乱，烘热出汗，失眠及情志异常等症状为主，辨证属脏腑功能失调，肾阴亏虚，阴阳失衡则月经紊乱；心肾不交，心肝火旺，神魂失宁，则烘热出汗，心悸失眠，胸闷心慌；阴虚及阳，肾阳不足，脾阳失煦，运化失司，水湿停滞，痰脂凝聚，则出现纳呆脘痞，面肢浮肿，周身不适等。治疗拟滋阴益肾，清肝宁心，佐以助阳。应用更年新方加减治疗，故取得满意疗效，且服药过程中未出现明显不良反应。

陆教授在药物治疗的同时，还特别注重饮食、起居和情志调摄。

（1）饮食宜忌：适宜食用滋阴、清热、安神类食物，如菊花、百合、银耳、莲子、山药、芡实等；失眠者，睡前可饮半杯牛奶。更年期可适当补充一些钙剂、维生素 D 及其他微量元素，以预防绝经后骨质疏松等退行性疾病。不宜食用温阳、补气、辛辣、香燥类食物，如红枣、桂圆、核桃、人参、黄芪、鹿茸、虫草、辣椒、烧烤、火锅、羊肉、酒、浓茶、咖啡等。不宜过食含有雌激素类食物，如浓豆浆、蛋白粉、蜂类产品、维生素 E 等，这和西医不主张单一补充雌激素的道理一样。

（2）生活起居：减轻生活和工作压力；按时起居，不宜熬夜，睡前不宜过度兴奋。

（3）运动方式：适当而不过于剧烈的运动，量力而行，动中求静，静中求动，使体内气机通达，血脉流畅，阴阳平衡。如太极拳、八段锦、广播体操、散步、瑜伽等，保持适当体重。

（4）情志调摄：首先要使患者了解围绝经期的相关知识，正确认识这一过渡时期的生理病理特点。重视心理情志调摄，告知患者要树立战胜疾病的信心，遇到不愉快的事情，要学会抒发和排解，尽量避免一时冲动而产生矛盾；平常多与家人或朋友沟通交流，培养良好的兴趣爱好，保持心情舒畅，才能顺利度过多事之秋。

（撰稿人：陆启滨）

第二十七节　陈小宁

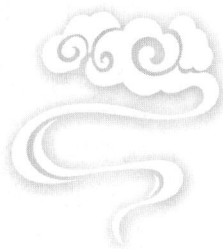

陈小宁（1956—），男，江苏靖江人，主任中医师，教授、医学博士。中华中医药学会耳鼻喉科分会副主任委员、中国中药协会耳鼻喉科药物研究专业委员会副主任委员、中国中西医结合学会耳鼻喉科分会常务委员、世界中医药联合会耳鼻咽喉口腔科专业委员会常务理事、江苏省中医药学会耳鼻喉科专业委员会荣誉主任委员、江苏省中西医结合学会耳鼻喉科专业委员会原副主任委员。南京中医药大学教授，澳门科技大学特聘教授，硕士、博士研究生导师。国家中医药管理局"十一五""十二五"重点专科耳鼻咽喉科全国协助组组长，国家中医优选人才导师，世界卫生组织（WHO）疾病分类标准评审专家。

1978 年，陈小宁考入南京中医药大学（原南京中医学院），1983 年毕业获学士学位，分配至江苏省中医院耳鼻喉科，师从著名中医耳鼻喉科专家干祖望教授，1993 至 2003 年任科副主任，2003 至 2017 年任科主任。陈小宁长期从事中医耳鼻咽喉科临床与教学及科研工作，擅长以中医、中西医结合方法治疗耳鼻咽喉科常见病和疑难病。他曾主编《干祖望五官科临床经验集》《耳鼻喉科临证精粹》《慢性咽炎》等著作 9 部，副主编及参编 20 部，发表论文 60 余篇，主持省部级课题 5 项；获中华中医药学会、江苏省中医药学会科技进步奖 6 项；带教硕士研究生 26 名、博士 7 名。2020 年，他荣获"江苏省名中医"称号。

一、学术经验

陈小宁教授师承著名国医大师干祖望先生，继承其衣钵，立足于中医，辨证论治，力求精确，处方用药讲究精、少、廉、效；中西医并重，辨证辨病结合，不断创新，为临床提供确实有效的治疗方法和技术。

（一）在病证论治方面提出创新性学术理论

1. 继承干祖望教授的五诊学说，提出中医四诊辨证与循证辨病相结合，主张临床症状的细化辨证。
2. 根据治上焦如羽的理论，提出清轻甘平的用药原则。
3. 根据油水冷热膨胀现象，提出固卫表清腑热治疗变应性鼻炎。
4. 根据水坝压差现象，提出治疗血管性耳鸣的平衡疗法。
5. 根据肺与大肠相表里的理论，提出用上病下治的规律，用运用釜底抽薪法治疗鼻窒、乳蛾、喉喑。
6. 提出用落水沉砂的理论治疗耳石症。

7. 提出对鼻咽癌放化疗后的气阴不足体质的治疗思路。

（二）在辨病治疗方面提出创新性治法

1. 清心安神治疗耳鸣。
2. 宣肺通窍治疗特发性耳聋。
3. 健脾化痰治疗耳闭。
4. 益气脱敏治疗变应性鼻炎（鼻鼽）。
5. 芳香化湿治疗慢性鼻窦炎（鼻渊）。
6. 固本通窍治疗慢性鼻炎（鼻窒）。
7. 健脾生津治疗慢性咽炎。
8. 化浊生肌治疗口腔黏膜病（特别是难治的口腔扁平苔藓）。
9. 软坚化痰，逐瘀开音治疗慢性喉炎（喉喑）。
10. 化痰通窍治疗小儿鼾眠。

陈小宁教授自创的双孔式鼓膜穿刺术在临床被中、西医广泛运用。

同时，结合临床申报了"一种耳鸣检测装置及治疗系统"（专利号：ZL 201811466636.X），结合中医辨证治疗耳鸣耳聋，临床收效满意。

二、临床经验

（一）益气脱敏汤治疗变应性鼻炎

益气脱敏汤适用于肺气虚寒证，邪袭肺窍，鼻涕清冷，质地稀薄，量较多；喷嚏频作，遇风寒或寒冷环境加重，喜温恶寒，自汗，平素易受凉感冒，舌质淡、苔薄白，脉细。局部检查见：鼻腔黏膜苍白水肿，鼻甲肿大，双下鼻道清水样分泌物。处方组成：黄芪、防风、炒白术、桂枝、辛夷、苍耳子、柴胡、当归、乌梅各10g，白芷6g，麻黄、细辛、甘草各3g。方中黄芪益气补肺健脾，合炒白术、防风组成玉屏风散，补肺益气，固表止汗；桂枝调和营卫，当归养血活血，与炒白术、黄芪加强其补肺健脾之力；白芷、辛夷花、苍耳子、细辛宣通鼻窍，散寒排涕；柴胡振奋阳气，益气行气，引药上行，与乌梅一散一收，补肺气养精气，防止肺气耗散，并具有抗过敏作用；甘草益气和中，调和诸药，亦可配徐长卿、豨莶草祛风止痒。

（二）清心息鸣汤治疗神经性耳鸣

长期以来对耳鸣的认知一直拘泥于"肾开窍于耳"，或偏颇于"肝火上扰""痰凝血瘀"，而临床耳鸣患者年轻上班族、学生、白领等逐渐增多，其生活作息不规律，多思劳累，易怒沮丧，耗血伤神，清阳不升，头面诸脉不养，局部可见耳失清宁，阵阵鸣响，全身可见口苦、寐欠、易烦躁、小便偏黄、大便偏稀、安静不喜多动等，心火偏旺，脾虚不足为重要病理基础。处方组成：黄连、甘草各3g，生地黄、淡竹叶、茅根、酸枣仁、山楂、茯神、夏枯草各10g，夜交藤15g，煅牡蛎30g（先煎）。方中黄连为君，清心经之火；生地黄、淡竹叶、茅根为臣，清心泻火、养阴除烦；酸枣仁、夜交藤、茯神安神助眠，牡蛎重镇潜阳，山楂健脾主运、防牡蛎之滞重，夏枯草清肝泻火、取实则泻其子之意，共为佐药，甘草调和诸药。全方具有清心泻火、养阴安神之功效，籍其清心息鸣。

（三）宣肺化痰汤治疗分泌性中耳炎

分泌性中耳炎为咽鼓管功能紊乱，中耳腔有液体渗出的疾病，可影响听力。中医称之为耳胀耳闭，不论病程病机如何，其病理产物多责之于"痰"，与渗出之"液"相似。脾为生痰之源，脾虚运化不健，故而成痰。痰湿上犯蒙蔽清窍，故见耳中闭塞；脾虚不运，清阳不升，不能濡养清窍，故见听力下降。而咽鼓管阻塞与鼻塞有密切关系，鼻者肺之窍也，故以宣肺健脾，化痰通窍。处方组成：麻黄、白芥子、白芷各6g，杏仁、陈皮、法半夏、茯苓、浙贝母、僵蚕、石菖蒲各10g，甘草3g。方以三拗汤合二陈汤加减，三拗宣肺，二陈化痰，佐以石菖蒲芳香醒神，化痰通窍，白芥子可化皮里膜外之痰，菖蒲助化痰之白芥子，更显化痰通窍之功。白芷、浙贝母、僵蚕祛风化痰散结，善化头面痰核，三品同用，一方面祛风开窍以宣通鼻窍，通畅耳窍，另一方面化痰散结以消实性痰浊，甘草补脾益气，调和诸药。

（四）健脾通窍方治疗腺样体肥大

健脾通窍方的基本处方：陈皮、法半夏、茯苓、浙贝母、白芷、苍耳子、夏枯草、柴胡、桔梗各6g，山楂10g，煅牡蛎15g（先煎），甘草3g。处方以化痰第一方——二陈汤为基础，陈皮、法半夏、茯苓、甘草为其主要组成药物，苍耳子为通利鼻窍之要药，煅牡蛎味咸涩，咸能软坚化痰，涩可收敛固肺卫，但其性微寒，小儿脾胃娇弱，配伍净山楂，酸涩相合，以消解之功缓其碍胃之势；夏枯草畅气机、散郁结，浙贝母开郁下气、化痰散结，二药均为散结之要药；佐以白芷、柴胡、桔梗之品引经升提，柴胡性平，味辛、苦，善升少阳清气，桔梗，性平，味辛、苦，载诸药上行，引归于肺，两者共行阳道，清气通于巅顶；白芷、浙贝母合用可消颃颡之痰浊，三药合功，故清窍得利，颃颡得开。腺样体位于鼻咽部，治疗清窍之病，应当治之以轻，根据小儿生理特点，组方药性轻浮、药量轻少、药味轻淡，易以服用，共奏健脾化痰、消肿通窍之功。

（五）化痰祛斑汤治疗声带白斑

声带白斑为声带黏膜上皮角化增生和过度角化所发生的白色斑块状疾病，多见于成年男性，与吸烟、嗜酒、喉慢性炎症，以及维生素A、B缺乏等因素有关，常被认为是癌前病变，其主要症状是声嘶，随病变发展而加重。声带白斑与痰浊凝聚声门有关，治疗宜化痰祛浊，处方组成：胆南星、僵蚕、焦山楂、生薏苡仁、浙贝母、陈皮各10g，白芷、桔梗各6g，甘草3g。方中胆南星味苦辛而温，燥湿化痰；陈皮味辛苦而温，行气健脾，和胃化痰；薏苡仁健脾化湿，焦山楂酸甘而温，散瘀行滞；浙贝母苦寒化痰散结；僵蚕咸辛，化痰软坚；白芷辛温，燥湿消肿；其中胆南星与僵蚕配伍、浙贝母配白芷、焦山楂配薏苡仁均有化痰散结消肿之功效；桔梗苦辛温，化痰利咽；甘草性味甘平，补益肺脾，清热解毒，调和诸药，配桔梗则为甘桔汤，利咽开音。全方具有清热化痰，消肿散结之功效。

（六）培土生金法治疗慢性咽炎

慢性咽炎，以咽部干燥不适为主要表现，《黄帝内经》云："喉咽干燥，病在土脾。"脾虚土弱，运化失司，一则津液不得上承咽喉，遂咽失濡养，则咽干、咽痒；二则气血运行不畅，则咽喉哽咽不利、咽燥微痛；三则气血化生不足，则倦怠乏力、少气懒言；四则脾运失职，中焦升降失调，则胃纳欠佳、腹胀、便溏；五则气血无以运化水湿，凝聚成痰，阻滞咽部，则生痰黏着感、咽喉黏膜淡红或微肿、喉底颗粒较多。健脾利咽汤，治疗脾虚不足证。药物组成：黄芪、党参、炒白术、山药、茯苓、柴胡、陈皮、法半夏各10g，桔梗6g，甘草3g。适用于慢性单纯性咽炎、慢性肥厚性咽炎。

三、验案分享

（一）健脾化痰法治疗小儿腺样体肥大案

余某，男，10岁，2023年7月初诊。主诉：鼻塞张嘴呼吸。现病史：睡时张嘴呼吸，打鼾，鼻塞，打喷嚏，流鼻涕，纳食不香，大便偏稀。查体：双侧鼻腔通畅欠佳，见脓性分泌物，双侧下鼻甲肥大，鼻黏膜呈淡红色。查体：神清，精神可，双侧扁桃体Ⅱ度，舌红，苔白腻，脉细数。腺样体X片示腺样体肥大Ⅰ度。西医诊断：腺样体肥大；鼻窦炎。中医诊断：小儿鼾眠（肺脾气虚证）。治疗原则：健脾消肿，化痰散结。予二陈汤加减。处方：法半夏4g、陈皮5g、茯苓6g、玄参6g、夏枯草6g、桔梗5g、甘草3g、山楂10g、白芷5g、浙贝母6g、赤芍6g、当归5g、煅牡蛎10g、辛夷花6g。7剂，每日1剂，水煎100ml，早晚2次分服。

二诊，患儿张嘴呼吸症状较之前有所减轻，鼻塞好转，时有流涕，纳食尚可，眠可，大小便正常。查体：双侧鼻腔通畅，鼻黏膜呈淡红色，鼻中隔居中，双侧下鼻甲肥大，鼻咽部未见新生物及异常分泌物。咽部稍红，舌根部淋巴滤泡增生，双侧扁桃体Ⅰ度。舌淡红，苔薄白，脉细数。治疗原则：健脾化痰，散结通窍。处方同上，继续巩固治疗2周。

三诊，患儿张嘴呼吸症状已止，无打鼾，鼻塞明显缓解，时有流涕，偶有盗汗，纳寐可，二便调。查体：双侧鼻腔通畅，鼻黏膜呈淡红色；咽部不红，双侧扁桃体正常。予清热化痰，健脾散结之品再进。患儿腺样体肥大的症状基本缓解，嘱其少食肥甘厚味，肉食油腻之物，以减轻脾脏的负担。服药3个疗程后，诸症基本消失。

电话随访，患儿张嘴呼吸症状未复发，鼻塞消失，偶尔流涕，鼻咽部X线侧位片显示鼻咽气道宽度、阻塞情况较前好转。

按语：患儿张嘴呼吸、打鼾、鼻塞、流清涕为腺样体肥大的典型表现，病机总属脾气虚弱，脾失健运，水谷精微泄秽，气机愆和，痰浊相阻，上扰鼻咽，壅遏脉络而发病。此方基于"见痰休治痰"的基本原理，以二陈汤为基础，配玄参、夏枯草散结消肿之品等，对药相配，标本兼治，与病机相符，顾护脾气兼治理痰瘀，诸药合用，共奏清热化痰、健脾行气、散结消肿之功。

（二）益气温阳法治疗变应性鼻炎案

陈某，女，29岁，2019年1月10日初诊。鼻痒喷嚏7~8年。鼻流清涕，鼻塞，畏寒怕冷，口干多饮，饮水择温，经行感冒史。无头痛，无腰酸背痛。查体：鼻黏膜苍白，双下甲肿大，中鼻甲稍大，咽部轻红，淋巴滤泡少许，舌质淡红、苔薄白，脉细。西医诊断：变应性鼻炎；中医诊断：鼻鼽，辨证为肺气虚寒证，治以温肺益气。处方：黄芪10g、防风10g、炒白术10g、白芍10g、桂枝10g、当归10g、乌梅10g、白芷6g、辛夷花10g、苍耳子10g、醋春柴胡10g、徐长卿10g、豨莶草10g、鱼腥草10g、炙麻黄6g、细辛3g、甘草3g。14剂，每日1剂，水煎，早晚分服，并嘱患者忌生冷、辛辣食品。

二诊，患者药后鼻痒基本控制，喷嚏减少，鼻通气改善。经前期乏力，纳谷不香，舌质淡红、苔薄白，脉细。查体：双下甲稍大，黏膜淡红，咽部轻红，淋巴滤泡少许。上方去豨莶草，加香附6g、陈皮10g，继服14剂。

三诊：患者已无鼻痒，偶打喷嚏，白天鼻通气较好，时有夜间通气欠畅，经期未再感冒。查体：双下甲不大，黏膜淡红，舌质淡红、苔薄白，脉细。效不更方，继服14剂。2个月后随诊，疾病已愈。

按语：初诊时患者鼻塞、鼻痒、流清涕已数年，口干多饮，饮水择温，结合舌脉，辨证为肺气虚寒，卫表不固，风寒异气乘虚而入，循经上犯鼻窍。治以温肺益气固表为主。方中黄芪益气补肺健脾，合白芍、炒白术、防风组成玉屏风散，补肺益气，固表止汗；桂枝调和营卫，当归养血活血，与炒白术、黄芪加强其补肺健脾之力；白芷、辛夷花、苍耳子、细辛宣通鼻窍，散寒排涕；徐长卿、豨莶草祛风止痒；鱼腥草通窍利水；柴胡振奋阳气，益气行气，引药上行，与乌梅一散一收，补肺气养精气，防止肺气耗散，并具有抗过敏作用；甘草益气和中，调和诸药。经行感冒及经前期乏力属气血不足，故予香附行气解郁调经，陈皮理气开胃除湿。治疗效果满意。

（三）宣肺通窍法治疗咽鼓管功能障碍案

患者，女，26岁，2022年2月26日初诊。主诉：右耳闭闷反复10个月余，鼻塞涕黄数天。患者有慢性鼻炎病史数年，遇寒则发。刻下：右耳闭闷感、阻塞感，自觉听力正常，无耳鸣、耳内异响等，双侧鼻塞，流黄涕量不多，无鼻痒喷嚏，饮水择温，大便偏干。诊见双耳鼓膜完整欠清白，右耳咽鼓管吹张欠通畅，双侧下鼻甲稍大，鼻道见少许黏性分泌物。舌淡白，苔薄白，脉细弦。西医诊断：咽鼓管功能障碍；慢性鼻炎。中医诊断：耳胀耳闭（风邪犯耳证）。治法：疏风散邪，宣肺通窍。方选三拗汤合二陈汤及苍耳子散加减，处方：麻黄6g、苦杏仁10g、陈皮10g、法半夏10g、茯苓10g、苍耳子10g、白芷6g、石菖蒲10g、路路通10g、浙贝母10g、六一散10g、柴胡10g、川芎10g、当归10g、升麻3g。14剂，水煎服，每日1剂，分早晚温服。嘱勿受寒凉。

2022年4月30日二诊，患者耳闷较前稍有缓解，但疲劳后加重，鼻塞较前明显好转，无流涕。双耳鼓膜完整欠清白，咽鼓管吹张通畅，鼻甲不大，鼻道干净。舌淡白，苔薄白，脉细弦。证属表邪已解，清阳不升。治法：益气升阳，行气通窍。方选补中益气汤合通气散加减，处方：党参10g、黄芪10g、麸炒白术10g、当归10g、陈皮10g、升麻3g、茯苓10g、山药10g、柴胡10g、川芎10g、香附10g、炒白芍10g、桔梗6g、甘草3g。14剂。每日1剂，煎服法同前。

2022年5月14日三诊，患者近来受凉，鼻炎再作，交替性鼻塞，伴少许黏涕，时有耳闷。诊见双耳鼓膜完整欠清白，咽鼓管吹张欠通畅，鼻甲不大，鼻道尚干净。舌淡白，苔薄白，脉细弦。证属卫表不固，风邪再犯耳窍。予益气固表通窍，兼顾鼻病。处方：党参10g、黄芪10g、麸炒白术10g、当归10g、陈皮10g、升麻3g、茯苓10g、山药10g、柴胡10g、川芎10g、香附10g、炒白芍10g、桔梗6g、甘草3g、苍耳子10g、鱼腥草10g。14剂。每日1剂，煎服法同前。

2022年6月4日四诊，药后耳闷明显缓解，停药后反复，劳累及熬夜后耳闷加重，无耳痛耳鸣，无鼻塞流涕。舌淡白，苔薄白，脉细弦。予三诊方去鱼腥草。14剂。2个月后随访，耳闷及鼻塞未再发作。

按语：患者初诊时外感风寒，诱发鼻炎，鼻塞流黄涕，伴耳闷耳堵，右耳咽鼓管吹张欠通畅，属于急性期，与上呼吸疾病有关。从肺论治，兼顾鼻病，祛邪为主，以三拗汤合二陈汤及苍耳子散加减以宣肺固表，散寒通窍。方中麻黄、杏仁宣肺解表；陈皮、半夏、茯苓、浙贝母化痰散结；苍耳子、白芷、石菖蒲、路路通疏风通鼻窍；升麻、柴胡升阳；当归、川芎入血入气；六一散利湿利窍。既有疏风、宣肺散外邪，又有化痰、利湿祛内邪，配合调理气血，升举阳气，助散内外之邪，邪去壅蔽开。二诊时患者鼻部症状明显减轻，外邪已解，耳闷依旧，疲劳加重，转至慢性，正虚仍在，清阳不入耳窍，扶正为主，以补中益气汤合通气散加减益气升阳，行气通窍。全方性味偏甘温，立足于脾，既益气行气，又升提气机，共助清阳通上窍。三诊时患者不慎风寒，鼻炎再作，耳闷反复，慢性期又见急性发作，迁延不愈，此因患者素体虚弱，加之疲劳，脾气不养，又感外邪，肺卫不固，当扶正固表，既从脾论治，益气升阳，又从肺论治，散邪通窍，脾肺同治，标本兼顾，在二诊方的基础上加苍耳子通鼻窍，鱼腥草清肺化涕。四诊时患者耳闷症状已有明显好转，继续予三诊方（去鱼腥草）巩固疗效。

（撰稿人：陈小宁）

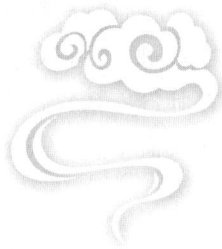

第二十八节　陈晓虎

陈晓虎（1962—），男，江苏如皋人，中国共产党党员，主任中医师（专业技术二级），享受国务院政府特殊津贴，教授，博士研究生导师。现任国家中医药管理局重点学科、区域诊疗中心重点专科学术带头人，国家中医心血管病临床医学研究中心江苏分中心副主任，江苏省中西医结合学会双心医学专业委员会主任委员，中国中西医结合学会心血管疾病专业委员会副主任委员（兼双心疾病专业学组组长），江苏省医师协会心血管内科医师分会副会长，中国中药协会心血管病药物研究专业委员会副主任委员等职，曾任江苏省中西医结合学会心血管专业委员会主任委员；2019 年起享受国务院政府特殊津贴，2018 年被评为江苏省中医药领军人才，2008 年被评为江苏省政府突出贡献中青年专家，2007 年被评为江苏省 333 高层次人才培养工程中青年科技学术带头人，2003 年被评为江苏省抗击非典先进个人，第二批江苏省老中医药专家学术经验继承工作指导老师，兼任国家中医心血管病临床医学研究中心学术委员、国家自然科学基金同行评议专家、国家中药新药评审专家等社会兼职，并担任核心期刊编委，特约审稿专家、SCI 论文审稿人。

1984 年，陈晓虎本科毕业于南通医学院医疗专业，1991 年硕士毕业于南京中医学院中西医结合临床内科，2006 年博士毕业于南京医科大学内科学专业。陈晓虎自 1991 年起开始于江苏省中医院心内科工作，先后担任科副主任、科主任、大内科主任、院副院长。在他担任心内科主任阶段，率领心内科建设成江苏省内一流、国内领先的国家级重点专科、重点学科，为华东地区唯一首批国家中医心血管病区域诊疗中心建设单位；较早在中医系统开展心血管介入治疗及 PCI 围手术期中医药临床干预研究；作为课题组负责人，在冠心病、慢性心衰、高血压、双心疾病等领域进行系列研究。他曾主持国家自然科学基金项目 3 项，省社会发展重点项目 1 项，省部级、厅局级课题 10 余项；发表 SCI 文章 20 余篇，核心期刊论文 100 余篇；主编专著 2 部，副主编 3 部，主审中医教材 1 部；获江苏省中医药科技进步奖一等奖 1 项，江苏省科技进步奖三等奖 2 项，中国中西医结合学会科技进步奖二等奖、三等奖各 1 项。运用人工智能 CDSS 技术开展名老中医经验传承研究，获江苏省科技厅重点研发项目资助。陈晓虎教授主持研发了多种院内制剂，包括治疗冠心病院内制剂"芪黄逐瘀颗粒"，治疗心衰院内制剂"强心合剂"，治疗高血压院内制剂"针箭降压颗粒"。

一、学术经验

（一）冠心病"瘀热相搏"

冠心病属中医学之"胸痹""真心痛""心痛"等范畴，在辨证论治不稳定型心绞痛时，陈晓虎教授（以下称陈教授）发现在活血祛瘀的基础上，佐以清热凉血取得了较好的临床效果。通过长期临床实践，同时参考国医大师周仲瑛教授创建的"瘀热论"理论，率先提出了冠心病胸痹的瘀热相搏理论，其是指火热毒邪或兼夹痰湿壅于血分，搏血为瘀，以致血热、血瘀两种病理因素互为搏结、相合为患而形成的一种病机、病证。其病因为火热毒邪；病位深在营血、脉络；病理变化为瘀热搏结，脏腑受损。不稳定型心绞痛的病理基础是易损斑块。陈教授认为，该病虽起病急骤，但其致病过程是长期循序渐进的过程，随着人们生活方式的改变和疾病谱的变化，高血压、糖尿病、高脂血症等疾病使体内痰浊之邪蓄积蕴结，痰浊停滞日久，必致血瘀。痰浊、瘀血等代谢产物堆积，引起血管内皮细胞损伤和灶状脱落，血管壁通透性升高，痰瘀互结进入内膜，加上管壁胶原纤维化，血管腔增厚、变硬，形成斑块。受《灵枢》启发，陈教授指出，邪热蕴营血，煎熬熏蒸，致血液稠浊，血涩不畅，加重血瘀（形成血栓）；血瘀蕴积化热，致血热愈炽，两者互为因果，瘀热相搏于血分，易损斑块破裂，发为"心痛"，甚至"真心痛"。由此陈教授提出，痰瘀互结是形成易损斑块的物质基础，瘀热相搏是发病关键。瘀热相搏产生炎症反应，使易损斑块破裂，血栓形成，最终导致不稳定型心绞痛。

（二）"双心疾病"的思想

中医无"双心医学"概念，然其形神一体观理论与双心医学倡导的心脏、心理全面康复理念有相通之处。相对于西医对双心疾病分别治疗，陈教授认为可以通过中医治疗，不拆分对待，而是从整体出发，辨证论治，双心同治。陈教授认为，现阶段西医对双心疾病的识别手段比较丰富，但治疗药物存在弊端和不足，加之中国患者独特的心理思想，不愿承认自己罹患心理问题，排斥和恐惧抗焦虑、抑郁药物的服用。而中医近千年来积累了丰富的疾病治疗经验，其中不乏对情志致病的认识及治疗经验，在治疗上可以从中成药、中药汤剂、针灸、中医运动疗法、五行音乐疗法及中医心理疗法等方面发挥作用。中医蕴含哲学思想，善于把握双心疾病患者的心理，对双心疾病的治疗存在独特优势。因此，陈教授将中医关于"形神一体观"和"因病致郁，因郁致病"的理论应用到现代双心疾病的诊治中，赋予其新的内涵并推广到医疗前沿。

陈教授认为，中医双心疾病防治思路，首先，要重视调和血脉，注重安神。陈教授指出，心主血脉是心主神明的物质基础，心脉瘀阻可致心神失养而精神异常；又"百病皆因痰作祟"，痰浊形成亦能阻滞心脉，蒙蔽心窍，或久而化火，痰火扰心，而有精神情志的变化。故痰瘀互结，痹阻心脉，袭扰心神，而发双心疾病。治疗当从调和血脉，注重安神入手。血脉不利多因病理因素阻滞血脉，或因于痰，或因于瘀，调和血脉需注意豁痰化瘀。

其次，治疗要重视芳香理气，调肝舒心。古今众多医家均认为，气机不畅与焦虑、抑郁等情志变化密切相关，而双心疾病的发生与焦虑、抑郁等精神心理问题联系密切。陈教授指出，心血管疾病多是慢性疾病，病情易反复发作，患者多久受其苦，心中苦楚难以排解，久之情志不舒，气机不畅，而七情所伤又会加重病情，终发展成双心疾病。治疗当重视芳香理气，调肝舒心，调肝以畅通气机，理气宽胸以舒心，既注重心之本脏的治疗，又从他脏辅助治疗。

第三，治疗要注重水火相济，交通心肾。陈教授临证时发现，心血管疾病发作时患者往往有濒死感，恐惧心理，因而指出心血管疾病病程进展容易共病焦虑、抑郁。陈教授临证发现证属心肾不交的双心疾病，治疗当从水火相济论治，重视交通心肾。

第四，陈教授认为心脾相关，治疗双心疾病，需要健脾养心。思虑过多，易耗伤心神，心神不宁而有心悸、失眠等症。又有忧思伤脾，思则气结，气行不畅，可致气机郁滞，升降失常，而情志变化与气机关系密切，若气机不畅，持久难释，七情不舒，反伤其脏。陈教授认为这类患者治疗应当立足心脾相关，重视健脾养心。

第五，双心疾病的诊治需因人制宜，按病分治。陈教授认为冠心病、高血压、慢性心力衰竭、早搏，以及心血管疾病手术治疗后都有可能继发焦虑、抑郁等不良心境。不同的人与不同的心血管疾病，最终所形成的双心疾病虽都与精神心理因素密切相关，却各有特点。因而临诊时当细分其人，详查其病，了解患者心态，做到心中有数，不仅要从整体上把握方向，双心同治，还要细查不同的人所患的不同心血管疾病，重视因人制宜，按病分治。

第六，双心疾病的治疗必须要移情易性，宁心澄志。双心疾病患者并非单纯的郁证，其大部分是因为存在心血管疾病后继发的心理障碍，其治疗除解除患者的心脏疾患，还需同时打消患者的心头忧虑。另外一部分患者则是因为社会环境、工作压力、不良生活习惯等影响出现心血管疾病的躯体症状，随后出现焦虑、恐慌等精神心理压力而就诊。陈教授认为，心理治疗也是治疗方案中的重要组成部分，同时认知行为疗法具有很大的开发空间，可以改善双心疾病患者焦虑、抑郁情绪症状。

（三）中西医结合防治慢性心力衰竭新模式

心力衰竭病情复杂，病程长，易于反复，其患病趋势常呈现"恶化-入院-好转-出院-再恶化"的周期性变化。陈教授认为，目前心力衰竭急性发作时的治疗虽仍以西医为主，但从全程防治的角度出发，中医药对慢性心力衰竭的防治举足轻重。陈教授指出，在心力衰竭的中西医结合治疗中，要强化心力衰竭从防到治的理念，根据心力衰竭不同阶段的不同病理基础立法施治，遣方用药，疗效方佳。依据现代医学心力衰竭分期，认识各期中医病机特点，陈教授认为，早期以气虚为主，在此基础上可演变为气阴两虚、气阳两虚、阴阳俱虚；后期又有血瘀、水湿、痰浊病理因素交织为患，故益气温阳，活血利水是治疗的基本大法；同时陈教授又指出心气虚是心力衰竭病理基础，贯穿本病发生、发展、变化的全过程；除此之外，血脉瘀阻也贯穿心力衰竭从防到治的全过程，"气虚血瘀""血不利则为水"，其全程防治也应注重活血药的使用，达到改善循环，减轻心脏负荷的目的。陈教授还提出在临证之时需分清显性和隐性"水饮"，患者未出现心力衰竭后期水邪凌心射肺，泛溢肌肤的临床表现，而表现上腹胀、纳呆、肝颈静脉回流征阳性等胃肠道瘀血症状，乃隐性水肿，两者都要根据不同病情选择利水渗湿药。

二、验案分享

（一）散瘀清热，化痰祛湿法治疗冠心病医案

患某，男性，68岁，一周前在骑车上坡时感心前区疼痛，向左肩放射，经休息可缓解，近两日上述症状加重，发作次数增加，每次持续3~5分钟，含服硝酸甘油迅速缓解，遂按主诉"反复发作心前区疼痛1周，加重2天"入院。患者既往有高血压病史5年，血压波动在150~180/90~100mmHg。否认食物、药物过敏史。吸烟史十余年，每天1包，无饮酒史。其父有高血压病史。入院查体：心界不大，心率84次/min，律齐，无杂音，肺部（−），腹平软，肝脾未触及，双下肢无水肿。心电图提示：前壁导联ST段下移≥0.1mV，肌钙蛋白阴性，C-反应蛋白3.5mg/L。西医诊断：不稳定型心绞痛。行冠状动脉造影结果示：左主干未见狭窄及阻塞性病变，左前降支近中段第一对角支发出处可见80%左右狭窄，中段可见50%狭窄，收缩期60%~70%狭窄；左回旋支及右冠状动脉未见严重管腔狭窄，对左前降支行经皮冠状动脉介入（PCI）治疗。西医药物治疗予阿司匹林、氯吡格雷、低分子肝素、β受体阻滞剂、硝酸酯类、他汀类、血管紧张素转化酶抑制剂（ACEI）。刻下：患者胸痛彻背，着而不移，痛如针刺，口干口苦，大便3日未行，面色暗红，舌质紫暗，舌尖有瘀点，舌下脉络瘀曲，苔黄厚腻，脉弦滑数。辨病为胸痹，辨证属痰瘀互结证，治以散瘀清热，化痰祛湿，处方：苏木10g、红花10g、水蛭

6g、漏芦 30g、黄精 10g、姜黄 10g、虎杖 10g、何首乌 10g、胆南星 6g、三七 5g、熟大黄 6g、生大黄 6g（3 剂，水煎服，每日 1 剂，分早晚两次服用）。3 天后患者偶作胸痛，胸痛时隐约有针刺感，大便日行 1 次，面色暗红，舌紫暗，苔薄黄，脉弦滑数，BP 130/80mmHg，复查肌钙蛋白阴性，C-反应蛋白 1.5mg/L。去生大黄，续原方服用 7 天，患者诉胸痛好转，胸痛时未有针刺感，面色红，二便通调，舌红苔薄黄，脉弦，BP 130/80mmHg，复查肌钙蛋白阴性，C-反应蛋白 1.2mg/L，后出院调理。

按语：本患者为老年男性，四诊合参，当属中医胸痹之瘀热相搏证，其致病因素有瘀、热、痰三端，且瘀重于热，我们抓住其瘀热相搏的主要病机，径用凉血化瘀之法，随证化裁。处方遣予苏木、红花、三七、水蛭等凉血化瘀为君；虎杖、漏芦凉血清热，胆星清化痰热共为臣；黄精、首乌滋阴以助清热之功以为佐；生、熟大黄通腑泄热，使瘀热之邪从下而解以为使，诸药合用，全方共奏凉血清热、化瘀解毒之功，正契合本病不稳定型心绞痛之瘀热相搏的病机特点。

（二）益气活血，安神定志法治疗双心疾病医案

患某，男性，62 岁，2016 年 4 月 20 日初次就诊。主诉：发作性胸痛 2 年。患者自诉 2 年因急性心肌梗死于当地医院行经皮冠状动脉介入治疗（PCI），左前降支置入支架 1 枚，出院后继续口服阿托伐他汀钙片、氯吡格雷、硝酸甘油等药物。患者仍自觉胸闷、胸痛间作，半年前就诊于本院门诊口服中药治疗（具体不详）。刻下：胸闷胸痛间作，持续约 20~30min，每于劳累、情绪紧张时发作，休息或服药后可有缓解，伴心慌，过度紧张，担心支架脱落，失眠多梦，易惊醒，纳可，二便调，舌淡红，边有齿痕，苔薄白，脉弦细。既往有高血压病史 30 余年，平素口服苯磺酸氨氯地平片，每日 1 片，血压控制可。查心电图示：窦性心律，陈旧性心肌梗死。心肌酶谱、心肌钙蛋白未见异常。辨证属于气虚血瘀证，治以益气活血，安神定志。处方：炙黄芪 15g，黄精 15g，丹参 20g，苏木 10g，红花 10g，水蛭 6g，甘松 10g，紫草 10g，茯神 15g，酸枣仁 30g，龙骨 15g，牡蛎 15g（14 剂，水煎服，每日 1 剂，分早晚两次服用）。

2016 年 5 月 10 日复诊，患者服药后胸闷胸痛发作次数较前减少，情绪有所改善，心慌不显，失眠缓解，治法仍宗益气活血，安神定志。原方去甘松，加党参 10g，白术 10g，茯苓 10g，继服 14 剂，诸证均好转，胸闷胸痛心慌未再发。

按语：患者为冠心病 PCI 术后，已行西医基础治疗，仍有胸痛、胸闷发作，检查结果未见明显异常，患者心理负担重，过度紧张，失眠，陈教授结合舌脉，辨证属气虚血瘀，兼心神不安。治以益气活血安神。方用黄芪、黄精补益心气以治本；苏木、红花、丹参、水蛭活血化瘀以治标；心气不足，瘀血内阻，神机失养，心悸不宁故用甘松、紫草宁心定悸；酸枣仁养心安神；龙骨、牡蛎镇心安神。诸药合用，共奏益气活血、安神宁志之功。

（撰稿人：陈晓虎　韩　捷）

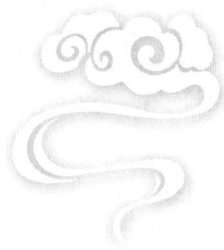

第二十九节　周晓虹

周晓虹（1959—），女，汉族，江苏昆山人，中国共产党党员。江苏省中医院消化科主任中医师，南京中医药大学兼职教授，硕士研究生导师。她师从全国名中医单兆伟教授，为孟河医派传人。2004年起，她连续三届担任江苏省中医药学会脾胃病专业委员会副主任委员。

高中毕业后，周晓虹曾在昆山市玉山镇卫生院短暂工作。1977年，她考上南京中医学院中医专业，1982年本科毕业分配到苏州市第四人民医院中医科工作。1987年，她从南京中医学院中医内科硕士研究生毕业，分配到江苏省中医院消化科工作至今。1992年，她赴日本爱知县癌症研究中心研修消化道肿瘤的治疗，1996年在南京鼓楼医院参加全国消化系统学习班进修1年，2010年作为访问学者赴香港浸会大学中医药学院工作1年。

周晓虹为全国名中医单兆伟教授的第一届硕士研究生，从1988年起，在导师主持下，周晓虹研制了"理气和胃口服液"，并作为院内制剂在江苏省中医院广泛应用，其论文《理气和胃口服液治疗急性胃脘痛气滞证的临床观察》在1991年被评为江苏省中医药学会第五届学术年会优秀论文三等奖；2012年，她参与单兆伟教授名老中医工作室工作，发表相关论文4篇，任《单兆伟治疗脾胃病经验撷粹》（人民卫生出版社）副主编和《孟河医派传人单兆伟医疗经验集》（东南大学出版社）副主编。2004年，周晓虹作为第一批全国优秀中医临床人才培养对象又跟随国医大师徐景藩教授学习传承；2005年参加"十五"国家科技攻关计划"名老中医学术思想、经验传承研究——徐景藩教授学术思想及临证经验研究"（国家科技部课题，排名第四），并参加编写《国医大师徐景藩临证百案按》。

周晓虹教授是1977年恢复高考后的首届中医五年制本科毕业生，2002年晋升为主任中医师。她从事中医临床工作42年，擅长治疗胃食管反流病、慢性萎缩性胃炎、胃癌前期病变、消化性溃疡、胃肠功能性疾病以及消化道肿瘤等。周晓虹教授曾主持江苏省厅局级课题3项，参加国家科技部课题1项、江苏省厅局级课题3项；发表学术论文近70篇，参编学术著作10余部，作为南京中医药大学硕士研究生导师，至今已培养44名硕士研究生，为国家级重点学科——脾胃学科的发展作出了一定的贡献。她曾先后受邀江苏人民广播电台、南京电视台、江苏卫视、安徽卫视、中央电视台等做中医专题节目，受到广泛好评。周晓虹教授获得江苏省中医药学会"江苏省第二届优秀青年中医药工作者"，国家中医药管理局"全国优秀中医临床人才"，江苏省中医院"江苏省中医院精神文明奖"，江苏省中医院"江苏省中医院名中医"，"南京市秦淮区名中医"，江苏省中医院"江苏省中医院服务之星"，江苏省中医院"江苏省中医院门急诊特殊贡献奖——发挥中医药特色突出专家"，"江苏省名中医"等荣誉称号。她曾任江苏省第十届人民代表大会代表，全国总工会第十四届代表大会代表。

一、学术经验

40多年来，周晓虹教授始终坚持临床一线工作，长期从事脾胃疾病的临床研究；始终坚持辨证论治，重视病机，病、证、症兼顾，一人一方的临床思维；始终坚持以中药汤剂为主要治疗手段，中药饮片处方量占门诊处方量的90%以上；始终坚持恪守医生职业道德，保持良好的个人品格，在医患之间、同行之间均有很好的口碑。因其临床疗效好而得到广大患者的信赖，专家门诊量在医院、科室均名列前茅。

（一）慢性萎缩性胃炎从脾虚瘀热论治

慢性萎缩性胃炎大多病程长，病情反复不愈，病邪久恋脾胃，耗伤正气，终致脾胃虚弱，临床以胃脘痞满隐痛为主症，兼有喜温喜按，面色萎黄，神疲乏力，纳少，便溏，舌边多有齿痕，脉细弱等。胃镜下可见胃黏膜苍白，色淡，变薄，这些都是脾胃虚弱，气血不足，胃黏膜失于濡润所致；久病多瘀、久痛入络，形成瘀血这一病理产物是本病发展的必然过程。临床上常见症状有胃痛迁延，痛处固定，痛如针刺，夜间痛甚，舌质紫暗或有瘀点，瘀斑，脉涩等；至于热，是本病发作时的常见病机，瘀而化热，加之本病与幽门螺杆菌感染密切相关，临床上常见有脾胃郁热的症状，如胃脘灼热疼痛、口干口苦、大便干结、舌红苔黄、脉数等。总之，脾胃虚弱为病之本，血瘀、郁热为病之标，本虚标实之证。

慢性萎缩性胃炎的基本治法是健脾活血清热，补虚祛邪，标本兼治。周晓虹教授根据多年的临床经验，总结提炼出基本方——参苓术草汤。由党参、茯苓、炒白术、丹参、莪术、仙鹤草、白花蛇舌草、炙甘草等组成。方中党参、茯苓、炒白术益气健脾治其本；丹参、莪术活血化瘀，丹参专入血分，既可活血通络，又可养血生血，兼可止痛，莪术破血消癥，化瘀散结，可阻止或逆转肠上皮化生及异型增生；仙鹤草、白花蛇舌草以清热解毒，仙鹤草还可健胃补虚消积，白花蛇舌草清热兼顾活血，是防治异常增生的常用药物；炙甘草一能助党参、茯苓、炒白术补脾益气，二能缓急止痛，减轻患者的疼痛不适，三能调和诸药。综观全方，健脾活血清热，使脾胃健，气血通，郁热清，则临床症状可以痊愈，萎缩、肠上皮化生可以控制或逆转。

（二）反流性食管炎从肝胃郁热瘀血论治

反流性食管炎主要临床表现为反酸，烧心，胸痛等。病在食管，食管以胃为主，为"胃之系"，关乎肝。胃属土，主受纳及腐熟水谷，以通降为顺；肝属木，主疏泄，调畅气机，喜条达而恶抑郁，能促进脾胃运化。肝疏泄功能正常可助胃之通降，若肝气不舒，则肝失疏泄，气机郁滞，久而化热，易克脾胃，致胃失和降，发为本病。《素问·至真要大论》中有"诸呕吐酸，暴注下迫，皆属于热""诸逆上冲，皆属于火"。《医宗金鉴》中关于本病，释为"干呕吐酸苦，胃中热也"。可见反流，烧心多由肝胃郁热，胃失和降引起；食后嗳气是由于胃气上逆，失于和降，故基本病机为肝胃郁热，胃失和降。瘀血则为肝胃郁热而致气滞血瘀，瘀血则又加重反流性食管炎的症状；病程久，易反复，胸痛部位固定，多于夜间发作，此属血瘀之征；反流物的腐蚀也会有血络的损伤；瘀血阻滞，脉络失和，气机不通，又不利于食管黏膜的修复，从而加重病情、延长病程。反流性食管炎胃镜下表现为食管黏膜充血、红斑及糜烂、溃疡；病理有上皮过度增生、毛细血管扩张、出血等，这也佐证了病入血分、血络瘀阻。周晓虹教授从2015年起开设了胃食管反流病专病门诊，接待来自全国各地的患者，为大多数求诊者解决了病痛。

周晓虹教授在清肝和胃，行气活血治疗大法指导下，拟定了经验方，连萸清降汤。方由黄连 3g、吴茱萸 2g、黄芩 10g、丹参 15g、失笑散 10g（包煎）、枳壳 10g、炒白术 10g、白及 10g、乌贼骨 15g（先煎）、半枝莲 15g、石打穿 15g 组成。方中黄连、吴茱萸共为君药，依据《丹溪心法》之左金丸，清泻肝火、降逆止呕，原方中重用黄连配少量吴茱萸，意义在于黄连苦寒泻火为主，少佐吴茱萸辛热，以制黄连之寒，且吴茱萸辛热能入肝降逆，使肝胃和调。要注意的是，在肝火不甚，而以肝胃郁热为主兼有脾虚的情况下，黄连用量不宜太重，以免戕伐正气，一般黄连 3g，吴茱萸 2g 为宜。黄芩苦寒，能助黄连清中、上焦热，治反酸、烧心；枳壳苦辛酸温，行气宽胸，降气除胀，助胃气和降，消除逆气；失笑散活血祛瘀，散结止痛；丹参苦微寒，活血止痛，凉血散结，且消中有补，二药相配，活血生新，黏膜损伤可愈；白术甘苦温，功擅燥湿，健脾益气；白及苦甘涩寒，收敛止血，消肿生肌，且此药质极黏腻，能敷于食管、胃壁，起到抑酸护膜的效用；乌贼骨咸涩，收敛止血，制酸止痛。白及、乌贼骨二药相须，则抑酸止血，修复黏膜之效显著。半枝莲辛苦寒，化瘀止痛；石打穿辛苦微寒，活血化瘀、消肿散结，二药相配，祛瘀生新防变。诸药合用，能清肝和胃，行气活血护膜。

（三）调肝和中法治疗功能性消化不良

功能性消化不良以餐后饱胀感、早饱或餐后胃脘疼痛不适为主症，在中医学中属于"痞满""嘈杂""积滞""反胃""胃痛"等范畴。病位在胃，关乎肝、脾。肝之疏泄与脾胃之升降息息相关，一方面，脾胃升降相因，气机的协调得益于肝的疏泄功能正常；另一方面，胆与肝相表里，肝脏疏泄正常，胆汁能够正常排泄，从而帮助消化水谷。故在生理上，肝木辅助脾之升清、胃之降浊而运化水谷，输布精微；在病理上，肝失疏泄，脾不升清则眩晕、飧泄；胃不降浊则嗳气、呃逆、腹胀、便秘。因此，情志因素是不可忽视的致病因素，郁郁寡欢者，肝气不达，横逆于胃，则胃脘疼痛；肝气郁结于中，脾气受损，则满闷不舒，而成痞满，久则气火相搏，发为吞酸嘈杂；急躁易怒者，肝阳升腾太过，胃气随之上逆，则呃逆、嗳气、呕吐。鉴于肝失疏泄，气机升降失常为本病的基本病机，调肝和中法则为功能性消化不良的基本治法。"调肝"，可以涵盖疏肝、清肝、柔肝、缓肝、平肝等治法，注重"通"与"养"；而"和中"，亦包括补脾、和胃、升降、除痞、消积等功效的结合，注重恢复气机的升降。

周晓虹教授依据长期的临床经验，拟定调肝和中汤，应用于临床，疗效满意。调肝和中汤由醋柴胡 10g、炒枳壳 10g、炒白芍 15g、炒党参 12g、茯苓 10g、炒白术 10g、法半夏 10g、陈皮 6g、焦山楂 15g、焦神曲 15g、炙甘草 5g 组成。方中柴胡与白芍为君药，柴胡疏肝、清肝，白芍柔肝、养肝；且柴胡用量小于白芍，加之白芍的酸甘敛阴，如此则疏肝解郁而无伤气之虞，亦使行气破滞消痞而不伤阴。党参、茯苓、炒白术、法半夏、陈皮、枳壳为臣药，取四君、二陈之意，健脾和中，理气调中，兼顾化痰消痞。枳壳味辛，专能行气宽中，除胀消痞，枳壳与柴胡配伍，助柴胡疏肝行气之力，枳壳与白术配伍，又有枳术丸之意，白术健脾益气，枳壳理气消痞，一补一消，补而不滞，消而不峻。焦山楂、焦神曲为佐药，消食和胃，散结消滞，加强全方行气除胀，消痞除积的功效。炙甘草为使药，能调和诸药。诸药配伍，着眼于调肝、和中两大治疗核心，肝脾胃同治，共奏调肝理气，运脾和中之功。

预防本病复发，重在调情志、适寒温、节饮食。特别是调情志，本病患者中相当一部分人伴有抑郁、焦虑等不良的精神状态。周晓虹教授研究团队调查 220 例患者，依据抑郁焦虑量表，其中伴有抑郁状态的 45 例，占总数的 20.5%；伴有焦虑状态的 37 例，占总数的 16.8%；合并抑郁焦虑状态的 17 例，占总数的 7.7%。因此，精神调护十分重要，如果患者能管理好自己的情绪，建立起良好的生活及饮食习惯，自觉远离各类诱发因素，对于本病的治疗及预防复发均能起到事半功倍的效果。

二、验案分享

（一）乌梅丸治深夜胃冷案

张某，男，65岁。2019年11月1日初诊。

患者规律性凌晨2时左右胃冷5年，有时伴胃脘隐痛。病史较长，多方求治效鲜，观其之前用方多为附子理中丸、良附丸、黄芪建中汤、柴胡疏肝散、香砂六君子汤等。刻诊：每日凌晨2时左右即胃脘畏冷，加强保暖亦不减，直至冷醒后感觉胃脘部有些隐痛不适，醒后再次入睡很困难，严重影响睡眠，影响情绪。白天恢复正常。平素无饱胀，无反酸，大小便均调。唯常有口干口苦，时有肠鸣，舌尖红、苔白腻，脉细。胃镜报告：慢性萎缩性胃炎。西医诊断：慢性萎缩性胃炎，中医诊断：胃痛（寒热错杂证）。治拟寒热并用、调和阴阳。方拟乌梅丸加味。处方：乌梅20g、制附片10g（先煎）、党参30g、黄连3g、黄柏6g、桂枝12g、干姜9g、细辛3g、炒当归10g、川椒5g、淫羊藿15g、炙甘草5g。14剂。每日1剂，水煎，早晚各服1次。

11月14日二诊，患者自述，就诊当日服药后夜间胃冷未作，胃亦不痛，之后几天虽然间有发作，但程度轻，时间短，基本不影响正常睡眠，病情逐步向好。舌质淡紫，苔薄白，脉细。药证合拍，守原方继服14剂。

11月28日三诊，患者病情平稳，心情愉悦，夜间胃冷未再发作，夜寐安和，效不更方，续服1个月巩固之。

按语：周晓虹教授认为，临床上类似的疑难杂症很多，但一剂见效的案例并不多见。本案患者病历5年，反复凌晨2时左右胃冷，胃脘隐痛往往是因胃冷而起的，影响睡眠，曾投予温中、疏肝、健脾等法治疗，疗效不理想。患者胃冷规律性地出现在凌晨2时左右，时值丑时，正是厥阴肝经气旺盛之时，此时发病，可知病与厥阴有关。厥阴乃阴尽阳生，由阴出阳之时，若阴尽或阳生不能正常转化，阴阳之气不相顺接，则导致厥阴病。患者失眠、口干、口苦、舌尖红乃相火偏旺；胃脘畏冷、胃隐痛、肠鸣为脾胃虚寒之象，此乃寒热错杂，阴阳之气不相顺接。故治当寒热并用，调和阴阳气血。方用乌梅丸加味。乌梅丸出自《伤寒论·辨厥阴病脉证并治》，方中重用乌梅，其味酸，酸入厥阴，以酸味补肝体、疏肝木，肝体足则肝阳顺，使被郁之阳气得以伸展；川椒、细辛、干姜、附子、桂枝皆为辛热之品，用以温脏祛寒；黄连、黄柏以苦泄被郁之热而达致护肝养肝，并制辛热诸药以防伤阴动血；淫羊藿温补肾阳，当归养血，党参补气，使气血得充，化源充足。清代医家柯韵伯认为，"仲景制乌梅丸方，寒热并用，攻补兼施，通理气血，调和三焦，为平治厥阴之主方。"周晓虹教授强调，厥阴病但见一二症，如口渴而饮水不解、胃脘烧灼痛、饥而不欲食、恶心呕吐、腹泻等，且病于丑时起，均可用乌梅丸，随症加减，屡获效验。

（二）半夏泻心汤治泄泻案

陈某，女，45岁。2017年12月3日初诊。

患者反复腹泻10年。病初进食生冷及油腻食物后大便稀溏，夹不消化食物，日行2~3次。肠镜报告：慢性结直肠炎，曾服用蒙脱石散、地衣芽孢杆菌活菌胶囊等，服药时见效，停药辄发，之后腹泻逐步加重，寻本地中医治疗，仍未见效。现症见大便日行4~5次，质稀糊，色黄，时有肠鸣，便前腹痛，厌恶生冷及油腻食物，时有反酸，乏力，纳差，夜寐尚安。舌质红、苔薄黄腻，脉细弦。西医诊断：慢性结直肠炎，中医诊断：泄泻（脾虚失运、寒热错杂证）。治拟益气健脾、平调寒热。方拟半夏泻心汤加减。处方：姜半夏 10g、干姜 5g、炒黄连 3g、炒黄芩 10g、党参 12g、炒白术 12g、炙甘草 5g、砂仁 3g（后下）、煨葛根 10g、陈皮 6g、六神曲 15g。14 剂。每日 1 剂，水煎，早晚各服 1 次。

12 月 17 日二诊，患者服药后大便变稀软，日行 2~3 次，肠鸣减少，纳食较前增加，舌质略红，苔薄黄腻，脉细。原方加炒麦芽 15g、炒谷芽 15g，消食和中，继进 14 剂。此后又守原方加减，调治半年左右，患者大便正常，纳食正常。嘱患者注意保暖，健康饮食，保持心情愉悦。

按语：半夏泻心汤出自《伤寒论·辨太阳病脉证并治》，"伤寒五六日，呕而发热者，柴胡汤证具，而以他药下之……但满而不痛者，此为痞，柴胡不中与之，宜半夏泻心汤。"本方主治少阳误下后心下痞，是辛苦并进，寒温并用，补泻兼施的代表方剂。本案患者腹泻反复 10 年，曾辗转多方求医，收效不佳。仔细审证，患者中焦虽一片虚寒之象，但舌质红、苔黄腻，表明有热，因中焦虚寒则便质稀溏，时有肠鸣；因脾胃虚弱，运纳不健，水湿内停，郁久而化热则舌红、苔黄腻。拟半夏泻心汤调其脾胃寒热。方中半夏、干姜味辛性温，能行能散，以辛助辛，辟阴通阳，助脾气以升；黄芩、黄连，取其苦寒之性，泄热和胃，助胃气得降；两组药对，一寒一热，一苦一辛，一升一降，使脾气得以升，胃气得以降，中焦之气得以顺畅。党参、炙甘草能补虚和中；砂仁醒脾化湿，炒白术健脾运湿；久病清阳下陷，用葛根升阳止泻；六神曲、炒麦芽、炒谷芽消食和中；陈皮行气和中。周晓虹教授强调，半夏泻心汤传统用于寒热错杂之心下痞，"痞"虽是本方辨治的要点，但临床不可局限于"痞"，亦可用于治疗呕吐、下利、肠鸣、腹痛等辨证为寒热错杂的疾病。临床如何运用经方，关键还在于识证准确，方能应手取效。

（撰稿人：周晓虹）

第三十节　周惠芳

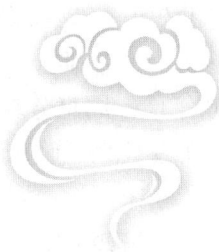

周惠芳（1962—），女，江苏武进人，主任中医师，教授，博士研究生导师，孟河医派第五代嫡传弟子，2023 年 7 月起任中华中医药学会妇科分会副主任委员，2016 年 3 月起连任江苏省中医药学会妇科专业委员会主任委员，2023 年 12 月起任江苏省侨联国际文化交流促进会副会长，国家中医药管理局重点专科中医妇科学术带头人。

1986 年 7 月，周惠芳于南京中医学院中医系本科毕业；2000 年 7 月获中医妇科学硕士学位，师从国医大师夏桂成教授；2008 年 7 月获中医妇科学博士学位，师从岐黄学者谈勇教授。1986 年 7 月，她本科毕业后至江苏省中医院妇科从事临床医疗工作，1996 年 7 月调入南京中医药大学从事学生管理、教学管理、党务及中医妇科医教研等工作。2009 年 3 月至 2019 年 5 月，她担任南京中医药大学第一临床医学院党委书记，2012 年 7 月至 2023 年 4 月担任南京中医药大学附属医院（江苏省中医院）党委副书记。

在 38 年的妇科医教研工作中，周惠芳勤求古训，博采众长，反复钻研临床，始终以中医理论为指导，悉心传承国医大师夏桂成教授学术思想，并在继承的基础上有所创新和发展。周惠芳对妇科内分泌疾病有深入的研究，尤其在治疗黄体功能不全（LPD）性难治性不孕症、月经不调、妇人腹痛、卵巢功能减退及流产类疾病方面疗效卓著。2005 年 7 月起，她任南京中医药大学中医妇科硕士研究生导师，2011 年 7 月起任博士研究生导师，至 2023 年 9 月为止，她共指导 116 名博硕士研究生，指导博士后 1 名，其中境外博士 8 名，境内博士 25 名。她曾发表学术论文 142 篇，其中 SCI 收录 27 篇；出版专著《不孕症中医思辨经验录》，作为主编、副主编编撰书籍及教材 8 部。她曾主持包括国家自然科学基金在内的省部级以上课题 22 项；主持制定并发布中华中医药学会团体标准《多囊卵巢综合征中西医结合诊疗指南》（T/CACM 1547-2023）1 项；国家发明专利 4 项。她研制的院内制剂"暖宫调经颗粒"及专利均成功转让。她曾获江苏中医药科学技术奖二等奖、江苏省科学技术奖三等奖各 1 项，2018 年获评为第二批江苏省中医药领军人才，2020 年获"江苏省名中医"称号。

一、学术经验

（一）黄体功能不全性不孕症的病机为肾阳偏虚，心肝气郁。提出"经前期温肾镇心"是治疗大法，创制"补肾助孕方"。

女性月经周期分为四个期，经前期以阳长为主，阳长的目的在于温煦子宫，为排泄月经或受孕做准备。阳长至重，阴阳俱盛，子宫温煦，精血充沛，内膜丰厚，利于受孕。黄体功能不全（LPD）性不孕症经前期的病机是肾阳偏虚，心肝气郁。补肾助阳、镇心疏肝是治疗 LPD 性不孕症经前期的大法。补肾助孕方，是在国医大师夏桂成教授"心（脑）-肾-子宫"轴理论指导下，在夏老验方"助孕合剂""助孕汤"的基础上，周惠芳教授带领团队经过30多年反复临床及实验筛选凝练而成。早在20世纪80、90年代，周惠芳教授观察了用"助孕汤"治疗LPD性不孕症的临床疗效，之后承担江苏省社会发展重点研发计划（临床前沿）等系列临床研究项目，多角度、多中心观察"补肾助孕方"治疗LPD性不孕症的临床疗效。方中以鹿角片补肾助阳为君药，以菟丝子平补肾之阴阳，山萸肉、炒白芍、淮山药补肾中之阴精共为臣药，柴胡解郁疏肝、鼓舞阳气等为佐药，八味中药相合，在经前期（排卵后）服用，可达"阳长至重"，调畅心肝气机，安定心肝魂魄之功效，调节"心（脑）-肾-子宫"轴的阴阳平衡，从而达到调经助孕种子的目的。

在临床研究有效且安全的基础上，周惠芳教授又主持包括国家自然科学基金项目在内的10多项课题探讨补肾助孕方提高子宫内膜容受性，改善黄体功能，矫治生殖轴的作用机制，取得了一些有价值的结果，也得到了业界的认可。补肾助孕方也获授权国家发明专利，研制的院内制剂"暖宫调经颗粒"经江苏省食药监局备案，在江苏省中医院广泛使用并深受患者欢迎。专利方及院内制剂均已成功转让，进一步合作研制新药，造福人类。

（二）妇人腹痛的病机为肾阳偏虚，寒瘀阻络，心气逆乱，提出"温肾化瘀，宁心止痛"是治疗大法，创制"温经止痛方"。

妇人腹痛（此处指原发性痛经、盆腔炎性疾病后遗症、子宫内膜异位症）一般病程较长，迁延难愈，往往引起人体脏腑经络气血的瘀滞，也就是古代医家所说的"久病入络""久病多瘀"。肾阳是全身阳气之本，对机体有温煦、生发、蒸化、封藏和制约阴寒等作用。肾阳不足，机体失去温煦，气血精液化生不足，运行迟缓，阻滞胞络，不荣则痛。肾阳虚弱，不能温经通脉，瘀阻气滞；或经行感寒；或经行不净之际合阴阳，经产余血浊液流注于胞脉、胞络之中，瘀阻气滞，不通则痛。肾虚与血瘀又常相互影响，因此，妇人腹痛常以肾阳虚为本，血瘀气滞为标。经前期阳长不达至重，不能温经通脉，继则瘀血阻滞。肾虚血瘀气滞，不通则痛，故妇人腹痛又以经前为重。治疗原则：温补肾阳，化瘀通络，宁心止痛。根据该病机临床遣方用药，周惠芳教授经反复凝练筛选创制了"温经止痛方"。方中肉桂能补火助阳，引火归原，温经通脉，散寒止痛。鹿角片补肾阳，散瘀血，二药合用，温补肾阳，温通经脉，散寒止痛共为君药。淮山药等性平润，补肾益精，健脾益气，增强君药补益功效外，又能使之温而不燥，补而不滞，共为臣药。丹参一味功同四物，活血调经，祛瘀止痛，且药性微寒，复能牵制君药温燥之弊，与破血行气，消积止痛之三棱、莪术合用，更能破血化瘀，通经消积止痛，共为佐药。艾叶性温，能散寒止痛，暖宫助孕，与肉桂、香附等相配，散寒止痛，养血调经。小茴香能温肾暖肝，行气止痛，与淮山药等相伍，治肾虚腰酸，经行少腹冷痛。葛根解肌生津，通经活络，与香附、艾叶、小茴香共为使药，以助理气散寒，通经止痛之效。"诸痛痒疮，皆属于心"，疼痛而致心气逆乱，肝气郁结，反之，心肝气机逆乱，不通则痛。丹参通心脉，香附舒心肝之气。诸药配合，寒温并用，补散同行，共奏温补肾阳、化瘀通络、宁心止痛之效。

（三）发展了"心（脑）-肾-子宫"轴理论，初步形成了基于"心肾同治"的调经、助孕、安胎、延年的理论体系，创制系列专利方。

女性一生从青春期、育龄期到围绝经期的三个时期，都与月经、胎孕、衰老有着密切的关系，月经的潮与止、规律与否、都与肾气盛衰，心肾相交，肝脾协调、气血调和、冲任相资等密不可分，其中心肾相交又为主线贯穿始终。肾阴、肾精上济于心，使心火不亢，心火下降于肾，使肾阴、肾精不寒，心肾相交，水火既济，子宫藏泄有度，月经周期性来潮。肾阳充足，能振奋心阳，疏发肝气，健脾助运，则子宫温煦，血海充盈，经调子种。在肝脾、冲任、气血的协同作用下，"心（脑）-肾-子宫"轴的阴阳平衡调节着女性生殖生理的阴阳消长转化。然不同的年龄阶段、月经周期的不同时期，心肾关系不尽相同，当细分明辨。

青春期女性肾气初盛，常喜贪凉饮冷，复因学习工作压力，思虑焦躁不能释怀，阳虚寒凝，心气逆乱，痛经乃作。温肾化瘀，宁心止痛，方能见效。周惠芳教授创制专利方"温经止痛方"（专利号：ZL 202010341886.1），经前10至14天起，服至月经来潮第2天。

育龄期女性经孕产乳，经后期肾精匮乏，血海空虚，无以上济于心，心失所养；复因生活工作压力，常见月经量少或后期，思虑难眠，腰酸膝软，难以再孕。滋肾填精，养心奠基，使精血充盈，内膜滋长，心神得养，方能阴长至重，心肾相交，排出精卵。周惠芳教授创制专利方"养心奠基方"（专利号：ZL 202110279302.7），月经来潮第5天起，服至排卵。

经前期阳长至重，阴阳俱盛，子宫温煦，精血充沛，内膜丰厚，月经正常，利于种子。经前期常因肾阳偏虚，心肝气郁，而致月经失调，腰酸怕冷，经前乳胀，烦躁易怒，痛经，不孕或流产。补肾助阳、镇心疏肝方能使阳长至重，月经正常，顺利受孕。周惠芳教授创制专利方"补肾助孕方"（专利号：ZL 201410798633.1），排卵后起，服至月经来潮或妊娠停药。

孕后子宫须得到肾气、肾阴、肾阳的支持，才能使胚胎稳固。肾气不足，子宫固藏乏力，肾阳亏虚，子宫失于温煦；肾阴不足，血海不充，不能滋养胎儿；阴虚火旺，络损血溢；瘀血内阻，津失输布；金刃所伤，肾虚瘀阻，如此种种均可致子宫失藏，胎失所养，易致胎漏、胎动不安、滑胎。胞脉、胞络上系于心，下系于肾，子宫之固藏与心肾密切相关。孕后阴血下聚养胎，心失所养，心火偏旺，加之心理紧张，夜不安眠，心肾不能相济，胎失所养，胎元不固，亦致胎漏、胎动不安、滑胎。故补肾宁心，安神调志，方能使心肾相济以稳固胎元。周惠芳教授创制专利方"益肾安胎方"（专利号：202410350236.1），自妊娠起，服至孕10~12周。

女性七七之年，天癸将竭（进入围绝经期），肝肾阴精虚损，不能上济于心，心火偏亢，不能濡养肝木，肝气偏旺。心肾失交，水火失济，则烘热汗出、心悸失眠、烦躁抑郁等诸症蜂起。病根在肾，发病在心、肝，滋肾填精，舒心安神。周惠芳教授创制专利方"滋肾舒心方"（专利号：202410207094.3），出现症状起服14~21天，久服能延年益寿。

青春期常见的痛经，治以温肾化瘀，宁心止痛；育龄期常见的月经失调不孕，经后期予以滋肾养心，经前期温肾镇心，孕后益肾宁心安胎，序贯治疗；围绝经期滋肾填精，舒心安神。如此心肾同治，心身同调，使女性经调子种，延年益寿。

二、验案分享

（一）滋肾养心、温肾镇心序贯治疗不孕症

患者徐某，女，35岁。2017年9月19日初诊。

主诉：继发性不孕5年，要求中药调理自然受孕。

患者2009年结婚，生育史：0-0-2-0，分别于2010年、2012年均孕50余天胚胎停止发育而行流产术。2015年8月外院行子宫输卵管造影提示双侧输卵管通畅，子宫形态未见异常。男方精液检查正常。2016年8月、2017年4月分别在外院行体外受精-胚胎移植（IVF-ET），胚胎均未着床。患者平素腰膝酸软，形寒怕冷，带下清稀量少，情绪烦躁易怒，夜寐早醒，入睡困难，常做噩梦。患者月经15岁初潮，周期30~40余天，行经5~7天，两次胚停流产术后月经量中等偏少，色暗红，夹血块，经前1周起见阴道少量咖啡色分泌物，伴心烦乳胀、腰酸怕冷。患者末次月经：2017年9月10日，未避孕。刻下：月经周期第10天，带下不多，偶有腰酸怕冷，心烦易怒，睡眠迟于24时，不易入睡，且夜寐早醒，

喜食辛辣之品，纳谷旺，二便调。舌质偏红，苔薄白，脉弦细。妇科检查：子宫附件未见明显异常。盆腔 B 超：子宫内膜厚 0.5cm，左侧卵巢卵泡数增多。男方精液检查正常。诊断：继发性不孕症（心肾不交型），治以益肾填精，宁心安神，方选养心奠基方加减，处方：炙龟板（先煎）10g、炙鳖甲（先煎）10g、熟地黄 10g、山萸肉 10g、淮山药 15g、云茯苓 10g、炒丹皮 10g、福泽泻 10g、炙知母 10g、酸枣仁 20g、巴戟天 10g、炒白术 10g 等，共 14 剂，每日 1 剂，常规水煎，早晚饭后分服，连续服 14 天。医嘱：工具避孕 3 个月，减少性生活，测量基础体温或 B 超监测排卵，忌食辛辣食物，并予心理疏导及饮食、睡眠等生活指导。

2017 年 10 月 5 日二诊，患者月经周期第 26 天，近日有明显蛋清样白带，腰酸不显，但仍有怕冷，睡眠好转，能早入睡但仍早醒，噩梦未作，已戒食辛辣之物，纳谷二便如常，舌脉同前。基础体温低温相。治以补肾助阳，镇心疏肝，佐以止血。方选补肾助孕方加减，处方：鹿角片（先煎）10g、紫石英（先煎）10g、菟丝子 15g、淮山药 15g、山萸肉 10g、炒丹皮 10g、白术芍各 10g、茯苓神各 10g、双钩藤（后煎）10g、青龙齿（先煎）20g、生茜草 10g、制香附 10g 等。共 14 剂，每日一剂，常规水煎，早晚饭后分服。医嘱：中药服至月经来潮停药。排卵后第 7 天行雌二醇（E2）、孕酮（P）、促黄体素（LH）及宫腔三维 B 超检查，月经来潮第 3~4 天上午空腹行性激素 8 项、甲状腺功能 7 项、血浆 D-二聚体、血小板聚集率、夫妻双方染色体核型分析、细胞免疫及封闭抗体、抗磷脂抗体等检查。

10 月 15 日，患者排卵后第 7 天，查 E2：67ng/L，P：11ng/ml，LH：2.12mIU/ml，三维 B 超：子宫内膜（EM）0.6cm，形态 C，子宫内膜容受性差。

10 月 23 日，患者月经第 3 天，LH：2.31mIU/ml、余检查均正常范围内。

按上述方法调治三个月经周期，诸症渐除，神情愉悦。经期、排卵后第 7 天复查性激素均正常。排卵后第 7 天三维 B 超提示子宫内膜厚 1.0cm，形态 B，容受性尚可。第四周期继续序贯治疗，并监测排卵指导性生活，顺利妊娠。益肾安胎治疗至孕 10 周。

随访，患者于 2018 年 9 月 25 日足月顺产 3 150g 男婴，母子平安。

按语：本例患者年至五七，有过 2 次不良妊娠流产史，外院行 2 次 IVF-ET 胚胎均未着床，为求自然受孕而就诊，诊断为继发性不孕症。就诊时月经后期、量少，B 超提示子宫内膜偏薄，容受性差。此责之多次流产导致肝肾亏虚，精血不足，冲任血海不盈，心肾不交，阴损及阳，肾阳不足，心（脑）-肾-子宫轴功能失调，诸证蜂起，必然难孕。经后以滋肾填精，养心奠基为治，使阴长至重，经前以补肾助阳，镇心疏肝为治，心肾同治，序贯治疗，调整心（脑）-肾-子宫轴的阴阳平衡，使经后期阴长至重，顺利排出卵子；经前期阳长至重，阴阳俱盛，胞宫温煦，无不孕之理。

（二）温阳化瘀，宁心止痛治疗顽固性痛经

患者任某，女，39 岁，2023 年 11 月 12 日初诊。

主诉：患者痛经 26 年，要求调理。

患者 13 岁初潮起即痛经，曾经月经不规律，2002 年、2007 年两次剖宫产，2011 年人工流产 1 次后，痛经明显加重。近几年，患者月经周期尚规律，周期 28 天左右，行经 5~7 天，经量中等，色暗，较多大血块，伴有烂肉样血块，月经第 2、3 天腹痛难忍，且进行性加重，肛门作坠，疲倦乏力，需卧床休息。经前 1 周起，患者腰酸怕冷，乳胀烦躁，入睡困难。平时偶有小腹隐痛，余无特殊不适。曾在当地多次中西药治疗，效果不佳。2023 年 3 月当地体检，B 超提示：子宫肌层回声不均，子宫腺肌病可能。左侧卵巢增大 2.3cm×3.6cm，内部见光带、细小光点，巧克力囊肿可能。妇科检查：子宫稍大无压痛，双侧附件未及明显异常。末次月经：2023 年 11 月 5 日。刻下：月经周期第 8 天，神疲乏力，带下不多，夜寐迟（24 时左右入睡），纳谷旺，二便调，舌暗有紫气，苔薄白，脉细涩。诊断：继发性痛经（肾

虚血瘀型）。治拟温阳化瘀，宁心止痛，温经止痛方加减。处方：鹿角片（先煎）10g、紫石英（先煎）10g、牡丹皮10g、丹参10g、山萸肉10g、淮山药15g、赤白芍各10g、香艾叶10g、制香附10g、粉葛根20g、延胡索10g、三棱莪术各10g、土鳖虫10g、炮姜5g、青龙齿（先煎）20g、川桂枝10g、炙黄芪30g，14剂，月经周期第16天起，服至下次月经来第3天，中晚饭后半小时内服。嘱咐患者：晚上23时前入睡；保暖，忌食生冷食物；保持心情愉悦。

2023年12月15日复诊，患者坐下后直呼"神奇！我20多年的痛经好了！"患者诉12月3日月经来潮，经量中等，没有大血块及烂肉样血块，痛经未作，并且经前腰酸怕冷，烦躁易怒均轻微，服药1周后夜寐也安。刻下：周期第15天，心情愉悦，近日带下增多，色白透明，纳谷旺，二便调，舌暗仍有紫气，苔薄白，脉细涩。仍拟温阳化瘀，宁心止痛巩固疗效，前方加肉桂3g，14剂，服药时间、服法同上。嘱咐患者，如果这次月经来潮，痛经未作，就按此方，于下次月经来潮第16天起再服14剂。

2024年3月随访，患者遵医嘱2024年1月又服上方14剂，2月、3月月经来潮痛经未作，经前诸证均未见。

按语：患者痛经始于初潮，肾气肾阳欠盛。2次剖宫产1次流产，金刃所伤，留瘀胞脉，肾虚血瘀，胞脉、胞络阻滞，不通则痛。反复交作，肾阳愈虚，瘀血愈阻，经前腰酸怕冷，经期有大血块甚至烂肉样血块。肾阳不能振奋心阳，复加瘀血阻滞，血不养心，心失所养，心气逆乱，则经前经期烦躁易怒，入睡困难。故遣方重用温肾阳之鹿角片、紫石英、肉桂、桂枝等；佐以牡丹皮、丹参、三棱、莪术、土鳖虫等破血化瘀，通经消积止痛；使以青龙齿、艾叶、香附、葛根、延胡索、牡丹皮参等宁心通脉，行气止痛。诸药合用，温肾化瘀、宁心止痛，标本兼顾，心肾同治，几十年顽疾一朝根除。

（撰稿人：周惠芳）

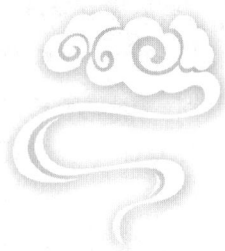

第三十一节 郭宏敏

郭宏敏（1956—），女，汉族，江苏南京人，中国致公党党员，主任中医师、教授、博士研究生导师。她曾任江苏省中医院老年科主任、江苏省中医药学会老年医学专业委员会副主任委员、中华医学会老年医学分会委员、江苏省及南京市医学会医疗事故鉴定会医疗专家和成员。她是国家中医药管理局首批中医临床优秀人才，江苏省名中医。

1983年，郭宏敏于南京中医学院中医系本科毕业；1989年获中医内科医学硕士学位，师从国医大师、著名脾胃病专家徐景藩教授；2004—2007年被确定为国家中医药管理局第一批全国优秀中医临床人才培养项目培养对象，并获优秀学员称号。她曾随中西医名家徐景藩、胡铁城、唐蜀华、方蕴春、汤粉英等研修学习，工作以来在国内外期刊发表论文40余篇，培养硕士、博士研究生30余名。她曾主持厅局级以上课题7项，获得国家级专利3项。

一、学术经验

（一）老年病的病机特点及调理

郭宏敏教授认为，老年病的病机特点是：正虚为本，累及五脏，数病并见；邪实为标，易于外感，痰瘀互见；虚实两端，兼夹而见，有主次之分。因此在老年病的治疗上当补虚适度，以防留寇，寓攻于补；攻邪治标，免伤正气，寓补于攻；攻补兼施，治标固本，扶正祛邪。郭宏敏教授擅长诊治老年"三高"（高血压、高血脂、糖尿病）、老年心脑血管疾病，运用临床验方养阴剔络方取得了较好的临床疗效；总结胡铁城教授临床经验开发了泄浊通瘀剂，治疗老年痛风及肾功能不全患者，临床推广应用疗效显著；根据老年关节寒瘀久痛的病变特点，开发了寒瘀骨痛贴运用于临床，深受老年患者欢迎，疗效确切；在胃肠疾病、便秘、失眠、亚健康状态的中医药调治、膏方运用均积累较为深厚的临床经验。

老年代谢综合征"阴虚血瘀"论诊治经验代谢综合征（MS）是以多种代谢性疾病（如胰岛素抵抗、糖代谢异常、高血压、脂代谢异常及高尿酸血症等）合并出现为特点，以胰岛素抵抗（IR）为共同病理生理基础的临床综合征。老年MS在临床上以"三高"为主要表现。郭宏敏教授注重从"阴虚血瘀"论治，取得了较好的疗效。

随着年龄的增长，老年人脏腑机能衰退。逐渐出现各种正虚邪实的病理改变，从而导致各种老年疾患。在诸多因素中，阴虚和血瘀是老年病的重要的病理基础。阴液不足，则脏腑经络失于濡养；瘀血内阻，则诸脏受累。阴虚血瘀常贯穿于病变过程的始终。

（1）阴虚与老年MS：人至老年，各脏腑功能日渐衰退，精血阴液亦渐趋枯燥，以致阴虚的发生。

《素问·阴阳应象大论》曰，"年四十，而阴气自半也，起居衰也。……年六十，阴痿，气大衰。"朱丹溪《格致余论》亦云，"人生至六十、七十以后，精血俱耗。"均表明在老年人中普遍存在精血消耗、阴液不足之象。而人体脏腑经络组织皆有赖于阴液的濡养，阴液、精血亏损而致一系列疾病的产生。若阴虚不能制约阳气，可形成阴虚内热、阴虚火旺以及阴虚阳亢等病理变化；阴虚五脏不得濡养，而见肺肾阴虚、肝肾阴虚等；阴虚不能充养气血，而致气血不足的病理改变。老年 MS 与肝肾阴虚最为密切相关。盖老人天癸已竭，肾精亏虚，阴血化源不足，必致肾阴虚。人到了老年期，肾精不足，阴液亏虚，水不涵木，肝阳上亢，则出现眩晕、头痛、急躁易怒等血压增高表现；阴亏日久，燥热内生，上蒸肺胃，则易发生糖尿病消渴病证；若肾阴不足，虚火内生，灼津炼液，变生痰、浊、瘀、脂等沉积人体，有碍全身气血的正常运行，终致老年 MS 的各种代谢障碍。

（2）血瘀与老年 MS：老年人年高体虚，血行不畅甚或滞而不行，聚而成瘀。其或阻于经脉之中，或溢于经脉之外，闭阻脉络，致成血瘀之证。《灵枢·营卫生会》曰："老者之气血衰，其肌肉枯，气道涩。"说明老年人多有气虚、气涩的病理特点。而气为血帅，气行则血行，气虚或气涩，则不能推动血液正常运行，继而形成瘀血。又肝主血，肾主水，乙癸同源。年老而肝肾不足，阴虚日久，暗耗精血，血凝成瘀；阴虚阳亢，虚火炼液，可致血稠而滞；肾精不足，水不涵木，经脉失养，血行艰涩，致脉不通而血不行；瘀血内阻，脏腑功能失调，气化失常，体内各种代谢失衡，而变生百病。如血瘀于心脉，则出现胸痹、心悸、胸痛等症；血瘀于肾脉，则出现水肿、尿浊等症；血瘀营血，可化热伤阴使上述病情加重。老年 MS 病程较长，从出现临床症状开始"瘀"就一直存在，迁延日久，则邪气深入，渐入脉络，致使脉络瘀阻不通，心脑血管靶器官损害，表现出久病入络的特点。正如叶天士在《临证指南医案》中指出，"大凡经主气，络主血，久病血瘀。""初为气结在经，久则血伤入络。"络脉阻塞又可使脏器衰败，正气亏耗，生化乏源，进而使"瘀"的程度加重，形成恶性循环。

由此可见，阴虚血瘀是老年 MS 的重要病理基础，同时这两方面因素又是相互影响的。阴虚可导致和加重血瘀，而血瘀亦可导致和加重阴虚，两者共同在老年 MS 的发生和发展中发挥了重要的作用。当然，老年 MS 的发生、发展也有其他病理因素的参与，如外感六淫、七情内伤、饮食劳逸失调以及一些病理继发产物如痰浊水饮等。这些因素亦可以引起老年 MS 血瘀证的产生，导致阴虚血瘀的病理改变。

结合老年 MS 的论治应着眼于阴虚血瘀这一病理特点，郭宏敏教授在辨证论治的基础上灵活运用养阴活血、化瘀通络等方法，进而改善各种代谢异常。阴虚、血瘀既可作为老年 MS 的病因，亦是其病理性产物而促进和加重老年 MS。养阴活血、化瘀通络为治疗老年 MS 的重要方法。基于这一点，郭宏敏教授在临床创立"养阴剔络方"，全方由天麻、钩藤、制黄精、枸杞子、生地黄、红景天、三七粉、川芎、干地龙、葛根、荷叶等药组成。方中天麻、钩藤平肝息风以止眩晕，制黄精益气养阴行血，三者共为君药，枸杞、生地滋补肝肾之阴，养阴以制阳，增液以行舟，三药合用以益气养阴扶正针对其虚以治其本；红景天、三七粉、川芎、葛根活血化瘀以畅血行，针对其瘀；荷叶升清降脂，针对其浊；干地龙清热剔络，针对其久病入络、干血之象。治瘀、化浊、剔络为祛邪治标之品。全方标本同治共成平肝息风、益气养阴、化瘀降浊、清热剔络之功，切合老年 MS 患者高龄虚损成瘀且以阴虚血瘀为主的病机特点。

（二）"固本养阴、和瘀剔络"治疗老年脑梗死的经验

脑梗死属于中医学之"中风"范畴。历史上中医对此多以"风"来论治。在唐宋前以"外风"立论，唐宋以后倡以"内风"立论，发展至明清时理论逐渐趋于成熟。郭宏敏教授认为，中风病常见于中老年人，随着年龄的增长，脏腑功能衰退，在内虚的基础上，遇有劳倦内伤、嗜食厚味、忧思恼怒等诱因，出现脏腑阴阳失调，瘀血阻滞，气血逆乱，进而直冲脑络，逐渐形成多种虚实夹杂的病理改变。故

而脑梗死病性多为本虚标实，本虚多与肝、肾相关，标实多为风、火、痰、湿及瘀血阻络所致。其中急性期以标实多见，恢复期及后遗症期则以本虚突出。

在治疗上，应当标本兼治。一是从阴虚的"本"出发，固本养阴。阴津为血液的组成部分，津液充沛可使血液流畅。补阴以制阳，且养阴方药可"增液行舟"，濡润脉道，滋养脏腑，有利血行。临床常用制黄精、生黄芪、生地、玄参、川牛膝、当归等药品。二是从瘀阻的"标"出发，和瘀剔络。尤其是虫类药物，其性善走，善于搜风，且其搜剔经络瘀血之力最强，故对于瘀积日久之干血，可用蠕动啖血之物。张仲景在瘀血重症久病之时也多用虫类药物，化瘀之品临床可用干地龙、全蝎、川芎、赤芍、桃仁、三七、红景天等。

综上所述，对脑梗死的认识，郭宏敏教授重视阴虚血瘀的病理特点，了解肝肾阴虚、瘀血内阻在疾病发生、发展及预后中起到的重要作用。治疗上重视养阴活血、化瘀通络的方法，同时兼顾抗血小板聚集、修复神经功能等治疗，可以显著改善脑梗死的症状，进而减轻并延缓疾病的发生、发展。

（三）老年脾胃病诊治经验

郭宏敏教授的老师国医大师徐景藩、名中医胡铁城均为脾胃病大家，故郭教授脾胃病治疗的学术思想也和他们一脉相承。郭宏敏教授认为，老年脾胃虚薄，功能不调，寒热夹杂，升降失司而出现多种运化失司的症状，遵从"治中焦如衡"理论，调治脾胃病，临床多用小柴胡汤合香砂六君子汤加减，可健脾和中，调理升降，运行气机，使运纳如故。慢性泄泻，多为脾虚湿盛，病区老年患者多种感染，反复使用抗生素，相关性肠炎腹泻常见，脾虚湿盛，寒热错杂，郭宏敏教授使用参苓白术散、乌梅丸合方加减创新运用，取得了很好的临床疗效。

同时，脾胃病和肠道菌群有着千丝万缕的联系。肠道菌群对于古老的中医学来讲是个全新的概念。由于牵涉到"肠道"，所以近来所做的研究多数从脾胃学说着手。肠道菌群为宿主提供免疫功能、参与机体营养物质的消化吸收及防御疾病等生理作用，它们以一定的种类、数量、比例组合，保持着一种相互依存、相互制约的关系，共同维持着机体内环境的稳定。一旦这种正常的组合遭到破坏，就会出现腹泻、纳差、便秘等胃肠不适的症状，这符合中医脾胃病症的临床表现。郭宏敏教授针对中药干预肠道菌群来调制脾胃病这一领域做了深入的研究。对比正常成年人、正常老年人以及脾胃病的老年人，其肠道菌群结构均有显著的差异特征。而以白术、茯苓为代表的健脾利湿药物被发现可以减少肠道病变的潜在致病菌，调节变形杆菌和拟杆菌等的丰度，这一发现也被郭宏敏教授广泛运用于脾胃病的治疗中。

（四）创新外用寒瘀骨痛贴

骨关节病变是老年常见病、多发病。老年骨关节病患者常见临床症状有：腰膝酸软或疼痛、眩晕、善忘、齿松发脱、肢体麻木或偏瘫、舌质紫暗、脉细数。肾为腰之府，肝血荣养四肢筋脉骨节。"七八，肝气衰，筋不能动，天癸竭，精少，肾脏衰"，肝肾阴虚，故以腰膝酸软为主症。老年气血亏虚，阳气不足则阴寒内生，脏腑经络失于温煦，故生疼痛。所谓肝肾阴虚，燥热内生，进一步煎熬津液。血液黏滞，血行艰涩，故阴虚多有血瘀，痰瘀互生，胶着难解，损伤络脉，气血失调，不通则痛，胸痹或舌络瘀曲等脉络瘀阻之症。故老年骨关节病责之于肝肾不足、寒瘀阻络，内服汤药滋补肝肾，配合贴敷散寒化瘀、通络止痛成为改善老年骨关节病的治则大法。

根据老年关节寒瘀久痛的病变特点，郭宏敏教授发明外用敷贴治疗寒瘀骨痛的中药复方，标本兼治，有温阳驱寒、活血化瘀、祛风除湿，消肿止痛之功效，外敷治疗肩周炎、颈椎病、老年性骨关节病、骨质疏松、寒性腰腿痛等，疗效确切。

二、验案分享

（一）养阴剔络法治疗高血压病案

石某某，女，78 岁，退休干部，2015 年 2 月 6 日初诊。主诉：反复头晕、头痛 20 余年，加重 3 天。现病史：患者 20 年前因情绪而发头晕、头痛，于当地医院查 BP 178/105mmHg，诊断为高血压病，规律服用缬沙坦胶囊 80mg、硝苯地平控释片 30mg，1 天 1 次。血压控制在 150~170/80~90mmHg 之间，头晕头痛改善不明显。1 年来患者感手足时有麻木，腰酸乏力，失眠烦躁、手足心热明显，未予特殊重视。近 3 天觉症状加重，前来就诊。有冠心病病史 5 年。刻诊：神清，精神一般，头晕，无视物旋转，偶有视物模糊，无黑蒙晕厥，头痛，无恶心呕吐，手足时有麻木，口干、腰酸乏力、失眠、烦躁、寐差，大便 2 日 1 行，质偏干，小便正常。舌质暗红，有瘀斑，脉弦涩。查体：BP 172/92mmHg，HR 82 次/min；心肺听诊无明显异常。神经系统检查：四肢肌力、肌张力正常，共济运动可，无锥体束体征。心电图：窦性心律；左心室高电压；STv4-v6 低平。血液检验：WBC 8.39×10⁹/L，CRP 13.0mg/L，IL-6 71.3pg/ml，IL-8 135.2pg/ml，TNF-α 82.4pg/ml。西医诊断：高血压病 2 级；冠心病。中医诊断：眩晕，阴虚阳亢夹瘀。治法：平肝息风，益气养阴，活血通络。处方：制黄精 20g，天麻 15g，钩藤（后下）15g，生地黄 12g，玄参 15g，川芎 10g，红景天 20g，葛根 20g，枸杞子 15g，三七粉（冲服）5g，地龙 10g，瓜蒌仁 10g，酸枣仁 20g，柏子仁 15g，煅龙骨、煅牡蛎各 20g。7 剂，水煎服，每日 1 剂，早晚分服。

2015 年 2 月 13 日二诊，患者头晕、头痛较前改善，仍觉手足麻木、腰酸乏力明显，复查指标：WBC 7.90×10⁹/L，CRP 9.00mg/L，IL-6 52.3pg/ml，IL-8 110.9pg/ml，TNF-α 60.9pg/ml，原方加用白蒺藜 15g，杜仲 15g，怀牛膝 10g，继服 7 剂。药后手足麻木感、腰酸乏力症状明显好转。

2015 年 2 月 20 日三诊，患者诸症好转，但视物稍模糊，复查指标：WBC 6.90×10⁹/L，CRP 6.5mg/L，IL-6 45.7pg/ml，IL-8 23pg/ml，TNF-α 23.4pg/ml，加用菊花 10g，枸杞加量至 20g。三诊后患者头晕头痛症状基本缓解，随访血压平稳。

按语：该患者年近八旬，形体瘦削，中年以后工作劳累，罹患此病，出现头晕、头痛、踩棉花感、烦躁等久劳致阴虚阳亢、肝阳化火之症；日久耗伤肾阴，阴虚则致血瘀，则出现手足麻木、舌暗红、有瘀斑。治以天麻、钩藤、龙骨、牡蛎平肝息风潜阳；地黄、枸杞子、制黄精养肝肾之阴；酸枣仁、柏子仁安神；三七粉、川芎、地龙、红景天活血通络；并随症适当配以杜仲、怀牛膝等补肾之品，共奏平肝息风、益气养阴、活血通络之功。血瘀所致高血压病，历代医家多有论述，如南宋杨士瀛首倡血瘀眩晕之说，在其论著《仁斋直指方中》中写道，"瘀滞不行，皆能眩晕"；唐容川《血证论·瘀血》中也有"瘀血攻心，心痛头晕，神气昏迷，不省人事"的论述。郭宏敏教授认为血瘀之病因，寒邪、热邪、痰湿、外伤均可导致血瘀的形成。高血压病多有肝肾阴虚之症，《读医随笔》云，"阴虚必血滞"，可形成阴虚血瘀证；由此说来，血瘀是高血压病重要病理因素，早期因情志不调而致气滞血瘀，后期因热邪伤阴而致阴虚血瘀，晚期气阴皆虚，气不帅血而致气虚血瘀、阳虚血凝，产生瘀血后作为致病因素又可使病情进一步加重。

（二）养阴活血法治疗脑梗死案

黄某，女，82 岁，离休干部，2014 年 2 月 12 日初诊。患者 3 个月前无明显诱因突然出现左侧肢体活动不利伴行走不稳，头晕，言语謇涩，时测血压 200/100mmHg，被家人送至我院门诊，查头颅 CT 示：右侧脑干梗死。经西医对症治疗后，现遗留有左侧肢体活动不利，头晕目眩，心烦不寐，全身乏力，手足麻木，性情急躁易怒，纳食一般，眠差，大便秘结，小便色黄。伸舌右偏，舌质红少津，舌苔黄而干，脉弦数。四诊合参，辨证为阴虚动风证。治以固本养阴、平肝息风。方选养阴剔络方合镇肝熄风汤加减。处方：制黄精 20g、怀牛膝 10g、生地 12g、玄参 15g、川芎 10g、红景天 20g、葛根 20g、枸杞 15g、三七粉（冲服）5g、地龙 10g、荷叶 20g、黄芩 10g、黄连 3g、火麻仁 10g。7 剂，水煎服，每日 1 剂，早晚分服。

2014 年 2 月 19 日二诊，患者烦躁较前明显好转，头晕无明显改善，左侧肢体活动不利，可用助行器辅助行走 200 步左右，言语含糊，大便易解，乏力好转，但食欲减退，纳食减少，口干苦，伸舌僵硬右偏，舌质暗红，苔黄而干，脉弦细。原方加天麻 10g、炒谷芽 15g、炒麦芽 15g、焦山楂 10g、焦六神曲 10g，继服 7 剂。

2014 年 2 月 26 日三诊，患者烦躁不显，头晕较前改善，言语较前清晰，手足麻木，左侧肢体活动不利好转，使用助行器辅助行走可有 500 步，伸舌右偏，舌质较前变软，纳食正常，大便易解，小便清晰，睡眠一般，时有惊醒，舌干红，苔薄黄，脉弦细。原方去黄连、火麻仁，加夜交藤 15g、酸枣仁 10g，继服 14 剂，巩固疗效。

按语：朱丹溪《格致余论·养老论》，"人生至六十、七十以后，精血俱耗，平居无事，已有热证。"即人到老年，精气亏损，天癸衰竭，而乙癸同源，肾精不足，水不涵木，阴虚无以制阳，形成肝肾阴虚之象，造成阴虚内热，肝阳上亢。阴液不足，而致血脉空虚。阴阳失衡，气血失和，清阳失荣，精血无法上乘于脑，而发为中风病。《黄帝内经》曰，"年逾四十，阴气自半"，"八八，天癸竭，肾脏衰"，说明老年人往往会出现精血亏耗的病理基础，久而久之发为阴虚。津亏不足，脉道失于濡润，脏腑失于滋养，无以运血而致血行瘀滞，故治疗上从阴虚出发，养阴即为固本养阴，阴津为血液的组成部分，津液充沛可使血液流畅。"壮水之主，以制阳光"，补阴以制阳，且养阴方药可"增液行舟"，濡润脉道，滋养脏腑，有利血行。

患者为老年女性，根据老年人的生理病理特点，人至老年，脏腑功能逐渐衰退，表现出肝肾亏虚之象，结合患者舌红少津、苔黄而干之舌脉象，郭宏敏教授认为，本病病机为肝肾阴虚，无以制阳，风阳上扰清窍，证属"阴虚风动证"，治疗上予黄精益气养阴，枸杞、生地养肝肾之阴，三药共用扶正以治其本。针对其热，用黄芩、黄连以清热泻火，火麻仁润肠通便，再配伍以活血化瘀之品，服药 7 剂后患者阴虚之热象减退，但出现纳食减少等脾运不健之变，法随症变，在固本养阴，平肝息风的基础上加入健脾和胃之药以复脾运。继服 7 剂后患者症状明显改善，故去清热之药以防苦寒败胃，再辅以安神之品养心安神。治疗近 1 个月，患者精神逐渐好转，患者肢体肌力逐渐恢复，言语表达较初诊时清晰流利，病情稳定。

（撰稿人：倪永骋）

第三十二节　黄亚博

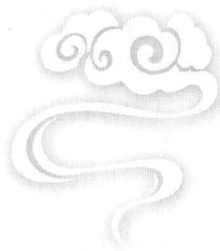

　　黄亚博（1960—），男，江苏常州人，主任中医师，教授。2001—2023 年，他担任江苏省中医药学会、江苏省中西医结合学会副会长兼秘书长；2011—2022 年任江苏省中医药发展研究中心主任；现任江苏省中西医结合学会常务副会长，中国科技核心期刊《江苏中医药》杂志主编，江苏省中医院名医堂专家，兼任中华中医药学会和中国中西医结合学会常务理事，中华中医药学会学术委员会委员和膏方分会副主任委员，江苏省中医药学会膏方研究专业委员会主任委员。

　　1983 年，黄亚博毕业于南京中医药大学，从事中医药学术和临床研究 40 余年，深得周仲瑛国医大师、徐景藩国医大师等中医大家学术真传。他曾在《江苏中医药》编辑部工作 30 余年，历任主任、副主编、常务主编。

　　黄亚博教授传承吴门医派、孟河医派学术精髓，博采众家之长，擅长中医药治疗脾胃病、中医体质调理和亚健康膏方调理。围绕中医药传承创新发展等热点，他主持了《新世纪江苏省中医药学科发展报告》《江苏省中医药发展研究中心综合报告》《江苏国医大师文集》等研究及著作的出版工作。作为主要负责人，他在全国率先制定了《中医膏方临床运用与制备工艺规范》地方标准，为促进中医药学术发展作出了重要贡献。

　　1995 年，黄亚博教授被国家中医药管理局评为全国中医药优秀宣传工作者；2006、2011 年连续两届被中国科学技术协会评为全国先进工作者；2011 年获中国中西医结合学会中西医结合贡献奖；2012 年获江苏省五一劳动奖章；2017 年被评为全国卫生系统先进工作者；2020 年被评为江苏省名中医。

一、学术经验

（一）强调阴阳气血平衡，临证注重三辨

　　黄亚博教授特别强调阴阳气血的平衡，倡导"平和"的学术思想，将该思想广泛运用于各种疑难杂症的辨治中。尤其是对脾胃系疾病，所谓"治中焦如衡，非平不安"，中正平和的思维贯穿于脾胃系疾病的整个诊疗过程，黄亚博教授认为脾胃具有协调阴阳的作用，尤其应纠偏维衡。脾主升，胃主降，维持升降的平衡是治疗的关键；补益气血的根本在于调治脾胃，而气血运行的关键也在于调治脾胃。

　　"三辨"即辨体质、辨病、辨证。黄亚博教授认为体质是反映人体形态结构、心理活动、生理功能特征的综合表现形式，与人体脏腑气血运行和功能活动密切相关。因此，即使是同样的疾病在不同体质的患者身上，表现也各不相同，故临证当通过探求其体质差异来指导治疗，以达到"治病求本"的目

的。"辨病"是以"病"为主体，关注整个疾病发生发展的病理特点，对疾病发展过程具有高度的认识，在诊疗过程中需要识别各个阶段的病理特点，有助于对疾病各个阶段实行针对性治疗，而"辨证论治"是最具中医特色的一种诊疗模式，故"三辨"结合为提高临床疗效提供了重要的诊疗思路与方法。

（二）推崇传统经典名方，善用对药角药

黄亚博教授认为传统经典名方是中医药在长期临床实践中凝练而成，是中医药伟大宝库中的精华，是历代名医大家临床经验的总结，更是中药方剂的杰出代表，具有重要的应用价值及指导意义。对药、角药通常来源于这些经典名方，或名家名方中的一些经典配伍，这些核心的药物组合在临床的反复应用中，展现出了相对稳定的疗效，药物之间一般存在协同增效、互制偏性、增效减毒等相互关系。黄亚博认为，对药、角药不光是临证组方的重要方法，也是调整人体平衡、缓解疾病状态的重要形式，所谓"道生一，一生二，二生三，三生万物"，"二""三"在传统文化中具有重要内涵。"二"通常代表事物的两面性，在中医中主要物化为"阴""阳"二象，受这种传统文化的影响，在运用药物调整阴阳失衡状态时，药物组成通常成对出现；而角药是将三味中药联合配伍，三者之间常常存在着相须相畏，或相反相成，或协同相辅的关系，寓有"三足鼎立，互为犄角"之意。相较而言，角药比对药更为复杂一些。对药、角药作为复方中一种相对固定的单元，不仅组合简单，疗效确切，同时也具备了基本的配伍特点，使临证处方更具法度。

（三）主张中西医学融合，发挥协同优势

中西医分属于不同的医学体系，在医疗模式、诊疗思维、治疗方法等方面存在较大的差异。黄亚博教授认为，中西医要实现结合，必须突破自身发展的局限性，优势互补，才能进一步实现真正意义上的相互交融，尤其在脾胃系疾病的诊疗过程中，中西医结合大有可为。比如消化内镜的飞速发展，让脾胃科医师能够直接观察到脏腑的内在表现，这使得中医诊断学从传统的"司外揣内"切换到了"内外合参"的新模式，内镜观察作为"望诊的延伸"，正在不断丰富传统的诊断体系。如幽门螺杆菌感染状态，内镜下表现为"红、肿、热"；又如慢性萎缩性胃炎，黏膜相为"白、萎、淡"。对于内镜观察到的黏膜相改变，可以参考"五色主病""虚实辨证"的一些原理来理解，对内镜收集到的信息进行微观的辨证可能为以传统四诊得出的宏观辨证带来有益补充，宏观-微观相结合的诊疗模式，是未来中西医结合脾胃病的一个重要发展方向。

（四）注重膏方特色研究，倡导规范应用

膏方是中医传统的药物剂型之一，尤其是内服膏剂具有体积小、含药量高、口味润滑、服用方便、特色明显、疗效肯定的特点。黄亚博教授对膏方的临床应用颇有心得，认为膏方具有"未病先防，既病防变，瘥后防复"的作用，是中医药"治未病"的重要手段。苏派膏方由于地域和风俗等因素，逐渐形成了自身的特色，①重视四诊合参，辨证立法；②注重体质差异，因人施治；③调和气血阴阳，以平为期；④调节脾胃气机，以运为补；⑤用药通补兼施，动静结合；⑥遵循因时制宜，四季化裁。黄亚博教授认为膏方应用的关键是对适宜人群的识别、疾病状态的判断、证候变化的分析，实际也是将辨体质、辨病、辨证三个体系的有机整合，通过药物的阴阳属性来调理人体阴阳偏盛偏衰的状态，从而达到"以平为期"的目的。基于以上认识，黄亚博牵头组织江苏省相关专家制定了《江苏中医膏方临床应用专家共识》，总结了膏方应用的基本原则，明确了膏滋制方的基本要求。该共识不仅将长期的临床实践上升到理论高度，同时也为膏方的规范应用提供了参考，推动了苏派膏方的传承与发展，获得业界的广泛认可。

二、验案分享

（一）理气调血、健脾和胃法治疗胃脘痛案

蒋某，男，46 岁，2023 年 2 月 23 日初诊。主诉：胃脘隐痛间作 10 余年。患者 10 年前自觉胃脘部不适明显，疼痛隐隐，时而刺痛，进食、饱餐后明显，口腔溃疡反复，自觉时有口干口苦，夜寐易醒，纳食尚可，大便溏软，日行 1~2 次。胃镜及组织病理检查示：慢性浅表性胃炎（活动期）；腹部 B 超检查未见明显异常。舌尖稍红，苔薄腻微黄，脉细弦。诊断：胃脘痛（脾胃虚弱，气滞血瘀）。治以理气调血，健脾和胃为主，予四君三仙和胃方化裁。处方：太子参 15g，丹参 15g，炒白术 10g，茯苓 15g，陈皮 10g，炒枳壳 10g，佛手 10g，炒白芍 15g，炒薏苡仁 30g，白花蛇舌草 15g，蒲公英 15g，焦三仙各 15g，砂仁 3g，甘草 5g。14 剂，每日 1 剂，水煎，早、晚分服。

2023 年 3 月 15 日二诊，患者胃脘疼痛明显好转，大便转调，近来口腔溃疡未作。舌脉如前，效不更方，守法继进。上方去白花蛇舌草，蒲公英加至 30g，加九香虫 10g，莲子心 5g，白残花 5g，14 剂。每日 1 剂，水煎，早晚分服。

随访，服上药后，患者诸症缓解，胃脘疼痛未作，纳食渐香，二便转调。

按语：胃脘痛证候多端，但其发病与气血运行密切相关。患者病程已达 10 年之久，胃脘隐痛明显，时而刺痛，乃多因杂合致脾胃虚弱，气滞血瘀，气血同病。脾胃为气机枢纽，胃为多气多血之腑，胃病必影响气血运行。其初期在气，继而气病及血，病久则虚瘀并见。四诊合参，当属脾胃虚弱、气滞血瘀，治拟理气调血、健脾和胃之法，以四君三仙和胃方为主方加减化裁，酌加砂仁、佛手理气和胃止痛，患者大便溏软，酌加炒薏仁健脾利湿，再以蒲公英配白花蛇舌草共清胃腑之热。二诊患者胃脘疼痛明显好转，大便转调，效不更方，守法继进，加九香虫、白残花顺气和胃止痛以巩固疗效，莲子心以清心火。服药后，患者症状均告缓解。本案针对患者胃脘痛气血同病的特点，施以理气调血、健脾和胃之法，兼顾夹杂证候，在四君三仙和胃方基础上化裁用药，取得明显疗效。

四君三仙和胃方为黄亚博治疗胃脘痛经验方，基本药物为党参 10g，丹参 10g，白术 10g，茯苓 10g，陈皮 10g，枳壳 10g，白芍 15g，白花蛇舌草 15g，甘草 6g，焦三仙各 15g。本方由四君子汤、异功散、枳术丸、芍药甘草汤等配以丹参、白花蛇舌草、焦三仙合成。四君子汤、异功散、枳术丸、芍药甘草汤均为经典名方，具有益气健脾、理气和胃、化湿消食、解痉止痛等功效，配以丹参活血祛瘀止痛，"丹参一味，功同四物"，为胃病气血同病之证常用之药；而白花蛇舌草能解毒、利湿，现代药理研究证实其有抑制幽门螺杆菌（HP）、修复胃黏膜、抑制和逆转肠上皮化生等作用；更配焦三仙运脾醒胃、行气消食。诸药合用，共奏理气调血、健脾和胃之功。

临床使用可灵活化裁调整。寒热难辨者党参易太子参 15g，口干舌燥者易北沙参 20g，大便干结者易玄参 30g；大便溏软者用炒白术 10g，大便干结者用生白术 30g，湿气重者可将白术易苍术或苍白术共用；睡眠欠佳者可去茯苓改用茯神 15g，兼有舌疮或夹胃肠湿热者改用土茯苓 30g；甘草一般炙用，伴恶心呕吐者减量至 3g。若气滞甚者加木香、砂仁；胀满甚者加半夏、厚朴、紫苏梗；胀痛甚者加延胡索、九香虫；血瘀刺痛甚者加莪术、五灵脂、蒲黄；寒凝冷痛者加高良姜、香附；脾胃虚寒者加桂枝、干姜；腹痛便秘者枳壳易枳实，加大黄、莱菔子；大便溏薄者加炒薏苡仁、怀山药；郁闷不舒者加绿萼梅、佛手；气虚甚者加黄芪，重党参；气血两虚者加当归，重芍药；反酸烧心者加黄连、吴茱萸、海螵蛸；烧心嘈杂者加半夏、黄芩、黄连；HP 阳性者加黄连、大黄，重丹参、白花蛇舌草。

（二）增液润燥、行气通便治疗顽固性便秘案

陈某，女，42岁，2023年10月26日初诊。主诉：大便秘结10余年。患者大便干结10余年，燥如羊屎，4~5日甚则1周一行，常需药物通便辅助排便，屡用益生菌、小麦纤维素及通下、攻下法未获全效。3年前胃肠镜未见明显异常。舌质红，苔薄少，脉细。诊断：便秘病（津亏肠燥，脾虚气滞证）。治以增液润燥、行气通便，予润下通便方化裁。处方：玄参30g，生地黄15g，生白术30g，炒枳实10g，炒火麻仁15g，全瓜蒌30g，炒莱菔子15g，桔梗10g，当归15g，炒白芍15g，酒女贞子15g，桑葚子15g。14剂，每日1剂，水煎，早、晚分服。

2023年11月23日二诊，患者药后大便明显顺畅，1~2日一行，但停药后仍有反复。舌脉如前，原法继进。上方生白术加至45g，炒枳实加至12g，生地黄加至30g，加制首乌15g。14剂，每日1剂，水煎，早晚分服。

随访，服上药后，大便顺畅，每日晨起排便一次，色黄质软，心情愉悦，停药后随访未再反复。

按语：肠腑以通为用，肠道传导功能失司是便秘的发生机制，临床常以"通法"调治，多可获效。本例患者便秘长达10余年，使用通腑泄浊药物可短期获效，但停药后常有复发，究其原因，是脾运不健，津亏肠燥，影响大肠传导功能。清代名医吴鞠通首创增液行舟法，认为便秘是阴亏液涸的半虚半实之证，承气汤之类并不完全适用，创制"增液汤"，受后世推崇，妙在寓泻于补，既可攻实，又可防虚。本例患者舌质红，苔薄少，脉细，均为阴虚津亏之象。取润下通便方化裁，酌加女贞子、桑葚子，加强滋阴之力；加当归、炒白芍，养阴润肠；取桔梗代替杏仁，均为宣提肺气之意，因肺与大肠相表里，"提壶揭盖"开肺气则肠腑可通。二诊患者较前明显好转，停药后仍有反复，矢已中鹄，遂加大生白术、枳实及生地黄剂量，增加健脾行气养阴之力，另加制首乌辅助养阴通便，再进14剂，排便逐渐顺畅，在润下通便方基础上化裁用药，取得明显疗效。

润下通便方为黄亚博治疗便秘经验方，基本药物为玄参30g，生地黄30g，生白术30~60g，枳实10~15g，火麻仁20g，全瓜蒌30g，莱菔子20g，杏仁10g。本方由经典名方增液汤、枳术丸和麻子仁丸合方化裁而成。方中重用玄参、生地黄养阴清热，益胃生津以"增液行舟"，重用生白术补气运脾，润燥通便又不致泻；枳实、莱菔子理气宽中，调和气机；火麻仁、瓜蒌、杏仁宣通肺气，润肠通便。诸药联用，共奏增液润燥、行气导滞、启上通下之功。临证若兼肝郁气滞者，加生白芍、香附、郁金；兼血虚肠燥者，加当归、熟地黄、麦冬；气虚乏力，排便困难者，加生黄芪、太子参；脘腹疼痛者加生白芍、炙甘草；大便硬结难解者，加郁李仁、芒硝；大便溏滞，解而不尽者，加大黄炭、焦槟榔；久病多瘀、舌下静脉曲张者，加桃仁、丹参、制大黄。

（三）膏方综合调理案

陈某，女，45岁，2022年11月2日初诊。主诉：畏寒乏力10多年，平素自觉畏寒怕冷，四肢不温，汗出较少，神疲乏力，精神不振，胃脘时胀，纳食欠馨，夜寐易醒，大便偏溏，日行1~2次，夜尿2~3次，时有肛门坠胀，月经量少，色偏暗，夹杂少量血块，后期5~7天。舌暗淡，苔薄，脉细。血压、血糖、血脂正常。诊断：虚劳病（脾肾阳虚，气血失调）。治以温补脾肾，调理气血。予膏方综合调理。处方：生炙黄芪各150g，炒白术150g，党参150g，茯苓150g，熟地黄150g，酒萸肉150g，生山药150g，牡丹皮100g，丹参150g，当归150g，炒白芍150g，川芎150g，醋柴胡100g，炒枳壳100g，黄芩100g，法半夏150g，女贞子150g，枸杞子150g，桑葚子150g，酒黄精150g，杜仲150g，沙苑子150g，巴戟肉150g，煅龙牡各150g，肉桂60g，干石斛150g，醋香附150g，郁金150g，仙鹤草150g，陈皮100g，砂仁30g，木香100g，焦三仙各150g，大枣250g，莲子肉250g，核桃仁250g，东阿阿胶

（烊化）100g，鹿角胶（烊化）150g，龟甲胶（烊化）150g，红参（另煎）100g，蛤蚧2对，紫河车粉100g，黄酒500ml，冰糖250g，饴糖250g。医院制剂中心制膏。每日早晚各一汤匙（约20g）开水冲服。

2023年11月9日复诊，患者诉服上述膏方后，近年来畏寒乏力明显改善，精神转振，心情愉悦，纳谷可，要求继续膏方调理。

按语：虚劳又称"虚损""五劳""六极""七伤"，以脏腑亏损，气血阴阳不足为主要病机。内服膏方在治疗虚劳方面有一定的特色和优势，用药和缓而持久，调畅气血，调养脾胃，对于疾病的恢复十分重要。本案患者病程已达10年之久，病情缠绵，久病多虚，且以畏寒肢冷为主要症状，从体质的角度应辨为阳虚质；伴有汗出较少，神疲乏力，精神不振，乃气虚及阳之象；胃脘时胀，纳食欠馨是脾胃功能减弱的表现；夜尿频频，月经量少色暗，夹杂少量血块提示肾阳不足无力温煦推动，瘀血渐成。四诊合参当属虚劳病（脾肾阳虚，气血失调），治以温补脾肾，调理气血，方中右归丸为君方，壮火之主、阴中求阳以温煦脾肾；臣以东垣圣愈汤调和气血，再合柴胡加龙牡汤和解枢机，调和阴阳；方中加入红参、蛤蚧、紫河车加强温肾培元之效，同时以阿胶、鹿角胶、龟甲胶等辅料收膏，血肉有情之品不仅可鼓舞气血生长，也可助膏成型；又因"脾胃为生死之大关"，最后佐以香砂六君丸稳固中焦，运补同施以防滋腻碍运，既可以减少膏方的滋腻性，又可提高药物吸收率，顾护脾胃，再以冰糖、饴糖等增加口感。诸方相合，从阴阳、气血、脏腑多个角度针对性调理，复法制方，终达缓补建功，匡扶正气，气血阴阳平调之效。

（撰稿人：张晓龙）

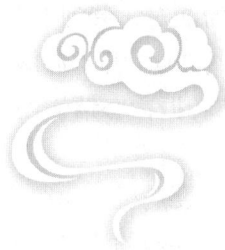

第三十三节　盛梅笑

盛梅笑（1964—），女，江苏南京人，主任中医师，教授，博士研究生导师。2004 年至 2019 年，她担任江苏省中医院肾科副主任，现任江苏省中医药学会肾病专业委员会主任委员，中华中医药学会肾病分会常务委员，中国民族医药学会肾病分会常务理事，中国老年学和老年医学学会保健康复分会副主任委员，中国康复医学会肾脏病专业委员会委员。

1981 年至 1986 年，盛梅笑就读于南京中医学院中医系。毕业后，她在江苏省中医院工作。1999 年至 2000 年，她在北京大学第一医院肾脏病研究所全国肾脏病高级医师研修班学习；2001 年至 2004 年，她在职攻读南京中医药大学中医内科学博士学位，其导师是金实教授。随后，她入选国家中医药管理局第二批全国优秀中医临床人才项目，跟随周仲瑛教授、邹燕勤教授、龚丽娟教授等学习。

盛梅笑擅长中西医结合治疗慢性肾炎、肾病综合征、狼疮性肾炎、紫癜性肾炎、糖尿病肾病、急慢性尿路感染、急慢性肾功能衰竭等专科疾病。她曾主持国家自然科学基金 5 项、国家"十一五"科技支撑计划项目 1 项、省部级课题 10 余项；其在国内外学术期刊上发表专业论文 150 余篇，SCI 收录论文 20 余篇；主编及参编学术著作 9 部；国家发明专利 1 项；培养硕士、博士研究生 70 余名。她曾获江苏省科学技术进步奖二等奖、三等奖，南京市科学技术进步奖三等奖，中华中医药学会科学技术奖三等奖等。2004 年，她获"江苏省优秀青年中医药工作者"称号，她被评为第一、二批江苏省中医药领军人才，第二、三批江苏省中医院第一层次高峰人才，2019 年获评为江苏省名中医。

一、学术经验

（一）提出益肾清利法联合低剂量雷公藤多苷片的方案提高慢性肾炎蛋白尿疗效

基于"湿热伤肾"理论，盛梅笑教授提出"肾虚湿热"是慢性肾炎蛋白尿的核心病机，湿热蕴滞肾络，肾失封藏，精微下泄是肾炎蛋白尿产生的主要病理基础，湿热贯穿于慢性肾炎病程始终，"湿热"既是病因，也是病理产物，湿热蕴毒，稽留肾络则疾病迁延难愈，益肾清利法是慢性肾炎蛋白尿的基本治则。盛梅笑教授经过多年临床实践，采用益肾清利法，并不断优化形成治疗慢性肾炎蛋白尿基本处方：生黄芪 30g，金樱子 15g，杜仲 15g，藤梨根 20g，石韦 30g，穿山龙 30g，制僵蚕 15g，全蝎 4g，当归 10g，积雪草 20g。方中生黄芪生用走表，补气利水消肿，金樱子益肾固精，合为君药；杜仲补益肾气，石韦、藤梨根、积雪草清利湿热，为臣药；制僵蚕、全蝎搜剔经络，当归养血活血，穿山龙祛风胜湿、活血通络，为佐使药。全方共奏益肾健脾、清利和络之功。气虚面浮肢肿、舌质淡胖者，黄芪用量增至 40g，酌加车前子、汉防己、茯苓皮、玉米须、葫芦瓢等品；低蛋白血症者，加黑豆衣 15~30g；脾虚便溏者，加炒白术、茯苓、芡实；肾虚腰膝酸软者，加川续断、寄生、山萸肉；肺气虚易感冒者，加白术、防风；血尿者，酌加小蓟、牡丹皮、藕节炭、蒲黄炭、三七粉。雷公藤为卫矛科植物雷公藤的根，性味苦、寒，功效祛风除湿、活血通络、消肿止痛、杀虫解毒，属清利药范畴。20世纪80年代，江苏省中医院肾科将其应用于慢性肾炎的治疗，目前该药已被证实具有良好的降低肾炎蛋白尿的作用，广泛用于治疗多种原发和继发性肾小球疾病，其减少蛋白尿的机制在于抑制免疫、抗炎症反应、保护和修复肾小球基底膜电荷屏障及机械屏障、抑制足细胞凋亡，但该药同时可引起肝脏损害、骨髓抑制等不良反应。鉴于此，盛梅笑教授创新性提出益肾清利法联合低剂量雷公藤多苷片长期治疗慢性肾炎蛋白尿的方案，以协同增效、减少雷公藤治疗的不良反应，在国家"十一五"科技支撑计划项目资助下，随机对照试验结果表明，该方案治疗慢性肾炎蛋白尿的有效率为82.83%，优于对照组，获得同行认可。

（二）应用益肾和络泄浊法延缓慢性肾衰疾病进展

慢性肾脏病进展至肾功能不全阶段，中医病机特点为脾肾亏虚，湿浊瘀阻。脾主运化，肾司开阖，脾肾亏虚，则清阳不升，浊阴不降，清浊相干，致水湿停聚，酿生湿浊，久病入络，瘀血内阻，愈虚愈实，三焦气化功能障碍，浊瘀溺毒肆虐，步入劳损之途。治当益肾健脾，和络泄浊，基本处方：生黄芪30g，党参12g，茯苓12g，杜仲20g，六月雪30g，积雪草20g，生槐米15g，紫苏叶12g，茵陈30g，失笑散30g，鬼箭羽15g，莪术12g，当归10g。湿浊中阻，胃失和降，症见恶心呕吐、不思纳谷、舌苔黄腻者，去黄芪、党参，加黄连、厚朴、苍术、姜半夏、石菖蒲；腑气不通，大便秘结者，加制大黄、枳实；水不涵木，肝阳上亢，症见头晕头痛、舌质暗红者，去黄芪、党参，加太子参、白蒺藜、怀牛膝、钩藤、天麻、泽泻；水泛肌肤，面浮肢肿者，加车前子、玉米须、葫芦瓢；水凌心肺，胸闷气喘者，加葶苈子、苏子、瓜蒌皮、红景天、丹参；肾虚夜尿清长、腰酸、疲乏者，加川续断、桑寄生、菟丝子、益智仁；畏寒肢冷者，加淫羊藿。临床诊治中，尚应结合辨病重视血压、血糖、血尿酸等伴发疾病的管理，以及肾衰竭并发症如代谢性酸中毒、高钾血症、钙磷紊乱、继发性甲状旁腺功能亢进、贫血的管理，积极纠正可能导致肾功能恶化的可逆因素，防治各种感染，加强饮食宣教，提高患者接受治疗的依从性。

（三）"甘缓调脾"改善透析患者生存质量

慢性肾脏病患者进入透析阶段，改善其生存质量是治疗的主要目标之一。营养不良、微炎症状态是透析患者生存质量低下和预后不良的重要因素，两者互为因果，相互促进，常伴随发生，因此被定义为营养不良-炎症综合征，与透析过程中营养素丢失、尿毒症毒素和炎症因子清除下降、蛋白质分解代谢增加等因素有关。从中医角度认识，其病机以脾肾亏虚为本，浊毒瘀阻为标。《黄帝内经》曰："五味入胃，各归所喜……甘先入脾"。《脾胃论》："甘温以补其中，而升其阳，脾主升，脾以升为健，故补脾必用甘味"。《医醇剩义》："所谓胃宜降则和者，非用辛开苦降，亦非苦寒竣下以损胃气，不过甘平或甘凉补润，以养胃阴，则津液来复，使之通降而已矣"。脾胃为元气之本，是水谷运化、气机升降之枢纽，"甘缓调脾"是指甘味入脾，用药和缓，平淡为法，以甘缓之品健脾助运，培补肾元，使脏气复，则浊瘀之邪无以稽留。基于此，盛梅笑教授提出健脾助运、补肾活血的治则治法，自拟运脾强肾方，方药组成：生黄芪20g，党参12g，白术10g，茯苓10g，炒麦芽30g，炙鸡内金10g，杜仲10g，菟丝子10g，积雪草15g，千年健10g，鹿衔草15g。方中黄芪、党参、白术、茯苓益气健脾渗湿；炒麦芽、炙鸡金消食健胃和中；杜仲、菟丝子温润补肾；鹿衔草、千年健强筋壮骨，活血通络；积雪草活血解毒。考虑到透析患者无尿，需要限制液体摄入的实际情况，故将药物制作成浸膏剂型。经随机对照临床研究证实，该方能减轻透析相关症状负担，提高肌肉质量，改善患者营养状态，促进透析患者功能康复。

（四）"气虚瘀毒"立论探索腹膜透析相关腹膜纤维化的中医药治疗

腹膜透析（PD）作为终末期肾病患者肾脏替代治疗的主要方式，能够保护患者残肾功能、提高患者生存质量，且可居家完成，并具有良好的卫生经济学优势。但是与血液透析相比，生存率相对低下。腹膜纤维化（PF）导致的腹膜功能丧失和超滤衰竭是导致PD退出治疗的主要原因。盛梅笑教授课题组根据中药黄芪的药理学特点，在国内率先开展了黄芪对高腹膜转运持续不卧床PD患者超滤功能影响的研究（国家中医药管理局中医药科学技术专项，No.02-03LP29），结果发现，腹膜透析液中加入黄芪注射液可以增加透析超滤量，提高腹膜对溶质的清除。在上述临床研究的基础上，盛梅笑教授课题组进一步开展了黄芪注射液对高通透性PD大鼠透析效能及腹膜结构影响的实验研究工作（江苏省中医药领军人才项目，No.LJ200904），观察黄芪对腹膜间皮细胞（PMCs）及跨细胞水转运蛋白的保护和调节作用，探讨黄芪改善PD效能的机制，并进一步在多项国家自然科学基金资助下以"气虚瘀毒"立论分别探索黄芪、积雪草、川芎抗腹膜纤维化的机制，创新性发现黄芪抗腹膜纤维化的深层机制主要包括：①信号转导：调节转化生长因子-β1（TGF-β1）诱导的Smads、Wnt/β-连环蛋白（Wnt/β-catenin）、蛋白激酶B（Akt）信号通路阻抑PMCs间皮-间充质转化（MMT）；减轻活性氧（ROS）蓄积诱导的Smad2/3磷酸化，改善PMCs氧化应激及MMT。②细胞通讯：调控巨噬细胞源外泌体miR-204-5p靶向作用于PMCs，抑制Foxc1/β-catenin信号，减轻腹膜炎症与MMT；调控PMCs外泌体miR-27a-3p靶向抑制肌生成抑制蛋白（myostatin）表达，减少腹膜蛋白质分解代谢，拮抗PF。③表观修饰：下调DNA甲基转移酶3A（Dnmt3a）参与DNA甲基化途径，发挥DNA结合抑制因子2（ID2）启动子去甲基化作用，介导Akt信号抑制Smads通路，阻抑PMCs的MMT。同时，研究还表明积雪草苷可通过调控TGF-β1/PDGFR-β信号转导，阻抑腹膜血管周细胞转分化，发挥改善PF的作用；通过激活核因子E2相关因子2（Nrf2）抑制TGF-β1诱导的PMCs的MMT和ROS的产生，改善PF。川芎嗪通过抑制Yes相关蛋白（YAP）核转移，调节下游促血管生成因子，减少血管内皮生长因子受体（VEGFR）从高尔基体到细胞膜表面的运输，进而抑制其下游信号转导，阻抑腹膜血管新生及纤维化。

二、验案分享

（一）肾炎肾虚湿热案

许某某，44岁，女性，初诊日期：2023年9月6日。

患者2018年4月因眼睑、双下肢水肿诊断为"肾病综合征"，当地医院予足量激素治疗，尿蛋白转阴，1年后停服，病情稳定。2023年8月患者发热咳嗽，尿有泡沫，9月6日患者于江苏省中医院查尿常规：尿蛋白（+），隐血（+），红细胞计数17个/μl，尿比重1.008；24小时尿蛋白定量2 587mg。刻诊：双下肢轻度水肿，傍晚加重，尿有泡沫，咳嗽时作，纳寐好，舌质暗红，苔薄黄腻，脉象细。西医诊断：慢性肾炎；气管炎。中医诊断：水肿（肾虚湿热证）；咳嗽（痰热蕴肺）。治以清肺化痰，利湿和络，佐以补益肾元。处方：蜜桑白皮15g，桑叶15g，炒苦杏仁10g，前胡12g，浙贝母12g，蝉蜕10g，蜜百部10g，黄芩10g，藤梨根20g，猫须草15g，穿山龙30g，黄蜀葵花20g，全蝎3g，续断15g，槲寄生15g，盐车前子（包煎）30g，甘草3g。14剂，每日1剂，水煎，早、晚分服。

2023年9月25日二诊，患者咳嗽迁延1个月，痰少，咽喉不适，双下肢轻度水肿，腰酸，夜寐欠安，时有头痛，舌质淡红，苔薄腻，脉象细。胸部CT：两肺纹理增多；血常规、肾功能正常；抗磷脂酶A2受体（PLA2R）抗体198.78RU/ml；尿常规：尿蛋白（+）；潜血弱阳性；红细胞计数5个/μl，尿比重 1.003。根据患者血 PLA2R 抗体滴度升高，明确西医诊断"膜性肾病"，上方加葶苈子 15g、茯苓 12g。21 剂，每日 1 剂，水煎，早、晚分服。

2023 年 10 月 16 日三诊，患者咳嗽好转，双下肢轻度水肿，大便偏干，舌质淡红，苔薄白，脉象细。尿常规：尿蛋白（+），潜血弱阳性；红细胞计数 14 个/μl，比重 1.012；24 小时尿蛋白定量 1 729mg。处方：太子参 15g，玄参 12g，麦冬 10g，生地黄 10g，续断 15g，槲寄生 15g，炒蒺藜 15g，藤梨根 20g，猫须草 15g，穿山龙 40g，麸炒僵蚕 15g，黄蜀葵花 20g，盐车前子 15g（包煎），甘草 3g，全蝎 3g，茯苓 12g，青风藤 30g，石韦 30g，金樱子 15g，当归 10g。28 剂，每日 1 剂，水煎，早、晚分服。

2023 年 11 月 20 日四诊，患者下肢水肿减轻，腰酸，大便日 1 行，舌质淡红，苔薄白，脉象细。尿常规：尿蛋白（+）；24 小时尿蛋白定量 1 909mg。上方去玄参、麦冬、生地，加积雪草 20g。21 剂，每日 1 剂，水煎，早、晚分服。

2023 年 12 月 12 日五诊，患者下肢水肿消退，舌质淡红，苔薄白，脉象细。尿常规：尿蛋白（+）；24 小时尿蛋白定量 599mg；复查抗 PLA2R 抗体 12.09RU/ml。守方续进，病情稳定。2024 年 3 月 18 日尿蛋白定量 456mg/ml。

按语：本案患者既往肾病综合征病史，激素治疗病情缓解，此次因呼吸道感染疾病复发，查血抗 PLA2R 抗体滴度升高，诊断"膜性肾病"。初诊患者症见肢体水肿，尿有泡沫，咳嗽，舌苔薄黄腻，此乃素体肾气亏虚，复感外邪，痰热蕴肺，肺失通调，水道不利，酿生湿热，精微下泄，治以清肺化痰、利湿和络，佐以益肾。药用桑白皮、桑叶、炒苦杏仁、前胡、浙贝母、蝉蜕、蜜百部、黄芩清肺化痰止咳，藤梨根、猫须草、穿山龙、黄蜀葵花清利下焦湿热，全蝎搜剔经络，续断、槲寄生平补肾气，盐车前子淡渗利湿消肿；二诊患者咳嗽迁延，舌苔薄腻，加葶苈子、茯苓以泻肺利水；三诊患者咳嗽好转，大便偏干，肺热得清，但邪伤气阴，故加太子参、玄参、麦冬、生地益气养阴；四诊患者下肢水肿减轻，大便正常，遂去玄参、麦冬、生地，加积雪草以解毒化瘀；五诊下肢水肿消退，尿蛋白减少，抗 PLA2R 抗体滴度下降，效不更法，守方续进，病情稳定。

（二）肾衰湿浊中阻案

周某，女，69 岁，初诊日期 2023 年 11 月 27 日。

患者 2021 年 10 月因双下肢水肿查血肌酐 200μmol/L，血压升高，外院予保肾、降压等治疗，血肌酐逐渐增长。2023 年 11 月 15 日江苏省中医院查肾功能：尿素 27.8mmol/L，肌酐 596.3μmol/L，尿酸 603μmol/L，钾 4.90mmol/L，钙 2.26mmol/L，磷 1.63mmol/L，二氧化碳 19.4mmol/L；血红蛋白 108g/L；尿常规：蛋白（++），隐血（+），白细胞（++），葡萄糖（±），比重 1.003，红细胞计数 37 个/μl，白细胞计数 14 个/μl；B 超：左肾/右肾 109mm×53mm/120mm×61mm，双侧肾脏多发囊肿，双侧肾脏结石。就诊时患者服用尿毒清颗粒、复方 α-酮酸片、碳酸氢钠片、苯磺酸氨氯地平、琥珀酸亚铁缓释片等药物。既往"左肾结石"超声碎石治疗史。刻诊：自觉乏力，腰酸，恶心，夜尿清长，无头昏心慌，无肢体水肿，大便干结，日行 1 次，舌质偏红，苔薄黄腻，脉象细弦。西医诊断：慢性肾脏病 5 期；高血压；高尿酸血症；肾囊肿；肾结石；贫血。中医诊断：肾衰病（肾虚湿浊证）。治以清化和中、通腑泄浊，选方黄连温胆汤加减。处方：黄连 3g，姜半夏 10g，陈皮 10g，厚朴 6g，紫苏叶 12g，茵陈 30g，失笑散 30g，鬼箭羽 15g，玉米须 15g，六月雪 30g，积雪草 20g，虎杖 15g，土茯苓 15g，制大黄 8g，桑寄生 15g，白蒺藜 12g。7 剂，每日 1 剂，水煎，早、晚分服。

2023 年 12 月 4 日二诊，患者恶心好转，大便日行 2~3 次，无排尿不适，寐欠安，舌质暗红，苔薄黄腻，脉象细弦。复查肾功能：尿素 22.3mmol/L，肌酐 497.0μmol/L，尿酸 560μmol/L，钾 4.41mmol/L，钙 2.22mmol/L，磷 1.56mmol/L，二氧化碳 26.9mmol/L；血红蛋白 116g/L；尿常规：蛋白（++），隐血（++），白细胞（+++），比重 1.011，红细胞计数 70 个/μl，白细胞计数 78 个/μl，鳞状上皮细胞 177 个/μl。效不更法，守方化裁，上方加萹蓄 15g，蒲公英 15g，合欢皮 12g。14 剂，每日 1 剂，水煎，早、晚分服。

2023 年 12 月 18 日三诊，患者大便正常，述腰酸，口干，舌质暗红，苔薄腻，脉象细弦。二诊方去制大黄，加白茅根 30g，芦根 30g。28 剂，每日 1 剂，水煎，早、晚分服。

2024 年 2 月 19 日四诊，患者双下肢轻度水肿，精神好，述皮肤瘙痒，腰酸，舌质暗红，苔薄腻，脉象细。复查肾功能：尿素 27.89mmol/L，肌酐 465.2μmol/L，尿酸 593μmol/L，钾 4.69mmol/L，钙 2.38mmol/L，磷 1.75mmol/L，二氧化碳 23.3mmol/L；尿常规：蛋白（+），白细胞（++），比重 1.010，红细胞计数 28 个/μl，白细胞计数 91 个/μl，鳞状上皮细胞 25 个/μl。治以益肾健脾，和络泄浊，三诊方去黄连、半夏、厚朴，加黄芪、太子参各 15g，茯苓 12g，泽兰泻各 15g，地肤子 15g。28 剂，每日 1 剂，水煎，早、晚分服。

按语：本案属中医学"肾衰病"范畴，病位在脾、肾，病机为脾肾亏虚，湿浊瘀阻，为本虚标实证。患者初诊症见乏力，腰酸，恶心，夜尿清长，大便干结，舌苔黄腻，乃湿浊困阻中焦，蕴生湿热，腑气不通，胃失和降，治标为先，方选黄连温胆汤加减，以清化和中，通腑泄浊，方中以黄连、姜半夏、陈皮、厚朴清化中焦湿热；茵陈、玉米须、六月雪、积雪草、土茯苓清热利湿；失笑散、鬼箭羽、虎杖活血祛瘀；紫苏叶和胃降逆泄浊；大黄通腑泄浊；桑寄生、白蒺藜补益肝肾。二诊，患者恶心症减，寐欠安，尿检白细胞增多，但无排尿不适症状，故加萹蓄、蒲公英利尿通淋，合欢皮宁心安神。三诊，患者大便正常，自觉口干，故去制大黄，加白茅根、芦根清热利湿，养阴生津。四诊症见双下肢轻度水肿，皮肤瘙痒，腰酸，黄腻苔得化，故去黄连、半夏、厚朴，加黄芪、太子参、茯苓补气健脾，泽兰泻活血利水，地肤子祛风止痒。

（撰稿人：盛梅笑）

第七章

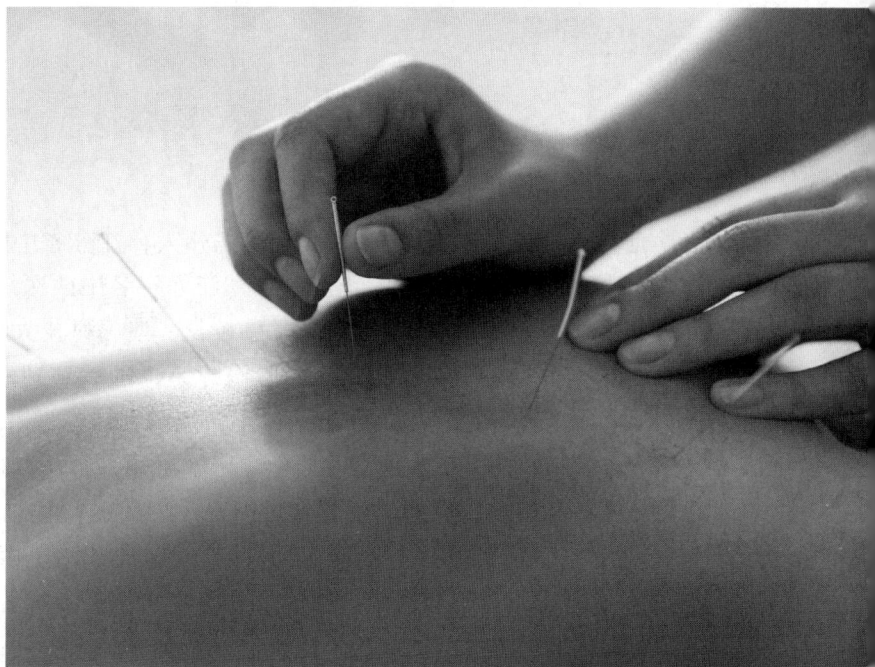

江苏省名中西医结合专家

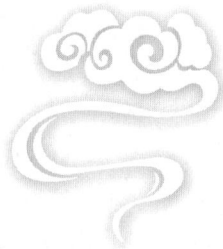

第一节　曹世宏

曹世宏（1939—），男，汉族，江苏扬州人，江苏省中医院主任医师、教授、博士研究生导师，享受国务院政府特殊津贴。1995年他荣获"江苏省名中西医结合专家"称号。他曾任江苏省中医院副院长、党委书记、院长，南京中医药大学副校长、澳门科技大学中医药学院院长。

1963年，曹世宏毕业于南京医学院医疗系，随后到湖南省结核病防治院工作。由于工作勤勉、努力上进，他在当地颇受患者称赞。1978年，他调入江苏省中医院工作。

曹世宏早年曾在南京中医学院西学中班学习，并师从其岳父著名中医专家曹鸣皋教授。他整理继承曹老学术思想和经验，编撰出版了《吴门曹氏三代医验集》。此外，他还曾协助曹老整理发表了《支气管哮喘证治笔谈》《肺炎证治笔谈》《慢性支气管炎证治笔谈》等文章。2013年，曹世宏组织编撰出版《〈吴门曹氏三代医验集〉评按》。2019年，名老中医药专家曹世宏传承工作室获中医药管理局批准建立。

曹世宏长期从事中西医结合临床工作，特别在肺系疾病诊治方面积累了丰富的临床经验。集六十多年之临床经验，其擅长中西医结合诊治慢性阻塞性肺疾病、支气管扩张症、肺间质纤维化、哮喘、肺源性心脏病等呼吸系统疾病。作为博士研究生导师，曹世宏在学术上对学生要求非常严格，他要求学生扎实中西医基础理论及技能的基本功，要善于读古人书，勤于思考，学以致用，积极实践。曹世宏坚持专业查房及专家门诊，对研究生、下级医生和进修人员进行学术指导和带教，与他们共同解决临床实践中疑难复杂问题，有效地推进了本专业的人才培养和学术水平的提高，他先后培养了23名中西医结合博士及硕士研究生。

一、学术经验

（一）论治慢阻肺，分辨标本虚实，注重脾肾固本

慢性阻塞性肺疾病是重要的慢性呼吸系疾病。曹世宏教授认为痰浊遏肺，气道阻塞为慢性阻塞性肺疾病发病机理，其发作期主要表现为咳嗽，咳痰量多，气喘痰鸣，胸闷气堵，不能平卧，或伴寒热，甚者动则心悸，舌苔多厚腻，脉弦滑。肺部听诊可闻及明显干、湿啰音。治疗以豁痰泄浊，行气通阳为首要。基本方药为薤白、全瓜蒌、法半夏、葶苈子、炙麻黄、射干、杏仁、桑皮、大贝等。曹世宏教授创制的薤葶合剂用治慢性阻塞性肺疾病急性发作期，临床观察总有效率为达到92.66%、显效率为64.7%，临床观察发现薤葶合剂在明显地改善临床症状的同时，可以有效地改善肺通气功能障碍，纠正低氧血症，降低血液黏稠度，调节自由基反应失衡，以及对慢性阻塞性肺疾病肺动脉高压有明显的降压作用。

注重标本虚实，治标之时，不忘扶正；治肺之时，尤重治脾；治疗肺脾，时时顾肾；虽着重补养，但不废清化。曹世宏教授补气喜用太子参、党参、黄芪；养阴用麦冬、南北沙参、百合；健脾喜用苍术、白术、淮山药、炒薏苡仁；肾虚者则加巴戟天、淫羊藿、菟丝子、沉香粉、紫石英、坎炁等；咳者加百部、杏仁；有喘者加地龙、五味子。治本同时酌佐桑皮、浙贝母等予以清化，虽为扶正固本之治，但决不纯补，且熟地、阿胶等滋腻之品从不轻用，可谓善治者也。

若素体阳虚，痰从寒化，症见咳喘胸闷，咳逆倚息不得卧，咯吐泡沫样稀痰，舌淡红，苔白腻，病从痰饮论治。饮为阴邪，非温不化，得阳始运，曹世宏教授宗张仲景"以温药和之"的原则，用小青龙汤散寒蠲饮；有伏热者加生石膏；痰多加三子养亲汤；喘促不得息，合葶苈大枣泻肺汤；若兼有喘鸣，加干地龙、射干解痉平喘。喘咳日久，年高体弱者，不可耗损肺气，只宜化痰饮，顺肺气，药用麻黄、厚朴、杏仁、苏子、干姜、五味子等。咳喘日久，肺脾有寒者宜之。若其人阴虚，痰从热化，拟方麻杏石甘汤、定喘汤、葶苈大枣泻肺汤等加减。若喘咳迁延，痰多质黏，胸闷，动则喘甚，此属上实下虚，治从降气化痰，温肾纳气，方从苏子降气汤加桑白皮、苍术。实喘治肺，虚喘治肾，此为常法，不可执一，临床需灵活变通。咳喘日久由肺及肾，肺肾两虚，当肺肾同治，宜用补肺汤、大补元煎加减。肾虚至重，症见虚喘欲脱，动则尤甚，腰酸肢冷者则予以大补元煎、参附汤加减，可加入熟地黄、紫石英、沉香、紫河车、坎炁等温肾益气。若虚喘在肺为主，治以人参蛤蚧散化裁，肺肾兼顾；若痰稀多沫，属肾阳虚，治从温纳，予肾气丸；若痰少色黄，多属阴虚痰热，治宜平降，予金水六君煎。前人以熟地黄能填补肾气而化无形之痰，谓其最能消虚痰。若肾之气虚及阳，心肾阳虚，水气凌心，症见面浮肢肿，心悸头晕，动则喘促，肢冷畏寒，则宜真武汤合苓桂术甘汤温阳化饮。

若病深日久由气及血，气虚血瘀，病涉心肝出现喘促心悸、发绀、癥积、胁痛、肢肿等心衰证候，治从益气活血利水，拟方生脉散、五苓散，佐以活血化瘀之品，常加入桑白皮、葶苈子泻肺热兼以利水，补中有泻，寓泻于补。葶苈子质轻味淡，功在开泄，上行入肺，利水消肿，是一种泻肺平喘、止咳除痰的良药，一般服药2~4天，开始尿量渐增，浮肿渐消，然葶苈子为泻水逐痰重剂，性猛而伤正，故《金匮要略》有葶苈大枣泻肺汤；《太平圣惠方》用枣汤送服，使泻而不伤正。

（二）支扩之治，阴虚为本，痰瘀热为标

支气管扩张症是指由于气管支气管反复感染，支气管壁结构遭到破坏，导致管腔异常持久的变形、扩张，主要表现为慢性咳嗽、咳大量脓痰和/或反复咯血。曹世宏教授认为，支气管扩张症就其病性而言属本虚标实证，痰、热、瘀、虚贯串疾病全程，其治疗强调急则治标，泻火凉血为先，以醋炒黄芩、茜草炭、生地、牛膝炭、茅根、参三七粉、白及粉为基本方。若火盛则加水牛角、生石膏，并重用生地；若肝火偏旺者酌佐牡丹皮、炒山栀、青黛；肺热盛者加金荞麦、鱼腥草；津伤则加芦根、花粉；咳甚者佐以炙马兜铃、百部；若颧红潮热者加青蒿、知母、地骨皮、白薇；若兼有外感者则加银花、连翘、牛蒡子；若痰多者则加黛蛤散、浙贝母。肺阴为体，养阴润肺为本，药用生地、天冬、麦冬、玄参、南北沙参、川百合、白及、山药、当归滋阴润肺。澄本清源，清化行瘀为要，药用全瓜蒌、桑白皮、黄芩、黛蛤散、生薏苡仁、冬瓜仁、赤芍、桃仁、贝母、桔梗、芦根为基本方。咳甚者加蒸百部、杏仁；痰热甚者加金荞麦、鱼腥草；若苔腻痰湿盛者加苍白术、连皮茯苓；气虚明显者加黄芪取"托毒排脓"之意。深痰重疾，持之以恒为贵，曹世宏教授强调着重养阴润肺，佐以清化祛痰和络之品，药用南北沙参、麦冬、川百合、生地等养阴润肺，桑白皮、地骨皮、浙贝母、蛤壳、丹参等清化祛痰和络。气虚明显者则加用太子参、黄芪、党参；有潮热者加银柴胡、青蒿、白薇、知母；咳者加蒸百部、紫菀；有痰者佐以川贝母、竹沥；咽干不利者加桔梗、玄参、木蝴蝶；口干明显者加芦根、花粉；盗汗者加龙骨、牡蛎、浮小麦。根据多年的临床实践，曹世宏教授创制了支扩宁合剂，可以明显改善支气管扩

张症患者的肺部炎症，降低炎症细胞密度，减少致炎性细胞因子及炎性介质释放，尤其对中性粒细胞弹性蛋白酶有较好的抑制作用，进而抑制气道炎症与蛋白分解活动，临床治疗支气管扩张症的总有效率达92.5%。

（三）论治肺间质纤维化，养阴益气补肺、清润化痰祛瘀

肺间质纤维化是指原因未明的慢性、进行性间质性肺疾病，由非特异性肺泡壁炎症持续进展最终导致不可逆性肺纤维化。曹鸣皋教授认为，先天不足、禀赋薄弱，后天失调、肺脾肾虚及痰凝血瘀是本病发病的关键。本病病位在肺，与脾、肾密切相关，属本虚标实，以虚为主，虚在肺、脾、肾，实在痰、热、瘀。本病急性型病势凶险，慢性型病势缓慢。病初即出现肺、脾、肾三脏功能受损，终至肺叶痿弱，失其宣降功能。邪热伤肺，气阴两虚，迁延不愈是肺间质纤维化初始原因。肺为娇脏，不耐寒热，温热之邪伤肺，致肺之气阴损伤，脉络涩滞不通而为瘀。由于本病病变日久，肺气虚而失其所主，宣降无力，气机郁滞，必然累及脾土，导致脾虚失运，精微不化，而出现咳喘无力、自汗易感、纳食呆滞、腹胀便溏等肺脾两虚之征。肺脾气虚，则血行无力而血瘀，津液不化，变生痰饮，痰瘀阻肺，加速肺间质纤维化的发展。肺气虚日久，病必及肾，可使原有的呼吸障碍日益加重，呼吸浅表，气喘急促，张口抬肩，胸中憋闷难耐。

治疗上，曹世宏教授主张以益气养阴清润、健脾补肺、化痰祛瘀为治疗大法。方中多用太子参、黄芪、百合、生地、玉竹、麦冬、五味子等益气养阴润肺。注重运用健脾药物，如苍术、白术、山药、茯苓培土生金，加入枳壳、焦楂曲等理气助运。根据临床观察应用大剂量皮质激素冲击疗法的初治患者，其阴虚内热之候往往比较明显，故治疗以养阴清热为法，药用南沙参、麦冬、玄参、桑白皮、地骨皮、黄芩等。对于应用皮质激素而继发肺部感染的患者，其气阴两虚、痰热内蕴之候同样明显，故以益气养阴、清热化痰为法，药用太子参、南沙参、苍术、白术、猪苓、茯苓，瓜蒌皮、桑白皮、生蛤壳、葶苈子等。对于长期应用小剂量皮质激素而病情相对稳定的患者，以益气养阴、活血化瘀为法，药用南沙参、黄芪、苍术、白术、苦杏仁、桃仁、枳壳、郁金、紫石英等。活血化瘀法必须贯穿治疗的始终，常用药物有郁金、凌霄花、桃仁、丹参、泽兰等。

（四）论治咳嗽，咳分新久，辨痰为要，尤重治本

曹世宏教授认为临床所见新咳多属外感，久咳多为内伤，当审证求因，辨而治之。外感风邪症见咳嗽，咽痒，或微恶寒，少痰或无痰，舌淡红，苔白，脉浮，治从疏风宣肺，选方止嗽散、三拗汤化裁，药用炙麻黄、杏仁、甘草、前胡、桔梗、牛蒡、贝母、橘红、甘草等清宣肺气。外寒重者痰多稀薄或有泡沫则加桂枝、细辛。风邪化热或风热恋肺者症见痰黏质稠，咯吐不爽，咽痒咽干，咽关不利，口干，舌红，治从疏风清润、利咽化痰，药用桑叶、银花、牛蒡子、蒲公英、桑皮、薄荷、黄芩、贝母、桔梗、麦冬等。若咳嗽无痰，或痰少难以咯出，好发于秋者，则为风燥咳嗽，治从清肺润燥，拟方桑杏汤、清燥救肺汤加减，可配以川贝母、芦根、花粉之属。临床常见一些患者，咳嗽经月不瘥，多起于外感之后，所谓感染后咳嗽，虽经反复应用抗炎、镇咳、化痰西药，收效甚微，症见咳嗽频作，咽痒阵呛，痰少黏白或夹黄，吸入冷风或刺激性烟尘咳嗽加剧，甚则面红泪出、泛恶呕吐，此为久咳，"痉咳"，证属风热、风燥恋肺，详察病情，可见其中部分患者咽部慢性充血，后壁淋巴滤泡增生，相当于慢性咽炎合并急性支气管炎；部分患者则可能属于变应性咳嗽。根据辨证，借鉴先贤经验，紧扣风热、风燥之病机，治以清润之方药，药用桑叶、桑白皮、杏仁、麦冬、蝉蜕、桔梗、白前、炙麻黄、射干、生蛤壳、枇杷叶、炙百部等，证之临床，每得效验。若久咳无痰，咽痒较甚，可加僵蚕、蜈蚣、乌梅等祛风解痉、敛肺止咳；若咳甚而痰少不易咯出多属于燥痰为患，加川贝母、阿胶珠、瓜蒌皮；若咳引胁

痛，此属"肝咳"，酌加青皮、枳壳、香附；咳而遗溺，则为"膀胱咳"，酌加羌活；咳甚引吐，加入竹茹、陈皮和胃止呕；如反酸则酌加黄连、吴茱萸、乌贼骨；若黄昏时咳者，此虚火浮于肺，治从滋阴敛肺，宜用六味丸加五味子、诃子；若久咳肺虚，滋气补血加人参、黄芪、阿胶、当归、天门冬、款冬花、马兜铃、白芍之类；肺热喘咳去人参用沙参，此兼补血气也；若久咳劳嗽，加当归、款冬花，款冬花温润肺气，化痰止嗽，归身养血，取"劳者温之"之意。肺如华盖，其气轻清，既不受寒，亦不受热。若嗜烟好酒，则肺受火邪，熏蒸日久，耗精炼液，气阴两亏，郁遏不清，或喘或咳，渐至音哑，可用款冬花、紫菀、百部、五味子、沙参、天门冬、麦冬、葳蕤等味润养两顾。

曹世宏教授治疗内伤久咳注重标本兼顾，治标之时，不忘扶正，治肺之时，尤重治脾。他认为，咳嗽痰多，其标在肺，其治在脾。若晨起咳嗽痰多，或者饭后痰多则属脾虚，宜六君子汤加干姜。有些患者病情复杂，如肺阴既虚，脾阳又亏，温燥则伤肺，清润又碍脾，若咳嗽痰稀，咽燥脉细数又兼纳呆便溏，宜治脾为先，佐以养肺，脾得健运，津液上输于肺，使肺得濡养。若咳吐浓痰，痰中带血，咽燥口干，舌质红或有裂纹、苔糙黄，为阴伤肺燥，虽便溏纳呆，而以治肺为先，佐以健脾。若一咳便有痰者，属脾湿盛而痰滑也，宜胆南星、半夏、皂角灰之类燥之；如连咳数声而咳痰不爽者，属肺燥，宜杏仁、苏子、麦冬、花粉、知母之类润之。因咳而有痰者，咳为重，主治在肺；因痰而致咳者，痰为重，主治在脾。若午后嗽者，多属阴虚，宜补阴降火加当归、白芍、熟地黄、黄柏、知母、竹沥、姜汁、天门冬、瓜蒌仁、贝母等。若咳嗽长年不愈，吐痰色黄，结成顽块，凝滞喉间，咳吐不爽，用消痰清肺之药，往往不验者，方用六君子汤加白芥子、栀子等健脾清肺；若黄痰渐尽，治当养阴补肺，可用百合固金汤、补肺汤加减，调理巩固。

二、案例分享

（一）痰热夹瘀咳嗽案

患者张某，男，42岁。1994年9月6日初诊。患者咳嗽咯吐黄脓稠痰反复10年，近1周来加重。患者呛咳阵作，咯吐黄脓稠痰夹有暗红血丝或见血块，胸闷痛，口苦，便干结，苔黄腻，舌偏红有瘀点瘀斑，脉滑数。左下肺听诊可闻湿啰音。3天前，患者在院外行胸部CT，结果示：左肺下叶多发性空腔或簇排列呈蜂窝样改变。诊为支气管扩张。证属痰热夹瘀，蕴结于肺。治拟清肺化痰行瘀为法，处方：全瓜蒌15g，桑白皮12g，地骨皮12g，桃仁、杏仁各10g，黄芩10g，生薏苡仁15g，冬瓜仁15g，黛蛤散15g，赤芍12g，桔梗10g，芦根30g，金荞麦15g，鱼腥草20g。7剂，每日1剂，水煎，早、晚分服。

二诊，患者咯血止，脓痰减少，去金荞麦，加蒸百部15g，继服7剂，症情进一步好转，按上方继服30剂后，患者每日仅咯吐脓痰3~5口，余症皆失，继以润养清化方药而收全功。

按语：肺为贮痰之器，伏于肺金之痰，极易化热，痰热蕴肺，病久入络，加之离经之血留滞不散，每多致瘀，痰、热、瘀互结，迁延不愈。现代医学也认为，由于支气管扩张好发于两下肺叶，引流不畅易致继发感染，且局部炎性反应日久易引起肺纤维化。唐容川《血证论》谓，"此证多系痰挟瘀血，碍气为病，若无瘀血，何致气道如此阻塞，以致咳逆倚息而不得卧哉……盖失血之家所以有痰，皆血分之火所结而成"。患者临床表现多为咳嗽较剧，甚则呛咳频作，咯吐脓痰量较多，色黄，或灰，或绿，或痰中夹有少许紫色血丝或血块，胸闷胸痛，口苦或臭，便干，苔黄腻，舌质偏红有紫气或暗红，脉滑数。两肺听诊常可闻及局部湿啰音。此期相当于支气管扩张急性发作期。在清化痰热之时兼以化瘀，药用全瓜蒌、桑白皮、杏仁、黄芩、黛蛤散、生薏苡仁、冬瓜仁、赤芍、桃仁、桔梗、芦根为基本方。痰热甚者加金荞麦、鱼腥草清化痰热。

（二）肺痿案

某男，52岁，教师。1996年12月17日初诊。患者于1996年出现运动后呼吸困难，并呈进行性加重，当年4月份在南京鼓楼医院临床诊断为特发性肺间质纤维化（IPF），给予泼尼松每日30mg，治疗3个月，临床症状缓解，全胸片提示：病灶稳定无进展。遂泼尼松减量至每日20mg，并加服大剂量活血化瘀中药（丹参30g，川芎、当归、桃仁、红花各20g）。患者服中药后出现胃肠道反应，故转诊江苏省中医院。患者就诊时尚有活动后呼吸困难。平素胸闷气短，动辄气喘，咯少量白黏痰，时有盗汗，大便偏干，小溲黄赤，食欲尚佳，舌微紫、苔薄白腻，脉细。查体：轻度库欣综合征面容，胸廓对称饱满，两肺呼吸音粗，两下肺闻及爆裂音。查红细胞沉降率64mm/h，类风湿因子弱阳性，全胸片示：左中下肺见网状模糊影。动脉血气分析：PH值7.383，PCO_2 38.6mmHg，PO_2 76.7mmHg，SO_2 94.8%；肺功能：FVC 2.22L（55%），FEV_1 2.00L（62%）。西医诊断：IPF。中医诊断：肺痿（气阴两虚、痰瘀互结）。治则：益气养阴、化瘀祛痰。处方：南沙参、太子参各15g，桑白皮、苍术、白术、猪苓、茯苓、杏仁、桃仁、枳壳、郁金各10g。28剂，每日1剂，水煎，早、晚分服。

二诊，服药1个月后，患者自觉症状基本缓解，复查全胸片病灶无变化、减泼尼松至每日10mg，再拟益气养阴，活血化瘀为治。处方：南沙参、黄芪、紫石英各15g，苍术、白术、杏仁、桃仁、枳壳、郁金、丹参、泽兰各10g。守法上方加减服用2个月，并停用泼尼松，症状明显改善。

按语：进行性呼吸困难是肺间质纤维化最为突出的症状，尤其以运动性呼吸困难为特征，并伴有轻度干咳，晚期累及右心，出现肺源性心脏病的症状和体征。肺为娇脏，主气，司呼吸，"肺伤善痿"。肺痿病名首见于《金匮要略·肺痿肺痈咳嗽上气病》，"寸口脉数，其人咳。口中反有浊唾涎沫者……为肺痿之病"。肺纤维化对肺功能的影响最终表现为肺活量、肺容量的减少，弥散功能的降低和进行性限制型通气功能障碍。对于应用皮质激素的患者而言，其气阴两虚，痰热内壅之候，故以益气养阴，清热化痰，化瘀和络为法，药用太子参，南沙参，苍术，白术，猪苓，茯苓，桑白皮，桃仁，枳壳，郁金等。

（三）喘脱案

庄某，女，47岁，工人。1996年12月12日初诊。

患者因阵发性咳喘反复发作20余年，加重20天入院。患者20年来每当寒冷或季节交替时常出现咳喘、咳痰、夜间不能平卧、心悸、肢肿等症状，经抗感染、解痉、强心、利尿治疗可使病情缓解。今年2月初，患者洗澡后出现咳喘，咯少量黄黏痰，并咯血20ml，呼吸困难，不能平卧，面色晦暗，唇紫，心悸自汗，肢肿。舌淡、苔薄白，脉细数。胸片示：两下肺感染并两上肺纤维化病变。心电图（EKG）示：肺型P波，右心肥大。肺功能：重度混合型通气功能障碍。西医诊断：肺源性心脏病（呼吸衰竭、心力衰竭）。中医诊断：喘脱（痰热蕴肺，阴阳两虚）。患者病情危重，予中西医结合治疗。西医治疗以缓解呼吸衰竭、心力衰竭为原则。中医药治疗先以清热化痰，肃肺平喘，佐以益气健脾利水为法。药用南沙参10g、太子参10g、生黄芪15g、桑白皮10g、葶苈子10g、法半夏10g、薏苡仁15g、冬瓜仁15g、紫丹参15g、炙麻黄5g、猪、茯苓各10g、鱼腥草20g、金荞麦20g、芦根15g等。治疗1周后，患者病情缓解。以前方出入，加入健脾、化瘀之品，巩固1周，好转出院。

按语：肺源性心脏病是慢性阻塞性肺疾病发展的终末阶段，多因反复感染外邪，肺失宣降，肺阴受损，肺体渐虚，伤及心营，而致心气不足，心脉瘀阻，肺心同病。呼吸道感染是肺源性心脏病急性发作的诱因，心肺功能不全多由感染而加重。因此，控制呼吸道感染是中医药治疗肺源性心脏病急性发作期的关键措施。曹教授认为，肺源性心脏病是在肺肾气阴两虚并兼有不同程度痰瘀交阻的病理基础上而复感外邪所发病，无论何种外邪，由表入里，郁而化热，肺热蕴蒸，灼津成痰，痰热互结，肺失清肃，则出现咳、痰、喘等肺系症状。由于病深日久由气及血，气虚血瘀，病涉心、肾，出现喘促心悸、发绀、肢肿等心衰证候，治从清热肃肺平喘，益气活血利水，药用南沙参、太子参、生黄芪益气养阴，桑白皮、葶苈子泻肺热兼以利水，法半夏、薏苡仁、冬瓜仁、鱼腥草、金荞麦、芦根清热肃肺化痰，丹参活血化瘀，猪、茯苓利水消肿，炙麻黄平喘。

（撰稿人：孙子凯）

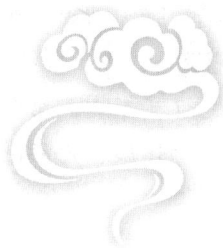

第二节　曹蓓蓓

曹蓓蓓（1940—2015），女，江苏苏州人，江苏省名中西医结合专家，中西医结合主任医师，教授。

1963年，曹蓓蓓本科毕业于南京医科大学（原南京医学院），1979年结业于南京中医学院第六期西学中班。1995年，她被评为江苏省名中西结合专家。

曹氏世传六代业医，家学渊源深厚，擅治内外诸疾，其曾祖父曹沧州为清代光绪的御医，伯祖父曹南笙为吴门名医，父亲曹鸣皋为全国著名中医专家。曹蓓蓓跟随其父曹鸣皋教授临诊多年，颇得真传。曹蓓蓓从事中西医结合消化科诊疗、科研、教学工作30余载，中西汇通，兼收并蓄，博采众长，她擅长中西医结合（辨证、辨病相结合）诊治慢性胃炎、消化性溃疡、溃疡性结肠炎、反流性食管炎、胆系疾病等消化系统疾病，辨证精确，用药细腻灵活，临床独具特色，常能应手取效。曹蓓蓓收集整理曹沧州、曹南笙、曹鸣皋的医案，并参与编撰《吴门曹氏三代医验集》《吴门曹氏三代医验集评按》等论著3部，发表学术论文10余篇；参与"健延春""胃苏冲剂""胃痛宁冲剂""亮菌甲素片"等新药及制剂的临床研究，其参与的"参芪健胃冲剂及参梅养胃冲剂治疗萎缩性胃炎"课题获江苏省科技进步奖三等奖。曹蓓蓓为江苏省中医院最早开展消化内镜技术的专家之一。

一、学术经验

（一）西药敛疡、中药固扶治疗消化性溃疡

20世纪90年代，随着H_2受体拮抗剂和根除幽门螺杆菌（HP）药物出现，消化性溃疡近期治愈率显著提高，但复发率仍高达50%~90%，且药物副作用较大，疗程长，患者不易接受。鉴于此况，曹蓓蓓在治疗本病时，常以西药敛疡、中药固扶为原则。曹蓓蓓认为，溃疡活动期或难治性溃疡，若收口时间较长，则各种外界因素对创面不断进行刺激，易发生不典型增生，甚则恶变，故此时当以敛口为首务，实践证明西药于此有明显优势，自当首选。当停用西药后或进入愈合期，则当以中药为主，祛除西药副作用和未尽之邪，固扶正气，促使创伤修复。

消化性溃疡活动期或难治性溃疡治疗，首先要区分HP感染阴性或阳性。阴性以H_2受体拮抗剂或质子泵抑制剂加黏膜防护剂治疗，而阳性需先抗幽门螺杆菌治疗。溃疡愈合后停用西药时，应以中药健脾养胃剂为主。处方：生黄芪、白术、白芍、生草、乌贼骨、仙鹤草、当归、丹参等。痛剧加乳香或失笑散；胀甚、嗳气频繁酌加厚朴、木香、佛手；口苦苔黄加黄连、蒲公英；苔腻合二陈汤或平胃散；舌红少苔加麦冬、石斛以滋胃阴；胃寒喜热饮者酌加高良姜、吴茱萸、荜茇。方中黄芪生用可敛疮生肌，

益气行水；配以白术可健脾益胃，增强人体正气，消除局部水肿，加速溃疡愈合；芍药配甘草缓急止痛，乌贼骨制酸止痛；又据"久痛入络""久病必有瘀"加入当归、仙鹤草以祛络中瘀滞。在此基础上还当辨病用药，以加强针对性，如选用有护膜作用的药物白及、阿胶、山药等。对于 HP 阳性，加用蒲公英、石见穿等现代药理实验证明有抑制 HP 作用的药物，中西药合用，缩短病程，标本兼顾，疗效好且复发率低，患者乐于接受。

（二）中药调气机、西药促动力治疗功能性消化不良

功能性消化不良为临床常见综合征，其临床表现主要为餐后饱胀、早饱、嗳气、厌食，甚则恶心、呕吐、反胃等。现代医学无特效疗法，曹蓓蓓在临床上采用"中药调气机、西药促动力"治疗本病，取得了不错的疗效。曹蓓蓓认为本病临床虽有多种证型，表现多变，但病变中心环节是中焦失衡、升降失调，治当遵吴鞠通所言，"治中焦如衡，非平不安"，以理中焦、调气机为治。处方以四逆散为基本方，现代药理学实验证明四逆散有协调胃肠运动，增强胃排空和小肠推进功能的作用。常用调理中焦气机为主治法，基本方：柴胡、白芍、枳壳、生草、青皮、陈皮、半夏、厚朴。反酸较多或胸骨后有灼热感加煅乌贼骨、代赭石；食后胀满较甚者加炒谷麦芽或炒楂曲；伴情志不舒者加佛手、绿梅花；有瘀加当归、丹参。方中厚朴行气消积，木香善理中焦之气，青陈皮理气消滞。在此基础上合用西药促胃动力药可收良效。

（三）西药"截流"、中药"澄源"治疗溃疡性结肠炎

随着溃疡性结肠炎的发病率在我国逐渐增高，曹蓓蓓临床治疗本病主张西药"截流"、中药"澄源"，分阶段论治，收到了很好的效果。曹蓓蓓认为溃疡性结肠炎活动期当以控制病情西药"截流"为急，否则变证蜂起，伴发中毒性巨结肠、肠穿孔、败血症等。病情控制后，加用中药或灌肠"澄源"治本，一则可以增强疗效，较快改善症状；二则可减轻西药的胃肠道反应，减轻患者痛苦。患者病情多因情志、饮食诱发或加重，腹痛日久，部位固定且舌下脉络多迂曲紫暗，内镜下观察肠黏膜较脆，触之易出血，并伴充血、水肿等表现，故其主要病机为气滞血瘀、郁热内生，治当理气、活血、清热。

活动期重症患者以西药"截流"控制病情为主。先用糖皮质激素，症状控制后加用水杨酸制剂，并逐渐停用激素。缓解期或停用激素期的患者，以中药"澄源"治本，以中药灌肠为主，以理气清热、凉血止血为治，药用厚朴、黄连、侧柏叶、地榆、白及、紫草或茜草根浓煎灌肠。方中厚朴行气导滞；黄连厚肠止痢；侧柏、地榆乃治肠风下血之要药；紫草、茜草清热凉血、化瘀止血；白及护膜生肌。便血量较多者加入 5% 腐植酸钠保留灌肠，15 天为 1 个疗程，磺腐酸钠为《本草纲目》乌金石的有效成分，对各种出血有很好疗效。多年临床验证，通过 2 周治疗，多半患者便血可消失，便次明显减少，然后根据全身情况辨证加减，巩固 1 个月。对于腹痛明显，灌肠不易保留的患者，可加入利多卡因延长保留时间。

二、验方分享

运脾益气，理气化湿，和胃降逆治疗反流性食管炎

方名：理脾和胃降逆汤

处方：潞党参 15g，炒白术 15g，茯苓 15g，苏梗 10g，旋覆花（包煎）6g，煅代赭石 15g，陈皮 6g，竹茹 10g，枳壳 10g，法半夏 10g，煅乌贼骨 30g，大贝母 15g，白及 15g，石见穿 15g。

功能：运脾益气，理气化湿，和胃降逆。

主治：反流性食管炎。

用法：每日1剂，2次煎服。

按语：反流性食管炎属中医学"吐酸""反胃""胸痛""噎膈""呕吐"等范畴，临床主要表现为反胃反酸、胸骨后烧灼样疼痛、咽部作堵、吞咽不畅等，临床观察到某些患者"慢性咳嗽""咳嗽变异性哮喘"之发病亦与之有关。其病位在脾胃，病机总为脾胃虚弱，运化失司，升降失常，胃气上逆；或湿热内蕴，肝胃不和，胃失和降。方中党参、白术、茯苓健脾益气化湿；旋覆花、代赭石、陈皮、竹茹、枳壳、法半夏、苏梗和胃降逆；石见穿清热；乌贼骨、大贝母、白及具止酸护膜功效。寒湿重酌加藿香、佩兰、厚朴、淡干姜；湿热重酌加黄连、厚朴；当脘嘈杂加黄连、淡吴茱萸、广郁金；食管糜烂者，晚睡前可用白及粉3g合三七粉2g，用无糖藕粉调服，当晚药后不再进食或饮水，让药物附着于食管黏膜，可起到护膜、养阴生肌的作用。

（撰稿人：徐陆周、陆玥琳）

第三节　余承惠

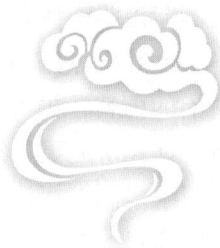

余承惠（1939—2017），男，汉族，江苏徐州人，中西医结合主任医师，硕士研究生导师，原江苏省中医院肾内科副主任。

余承惠教授出生于中医世家。1965年，他从南京医学院毕业，被分配至江苏医院（江苏省肿瘤医院前身）工作。1969年起，他从事中西医结合临床研究工作，1977年调至江苏省中医院工作。1979年，他参加南京中医学院第六届西医学习中医课程班，系统学习了中医理论，并跟随老一辈中医徐景藩、张泽生、邹良材、汪履秋等名家学习。他在传承老中医学术思想的基础上，也注重创新发展，形成了自己独特的中西医结合治疗肾病的理论及经验。余承惠教授最擅长中西医结合治疗慢性肾脏病，其临床经验被收入《中医内科理论与实践》《中华中医基础与临床》《现代名中医治疗肾病的奇方妙法》《现代名中医肾病治疗绝技》等书籍中。

余承惠教授曾任江苏省中西医结合学会肾病专业委员会委员。他在担任南京中医药大学硕士研究生导师期间，培养硕士研究生、师承学员多名。他曾主持省部级课题多项，参与研制新药黄葵胶囊，发表学术论文40余篇，其成果获江苏省科技进步奖三等奖2项。他的研究经验整理成书，出版了《余承惠肾系病临证心悟》《名中西医结合专家余承惠肾病临证精华录》两本著作。1995年12月，他被评为江苏省名中西医结合专家；2001年获中国中西医结合学会"中西医结合贡献奖"；2009年，他担任江苏省老中医药专家学术经验继承工作指导老师；2016年，成立江苏省名老中医药专家余承惠传承工作室。

一、学术经验

（一）倡导中西医结合

余承惠教授认为，辨证论治与辨病论治都是中医诊治疾病的方法，辨病是对疾病的辨析，以确定疾病的诊断为目的，从而为治疗提供依据；辨证是对证候的辨析，以确定证候为目的，从而根据证候来确立治法，处方治病。辨病论治针对疾病的共性，强调治病的原则性；辨证论治针对疾病的个性，突出个体化治疗，两者各具特色，探索把两者有机结合的新模式才能更好地发挥中医药的优势。

对于慢性肾脏病，中医辨证论治具有独特的优势，但也有其局限性。临床诊疗中会遇到：①"有病无症"。例如部分慢性肾炎患者，自身没有任何自觉症状，依靠实验室检查或影像学诊断发现异常，临床无"症"可辨，只能辨"病"；又如糖尿病、高血压、高尿酸血症导致的早期肾损害，没有出现水肿、尿浊等特异症状，只有依靠实验室检查方可明确诊断。②"症状消失但病未痊愈"。例如某些慢性肾病患者，经过辨证治疗，水肿、腰痛、乏力等症状减轻，但如果蛋白尿、镜下血尿持续，肾功能损害进展，就不能说明疾病好转。随着医学诊断水平不断提高，余承惠教授认为中医学应该利用显微镜、X线、超声、磁共振等先进诊断设备，延伸中医四诊的手段，用中医理论解读现代医学的数据、图像，丰富辨证论治的内容；也可以利用现代的检测手段，对中医的"证"作进一步的认识，也就是通过中西医结合，将辨证和辨病更加深化一步，临床可进行微观辨证或微观辨病。

余承惠教授认为，中药药理的研究是沟通中医与西医、中药与西药的桥梁，是对中药功效进一步认识的途径，在临床上应从中药的性味功效和现代药理研究两个方面来选择用药。传统中药是以四气五味来判定的，随着现代科学技术的发展，能以西医学、自然科学的理论和方法研究中药，探讨中药更深层次的功效与作用机制，是对传统中药内容的延伸，能够增加中药原有的疗效。

对复杂疾病，或临床久治不愈，或未取得良好疗效的，余承惠教授认为应"以辨病为先，以辨证为主"，临床治疗应考虑加用激素或免疫抑制剂与中药配合。在具体治疗过程中，西药的运用会从一定程度上改变中医证候特征，如激素、免疫抑制剂的使用，会导致患者阴虚火旺证、湿浊痰瘀证，以及热毒内蕴等，余承惠教授在辨证组方基础上配合选用生地、牡丹皮、麦冬、山萸肉、生牡蛎等滋阴潜阳；选用陈皮、茯苓、苍术、飞廉、枳实等化痰祛湿；选用黄芩、蒲公英、银花、黄柏、地锦草等祛湿解毒。激素撤减过程中，配合一些增强肾上腺皮质功能的中药，如柴胡、穿心莲、蛇舌草、生甘草等。对激素疗效不著或依赖的患者，酌选干姜、肉桂、益智仁、杜仲、肉苁蓉、菟丝子、桑葚子、补骨脂等温而不燥之药。这样既减轻了西药的副作用，又提高了临床疗效。

（二）肾炎湿热论

余承惠教授认为，湿热蕴肾是肾炎的基本病理，贯穿于肾炎整个病程中，虚实夹杂是证型的基本表现，清热利湿祛瘀扶正是治疗肾炎的主要环节。

现代医学研究认为，肾炎是由于感染等因素导致肾内产生免疫炎症反应，并造成蛋白尿、细胞尿、管型尿等的产生，还可使机体发生脂质代谢、内分泌及水盐代谢的紊乱。病理检查可在肾脏内发现免疫复合物、基底膜增厚、系膜基质增生、炎细胞浸润等。这些直观的变化在中医学中均应作湿热蕴肾的客观指标。所以湿热蕴肾是肾脏病的基本病理变化，贯穿于肾脏病的整个病程中，病重则湿热蕴结严重，病缓则湿热蕴结减轻。

临床上，余承惠教授总结出以水肿、腰痛、恶心呕吐、尿色黄浑、胸脘痞满、舌苔白腻或黄腻、反复上呼吸道感染或胃肠道感染、血尿、蛋白尿、肾脏病理变化为肾炎病湿热证候的辨证要点。余承惠教授还发现，湿邪愈重，患者舌苔白腻或者黄腻亦越重，脉象弦滑也越明显，湿邪化则病情亦能好转。

余承惠教授根据湿热蕴肾是肾炎的病理基础，提出"清肾"这一概念。《广瘟疫论》："疫邪在表小便黄，即于解表中加清凉药。""小便黄赤未退，仍当清利余邪，惟小便黑者，当逐瘀清热为主，犀角地黄汤加大黄等类。"即包含了"清肾"的含义。现在用西药激素、免疫抑制剂及中药雷公藤等清利湿热药来治疗肾小球肾炎也是起"清肾"的作用。20世纪70年代末，余承惠教授在中医界首先利用清热利湿解毒药雷公藤制剂配合中药治疗慢性肾炎，取得了良好的治疗效果，开创了用清热利湿解毒药治疗慢性肾炎的先河。其后，在临床上又选用河白草、白花蛇舌草、蜀羊泉、墓头回、黄蜀葵花、藤梨根、半枝莲、龙葵、山慈菇等清热利湿解毒药，对控制蛋白尿、血尿均有一定效果。病情缓解后，应逐渐减少清热利湿解毒药的用量，调整扶正补益药物，做到除邪务尽。

在治疗慢性肾炎过程中，余承惠教授重视清除体内感染灶，根据感染部位不同，用药有别，伴感冒、鼻炎、咽炎者，选用金银花、黄芩、辛夷、玄参、射干等药；伴皮肤感染者，选用紫花地丁、蒲公英、苦参、地肤子、白鲜皮等；伴胃肠炎者，选用川黄连、蒲公英、马齿苋等；伴肝损伤者，选用垂盆草、鸡骨草、茵陈、虎杖等；伴尿路感染者，选用知母、黄柏、萹蓄等。这些清热利湿解毒药，不但有抗菌抗病毒的作用，还可以调控机体的非特异免疫功能，抑制过度的炎症反应，改善局部的炎症和组织损伤。

（三）肾衰虚不受补论

在肾小球肾炎的整个发展过程中，慢性肾炎多是由实致虚，因虚更实的虚实夹杂的病理状态，湿热蕴肾是肾炎的基本病理，清利湿热是治疗肾炎的主要环节。余承惠教授认为，邪实是造成肾炎慢性进展至肾衰竭的根本原因，在这个过程中，也会造成一些虚损证候，如面色少华或㿠白，神疲乏力，腰膝酸软等。这些症状的出现不是纯虚所致，而是"因实致虚"。

"虚不受补"一词最早见于清代陈士铎著《本草新编》，在历代医家的医著中，对虚不受补常有涉及。如吴鞠通《医医病书》中有"俗传虚不受补，便束手无策，以为可告无愧，盖曰非我之不会补，彼不受也。不知虚不受补之症有三：一者，湿热盘踞中焦；二者，肝木横穿土位；三者，前医误用呆腻，闭塞胃气而然。湿热者，宣其湿而即受补；肝木横者，宣肝络，使不克土即受补"。周学海《读医随笔》中曰："大抵邪不解则不受补，有邪而补，徒增壅住，且积日之虚，岂暂补所能挽回乎！"。

中医的"虚不受补"理论与现代医学的"矫枉失衡学说"有相似之处，也就是说，治疗手段必须与患者机体状态相适应，不应因对患者实施的治疗手段而给患者增添负担，造成机体新的紊乱及不平衡，使病情恶化。

慢性肾炎中的邪实，常见有外感、水湿、湿浊、湿热、湿毒等，它们能影响肺之肃降、脾之运化、肾之开阖，最后均可引起恶心呕吐等脾胃失运诸证，且常可引起化热、生痰、动风、入血之变。这些都是机体失衡造成的恶化征象，如不及时处理，可促使慢性肾炎进展。治疗应重视清利湿邪，通腑泄浊，补勿壅滞，滋而不腻，以增加脾胃的消化功能及肾脏分清泌浊作用，方可减轻毒邪对肾脏的进一步损伤，稳定病情，延缓肾病的进展。若祛邪措施不力，致使湿热、水湿、湿毒之邪长期滞留体内，蕴结于肾，久之，必导致气机逆乱，脉络瘀阻，加重肾脏损伤。

疾病晚期，患者出现阳虚证，表现为代谢率低下，有贫血、怕冷、纳差、水肿的症状，这是一种低代谢综合征，应用温补肾阳药，可使机体内代谢水平提高，但代谢所产生的毒素、废弃物也会增多。由于肾脏分清泌浊功能的减退，终将导致氮质潴留加重。所以，余承惠教授认为，温阳药不能太过，更不能用壮阳药，即使要温阳，从温脾阳着手更好，还要配合调理脾胃的消化吸收功能，使体内阳气渐复。

二、验案分享

（一）扶正祛瘀清肾汤治疗慢性肾炎案

王某，女，40岁。2015年7月2日初诊。患者2010年因尿中泡沫增多，在社区卫生院查尿常规：蛋白（++），后至某三甲医院就诊，测血压正常，查24小时尿蛋白定量2.5g，ANA抗体谱（-），肾功能正常范围，诊断"慢性肾炎"，患者拒绝肾活检，予黄葵胶囊口服，24小时尿蛋白定量波动于1~2g之间。就诊时症见：腰酸乏力，尿中有泡沫，尿液浑浊，口干欲饮，纳可，大便偏干，舌偏红有裂纹，苔薄白，脉细弦。证属气阴两虚，湿瘀阻络。治宜益气养阴，清利活血。予扶正祛瘀清肾汤加减。处方：生黄芪15g，北沙参10g，云茯苓15g，生白术10g，紫丹参10g，川芎10g，积雪草15g，白花蛇舌草30g，半枝莲30g，河白草30g，藤梨根30g，青风藤15g，决明子20g，郁李仁10g，盐杜仲10g，旱莲草15g。28剂，水煎，每日1剂。

2015年7月30日二诊，患者大便通畅，日行1次，尿液浑浊减轻，尿中泡沫稍减少，仍有腰酸，容易疲劳，睡眠尚可，舌偏红，苔薄白，脉细弦。查尿常规：蛋白（++），24小时尿蛋白定量1.5g。原方去郁李仁，加女贞子10g。28剂，水煎，每日1剂。

2015年8月27日三诊，患者洗澡后吹空调出现鼻塞，咳嗽咳痰，痰色黄，口苦，尿中泡沫增加，饮食睡眠尚可，大便日行1次，质软，舌淡红，苔薄白，脉浮弦。查尿常规：蛋白（++）。上方去生黄芪、北沙参、决明子，加柴胡10g，黄芩10g，紫苏叶10g，桔梗10g，杏仁10g。30剂，水煎，每日1剂。

2015年9月10日四诊，患者外感已愈，无咳嗽咳痰，纳寐可，尿中泡沫少，大便日行1次，舌淡红，苔薄白，脉细弦。查尿常规：蛋白（+）。上方去黄芩、桔梗、杏仁、紫苏叶、青风藤，加生黄芪15g、太子参15g、防风10g、炙甘草6g。28剂，水煎，每日1剂。

2015年10月8日五诊，患者一般情况平稳，复查24小时尿蛋白定量0.46g，守方继进。30剂，水煎，每日1剂。

按语：本案患者蛋白尿5年，就诊时腰酸乏力，口干欲饮，大便偏干，舌偏红有裂纹，苔薄白，脉细弦，病机为气阴两虚、湿热瘀阻，治疗予扶正祛瘀清肾汤加减。初诊时患者阴伤之象明显，易太子参为北沙参，配旱莲草加强养阴益肾之功；大便干结，加郁李仁、决明子润肠通便。二诊，患者大便干结症状改善，去郁李仁，仍有疲劳乏力，舌偏红，加女贞子补益肾精，取二至丸之意。三诊，患者夏日吹空调，出现鼻塞、口苦、咳嗽咳痰等症状，病在太阳少阳，加紫苏叶疏风解表，柴胡、黄芩和解少阳，桔梗、杏仁宣肺止咳。四诊，患者外感痊愈，去黄芩、桔梗、杏仁、紫苏叶，加生黄芪、太子参益气扶正；余承惠教授发现柴胡、甘草有类激素样作用，所以方中配合使用控制蛋白尿，同时，柴胡疏达肝气，有利于气机的调畅，甘草甘缓和中，有利于顾护脾胃。

控制蛋白尿方面，余承惠教授常用白花蛇舌草、半枝莲、河白草、蜀羊泉、藤梨根、青风藤、黄蜀葵花、雷公藤等清热解毒药，选2~5味配方应用，蛋白尿多时，剂量大一些，病情缓解后，逐步减少剂量。大量蛋白尿常使患者尿中出现泡沫，乃风邪鼓动，风激水遏而致，治疗亦可从"风"入手，余承惠教授常用防风等祛风之品。

慢性肾炎的治疗过程中，扶正固本要根据患者体质调整用药，清热利湿须贯穿始终，补益清利结合，直至病情完全缓解。

（二）益肾健脾、化湿泄浊法治疗慢性肾衰案

王某，男，62岁，2011年8月18日初诊。该患者慢性肾炎病史23年，今年初发现血肌酐升高（具体不详），血压升高。就诊时症见：劳累后腰酸，头昏耳鸣，尿中泡沫增多，夜尿2次，舌淡，苔黄腻，脉细滑。血压165/95mmHg。查肾功能：肌酐129.3μmol/L，尿酸412.8mmol/L；尿常规：蛋白（++）；肾劳证属肝肾亏虚，湿浊内蕴。治拟益肾平肝，化湿排毒。处方：菊花10g、枸杞子15g、白蒺藜10g、莱菔子15g、牡丹皮15g、紫丹参15g、川芎10g、积雪草15g、苏叶20g、王不留行15g、杜仲10g、鬼针草30g、白花蛇舌草30g、半枝莲30g、藤梨根30g、土茯苓30g。25剂，水煎，每日1剂。

2011年9月14日二诊，患者口苦，食欲欠振，头昏腰酸减轻，夜尿2次，泡沫多，大便通畅，舌淡，苔腻微黄，脉细滑。血压130/90mmHg。复查肾功能：肌酐131.3μmol/L，尿酸469.6mmol/L；尿常规：蛋白（++）。治拟补益肝肾，化湿泄浊。处方：菊花10g、枸杞子15g、白蒺藜10g、莱菔子15g、制苍术10g、陈皮10g、厚朴10g、茯苓15g、牡丹皮15g、紫丹参15g、川芎10g、积雪草15g、苏叶20g、王不留行15g、蒲公英15g、蛇舌草30g、半枝莲30g、丝瓜络15g、蜀羊泉15g、土茯苓30g。30剂，水煎，每日1剂。

2011年10月13日三诊，患者纳寐可，二便调，时有口苦，舌淡红，苔黄腻，脉细滑。血压130/85mmHg。复查肾功能：肌酐121.5μmol/L；尿常规：蛋白（+）。治拟益肾健脾，泄浊和络。处方：

生黄芪 15g、太子参 10g、炒白术 10g、茯苓 15g、黄连 3g、干姜 5g、当归 10g、紫丹参 15g、川芎 10g、积雪草 15g、杜仲 10g、丝瓜络 15g、枸杞子 15g、苏叶 20g、王不留行 15g、白花蛇舌草 30g、土茯苓 30g。60 剂，水煎，每日 1 剂。

2012 年 2 月 1 日四诊，患者自我感觉良好，无明显口苦，有时腰酸，夜尿 2 次，大便日行 1 次，舌淡红，苔薄黄微腻，脉细滑。血压 130/85mmHg。复查肾功能：肌酐 114.8μmol/L，尿酸 415.9mmol/L；尿常规：蛋白（+）。继续投以益肾健脾，泄浊排毒，活血和络之法。处方：生黄芪 15g、太子参 10g、炒白术 10g、茯苓 15g、枸杞子 10g、女贞子 12g、牡丹皮 15g、紫丹参 15g、川芎 10g、积雪草 15g、当归 10g、淮山药 10g、苏叶 20g、王不留行 15g、石韦 15g、蛇舌草 30g、土茯苓 30g、怀牛膝 10g。30 剂，水煎，每日 1 剂。

按语：本案属中医学"肾劳"的范畴。患者慢性肾炎病史 20 余年，目前属肾功能不全代偿期，该患者病初证属阴不制阳，肝阳上亢，余承惠教授以菊花、枸杞子、白蒺藜、鬼针草等滋阴潜阳，待血压稳定后，再从益肾健脾、泄浊排毒入手，以生黄芪、太子参、炒白术、杜仲、怀牛膝调补脾肾；为避其滋腻之性常酌加茯苓、陈皮、怀山药等化湿运脾药物，无留邪之弊。以丹参、川芎、积雪草、当归活血通络；土茯苓、苏叶、王不留行等药泄浊排毒。经治疗血肌酐下降，肾功能好转。

在慢性肾衰的治疗中，余承惠教授认为化湿法应贯穿于疾病治疗的始终。常用的化湿之品有苍白术、茯苓、萹蓄、金钱草、石韦等。在化湿的基础上，根据病情的不同阶段及临床表现，酌伍利水、降逆、通腑、解毒、活血之品。如湿浊困遏中焦，如出现胃脘饱胀、纳食减少、恶心欲吐，舌苔白厚腻，选用平胃二陈汤加藿佩等芳香化湿、泄浊和胃之品。若苔腻不化，再加入干姜、草果温化脾胃运纳功能，渐复则去，避免温燥太过，助湿生热。若舌苔黄腻，口苦口黏，湿热阻胃，方以藿朴夏苓汤加黄连、干姜等辛开苦降、化湿和胃。如伴有肢体水肿、尿少，酌加茯苓、泽泻、冬瓜皮、玉米须、六月雪等利尿消肿。小便黄赤或有灼热感，下焦湿热，可加白花蛇舌草、积雪草、半枝莲、地锦草等清热利湿。尿蛋白多者可用白花蛇舌草、半枝莲、蜀羊泉、藤梨根等清热解毒利湿药等。

（撰稿人：江　燕）

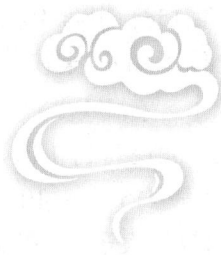

第四节　傅友丰

傅友丰（1941—），女，汉族，北京人，主任中医师，教授，原江苏省中医院妇科主任，江苏省名中西医结合专家，第二批江苏省老中医药专家学术经验继承工作指导老师。她曾任江苏省中医药学会副主任委员及顾问，江苏省中西医结合学会委员，国家药品监督管理局新药审评专家。

1965 年，傅友丰毕业于南京医学院医学系。1976 年，她参加江苏省西医脱产学习中医班（第三届）学习，肄业。自 1974 年起至今，她在江苏省中医院妇科从事医疗、教学和科研工作。

傅友丰是著名中医妇科病专家，擅长子宫内膜异位症、功能失调性子宫出血、输卵管阻塞性不孕症等病的辨证论治。她先后培养和带教了包括日本、韩国、新加坡、越南和马来西亚等地的本科、硕士和博士生 40 余人。2009 年，她作为江苏省老中医药专家学术经验继承指导老师指导学生 4 人。她曾发表学术论文近 30 篇；主编《中医妇科护理学》；其论文《补肾活血治疗继发性闭经伴牙周病》获第二届传统医学大会国际优秀论文奖；"化瘀消症剂治疗子宫内膜异位症的临床和实验研究"获 2005 年江苏省科学技术进步奖三等奖；"痛经宝的临床与实验研究"获江苏省科学技术进步奖四等奖；《复方当归液输卵管通液治疗输卵管阻塞性不孕》获省中医妇科学会优秀论文奖。

一、学术经验

（一）创制化瘀消癥方验方，临床疗效显著

傅友丰除对子宫内膜异位症、子宫腺肌病诊治有专长外，对子宫肌瘤、宫腔粘连及盆腔粘连等疑难杂症亦有较深造诣。他创制的化瘀消癥方验方专用上述疾病辨证为肾虚血瘀型患者。方中鬼箭羽味苦性寒，入肝脾经，破血逐瘀、消癥止痛；木馒头性平味甘，入肾经，补肾利湿、活血消肿，宜于引药入肾。两者合用，活血消癥、通利血脉，前者尤善破血解毒，后者长于补肾利湿，一泻一补，活血化瘀、解毒利湿，用作君药。皂角刺性温，辛散入血，善于解毒消肿，兼能活血通经；夏枯草性寒味苦，长于解毒消肿、散结祛湿；白花蛇舌草、半枝莲均有清热解毒利湿之长，且白花蛇舌草味甘性凉，兼可利湿消肿，半枝莲味苦，又善凉血消癥、活血止痛。上四药各有专长，一并用为臣药。取党参补气健脾、益气养血，黄芪健脾补中、升阳固摄，茯苓渗湿健脾、利水宁心，三味为佐使药，使气充则瘀散湿祛，又可防破血之力过猛耗气伤血，标本兼治。综观全方，攻补兼施、寒温并用，诸药合用，解毒不伤正，活血不动血，利湿不伤阴，化瘀消癥攻瘀毒之痼疾。

（二）化瘀消癥法与调周法的配合运用

傅友丰认为化瘀消癥虽为治疗子宫内膜异位症等妇科疑难病症的基本大法，但临床治疗过程中，仍需根据女性月经周期中四期的阴阳转化、气血变化的不同特点，结合子宫内膜异位症的独特病机特点，察其标本主次，审其虚实偏重，巧妙地选用不同力度的活血化瘀药物，同时按期选用不同的扶正补肾药物，可使临床效果更佳。经后期重补益肾精，养血化瘀，加用女贞子、墨旱莲、鸡血藤、炒当归；经间期重固摄肾精、活血逐瘀，加用川芎、红花、桑椹子、枸杞子；经前期重补肾助阳，活血散瘀，加用菟丝子、川续断、丹参、赤芍；经期重理气止痛，经期痛剧者加用三棱、莪术；大便干燥者，加桃仁、当归；大便溏泄者，加煨木香、炒白术。

二、验案分享

（一）从滋阴润肺、清热化瘀治疗肺子宫内膜异位症案

朱某某，女，31岁，2021年12月14日初诊。主诉：经期咯血1年余。患者2020年4月出现经期咯血，无经行腹痛等症状。平素无咳嗽咳痰，无咯血。2020年5月5日，患者于外院查肺穿刺病理，结果示：肺泡轻度增宽伴少量慢性炎症细胞浸润。肺泡腔充血伴吞噬含铁血黄素的组织细胞沉积，未见干酪样坏死，未见其他特异性病变，未见恶性细胞。灌洗液涂片未见癌细胞。活检部位，右下肺前外基底段。2020年8月—2020年12月，患者依次注射6针醋酸亮丙瑞林微球针剂。2020年9月起，患者一年未咯血，2021年5月开始行经，2021年9月再次咯血，于经行第2天咯血，色红，量少，劳累后明显。2020年7月14日查糖类抗原125（CA12）：36.91U/ml。2021年10月25日查CA125：17.6U/ml，雌二醇：<32ng/L，其余指标均正常范围；妇科三维B超未见异常。月经史：13岁初潮，周期7~8/30天，量中，色红，少许血块，无明显痛经。LMP：2021年10月5日，经行第2、4、5天咯血，鲜红色。婚育史：1-0-1-1（2016年剖宫产1次）。妇科检查：外阴已婚式；阴道畅，后穹窿未触及结节；宫颈轻度炎症，无举痛；宫体后位，正常大小，无压痛，活动度可；双侧附件区未及明显异常。西医诊断：肺子宫内膜异位症；中医诊断：咯血（阴虚肺热，夹有血瘀证）。治以滋阴润肺、清热化瘀止血。方以化瘀消癥方加减。处方：鬼箭羽15g，木馒头15g，皂角刺10g，夏枯草10g，炒当归10g，鸡血藤15g，白术、白芍各10g，制香附10g，广木香6g，女贞子15g，旱莲草10g，生熟地各12g，蛇舌草15g，半枝莲15g，鬼针草15g，茯苓神各12g，淮山药12g。8剂。

2022年1月12日二诊，患者LMP：2022年1月6日，量少，色暗红，无血块，咯血较前减少，轻度腰酸，经前乳胀，余无特殊。先服处方1：鬼箭羽15g，木馒头15g，皂角刺10g，夏枯草10g，酒当归10g，炒牡丹皮10g，炒白术10g，炒白芍10g，醋香附10g，木香6g，酒女贞子15g，墨旱莲10g，熟地黄10g，生地黄10g，白花蛇舌草15g，墓头回12g，半枝莲15g，生山药12g，茯苓12g，茯神12g。8剂。

继服处方2：鬼箭羽15g，木馒头15g，皂角刺10g，夏枯草10g，白花蛇舌草15g，墓头回12g，茯苓12g，茯神12g，丹参10g，赤芍10g，白芍10g，鸡血藤10g，净山楂10g，醋香附10g，桑椹12g，沙苑子10g，鬼针草15g，酒黄芩10g，枸杞子12g。6剂。

2022年2月14日三诊，患者月经周期第19天，带下不显，无特殊不适。

先服处方1：鬼箭羽15g，木馒头15g，皂角刺10g，夏枯草10g，丹参12g，炒赤芍12g，炒白芍12g，川芎10g，净山楂12g，醋三棱12g，醋莪术12g，续断12g，菟丝子12g，肉苁蓉10g，白花蛇舌

草 15g，炒川楝子 10g，炒枳壳 12g，茺蔚子 10g，茯苓 12g，茯神 12g。8 剂。

继服处方 2：酒当归 10g，丹参 12g，鸡血藤 12g，红花 6g，川牛膝 10g，益母草 15g，失笑散 15g，醋香附 10g，醋三棱 12g，醋莪术 12g，乌药 6g，制吴茱萸 3g，路路通 10g，醋延胡索 10g，太子参 10g，炙黄芪 10g，炒白芍 12g，茯神 12g，茯苓 12g。6 剂。

以上方为按月经周期辨证之基本方，随证加减。治疗 7 个月，患者治疗期间，咯血逐渐减少，至 2022 年 6 月份患者基本无咯血，至 7 月份妊娠，再次生产后至今随访症状完全消失。

按语：肺子宫内膜异位症是妇科罕见难治疾病，查阅文献均为个案报道，病因病机不明。在中医上属于"经行咯血""倒经""逆经"范畴，临床表现为每值经期或经行前后出现有规律的、周期性的咯血者，称为经行咯血。《类证治裁》称之为"倒经"，《叶氏女科证治》有"经不往下行，而从口鼻中出，名曰逆经"的记载，故亦称"逆经"。傅友丰认为肺子宫内膜异位症可能与子宫内膜微小病灶循静脉及淋巴播散，转移至肺，患者肺的免疫功能异常，不能有效清除异位子宫内膜，使其在肺中生长，损伤肺毛细血管，导致咯血。子宫内膜异位病灶异位在肺部，形成结节，为有形之邪，邪之所凑，其气必虚。患者往往素体阴虚，或过食辛热之品损伤阴液或因烦劳、生产等损伤导致肺肾阴虚，冲气上逆，络伤血溢，离经止血阻于肺中，久而成癥。故本病以肺肾阴虚为本，瘀热内阻为标。临证中治疗需辨证结合辨病，滋肾养阴以固其本，清热活血消癥以除其标，才能从根本上清除异位内膜这一病邪，标本兼治，获得良好的疗效。傅友丰认为女性月经周期激素变化，可影响肺中异位病灶之活性，故诊疗肺子宫内膜异位症需同时结合现代医学知识，在治疗中结合调周治法，使之顺应月经周期激素的变化。

方药采用独创之鬼箭羽系列方，鬼箭羽、木馒头、皂角刺、白花蛇舌草四药配伍，达到清热化瘀、活血行气之功，白花蛇舌草、半枝莲、鬼针草、墓头回清热解毒，夏枯草、白芍、香附清热平肝、散结消积，女贞子、旱莲草、生熟地等滋阴养血，当归、鸡血藤、白术、木香、山药、茯苓等健脾养血除湿。随证加减，攻补兼施、扶正祛邪、清热养阴、活血消癥。同时结合经后期滋阴养血，促进卵泡发育；经间期加强活血之力，使脉道通利，同时加用补肾温阳之品，取血得温则行之意，促进成熟卵子的排出。经前期益气养血，使阴阳顺利转化。行经期疏肝补肾、活血化瘀，促进经血排出。通过调周治法调节"肾-天癸-冲任-胞宫"间的平衡来改善性腺的功能，以调整机体内环境，使精血充足，冲任得养，气血流通，经血循脉道而行，减少离经之血的发生。

（二）从化瘀消癥佐调周法治疗子宫腺肌痛经病案

何某，女，34 岁，2021 年 3 月 30 日初诊。主诉：痛经 10 年余，加重 2 年。患者经行腹痛 10 余年，近 2 年痛经剧烈伴呕吐，需服止痛药。1 年前检查发现左侧卵巢巧克力囊肿、子宫腺肌瘤。月经史：初潮 13 岁，周期 5/30 天，平素月经量偏多，伴有大量血块及膜样组织物排出，腰酸，无经前乳房胀痛。末次月经：2021 年 3 月 15 日，5 天净。经周第 1~3 天腹痛明显，伴呕吐，服止痛药 3 天。婚育史：已婚，1-0-0-1，10 年前行剖宫产 1 次。2021 年 2 月 27 日 B 超提示子宫腺肌病伴腺肌瘤（34mm×25mm）；左侧附件囊性包块，巧克力囊肿可能（48mm×33mm）；盆腔积液。刻诊：患者正值排卵期左右，带下量偏多，色略黄，质清稀，伴有左小腹坠胀时作，纳寐可，二便调。舌淡红体胖，苔薄白，脉细弦。西医诊断：子宫腺肌瘤；卵巢巧克力样囊肿。中医诊断：癥瘕（肾虚血瘀证），治以温肾助阳，化瘀止痛。方以化瘀消癥方加减，处方：鬼箭羽 15g，木馒头 15g，皂角刺 10g，夏枯草 10g，丹参 12g，赤芍 10g，白芍 10g，醋三棱 12g，醋莪术 12g，净山楂 12g，续断 12g，菟丝子 12g，肉苁蓉 10g，炒川楝子 10g，白花蛇舌草 15g，茯苓 12g，茯神 12g。14 剂。

2021 年 4 月 13 日二诊，患者黄带减少，左下腹坠胀好转。考虑患者月经即将来潮，经量偏多且伴有较多血块，遂予上述初诊方去鬼箭羽、木馒头、皂角刺、夏枯草，加失笑散 15g、醋延胡索 10g、贯众炭 10g、肉桂（后下）5g、三七粉（冲服）3g。7 剂。

2021 年 4 月 23 日三诊，患者月经已净，诉此次痛经略好转，月经量较前减少，血块较前明显减少。大便偏干，舌红苔薄白，脉细弦。继予化瘀消癥方加减，去初诊方中丹参、续断、菟丝子、肉苁蓉、炒川楝子，加桑葚 12g、枸杞子 12g、沙苑子 10g、生薏苡仁 10g、酸枣仁 10g、鸡血藤 12g。14 剂，水煎服，每日 1 剂，早晚分服。

之后按上述三方治疗 3 个周期，至 2021 年 7 月 20 日就诊，患者痛经较前明显好转，月经量正常，经期膜样组织物明显减少。复查妇科 B 超左侧卵巢巧克力囊肿较前减小，子宫腺肌瘤较前无明显变化。

按语：此案患者痛经病史 10 年，有逐年加重趋势，病情缠绵反复，对患者的身心健康均造成了不利的影响，结合患者症状及临床检查可确诊为子宫内膜异位症。该病在中医范畴属于"痛经""癥瘕""不孕"等范畴，虽属于良性疾病，但在生物特征上有类似恶性肿瘤的"浸润""远处转移"等特点。目前，认为本病的病机根本在于血瘀，而瘀血作为致病因素本身不具有上述生物特征，在中医理论中"毒邪"是可以导致病症出现浸润、转移、增生的发病因素，瘀血是毒的载体，毒是瘀血在子宫内膜异位症中的表现。此案患者痛经反复 10 年余，伴有大量血块及膜样物，瘀证明显，且病久伤肾，出现带下量多质稀、腰酸等肾阳亏虚之症，舌苔脉象均为佐证。而肾为真阳之根本，主水、生殖，肾阳亏虚，则人体水液代谢失衡，水液分清泌浊失司，化为湿浊。故傅友丰认为，子宫内膜异位症的主要病机在于湿毒蕴结，因体内瘀血日久，化生痰湿、瘀毒，痰湿毒胶结致病症复杂、反复。治疗该病每以化瘀消癥方加减，方中鬼箭羽、皂角刺、夏枯草、白花蛇舌草、半枝莲解毒利湿、逐瘀止痛，木馒头补肾利湿，引诸药入肾，茯苓化湿利水。患者初诊时正值排卵期，结合月经周期，在化瘀利湿的基础上加用续断、菟丝子、肉苁蓉等温肾助阳，标本兼治。二诊患者月经即将来潮，加用失笑散、三七粉、贯众炭活血止血，肉桂、延胡索温经止痛。三诊患者痛经已有好转，血块及膜样物组织明显减少，瘀证减轻。反复治疗 3 周期后临床症状明显好转，整个过程以温肾利湿化瘀为基本治疗原则，遣方用药的同时，顺应女性月经周期中阴阳变化，察其标本主次，灵活运用补肾活血药物，攻补兼施，双管齐下。辨证准确，用药精当，则顽固病证得以明显缓解。

（撰稿人：李健美）

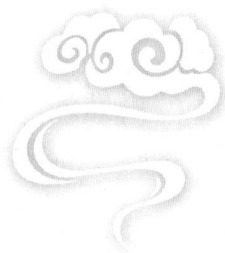

第五节　黄树纲

黄树纲（1941—），男，汉族，江苏苏州人，主任医师，教授、硕士生导师。原江苏省中医院外科兼泌尿外科主任，原南京中医药大学西医外科教研室主任，江苏省名中西医结合专家。他曾任南京医学会泌尿外科学分会委员、江苏省中西医结合学会泌尿外科专业委员会副主任委员、全国中西医结合学会泌尿外科专业委员会委员、美国泌尿外科学会会员。

黄树纲从事泌尿外科临床、科研、教学工作 60 余年，擅长中西医结合治疗泌尿系感染、结石、肿瘤，前列腺增生，慢性前列腺炎，女性尿道综合征等疾病。他担任《西医外科学》副主编，参与编写《老年医学新进展》，主审《中医标准护理计划及健康教育指南》，并先后在省级以上杂志发表论文 30 余篇。他曾先后被邀参加香港国际外科研讨会、菲律宾第四届亚太地区艾滋病研讨会及第 96 届泌尿外科年会。

一、学术经验

（一）慢性前列腺炎

1. 临证之时，要抓住矛盾主要方面分期论治　从表面上来看，慢性前列腺炎的症状繁杂而无特异性，但本质上是各个病理过程发展的体现，辨证中要善于根据病理发展过程中的不同阶段，抓住矛盾的主要方面，分期论治。病之初期以湿热证为主，血瘀证为次；初中期以血瘀、湿热证并重；中后期以肾虚为主，血瘀湿热并存。辨治上，病之初期宜给予清热利湿为主，凉血为辅；初中期宜活血与清热利湿并重；中后期宜先温肾阳、滋肾阴为主，待肾之虚已补，再施以活血化瘀与清热利湿之法。气行则血行，气行不畅则血行不利，不管是利湿还是活血均离不开理气，单用清热或活血虽可改善症状，但症状却易复发，病时重时轻，且易迁延不愈。

黄树纲教授的观点也从西医的病理基础上得到证实，慢性前列腺炎的病理变化初期以前列腺腺泡周围和内部有各种浆细胞和巨噬细胞浸润，伴淋巴细胞的局限性浸润等炎症改变；中后期开始有不同程度的结缔组织增生，坏死灶的纤维化，前列腺因纤维性变而质地变硬或缩小；严重者纤维化可波及后尿道而使膀胱颈硬化，甚至引起精囊开口的纤维化，且部分组织的血管有微血栓形成。各种炎性细胞浸润类似于中医辨证的湿热证，组织增生及纤维化的病理变化及微血栓的形成类似于中医的血瘀内阻之病变。

2. 辨证之时，宏观辨证与微观辨证有机的结合　慢性前列腺炎的辨治不仅仅在于辨病，更重要的在于辨证，积极引入现代医学对慢性前列腺炎病因学的研究成果，采用宏观辨证与微观辨证相结合的综合辨证可有效指导临床用药。宏观辨证上强调内因与外因共同致病，气血阴阳平衡失调，肝郁气滞与血热是其内因，六淫湿邪为其外因。宏观辨治上强调调畅情志与理气相结合，活血与凉血相结合，化瘀与清热利湿相结合。强调在调整患者机体阴阳平衡，扶助正气，提高机体免疫功能同时，促进机体的自我调节能力，为患者病情恢复阶段提供坚实的免疫自稳基础，预防潜在的诱发因素。临床可见相当部分慢性前列腺炎患者出现乏力神疲、头晕目眩、腰酸腿软等正气亏虚之候以及前列腺液中卵磷脂小体减少者，结合西医病理生理的认识，认为存在不同程度的免疫功能低下。微观上黄树纲教授认为，前列腺的局部指诊对临证遣方用药有很重要的临床意义。前列腺之质地是否饱满可作为判断湿热与瘀血之证的重要指标。

3. 施治之时，应将清热利湿与活血化瘀之法有机的结合　本病多发于青壮年，正值气血充沛、性机能旺盛时期，且男性多嗜烟、酒、辛辣，致脾失健运、湿热内蕴、流注下焦；同时由于社会、环境因素、传媒刺激等，频繁手淫、性交、忍精不泄，败精瘀阻精室，蕴久酿毒，阻于经络、气血凝滞，而气血凝滞又会加重湿热毒邪的形成，两者互为因果，贯穿于本病发生和发展的整个病理过程。在慢性前列腺炎临床辨证施治过程中不能二偏：一偏，强调湿热为因，过分重视清热利湿之法，而忽视凉血及活血化瘀之法，如此，不仅不能使湿去热除，反而有留湿热之弊，在临证施治时很难取得良效；二偏，强调血瘀为因，治法上过分以凉血或活血为重，而忽视清热祛湿，活血虽能使症状得以改善，但湿热之邪不除，病之根不能除，湿热或为实邪，或为伏邪，每遇诱因而加重或诱发，故过用活血，有留湿热之忌。因此，临证之时应将清热利湿与活血化瘀之法有机的结合，何法为重，当根据整体辨证为依据。从整体辨证，不仅包括病之症状，更重要的是包括相互联系的病机及病程。

（二）良性前列腺增生

中医辨证治疗良性前列腺增生取得了较好的临床疗效，为了进一步提高良性前列腺增生辨证论治的疗效和辨证的量化和客观化，需要探索新的思路，在此方面，黄树纲教授做了初步尝试，在临床经验总结中，他发现良性前列腺增生的中医证型与疾病的病程、病情轻重、前列腺体积、病理学改变等因素之间存在着一定相关性。

黄树纲教授总结了在良性前列腺增生病程与中医证型分布关系中，患病<3年者以血瘀下焦为多，且以实证为多，占到83%。随着病程的延长，虚实夹杂证者增多。在患病3~4年的病例中以血瘀下焦证和肾阴亏虚证居多，虚实各占近似一半。然而病程≥5年者以肾阴亏虚居多，且中以虚证为多见。同时，黄教授将全部病例分为轻、中、重。病情轻的以血瘀下焦为多，且随着病情的加重，血瘀下焦发病逐渐减少而肾阴亏虚证和肾阳不足证的发病逐渐增多，病情重的以肾阴亏虚证为主。良性前列腺增生患者前列腺体积与中医证型分布也有其相关性，以肾阴亏虚和肾阳不足为虚证者，前列腺的体积偏大，排尿常表现为无力；以血瘀下焦和膀胱湿热为主的实证者，前列腺体积偏小，以排尿梗阻症状较明显。前列腺组织学检查结果显示，临床辨证为虚证的良性前列腺增生病理形态常表现为以腺体增生为主，并常见于肾阴亏虚证；临床辨证为实证的往往以间质增生居多，主要见于血瘀下焦证，且部分伴有炎性细胞浸润和小脓肿形成；病理形态以混合性增生为主者，中医证型分布无明显特征性。

综上所述，黄树纲教授认为在中医辨证的基础上，结合良性前列腺增生的临床相关因素，将有助于提高辨证的准确性，更好地指导临床用药。同时，还为中医证型的量化和客观化做了有益的探索，在临床实践中，在临床对良性前列腺增生辨证分型产生矛盾时，结合临床相关因素将有助于良性前列腺增生的辨证分型。结合良性前列腺增生患者发病的基础和临床相关因素良性前列腺增生辨证以血瘀下焦证和肾阴亏虚证多见，肾虚血瘀为良性前列腺增生患者发病的基础。

（三）女性尿道综合征

黄树纲教授认为，肾虚是女性尿道综合征的主要病机，因为女性膀胱的正常储尿和排尿功能都必须依赖于肾之调摄，如女性年过半百，肾气自虚或过劳伤肾，必将影响膀胱正常功能的发挥。黄树纲教授在临床辨证施治中肾虚血瘀证患者占多数，肾阴亏虚证患者占少数，充分说明了肾虚是尿道综合征的主要因素，是本病之本，临床治疗当以补肾为要。

黄树纲教授认为，女性尿道综合征与瘀血密切相关，特别是盆腔内血流的缓慢，局部体液的郁积均可导致本病的发生，基于肾虚基础上的血瘀证将近半数。因此肾精亏虚，血行无力，血瘀下焦，经络阻塞，膀胱气化不利也可导致尿道综合征的发生和发展，瘀血是本病之标，临床治疗当不忘活血化瘀。

湿热和肝郁分别是尿道综合征的诱因和伴随症状之一，且在 50 岁以下女性较多见。在临床上湿热外袭，治不及时或久治不愈可致膀胱气化不利，诱发或导致尿道综合征的发生，且湿蕴下焦证多与慢性尿路感染有关。而女性肝为血海，肝气的正常疏泄对肾之功能正常发挥具有重要的作用，临床上许多尿道综合征患者因病程较长，或多或少伴有情志抑郁表现，因此，黄树纲教授认为要重视该类患者的心理疏导。

二、验案分享

（一）自拟中药方配合外治治前列腺炎瘀血证案

王某，男，43 岁。2002 年 1 月 25 日初诊。既往慢性前列腺炎病史 4 年，反复使用抗生素治疗，疗效欠佳。平素觉少腹、会阴部胀痛不适，排尿时尿道刺痛，排尿不尽感。既往滴白常见，近半年，滴白少见，久治不愈。舌质紫偏暗，脉弦。肛检查前列腺略大，质偏硬韧，中央沟存在，左侧可触及痛性小结节；前列腺液常规示白细胞（＋），卵磷脂小体（＋），少许红细胞，PH 值 8.0；B 超示：前列腺 4.1cm×3.0cm，内部回声不匀，界限欠清；前列腺液培养未见致病菌生长。诊断为前列腺炎（瘀血证）。治宜活血祛瘀，解毒利浊法。处方：柴胡、青皮、陈皮各 6g，丹参、赤芍、桃仁、红花、三棱、莪术、泽泻各 10g，败酱草、蒲公英各 15g，14 剂，每日 1 剂，水煎，早、晚分服。

患者尿道刺痛感明显，加琥珀粉 1.5g，吞服，配合热水坐浴，前列腺按摩，连续治疗半月余，感到尿道刺痛好转，去琥珀粉，继服原方 1 个月。

复诊，患者诉会阴部胀痛、尿道不适感减轻，但时感腰膝酸软，原方去青皮、陈皮，加益智仁、枸杞子、杜仲、牛膝各 10g。继服 6 周。复查前列腺液常规示白细胞少许，卵磷脂小体（＋），PH 值 6.4，触诊前列腺质地硬韧度明显减轻，左侧小结节触诊不显，无压痛。B 超示：前列腺 3.8cm×2.9cm，回声尚均，界限清。前列腺炎基本痊愈，嘱停中药口服，每日继以热水坐浴，禁食辛辣，节制性生活，防止疲劳太过，以巩固疗效。

按语：慢性前列腺炎指各种病因引起前列腺组织的慢性炎症，是泌尿外科最常见疾病，该病以尿道刺激症状和慢性盆腔疼痛为主要临床表现，而且常合并精神心理症状的疾病，临床表现多样，病程缓慢，迁延不愈。慢性前列腺炎属于中医"精浊、白淫"范畴。《素问·痿论》云，"思想无穷，所愿不得，意淫于外……及为白淫。"《奇经八脉考·带脉为病》言，"白淫者……本于阴虚阳竭，营气不升，经脉凝涩，卫气下陷，精气积滞于下焦奇经之分，蕴酿而成。"《诸病源候论·虚劳小便白浊候》曰："劳伤于肾，肾气虚冷故也……胞冷肾损，故小便白而浊也。"《景岳全书·淋浊》言："有浊在精者，必由相火妄动，淫欲逆精……移热膀胱，则溺孔涩痛，清浊并至……及其久也，则有脾气下陷，土不制湿。"

黄树纲教授认为，多年来，中医临证多从湿热、瘀阻、肾虚论治前列腺炎，但从临床看来，瘀血证型前列腺炎颇多，究其原因在于前列腺炎多发病于壮年男子，病者或嗜好烟酒，喜食辛辣，或相火旺盛，性事不洁，致湿热之邪，久郁不清，病久入络，经络瘀阻乃必然的病理反应。瘀血既为各种原因所致的病理产物，又为瘀血证之因。从现代医学看，反复腺体充血，腺管梗阻、腺液分泌障碍，慢性炎症致组织纤维化使前列腺硬结、硬化。症见少腹、会阴等部位固定不移的刺痛、尿频、尿痛，或血精，舌质紫暗或有瘀斑，脉弦涩。肛查前列腺正常大小或偏小，质硬或有小硬结，前列腺液难出。治以活血祛瘀，解毒利浊为法。方中柴胡引药入肝经，疏肝解郁通络；桃仁、红花活血祛瘀；赤芍、丹参凉血活血；三棱、莪术破瘀消坚；陈皮、青皮善理下焦气滞，使气行血亦行；败酱草，蒲公英，泽泻解毒利浊；瘀阻较甚可加用穿山甲破瘀排浊，促进腺体分泌。临床再配合热水坐浴，前列腺按摩促进局部血液循环，促使前列腺内炎性分泌物得以排去，以利炎症消散。

另外，黄树纲教授诊治瘀血证型前列腺炎，除重视中医整体辨证外，还强调局部辨证即"前列腺指诊"，触诊前列腺质地对临床遣方用药的参考，他认为瘀血证前列腺质地偏硬，治疗初始按摩前列腺，前列腺液检查多难出或取到后常规化验示正常，切勿以为治愈。在治疗一段时间后，前列腺液常规白细胞上升亦属正常，多为瘀浊排出之象。针对瘀血证型前列腺炎患者多是病程迁延不愈，易致性功能障碍、不育症等，治疗上首治前列腺炎，治疗期间，患者应节制性欲，以免腺管梗阻未解除而又反复充血加重病情。由于瘀血证前列腺炎为临床难治病，患者常有情志失调，加强情志疏导也是治疗的一个重要方面。

（二）益肾逐瘀汤治良性前列腺增生案

蔡某，男，57岁，2005年10月21日初诊。主诉：尿频、尿急伴余沥不尽感2年余。患者2年前无明显诱因下出现尿频、尿急，伴余沥不尽感，夜尿4~5次。查泌尿系B超示：前列腺大小55mm×51mm×43mm；膀胱残余尿量137ml；最大尿流率（MFR）14.7ml。尿常规无特殊。刻下症见：患者神清，精神可，尿频尿急，有余沥不尽感，夜尿4~5次，小腹坠胀时有，纳食可，夜寐安，大便正常，舌暗红，苔薄白，脉涩。肛检查前列腺增大，质偏硬韧，中央沟存在。诊断为前列腺增生（肾虚血瘀证）。治宜补肾益气，活血散瘀。予自拟益肾逐瘀汤，处方：黄芪20g，熟地黄10g，山萸肉10g，菟丝子10g，枸杞子10g，牛膝10g，泽泻10g，土鳖虫10g，炮山甲10g，肉桂30g，附子3g。14剂，每日1剂，水煎，早、晚分服，配合早睡早起，加强锻炼，主要为凯格尔运动。连续治疗半月余，诉尿频、尿急较前缓解，偶有尿意未尽感。嘱继服原方。

6周后复诊，患者诉尿频、尿急较前明显改善，余沥不尽未作，小腹坠胀感不显。复查前列腺B超示：前列腺大小53mm×49mm×42mm；膀胱残余尿量80ml；最大尿流率（MFR）18.2ml。前列腺体积较前缩小，嘱继续中药口服，每日继以运动锻炼，禁食辛辣，节制性生活，防止疲劳太过，以巩固疗效。

按语：良性前列腺增生一般是50岁以后的男性比较常见的一种疾病，并且会有一半以上的老年人会出现前列腺增生的症状，比如排尿的症状：尿频以及排尿费力，或者是储尿的症状：残余尿多及尿不尽，临床上出现前列腺增生的患者有接近一半的患者是需要药物治疗的，甚至是进行手术治疗。良性前列腺增生属中医"癃闭"范畴，也属"精癃"范畴。关于癃闭病因病机最早的相关阐述可见于《黄帝内经》，其中《素问》有"膀胱不利为癃""膀胱病，小便闭"等论述，指出膀胱气化功能异常可导致小便不利，且首次提出癃闭的病位是膀胱。巢元方《诸病源候论》记载"小便不通，膀胱与肾俱有热故"，指出"膀胱热""肾热"是癃闭发生的原因之一。张介宾《景岳全书》认为"凡癃闭之证，其因有……真阴下竭，元海无根……气实而闭者"，首次概括了实邪致膀胱气化功能紊乱的病机。《医宗金鉴》载

"瘀血流渗胞中，多令人小便淋闭"及清末唐容川关于"血瘀水道不利"的论述，都指出瘀血可致小便异常。黄树纲教授认为肾主水，与膀胱相表里，膀胱启闭活动，取决于肾气盛衰。良性前列腺增生患者肾气虚损，气化不利，固摄无权，膀胱开阖失常，致排尿障碍。因此，肾气虚弱当属良性前列腺增生发病之本，临床治疗应以补肾为要。方中生地黄、熟地黄、山萸肉、枸杞子滋补肾阴，黄芪、肉桂、附子温肾散寒，共振补肾之功，膀胱气化之权。肾精亏虚、血行无力、瘀阻下焦，导致良性前列腺增生的发生和发展。血瘀是本病之标，临床治疗当不忘活血化瘀，方中炮山甲、土鳖虫、泽泻活血利水，破瘀散结，与益肾药合用，攻补兼施，共奏补肾益气、活血化瘀、软坚散结之功效。

　　黄树纲教授多年临床经验总结，补肾益元有利于调节膀胱功能，改善患者的排尿症状，提高生活质量；而化瘀散结还可使前列腺体积缩小。经治疗前列腺体积有所缩小，若连续治疗3个月以上可见前列腺体积明显缩小。益肾逐瘀汤既可改善膀胱排尿功能，又可促使前列腺体积缩小，使良性前列腺增生患者主观症状、客观体征及生活质量均得到明显改善。

（撰稿人：张　平）

第六节 张永健

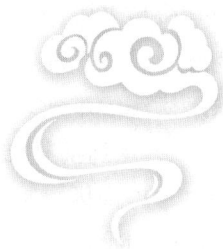

张永健（1932—2019），男，江苏省名中西医结合专家，主任医师，享受国务院政府特殊津贴。

1955年，张永健于武汉同济医科大学毕业，从事临床工作50余年。虽然正式开始从事中西医结合工作是在1980年，但实际上他早在1959年就已经开始接触这项工作。除业余时间系统学习中医药理论知识外，张永健在工作中也开展了中西医结合治疗慢性再生障碍性贫血的研究。他曾师从北京名老中医徐衡之学习悬壶之理。对于再生障碍性贫血的治疗，徐老主张以温肾为主，确实取得了较好的疗效。1962年10月，在全国再生障碍性贫血座谈会上，他的经验得到与会专家的认同，并开始在全国范围内推广。1982年，张永健开始筹建江苏省中医院中医血液病专业组，这也是江苏省首个此类专业组。1993年起，张永健享受国务院政府特殊津贴。1995年12月，他被评为江苏省名中西医结合专家。他在中西医结合治疗慢性再生障碍性贫血、纯红细胞再生障碍性贫血、原发性血小板减少症、过敏性紫癜等血液病中取得显著效果。他曾在全国及省级刊物上发表多篇论文。

学术经验

（一）发挥中医药特色，明确中医血液病优势病种

张永健教授在治疗慢性再生障碍性贫血方面，传承徐衡之老先生经验，辨病辨证相结合，以温肾为主，同时予口服大剂量B族维生素，取得较好疗效，相当一部分患者得到治愈。

过敏性紫癜，属于中医"紫癜风"范畴，治以清热凉血祛风止血法，对控制紫癜发作，防止出现肾脏病变效果较好。急性期应清热解毒为主，慢性期则宜补气健脾为主。

张永健教授对活血化瘀的中药，做过一些基础方面的研究。曾对红花抑制体外二磷酸腺苷（ADP）诱导的血小板聚集功能进行过研究，证实了红花有显著的抑制功能，为活血化瘀中药在临床的使用找到了科学的根据。

（二）动态审视原发性血小板减少症（ITP）病机演化，治疗有法，用药考究

张永健教授在治疗ITP方面颇有建树。首先对于病机的认识，在传统的"火盛"与"气伤"基础上提出瘀血贯穿疾病始终及湿邪易致疾病缠绵的理论。瘀血是指体内血液停滞，包括离经之血及血运不畅阻滞于脏腑经络中的血，本病以出血为主症，因此瘀血存在于整个疾病过程，是导致再出血的因素；另外气虚血行受阻，血热互结血行不畅等均可致血瘀，正所谓"血不自行，随气而行""热之所过，血为之凝滞"，可见热、虚、瘀常相互为病。ITP患者疾病日久耗伤气阳，损伤脾肾，气化不利，水湿内停；

或部分患者服用激素、免疫抑制剂后，损伤脾胃，致脾失健运，胃失和降，水液停滞，化生湿浊。湿为阴邪，其性重浊，有阻遏气机，损伤阳气的特点，致脾气亏虚、脾阳不振，血失统摄，而湿性黏滞易导致疾病缠绵难愈。

1. 用药清补结合　张永健教授认为该病多起病缓慢，病程较长，久病气血耗伤，渐成不同程度的阴血亏虚证候，临证多见气阴两虚及阴虚火旺证型，应清补结合，由此确立益气养阴、清热凉血大法潜方用药治疗该病，方中重用黄芪、生地，佐以水牛角、紫草、猪苓、羊蹄根、补骨脂、景天三七等，扶正固本，防止血溢脉外。"补"应重视补气，首选黄芪，可用量至 30~60g，必要时可选用黄芪注射液，黄芪主要成分有甙类、多糖、氨基酸及微量元素等。但朱丹溪云："气有余便是火"，重用补气药同时需注意气郁化热、热盛动血。"清"重在清热解毒、凉血止血，正如叶天士所言："入血犹恐耗血动血，直须凉血散血"。常用水牛角、生地黄滋阴清热、凉血止血，同时凉血止血须防留瘀之弊，当选用兼有活血止血作用的药物，如茜草、鸡血藤、丹参、三七、红花等。

2. 重视健脾化湿　ITP 患者多数病程较久，各种因素均可引起痰湿形成，形成本虚标实之证，故辨证论治基础上适当佐以健脾化湿之品。对于病情迁延难愈的难治性 ITP 患者更要加以注意，痰湿较重者可选用香砂六君子汤、三仁汤、甘露消毒丹等加减，以健脾化湿，利于气机舒畅。

3. 善用雷公藤　对于难治性 ITP，张永健教授在辨证论治的基础上常加用雷公藤，其有效成分雷公藤多苷是一种新型的免疫抑制剂，能够抑制机体的细胞免疫和体液免疫，具有皮质激素样的治疗作用，无激素的副作用，临床辨病与辨证相结合运用。同时，张永健教授也指出雷公藤副作用较多，内服宜慎，常用量为 6~12g，需文火煎 1~2 小时。对肝功能异常、年轻患者禁用，要合理掌握雷公藤的剂量、用药间隔、疗程，定期监测副反应等。

4. 强调早期辨治，重视日常调护　现代医学认为血小板大于 $30×10^9/L$ 可以观察等待，但张永健教授认为西医主要考虑治疗的风险与获益，虽避免了治疗风险，但也降低了患者生活质量。此时患者虽出血倾向不明显，但观其舌苔、脉象已有所表现，结合中医"治未病"思想，张永健教授主张早期即应积极辨治，防止病情变化，"即病防变"，治疗应以调理为主，根据病情或清，或补，不急于提升血小板数量，重在"损其有余，补其不足"。张永健教授指出，出血伴有发热、咳嗽、脉数等症者，病情较重，如张景岳《景岳全书·血证》云："凡失血等证，身热脉大者难治"，平时需避风寒、慎起居，防止正虚复感外邪。此时可联合西药治疗，西药快速提升血小板，控制感染等，中药及时跟进，"减毒增效"，防止病情反复。

张永健教授在血液病领域的临床经验非常丰富，于江苏省内率先建立中医血液病专业组，引入现代医学技术，在中西医结合治疗血液病方面有着独到的见解和卓越的成就，为许多患者带来了希望和康复。

（撰稿人：孔祥图、代兴斌）

第七节　汤粉英

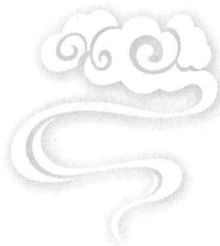

汤粉英（1940—），江苏东台人，著名中西医结合心脑血管疾病专家，江苏省名中西医结合专家，第一、二批江苏省老中医药专家学术经验继承工作指导老师。

汤粉英教授出生于美丽的江苏东台市，自小刻苦学习，向往从医。1959 年，她考入心仪的苏州医学院医疗专业。在苏州医学院就读期间，汤粉英教授对医学产生了浓厚的兴趣，她好学善问，精勤不倦，博采众长，潜心钻研，以优异的成绩从苏州医学院毕业，分配到上海市第四人民医院普内科工作。参加工作以来，汤粉英教授一心扑在临床第一线，诊治了大量的普内科各病种患者，打下了坚实的内科疾病诊疗基础。汤粉英教授在诊治患者的过程中接触到了中医，体会到了中医的优势和必要性，开始向往学习中医，但由于当时医疗和经济条件的限制，她未能系统地学习中医理论。1974 年，江苏省中医院向汤粉英教授伸出了橄榄枝，汤粉英教授离开了工作十年的上海市，转到江苏省中医院普内科继续从医之路。在江苏省中医院工作期间，汤粉英教授接触到大量杰出的名中医，深刻体会到中西医结合的重要性。1977 年，她参加江苏省中医院西学中班，师从名中医张继泽和汪履秋，深得两位专家真传，从此开始了中西医结合诊治之路，逐渐形成了一套对中西医结合治疗心脑血管疾病的体系。在 20 世纪 90 年代初期，江苏省中医院创立心内科，汤粉英教授担任心内科副主任，后升任心内科主任，直至 2003 年退休。

行医 50 年，奉献半世纪，这是众多老患者对汤粉英教授的高度评价。在她的行医生涯中，救治了无数的患者，虽然她可能记不住所有患者的姓名，但患者却永远感激汤粉英教授。在汤粉英教授心目中最重要的两次行医经历是 1975 年的流行性乙型脑炎大暴发和 1976 年支援唐山大地震。1975 年，全国流行性乙型脑炎疫情暴发，汤粉英教授主动请缨，调入流行性乙型脑炎病房工作，不怕辛苦，不惧危险，战斗在疫情控制的第一线。汤粉英教授回忆道："要不是置身其中，你无论如何也不能体会在充满危险的环境里工作是什么滋味，不能想象承担别人生命的责任有多重，更不能发现其实人可以奉献更多。在这非常时期、非常阵地，我真切体会到了在平凡生活中无法触及的人性善良。患者为了降低我们感染的概率所做的任何微小动作、医护人员不惧危险的勇敢工作，都让我深深体会到人世间的真情，也让我懂得了人的善良本性。在这里，我也认识到了责任感对于一个人的重要性，一个人的任何微小疏漏，都极有可能危及自己和他人的生命。每个人都必须严谨无误地完成任务。"有了这次流行性乙型脑炎防治工作的经历后，1976 年唐山大地震发生时，汤粉英教授再次主动报名，参加了赶赴唐山的医疗救治队。说起唐山大地震的医疗救援工作，汤粉英教授也是感慨万千："1976 年，我们国家的国力还不够强大，物资匮乏，救灾难度是现在的人无法想象的。当时带去的两个帐篷根本不够用，就地搭建了几个席棚，在席棚下面进行救援。当时下着雨，席棚也漏雨。消毒的酒精没有了，我们就用行医战备的小锅进行高压消毒。骨折的患者太多，夹板也不够用了，我们就从废墟里取材，找些木棍用来固定。当时的条件确实非常艰苦，但没有一个人有怨言，大家都积极想办法应对，全身心地投入救援工作中。艰苦可以克服，但由于条件的限制，许多伤病员的治疗受到限制，这是医疗队队员们无法接受的。大家便想尽办法，在极其困难的情况下，最大限度地治疗，挽救伤病员。伤员人数众多，都需要进行治疗，到唐山的前三天，我都没有休息，心思都放在救治上，完全不知道疲倦。"

一、学术经验

（一）辨病辨证相结合

汤教授在学习中医之前经过严格的西医训练，无论中医、西医均有深厚的理论基础和临床经验。她一直提倡"辨病与辨证结合"，认为这是中西结合的运用形式。汤教授认为，辨证应强调某一疾病的不同阶段，辨病应强调不同疾病的转归和转化，辨病辨证的核心是都是对疾病大概念的具体辨别限定，强调疾病的动态变化，只不过概括描述的范围和内容不同。病证之间犬牙交错，相互联系，也可以相互转化。病证结合的思维，可以对疾病进行网格化、立体化的限定，可以创造性地研究发展疾病的诊断治疗。

（二）脑心同治

随着社会经济和物质发展水平的提高，心、脑血管病的发病率和病死率在逐年增加，这两种疾病同属循环系统类疾病。它们有着诸多相同的危险因素和相似的发病机制，不少医家对经典文献进行挖掘和整理总结，逐渐形成了"脑心相关"学说。汤粉英教授认为，动脉粥样硬化是引发脑卒中和冠心病共同病因，因此，预防和治疗动脉粥样硬化为"脑心同治"治疗方法提供了现代医学理论依据，但"脑心同治"的理论不拘于此，高血压、糖尿病的治疗，心脏疾病伴有神经心理学障碍，心阳不振导致认知功能下降等治疗均体现"脑心同治"进一步扩大和延伸了"脑心同治"理论。

（三）天人合一、整体调治

汤粉英教授认为，回归中医整体观，充分考虑生病之"人"的独特性，从空间多维和时间连续角度，全局、顶层把握疾病过程中个病、兼病的通约性和差异性，以"防"为起始，以"治"为重点，以"康复"为后盾，以"调养"为常态，据气、血而立纲，形、神同治，功、构兼顾，是干预慢性缺血性心脏病稳中求效的根本。血脉之病，根于脾肾，化痰为常，解毒为变；心脑同治，心神并调；兼病共治，血脉为宗。情志的概念和产生与整体观思想十分吻合，即情志的产生是由内外环境共同作用所形成的心理变化，其内属于人体的整个生命活动中。其中，外环境包括自然环境和人文环境，《素问·命宝全形论》言："人以天地之气生，四时之法成。"可见外在的自然界环境是维持人体生命活动的必要条件，而其也必然包括情志的产生和变化。人文社会环境的变化对情志的影响则更多地体现在情志致病上。例如亲人间的生死别离，生活条件或社会地位的贫富或贵贱的变更均可引起情志的剧烈变化而成为致病因素。需要指出的是，外界环境对人体情志的影响必须依赖于人体内部机能的协调活动，所以外界环境为情志形成的次要原因。汤教授诊疗疾病时重视个体体质，经常仔细询问患者生活饮食习惯、症状表现，望舌摸脉查体，不会"相对斯须，便处方药"。因地制宜是诊治疾病时要考虑个体所处的不同地区和环境，地域气候、环境的差异在一定程度上影响着人的生理功能和体质的形成，因而也影响着人体病理和治疗用药。

二、验案分享

（一）平肝潜阳治疗高血压案

患者杜某，女，65岁，2013年3月7日初诊。主诉：头晕胀痛反复发作3年余。患者3年前出现头晕反复发作，伴头胀痛，甚时伴恶心呕吐，于社区医院就诊，测血压160/95mmHg，之后多次测血压均高于正常，诊断为"高血压病"，予氨氯地平片每日5mg，口服，平素血压控制在140/80mmHg左右，仍头晕间作。约1个月前，患者出现头晕，双下肢水肿，遂来本院就诊。刻下症见：患者头晕反复发作，伴视物旋转，头部胀痛，以后枕部明显，双下肢水肿，心烦不宁，口苦咽干，耳鸣，夜寐不佳，入睡困难，纳食尚可，大便偏干，小便正常。舌质暗红，苔薄黄，脉弦滑。西医诊断：高血压病。中医诊断：眩晕（肝阳上亢证）。病机：肝肾阴虚，水不涵木，肝阳上亢，兼有痰瘀互结，属虚实夹杂之证。治宜滋养肝肾，平肝潜阳，豁痰化瘀。方以天麻钩藤饮加减，处方：天麻15g，钩藤（后下）15g，石决明（先煎）30g，夏枯草15g，桑叶10g，菊花10g，怀牛膝15g，白芍15g，炒杜仲15g，桑寄生15g，茯苓20g，茯神20g，夜交藤15g，炒酸枣仁15g，丹参15g，川芎10g，红花10g，虎杖15g，泽泻15g，泽兰15g，甘草3g。共7剂，水煎服，每日1剂，早晚分次服用。嘱继续口服氨氯地平片。

2013年3月13日二诊，患者经上述治疗后头晕、头痛症状较前明显改善，双下肢水肿消退，但仍感心烦、手足心热，舌淡暗红，苔薄黄，脉细弦。血压135/80mmHg。此为虚热之象犹存，故上方去茯苓、泽泻，加女贞子15g，枸杞子15g，地骨皮15g。共7剂，水煎服，每日1剂，早晚分次服用。

2013年3月19日三诊，患者上述症状均有减轻，夜间口稍干，余无不适，舌淡红，苔薄黄，脉弦细。血压130/75mmHg。此为肝阳渐臻平潜，阴虚阳亢之证已较轻微。继服上方1个月巩固治疗。后多次来复查血压均正常，无不适感。

按语：该患者年老体弱，肝肾亏虚，水不涵木，肝阳上亢，平素嗜食肥甘，久坐少动，伤于脾胃，健运失司，以致水谷不化精微，聚湿生痰，痰阻血脉，血脉不畅，日久成瘀，痰瘀互结，则清阳不升，浊阴不降，以致发为眩晕。辨证属肝肾阴虚，肝阳上亢，兼夹痰瘀证，治宜滋养肝肾，平肝潜阳，豁痰化瘀，方中天麻息风平肝，止头痛，定眩晕，钩藤清热息风，石决明平肝潜阳、清肝明目；夏枯草、桑叶、菊花清肝泻火，利头目；怀牛膝、白芍、杜仲、桑寄生补益肝肾，茯神、夜交藤养血安神，丹参、川芎、红花活血化瘀，虎杖豁痰化浊，茯苓、泽兰、泽泻健脾化痰利湿，甘草调和诸药。药证相符，切中病机，故获良效。本案患者症状多样，难以用单一病机解释，属虚实夹杂之证，代表了临床很大部分高血压患者的病机复杂性特点，临床辨证应审证求因，多加辨别，必要时使用复方大法治疗方可取得良效。

（二）从"肝火、痰热"治疗情志病案

李某某，女，35岁，职员，2017年4月11日初诊，头昏头痛，思虑过多，情绪焦躁，畏光怕声，症状反复发作2年，间断服用艾司西酞普兰、劳拉西泮，目前胸闷心悸间作，潮热多汗，精神恍惚，头重如裹，失眠多梦，入睡困难，口干口苦，纳食差，不思饮食，舌质暗红，苔黄腻，脉弦滑。西医诊断：焦虑状态。中医诊断：郁证（痰热上扰）。病机：痰热内蕴、肝胆失调，治法：清热涤痰、清肝降火。处方：黄连3g，黄芩10g，姜竹茹10g，石菖蒲10g，郁金10g，夏枯草10g，川芎10g，葛根12g，茯神30g，百合30g，生地10g，炙甘草3g。14剂，水煎服，每日1剂。

2017年4月25日二诊，患者服药后情绪明显稳定，自觉心悸胸闷症状减轻，头晕好转，头痛未发

作，失眠多梦仍有。症状控制满意。效不更方，继续服用14剂。

2017年5月9日三诊，患者服药后诸症不显，头晕头痛明显好转，睡眠明显好转。症状控制满意。

按语：该患者焦虑障碍责之于肝气郁结，肝失疏泄。肝郁化火，津液运行不畅则痰生；而郁久化热，亦可炼液为痰。患者肝郁化火，情绪不宁，口干口苦；痰热上扰，头重如裹。临床上取黄连、黄芩加石菖蒲、竹茹以清热化痰，加用夏枯草清肝火，百合、生地药对，取自百合地黄汤，清热、养阴、安神，本方具有清、轻、平、润的特点，能滋津血，益元气，使五脏真元通畅，内热无以留存而外泄，失调之机得以恢复。二诊时患者头昏好转，说明药物有效。三诊诸症消失。

（三）益气解毒养血通络法治疗急性病毒性心肌炎案

徐某某，女，28岁，2016年1月12日初诊。患者2个月前上呼吸道感染史，1个月前因心慌住我院心内科，查肌钙蛋白1.0ng/dl，心电图提示广泛ST段下移0.05~0.1mV，心脏彩超示：左心轻度扩大，心包少量积液。诊断为病毒性心肌炎。刻下：心慌，胸闷胸痛，汗出恶风，咽痛口干，多喷嚏，便溏日2~3次，夜寐差，脉细弦滑数，舌尖红，边有瘀斑，苔薄腻。辨证：心肺气虚、邪毒侵心，治以补益心肺、清解邪毒。处方：炙黄芪30g，炙桂枝9g，炒赤白芍各12g，连翘12g，防风10g，玄参15g，麦冬10g，蝉蜕9g，金沸草15g，板蓝根159g，生甘草9g，柏枣仁各12g，紫草10g。14剂后患者心慌胸闷，咽痛口干诸症减轻而未已，出院门诊继续服药，1个月后遗留夜间胸闷明显，心跳有沉重感，上方去连翘、防风、玄参、蝉蜕，加生黄芪30g，生龙牡各30g，百合30g，甘松10g。

服药1个月，复查肌钙蛋白心电图正常，心脏彩超示：未见异常。此后又在上方基础上加减，经过半年治疗，平时如常人，仅感冒时有轻度胸闷心慌。

按语：本病发病机制为正虚邪侵，即肺卫功能失调，心气不足，时邪病毒乘袭，循脉舍心。治疗原则是扶正祛邪，一般以扶正为基础，扶正包括补心气、通心阳、滋心阴、养心血，以补心气为主导，祛邪即托解邪毒。人参大补元气，又可定惊；黄芪擅补胸中大气，能显著改善本病的心悸、胸闷、气短等中气不足之症；炙甘草为补气复脉之主药，用桂枝以加强补气之力，取其温通血脉、通阳化气之用；对于病毒用紫草、生甘草以清解之；因急性病毒性心肌炎患者每夹有显性和隐性的阴（血）虚和血瘀，故用清润补而不腻之麦冬滋阴，养血通脉则用当归、赤芍，当归为血中之气药，补中有行，赤芍柔阴又可定悸，两药合用补血通脉之力较强。全方具有补益心气、滋阴通阳、养血活血、清解邪毒。汤教授在治疗此病时注重用药既要大胆又要谨慎。所谓大胆，是指在辨证正确的情况下大胆使用补气药，且量要大，不能因急性病而不能补，即使夹有外感，一般阴虚、火旺、痰热等证在用解表、滋阴、清热化痰的同时，仍可用补气药，只是用量要适当控制。汤教授对本病阳虚火旺者为主者，使用补气药后，无一有升火和"闭门留寇"等副作用，这说明大胆运用补气药治疗本病是可行的。谨慎就是慎用苦寒、理气、破血药，因苦寒、理气、破血之品，虽然祛邪毒，但不能直接顾护心主，若当补而不补，动辄乱投攻药，必犯"虚虚"之戒，贻误病机。因此，即使外感、邪毒、气滞、瘀血明显，该类药也只能暂用。

（撰稿人：司　亮）

第八节　汪兴中

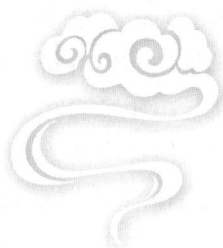

汪兴中（1936—），男，江苏南京人，中国共产党党员，主任医师，副教授，江苏省名中西医结合专家。他曾担任江苏省中医院骨伤科主任，江苏省中西医结合学会骨伤科专业委员会副主任委员，江苏省中西医结合学会疼痛专业委员会委员等。

1959年，汪兴中毕业于青岛医学院医疗系，毕业后在临沂市人民医院外科工作。1989年，他转骨科学习后，开始从事骨科专业方向的工作。1982年，他在北京协和医院骨科进修学习，回原单位后成功开展了断肢再植术，并获得临沂市人民医院院内成果一等奖。1989年，他调入江苏省中医院骨伤科任科室副主任，开展了人工肱骨头置换术、脊柱外科手术等多种手术。

汪兴中教授精通英语和俄语。1995年12月，他被江苏省卫生厅和江苏省中医管理局评为江苏省名中西医结合专家。1959年，他参与编写了《外科教材讲义》，并发表论文12篇。

一、学术经验

（一）血管植入治疗股骨头坏死

股骨头坏死是指由于各种原因（如股骨颈骨折、髋关节脱位、激素使用、酗酒、贫血等）导致股骨头血供中断或受损，引起骨细胞、骨髓成分死亡及随后的修复，继而导致股骨头结构改变，股骨头塌陷，临床主要表现为关节疼痛、关节功能障碍等。其中，激素使用是我国股骨头坏死发病最常见的危险因素之一。本病是骨科领域常见的难治性疾病，发病率和致残率很高。

汪兴中教授引进当时较为先进的血管植入技术治疗股骨头坏死，并在植骨、植入血管束的同时，修整头颈外形，通过改良该术式，促进股骨头的外形恢复。关于旋股外动静脉的采用，汪兴中教授认为仅取横支、降支组成二束即可，特别降支粗而长，分支少，动脉搏动成肌肉损伤大，渗血多，应该引起重视。汪兴中教授认为术后6周锻练负重相当重要，过去一直怕负重早，影响效果，往往后期效果不理想。他认为，在患者症状或X线片出现改善时，应加强功能锻炼，鼓励举拐下地负重，锻练是促进恢复的重要条件。

（二）人工股骨头置换术治疗股骨颈骨折

股骨颈骨折多见于老年群体，占髋部骨折的50%。老年人体弱多病，脏器代偿功能差，应激能力与免疫功能均低下，下肢骨折，使患者长期卧床，引起肺炎、褥疮、泌尿系感染，以及血管栓塞等一些严重并发症。此外，骨折的疼痛刺激可使心、脑血管病加重。疼痛能影响食欲、睡眠，使患者精神忧郁，体质衰退，恢复患者正常的活动至关重要。据早期统计，老年人股骨颈骨折保守治疗病死率为34.6%，股骨颈移位骨折治疗后股骨头缺血坏死率为15%~35%。高龄移位的股骨颈骨折患者抵抗力低，保守治疗骨折不愈合率、股骨头缺血坏死情况及长期卧床带来的并发症较重。目前，临床治疗本病的手段较多，但在早期，股骨颈骨折治疗受当时医疗技术及水平的限制，可选择的治疗手段有限，包括牵引或石膏保守治疗、螺钉或三翼钉治疗等，能开展人工髋关节技术的医院较少。

汪兴中教授从北京协和医院进修后积极开展肱骨头置换手术，他将手术技术进行了改良，改良后操作时间短，出血少，手术效果较好，改进后的手术特点为：①后外切口，由前方切开关节囊进入，不切断外旋诸肌，可减少出血，避免损伤坐骨神经，预防术后髋关节后脱位。②老年人骨质疏松，往往不作髓腔扩大，探测髓腔方向后，直接将人工股骨头击入，使假体的颈托尖端对准小粗隆前方约1.8~2.2mm即可。不扩大髓腔，打入后一般较稳定，恢复速度加快。③术前做好丁字鞋，术毕穿鞋，不再牵引，较早活动患肢。自从汪兴中教授积极开展人工股骨头置换术后，诸多患者因此受益，均获得了满意的疗效。

二、验案分享

血管植入治疗股骨头坏死案

宋某，男性，42岁

初诊，患者曾有股骨颈骨折病史，近3年来右髋部疼痛，活动时疼痛加重，外展内旋受限，入院时X线示：股骨头稍变平，可见透亮的"新月征"，属于MarcusⅡ期。诊断：股骨头坏死。处方：采用旋股外侧动脉横、降两支血管同自体髂骨一同植入股骨头内，并修整股骨头。术后患肢皮肤牵引3周，卧床3周。

二诊，患者术后6周复查，尚未下地负重，处方：北黄芪20g，首乌30g，泽泻15g，党参20g，山楂15g，骨碎补15g，丹参20g，川芎20g，牛膝10g，枸杞子15g，白术15g，茯苓15g，生地15g，甘草10g，蜜炙成丸，每次5g，每日3次，服用3周，并嘱其举拐，部分负重。

三诊，患者术后3个月来院复查，已弃拐行走，复查X线示：术后复查，股骨头未塌陷，头下仍残留少量死骨。

四诊，患者半年后复查，患者已蹬三轮车送货，活动自如，不痛。右髋活动自如，无不适，生活及工作如常人。复查X线示：右侧股骨头未塌陷，右髋关节间隙好，植入血管束处的血管通道明显。

按语：本例患者为创伤性股骨头坏死，入院时X线可见明显"新月征"，股骨头外形尚可，根据其病史分析，患者因外伤后导致股骨头局部缺血坏死，患者年轻，从事体力劳动，汪兴中教授遂采用血管植入技术进行治疗，去除死骨的同时修整股骨头外形，并植入自体髂骨及旋股外侧动脉两个粗大分支重建其股骨头血运。术后密切随访，根据患者恢复情况指导患者恢复锻炼，术后运用汪兴中教授自拟的健骨方活血化瘀，降低血液黏稠度，加速微循环建立，术后半年患者恢复正常生活。

（撰稿人：张　立）

第九节　张梅涧

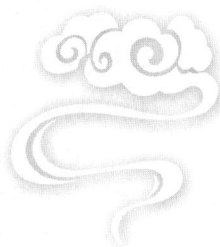

张梅涧（1941—），女，汉族，江苏常州人。主任医师，江苏省名中西医结合专家。她曾任江苏省中西医结合学会风湿病专业委员会主任委员、中华医学会风湿病学分会委员会委员。1965 年，张梅涧毕业于南京医学院医学系；1981 年毕业于南京中医学院西学中研究生班。1991 年，她担任风湿科主任。

张梅涧主任参与了省级课题"幽门螺杆菌相关性胃病"的研究，作为主要负责人之一，于 1995 年获江苏省科技进步奖四等奖。此外，她担任原南京军区总医院雷公藤总萜片临床研究的负责人，其相关论文在 1995 年获得全国中西结合风湿病专业会议论文一等奖。目前，张梅涧主任进行省级课题"津血源治疗干燥综合征"的研究，已发表《胃病辨证与幽门弯曲菌感染的关系》《慢性红斑狼疮特殊发病的临床表现》等论文 10 篇。她还参与部分研究生及江苏省中医卫校的课堂教学工作，带教西学中研究生及研究生多名。

张梅涧主任对风湿病发病机理认识深刻。西医认为风湿病是由于机体免疫功能紊乱引起的，而中医学则认为其病因是阴阳失调，脏腑经络关系失常，以及气血不和，张梅涧主任认为，这两种理论在对风湿病发病机制的认识是极为一致。张梅涧主任治疗经验丰富。对于风湿病的急性期，尤其是类风湿性关节炎和系统性红斑狼疮，主要采用清热解毒、化湿祛瘀和活血法治疗；慢性期治疗则以补益脾、肝、肾为主，并根据病情的演变调整扶正祛邪的侧重，常取得较好的疗效。张梅涧主任用清热解毒法治疗系统性红斑狼疮和类风湿性关节炎活动期，常用药物包括生地、半枝莲、虎杖、白花蛇舌草。这些药物对消除蛋白尿及关节红肿有良好效果。张梅涧主任认为，无论临床上是否出现血瘀之征，各期患者均需注意活血祛瘀，以改善局部微循环紊乱，并减少病理产物引起的血管炎以及由此产生的大量自由基对组织的损伤。治疗风湿病不可忽视固护脾胃，现代医学用于治疗风湿病的药物大多对胃有损伤，急性期使用苦寒中药也可能伤胃，故应处处注意固护脾胃。张梅涧主任曾以健脾和胃法配合现代医学的联合化疗法治疗类风湿性关节炎，不仅提高了疗效，还减少了化疗副作用。此外，使用补益气血法配合血浆置换治疗，能够减少血浆置换的并发症。

一、学术经验

重视中西结合，强调"双重诊断"

张梅涧主任重视中西结合，强调"双重诊断"。她主张在治疗过程中，既要注重现代医学的治疗进展，同时对中医的诊断、辨证、用药等全方位进行现代化研究，达到既重视药物进展，也充分发挥中医药独特优势的作用，以期达到疗效互补、副作用小的效果。

张梅涧主任在《50例结缔组织病患者血液流变学分析》中发现，结缔组织病患者"血瘀证"证型较多，且该类患者血液呈高黏滞性，这体现出深层次中西医结合的思路。张梅涧主任在《258例系统性红斑狼疮的临床分析》论文中通过对258例系统性红斑狼疮患者的临床表现分析，归纳总结，指导临床。这提示中医院的发展，不仅依靠扎实的中医能力和中医特色，也需要在现代医学上采用科学的方法，总结经验和规律，指导临床，从而取得更好的效果。

作为"西学中"的代表人物，张梅涧主任认为西医学习中医，需要扎根中医，采用中医的辨证思维解决问题。但同时，作为中医，也必须在西医的诊治上下功夫，明确西医诊断、病理。作为综合医院，必须做到"西医优秀，中医一流"，不能存在严重的"漏诊""误诊"问题，不能仅要求自己中医辨病、辨证、遣方用药正确。否则在危急重症的处理上容易出问题，比如严重的毁损性关节问题、重要脏器受累的系统性结缔组织病，容易耽误治疗。

1. 重视疑难病种，加强学科建设 张梅涧主任非常重视疑难病种的诊治工作。疑难病种，指的是那些病因复杂、诊断困难、治疗手段有限的疾病。这类病种往往对患者的生活质量造成极大影响，同时也对医疗团队提出了更高的要求。张梅涧主任深知疑难病种的重要性，因此在科室管理和学术研究中，始终将其放在首位。

为了更好地研究和掌握疑难病种，张梅涧主任会定期进行疑难病例讨论，收录病种的基本信息，患者的临床资料、治疗方案和疗效评估等，并进行临床科学决策，提高医学能力和素养。

疑难病种的治疗往往需要多学科的合作。张梅涧主任积极推动与其他科室的合作，如影像科、病理科、检验科等，通过跨学科的交流与合作，提高疑难病种的诊断准确率和治疗效果。

同时，为了提升医疗团队对疑难病种的认识和处理能力，张梅涧主任亲力亲为，身先士卒，并定期组织继续教育和培训活动。通过举办、参加讲座，开展病例讨论、大查房等形式，不断提高团队的专业水平。

除此之外，张梅涧主任带领科室团队，积极组织和参与基础研究、临床试验等科研攻关，通过严格的科研设计和数据分析，不断探索新的治疗手段和方法。

在张梅涧主任的带领下，科室的整体实力得到了显著提升。诊断水平大幅度提升，疑难病种的诊治水平不断提高，患者满意度也得到了显著改善，做到了"中医有拳头，西医也一流"。张梅涧主任培养了一批具有中西医结合专业能力和创新精神的优秀医疗人才，也为整个医学科学的发展作出了贡献。

同时，在张梅涧主任的带领下，科室注重人才梯队建设和人才培养，每年培养硕士、博士数量逐步增多，也为其他许多著名中、西医院风湿科的建设提供了人才输送，渐渐成为风湿领域的中坚力量，为江苏省乃至全国的风湿学科发展，作出了重要贡献。

2. 重视中西法度，强调合理配伍 张梅涧主任是高水平"西学中"的代表。在中医方面，始终坚持中医辨证论治的原则，认为这是中医治疗的核心和灵魂，为后来之西学中人才树立了典范。

她认为，辨证论治是中医认识疾病、指导治疗的基本方法，是中医理论体系中最为重要的组成部分。在临床实践中，张梅涧主任通过细致的望、闻、问、切，综合分析患者的体质、环境因素以及生活习惯等，从而做出精准的辨证。

张梅涧主任强调，辨证论治不仅要求医生，尤其是"西学中"医生具备深厚的中医理论基础，还需要丰富的临床经验和敏锐的洞察力。她倡导年轻医师，尤其是"西学中"医生，不仅需要学好书本知识，还需要重视经典，强调辨证，准确把握中医的病因病机。遣方用药符合中医法度，需要重视君臣佐使的配伍，在现今环境下，还可能需要和西医药效相互配合，使得药物之间相互促进、相互制约，达到最佳的治疗效果。用药宜"精"不宜"杂"，宜"专"不宜"泛"，在把握不准的情况下，宁愿用小方、用经方，不要用大方，用杂方。

在经验总结方面，张梅涧主任认为最有体会的是四种疾病。

第一种疾病是类风湿关节炎、银屑病关节炎等自身免疫性炎性关节病。张梅涧主任认为这类疾病表现为关节炎属于中医"着痹"，这类疾病往往造成关节破坏、毁损，治疗上需要重视痰、湿、瘀邪在发病中的重要性，遣方用药也要着重处理"痰、湿、瘀"。而对于干燥综合征、系统性红斑狼疮之类的结缔组织病，同样出现关节表现，但一般仅为疼痛、游走，并不一定造成毁损，这时中药治疗就需要轻灵，稍佐疏风之药即可，并不需要花"大力气"在此。

第二种疾病是白塞综合征、反复口腔溃疡。在治疗上，张梅涧主任认为中医药辨证论治反复口腔溃疡疗效出色，属于"中医优势"，但苦寒药长期使用需注意伤及脾胃问题，一旦口腔溃疡好转，那么中医方剂需要注意调整，或更换方案，不要一味使用清热泻火的药物，渐而恐徒增变故。

第三种疾病是系统性红斑狼疮。张梅涧主任认为，该病属于西医"优势病种"，在诱导缓解，拯救生命上，中医确实不如西医西药快、准、狠，但西医西药长期使用会造成免疫力下降，反复感染等现象，给治疗带来困难。中医中药此时不应当与西医西药协同"攻邪"，而应当相互配合。中医中药可以侧重扶正为主，根据辨证论治结果，气虚则补之，阳虚则温之。由于现代药物如激素、免疫抑制剂已经使用，免疫大部分处于抑制状态，不必担心"黄芪激活免疫，诱发狼疮活动"之类的问题，视辨证结果用之即可。临床上采用这类"中西配合、协同作战"的思维，可以达到比单纯西医西药好得多的效果。

第四种是要重视身心疾病。张梅涧主任认为，某些身心疾病，会表现为明显的躯体症状，比如关节、肌肉酸痛，极致的恶寒怕冷，甚至夏日穿棉袄，热水不离身，此时西医需重视诊断正确，尤其是需要重视交叉学科，拓宽视野。部分排除器质性疾病时，需考虑焦虑、抑郁的躯体症状，并进行针对性处理。中医治疗方面，需特别重视中医诊断的正确性，很多患者存在"郁热在内、不能外达"或"血不载气"，而容易误诊为"阳虚寒凝"，使用一派温阳之药，反而容易助热生火，瘀热加重，反生变故。

除此之外，张梅涧主任还强调根据患者的年龄、体重、病情严重程度等因素，适当调整计算药物剂量，确保治疗的个体化和精准化。

二、验案分享

（一）从凉血解毒治疗白塞综合征案

段某，男，35岁，因"反复口腔溃疡3年"前来就诊。表现为反复口腔溃疡，此起彼伏，疼痛明显，病程中曾出现阴部溃疡1次，下肢血栓病史1次，有口干，皮肤干。现服沙利度胺，每次50mg，每日1次，睡前服用；泼尼松，每次5mg，每日1次。近期口腔溃疡偶作，大便2日1行，舌质红，舌苔薄，脉弦滑。狐惑证属热毒内蕴，泛溢血分。治拟清热凉血，解毒化瘀。处方：土茯苓15g，芦根10g，凌霄花10g，赤芍10g，生地黄10g，丹参10g，当归10g，枸杞子10g，炙甘草6g。14剂，每日1剂，水煎，早、晚分服。沿用沙利度胺，每次50mg，每日1次，睡前服用；泼尼松，每次5mg，每日1次。

服药2周，口腔溃疡未作。拟减量沙利度胺至每次25mg，每日1次，睡前服用，中药续治。

按语：白塞综合征（Behet syndrome），是一种以反复发作的口腔溃疡，生殖器溃疡和眼部炎症为特征的慢性炎症性疾病。在中医学中，白塞综合征归属于"狐惑""口疮"等范畴，其病因病机多与湿热内蕴、瘀血阻络、肝肾阴虚等有关。中医诊治白塞综合征时，强调辨证施治，根据患者的具体症状和体质差异，制定个性化的治疗方案。治疗上，常采用清热解毒，活血化瘀，滋阴降火等方法，通过中药内服，外用或针灸等手段，旨在调和阴阳，疏通经络，以达到减轻症状、控制病情的目的。

在该案例中，根据患者反复口腔溃疡，伴下肢血栓（红肿热痛），结合舌质红、脉弦滑，热毒内蕴，泛溢血分显见。治疗原则主要是清热凉血、解毒化瘀。张梅涧主任秉持用药中西结合，宜"精"不宜"杂"，宜"专"不宜"泛"的原则，方中土茯苓利湿、解毒；芦根清热生津，对于口腔溃疡等症状有缓解作用；凌霄花性寒，有清热解毒、活血化瘀的功效，适用于热毒瘀血所致的疼痛；赤芍、丹参和当归均为活血化瘀的要药，能够改善血液循环，也能减轻炎症反应；生地黄和枸杞子则有滋阴降火、养血补肝的作用，对于阴虚内热有很好的治疗效果；甘草则能清热解毒，调和各药，缓和药物的剧烈性，也在狐惑病的治疗上有独特优势。综合以上处方用药，则疗效满意，续诊减量沙利度胺。

（二）从祛风舒筋治疗类风湿关节炎案

张某，男，60 岁，因"四肢多关节肿痛 10 年余"前来就诊。表现为四肢多关节对称性肿痛，包括双手近端指间关节、双手掌指关节、双腕关节等。既往使用来氟米特、羟氯喹不能缓解，后改甲氨蝶呤、托法替布治疗后好转。半年前，患者自行停药，关节肿痛加重。查体：双手近端指间关节、双腕关节肿胀、压痛，舌隐紫，苔微腻，脉细滑。处方：苍术 10g，姜半夏 10g，羌活 10g，千年健 10g，木瓜 15g，鸡血藤 15g，延胡索 30g。14 剂，每日 1 剂，水煎，早，晚分服。西药：甲氨蝶呤，每次 10mg，每周 1 次；托法替布，每次 5mg，每日 2 次。

按语：类风湿关节炎在中医学中称为"痹证""尪痹"等。其发病机制主要与风、寒、湿邪侵袭人体有关。所谓"风寒湿三气杂至，合而为痹"，中医学认为，这些邪气阻塞经络，导致气血运行不畅，形成"痹阻"，从而引起关节疼痛，肿胀，僵硬和功能障碍等症状。中医遣方用药，需根据患者的具体症状和体质差异，采取个体化的辨证施治策略，旨在调和阴阳，疏通经络，达到缓解症状，控制病情，提高生活质量的目的。

根据审证求因的准则，该例患者痹证日久，肝肾渐亏，复感外邪，风湿痹阻，筋脉拘挛。拟当补肝益肾，疏散风湿，兼以舒筋和络。方以苍术、羌活，散风寒，燥湿邪、祛风湿；千年健强筋骨、补肝肾；鸡血藤、延胡索通经络；木瓜舒筋骨、解挛拘；辅以姜半夏和胃。用药小巧而轻灵、价廉而力专，中西配合，不伤脾胃，不增负担。既往甲氨蝶呤、托法替布取得了良好的效果，那么使用中药打好"辅助"，排兵布阵，多有法度。不求一起"攻邪"，而是更深程度的中西配合，取得疗效，在用药后患者症状缓解，后加减调理取得良好效果。

（撰稿人：谢　榆、陆　燕）

第十节　贺慧琴

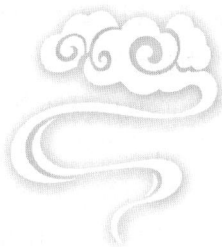

贺慧琴（1939—），女，汉族，江苏南京人，主任医师，教授，曾任江苏省中医院妇科主任，1995年被评为江苏省名中西医结合专家。

贺慧琴主任从事中西医结合临床工作50余年，擅长妇科常见病、多发病和疑难杂病的诊治。在学术上，她尊崇中医学的整体观念，重视中西医结合疗法的有机结合、互为补充，主张临床辨病与辨证相结合，尤其对月经不调、女性不孕症及盆腔炎性疾病的治疗体会颇深。她曾参与并完成原江苏省卫生厅下达的"桂枝茯苓胶囊治疗瘀血症的临床验证"的研究任务，参与并完成新药"瓦松栓治疗宫颈炎的临床验证"，均通过评审，投产使用；曾参与省级科研课题"妇孕I号治疗黄体功能不全性不孕的临床研究"；先后参与编写中医妇科学专著《中医临床妇科学》《中医临床手册》第一分册（简称妇科手册）。笔耕不辍，贺慧琴主任在省级中医药杂志上发表了《常用经间期促排卵五法》等多篇学术论文。

一、学术经验

贺慧琴主任论治月经失调时，基于肾主生殖理论，深谙现代医学人工周期疗法的内在机理，主张顺应人体正常生理变化，采用中药益肾调周法治疗。论治顽固性功能失调性子宫出血，贺慧琴主任遵循"急则治标，缓则治本"的原则，擅以甾体类激素或刮宫止血的方法迅速控制出血，"塞流"之余，再配合中药内服调整整体，澄源复旧，恢复正常月经周期，效如桴鼓。论治功能性不孕症，贺慧琴主任在益肾调周的基础上，重点把握好促排卵和改善黄体功能两个方面，并总结、凝练出五种常用促排卵治法，临证按照辨证施治的法则选用，并重视在经间排卵期、经前黄体期益肾助阳，常收良效。

（一）擅治肾阳虚不孕症　女性不孕症系妇科常见病，有肾虚、肝郁、痰湿、湿热、血瘀之别，而临床所见以肾虚为多，肾虚中又以肾阳虚占绝大多数。明末清初傅青主曾提出："妇人有下身冰冷，非火不暖，交感之际……谁知是胞胎寒之极乎。"贺慧琴主任传承夏桂成教授学术经验，擅从补肾调周、血中补阳、气中补阳、调理奇经四个方面辨治肾阳虚女性不孕症。

1. 补肾调周　阳虚当以补阳为主，但肾阳虚功能性不孕症患者往往表现为经事后期，甚则月经稀发或闭经，贺慧琴主任传承夏桂成教授学术思想，认为补肾调周是其主要治法。《丹溪心法》曰："求子之道，莫如调经。"而调经之法又在于调周。正常的月经周期为28天，在一个月经周期中，体内阴阳发生着周期性的变化，主要表现在经后期阴血逐渐增长，阴长阶段带下由少而逐渐增多，由稀薄而逐渐转黏稠，重阴阶段可以见到较多的透明状黏稠带下，此种带下的出现意味着经间期的到来，气血活动增强，其结果出现排卵，排卵后开始气生阳长，是为经前期，阳长半月，趋于重阳，其标志除测量基础体温可见到上升的高温相外，一般还伴有胸脘不畅、心烦、乳胀等症。重阳必阴、气血活动、推动经血，此为行经期。行经后又复阴长，新的周期开始。根据女性不同时期的生理特点而采用不同的调周方法，具体的有以下四点。

（1）经后期：宜滋阴养血法，方取二至地黄汤或滋肾生肝饮加减。药用当归、白芍、女贞子、干地黄、淮山药、牡丹皮，茯苓、泽泻、山萸肉等。

（2）经间期：宜补肾调气血法以促排卵，方取促排卵汤。药用当归、赤白芍、淮山药、牡丹皮、茯苓、泽泻、川续断，菟丝子、鹿角片、红花。必要时加用五灵脂、巴戟天温阳活血之品。

（3）经前期：宜补肾疏肝法，方取助孕汤加减。药用当归、赤白芍、淮山药、茯苓、川续断、菟丝子、鹿角片、巴戟天、紫河车、柴胡等。

（4）行经期：宜益肾通经法，方取益肾通经汤加减。药用柏子仁、泽兰叶、丹参、香附、川续断、牛膝、茺蔚子、当归、赤白芍等。在肾阳偏虚的不孕症患者中，着重在经间排卵期、经前黄体期采用补肾助阳治疗。

2. 血中补阳　肾阳虚不孕症患者的辨治虽以补肾调周为主，但女子以血为用，血为阴，人体阴阳是处于一个相对平衡状态，孤阴不生，孤阳不长，阴阳互根。万全对于嗣育问题提出："种子者，男则清心寡欲，以养其精，女则平心定气，以养其血。"可见阴血在女子不孕中占有极其重要的作用。故在治疗中始终助阳不忘滋阴养血，因为阴作为物质基础如果不足，就不能达到重阴，就会影响阴阳的转化。如在经前期，属重阳阶段，仍可加入几味滋阴养血药如当归、紫河车等以促进阴阳转化。

3. 气中补阳　气是构成人体的最基本物质。又是维持人体生命活动的原动力。气又有先、后天之分，先天之气是禀受于父母的精气，后天之气来源于饮食物中的营养物质，即水谷之精气，以及存在于自然界的清气。先天之精气，依赖于肾藏精气的作用，才能充分发挥先天之精气的生理效应。水谷之精气，依赖于脾胃的运化功能，才能从饮食物中摄取而化生。先天之气和后天之气两者可以互相转化。在不孕症患者的经间期以及经前期治疗上，采用健脾助阳法，因滋补药性味甘腻，有赖后天脾胃运化吸收方能取效，故常加用白术、淮山药等健脾益气之品，在夏令往往加入省头草、砂仁等醒脾之品以保后天水谷之精气旺盛。临床上贺慧琴主任还发现此类患者有时还表现为经前泄泻，出现明显的脾肾阳虚症状。所以采用脾肾合治，气中补阳较之单纯温补肾阳效果更佳。

4. 调理奇经　奇经八脉乃冲、任、督、带、阴跷、阳跷、阴维、阳维脉的总称。在生理上奇经八脉纵横交叉于十二经脉之间，具有加强经脉之间的联系，以调节十二经气血的作用。当十二经脉运行的气血满溢时，则流注于奇经八脉，蓄以备用，十二经脉气血不足时，也可由奇经"溢出"给予补充，从而保持正经气血的相对恒定，维持机体生理功能的需要。古人把正经比作江河，奇经八脉犹如湖泽。另外，奇经八脉与肝、肾等脏以及女子胞等奇恒之腑有较为密切的关系。《黄帝内经》谓："女子七岁，肾气盛，齿更发长，二七天癸至，任脉通，太冲脉盛，月事以时下，故有子。"根据这一生理、病理特点，贺慧琴主任采用通泻奇经的方法来调节体内阴阳气血的相对平衡。如经前泻其气，经行调其血、化其瘀，经后补奇经。泻、通、补三法兼施，往往收到满意的疗效。

（二）创制经间期促排卵五法

中医药促排卵是调理月经周期系统治疗措施中的一个关键方法，也是治疗崩漏、闭经，特别是功能性不孕的根本措施。贺慧琴主任根据多年的临床实践，将其归纳为五法，介绍如下。

1. 活血化瘀法

适应病证：不孕症、月经不调。经间期有锦丝状（透明拉丝状）带下，两少腹胀痛，舌质偏红边紫，脉细涩。基础体温（BBT）单相，或经间期有明显波动，雌激素水平达中等水平以上。

方药处以排卵汤加减：当归、赤芍、丹参、泽兰叶各 10g，红花 5g，制香附 6g，茺蔚子 15g，五灵脂（包煎）9g，川芎 8g。或加复方当归注射液 2ml，2 支，1 次肌内注射。

2. 补肾化瘀法

适应病证：不孕症、崩漏、闭经。见经间或经后中晚期有少量锦丝状白带出现，伴有腰酸头昏，舌质淡红、苔薄白，脉细弦。BBT 单相，雌激素水平达中高等水平者。

方药处以益肾通经汤加减：柏子仁、丹参、川续断、熟地、川牛膝、泽兰叶、五灵脂（包煎）、菟丝子各 10g，红花 5g，茺蔚子 15g。

3. 补阳温经法

适应病证：不孕症、月经后期、痛经。见经间期或经后中晚期时白带多，有少量锦丝状带下出现，腰酸，小腹冷痛，形体畏寒，舌质淡红、苔白腻，脉细。BBT 单相偏低，雌激素水平达中等水平者。

方药处以温经汤（《金匮要略》）加减：吴茱萸、艾叶各 6g，肉桂 8g（后下），当归、赤芍、熟地、川续断、菟丝子、鹿角片各 10g。

4. 补肾化痰法

适应病证：不孕症、月经量少、闭经。见形体肥胖，多毛，腹胀，舌苔白腻，脉细滑。BBT 单相偏低，雌激素水平达中等水平者。

方药处以启宫丸合肾气丸加减：苍术、茯苓、制香附各 10g，川芎、陈皮各 6g，神曲、山楂、泽泻各 10g，肉桂（后下）3g，制附片 6g，鹿角片（先煎）10g。

5. 开郁舒心法

适应病证：不孕症、月经失调、忧郁症。见胸闷忧郁，情怀不畅，烦躁不安，带下或多或少，苔薄白，脉细弦。BBT 起伏不定，雌激素水平达中高度水平者。

方药处以开郁种玉汤加味：制香附、赤白芍、当归、丹参各 10g，川续断、菟丝子各 9g，炙远志、石菖蒲、广郁金各 6g，红花 5g。

以上为贺慧琴主任临床常用的促排卵方法。为了保证治疗效果，要求：①严格掌握在排卵期的时间服药，所谓"的候""真机"就是指时间的重要；②时间短，一般于此时期内服 3~5 剂，最多不得超过 7 剂；③在服剂的同时，需结合心理疏导。

对于因器质性病变所致的排卵功能障碍者，疗效不理想。因此，在使用以上方法治疗时，不仅要正确辨证，尚需运用现代医学检查方法，结合辨病，以此提高疗效，达到预期效果。

（三）中西医结合治疗盆腔炎性疾病

论治急性盆腔炎时，贺慧琴主任常采用中药内服配合西药抗生素治疗以迅速控制炎症发展，症状平稳后转用中药辨证治疗以稳定提高疗效，对慢性盆腔炎则以中药内服为主，必要时配合中药保留灌肠或中药外敷，善后以整体调理提高机体免疫功能，巩固疗效，减少复发，往往效验。

盆腔炎性疾病容易发生在性活跃期、有月经的妇女，贺慧琴主任认为盆腔炎性疾病以输卵管炎、输卵管卵巢炎最为常见。急性发作时，不外乎热、毒、湿、瘀交结，与气血相搏结，邪正相争，而症见发热、腹痛，甚则发脓、结块，临床常见病因为热毒炽盛和湿热瘀结。此时，应充分利用现代医学检测手段，通过阴道、盆腔、宫腔分泌物进行培养，明确致病菌和药敏结果，选择应用针对性的抗生素，尽快控制病菌，祛除病因，以对症治疗为主，辅以清热解毒、利湿化瘀之内服中药，治疗尽量彻底，避免迁延成为盆腔炎性疾病后遗症。对于慢性盆腔炎，往往西医治疗十分有限，贺慧琴主任充分发挥中西医结合的优势，结合患者体质进行辨证施治，扶正祛邪，活血化瘀，注重内外合治，除内服中药外，常常运用中药保留灌肠、外敷等治疗方法，同时注重顾护正气，心身调和。

二、验案分享

（一）月经后期伴月经过少案

王某，女，38 岁。2017 年 6 月 12 日初诊。主诉：月经量少伴周期延后 1 年余，停经 2 个月。患者 1 年前月经量明显减少，周期延后，最长达 4 个月未潮。LMP：2017 年 4 月 1 日，经前乳房胀痛，经行血暗有块。症见：腰膝酸软，头晕耳鸣，平素焦急易怒，精神抑郁，时常太息，纳可，眠差，二便正常。舌淡红，苔薄白，脉沉细弦。血清性激素检查：FSH 12.6mU/ml，LH 6.89mU/ml，E$_2$ 26.4pg/ml。尿 HCG（－）。月经史：既往月经期量、色、质均正常。生育史：G3P1A2，现宫内节育器避孕。既往史：15 岁时曾患腮腺炎。诊断：月经后期伴月经过少。辨证：气滞兼肾虚证。治法：开郁行气，补肾益气，和血调经。方药：开郁种玉汤加减，处方：制香附、赤白芍、当归、丹参各 10g，川续断、菟丝子、枸杞子各 9g，炙远志、石菖蒲、广郁金各 6g，红花 5g。7 剂，每日 1 剂，水煎，早、晚分服。

2017 年 6 月 27 日二诊，患者服药后自觉腰膝酸软、头晕耳鸣明显减轻，情绪好转，月经仍未潮。上方加盐巴戟天、茺蔚子各 15g。7 剂，煎服方法同前。

2017 年 7 月—2017 年 10 月，患者共复诊 6 次，在前方基础上随证加减，于 2017 年 7 月 21 日、8 月 13 日、9 月 12 日均有月经来潮，量可，色红，4~7 天净。9 月 26 日 B 超检查：子宫前后径 3.5cm，内膜 0.6cm，宫内节育器位置正常，直肠子宫陷凹深约 1.1cm 无回声区，左卵巢数个小卵泡，最大者 1.4cm×1.1cm。10 月 4 日复查性激素：E$_2$ 38.6pg/ml、P 5.85ng/ml、FSH 7.79mU/ml、LH 7.58mU/ml，提示已排卵。停药后随访 3 个月，月经每月按时来潮，量可。

按语：患者为月经后期中典型情志郁结者。人至中年，伴随家庭、工作的巨大压力，患者情志内伤，气机郁结，血为气阻，冲任不畅，运行迟滞，则见经行延后，经血量少，色暗有块；气机阻滞，气血运行不畅，则小腹胸胁乳房胀满疼痛，情志不遂，气机不利，故精神抑郁，时欲太息；女子五七阳明脉衰，面始焦，发始堕，房劳多产，损伤肾气肾精，精气匮乏，冲任虚衰，则见腰膝酸软，头晕耳鸣，舌脉亦为气机阻滞、肾气不足之象。医者谨守病机，以开郁行气，补肾益气，和血调经为主，取促排卵五法之开郁舒心法，选用开郁种玉汤加减治疗，方中调治近 4 个月，收到较好临床疗效。

（二）盆腔炎性疾病后遗症案

郭某，女，29 岁，已婚。2020 年 5 月 3 日初诊。主诉：下腹及肛门胀痛 4 天。患者平时月经规则，LMP：2020 年 4 月 20 日。2020 年 2 月 27 日曾行人工流产术。4 天前无明显诱因出现下腹及肛门胀痛，无恶寒发热、恶心呕吐、腰痛等症状，到外院就诊查妇科 B 超无明显异常，予消炎对症治疗（具体用药不详），症状无明显好转。今日下腹部及肛门胀痛加重，遂到我院就诊，症见：神情，精神可，下腹及肛门胀痛，无阴道出血，白带色白，量多，味臭。无头晕，无恶寒发热，无恶心呕吐等其他不适，胃纳可，睡眠可，二便调。既往史：宫颈炎病史 1 年余。月经及婚育史：月经 14 岁初潮，4~5 天/30 天，末次月经 4 月 20 日，量中，色红，有血块，偶有痛经。G3P2A1（2020 年 4 月 27 日行人工流产术）。体格检查：全腹平软，无压痛、反跳痛，舌红，苔黄腻，脉弦数。妇科检查：外阴已婚经产式，阴道分泌物多，色黄；后穹隆饱满，宫颈柱状上皮Ⅱ度外移，宫体后位，稍大，质中，活动尚可，压痛明显，双附件未触及明显包块。实验室检查：血常规无明显异常，盆腔 B 超未见明显异常。诊断：盆腔炎性疾病后遗症。辨证：湿热瘀结。治法：清热利湿，化瘀止痛。薏苡附子败酱散加减。处方：大血藤 30g，败酱草 30g，丹参 10g，赤芍 10g，醋香附 10g，皂角刺 10g，路路通 10g，茯苓 10g，生薏苡仁 20g，续断 10g, 槲寄生 10g, 黄芪 20g, 醋延胡索 10g, 醋五灵脂 10g, 醋没药 10g, 鸡血藤 20g, 炒土鳖虫 10g, 川牛膝 10g。14 剂, 每日 1 剂, 水煎, 早、晚分服。药后诸症缓解。

按语: 患者起居不慎, 感受湿热之邪, 损伤任带二脉, 故带下量多味臭; 湿热蕴结阻滞脉络, 血行不畅, 不通则痛, 故下腹疼痛。舌红, 苔黄腻, 脉弦数为湿热瘀结之象。薏苡附子败酱散出自《金匮要略》, 由薏苡仁、附子及败酱草组成, 具有排脓消肿、振奋阳气之功效。原方用治肠痈脓成、体虚邪恋之身无热, 肌肤甲错, 腹皮急, 如肿胀, 按之濡软脉病证。近代医家常用本方治疗急慢性阑尾炎、胸腹腔各脏器的化脓性疾患、结核性腹膜炎之寒湿性的患者, 疗效极佳。此方治疗妇科盆腔包块、盆腔炎、子宫内膜炎等以腹痛主症的疾病, 效果亦显著。贺慧琴教授常用此方加减化裁来治疗妇科炎症性疾病, 尤其是盆腔炎性疾病, 效果良好。《本草纲目》: "败酱, 善排脓破血, 故仲景治痈, 及古方妇人科皆用之。"《中药大辞典》言败酱 "清热解毒, 排脓破瘀", 治 "产后瘀滞腹痛, 痈肿疥癣", 是治疗妇科疾病的要药。大血藤性味苦平, 归大肠、肝经, 功擅清热解毒, 祛腐排脓, 活血止痛, 为外妇科诸多炎性病变之要药。败酱草和大血藤是有名的妇科药对, 对妇科炎症疼痛颇为有效, 也是贺慧琴教授治疗盆腔炎性疾病临床常用的药对。方中加入丹参、赤芍、鸡血藤、川牛膝、五灵脂、土鳖虫活血化瘀, 醋香附、皂角刺、路路通、醋延胡索、醋没药行气止痛、散结通络, 黄芪补气养血, 槲寄生调补肝肾。贺慧琴教授认为, 慢性盆腔炎虽为 "炎症", 除急性发作者 (湿浊、热毒之余邪未尽之故) 可予西医之抗生素外, 一般不施用。因抗生素类似中医之苦寒药, 若抗生素滥用成灾, 不仅其病难愈, 反而霉菌滋生, 病情缠绵, 患者苦不堪言, 对此顽疾, 贺慧琴教授常采取补养气血, 温养肝肾, 活血化瘀, 理气止痛之法, 往往效验。

（撰稿人: 任青玲、司 雨）

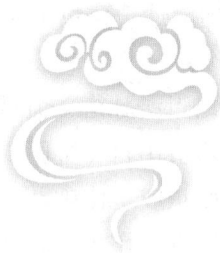

第十一节 吴 淞

吴淞（1943—），女，汉族，安徽桐城人，主任医师，中国共产党党员，南京中医药大学教授，南京中医药大学附属医院（江苏省中医院）皮肤科主任医师。曾任江苏省中医院皮肤科主任，中华中医药学会皮肤科分会委员，江苏省中医学会皮肤科专业委员会主任委员，江苏省中西医结合学会皮肤科专业委员会副主任委员。

吴淞出生在文人辈出的桐城市，父辈潜心教书育人，她从小就受到良好的家庭教育，养成了谦虚好学的品德。1961 年，她以优异的成绩考入南京医学院医疗系，攻读 5 年西医。吴淞热爱中医事业，为了发挥中医在临床上的优势，她克服种种困难考入西学中研究班，刻苦学习中医理论，并以优异的成绩毕业，择优分配至江苏省中医院皮肤科工作。她从一名住院医师开始，脚踏实地地学习和实践中医临床。她遵循"三人行，必有我师"的道理，尊敬师长，点点滴滴地积累老师和同道们的临床经验，刻苦钻研，取长补短，日积月累，中医知识逐渐丰富，业务技术和学术水平不断提高，也逐步晋升为主治医师、副主任医师、主任医师、教授，并成为医院皮肤科学科带头人。1995 年，吴淞被评为江苏省名中西结合专家；2000 年获江苏省"巾帼建功十大标兵"、江苏省"三八红旗手"称号。

一、学术经验

（一）坚持辨证论治

吴淞继承中医学遗产，充分发挥中医特色，坚持辨证论治，对同样的病按不同的型分别施治。如白癜风，按皮损的色泽、形状、部位分为风燥型、湿热型、脾肾阳虚型、肝郁气滞型、血虚风燥型、气血不足型、肝肾阴虚型、经络阻滞型和血瘀型，但又强调在临床上常见各型相互夹杂，在治疗时亦应灵活掌握随证加减。如白斑发于头部者，加白芷、羌活、升麻桔梗；白斑发于胸腹者，加瓜蒌皮、薤白、木香、乌药、香附；白斑发于下肢者，加牛膝、木瓜、蚕沙；白斑发于上肢者，加桑枝、姜黄、鸡血藤；偏气虚者加黄党参、白术；偏血虚者加熟地、阿胶、鸡血藤；偏阴虚者加首乌、麦冬、枸杞子；偏阳虚者加附子、肉桂、干姜；兼湿热者加茯苓、薏苡仁、黄芩；兼气滞者加香附、木香，枳壳；风盛者加蝉蜕、地肤子、地龙。这样的辨证思路在临床工作中能开阔眼界，从患者的整体出发，提高对皮肤疾病的治疗效果。

（二）中医辨证与西医辨病相结合

皮肤病的辨证，是运用四诊八纲的辨证方法，加以归纳、分析，辨认皮肤损害、发病部位，区别证候的属性，辨识邪正的盛衰，推测疾病的转归，从而提出相应的治疗原则。西医的辨病则是在寻找病源、结合现代医学各种生化检查、明确诊断的基础上，针对病原用药。中医的某个证型可出现在西医不同的疾病过程中，而西医的某个病又可包括中医不同的证。

吴淞教授认为，对皮肤病如果只会单纯的辨证，而不结合辨病，就会影响疾病的诊断和疗效。如系统性红斑狼疮（SLE）患者按其皮损及全身表现，中医辨证可分为热毒炽盛、气阴两虚等，而这些证型也可同时出现在其他皮肤病的发病过程中，如果不结合免疫学检查，明确诊断给予相应的治疗措施，就有可能延误病情。在采用西药如皮质激素、免疫抑制剂治疗后，待全身症状缓解或进入慢性期后再内服中药调理，清除余邪，调整人体阴阳，则显得更为合理。而对于 SLE 的治疗疗效也不能只看皮损消退否，还要与现代医学检验方法相结合，来判断疾病的疗效及转归。

（三）中医辨证与辨药相结合

辨药就是了解经现代医学研究证实的中药药理及毒理作用和对中药治疗效果的新认识，在处方用药时，注意对药物的筛选，以提高疗效，避免用药产生的反应。如在治疗扁平疣时，按中医辨证常将皮损分为风热蕴肤和血瘀证，吴淞教授治疗时分别用清热散风法和活血化瘀法。扁平疣在消退时及消退后常有色素沉着，她也常选用部分已被现代药理学证实的具有增白作用的中药，随证加减，如白僵蚕、白薇、白及、白芍等，这样当皮损消退后较少有色素沉着斑。又如藿香、黄精、白及、伸筋草、透骨草等药有软化皮肤作用，因此在治疗手足部的慢性湿疹、皲裂性湿疹，出现患部肥厚、苔藓化，吴淞教授常选用药合清热利湿药煎水外用浸泡。

（四）特应性皮炎策略

吴淞教授基于临床大量的病例观察和特应性皮炎的诊疗进展认为其核心病因病机需根据患者所处的年龄段及疾病阶段进行区分。小儿稚阴稚阳，钱乙认为"肝常有余、脾常不足，心常有余、肺常不足，肾常虚"，患儿易出现心火、脾虚、肺虚等。肺主宣发，使气血津液得以布散全身，内而脏腑经络，外而肌肉皮毛、无处不到。肺脾常不足，土不生金，且肺脏在五体中与皮相合，"肺主皮毛"司腠理开合、健运脾气又有培土生金之意，儿童"肺常不足"，固表御邪能力较弱，外加儿童易出现喂养不当，常出现饮食不节，超重、积食等现象，所以多以肺脾虚为主。

吴淞教授认为发作期的儿童，因其纯阳之体，"土赖火生，火多土焦"，心火炽盛，肺脾虚弱，易失健运之功，《素问·经脉别论》载："饮入于胃，游溢精气，上输于脾，脾气散精，上归于肺，通调水道，下输膀胱，水精四布，五经并行"。一方面肺居上焦，主通调水道，脾居中焦，主津液转输，肺脾虚弱易致水湿不运，湿从内生，酿湿生热，浸淫肌肤而病发；另一方面脾位中焦，脾胃虚弱，运化水谷精微无力，则肺气乏源，不能固护，肺卫失察，风邪外袭，风为百病之长，六淫之首，常裹夹湿、热等外邪为患，乘虚侵袭，肌肤郁邪而致病。故常见发作期患儿皮肤会出现红斑、丘疹、丘疱疹、糜烂、渗液等临床症状。

迁延期则多因病情反复发作，肺为气主，脾为气枢，脾升胃降。脾胃虚水谷精微气血化源不足，肌肤易于失养，脾虚升清无力，精微无力上输于肺，使肺之宣发与布散功能屡弱，从而令水谷精津不能正常布达体表、濡养肌肤，久致精津布散不足，营血不盈，脾虚血燥，玄府疏松，精微泄漏肌肤失于濡养；又可因水湿久聚经脉、肌肤，局部卫表不固，气血津液周流濡养不利，《医述》云："燥于外则皮肤皴拆，燥于内则精血枯涸"。常见皮肤临床皮损可见干燥肥厚、皲裂、脱屑，甚则见抓痕、血痂。而且患者可因脾胃运化乏力易发积食，可有阴虚、血虚之证，虚实相伴而病发，所以需防止阴虚、血虚之象。由此可见，无论疾病处于何种阶段，治疗时应注意顾护肺脾，是疾病转归的重要依据。

1. 追本溯源 吴淞教授认为虽发作期与迁延期的临床表现不尽相同，但肺脾虚弱，脾虚生湿是儿童特应性皮炎基本特征，治疗时应重视肺脾两虚、湿、热，并兼顾整体，三因制宜。另外瘙痒是本病的重要临床特征，贯穿始终，《医宗金鉴·外科心法要诀》中指出"四弯风"的病因为"风邪袭入腠理而成"，所以治疗时常常配合祛风之品。儿童"脏腑娇嫩，形气未充"，用药宜平补平泻平淡，渐次巩固，不可操之过急，防止用药竣猛而伤正。《外科正宗》指出："外科尤以调理脾胃为要"。吴淞教授根据儿童生理特点，自拟健脾疏风汤（白术、茯苓、防风、当归、熟地、白鲜皮、徐长卿、炒蒺藜、甘草）。方中白术、茯苓健脾益气，白术可祛诸经之湿而理脾胃，茯苓为除湿之圣药，两者合用亦可沥水祛湿；防风气味辛香，作用升散，能祛风解表，为风药中之润剂，通治一切风邪，与徐长卿、白鲜皮、炒蒺藜同用，共奏解表止痒之功；当归、熟地性味甘、微温，补血活血滋阴，两者增强补血之效；白鲜皮苦寒、白术甘温，苦能燥湿，寒能清热，苦寒之品虽可败胃，恰当配伍甘温补气之品亦有益无损；甘草调和诸药，兼以缓急止痒。全方药味辛、甘、苦为主，辛能散、能行，甘能补、能缓、能和，苦能泄、能燥。吴淞教授亦考虑药物作用部位，作用于表，辛味多发散，有利于药物吸收，作用于内，以缓、以补、以和为主，顾护脾胃，从而更好地运化药物。

2. 分期治疗 发作期患者病因病机主要为肺脾虚弱、心火亢盛、外邪侵袭。治宜健脾除湿，清热疏风。这时期的皮损主要以红斑、水疱、糜烂、渗液等为证候特点，辅以白茅根凉血退斑，大青叶、金银花清热解毒，黄柏、六一散清利湿热，加茯苓皮、冬瓜皮利湿清心火以皮达皮，荆芥、白鲜皮疏风胜湿止痒。

迁延期病因病机主要是脾胃虚弱，血虚风燥。《景岳全书》又云："善补阴者，必于阳中求阴，则阴得阳升而泉源不竭"。治宜肺脾双补，健脾除湿，滋阴养血，祛风止痒。这时期的皮损主要以干燥、苔藓样变等等为证候特点，一方面是因脾失健运、肺失宣发而致精津不足；另一方面，水湿久聚，瘀久化热，损耗阴液。近肉为湿，近肤为燥，易成内湿外燥之征，所以治疗时需辅以滋阴润燥之品。因人因时因地辅以白芍、玄参、麦冬养阴润燥，紫草、白茅根凉血化斑，珍珠母、酸枣仁安神定悸，浮小麦清心除烦，乌梢蛇、蝉蜕内通经络，外达皮肤，为截风之要药。

二、验案分享

（一）健脾补肺法治疗特应性皮炎案

患者，女，9岁，2021年9月23日。患者面部、躯干、四肢皮疹，瘙痒3年。查体：眼睑、口周皮肤干燥脱屑，肘窝、腘窝见深红色斑片，部分苔藓化，可见少许糜烂渗出、抓痕及血痂。舌质红、苔白边有齿痕、脉滑数。有哮喘及结膜炎病史。西医诊断：特应性皮炎。中医诊断：四弯风（脾虚湿盛证）。处方：白术、党参、麸炒山药各10g，茯苓、防风、当归、熟地黄、白鲜皮、徐长卿、炒蒺藜、酒乌梢蛇、炒白芍、丹参、酒黄精、桑椹各6g，蝉蜕、甘草各3g。共14剂，每日1剂，水煎，早、晚分服。嘱其保湿，外用皮肤屏障修复剂，穿纯棉衣物。

2021年10月15日二诊，患者皮疹好转，颜色变淡。患者皮肤干燥，掌纹征、面部、躯干、四肢可见红斑、丘疹、脱屑。舌尖红，苔薄白腻，脉滑。原方去党参、山药，其余不变，共14剂，每日1剂，水煎，早、晚分服。

2021年10月29日三诊，患者皮疹消退，眼周及手背仍有红斑，舌尖红，苔白腻，脉细。原方，加生地、牡丹皮各6g，共14剂，每日1剂，水煎，早、晚分服。嘱其日常生活及饮食要点，定期随访之。

按语：特应性皮炎是一种慢性以炎症为病理特征的易复发性皮肤病，患者常同时患有其他特应性疾病（变应性鼻炎、哮喘等），所以现在倾向于认为是一种系统性疾病。另外，特应性皮炎的发病不仅与遗传且和环境等因素关系密切，而家族过敏性疾病史是本病最强的风险因素，其主要影响皮肤屏障功能并破坏了免疫平衡。吴淞教授认为传统医学对于特应性皮炎的病机也有类似的认识，"肺主皮毛"体现在水谷精微顺利布散于皮毛，以滋养周身皮肤、毛发、肌肉，然卫气得以固表，抵御外邪。脾为后天生化之源，其在发挥运化水谷精微作用的同时亦有助于驱除水湿之邪，将精微物质及生理性水液输送至周身组织中去，以助滋养濡润的作用。肺脾虚弱，肺失宣发之功，不能宣发卫气亦不能输精于皮，不但可见皮毛憔悴、枯槁，还可引起卫外机能低下，易受外邪侵袭；脾失健运而致脾虚者，则水湿失运难化，泛溢肌肤，急症多表现水疱、糜烂、渗液、水肿，慢性多见皮肤皲裂、皮层肥厚。吴淞教授四诊合参，分辨、汇集特应性皮炎患者不同症状和体征，辅以必要的检查，综合概括患者所处疾病阶段从而确立治疗方案。肺气不足、肺失宣发、肌表不固、脾失健运、风邪易扰机体而发病，所以应从肺脾论治儿童特应性皮炎，益肺气、固肌表、健脾除湿、祛风止痒为治疗大法。

患者6岁发病，受制于先天脾胃虚弱，土不生金，肺宣发功能屡弱，卫气失司，外邪入侵，心火亢盛，湿热郁肤，日久耗伤津液，致皮肤干燥，舌质红脉滑。诊断为四弯风（脾虚湿盛证）。诸痛痒疮，皆属于心。孟河医家主张用药轻灵，一归醇正。吴淞教授师承吴门温病用药轻灵辛散特点，患儿9岁，药量宜小，中病即可。脾胃为后天之本，气血生化之源，患儿病久见阴血耗伤之象，从肘窝、腘窝见深红色斑片、部分苔藓化可窥之一二。局部皮损可见渗出则表明患儿湿热浸淫肌肤之表征。吴淞教授在健脾疏风汤基础之上，加党参、山药以补脾健胃，养血生津；白芍、桑椹酸甘化阴，生精润燥；乌梢蛇、蝉蜕内通经络，外达皮肤，增强疏风止痒之效；丹参、黄精功用，取其活血益气养阴之功。二诊患儿皮疹好转，脾虚之象不显，故去党参、山药二药。三诊时，患儿红斑仍在，增生地、牡丹皮以增强清热凉血、活血生津。

吴淞教授主要根据患者皮损特点及并区分不同患者描述的个体化症状以进行辨证确立治则。正所谓"有诸内必形于诸外"，患儿皮肤表面的损害情况，往往是脏腑阴阳失衡的外在表现，内外合参，才能更准确地把握病机。在治疗方面，因患儿的皮肤症状是"形于诸外"，故内用药物以调肺脾，以求祛风除湿止痒，从而"调内"以"治外"。在治则方面，既注重祛邪以治标，也强调扶正而治本，有法有方，抓住特应性皮炎之核心病机，因故往往收效。

本例患者，病程长，吴淞教授把握其"肺脾虚弱，心火亢盛、血虚风燥"的核心病机，临床辨证准确，健脾法贯穿始终，谨守病机，以法治之，多措并举，不求速效，稳步治疗。另一方面，善于配合外用保湿剂，改善患者瘙痒程度，修复患者皮肤屏障。治病求本、兼顾整体、三因制宜、配合外治、人文关怀等，终获良效。

（二）调和营卫、解肌发表治疗慢性荨麻疹案

王某，女，40岁。2023年12月7日初诊。有荨麻疹病史8年，遇冷易发，发则周身皮肤起白色风团，瘙痒，服抗过敏药效愈差。常感手足冰冷，冬季尤甚，咽喉干燥不舒，不欲饮水，二便正常。舌质偏红、苔薄黄腻，脉细。证属表虚卫弱，风寒外客。治拟调和营卫，祛风散寒。处方：炙桂枝10g，炒白芍10g，生黄芪15g，防风10g，生白术10g，炙甘草3g，苏叶10g，党参10g，大枣4g，苍耳草15g，制首乌10g，当归10g，生姜3片，白芷10g。7剂，每日1剂，水煎，早、晚分服。

2023年12月14日二诊，虽然气温下降，但患者风疹未发。下颌部小片瘙痒，怕冷不恶风，咽部仍然干燥不舒，无痰、不咳，腰酸，胃中不和，嗳气时作。舌质红、苔薄，脉细。原方加法半夏10g、肿节风15g、南沙参12g、桔梗4g，7剂，每日1剂，水煎，早、晚分服。

2023 年 12 月 28 日三诊，近日天气寒冷，患者风疹又有反复，受凉吹风加剧，畏风。舌质红、苔薄黄腻，脉细。处方：炙桂枝 10g，炒白芍 10g，白芷 10g，生黄芪 15g，生白术 10g，防风 10g，炒荆芥 10g，苍耳草 15g，苏叶 10g，藿香 10g，法半夏 10g，当归 10g，炙甘草 3g。7 剂，每日 1 剂，水煎，早、晚分服。

2024 年 1 月 4 日四诊，患者风疹未发，偶见皮肤痒感。经行先期，血量不多，时头晕，寐差。舌质暗红、苔黄薄腻，脉细。去当归，南北沙参（各）10g，21 剂，每日 1 剂，水煎，早、晚分服。

按语：本案王某荨麻疹每因寒冷而诱发，平素手足冰冷，脉细，为禀赋薄弱，气虚卫外不固之证。咽喉干燥不舒、舌质红，则提示风寒之邪屡袭，郁于皮肤腠理之间，有郁而化热、耗损营血之象。因此，吴淞教授以调和营卫的桂枝汤为主方加减化裁施治，取得满意疗效。

桂枝汤出自医圣张仲景，具有调和营卫、解肌发表的功效，方中桂枝为君，助卫阳，通经络，解肌发表而祛在表之风邪。芍药为臣，益阴敛营，敛固外泄之营阴。桂芍等量合用，一治卫强，一治营弱，散中有收，汗中寓补，使表邪得解，营卫调和。生姜辛温，既助桂枝辛散表邪，又兼和胃止呕大枣甘平，意在益气补中，且可滋脾生津。姜枣相配，是为补脾和胃、调和营卫的常用组合，共为佐药。炙甘草调和药性，合桂枝辛甘化阳以实卫，合芍药酸甘化阴以和营，功兼佐使之用。

（撰稿人：施建新）